Springer-Lehrbuch

R. Hautmann

H. Huland

Urologie

3., überarbeitete Auflage

Mit 479 Abbildungen und 176 Tabellen

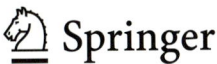 Springer

Professor Dr. Dr. h.c. Richard Hautmann
Direktor der Klinik für Urologie und Kinderurologie
Universität Ulm
Prittwitzstr. 43
89075 Ulm

Professor Dr. Hartwig Huland
Direktor der Urolog. Universitätsklinik Eppendorf
Universität Hamburg
Martinistr. 52
20246 Hamburg

ISBN-10 3-540-29923-8
ISBN-13 3-540-978-3-540-29923-3

Springer Medizin Verlag Heidelberg
ISBN 3-540-67407-1 2. Auflage Springer-Verlag Berlin Heidelberg New York

Bibliografische Information der Deutschen Bibliothek
Die Deutsche Bibliothek verzeichnet diese Publikation in der Deutschen Nationalbibliografie;
detaillierte bibliografische Daten sind im Internet über http://dnb.ddb.de abrufbar.

Springer Medizin Verlag.
Ein Unternehmen von Springer Science+Business Media
springer.de

© Springer Medizin Verlag Heidelberg 1997, 2001, 2006
Printed in the Czech Republic

Planung: Peter Bergmann, Heidelberg
Lektorat: Dr. Monika Merz, Sandhausen
Projektmanagement: Axel Treiber, Heidelberg
Design: deblik, Berlin
Zeichnungen: A. Gattung, R. Gattung-Petith (Anatomie) und G. Hippmann (Diagramme)
Satz und Reproduktion der Abbildungen: Fotosatz-Service Köhler GmbH, Würzburg
Druck: Těšínská Tiskárna, Český Těšín, Tschechische Republik
SPIN 10816770
Gedruckt auf säurefreiem Papier   15/2117/AT – 5 4 3 2 1 0

Vorwort zur 3. Auflage

Kritik und Verbesserungsvorschläge aus den Reihen der Leser eines Lehrbuches sind Grundlage dafür, dass gute Lehrbücher mit steigender Zahl der Auflagen kontinuierlich besser werden.

Zahlreiche Anregungen und Verbesserungsvorschläge der Leser der 2. Auflage, auch von Fachkollegen, haben zu einer grundlegenden Überarbeitung des Werkes geführt und wurden in dieser nunmehr 3. Auflage berücksichtigt und bedacht. Den Einsatz der Leser würdigen wir dankbar.

Die Herausgeber, die Autoren und der Verlag sind sich sicher, dass diese Mitarbeit zu einer noch besseren 3. Auflage geführt hat. Die Veränderungen im Einzelnen machen dies deutlich.

Die hervorstechendste Änderung besteht in einem neuen, hochmodernen Layout, welches dem Buch bereits optisch eine gesteigerte Attraktivität verleiht. Ein neues Layout ist aber nur dann überzeugend, wenn es mit einer verbesserten Didaktik verbunden ist. Die Herausgeber glauben, dass dies exzellent gelungen ist.

Mehrere neue Kapitel wurden hinzugefügt:

- **Prinzipien laparoskopischer Operationen**
  In den ersten beiden Auflagen wurde die Laparoskopie erwähnt. In der gesamten operativen Medizin, vor allen Dingen in der Urologie, hat sie aber in den letzten Jahren eine so stürmische Entwicklung und Verbreitung genommen, dass sie in vielen Bereichen bereits mindestens gleichberechtigt neben den Schnittoperationen steht. Die Lernenden müssen von diesem unstrittigen Fortschritt der operativen Medizin orientierende Kenntnis haben.

- **Abrechnungssysteme im Krankenhaus**
  Es ist das erste Mal, dass in einem Studentenlehrbuch die Ökonomie und Finanzierbarkeit der Medizin zwingend beschrieben werden muss. Die goldenen Zeiten, in denen Gesundheit unendlich viel »Wert« sein durfte, sind vorüber und die Welt der Medizin, nicht nur in Deutschland, wird immer mehr von ökonomischen Zwängen geprägt. Das dies formal und zunehmend auch inhaltlich eine andere Medizin ist als in der Vergangenheit, darf gerade der nachrückenden jungen Generation von Ärzten nicht verschwiegen werden.

- Die Kapitel **Urolithiasis** und **Nebennierenerkrankung** sind komplette Neufassungen.

Die Autoren, welche die neuen Kapitel verfasst haben und die neu hinzugekommenen Autoren, welche bereits existierende Kapitel überarbeitet haben, möchten die Herausgeber im Kreise des HAUTMANN/HULAND »Herzlich willkommen« heißen.

Der Dank der Herausgeber gebührt auch den Mitarbeitern des Springer Verlages, insbesondere Herrn Peter L. Bergmann und Herrn Axel Treiber für Ihre kompetente und engagierte Hilfe bei der Erstellung dieser 3. Auflage. Bedanken möchten wir uns auch bei Frau Dr. Monika Merz, die für das Lektorat verantwortlich war.

Weiterhin sind jegliche Kritik und Verbesserungsvorschläge für zukünftige Auflagen in jeder sachlichen Form erwünscht. Alle Anregungen werden bedacht, kritisch geprüft und wenn irgend möglich, so wie es bereits in dieser 3. Auflage geschehen ist, eingebracht.

R. Hautmann und H. Huland
Frühjahr 2006

Der neue Hautmann/Huland

Aufzählungen:
Wichtige Fakten werden übersichtlich dargestellt

Hervorhebungen der wichtigsten Schlüsselbegriffe erleichtern das Lernen

Verweise auf Tabellen, und Abbildungen zur Quervernetzung der Information

Farbiges Leitsystem führt durch die Sektionen

Der klinische Fall
Typische Fallbeispiele zum Thema

Wichtig:
Zentrale Informationen auf einen Blick

Inhaltliche Struktur:
Klare Gliederung durch alle Kapitel

8.1   Terminologie

Im Allgemeinen wird die Abkürzung »BPH« relativ undifferenziert als Synonym für Blasenentleerungsstörungen des älteren Mannes verwendet. Streng genommen beinhaltet der Terminus »benigne Prostatahyperplasie = BPH« ausschließlich eine histologische Diagnose. Der Patient stellt sich dagegen nicht primär mit einer »BPH« vor, sondern mit Symptomen des unteren Harntraktes, die international als »LUTS = Lower urinary tract symptoms« bezeichnet werden. Der Symptomkomplex umfasst sowohl irritative als auch obstruktive Symptom-Komponenten, die in unterschiedlicher Ausprägung vorliegen können und zusammengenommen als »LUTS auf dem Boden einer pBPH« bezeichnet werden, wenn die Prostata als Ursache diagnostiziert wird.

Die alte Bezeichnung »BPH« sollte, wie im TNM-System als »pBPH« (p für pathologisch-histologisch beurteilt) gekennzeichnet und ausschließlich in diesem Kontext verwendet werden.

> Für das bisher mit »benigne Prostatahyperplasie = BPH« bezeichnete Krankheitsbild sollte die Bezeichnung »**benignes Prostatasyndrom = BPS**« Verwendung finden, um damit einen neuen Überbegriff für die pathophysiologisch sehr variable Relation zwischen Symptomatik (LUTS), Prostatavergrößerung (BPE = Benign Prostatic Enlargement) und Obstruktion (BPO = Benign Prostatic Obstruction) zu definieren.

8.2   Ätiologie der pBPH

> Die Ätiologie der benignen Prostatahyperplasie ist bis heute nicht eindeutig geklärt.

Viele Ursachen werden diskutiert. Die Prostata als typisches Zielorgan für androgene Hormone wird nur unter Einfluss einer ausreichenden Menge an Dihydrotestosteron (DHT) entwickelt. DHT wird durch 5-α-Reduktion aus Testosteron intraprostatisch synthetisiert. Verantwortlich dafür sind die Enzyme 5-α-Reduktase Typ I und II, welche beide in der normalen Prostata nachgewiesen werden können. In einem weiten Bereich ist die Prostata damit unabhängig vom Serum-Testosteronspiegel.

Androgene spielen für die pBPH-Genese zwar eine Rolle, erklären allein aber nicht den Effekt des ungewöhnlichen Proliferationsschubs in der Prostata mit steigendem Alter.

Genauere Kenntnis des histologischen Aufbaus der pBPH hat zu einem besseren Verständnis die-

ser Erkrankung beigetragen. Nach McNeal lassen sich 4 unterschiedliche Zonen in der Prostata identifizieren:

- Das anteriore fibromuskuläre Stroma, welches nur wenige Drüsenzellen besitzt.
- Die periphere Zone, der einzige vom tastenden Finger zu erreichende Teil der Drüse und hauptsächlicher Entstehungsort des Prostatakarzinoms.
- Die zentrale Zone.
- Das sogenannte präprostatische Gewebe mit der **Transitionalzone (Übergangszone)**, der kleinste Drüsenanteil und alleiniger Ausgangspunkt der benignen Prostatahyperplasie (◘ Abb. 8.1).

> *Der klinische Fall.* In der urologischen Sprechstunde stellt sich ein 57-jähriger Patient zur Vorsorgeuntersuchung vor. Der Patient hat keine Beschwerden, keine bekannten Erkrankungen. Die veranlassten Untersuchungen zeigen keine auffälligen Befunde. Der PSA-Test ergibt einen Wert von 4,3 ng/ml. Aufgrund des leichtgradig erhöhten PSA-Wertes wird dem Patienten die Durchführung einer Stanzbiopsie empfohlen. Diese wird ultraschallgesteuert als systematische 10-fach Biopsie durchgeführt. In 2/10 Stanzzylindern wird ein mittelgradig differenziertes Prostatakarzinom (Gleason 3+3) nachgewiesen. Der behandelnde Urologe überweist den Patienten zur beidseits nervenerhaltenden radikalen retropubischen Prostatektomie in ein urologisches Zentrum.

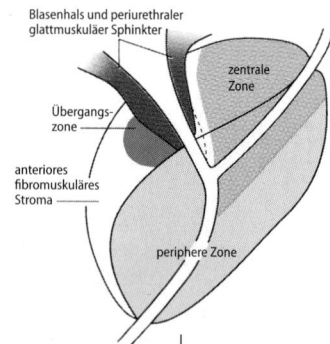

Blasenhals und periurethraler glattmuskulärer Sphinkter

zentrale Zone

Übergangszone

anteriores fibromuskuläres Stroma

periphere Zone

◘ **Abb. 8.1.** Längsschnitt durch die Prostata im Verlauf der Harnröhre

---

Zahlreiche farbige Abbildungen veranschaulichen komplexe Sachverhalte

Tipp:
Nützliche Hinweise zum praktischen Vorgehen in Therapie und Diagnostik

Navigation:
Kapitel und Seitenzahl für die schnelle Orientierung

> **Tipp**
> Bei geringen Beschwerden (IPSS von weniger als 7 Punkten) ist eine Therapie im Allgemeinen nicht erforderlich.

Dabei muss berücksichtigt werden, dass die Wahrscheinlichkeit der Progredienz und ihr zeitlicher Verlauf im Einzelfall nicht vorhersagbar sind. Somit sollte ein Patient über die Notwendigkeit regelmäßiger Kontrolluntersuchungen informiert werden. Kommt es unter dieser Strategie zu einer Zunahme der Symptomatik, ist ein Überdenken des Konzeptes angezeigt.

> **Tipp**
> Restharnwerte über 100 ml schließen die Option des kontrollierten Zuwartens aus.

Antiadrenerge Therapie des BPS. Der Spannungszustand der an glatten Muskelzellen reichen Prostatahyperplasie wird über den dichten Besatz der gleichzeitig vorhandenen Adrenorezeptoren und ihre Aktivierung durch adrenerge Neurotransmitter beeinflusst.

Die klinischen Effekte der verschiedenen Substanzen sind nahezu gleichwertig bezogen auf die Verbesserung der Symptomatik. Die Verbesserung des maximalen Harnstrahls (Q_{max}) ist gegenüber Placebo gering. Ob es zu einer urodynamisch messbaren Abnahme der Obstruktion kommt, ist bisher aufgrund der wenigen Daten aus Druck-Fluss-Studien umstritten. Für alle Substanzen liegen randomisierte klinische Studien vor, die auch in der Langzeitbeobachtung gute Ergebnisse zeigen.

ALFAUR-Studie
α-Blocker sind auch zur Therapie akuter Harnverhaltungen eingesetzt worden. In der größten placebokontrollierten randomisierten Studie zu diesem Thema, ALFAUR (**Alf**uzosin in

◻ Tabelle 8.5. Empfohlene Standdarddosierungen in der Behandlung der BPS

Arzneimittel	Empfohlene Dosierung basierend auf der vorhandenen Evidenz
Alfuzosin Standard	$3 \times 2,5$ mg
Alfuzosin SR	2×5 mg
Alfuzosin PR	1×10 mg
Doxazosin Uro Standard	1×4–8 mg
Doxazosin Uro PP	1×4–8 mg
Tamsulosin	$1 \times 0,4$ mg
Terazosin	1×5–10 mg

acute **u**rinary **r**etention, 1×10 mg/die Alfuzosin vs Placebo) wurden »Dauer des katheterfreien Intervalls« und »Notwendigkeit einer Operation« über 6 Monate nach akutem Harnverhalt untersucht. Gegenüber Placebo traten über allen Patientengruppen 14% weniger Rezidive auf (p<0,012), Patienten älter als 65 Jahre und solche mit Retentionsvolumina >1 l profitierten in der Multivarianzanalyse doppelt so häufig von dieser Therapie (odd ratio 1,979).

Testosteronentzug führt zu Libidoverlust und zum Teil zu sehr störenden Hitzewallungen oder Brustschmerzen. Steroidale und nichtsteroidale Antiandrogene besitzen kardiovaskuläre (Cyproteronazetat) und lebertoxische (Flutamid, Cyproteronazetat), Flutamid außerdem zum Teil erhebliche gastrointestinale Nebenwirkungen.

> **❶ Cave**
> Daher gelten alle vorgenannten Substanzen bis auf 5-α-Reduktasehemmer zur Therapie des BPS heute als obsolet.

Tabellen:
Kurze Übersicht der wichtigsten Fakten

Vertiefungswissen
Interessante Zusatzinformationen, die über das Grundlagenwissen hinausgehen

Cave:
Vorsicht! Bei falschem Vorgehen Gefahr für den Patienten

In Kürze

Benignes Prostatasyndrom (BPS)
Ätiologie: Ab 4. Lebensjahrzehnt erneutes Wachstum der Prostata aus unklarer Ursache (Hormone?), infolge dessen häufig gutartige Drüsengewebsvermehrung im Sinne einer benignen Prostatahyperplasie (pBPH), in höherem Lebensalter können Miktionsstörungen (ständiger Harndrang (Urgency), Pollakisurie, Nykturie, schwacher Harnstrahl, Restharngefühl) auftreten, schwache Korrelation zwischen Größe des Proatataadenoms und Schweregrad der Blasenentleerungsstörungen.

Diagnostik: Ziel der Diagnostik ist Grad der Obstruktion und Schwere der subjektiven Symptomatik zu erfassen.
Therapie:
Konservativ: Bei leichter Symptomatik oder fehlendem Leidensdruck kontrolliertes Zuwarten, sonst medikamentös (α_1-Rezeptorenblocker oder 5-α-Reduktasehemmer, gegebenenfalls kombiniert).
Operativ: TUR-P, TUMT, Laserverfahren, offene Prostatektomie.

In Kürze:
Wiederholung der wichtigsten Fakten zu jedem Krankheitsbild zur Vorbereitung auf die Prüfung

Inhaltsverzeichnis

Autorenverzeichnis

Prof. Dr. Peter Alken
Direktor der Urologischen Klinik
Klinikum Mannheim GmbH
Universitätsklinikum
Fakultät für Klinische Medizin
der Universität Heidelberg
Theaodor-Kutzer-Ufer 1–3
68135 Mannheim

Dr. Mathias Barba
Urologische Belegabteilung
Kreisklinik Ebersberg
Pfarrer-Guggetzer-Strasse 3
85560 Ebersberg

Dr. Richard Berges
Leitender Arzt Urologie
PAN-Klinik am Neumarkt
Zeppelinstraße 1, 50667 Köln

Prof. (em.) Dr. Karl-Horst Bichler
ehem. Ärztlicher Direktor
der Urologischen Klinik
Eberhard-Karls-Universität
Tübingen
Hoppe-Seyler-Str. 3
72076 Tübingen

Dr. Stefan Bierer
Klinik und Poliklinik für Urologie
Westfälische Wilhelms-Universität
Münster
Albert-Schweitzer Str. 33
48143 Münster

Priv.-Doz. Dr. Stefan Conrad
Chefarzt der Urologischen Klinik
Evangelisches Diakoniewerk
Friederikenstift
Humboldtstraße 5
30169 Hannover

Prof. Dr. Klaus-Peter Dieckmann
Urologische Abteilung
Albertinen-Krankenhaus
Süntelstraße 11a, 22457 Hamburg

Priv.-Doz. Dr. Christian Doehn
Klinik und Poliklinik für Urologie
Universitätsklinikum Schleswig-
Holstein, Campus Lübeck
Ratzeburger Allee 160
23538 Lübeck

Priv.-Doz. Dr. Martin G. Friedrich
Klinik und Poliklinik für Urologie
Universitätsklinikum
Hamburg-Eppendorf
Martinistr. 52, 20246 Hamburg

Prof. Dr. Detlef Frohneberg
Direktor der Urologischen Klinik
Städtisches Klinikum Karlsruhe
Moltkestr. 90, 76133 Karlsruhe

Prof. Dr. Rudolf Hartung
Direktor der Urologischen Klinik
und Poliklinik
Technische Universität München
Klinikum rechts der Isar
Ismaninger Str. 22, 81675 München

**Prof. Dr. Dr. h.c.
Richard Hautmann**
Direktor der Urologischen
Universitätsklinik und Poliklinik
Ulm
Prittwitzstr. 43, 89075 Ulm

Priv.-Doz. Dr. Stefan Hautmann
Klinik für Urologie und
Kinderurologie
Universitätsklinikum Schleswig-
Holstein
Campus Kiel
Arnold-Heller-Straße 7, 24105 Kiel

Priv.-Doz. Dr. H. Heinzer
Klinik und Poliklinik für Urologie
Universitätsklinikum
Hamburg-Eppendorf
Martinistr. 52, 20246 Hamburg

Prof. Dr. Lothar Hertle
Direktor der Klinik und Poliklinik
für Urologie
Westfälische Wilhelms-Universität
Münster
Albert-Schweitzer-Str. 33
48143 Münster

Dr. Stefan Hinz
Urologische Klinik und Hochschul-
ambulanz
Universitätsmedizin Berlin
Charité Campus Benjamin Franklin
Hindenburgdamm 30, 12203 Berlin

Prof. Dr. Klaus Höfner
Chefarzt der Urologischen Klinik
Evangelisches Krankenhaus
Oberhausen
Virchowstr. 20, 46047 Oberhausen

Prof. Dr. Rainer Hofmann
Direktor der Klinik für Urologie
und Kinderurologie
Klinikum der Philipps-Universität
Marburg, Baldingerstraße
35043 Marburg/Lahn

Dr. Christof van der Horst
Klinik für Urologie
und Kinderurologie
Universitätsklinik Schleswig-
Holstein, Campus Kiel
Arnold-Heller-Str. 7, 24105 Kiel

Prof. Dr. Hartwig Huland
Direktor der Klinik und Poliklinik
für Urologie
Universitätsklinikum
Hamburg-Eppendorf
Martinistr. 52, 20246 Hamburg

Prof. Dr. Dieter Jocham
Direktor der Klinik und Poliklinik
für Urologie
Universitätsklinikum Schleswig-
Holstein, Campus Lübeck
Ratzeburger Allee 160
23538 Lübeck

Prof. Dr. Dietger Jonas
Direktor der Klinik für Urologie
und Kinderurologie
Klinikum der Johann Wolfgang-
Goethe-Universität
Theodor-Stern-Kai 7
60596 Frankfurt

Prof. Dr. Udo Jonas
Direktor der Urologischen Klinik
Medizinische Hochschule
Hannover
Konstanty-Gutschow-Str. 8
30625 Hannover

Prof. Dr. K.-P. Jünemann
Klinik für Urologie
und Kinderurologie
Universitätsklinik Schleswig-
Holstein, Campus Kiel
Arnold-Heller-Str. 7, 24105 Kiel

Prof. Dr. Klaus Kisters
Chefarzt Medizinische Klinik I
St. Anna Hospital Herne
Hospitalstraße 19, 44649 Herne

Priv.-Doz. Dr. Wolfgang Kramer
Chefarzt der Urologischen Klinik
Kliniken des Main-Taunus-Kreises
GmbH, Kronbergerstr. 36
65812 Bad Soden/Taunus

Dr. F. J. Martínez Portillo
Urologische Klinik
Klinikum Mannheim GmbH
Universitätsklinikum
Fakultät für Klinische Medizin
der Universität Heidelberg
68135 Mannheim

Dr. Walter Mattauch
Fraunhofer-Institut für Software
und Systemtechnik ISST
Mollstr. 1, 10178 Berlin

Dr. Andreas Mersdorf
Diakoniekrankenhaus Rotenburg
(Wümme)
Akadem. Lehrkrankenhaus
der Universität Göttingen,
Klinik für Urologie
Postfach 12 27, 27342 Rotenburg

**Prof. Dr.
Martin Meyer-Schwickerath**
Chefarzt der Klinik für Urologie,
Kinderurologie und Urologische
Onkologie
Knappschaftskrankenhaus Bottrop
Osterfelder Str. 157, 46242 Bottrop

Prof. Dr. Kurt Miller
Urologische Klinik
und Hochschulambulanz
Universitätsmedizin Berlin
Charité Campus Benjamin Franklin
Hindenburgdamm 30, 12200 Berlin

Prof. Dr. Thomas Otto
Chefarzt der Urologischen Klinik
Städtische Kliniken Neuss
Preussenstr. 84, 41464 Neuss

Prof. Dr. Ullrich Otto
Chefarzt der Abt. für Urologie/
Onkologie
Klinik Quellental, Wiesenweg 6
34537 Bad Wildungen-Reinhards-
hausen

Prof. Dr. Karl Heinz Rahn
Universitätsklinikum Münster
Potstiege 42, 48161 Münster

Prof. Dr. Dr. Herbert Rübben
Direktor der Klinik und Poliklinik für
Urologie, Urologische Onkologie
und Kinderurologie
Universitätsklinikum Essen
Hufelandstr. 55, 45122 Essen

Professor Dr. Paul Schlimmer
Chefarzt der Klinik
für Innere Medizin
SHG-Kliniken Merzig
Trierer Straße 148, 66663 Merzig

Prof. Dr. Theodor Senge
Direktor der Urologischen Klinik
Marienhospital II
Universitätsklinik
Ruhr-Universität Bochum
Widumer Str. 8, 44627 Herne

Priv.-Doz. Dr. Stefan Siemer
Klinik für Urologie
und Kinderurologie
Universitätsklinikum
des Saarlandes
Kirrbergerstr. 1, Gebäude 6
66421 Homburg/Saar

Dr. Jörg Simon
Urologische Universitätsklinik und
Poliklinik
Prittwitzstr. 43, 89075 Ulm

Prof. Dr. Joachim Steffens
Chefarzt der Klinik für Urologie und
Kinderurologie
St. Antonius-Hospital
Dechant-Deckers-Str. 8
52249 Eschweiler

Dr. Michael Straub
Universitätsklinikum Ulm
Abteilung Urologie
und Kinderurologie
Prittwitzstraße 43, 89075 Ulm

Prof. Dr. Joachim W. Thüroff
Direktor der Urologischen Klinik
und Poliklinik
Johannes Gutenberg-Universität
Mainz
Langenbeckstraße 1, 55131 Mainz

Prof. Dr. Michael Uder
Radiologisches Institut
Universitätsklinikum Erlangen
Maximiliansplatz 1, 91054 Erlangen

Dr. Zoltan Varga
Klinik für Urologie
und Kinderurologie
Klinikum der Philipps-Universität
Marburg, Baldingerstraße,
35033 Marburg/Lahn

Priv.-Doz. Dr. Björn G. Volkmer
Urologische Universitätsklinik Ulm
Prittwitzstr. 43, 89075 Ulm

Prof. Dr. Wolfgang Weidner
Direktor der Urologischen Klinik
Med. Zentrum f. Chirurgie,
Anästhesiologie und Urologie
der Justus-Liebig-Universität
Rudolf-Buchheim-Str. 7
35392 Gießen

Dr. Sebastian Wille
Klinik für Urologie
Zentrum Operative Medizin
Klinikum der Philipps-Universität
Marburg, Baldingerstraße
35043 Marburg/Lahn

Prof. Dr. Thomas Zwergel
Chefarzt der Klinik für Urologie,
Kinderurologie und onkologische
Urologie, SHG Kliniken Völklingen
Richardstraße 5–9
66333 Völklingen

Prof. Dr. Ulrike Zwergel
Klinik für Urologie
und Kinderurologie
Universitätsklinikum
des Saarlandes
Kirrbergerstr. 1, Gebäude 6
66421 Homburg/Saar

Embryologie-Entwicklung des Urogenitalsystems

D. Frohneberg

1

1.1 Organentstehung aus drei Keimblättern

> Die Entwicklung des Organsystems erfolgt in festgelegten engen Zeitabschnitten aus den drei Keimblättern (Ektoderm, Mesoderm, Entoderm), die aus der primitiven Keimscheibe entstehen.

Die befruchtete Eizelle (Zygote) hat sich über ein mehrzelliges Stadium (Blastozyste) in der Hinterwand des Uterus eingenistet und ist vollständig von Endometrium bedeckt. Der Ausgangspunkt der drei Keimblätter ist die zu diesem Zeitpunkt zweischichtige Keimscheibe (◘ Abb. 1.1). Aus dem sogenannten Epiblasten (späteres **Ektoderm**) und dem Hypoblasten (späteres **Entoderm**) wandern Zellen aus, die später das sog. zweite Keimblatt (**Mesoderm**) bilden (◘ Tabelle 1.1). Dies schiebt sich zwischen die beiden anderen Keimblätter. So entsteht eine dreischichtige Keimscheibe, unter Bildung eines kranialen und kaudalen Poles.

So entsteht eine dreischichtige Keimscheibe, unter Bildung eines kranialen und kaudalen Pols. Als Ausnahme verbleibt am kaudalen Pol der Keimscheibe eine umschriebene zweischichtige Region, die spätere **Kloakenmembran** (◘ Abb. 1.2, Abb. 1.3).

Kloakenmembran
Man nimmt an, dass die fehlende Trennung des äußeren und inneren Keimblattes im Bereich der Kloakenmembran, die vorübergehend die Mündung des Harntraktes und des Enddarmes verschließt, ein embryologisches Grundprinzip darstellt. Durch die fehlende mesodermale Stabilisierung dieser Region reißt der Verschluss des Urogenital- und des Darmtraktes später ein und ermöglicht so dem Feten die Entleerung seiner Exkremente in das Fruchtwasser.

◘ **Tabelle 1.1.** Organbildung – Embryogenese aus den drei Keimblättern

Keimblatt	Organbildung
1. Ektoderm	— Sinnesorgane — Nervensystem — Haut
2. Mesoderm	— Muskulatur — Bindegewebe — Gefäße — Blutzellen — Skelett — *Urogenitalsystem*
3. Entoderm	— Epithel des Respirationstraktes, Magen-Darm-Traktes, Drüsen

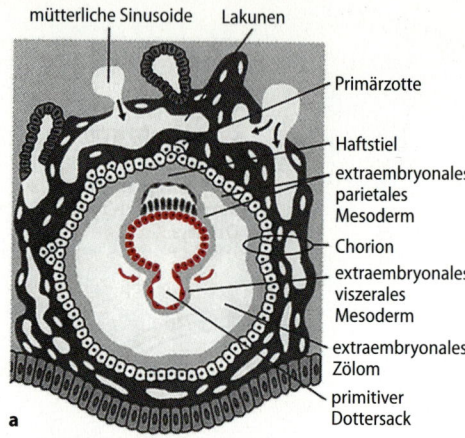

mütterliche Sinusoide — Lakunen
— Primärzotte
— Haftstiel
— extraembryonales parietales Mesoderm
— Chorion
— extraembryonales viszerales Mesoderm
— extraembryonales Zölom
— primitiver Dottersack
a

mütterliches Blut
— Primärzotte
— Haftstiel
— extraembryonales parietales Mesoderm
— extraembryonales Zölom
— sekundärer Dottersack
— Reste des primitiven Dottersacks
b — wieder geschlossenes Uterusepithel

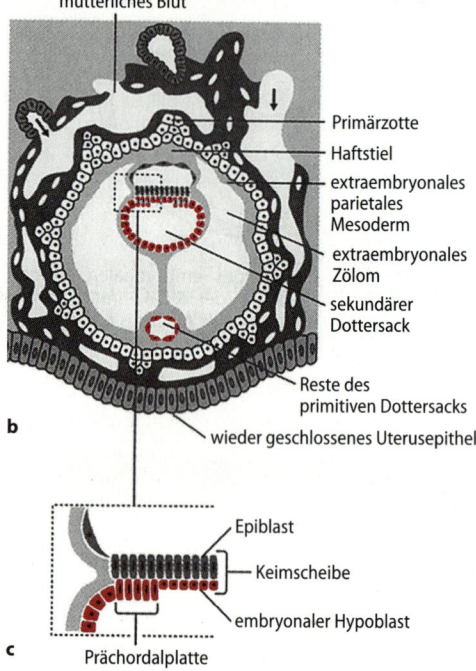

— Epiblast
— Keimscheibe
— embryonaler Hypoblast
c — Prächordalplatte

◘ **Abb. 1.1 a, b, c. a** Schnitt durch einen 13 Tage alten menschlichen Keim. Der primitive Dottersack wird zurückgebildet. **b** Der sekundäre Dottersack, die Prächordalplatte sind entstanden. **c** Vergrößerte Darstellung der Prächordalplatte (nach Moore 1985)

> Eine fehlende Koordination der diffizilen Entwicklung der drei Keimblätter in diesem frühembryonalen Zeitraum, kann schwerste Missbildungen zur Folge haben.

Für die **Entwicklung des Urogenitalsystems** ist die weitere Differenzierung des zweiten, also mittleren

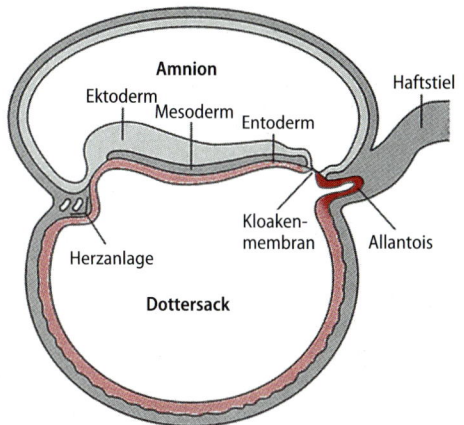

Abb. 1.2. Ausstülpung des embryonalen Enddarmes (Entoderm) kaudal der Kloakenmembran in den Haftstiel zur Bildung der Allantois (Urharnsack) (nach Moore u. Persaud 1993)

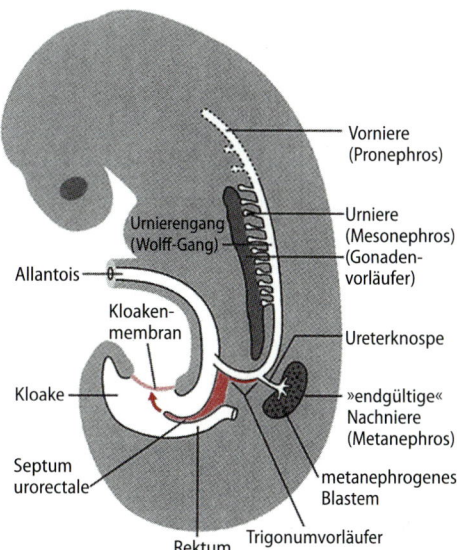

Abb. 1.3. Embryonalanlage mit den drei aufeinanderfolgenden Nierenanlagen. Teilungsweg der Kloake durch das Septum urorectale. Ausbildung der Allantois, des Trigonums und des Harnleiters

Keimblattes (Mesoderm) von entscheidender Bedeutung.

1.2 Vorniere, Urniere, Nachniere-Wolffscher Gang

Das harnableitende und harnproduzierende System entwickelt sich an der dorsalen Bauchwand der frühen Embryonalanlage aus Anteilen des **intermediären Mesoderms.** Dieses Mesoderm ist zunächst in feine Segmente gegliedert, bildet pro Segment drei oder mehr Ausscheidungsgänge unter Verlust dieser Gliederung und formt entlang der dorsalen embryonalen Bauchwand den sogenannten nephrogenen Strang. Links und rechts der Mittellinie sind an der dorsalen Leibeswand damit zwei Urogenitalfalten entstanden, aus denen nacheinander, von kranial nach kaudal, drei sich zeitlich überlappende Ausscheidungssysteme **(Vorniere, Urniere, Nachniere)** entwickeln. Alle nehmen Verbindung mit dem **mesonephrogenen Gang (Urnierengang, Wolffscher Gang)** auf (Abb. 1.3).

Vorniere

Die Vorniere (Pronephros) entsteht im Bereich der Zervikalregion des Embryos und ist eine flüchtige Erscheinung. Die zuerst gebildeten sieben bis zehn Zellgruppen in bläschenförmiger Anordnung verschwinden bereits, wenn sich die letzten kaudal zu differenzieren beginnen. Bis zur 4. Woche ist die Vorniere vollständig zurückgebildet.

Urniere

Die Urniere (Mesonephros) bildet Ausscheidungsgänge bereits während der Regression der Vorniere aus. Diese Ausscheidungsgänge formen bereits eine Biegung und sind mit einem Glomerulus zu einem sogenannten mesonephrogenen Nierenkörperchen verbunden. Dieser frühembryonale »Tubulus« mündet in den **mesonephrogenen Gang (Urnierengang, Wolffscher Gang).**

Bis zur 6. Woche entsteht aus der Urniere ein ovaläres Gebilde beidseits der Mittellinie an der dorsalen Bauchwand des Embryos. Sie ist lateral gelegen und damit in der Nähe der sich medial entwickelnden Gonade. Mit der Differenzierung der kaudalen Tubuli degenerieren die kranialen Urnierenkanälchen. Eine kurze Phase der Primärharnbildung und Ausscheidung ist nicht sicher auszuschließen.

Mit der 8. Schwangerschaftswoche ist die Mehrzahl der Urnierenkanälchen verschwunden. Die wenigen persistierenden entwickeln sich beim Mann später zu den Ductuli efferentes bzw. zur Epididymis.

Nachniere

Aus der Nachniere (Metanephros), der dritten und letzten der Nierenanlagen, entwickelt sich ab der 5. Woche, vergleichbar dem Urnierensystem, die definitive **Niere.** Kurz vor der Einmündung des Wolffschen Ganges in den Sinus urogenitalis entsteht die

1

Harnleiterknospe (Ureterknospe), die Kontakt mit dem metanephrogenen Blastem (◘ Abb. 1.3) aufnimmt und sich dort in die Nierenkelche (Calices majores et minores) und ca. 3 Millionen Sammelrohre aufzweigt. Jedes Sammelrohr induziert die Bildung kleiner Bläschen aus den Zellen des metanephrogenen Gewebes. Aus diesen entstehen die Nephrone mit der Bowmannschen Kapsel und dem Glomerulus. Das weitere Längenwachstum, die Bildung der Anteile des einzelnen Nephrons, sowie die Entstehung der Nierenpapille durch das Wachstum der Tubuli, der Blutgefäße, des Bindegewebes und der Henleschen Schleife formen bis zum Ende der 14. Schwangerschaftswoche das Nierenbeckenkelchsystem in nahezu endgültiger Form.

Die Streckung des Embryos in der Wachstumsphase der Lumbosakralregion bewirkt die Aszension und gleichzeitige Drehung der Niere. Der Nierenhilus ist anfangs nach ventral gedreht und erreicht durch die Streckung und Drehung später die definitive medioventrale Ausrichtung.

❯ Neben Fehlern in der Anbindung der Harnleiterknospe an das metanephrogene Blastem, mit konsekutiver fehlender Differenzierung der Nephrone (»dysplastische Nierenfehlbildung«), können Anomalien durch eine Fehlrotation entstehen.
   Bei fehlender oder übermäßiger Aszension können Lageanomalien der Niere (Becken, Thorax) auftreten.
   Eine Berührung der beidseits der embryonalen Mittellinie gelegenen Anteile des metanephrogenen Blastems kann zu Verschmelzungsnieren (z. B. Hufeisenniere) führen.

1.3 Entwicklung des Harnleiters und der Prostata

1.3.1 Harnleiter

Der zusammen mit der Formation der Urniere (Metsonephros) gebildete metsonephrogene Gang (Wolffscher Gang) ist Ausgangspunkt der **Ureterknospe**.

Im Laufe des Wachstums wandert diese in den Sinus urogenitalis ein und mündet dann, vom Wolffschen Gang getrennt, in die spätere Harnblase. Der kurze distale Anteil des Wolffschen Ganges zwischen Harnleiterknospe und Einmündung in den Sinus urogenitalis ist der Vorläufer des **Trigonum vesicae.**

Mit der 7. Schwangerschaftswoche erreicht die Uretermündung den Sinus urogenitalis, wird vom Wolffschen Gang getrennt und wandert nach kranial.

Ureterektopie

Ein Ursprung der Ureterknospe außerhalb der normalen Region kann zu einer verspäteten Einmündung des Harnleiters im Laufe der weiteren Differenzierung und damit zu einer ektopen Harnleitermündung führen.

Doppel- oder Dreifachbildungen der Harnleiterknospe auf dem Wolffschen Gang erreichen ggf. nacheinander den Sinus urogenitalis und können sich überkreuzen. Das weitere Wachstums führt dazu, dass die dem Sinus urogenitalis am nächsten gelegene Ureterknospe zuerst in diesen einmündet und im Laufe des Wachstums nach kraniolateral auswandert. Demgegenüber erreicht die kranial gelegene Ureterknospe den Sinus urogenitalis später und mündet daher kaudal in die spätere Harnblase ein (**Meyer-Weigertsche Regel**, ◘ Abb. 1.4, Kap. 15.3).

Entsteht die Harnleiterknospe sehr weit kranial auf dem Wolffschen Gang, so kann es sein, dass sie eine Einmündungsstelle in den Sinus urogenitalis und damit in die Blase nicht mehr erreicht. Hieraus kann eine Fehleinmündung in die aus dem Wolffschen Gang entstehenden Strukturen (Ductus deferens, Samenblase, Ductus ejaculatorius oder prostatische Harnröhre) entstehen (Harnleiterektopie beim Mann).

❯ Eine Fehleinmündung des Harnleiters (Ureterektopie) entwickelt sich entlang dem Wolffschen Gang bzw. seiner differenzierten Strukturen.

Eine Einmündung distal des Musculus sphinkter urethrae externus, die eine **Inkontinenz** verursachen könnte, ist beim **Mann nicht möglich**, da sich alle Strukturen des Wolffschen Ganges proximal des Musculus sphinkter urethrae ausdifferenzieren.

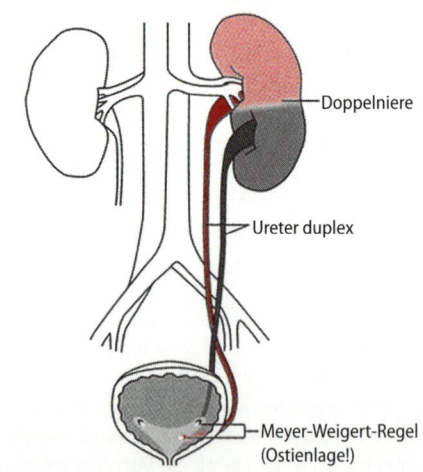

Doppelniere

Ureter duplex

Meyer-Weigert-Regel (Ostienlage!)

◘ **Abb. 1.4.** Schematische Doppelniere- und Doppelharnleiteranlage mit gekreuzter Einmündung in die Blase (Meyer-Weigertsche Regel)

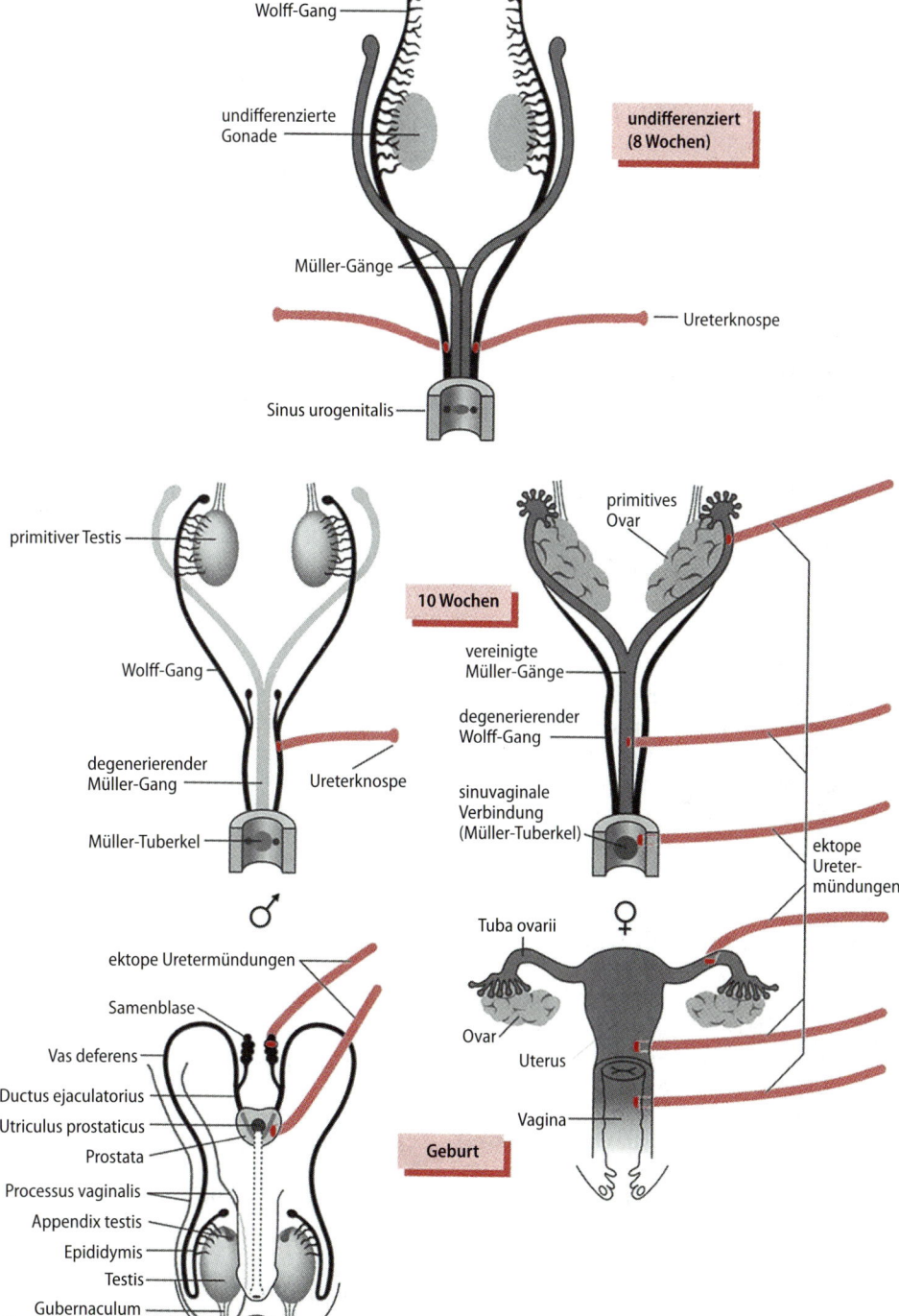

Abb. 1.5a, b. a Männliche und weibliche Gonadenentwicklung mit Darstellung ektoper Harnleitermündungen (weiblich) und Rudimenten des Müllerschen Ganges (Appendix testis, Utriculus prostaticus sowie des Processus vaginalis) bei männlicher Gonadenentwicklung (modifiziert nach Tanagho)

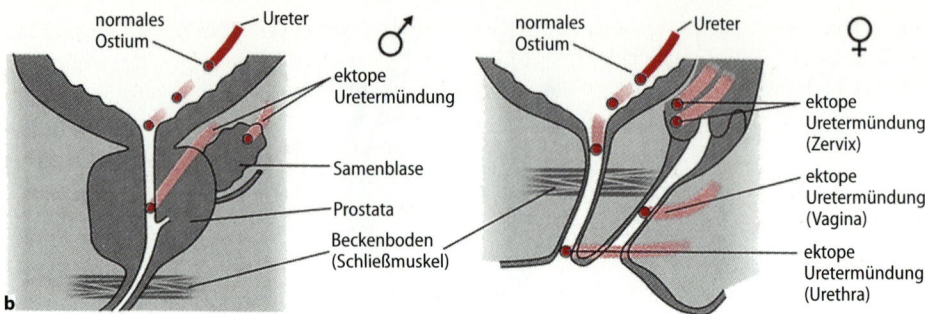

Abb. 1.5b. Ektope Harnleitermündungen, sowie Fehleinmündungen entlang des Wolff-Ganges. *Links: **Männlich:*** Alle ektopen Harnleitermündungen folgen zwangsläufig dem Weg des Wolff-Ganges bzw. seiner rudimentären Anlage. Sie münden daher immer oberhalb des Schließmuskels! Harninkontinenz ist kein Symptom der Harnleiterfehleinmündung beim männlichen Säugling. *Rechts: **Weiblich:*** Ektope Harnleitermündungen entlang der Rudimente des Wolff-Ganges führen häufig zu einer extrasphinkteren Mündung und bei funktionsfähiger Niere zur »Inkontinenz«

Demgegenüber degeneriert der Wolffsche Gang bei Frauen. Die ektope Harnleitermündung liegt damit entlang möglicher Rudimente des Wolffschen Ganges. Fehleinmündungen in den Bereich des Vestibulum vaginae, der Urethra, der Scheide oder auch der Zervixwand können entstehen.

> **Tipp**
> Damit kann die »**Inkontinenz**« ein **Leitsymptom** der Harnleiterektopie bei **der Frau** sein (Abb. 1.5).

1.3.2 Prostata

Im Einmündungsgebiet des Wolffschen Ganges in den Sinus urogenitalis entstehen kleine Verzweigungen des Epithels der späteren Harnröhre. Sie dringen in das mesenchymale Gewebe, das den Sinus urogenitalis umgibt, ein und bilden so zwischen der 16. und 22. Schwangerschaftswoche die Prostata (Abb. 1.7).

1.4 Entwicklung der Harnblase

Die **Kloakenmembran** (Abb. 1.2, 1.3) wird durch das Septum urorectale in einen ventralen Anteil (Membrana sinus urogenitalis) und einen dorsalen Anteil (Membrana analis) geteilt. Wenn die Aufteilung der Kloake durch die proliferierenden mesodermalen Zellen des Septum urorectale erfolgt ist, sind die Vorläufer der Blasen- und Harnröhrenregion (Sinus urogenitalis), des Dammes und des Enddarmes angelegt. Nach Einriss der Membrana sinus urogenitalis entleert sich der Harn des Feten in das Fruchtwasser.

Bis zum Einriss der Membran des Sinus urogenitalis ist der Urharngang (**Allantois**) als Ausstülpung in den Haftstiel der Embryonalanlage ausgebildet. Somit ist der Sinus urogenitalis über die Allantois bis in die Nabelschnur verbunden. Nach Einriss der Urogenitalmembran wird die Allantois zurückgebildet und obliteriert etwa in der 5. Schwangerschaftswoche.

Die Entfernung zwischen Blase und Nabelschnur nimmt zu. Durch Obliteration der Allantois ist ein bindegewebiger Strang entstanden, der an der inneren Bauchwand als **Ligamentum umbilicale medianum** (**Urachus**) liegt und eine Verbindung zwischen Harnblase und Nabel darstellt.

> Bei fehlender Obliteration kann es zum Urinverlust über den Nabel (Urachusfistel) oder zur Zystenbildung kommen.

Funktionell ist der Sinus urogenitalis in zwei Anteile zu trennen, die bei männlicher und weiblicher Entwicklung noch einmal Unterschiede aufweisen:

- **Männliche Entwicklung.** Der im Bereich der Bauchwand und des Beckens gelegene obere Anteil des Sinus urogenitalis entwickelt sich zur Blase. Der Harnröhrenanteil distal des Colliculus seminalis bis hin zur Pars membranacea entsteht aus dem röhrenförmig angelegten Teil des Sinus urogenitalis, der im Becken liegt. Die Formation der männlichen Harnröhre distal der Pars membranacea nimmt einen anderen Entwicklungsweg.
- **Weibliche Entwicklung.** Die weibliche Harnblase und Harnröhre entstehen demgegenüber komplett aus dem oberen Anteil des Sinus urogenitalis.

Gemeinsam ist bei beiden Geschlechtern die Entwicklung der Muskulatur und Adventitia der Harnblase aus proliferierenden mesenchymalen Zellen, die den Sinus urogenitalis umgeben. Die Blasenschleimhaut entsteht aus dem Endothel des Sinus urogenitalis. Die Harnblase ist mit der 12. Entwicklungswoche bereits in dieser gegliederten Form entwickelt.

1.5 Gonadenentwicklung

Aus der Urnierenanlage ist die spätere Gonade mit dem Urnierengang (Wolffscher Gang) verbunden und damit die Differenzierung des Hodens **und** des Ductus deferens mit der Samenblase in enger Anbindung mit der Prostata entstanden. Für die Gonadenentwicklung ist von Wichtigkeit, dass bei der Einstülpung des Epithels an der dorsalen Bauchwand, kranial vom Wolffschen Gang (Urnierengang), die sogenannten **Müllerschen Gänge** entstehen. Sie formieren sich nach kaudal, vergleichbar den Wolffschen Gängen.

> Während die inneren männlichen Geschlechtsorgane aus den Strukturen des Wolffschen Ganges entstehen, differenzieren sich die weiblichen Genitalorgane aus den Müllerschen Gängen (■ Abb. 1.5a, Tabelle 1.2).

HY-Antigen
Das Y-Chromosom induziert die Bildung eines sogenannten Histokompatibilitäts-Y-Antigens (HY). Dieses induziert aus der indifferenten Gonade die Entwicklung eines Hodens. Fehlt es, so entwickelt sich ein Ovar. Fehlt die Sekretion steroidaler Hormone (z. B. Östradiol) und das HY-Antigen, so entwickelt sich ein **phänotypisch** weibliches Individuum.

Frauen
Die Müllerschen Gänge fusionieren kaudal, wobei vorübergehend eine Trennschicht besteht, die etwa in der 13. Schwangerschaftswoche verschwindet. Aus dem kaudalen Anteil der Müllerschen Gänge entsteht der Uterus und der proximale Anteil der Vagina. Das, vergleichbar den Hoden, entstehende Ovar ist über die Tuben mit dem Müllerschen Tuberkel verbunden. Die bindegewebige Verbindung zwischen Ovar und Uterus (Gubernaculum) wird zum Ligamentum ovarii proprium und der Anteil des Gubernaculums zwischen Uterus und den Labia majora zum Ligamentum teres uteri. Residuen des zurückgebildeten Wolffschen Ganges verbleiben an typischer Stelle des weiblichen Genitale (■ Abb. 1.6a, b, Tabelle 1.2).

Männer
Die Regression der Müllerschen Gänge beim Knaben wird durch den »Mullerian inhibiting factor (MIF)« bewirkt. Das Residuum des Müllerschen Ganges beim Mann ist der Utriculus prostaticus. Ein Rudiment des Müllerschen Ganges ist am oberen Hodenpol gelegen, die Appendix testis. Der Hoden deszendiert aus seiner primären retroperitonealen Lage in Höhe des Beckeneinganges (3. Schwangerschaftsmonat) entlang dem Gubernaculum testis, das als fibromuskulärer Strang den unteren Hodenpol, durch die sich entwickelnden Schichten der Bauchwand, mit dem Subkutangewebe des Skrotums verbindet. Eine kleine peritoneale Aussackung über dem unteren Hodenpol verläuft durch die vorderen Bauchwandschichten entlang der Vorderfläche des Gubernaculums. Es ist der Processus vaginalis, der bis in das Skrotum reicht und nach erfolgtem Deszensus des Hodens ggf. unverschlossen bleibt (Processus vaginalis apertus oder sogenannte indirekte Leistenhernie). Im Regelfalle ist der Hoden, bis zum 8. Schwangerschaftmonat, in das Skrotum deszendiert (■ Abb. 1.5, Tabelle 1.2).

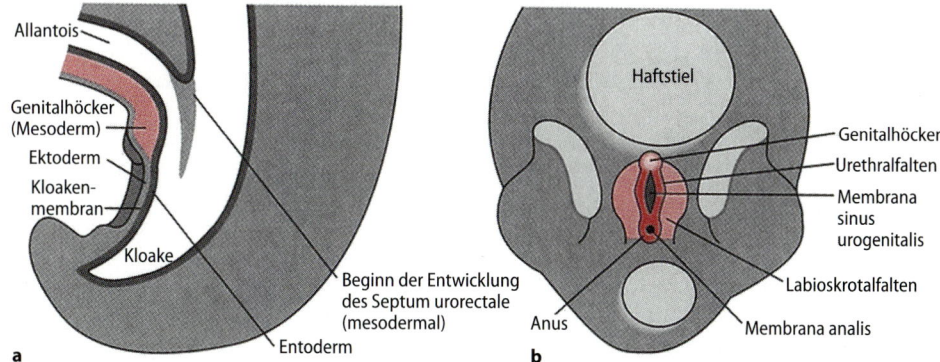

■ **Abb. 1.6a, b. a** Seitliches Schnittbild der Beckenregion des Embryos vor Aufteilung der Kloake, **b** Ventrale Aufsicht auf das äußere Genitale des Embryos nach Trennung der Kloake (ca. 8 Wochen nach Fertilisation, nach Alken u. Walz 1992)

□ Tabelle 1.2. Embryonale Organanlage und geschlechtsspezifische Differenzierung der Organe oder der embryologischen Rudimente

Männlich	Embryonal	Weiblich
Hoden	Indifferente Gonaden	Ovar
Tubuli seminiferi	Rinde	Follikel
Rete testis	Mark	Mark
		Rete ovarii
Gubernaculum testis	Gubernaculum	Lig. ovarii proprium,
		Lig. teres uteri
Ductuli efferentes	Urnierenkanälchen	Epoophoron
Paradidymis		Paroophoron
Appendix epididymidis	Urnierengang	Appendix vesiculosa
Ductus epididymidis	(Wollfscher Gang)	
Ductus deferens		Gartner-Gang
Ureter, Nierenbecken und Nierenkelche, Sammelrohre		Ureter, Nierenbecken und Nierenkelche, Sammelrohre
Ductus ejaculatorius und Vesicula seminalis		
Appendix testis	Müllerscher Gang	Morgagni-Hydatide
Utriculus prostaticus		Tuba uterina
		Uterus
		Kranialer Anteil der Vagina
Harnblase	Sinus urogenitalis	Harnblase
Urethra		Urethra
Prostata		Vagina
		Urethral- und Paraurethraldrüsen
Gl. bulbourethralis		Bartholini-Drüsen
Colliculus seminalis	Müller-Geschlechtshöcker	Hymen
Penis	Phallus	Klitoris
Glans penis		Glans clitoridis
Corpora cavernosa penis		Corpus spongiosum urethrae
Corpus spongiosum urethrale		Bulbus vestibuli
Unterseite des Penis	Geschlechtsfalten	Labia minora
Skrotum	Geschlechtswülste	Labia majora

1.6   Äußeres Genitale

Das äußere Genitale ist embryologisch naturgemäß nicht von der Entwicklung des inneren Genitale zu trennen. Die gemeinsamen Entwicklungsschritte reichen bis zur vollständigen Aufteilung der Kloake durch das Septum urorectale und den Einriss der Urogenitalmembran (■ Abb. 1.6b).

Dieser wird ventral durch die Anlage des Genitalhöckers gegenüber der vorderen Bauchwand begrenzt, sodass im Normalfall die »Blasenöffnung« entsteht.

Mesodermale Zellen umgeben den Sinus urogenitalis, proliferieren und bilden die äußeren Schichten der Harnblase, des Trigonums, sowie die glatte Muskulatur der Harnröhre. Das Endothel des Sinus urogenitalis bildet die Blasenschleimhaut. Die Entwicklung ist mit der 12. Schwangerschaftswoche abgeschlossen.

Während die phänotypisch weibliche Genitalentwicklung wahrscheinlich unabhängig von der Steroidsekretion des embryonalen Ovars erfolgt, ist die Differenzierung des Ovars selbst vermutlich durch Östradiol beeinflusst.

Bei der männlichen Embryonalentwicklung werden testikuläre Hormone sezerniert, die die Entwicklung des inneren und äußeren männlichen Genitale beeinflussen:
- Testosteron (produziert von den Leydig-Zellen),
- 5-Alpha-Dihydrotestosteron und der
- Mullerian Inhibiting Factor (von den Sertolizellen sezerniert), bewirken die Rückbildung der Müllerschen Gänge und die Differenzierung der männlichen Genitalanlage.

5-Alpha-Dihydrotestosteron wird durch die 5-Alpha-Reduktase aus Testosteron im Nebenhoden, Ductus deferens und den Samenblasen gebildet. Die 5-Alpha-Reduktase ist ebenfalls im Sinus urogenitalis und dem Geschlechtshöcker nachweisbar.

1.6.1   Entwicklung des Penis und der männlichen Harnröhre

Unterhalb des Colliculus seminalis mit der Pars membranacea entsteht die männliche Harnröhre und der Penis aus dem tubulären distalen Anteil des Sinus urogenitalis. Das Wachstum des Genitalhöckers führt zu einer Streckung der seitlichen Urethralfalten (■ Abb. 1.7, 1.8). Die Schwellkörper des Penis differenzieren sich dorsal der zunächst als Rinne entstandenen Harnröhre aus dem Genitalhöcker. Von proximal nach distal fusionieren die Urethralfalten und bilden unter gleichzeitiger Differenzierung die Strukturen der Harnröhre bis

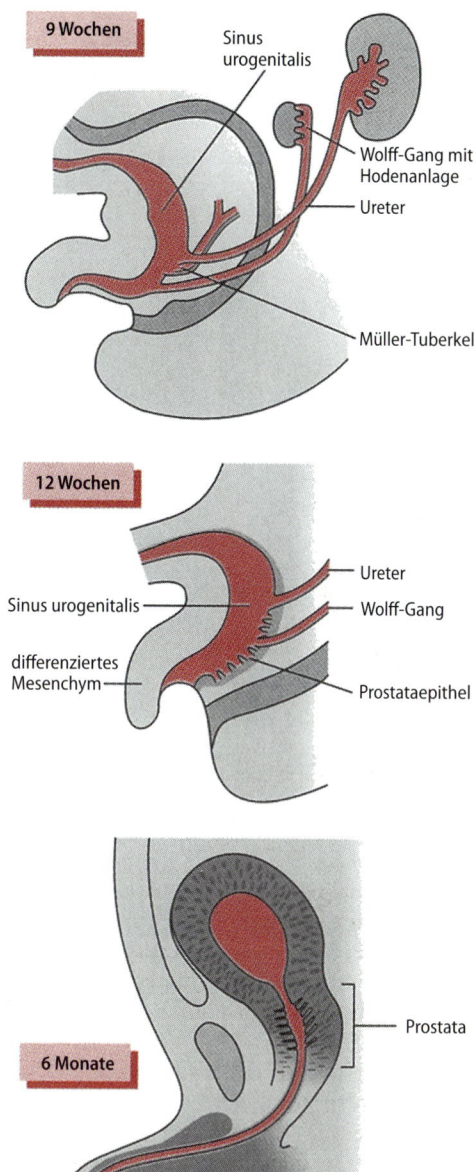

■ **Abb. 1.7.** Entwicklung des Sinus urogenitalis, der Prostata und Blasenwand beim männlichen Genitale

zur Fossa navicularis. Ein Strang ektodermaler Zellen wächst gleichzeitig von der Glansspitze nach proximal und formt den distalen Anteil der Harnröhre (von wenigen Millimetern Länge) bis zur Fossa navicularis.

Der gesamte proximal des Colliculus seminalis gelegene Anteil der prostatischen Harnröhre entsteht aus dem Endothel des Sinus urogenitalis.

1

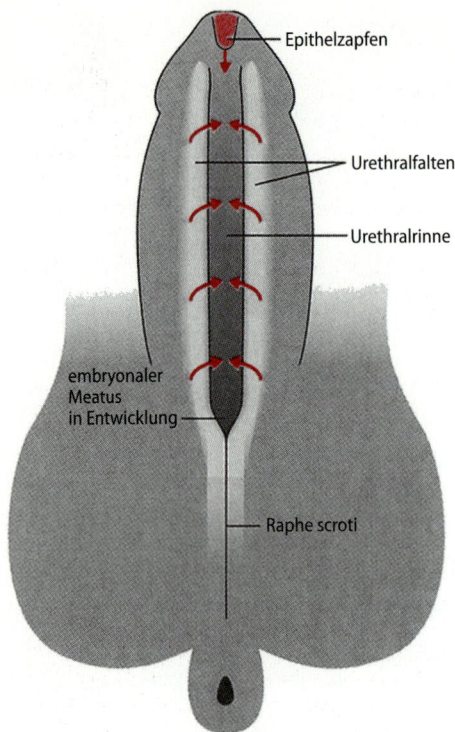

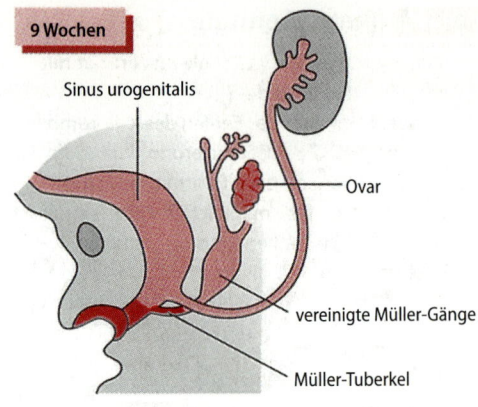

9 Wochen

Sinus urogenitalis

Ovar

vereinigte Müller-Gänge

Müller-Tuberkel

Abb. 1.8. Männliche Harnröhrendifferenzierung durch Verschluss der Urethralfalten und Differenzierung des Corpus spongiosum von proximal nach distal

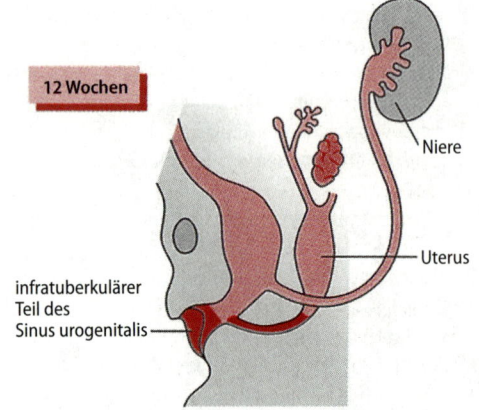

12 Wochen

Niere

Uterus

infratuberkulärer Teil des Sinus urogenitalis

1.6.2 Entwicklung der weiblichen Genitalorgane und der Urethra

Die Differenzierung der weiblichen Genitalregion verläuft ähnlich. Aus dem Sinus urogenitalis entsteht die Blase und, im Gegensatz zur männlichen Entwicklung die komplette Harnröhre.

Zusätzlich entwickelt sich aus dem tubulären distalen Anteil des Sinus urogenitalis unterhalb des Genitalhöckers das Vestibulum vaginae (■ Abb. 1.9). Im Laufe des Wachstums wird der Genitalhöcker zur Klitoris. Die »Urethralfalten« fusionieren in der Regel nicht und bilden die kleinen Labien.

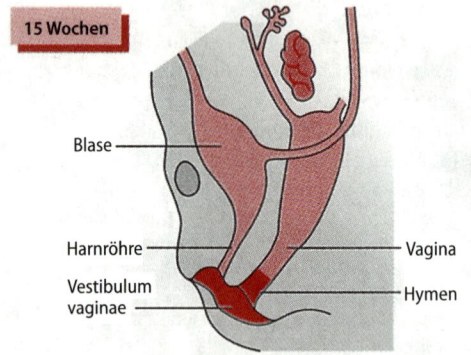

15 Wochen

Blase

Harnröhre

Vestibulum vaginae

Vagina

Hymen

Abb. 1.9. Differenzierung von Blase, Harnröhre und Genitale beim Mädchen in Abhängigkeit vom Zeitpunkt der Embryonalentwicklung (nach Alken u. Walz 1992)

In Kürze

Embryologie des Urogenitalsystems

- Gemeinsame Entwicklung des Urogenitalsystems aus dem intermediären **Mesoderm**. Erste Anlage der Nieren und Keimdrüsen in Form einer gemeinsamen **Urogenitalleiste**.

- Zunächst Anlage der **Vorniere** (funktionell ohne Bedeutung für die Harnbildung, spontan vollständige Rückbildung), der **Urniere** (Ausbildung des Urnierengangs oder Wolffschen Gangs und der Ureterknospe) sowie der **Nachniere** (Entwicklung der späteren Niere).

- **Entwicklung des Harnleiters** aus der Ureterknospe auf dem Urnierengang, Einwanderung in den Sinus urogenitalis und Einmündung in die spätere Harnblase. Doppel- oder Dreifachbildungen sowie ektope Harnleitermündungen können Folgen einer Differenzierungsstörung sein. **Meyer-Weigertsche Regel:** Bei Doppelbildungen des Ureters mündet der zum kranialen Nierenbecken gehörende Ureter kaudal in die Blase.

- **Bildung der Harnblase** aus dem kranialen Abschnitt des Sinus urogenitalis (ventraler Anteil der embryonalen Kloake). Verbindung von Blase und Nabelschnur über die Allantois (Urharngang), die normalerweise verödet und einen bindegewebigen Strang (Urachus) an der vorderen Bauchwand bildet. Bei fehlender Obliteration Auftreten einer Urachusfistel oder Urachuszyste.

- **Geschlechtsentwicklung** beruht auf dem komplexen Zusammenspiel genetischer, somatischer und humoraler Faktoren. **Festlegung des gonosomalen Geschlechts erfolgt mit der Befruchtung der Eizelle!** Durch Anwesenheit oder Fehlen des Y-Chromosoms wird die Differenzierung der indifferenten Gonade zum Ovarium oder Testis gesteuert.

- **Männlicher Fetus:** Stimulation der Differenzierung des Wolffschen Ganges zum Nebenhoden und Samenleiter sowie der Entwicklung des äußeren Genitale zum Penis und Skrotum durch Testosteron (vom fetalen Hoden) und Mullerian Inhibiting Factor (vom fetalen Hoden). **Weiblicher Fetus:** Rückbildung des Wolffschen Ganges bis auf rudimentäre Reste. Aus dem Müllerschen Gang entstehen Tube, Uterus und oberer Teil der Vagina.

- **Entwicklung des äußeren Genitale** aus dem Sinus urogenitale. **Männlicher Fetus:** Aus dem Geschlechtshöcker bildet sich der Penis, mit Verschmelzung der Urogenitalfalte schließt sich die Urogenitalspalte und bildet die männliche Harnröhre. **Weiblicher Fetus:** Der Geschlechtshöcker wird zur Klitoris, die Urethralfalte fusionieren nicht und bilden die kleinen Labien.

Anatomie und Physiologie

A. Mersdorf, W. Kramer, D. Jonas

2

2.1 Anatomie

Harnblase

Topographie. Die Harnblase, die bei Erwachsenen eine Kapazität von ca. 400–500 ml fasst, steht beim Mann mit ihrer Hinterwand in engster Lagebeziehung zu den Samenblasen, den Samenleitern, den Ureteren und dem Rektum. Bei Frauen sind Uterus und Vagina zwischen Blasenhinterwand und Rektumvorderwand eingebettet. Der Blasendom und die Harnblasenhinterwand sind bis zur Einmündung der Ureteren vom Peritoneum überzogen und liegen in enger Nachbarschaft zum Dünndarm und dem Colon sigmoideum. Bei Mann und Frau liegen sich Blasenvorderwand und die Dorsalfläche der Symphyse gegenüber; mit zunehmender Blasenfüllung wandert der mit Peritoneum überzogene Anteil der Harnblase nach kranial, und die Harnblasenvorderwand liegt der unteren Bauchdecke direkt an (◘ Abb. 2.1 und 2.2).

Anatomie. Beim Erwachsenen liegt die leere Harnblase als Organ des kleinen Beckens direkt hinter der Symphyse; im Kindesalter befindet sie sich deutlich höher. Die gefüllte Blase überragt den Symphysenoberrand und ist somit der Palpation und Perkussion zugängig.

> **Tipp**
>
> Beim akuten Harnverhalt und der chronischen Urinretention kann die überdehnte Blase Ursache einer sichtbar kugeligen Auftreibung des unteren Abdomens sein.

Ausgehend vom Blasendom zieht das Ligamentum umbilicale medianum, das Relikt des obliterierten Urachus, als fibröser Strang zur Bauchnabelinnenseite. Die beiden Harnleiter treten dorsal in schrägem Verlauf in einem gegenseitigen Abstand von ca. 5 cm durch die Harnblasenwand. Die in das Blasenlumen mündenden

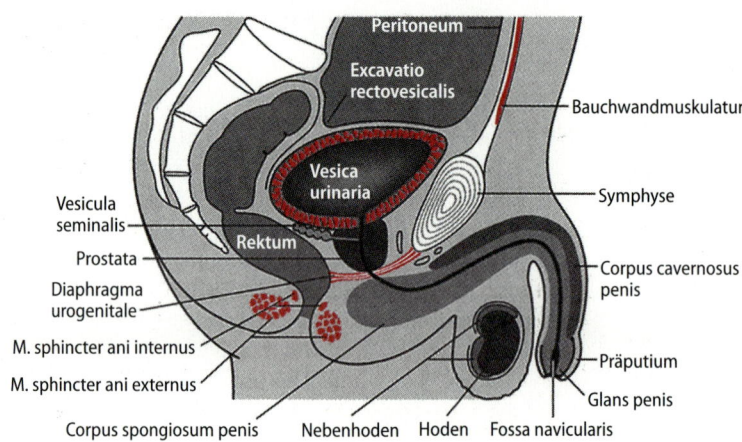

◘ **Abb. 2.1.** Topographische Anatomie des männlichen Urogenitaltraktes

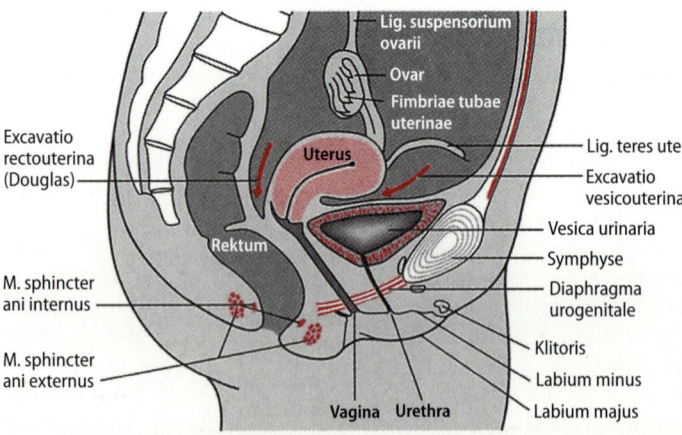

◘ **Abb. 2.2.** Topographische Anatomie des unteren weiblichen Urogenitaltraktes

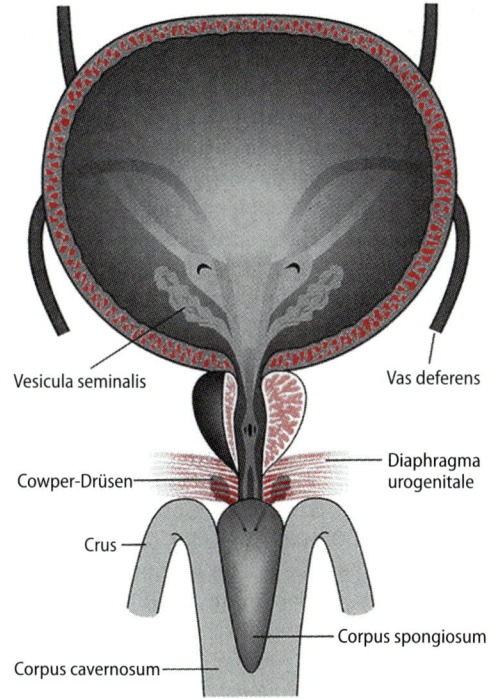

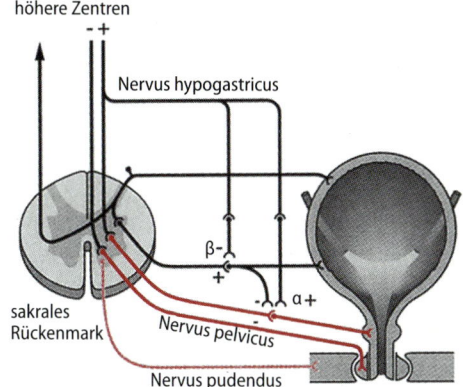

Abb. 2.4. Innervation der Harnblase

Abb. 2.3. Anatomie des männlichen innere Genitale

Harnleiterostien stellen die Endpunkte der sichelförmigen Plica interureterica dar, die ihrerseits die proximale Grenze des Trigonums ist. Der endovesikale Ostienabstand beträgt ca. 3 cm. Das Trigonum beschreibt die Eingrenzung zwischen der Plica und dem Sphincter internus (Blasenhals, ■ Abb. 2.3).

Der Blasenhals stellt den funktionellen Sphincter internus dar. Er besteht aus einer Verdickung konvergierender und in sich verflochtener glatter Muskelfasern, die, ursprünglich vom Detrusor herrührend, auf ihrem distalen Weg Bestandteil der glatten Muskulatur der Harnröhre werden.

Histologie. Das Übergangsepithel der Tunica mucosa der Harnblase ruht auf einer aus Kollagen und elastischen Fasern bestehenden Lamina propria mucosae. Daran anschließend folgt der eigentliche Detrusormuskel, der als ein Geflecht zufällig angeordneter glatter Muskelfasern zu verstehen ist. Diese durchziehen in Zirkulär-, Longitudinal- als auch in Spiraltouren die gesamte muskuläre Blasenwand, ohne dass, mit Ausnahme des Trigonums und des Blasenhalses, eine definierte räumliche Anordnung der Muskelfaserverläufe zum Beispiel im Sinne einer Schichtenbildung zu erkennen wäre. Im Trigonum vesicae lassen sich eine innere Lage longitudinal verlaufender, eine mittlere Schicht

zirkulär verlaufender und eine äußere Schicht longitudinal verlaufender glatter Muskelfasern erkennen.

Blutversorgung. Die Harnblase wird von den Arteriae vesicales superiores, mediae und inferiores versorgt, die alle aus den Arteriae iliacae internae entspringen. Häufig sind weitere Zuflüsse aus den Arteriae obturatoriae sowie den Arteriae gluteae inferiores und bei Frauen aus Ästen von Vaginal- und Uterusarterien. Die Harnblase ist von einem ausgeprägten Netz venöser Plexus umgeben, die in die Venae iliacae internae drainieren.

Innervation. Die Harnblase erhält ihre periphere autonome Innervation vom rechten und linken Plexus pelvicus, dessen feine Nervenaufzweigungen entlang der Blutgefäße zur Harnblase gelangen und dort die Plexus vesicales bilden (■ Abb. 2.4).

Der Plexus pelvicus wird einerseits parasympathisch von den Nervi splanchnici pelvini gespeist, die ihren Ursprung aus dem 2.–4. Segment des sakralen Spinalmarks beziehen. Sympathische Fasern aus dem 10. thorakalen bis zum 2. lumbalen spinalen Segment erreichen als Nervi hypogastrici inferiores den Plexus pelvicus, der so ein sympathisch/parasympathisches nervales Netzwerk darstellt.

Lymphatische Drainage. Der Lymphabfluss der Blase erfolgt über die Nodi lymphoidei vesicales, iliaci externi, iliaci interni und iliaci communes.

Harnröhre (männlich)

Topographie. Entsprechend ihrem anatomischen Verlauf wird die männliche Harnröhre in 4 Abschnitte eingeteilt (■ Abb. 2.3).

- Der 1–1,5 cm lange, **präprostatische Anteil** der männlichen Harnröhre setzt den Blasenhals bis hin zur Basis der Prostata fort.

2

- Die **prostatische Harnröhre** durchzieht als kontinuierliche Fortsetzung der präprostatischen Harnröhre die Drüse in ihrer Längsachse und verlässt sie am Apex prostatae.
- Von dort bis hin zum Bulbus penis erstreckt sich die ca. 1 cm lange **membranöse Harnröhre.** Auf ihrem Weg durchbricht sie den quergestreiften muskulären Beckenboden, der sie ausgenommen für den Zeitraum der Urin- bzw. Samenflüssigkeitspassage, komprimiert hält. Eine äußere Lage quergestreifter zirkulär verlaufender Muskelfasern umfasst die membranöse Harnröhre als sogenannter externer urethraler Sphinkter.
- Die penile bzw. **spongiöse Harnröhre** erstreckt sich auf einer Länge von ca. 15 cm vom Bulbus penis bis hin zum Meatus externus urethrae.

Anatomie. Longitudinal einstrahlende glatte Muskelfasern aus der innersten Schicht des Trigonums bilden die muskuläre Wand der **präprostatischen Harnröhre**. Diese wird durch eine äußere Lage zirkulär angeordneter glatter Muskelfasern verstärkt, die weiter distal kontinuierlich in die prostatische Kapsel einstrahlen. Dieser zirkulär angeordnete Ring glatter Muskelfasern erstreckt sich als sogenannter **interner Sphinkter** vom Blasenhals bis zur präprostatischen Harnröhre.

Ausgehend vom Boden der **prostatischen Harnröhre** erhebt sich der Colliculus seminalis (oder Verumontanum), in den die beiden Ductus ejaculatorii als auch der blind endende Utriculus prostaticus münden. In der gesamten Zirkumferenz der prostatischen Harnröhre befinden sich die Ausführungsgänge (Ductuli prostaticae) der prostatischen und zahlreicher muköser Drüsen. Ein kompliziertes Netzwerk spiralig und longitudinal angeordneter glatter Muskelfasern bildet den Muskelschlauch der prostatischen Harnröhre.

Im posterioren Teil der Adventitia der **membranösen Harnröhre** befinden sich die beiden bulbourethralen Drüsen (Cowper), deren Ausführungsgänge im bulbären Bereich der penilen Harnröhre münden. Die membranöse Harnröhre wird von dem quergestreiften, somatisch innervierten, **externen Sphincter** zirkulär umfasst und durch Bestandteile der quergestreiften Beckenbodenmuskulatur des M. levator ani und hier besonders durch den M. pubococcygeus unterstützt.

Am Dach der **penilen Harnröhre** liegen in Form kleiner Rezessus die zahlreichen Ausführungsgänge der Littré'schen Drüsen und Morgagni'schen Lakunen. Die penile Harnröhre wird angesichts einer nur schwachen Tunica muscularis hauptsächlich vom erektilen Gewebe des Corpus spongiosum eingescheidet.

Histologie. In Kontinuität zur Mukosa der Harnblase sind der präprostatische und prostatische Anteil der Harnröhre gleichfalls mit Übergangsepithel ausgekleidet. Das Zylinderepithel der Pars membranacea setzt sich in die Pars spongiosa fort. Am Meatus externus urethrae geht das mehrschichtige Plattenepithel der Fossa navicularis in ein verhornendes mehrschichtiges Plattenepithel über. Das Epithel der Harnröhre ruht auf einem aus lockerem Bindegewebe bestehenden Stratum proprium, das im Bereich des Corpus spongiosum in große, von Bindegewebssepten begrenzte Sinus übergeht. Die trabekulären Strukturen sind reich an kollagenen und elastischen Fasern sowie Fibroblasten und glatten Muskelzellen.

Blutversorgung. Penis und Harnröhre werden durch die Aa. pudendae internae versorgt. Beide Arterien geben je eine Arteria penis profunda für die Corpora cavernosa ab sowie eine A. dorsalis penis und eine A. bulbourethralis. Die beiden letzteren versorgen hauptsächlich das Corpus spongiosum, die Glans penis sowie die Harnröhre. Zwischen den Arterien der Corpora cavernosa und des Corpus spongiosum bestehen zahlreiche Anastomosen.

Die dorsal der Buckschen Faszie gelegene V. dorsalis penis superficialis sowie die ventral der Buckschen Faszie zwischen den beiden Dorsalarterien verlaufende V. dorsalis penis profunda münden in den venösen Plexus pudendus, der in die V. pudenda interna drainiert.

Innervation. Im Gegensatz zum Detrusor lässt die glatte Muskulatur der präprostatischen Harnröhre eine Innervation mit parasympathischen, cholinergen Fasern fast völlig vermissen. Auffällig ist das reichhaltige Vorkommen noradrenerger sympathischer Nervenfasern in Form von feinsten Aufästelungen aus dem Plexus pelvicus und dem Plexus vesicalis.

Abgesehen von der Pars präprostatica ist in der gesamten männlichen Harnröhre eine intensive Innervation mit nichtmyelinisierten, autonomen, noradrenergen sympathischen und cholinergen parasympathischen Fasern nachweisbar. Zudem lassen sich direkt unterhalb des Harnröhrenepithels reich verzweigte Plexus azetylcholinesterasehaltiger Axone nachweisen, die sensorische Fasern des somatischen N. dorsalis penis, eines Astes des N. pudendus, darstellen (◘ Abb 2.5).

Lymphatische Drainage. Der Lymphabfluss der Glans penis wird über die subinguinalen und externen iliakalen Lymphknoten gewährleistet. Die Lymphe der Harnröhre wird in die Nodi lymphoidei iliaci interni und iliaci communes drainiert.

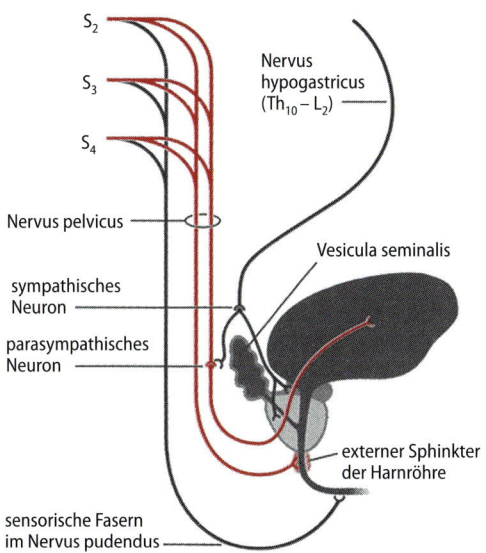

Abb. 2.5. Periphere Innervation des unteren Harntraktes beim Mann. Die wesentlichen präganglionären Nerven bilden Synapsen mit sympathischen und parasympatischen Zellen im Bereich des Plexus pelvicus. Dagegen wird der quergestreifte Muskel des externen Harnröhrensphinkters vom Nervus pudendus innerviert

Labels in figure:
S₂
S₃
S₄
Nervus hypogastricus (Th₁₀–L₂)
Nervus pelvicus
Vesicula seminalis
sympathisches Neuron
parasympathisches Neuron
externer Sphinkter der Harnröhre
sensorische Fasern im Nervus pudendus

Harnröhre (weiblich)

Topographie. Die Harnröhre (Urethra) der erwachsenen Frau ist ca. 4 cm lang und besitzt einen Durchmesser von ca. 8 mm. Ausgehend vom Blasenhals nimmt die Harnröhre einen anterioren inferioren Verlauf direkt hinter der Symphyse und wird beim Durchtritt durch den Beckenboden im Perineum sichtbar. Die weibliche Harnröhre ist in ihrer gesamten Länge im adventitiellen Bindegewebe der vorderen Vaginalwand eingebettet. Die am meisten medial gelegene Komponente des M. levator ani inseriert als M. pubococcygeus an der lateralen Vaginalwand; obwohl dieser keinen direkten Kontakt zur weiblichen Harnröhre besitzt, ist bei seiner Kontraktion dennoch eine urethrale Widerstandserhöhung messbar.

Anatomie. Die Harnröhre wird in ihrer ventralen Mittellinie von den beiden von der posterioren inferioren Oberfläche der Symphyse herziehenden fibromuskulären pubourethralen Bändern fixiert.

Die glattmuskuläre Wand der Harnröhre wird aus der inneren Lage der vom Trigonum der Harnblase entstammenden longitudinal verlaufenden glatten Muskelzellen gebildet. Daran schließt sich im proximalen Anteil der Harnröhre eine kräftige Lage zirkulär angeordneter glatter Muskelfasern an, die von der äußeren Lage der Detrusormuskulatur ausgehen. Dieser Mus-

kelring wird auch als **unwillkürlicher urethraler Sphinkter** bezeichnet. Der **willkürliche externe urethrale Sphinkter** ist im mittleren Drittel der Harnröhre als zirkuläre Lage quergestreifter Muskulatur angelegt. Zahlreiche periurethrale Drüsen liegen im distalen Anteil der Submucosa urethrae. Die größten münden mit ihren Ductus auf Höhe des Meatus externus urethrae.

Histologie. Der glatte Muskelschlauch der weiblichen Harnröhre besteht aus einem Netzwerk schräg und longitudinal verlaufender glatter Muskelzellen. Die Mucosa urethralis, ein mehrschichtiges, nicht verhornendes Plattenepithel, ruht auf einer aus lockerer, fibroelastischen Bindegewebe bestehenden Lamina propria. Wahrscheinlich sind die die Lamina propria durchziehenden zahlreichen dünnwandigen Venen am urethralen Verschlussmechanismus beteiligt. Der proximale Harnröhrenteil ist von Übergangsepithel ausgekleidet.

Blutversorgung. Die weibliche Harnröhre wird aus Ästen der A. vesicalis inferior, der A. vaginalis und der A. pudenda interna versorgt. Der venöse Abfluss wird in die Venae pudendae externae drainiert.

Innervation. Ähnlich wie beim Mann, lassen sich auch bei der weiblichen Harnröhre ausgeprägte Plexus cholinerger parasympathischer Fasern nachweisen. Im Gegensatz zur präprostatischen Harnröhre des Mannes finden sich am weiblichen Blasenhals übergehend zur proximalen Harnröhre so gut wie keine noradrenergen sympathischen Nerven (Abb. 2.6).

Lymphatische Drainage. Die Lymphbahnen der proximalen Harnröhre drainieren in die internen iliakalen Lymphknoten, während die Lymphe der distalen Harnröhre über die inguinalen und subinguinalen Lymphknoten abfließt.

Prostata

Topographie. Die Prostata liegt retrosymphysär. Nach dorsal ist die Prostata durch die zweilagige Denonvillier'sche Faszie vom Rektum getrennt, die das Serosarudiment des sich in der frühen Embryogenese bis zum Diaphragma urogenitale erstreckenden Douglas'schen Rezessus darstellt. Dorsokranial der Prostata finden sich die Samenblasen und die Vasa deferentia.

Anatomie. Die Prostata liegt als fibromuskuläres und drüsiges Organ kaudal der Harnblase. Die normale Prostata des Erwachsenen wiegt 20 g, ist etwa so groß wie eine Kastanie und beherbergt in ihrer Längsachse

2

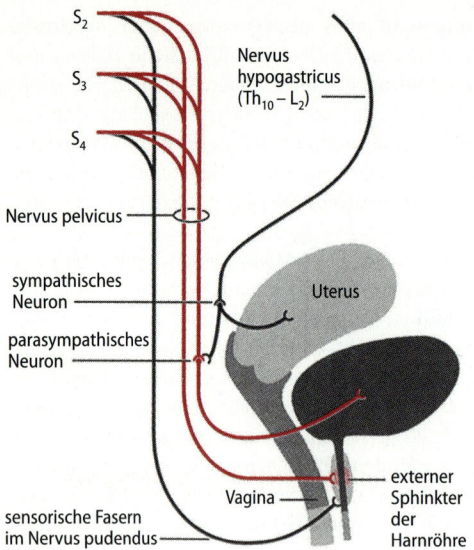

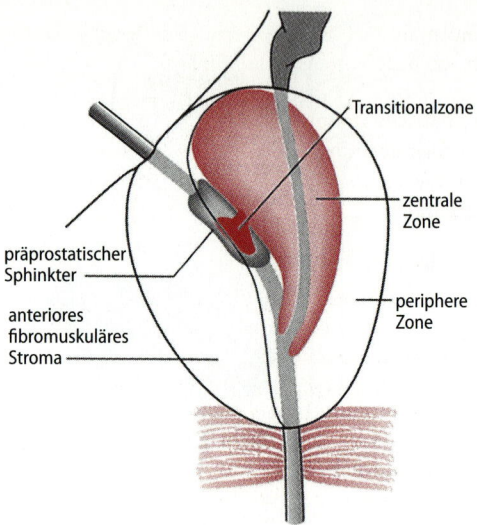

Abb. 2.7. Einteilung der Prostata nach McNeal

Abb. 2.6. Periphere Innervation des unteren Harntraktes bei der Frau: Die präganglionären Fasern des Nervus hypogastricus und Nervus splanchnicus gelangen zu Neuronen innerhalb des Plexus pelvicus. Die Nervi pelvici enthalten auch motorische Fasern, die die quergestreiften Muskelzellen des externen Harnröhrensphinkters innervieren

> Die benigne Prostatahyperplasie entwickelt sich aus den periurethralen Drüsen der Seiten- und des Mittellappens.
> Das Prostatakarzinom entsteht bevorzugt im Hinterlappen.

die ca. 2,5 cm lange hintere Harnröhre. Ventral wird die Prostata durch die Ligamenta puboprostatica an der Dorsalfläche der Symphysis pubis fixiert, nach kaudal durch das Diaphragma urogenitale unterstützt. An der Prostatahinterseite perforieren die schräg verlaufenden Ductus ejaculatorii den Drüsenkörper und münden am Colliculus seminalis, nur wenige Millimeter proximal des quergestreiften Sphincter externus urethrae in das Lumen der prostatischen Harnröhre.

Nach Lowsley (1952) lassen sich bei der Prostata 5 Lappen unterscheiden: 2 Seitenlappen, 1 Vorderlappen, 1 Mittellappen und 1 Hinterlappen. McNeal (1972) teilt die Prostata in eine periphere, eine zentrale, eine Transitionalzone, ein anteriores Segment und in eine präprostatische Sphinkterzone ein (Abb. 2.7).

Die Tunica muscularis der die Prostata in ihrer Längsachse durchziehenden prostatischen Harnröhre besitzt als kontinuierliche Fortsetzung glatter Muskelfasern der Detrusormuskulatur eine innere longitudinale Muskelschicht. Eine Vielzahl glatter Muskelfasern aus der äußersten Schicht der longitudinal orientierten glatten Muskelzellen aus dem Bereich der trigonalen Detrusormuskulatur strahlen in den Drüsenkörper der Prostata ein. Diese im präprostatischen Teil der Harnröhre zirkulär angeordneten glatten Muskelfasern repräsentieren den sich der Willkürmotorik entziehenden glatten **Sphincter internus** des Mannes.

Histologie. Die Prostata wird von einer dünnen fibrösen Kapsel begrenzt, unter der zirkulär angeordnete glatte Muskelfasern zusammen mit kollagenem Bindegewebe die prostatische Harnröhre umschließen (unwillkürlicher Sphincter internus). Die epithelialen prostatischen Drüsen sind in aus Bindegewebe, elastischen Fasern und glatten Muskelzellen bestehenden prostatischem Stroma eingebettet; ihre Ausführungsgänge vereinigen sich zu ca. 25 Hauptausführungsgängen, die sich in der gesamten Zirkumferenz der prostatischen Harnröhre zwischen Blasenhals und Colliculus seminalis befinden. Die periurethralen Drüsen liegen direkt unterhalb des Übergangsepithels der prostatischen Harnröhre.

Blutversorgung. Die Prostata wird von Ästen der Aa. vesicalis inferiores, pudendae internae sowie rectales mediae versorgt. Die prostatischen Venen drainieren zusammen mit der tiefen V. dorsalis penis über einen ausgedehnten venösen periprostatischen Plexus (Santorini) in die Venae iliacae internae.

Innervation. Die Prostata zeigt ein ausgedehntes Geflecht direkt aus dem gemischten Plexus pelvicus und dem Plexus vesicales entstammender sympathischer und parasympathischer Nerven, deren Perineuralscheiden als Infiltrationsbahnen beim Prostatakarzinom von Bedeutung sind.

Lymphatische Drainage. Der Lymphabfluss der Prostata erfolgt über die sakralen, vesikalen, externen iliakalen sowie internen iliakalen und obturatoriellen Lymphknoten.

Samenblasen

Topographie, Anatomie. Die 6 cm langen und bei der rektalen Palpation bei Vorliegen einer Vergrößerung (z. B. bei Stauung) als weiche Strukturen imponierenden Samenblasen liegen direkt kranial zur Prostata am posterioren Teil der Blasenbasis.

> **Tipp**
>
> Nicht vergrößerte Samenblasen können nicht getastet werden.

Sie vereinigen sich mit ihrem ipsilateralen Samenleiter und werden von den weiter medial liegenden Ureteren überkreuzt. An ihrer Dorsalseite berühren die Samenblasen die Vorderwand des Rektum.

Histologie. Die Mukosa besteht aus einem einschichtigen, stellenweise mehrreihigen, Sekretgranula enthaltenden Epithel. Die Submukosa zeigt dicht gepackte, von glatten Muskelzellen und Bindegewebe umhüllte Trabekel.

Blutversorgung. Die arterielle und venöse Gefäßversorgung entspricht der der Prostata.

Innervation. Die Samenblasen werden von weitmaschigen Plexus nicht myelinisierter sympathischer Nervenfasern innerviert.

Lymphatische Drainage. Der Lymphabfluss der Samenblasen entspricht dem der Prostata.

Hoden

Topographie. Der Hoden befindet sich in nächster Nachbarschaft zum Nebenhoden, der sich von dessen oberen Pol sichelförmig über die hintere Hemisphäre erstreckt und am unteren Hodenpol endet.

Anatomie. Der Hoden des Erwachsenen misst durchschnittlich 4 × 3 × 2,5 cm. Seine derbe, weißliche Organkapsel (Tunica albuginea testis) zieht an der Hodenhinterwand in der Längsachse geringgradig in den Hodenkörper als Mediastinum testis hinein. Ausgehend von diesem fibrösen Mediastinum teilen Septen den Hodenbinnenraum in ca. 250 Lobuli ein.

Die Vorder- und Seitenansicht des Hodens werden vom viszeralen Blatt der serösen Tunica vaginalis überzogen, die in ein parietales Blatt umschlägt, den Hoden erneut einscheidet und so von der Skrotalwand trennt. Am oberen Hodenpol findet sich häufig eine stecknadelkopfgroße, teils gestielte, teils ungestielte, der Appendix des Nebenhoden nicht unähnliche Struktur, die **Appendix testis**.

Histologie. Jeder Lobulus des Hodens beherbergt ca. 1–4 Tubuli seminiferi, die im gestreckten Zustand ca. 60 cm lang, jedoch im Hodenläppchen zusammengeknäult nur eine Strecke von 2–3 cm zurücklegen. Alle Ductuli seminiferi konvergieren zum Mediastinum testis, wo sie ihr Sexualprodukt via Ductuli efferentes in den Nebenhoden drainieren.

Die Basalmembran der Tubuli seminiferi besteht aus Bindegewebs- und elastischen Fasern. Auf ihr ruhen die Stützzellen (Sertoli) und die Vorstufen der Spermatogenese. Die Tubuli seminiferi liegen mit den Leydigschen Zwischenzellen im bindegewebigen Stroma.

Blutversorgung. Die testikuläre Blutversorgung ist der der Nieren benachbart, da beide Organe auf einen gemeinsamen embryologischen Ursprung zurückzuführen sind.
- **Arterielle Versorgung:** Die Aa. testiculares (Spermaticae internae) entspringen knapp kaudal der Nierenarterienabgänge. Über die Samenstränge gelangen sie zu den Hoden und anastomosieren mit den Aa. iliacae internae abgehenden Arterien der Vasa deferentia.
- **Venöse Versorgung:** Das testikuläre Venenblut drainiert über den Plexus pampiniformis des Samenstranges in Höhe des inneren Inguinalringes in die V. testicularis (V. spermatica). Die rechte V. testicularis mündet direkt kaudal der rechten Nierenvene in die V. cava, die linke V. testicularis mündet meist rechtwinklig in die linke Nierenvene.

Lymphatische Drainage. Der Lymphabfluss der Hoden drainiert zu den Lymphknoten der Nierenhili, die retrograd mit den iliakalen und antegrad mit den mediastinalen Lymphknoten in Verbindung stehen.

Nebenhoden

Topographie. Der Nebenhoden liegt dem Hoden posterolateral sichelförmig auf. Der Nebenhodenkopf ist am oberen Hodenpol fixiert, während der Nebenhodenschwanz nur locker durch fibröses Gewebe am unteren Hodenpol befestigt ist. Die Samenleiter liegen posteromedial zum Nebenhoden.

Anatomie. Der kraniale Teil des Nebenhodens ist über die Ductuli efferentes mit dem Mediastinum testis verbunden. Der gewundene kaudale Nebenhodenanteil geht kontinuierlich in den Ductus deferens über. Wie beim Hoden findet sich häufig eine kleine zystische, teils gestielte, teils ungestielte Struktur am oberen Nebenhodenpol (**Appendix epididymidis**).

Histologie. Der Nebenhoden ist von Serosa überzogen. Sein Epithel besteht aus wechselnden Gruppen hoher kinozilientragender Zellen sowie kubischer Epithelzellen. Der extrem stark gewundene Ductus epididymidis besitzt in seiner gesamten Länge (ca. 5 m) ein zweireihiges, hochprismatisches stereozilientragendes Epithel.

Blutversorgung. Der Nebenhoden wird von Ästen der A. testicularis und der A. ductus deferentis ernährt. Der venöse Blutabfluss entspricht dem des Hodens.

Innervation. Hoden, Nebenhoden sowie Ductus deferens werden innerviert:
- Vom Plexus testicularis; nicht myelinisierte sympathische, den Plexus renalis und aorticus abdominalis entstammenden Nervenfasern gelangen mit der A. testicularis in das Innere von Hoden und Nebenhoden.
- Vom überwiegend sympathischen Plexus hypogastricus superior vor dem Promontorium; seine autonomen Nervenfasern begleiten den Ductus deferens, den sie zusammen mit dem Nebenhoden innervieren.
- Von sympathischen und parasympathischen Fasern des gemischten Plexus pelvicus (Nebenhoden und Samenleiter).

Lymphatische Drainage. Der Lymphabfluss gleicht dem des Hodens.

In Kürze

Anatomie
Harnblase: Lage beim Erwachsenen hinter der Symphyse, gefüllte Harnblase oberhalb der Symphyse palpierbar. beide Harnleiter münden dorsal, der Blasenhals bildet den funktionellen Sphincter internus, innere Oberfläche wird von Übergangsepithel ausgekleidet.
▼

Harnröhre (männlich):
- **präprostatischer Anteil:** Sog. interner Sphinkter reicht vom Blasenhals bis zum proximalen Anteil der Harnröhre.
- **prostatischer Anteil:** Colliculis seminalis mit Mündung der Ductus ejaculatorii und des Utriculus prostaticus, daneben münden Ductuli prostaticae und Ausführungsgänge muköser Drüsen.
- **membranöser Anteil:** Durchtritt durch Beckenboden, sog. externer Sphinkter mit quergestreifter Muskulatur, in Adventitia beide Cowper'schen Drüsen.
- **peniler Anteil:** Ausführungsgänge der Littré'schen Drüsen und Morgagni'schen Lakunen.
  Übergangsepithel wechselt im Verlauf in Zylinder- und Plattenepithel.

Harnröhre (weiblich): Ca. 4 cm lang, proximal bildet glatte Muskulatur den internen Sphinkter, im mittleren Drittel quergestreifte Muskulatur den externen urethralen Sphinkter.
Prostata: Kastaniengroß, ca. 20 g schwer, dorsal der Harnblase gelegen, fibromuskuläres, drüsiges Organ, gegliedert in Seiten-, Mittel-, Vorder- und Hinterlappen.
Samenblasen: Kranial der Prostata an der Harnblasenbasis gelegen, ca. 6 cm lang, normal nicht tastbar.
Hoden: Septal in Lobuli gegliedert. jeder Lobulus enthält 1–4 geknäulte Tubuli seminiferi, deren Ausführungsgänge in den Nebenhoden müden, auf der Basalmembran der Tubuli befinden sich Stützzellen, zwischen den Tubuli die Leydig'schen Zwischenzellen, Appendix testis häufig auf dem oberen Hodenpol.
Nebenhoden: Sichelförmig auf dem oberen Hodenpol gelegen, kaudal Übergang in den Ductus deferens, stark gewundener Ductus epididymidis von stereozilientragendem Epithel ausgekleidet.

2.2 Physiologie

2.2.1 Oberer Harntrakt

Spontane, rhythmische Kontraktionen, beginnend am oberen Harntrakt, bewegen den Urinbolus antegrad in Richtung Harnblase. Die Tunica muscularis des menschlichen Nierenbeckenkelchsystems besteht neben gewöhnlichen glatten Muskelzellen aus einem Netzwerk morphologisch differenter »atypischer« glatter Muskelzellen mit der Fähigkeit, spontane glattmuskuläre Kontraktionen zu initiieren. Diese, aufgrund ihrer spontanen elektrischen Aktivität als **Schrittmacherzellen** bezeichneten, atypischen glatten Muskelzellen unterscheiden sich lichtmikroskopisch nicht von den übrigen glatten Muskelzellen. Diese Schrittmacherzellen strahlen als Zellnetzwerk, beginnend von den Calices minores hin über die Calices majores zum Nierenbecken bis in den proximalen Harnleiter ein. Ein 2. kontrollierendes Schrittmacherzentrum befindet sich am Übergang vom Nierenbecken zum proximalen Harnleiter.

❯ In Abhängigkeit von der Urinproduktion und somit der Wandspannung des Nierenbeckenkelchsystems werden die vom primären Schrittmacherzentrum propagierten Kontraktionswellen in den Harnleiter weitergeleitet oder eliminiert.

Normalerweise ist die Richtung einer induzierten Kontraktionswelle vom Nierenkelch über das Nierenbecken bis hin zur Harnblase festgelegt. Das Phänomen der ungerichteten Ausbreitung der elektrotonischen Exzitation erklärt die Beobachtung einer retrograden Peristaltik auch im gesunden Nierenhohlsystem.

❯ Der schräg durch die Detrusorwand verlaufende intramurale distale Ureteranteil gewährleistet, dass jeder peristaltisch fortbewegte Urinbolus in das Blasenlumen entleert, aber ein Reflux des Blasenurins in die oberen Harnwege verhindert wird.

Die Longitudinalmuskulatur der Harnleiter, die kontinuierlich zur Bildung des Trigonums beiträgt, zieht während einer normalen Detrusorkontraktion vermehrt an den distalen Ureterenden, komprimiert sie und verhindert den Reflux.

❯ Dies erklärt, dass eine **Detrusorhypertrophie**, kombiniert mit einem durch Restharnmengen bedingten vermehrten trigonalen Zug, die Entwicklung oberer Harnabflussstörungen begünstigt.

2.2.2 Unterer Harntrakt

Harnblase. Für die Harnblase des Erwachsenen sind folgende Eigenschaften charakteristisch:
- Eine Kapazität von ca. 400–500 ml,
- die Vermittlung des Blasenfüllungszustandes,
- die Fähigkeit, sich unterschiedlichen Füllungszuständen ohne Änderung des intravesikalen Druckes anzupassen (Compliance),
- die Fähigkeit, eine Kontraktion zu initiieren und bis zur völligen Blasenentleerung aufrecht zu erhalten,
- die willkürliche Einleitung bzw. Unterdrückung der Miktion, obgleich es sich bei der Harnblase um ein nicht der Willkürkontrolle unterliegendes, vegetativ innerviertes Organ handelt.

Die **Blasenfunktion** wird über einen peripheren Reflexbogen gesteuert und vom sakralen Spinalmark (S2–S4) kontrolliert.

❯ Das Blasenzentrum liegt spinal auf Höhe S2–S4, beim Erwachsenen entspricht dies BWK 11–12.

Das sakralspinale Kontrollzentrum wird von höher gelegenen Zentren im kranialen Mesenzephalon und Rindengebieten des Telenzephalons beeinflusst. Eine normale Blase vermag sich bis zum Erreichen ihrer Kapazität ohne wesentliche intravesikale Druckzunahme auszudehnen. Die Information über das Erreichen der Blasenkapazität wird über den afferenten Schenkel des Reflexbogens zum sakralen spinalen Mark geleitet; bei fehlender Willkürkontrolle (wie im Kleinkindesalter) kommt es über die reflexhafte Aktivierung des efferenten Schenkels des spinalen Reflexbogens zu einer kräftig anhaltenden Detrusorkontraktion mit spontaner unwillkürlicher Miktion.

❯ Mit zunehmender neuraler Myelinisation und Training gewinnen beim Kleinkind zunehmend zerebrale inhibitorische Bahnen die Kontrolle über den spinalen Reflex, sodass die Miktion zu einem kontrollierten Willkürakt wird.

Sphinkter-Systeme. Große Bedeutung für die Harnkontinenz bei beiden Geschlechtern und eine ungestörte Sexualfunktion beim Mann kommt den beiden Sphinkter-Systemen zu:
1. Dem internen, glatt mukulären, **unwillkürlichen Sphinkter** am Blasenhals und
2. dem äußeren, **willkürlichen** quergestreiften **Sphinkter in Höhe der membranösen Harnröhre.**

Der **innere Schließmuskel** stellt eine Konzentration zirkulär verlaufender glatter Muskelfasern des Detrusors dar und teilt mit ihm dessen parasympathische Innervation und kontraktile glattmuskuläre Eigenschaften. Neben eher spärlichen parasympathischen Nervenfasern besitzt der Sphincter internus ein reich verzweigtes Netz sympathischer Nerven. Während der Blasenfüllungsphase bleibt der Blasenhals verschlossen und trägt somit zur Kontinenz bei. Bei einer Detrusorkontraktion öffnet sich der Blasenhals aktiv durch einen Zug, der am internen Sphinkter inserierenden lon-

2

gitudinal ausgerichteten glatten Muskelfasern des Detrusors. Kurz vor der Ejakulation tritt gleichzeitig mit der Emission von Samenflüssigkeit eine sympathisch induzierte aktive Kontraktion des Sphincter internus ein.

Der willkürlich kontrollierte **äußere Schließmuskel** unterhält einen Dauertonus, der als primärer Kontinenzmechanismus zu verstehen ist. Wenn auch der interne Sphinkter einen willkürlich nicht zu beeinflussenden Ruhetonus besitzt, lässt sich aber durch eine willkürliche Tonuserhöhung eine Miktion vermeiden bzw. abbrechen. Die Relaxation des externen Sphinkters stellt den Willkürakt dar, ohne den normalerweise eine Miktion nicht eingeleitet werden kann. Als indirekter Sphinkter trägt die quergestreifte Muskulatur des Beckenbodens (z. B. der Levator ani) synergistisch zur Funktion des Sphincter externus und somit zur Kontinenz bei.

> Die Miktion ist eine vom Blasenfüllungszustand unabhängige willkürliche Detrusorkontraktion.

Vor ihrem Auftreten kommt es zur Entspannung der quergestreiften Beckenbodenmuskulatur sowie des willkürlich kontrollierten Sphincter externus mit Aufhebung des urethralen Widerstandes. Nach Relaxation der Beckenbodenmuskulatur und dadurch bedingtem Absinken des Blasenbodens kontrahiert sich das Trigonum vesicae, bewirkt einen Verschluss der Ureterostien und verhindert so trotz des während der Blasenkontraktion deutlich ansteigenden intravesikalen Druckes einen vesikoureteralen Reflux. Die Kontraktion des Trigonums triggert die aktive trichterförmige Öffnung des Blasenhalses. Erst dann setzt die eigentliche Kontraktion des Detrusors ein, dessen kontrahierte längs verlaufende Muskelfasern zu einer weiteren Öffnung des Blasenhalses beitragen. Durch den reziprok abnehmenden urethralen Widerstand kommt es zur Miktion, die erst nach vollständiger Entleerung der Blase durch eine Detrusor-Relaxation beendet wird. Sodann schließt sich wieder der Blasenhals, der Tonus der urethralen sowie perinealen Muskulatur kehrt zurück. Bei vorzeitiger willkürlicher Unterbrechung der Miktion durch Einsatz des externen Sphinkters kommt es ebenso vorzeitig zu einer Detrusor- und Trigonum-Relaxation, dem Verschluss des Blasenhalses sowie der Rückkehr der Tonisierung der quergestreiften Muskulatur.

2.2.3 Physiologie des männlichen Reproduktionsorganes

Aufgaben der menschlichen Hoden sind zum einen die

- Spermatogenese in den Tubuli seminiferi und zum anderen die
- Produktion von Steroidhormonen (Androgene) durch die Leydigschen Zwischenzellen.

Die Testosteron-Synthese ist für eine normale Spermatogenese gleichermaßen erforderlich wie für die ungestörte Ausprägung der sekundären Geschlechtsmerkmale und das männliche Sexualverhalten. Die genannten Funktionen werden durch den Hypophysenvorderlappen mittels Sekretion von Gonadotropinen wie dem luteinisierenden Hormon (LH) und dem follikelstimulierenden Hormon (FSH) gesteuert. Der Hypophysenvorderlappen steht unter direkter Kontrolle des Hypothalamus, der seine Wirkung an der Hypophyse via Sekretion von Gonadotropin-releasing-Hormon (GnRH) bzw. luteinisierendes Hormon-Releasing-Hormon (LHRH) ausübt. Im kybernetischen Sinn entspricht die Hypothalamus-Hypophysen-Gonadenachse einem geschlossenen Rückkopplungssystem mit negativer Feedbackkontrolle, das die Konstanterhaltung einer normalen Reproduktionsfunktion garantiert.

Hoden

Endokrine Funktion. Unter Einfluss des luteinisierenden Hormons (LH) sezernieren die Leydigschen Zwischenzellen Testosteron, dessen Spitzenwert früh morgens und Minimalkonzentration am späten Abend gemessen werden.

Die Hauptfunktion der Androgene in ihren Zielorganen sind:
- Die Regulation der Gonadotropin-Sekretion in der Hypothalamus-Hypophysenachse,
- die Initiierung und Aufrechterhaltung der Spermatogenese,
- die Differenzierung der inneren und äußeren männlichen Geschlechtsmerkmale während der Embryogenese und
- die Ausreifung der Sexualmerkmale während der Pubertät.

Spermatogenese. In den Tubuli seminiferi des Hodens befinden sich die Keimzellen unterschiedlicher Entwicklungsstufen sowie die für die Keimzellausreifung notwendigen Sertoli-Stützzellen. Diese bilden eine definierte Population sich nicht teilender Stützzellen, die sowohl zur Maturation sich entwickelnder Keimzellen als auch zur Phagozytose geschädigter Keimzellen in der Lage sind. Während sich Spermatogonien und junge Spermatozyten in unmittelbarer Nachbarschaft der Sertoli-Zellen befinden, werden reife Spermatozyten und Spermatiden in das Tubuluslumen sequestriert. Somit liegen Spermatogonien direkt der Basalmembran der Tubulusrandung an, ins Lumen zentralwärts gefolgt von den Spermatozyten erster Ordnung, dann von den Spermatozyten zweiter Ordnung und zuletzt von den im zentralen Tubuluslumen befindlichen Spermatiden.

Nebenhoden

> Der Hoden ist der Ort der Spermatogenese, während im Nebenhoden die Ausreifung, Lagerung und der Transport der Spermatozoen stattfindet.

Reifung. Testikuläre Spermatozoen sind immobil und der Befruchtung eines weiblichen Ovum unfähig. Erst im Nebenhoden erhalten Spermatozoen eine zunehmende Motilität und ihre Fähigkeit zur Fertilisation.

Die Spermatozoen und die sie umgebende testikuläre Nährflüssigkeit gelangen von den Tubuli seminiferi über das Rete testis in die in das Caput epididymidis einmündenden Ductuli efferentes. Der Nebenhoden stellt einen extrem geschlängelten Tubulus dar, dessen Gesamtlänge (im gestreckten Zustand) 5–6 m beträgt. Da die Spermien im männlichen Reproduktionstrakt immobil sind, findet ihr Transport über eine hydrostatische Druckdifferenz, die ziliare Propulsion und über glattmuskuläre peristaltische Kontraktionen entlang des Nebenhoden statt. Obgleich die epidydmale Transitzeit für Spermien in direkter Abhängigkeit von Lebensalter und der sexuellen Aktivität stehen, beträgt die geschätzte Transitzeit für Spermien gesunder Männer für das Caput 0,7, für das Corpus 0,7 und für die Cauda epididymidis 1,8 Tage. Im Nebenhoden erlangen die Spermien eine zunehmende Motilität, die durch hochfrequente, niederamplitudige Schläge ihrer Schwanzstücke charakterisiert ist und die Fähigkeit, Oozyten zu penetrieren.

Lagerung. Die Funktion des Nebenhodens als Reservoirorgan zeigt sich in einer geschätzten extragonadalen Spermienreserve von ca. 440×10^6 Spermatozoen, wobei mehr als 50% in Cauda epididymidis liegen.

Transport. Die im Nebenhodenschwanz gelagerten Spermatozoen gelangen über die Vasa deferentia, kräftige, ca. 30–35 cm lange, glattmuskuläre schlauchige Organe, durch peristaltische Bewegungen in die Ductuli ejaculatorii. Während der Emission werden die Se-

krete der Samenblasen und der Prostata in der proximalen Harnröhre deponiert. Kurz vor der Ejakulation werden unter sympathisch-nervalem Einfluss der Sphincter internus des Blasenhalses geschlossen und die Samenzellen durch peristaltische Kontraktionen der Vasa deferentia in die prostatische Harnröhre eingespritzt. Während der nun einsetzenden Ejakulation wird unter fortdauerndem Verschluss des Blasenhalses und zeitgleich einsetzender Relaxation des Sphincter externus der Samen durch rhythmische Kontraktionen der unter somatischer Kontrolle befindlichen perinealen und bulbourethralen Muskulatur aus der Harnröhre emittiert.

Prostata und Samenblasen

Typischerweise enthält die erste Portion des Ejakulates die meisten Spermatozoen und den Hauptanteil des prostatischen Sekretes, während in der zweiten Portion hauptsächlich Samenblasenflüssigkeit enthalten ist, in der nur sehr vereinzelt Spermatozoen nachzuweisen sind.

> Der Hauptanteil des Volumens der Samenflüssigkeit wird von den Samenblasen (60%) und von der Prostata (20%) gestellt.

Samenblase. Das Sekretionsprodukt der Samenblasen enthält neben dem Nährsubstrat Fruktose Prostaglandine, Phosphorylcholine sowie die zur Samengerinnung notwendigen Koagulationsfaktoren. Eine weitere wichtige Funktion der Samenblasenflüssigkeit besteht in seiner Pufferung des sauren Vaginalmileus.

Prostata. Die sofort nach der Ejakulation koagulierende Samenflüssigkeit verflüssigt sich nach ca. 20 Min. durch die durch das Prostatasekret mitgegebenen proteolytischen Enzyme. Im Prostatasekret befinden sich zudem Zink, Phospholipide, Spermine und Phosphatasen.

Urethrale Drüsen. Zusätzlich werden Sekrete aus den bulbourethralen Drüsen (Cowper-Drüsen) und aus den urethralen Drüsen (Littré-Drüsen) in die penile Harnröhre abgegeben.

Sperma

Unabhängig von Laborfehlern lassen sich auffällige intraindividuelle Schwankungen bezüglich Spermadichte, -motilität und -morphologie nachweisen. Wesentliche Ursache der Variabilität der Spermaqualität ist die Dauer der sexuellen Abstinenz vor der Ejakulatprobe. Mit jedem Tag der sexuellen Karenz (bis zu einer Woche) nimmt das Samenvolumen um 0,4 ml zu, die Spermakonzentration erhöht sich täglich um 10–

15 Mio./ml, und die absolute Spermienzahl erhöht sich täglich um 50–90 Mio.

> Während Spermienmotilität und -morphologie von einer Karenzzeit von 5–7 Tagen unbeeinflusst scheinen, verschlechtert sich die Motilität jedoch bei länger bestehender sexueller Abstinenz deutlich.

Spermatozoenmotilität. Die Beweglichkeit des Spermiums ist der wichtigste Einzelfaktor, der die Samenqualität bei erniedrigter Gesamtspermienzahl kompensatorisch verbessern kann.

Die Spermiummotilität wird in zwei Qualitäten unterschieden:
- Die **Zahl mobiler Spermien,** angegeben in % der Gesamtspermienzahl, und wie schnell als auch wie gut die Spermien geradeaus zu schwimmen vermögen.
- Der **Grad der Vorwärtsprogression** wird von 0 (keine Bewegung) bis 4 (exzellente Vorwärtsbewegung) eingeteilt.

Als Normalwert für die Spermatozoenmotilität gilt eine mehr als zweigradige Vorwärtsprogression bei mind. 50–60% der im Ejakulat vorgefundenen Spermien. Die Subjektivität der Beurteilung der Spermienmotilität wurde jüngst durch den methodisch aufwendigen Einsatz von Lasern, Computern sowie Videokamera eingeschränkt.

Spermatozoenmorphologie. Die Morphologie humaner Spermien ist sehr variabel, sodass sich in Ejakulatproben selten mehr als 80% normal geformte Spermienköpfe nachweisen lassen. Für die Klassifizierung »normal« muss ein Spermium ovalköpfig und mit einem normalen Mittel- sowie Schwanzstück versehen sein (◘ Abb. 12.6). Im Ejakulat fertiler Männer lassen sich für gewöhnlich 60% oder mehr normal geformte Spermien nachweisen.

Fruktose. Der androgenabhängige Gehalt der Fruktose des Ejakulats sollte bei allen Patienten mit nachgewiesener Azoospermie und insbesondere bei jenen mit einem Ejakulatvolumen von weniger als 1 ml bestimmt werden. Ein Fruktose-Defizit weist auf eine Obstruktion bzw. Atresie der Samenblasen hin; das Fehlen von Fruktose, erniedrigtes Ejakulatvolumen und die Unfähigkeit des Ejakulates zu koagulieren weist auf das kongenitale Fehlen der Vasa deferentia und der Samenblasen bzw. eine Obstruktion der Ductuli ejaculatorii hin.

Zusätzliche Kriterien. Die Samenflüssigkeit gesunder Männer koaguliert post ejaculationem, um sich in den folgenden 5–20 min wieder zu verflüssigen. Eine verzö-

gerte Verflüssigung des Ejakulates (länger als 60 min) kann eine funktionelle Störung der akzessorischen Geschlechtsdrüsen (Samenblasen, Prostata, Cowper-Drüsen) anzeigen. Dieser Befund ist klinisch jedoch irrelevant, wenn die Spermatozoen den zervikalen Mukus penetrieren können.

Gelegentlich werden in Ejakulatproben Klumpen agglutinierter Spermien als Symptom eines inflammatorischen bzw. immunologischen Geschehens beobachtet.

2.2.4 Physiologie der Erektion und Ejakulation

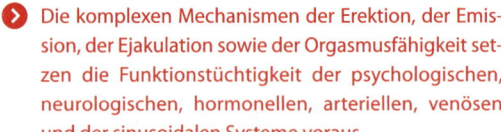

> Die komplexen Mechanismen der Erektion, der Emission, der Ejakulation sowie der Orgasmusfähigkeit setzen die Funktionstüchtigkeit der psychologischen, neurologischen, hormonellen, arteriellen, venösen und der sinusoidalen Systeme voraus.

Die generell durch jede mögliche Sinnesqualität vermittelbare Erektion wird am besten für die taktil induzierte Erektion beschrieben. Durch taktile Reize am äußeren männlichen Genitale kommt es über die Nn. pudendi zur Stimulation des oberen lumbalen spinalen sympathischen Nucleus, der den über die Nn. hypogastrici laufenden Reflex zur Aktivierung der männlichen Sexualdrüsenfunktionen triggert. Simultan kommt es neben dem Transport der Spermien vom Nebenhoden über die Vasa deferentia in die prostatische Harnröhre zur Sekretion der Produkte von Samenblasen, Prostata und Cowper-Drüsen. Der koordinierte Verschluss des internen urethralen Sphinkters bei zeitgleicher Relaxation des externen Sphinkters führt zur Emission des Samens in die bulbäre Harnröhre. Nachfolgend eintretende kräftige, rhythmische Kontraktionen der Mm. bulbocavernosi lassen aus der durch die Erektion der Corpora cavernosa und des Corpus spongiosum maximal verjüngten Harnröhre ca. 2–5 ml Ejakulat hervorspritzen. Die Ejakulation setzt die Integration und Feinabstimmung des somatomotorischen (efferente pudendale Innervation zur Kontraktion der Mm. bulbocavernosi) sowie des unwillkürlichen autonomen Systems (sympathisch innervierter Sphincter internus des Blasenhalses) voraus.

Die Schlaffheit des Penis wird hervorgerufen durch den erhöhten intrinsischen glattmuskulären Tonus der Corpora cavernosa und den erhöhten adrenergen Tonus, der zusätzlich zur Kontraktion der glatten Muskelzellen des nicht erigierten Corpus cavernosum führt.

Der erhöhte periphere Widerstand der kontrahierten cavernosalen Sinusoide und der geschlängelten, ebenso kontrahierten Arteriolen gestattet im nicht erigierten Corpus cavernosum nur einen minimalen Blutfluss in die sinusoidalen Räume. Während der Erektion kommt es zu einem dramatischen Abfall des Widerstands der glattmuskulären Elemente mit nachweisbarer Relaxation der glatten Muskelzellen der Corpora cavernosa, des Corpus spongiosum und der in ihnen befindlichen Arteriolen. Diese Vasodilatation verursacht eine rasche Blutfüllung der Venosoide mit Dicken- und Längenzunahme des Penis, bis die Kapazität der Tunica albuginea erreicht ist. Die Expansion der Sinusoide führt gegeneinander zur Kompression, insbesondere der venös drainierenden, die Tunica albuginea durchbrechenden Venae emissariae. Durch die zusätzliche Kontraktion der Mm. ischiocavernosi erreicht die bereits bestehende volle Erektion einen Maximalwert, der sich durch einen deutlich über dem systolischen Druck befindlichen intracavernosalen Druck auszeichnet und bei dem sich so gut wie kein intrasinusoidaler Blutaustausch mehr nachweisen lässt.

Nach der Ejakulation bzw. nach Ausbleiben weiterer erotischer Stimuli wird die Detumeszenz des Penis durch Zunahme des Sympathikotonus und einsetzender Kontraktion der glattmuskulären Elemente, sowohl der Sinusoide als auch der Arteriolen, eingeleitet. Die nun einsetzende sinusoidale und arterioläre Widerstandserhöhung erzwingt das erneute Öffnen der venösen Kanäle und so einen raschen Blutabfluss aus den Sinusoiden, was die Rückkehr des Penis in seinen Ruhezustand zur Folge hat.

In Kürze

Physiologie

Oberer Harntrakt: Rhythmische Kontraktionen befördern Urin in Richtung Harnblase mit Hilfe renaler Schrittmacherzellen, zur Vermeidung des Refluxes werden während der Detrusorkontraktion Ureterenenden komprimiert.

Unterer Harntrakt: Blasenzentrum im Sakralmark (S2-S4) gelegen, Harnkontinenz abhängig von Funktion der verschiedenen Sphinkteren.

Männliche Reproduktionsorgane: Spermatogenese in Tubuli seminiferi des Hodens, Sertoli-Stützzellen notwendig zur Ausreifung, Bildung der Androgene in Leydigschen Zwischenzellen. im Nebenhoden Ausreifung, Lagerung und Transport der Spermatozoen, Produktion der Samenflüssigkeit in Prostata uns Samenblasen, Spermaqualität abhängig von Spermienzahl, -motilität und -morphologie.

Erektion und Ejakulation: Komplexe Mechanismen in Abhängigkeit von unterschiedlichen Körpersystemen.

Urologische Leitsymptome

H. Rübben, T. Otto

3.1   Veränderte Harnausscheidung und Miktionsstörungen

3.1.1   Verändertes Harnvolumen

Die tägliche Harnproduktion ist abhängig von der Flüssigkeitszufuhr und beträgt durchschnittlich 1000–1500 ml/24 Stunden. Abweichungen der »normalen Harnmenge« werden als **Anurie, Oligurie** und **Polyurie** bezeichnet.

> Symptom   Harnmengen in ml
>
> Anurie   <100 ml/24 h
> Oligurie <500 ml/24 h
> Polyurie >4000 ml/24 h

Oligurie und Anurie sind durch **prärenale**, **renale** und **postrenale** Ursachen gekennzeichnet (◼ Tabelle 3.1).

> Die Polyurie ist Leitsymptom der postobstruktiven Uropathie mit Harnausscheidungsmengen bis zu mehr als 20 Litern/Tag.

Folgende Krankheitsbilder können mit pathologisch erhöhten Harnausscheidungsmengen einhergehen: Diabetes insipidus, Diabetes mellitus und die psychogene Polydipsie (◼ Tabelle 3.1).

3.1.2   Veränderte Urinkonzentration

Über die Messung der Urinkonzentration durch Bestimmung des spezifischen Gewichtes bzw. der Urinosmolarität ist es möglich, Zustände einer veränderten Harnausscheidung bestimmten Krankheitsbildern zuzuordnen. Das normale spezifische Gewicht des Urins schwankt zwischen 1,016 und 1,025. Die Konzentrierungsleistung der gesunden Niere beträgt 1,040, die Verdünnungsleistung bis zu 1,005.

◼ **Tabelle 3.1.** Ursachen einer pathologisch veränderten Harnausscheidung

Symptom		Ursache
Anurie, Oligurie	Prärenal	Schock: ■ traumatisch ■ anaphylaktisch ■ kardial
		Störung der Herz-Kreislauffunktion: ■ Herzinsuffizienz
		Volumenmangel: ■ Flüssigkeitsdefizit ■ iatrogen verminderte Flüssigkeitszufuhr bei parenteraler Ernährung
		Niereninsuffizienz: ■ akut ■ chronisch ■ terminal
	Renal	Vaskuläre Ursachen [V.A. renalis]: ■ Thrombose ■ Embolie ■ Stenose
	Postrenal	Obstruktive Uropathie: ■ Harnleiterokklusion ■ Prostatahyperplasie ■ Harnröhrenstenose
Polyurie	Prärenal	Diabetes insipidus Polydipsie
	Renal	Diabetes mellitus
	Postrenal	postobstruktive Ursache: ■ Zustand nach Beseitigung einer Obstruktion

◘ **Tabelle 3.2.** Urinkonzentrationen	
Konzentration	**spez. Gewicht**
Normal	1,005–1,040
Hyposthenurie	1,008–1,020
Isosthenurie	1,010

❯ Bei der **Hyposthenurie** ist die Konzentrierungsleistung bis auf ein maximales spezifisches Gewicht von 1,020 reduziert, die Verdünnungsleistung unterschreitet das spezifische Gewicht von 1,008 nicht.
   Bei der **Isosthenurie** bleibt das spezifische Gewicht des Urins unabhängig von der zugeführten Flüssigkeitsmenge bei Werten um 1,010 (◘ Tabelle 3.2).

Eine Einschränkung der Konzentration besteht bei der postobstruktiven Polyurie und dem Diabetes insipidus. Die progredienten Nephropathien sind gekennzeichnet durch Hyposthenurie oder Isosthenurie.
   Bei einer Oligurie infolge Volumenmangels besteht ein erhöhtes spezifisches Gewicht bzw. eine erhöhte Osmolarität des Urins, was die Abgrenzung zur renal bedingten Oligurie ermöglicht.

❯ Anurie, Oligurie und Polyurie sind Formen der veränderten Harnausscheidung. Hyposthenurie und Isosthenurie bezeichnen die Einschränkung bzw. den Verlust des Verdünnungs- und Konzentrationsvermögens.

3.1.3 Miktionsstörungen

Die Miktionsstörungen bedürfen der ausführlichen Schilderung durch den Patienten und sollten durch eine Inspektion des Miktionsablaufes nachvollzogen werden. Durch urodynamische Untersuchungen und Beckenboden-EMG sind Rückschlüsse auf die Ätiologie der Miktionsstörungen möglich.
   Aus den Daten der Harnflussmessung lassen sich die **Miktionszeit** (normal: 10–15 Sekunden), die Harnflussgeschwindigkeit oder **Flussrate** (normal: 20–30 ml/Sekunde) und die miktionierte **Harnmenge** bestimmen. Durch die Sonographie wird die **Restharnmenge**, d. h. das Blasenvolumen nach Miktion durch Messung in zwei Ebenen mit einer Genauigkeit von +/– 20 ml bestimmt.
   Die **Primärdiagnostik** der Miktionsstörung beinhaltet:
— Anamnese
— Inspektion des Miktionsablaufes
— Harnflussmessung
— Restharnbestimmung

Bei der **Anamnese** muss der Patient nach folgenden Störungen befragt werden:
— Miktionsfrequenz (pro/Tag, pro/Nacht)
— Trinkmenge (l/24 h)
— Dysurie/Algurie
— Restharngefühl
— imperativer Harndrang
— Start-Stopp-Phänomen
— Miktionsverzögerung
— Inkontinenz:
  — Dranginkontinenz
  — Stressinkontinenz
  — Anzahl der Vorlagen/24 h

In ◘ Tabelle 3.3 sind die Symptome dargestellt und urologischen Krankheitsbildern zugeordnet.

3.2 Harnverhalt

Akute Harnverhaltung. Der akute Harnverhalt kann infolge einer Harnwegsobstruktion, medikamentös, neurogen oder iatrogen bedingt sein. In der Regel ist der Patient unruhig und klagt über starke, suprasymphysäre Schmerzen. Die gefüllte Harnblase ist als druckschmerzhafter Tumor, je nach Füllungszustand zwischen Symphyse und Nabel tastbar. Häufigste Ursache der akuten Harnverhaltung beim Mann ist die **Prostatahyperplasie.** Eine weitere Ursache kann die infolge einer Hämaturie auftretende **Blasentamponade** sein. Die differenzialdiagnostische Abgrenzung zur Anurie erfolgt durch Anamnese, Palpation der Blasenregion und sonographische Untersuchung der Harnblase mit Bestimmung der Urinmenge.

Chronische Harnverhaltung. Bei der chronischen Harnverhaltung bestehen große Restharnmengen bis zu 5 Litern. Klinisch berichtet der Patient über häufige Miktionen geringer Urinmengen oder über einen unwillkürlichen Harnabgang infolge der Überlaufinkontinenz. Häufige Ursache auch der chronischen Harnverhaltung ist die **Prostatahyperplasie,** mögliche weitere Ursachen sind **neurogene Blasenentleerungsstörungen, Stenosen** des Blasenhalses und der Urethra.

❯ Häufigste Ursache der akuten und chronischen Harnverhaltung beim Mann ist die benigne Prostatahyperplasie (BPH). Der akute Harnverhalt verursacht starke Schmerzen. Die chronische Harnverhaltung ist gekennzeichnet durch große Restharnmengen und eine Überlaufinkontinenz.

3

▣ Tabelle 3.3. Störungen der Miktion als Leitsymptome urologischer Erkrankungen

Symptom	Mögliche Ursachen
Hämaturie:	— Tumor (Niere, Nierenbecken, Harnleiter, Blase, Harnröhre, Prostata) — Urolithiasis — Trauma — Zystitis — nephrogene entzündliche Erkrankung — Störung der Blutgerinnung
Dysurie, Algurie:	— Urolithiasis — Harnwegsinfekt (Zystitis, Urethritis, Strahlenzystitis)
Strangurie:	— Harnröhrenkarzinom — Trauma — Zystitis
Nykturie, Pollakisurie:	— Prostataadenom — Harnröhrenstenose — Harnwegsinfekt
Harnverhalt:	— Prostataadenom — Prostatakarzinom — Harnröhrenstriktur — Harnröhrentumor — neurogene Erkrankung — medikamentöse Ursache (Parasympatholytika)
Enuresis:	— Reifungsstörung — Detrusor-/Sphinkterdyssynergie — Reflux, Harnwegsinfekt — neurogene Erkrankung
Harninkontinenz:	— Sphinkterläsion (Trauma, Tumor, iatrogene Ursache) — ektop mündender Harnleiter — neurogene Erkrankungen — Überlaufinkontinenz infolge subvesikaler Obstruktion
Stressinkontinenz:	— hyperreaktiver Detrusor — Beckenbodeninsuffizienz — Störung des Harnröhrenverschlusses — neurogene Ursache — hormonelle, medikamentöse Ursache
Fäkalurie, Pneumaturie, Chylurie:	— vesikointestinale Fistel

3.3   Urinbeschaffenheit

Die Bestimmung der Urinbeschaffenheit und Urinzusammensetzung erfolgt durch Untersuchung frischen Urins. Normaler Urin ist klar, die Farbe hell- bis dunkelgelb.

Die **Urintransparenz** kann durch Beimengungen von Eiter, Fibrin und Zelldetritus im Rahmen eines entzündlichen Geschehens verändert sein. Schleimbeimengungen infolge vesikointestinaler Fisteln oder eine Spermaturie bedingt durch eine retrograde Ejakulation können die Urintransparenz beeinträchtigen.

Die **Farbe des Urins** kann medikamentös beeinflusst werden. Eine Rotfärbung des Urins besteht bei Hämaturie, eine Braunfärbung bei einem Ikterus sowie eine milchige Urintrübung infolge der seltenen Chylurie und Lipidurie. Der Urin bei Porphyrie weist anfangs eine rötliche Farbe auf, die sich nach wenigen Stunden in eine dunkelbraune Färbung verändert (▣ Tabelle 3.4).

Die qualitative und quantitative Beurteilung des Urins erfolgt durch den mikroskopisch erhobenen **Urinsedimentbefund.** Pathologische Urinbestandteile lassen sich sowohl quantitativ als auch nach morphologischen Kriterien auswerten.

🔲 **Tabelle 3.4.** Zuordnung von Urinbeschaffenheit und pathologischem Befund	
Urin: Farbe und Transparenz	**Befund**
hell → gelb, klar	Normal
trüb, flockig	z. B. Eiter, Fibrin, Zelldetritus
rot	Hämaturie
rot → dunkelbraun	Porphyrie
milchig	Lipidurie
bierbraun	Bilirubinurie

3.3.1 Hämaturie

Der Normwert für die Erythrozytenausscheidung im Urin beträgt 1.000.000 Erythrozyten pro 24 Stunden. Dies entspricht 2 Erythrozyten pro mikroskopisch ausgezähltem Gesichtsfeld.

Mikrohämaturie.

❯ Bei der Mikrohämaturie finden sich definitionsgemäß 3 und mehr Erythrozyten pro Gesichtsfeld.

Die Mikrohämaturie ist ein sehr verbreitetes Symptom. Eine differenzialdiagnostisch sehr wertvolle Untersuchung ist die **morphologische Beurteilung** der Erythrozyten im Phasenkontrastmikroskop. Dadurch kann teilweise die Lokalisation der Blutungsstelle definiert werden. Erythrozyten z. B. im Rahmen einer Glomerulonephritis werden bei der Passage durch die Glomerula und Tubuli verformt (Dysmorphismus). So lässt sich insbesondere eine renal, tubulär oder glomerulär bedingte Mikrohämaturie im Phasenkontrastmikroskop

von urothelialen Blutungsquellen in der Harnblase oder dem Harnleiter differenzieren (🔲 Abb. 3.1).

❯ Mehr als 30% dysmorphe Erythrozyten sprechen für eine parenchymatöse Nierenerkrankung als Ursache einer Mikrohämaturie. Nicht verformte Erythrozyten sprechen für eine Verletzung oder einen Tumor im ableitenden Harntrakt.

Eine Mikrohämaturie kann nach körperlicher Anstrengung sowie im Rahmen febriler Erkrankungen auftreten.

❯ 3/4 aller Hämaturien sind bedingt durch Tumore, Harnwegsobstruktionen, Urolithiasis und Infekte.

Makrohämaturie.

❯ Bei der Makrohämaturie (▶ Kap. 17.7) findet sich eine mit bloßem Auge sichtbare **Rotfärbung** des Urins.

Die Sedimentuntersuchung ermöglicht die Abgrenzung der Hämaturie von einer Hämoglobinurie, Myoglobinurie, sowie medikamentös-bedingte Urinverfärbungen.

Die Makrohämaturie kann begleitet sein von starken, kolikartigen oder dumpfen Schmerzen im Bereich des Nierenlagers. Häufige Ursache der Hämaturie ist die Urolithiasis. Andererseits können im Harnleiter befindliche z. B. tumorbedingte Koagel ebenfalls Koliken auslösen, sodass die alleinige Anamnese und klinische Untersuchung die Differenzierung einer stein-, infekt- oder tumorbedingten Makrohämaturie nicht zulässt.

❯ Die qualitative und quantitative Diagnose der Hämaturie erfolgt durch die mikroskopische Untersuchung des Urinsedimentes. Die Erythrozytenmorphologie erlaubt im Phasenkontrastmikroskop Rückschlüsse auf die Lokalisation der Erkrankung.

🔲 **Abb. 3.1a,b.** Dysmorphe glomeruläre Erythrozyten. **a** 850 × Vergrößerung, zu erkennen sind klassische Exovesikel. **b** 400 × Vergrößerung, rechts unten erkennt man sogenannte Akanthozyten

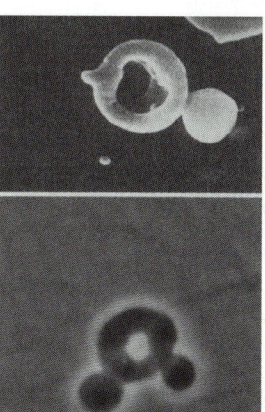

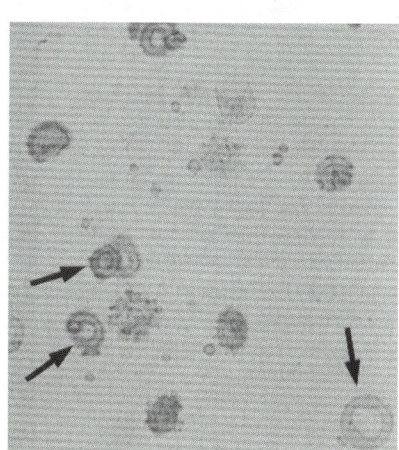

a

b

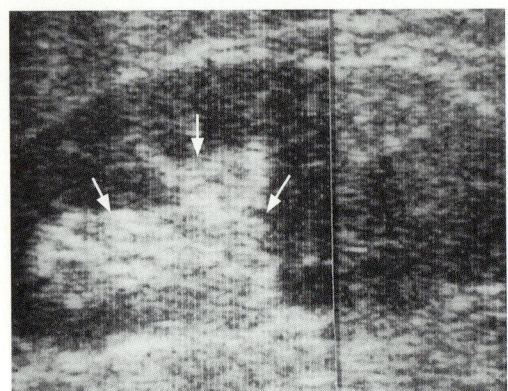

■ **Abb. 3.2.** Sonographische Darstellung eines Nierentumors (Histologische Diagnose: Nierenzellkarzinom) (Pfeile)

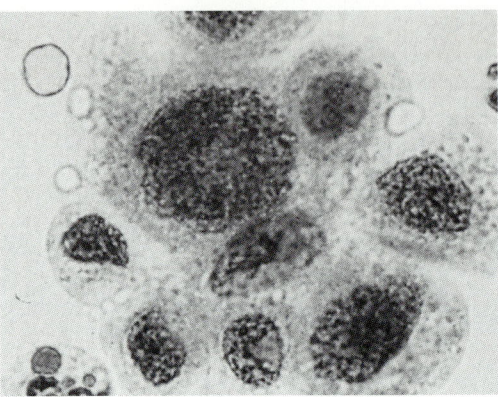

■ **Abb. 3.5.** Urinzytologie: Schlecht differenziertes Karzinom (Grading G3)

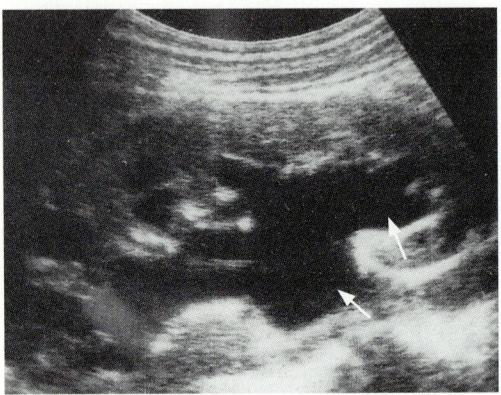

■ **Abb. 3.3.** Sonographische Darstellung einer Hohlraumektasie (Pfeile)

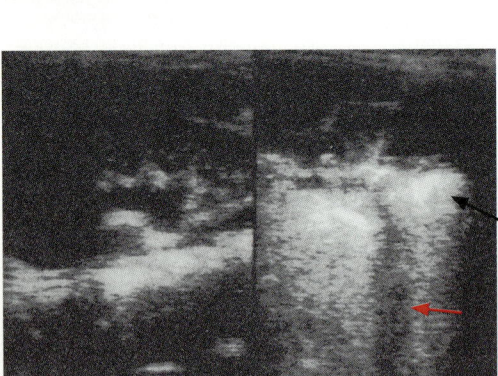

■ **Abb. 3.4.** Sonographische Darstellung eines Harnleitersteines: Typisches hyperdenses Areal (schwarzer Pfeil) mit dorsaler Schallauslöschung (roter Pfeil) und Ektasie des Nierenhohlsystems

Bei Verdacht auf eine Hämaturie sind neben der Anamnese und dem klinischen Befund folgende Untersuchungen indiziert:
- Urinsediment
- Sonographie
- Zytologie

Mittels der Beurteilung des **Urinsedimentes** kann die Hämaturie von anderen Urinverfärbungen abgegrenzt werden. Findet sich bei der Sedimentuntersuchung eine begleitende Leukozyturie und Bakteriurie, kann die Hämaturie Leitsymptom einer hämorrhagischen Zystitis sein.

Durch die **sonographische Untersuchung** ist eine Beurteilung des Abdomens, der Nierenlager und der gefüllten Blase möglich:
- Raumforderungen im Bereich des Nierenparenchyms können sonographisch diagnostiziert werden (■ Abb. 3.2).
- Eine Ektasie des Nierenhohlsystems oder Harnleiters ist sonographisch von soliden Raumforderungen abzugrenzen (■ Abb. 3.3).
- Steine werden infolge des hyperdensen Reflexmusters und der charakteristischen dorsalen Schallauslöschung sonographisch diagnostiziert (■ Abb. 3.4).
- Die sonographische Untersuchung ermöglicht bei gefüllter Harnblase die Erkennung exophytisch wachsender Blasentumoren.

Mittels der **Urinzytologie** lassen sich mäßig und schlecht differenzierte Tumorzellen (G2, G3) diagnostizieren. Die Treffsicherheit dieser Methode beträgt mehr als 80% (■ Abb. 3.5).

Die stufenweise erfolgenden diagnostischen Maßnahmen bei Verdacht auf Hämaturie sind aus ■ Tabelle 3.5 ersichtlich.

Tabelle 3.5. Stufendiagnostik bei Verdacht auf Hämaturie

Untersuchung	Befund	Diagnose
Urinsediment	Bakterien und Leukozyten Kristalle Hämaturie keine Erythrozyten	Harnwegsinfekt Urolithiasis Tumor/Urolithiasis z. B. Myoglobinurie z. B. medikamentös bedingt
Urinzytologie	mäßig bis schlecht differenzierte Urothelzellen	Tumor
Sonographie	Raumforderung Stein Ektasien des Nierenbeckenkelchsystems	Tumor Urolithiasis Hydronephrose
Abdomenübersicht (im Stehen)	Schattengebendes Konkrement Psoasschatten nicht abgrenzbar	Urolithiasis z. B. Hämatom Abszess Tumor
	vermehrte intestinale Luftanreicherung »freie« Luft	inkompletter Ileus bei z. B. Kolik Organperforation
Urethrozystoskopie	Lokalisation der Blutungsquelle	Tumor Prostatahyperplasie ektatische Venen Endometriose Stein Fremdkörper
Urogramm, retrogrades Ureteropyelogramm	KM-Aussparung im Nierenbecken oder Harnleiter	Tumor Urolithiasis
Computertomogramm Magnetresonanztomogramm	in der Regel *keine* zusätzliche Information	
Angiographie		

> Lässt sich mittels dieser Diagnostik die Blutungsquelle nicht lokalisieren, erfolgt insbesondere bei schmerzloser Hämaturie die sofortige **Zystoskopie** zur Identifizierung einer vesikalen Blutung oder aber zur Seitenlokalisation bei supravesikaler Blutung durch Beobachtung der Ureterostien.

Die **Abdomenübersichtsaufnahme** ermöglicht die Beurteilung des Psoasschattens, der Nierenkonturen, der Blasenregion sowie dem eventuellen Vorhandensein schattengebender Konkremente. Darüber hinaus sind Rückschlüsse auf das Vorhandensein intraabdominaler freier Luft und intestinalen Motilitätsstörungen im Sinne einer Ileussymptomatik möglich.

Im Falle eines Traumas mit Verdacht auf Nierenkontusion wird ein **Urogramm** durchgeführt, bei Verdacht einer Blasenruptur erfolgt eine Beckenübersicht, nachfolgend ein Zystogramm mit Bild nach Kontrastmittelentleerung. Bei einer Harnröhrenruptur wird eine retrograde Harnröhrendarstellung, ggf. ergänzt durch ein antegrades Urethrogramm durchgeführt. Tumoren im Bereich des Harnleiters und Nierenbeckens können im Urogramm diagnostiziert werden. Bei begründetem Verdacht kann diese Untersuchung durch ein retrogrades Ureteropyelogramm ergänzt werden.

Die Durchführung eines **Computertomogramms** oder einer **Kernspintomographie** sind in der Regel nicht erforderlich.

Der Stellenwert der **Angiographie** in der Diagnostik der Mikrohämaturie ist begrenzt. Bei begründetem Verdacht auf eine Aneurysmabildung kann eine Angiographie, dann allerdings notfallmäßig, zum Zeitpunkt der Hämaturie durchgeführt werden.

3.3.2 Leukozyturie

Eine im Urinsediment festgestellte Leukozyturie deutet auf einen Infekt hin. Leukozytenzylinder deuten auf einen renal-/parenchymatösen Ursprung hin.

> Leukozyturien ohne begleitende Bakteriurie sind stets tuberkuloseverdächtig.

Weitere mögliche Ursachen dieser »**sterilen Leukozyturie**« sind:
- Antibiotisch anbehandelte Harnwegsinfekte,
- schwer kultivierbare Erreger (Chlamydien, Ureaplasmen, Mykobakterien),
- interstitielle Nephritis.

3.3.3 Bakteriurie

Bakterien können sich im Urinsediment als Kokken oder Stäbchen darstellen. Wichtiger als der Nachweis einer Bakteriurie ist das gleichzeitige Vorliegen einer Leukozyturie, da die alleinige Bakteriurie ohne begleitende Leukozyturie gegen einen Harnwegsinfekt und eher für eine Urinkontamination spricht.

> Kein Harnwegsinfekt ohne Leukozyturie

3.3.4 Zylindrurie

Der Nachweis von Zylindern im Urinsediment weist auf eine **Beteiligung des Nierenparenchyms** hin. Im Rahmen dieser Untersuchung können Erythrozytenzylinder, Leukozytenzylinder, Lipoidzylinder, hyaline Zylinder und granulierte Zylinder festgestellt werden:
- Der Nachweis von Erythrozyten- und Leukozytenzylinder weist auf eine renale Ursache der Erkrankung hin.
- Lipoidzylinder deuten auf eine chronische glomeruläre Nephritis.
- Granulierte Zylinder finden sich im Rahmen schwerer Allgemeinerkrankungen.
- Hyaline Zylinder kommen häufig vor und haben nicht immer Krankheitswert.

3.3.5 Kristallurie

Eine **Urolithiasis** lässt sich bereits häufig durch die mikroskopische Untersuchung des Urinsedimentes diagnostizieren. Harnsäure äußert sich im Vorkommen von Ziegelmehl in Kombination mit wetzsteinförmigen Kristallen. Bei der seltenen Zystinurie finden sich charakteristische sechseckige Tafeln, sogenannte Benzolringe. Kalziumoxalatsteine weisen eine Briefkuvertform (Weddellit) oder Hantelform (Whewellit) auf. Magnesiumphosphatsteine oder Struvitsteine bilden sargdeckelförmige Kristalle aus (▶ Kap. 10).

3.4 Begleiterscheinungen urologischer Erkrankungen

3.4.1 Tumorerkrankungen

Frühsymptome urothelialer Tumoren oder von Nierenzellkarzinomen existieren nicht (▶ Kap. 9). Spätsymptome sind Müdigkeit, Abgeschlagenheit, Gewichtsverlust, klinische Zeichen der Anämie sowie eine Kachexie. Schmerzen können durch organüberschreitende Tumorinfiltration, z. B. in die Rückenmuskulatur auftreten.

3.4.2 Urolithiasis und entzündliche Erkrankungen

Kolikförmige Schmerzen aufgrund einer **Nephroureterolithiasis** (▶ Kap. 10) können sich je nach Sitz des Konkrementes in den Rücken, die Nierenregion, das Abdomen, die Glans, die Klitoris oder in die Schamlippen projizieren. Häufig bestehen im Rahmen der Kolik Zeichen der Darmatonie; klinisch kann das Bild eines inkompletten Ileus mit geblähtem Abdomen und spärlichen Darmgeräuschen bestehen.

Chronische Nierenerkrankungen sind gekennzeichnet durch Inappetenz und Müdigkeit:

- Bei der **chronischen Pyelonephritis** können Flankenschmerzen, eine Dysurie und Pollakisurie auftreten.
- Die **chronische interstitielle Nephritis** ist in der Regel gekennzeichnet durch einen langjährigen Analgetikaverbrauch; die Patienten weisen ein eingetrocknetes Aussehen sowie braungelbliche Hautpigmentierungen auf. Im Zusammenhang mit der terminalen Niereninsuffizienz und der Urämie bestehen Durchfälle, eine Neuropathie, Zeichen eines gesteigerten Nierendruckes, eine Anämie, Ödembildungen, eine Hypertonie sowie eine Inappetenz.
- Die **akute diffuse Glomerulonephritis** ist gekennzeichnet durch die Leitsymptome
▼

Hämaturie, Proteinurie, periphere Ödeme und Hypertonie.
- Die **akute Pyelonephritis** hat einen plötzlichen Krankheitsbeginn mit Fieber, Schüttelfrost, Kopf- und Gliederschmerzen. Die Symptome können infolge von Antibiotikagabe abgeschwächt sein.

❗ Cave

Die akute Pyelonephritis mit Harnstauungsniere ist eine lebensbedrohliche Erkrankung.

Das Urinsediment ist gekennzeichnet durch eine Leukozyturie und Bakteriurie.

❯ Besteht sonographisch der Verdacht auf eine Harnabflussstörung, müssen neben einer antibiotischen Therapie harnableitende Maßnahmen eingeleitet werden!

3.5 Schmerz

Zu differenzieren ist der viszerale, parenchymatöse Schmerz vom somatischen Schmerz:
- Hauptursache für **viszerale Schmerzen** sind rasche, mitunter massive Druckerhöhungen im Nierenhohlsystem, den Harnleitern oder der Blase z. B. bei der Kolik oder bei dem akuten Harnverhalt.
- Der **somatische Schmerz** geht in aller Regel vom parietalen Peritoneum aus und ist lokalisiert am Ort der maximalen Entzündung.

Folgende Erkrankungen müssen bei Schmerzen im Bereich des Abdomens und kleinen Beckens **differenzialdiagnostisch** berücksichtigt werden:
- Choleyzystolithiasis,
- Cholezystitis,
- Ulcus ventriculi et duodeni,
- Pankreatitis,
- Hinterwandinfarkt,
- Appendizitis,
- Adnexitis,
- Tubargravidität,
- Divertikulitis.

Die Erkrankung urologischer Organe löst viszerale und/oder somatische Schmerzen aus:
- Stärkste Schmerzzustände können im Rahmen einer Nieren- oder Harnleiterkolik auftreten.
- Viszerale Schmerzen mit vernichtendem Charakter werden nach direktem Hodentrauma festgestellt.
- Malignome im Frühstadium lösen in der Regel keine Schmerzen aus.
- Hodentumoren verursachen ein Schweregefühl mit nur geringem Schmerzcharakter.
- Lokal weit fortgeschrittene Tumoren der Niere, Blase und Prostata führen zu lokalem Druckschmerz.
- Häufiges Zeichen einer lymphogenen Metastasierung eines Hodenkarzinoms oder einer ossären Metastasierung eines Prostatakarzinoms ist der tiefe, in der Lumbalregion gelegene Kreuzschmerz.

In Kürze

Urologische Leitsymptome
- Miktionsstörungen,
- veränderte Harnausscheidung,
- Urinkonzentration,
- Urinzusammensetzung,
- Schmerzen und deren Projektionszonen.

Diagnose der Erkrankung durch Anamnese, klinische Befunderhebung und Durchführung einfacher Messungen bei 90% der Patienten ohne weiteren apparativen Aufwand möglich.

4

Urologische Diagnostik

4

4.1   Anamnese und Untersuchungsgang

W. Weidner

Anamnese

> **Tipp**
>
> Eine sorgfältige Anamnese ist entscheidend für Diagnose und Therapie.

Diese allgemeinmedizinische Regel gilt in besonderem Maß für die Urologie, da **Leitsymptome** häufig einen entscheidenden Hinweis auf das zugrunde liegende Krankheitsbild bieten.

Leitsymptom ist die Symptomatik, die den Patienten zum Urologen führt. Orientiert an diesem Symptom erfolgt die Erhebung der Vorgeschichte nach allgemeinmedizinischen Regeln einschließlich vegetativer, medikamentöser und Familienanamnese unter Einschluss gravierender Allgemeinsymptome wie Gewichtsabnahme, Fieberschübe, rezidivierender Infektionen.

> Schmerz, Miktionsstörung und Hämaturie sind die wichtigsten urologischen Leitsymptome.

Schmerz. Pathophysiologisch muss zwischen **Organschmerz** und **Kolikschmerz** der urogenitalen Hohlorgane unterschieden werden. Typisch sind hierfür der dumpfe Kapseldehnungsschmerz der Nierenregion, z. B. bei akuter Pyelonephritis und die rhythmisch an- und abschwellende Schmerzcharakteristik der Harnleitersteinkolik. Weiter muss zwischen **lokalisierten,** auf die Region des erkrankten Organs beschränkten und **weitergeleiteten,** durch gemeinsame Innervation erklärbare, organfernen Schmerzen unterschieden werden. Ein Beispiel für letztere ist das Zusammentreffen von Harnleiterstein-Kolik und ipsilateralem Hodenschmerz bei hohem Harnleiterstein, was durch die gemeinsame Innervation (Th 11–12) erklärt ist. ☐ Tabelle 4.1 fasst typische Schmerzcharakteristika als Leitsymptom urologischer Erkrankungen zusammen.

Weitere häufig auftretende Schmerzbilder bei urologischen Erkrankungen sind:

- Häufig nur im Stehen bestehende, in horizontaler Lage abklingende Ober- bis Mittelbauchschmerzen durch intermittierenden Zug am Nierengefäßstiel oder Ureterabknickung bei Nephroptose.
- Intermittierende, häufig zyklusabhängige rechtsseitige Mittel- bis Unterbauchbeschwerden bei Venaovarica-dextra-Syndrom.
- Dumpfe Kreuzschmerzen bei ossär metastasierendem Prostatakarzinom.

Zum Teil schmerzhafte Mitreaktionen intraabdominaler Organe beruhen auf:

- Reno-intestinalen Reflexen, z. B. Darmatonie, Erbrechen.
- Peritonaler Irritation, z. B. muskuläre Abwehrspannung.
- Nachbarschaftsrekationen, z. B. durch Mitbeteiligung von Kolon, Pankreas und Leberpforte.

Miktionsbeschwerden. Eine gesunde Blase fasst ein Volumen von etwa 350–450 ml.

> **Tipp**
>
> Unter normalen Diuresebedingungen resultiert daraus ein 4–5-stündiges Miktionsintervall bei Tag und eine fehlende Miktion bei Nacht.

Miktionsbeschwerden geben häufig wichtige Hinweise auf das zugrunde liegende Leiden (☐ Tabelle 4.2):

- Die Symptomentrias **Dysurie, Pollakisurie, Harndrang** ist charakteristisch im Verlauf akuter Entzündungen des unteren Harntraktes (z. B. Zystitis, Prostatitis).
- Der Symptomenkomplex **abgeschwächter Miktionstrahl, Startverzögerung, Verlängerung der Miktionszeit und Nachträufeln** weist auf eine subvesikale Obstruktion (»Prostatismus«), z. B. bei beginnender Prostatahyperplasie hin. Weitere Symptome sind Pollakisurie und Nykturie bei Restharnbildung.
- Die **akute Harnverhaltung** steht am Ende der obstruktiven Harnabflussstörung. Die chronische Harnretention führt zur Überlaufblase mit unwillkürlichem Einnässen (Ischuria paradoxa).

Ähnliche Symptome finden sich jedoch auch bei nicht prostatabedingter infravesikaler Obstruktion und neurogenen Blasenentleerungsstörungen.

Hämaturie.

> Die sichtbare blutige Verfärbung des Urins (**Makrohämaturie**) ist ein alarmierendes urologisches Leitsymptom, das (Sediment, Urinzytologie, Zystoskopie, Sonographie, i.v.-Urogramm) abgeklärt werden muss.

Die Sedimentuntersuchung dient dabei zum Ausschluss einer Hämoglobinurie bzw. Urinverfärbung (▶ Kap. 4.2.1).

Hinweise auf eine mögliche Lokalisation der Hämaturie bietet die Klinik:

Die **schmerzhafte Makrohämaturie** mit kolikartigen Beschwerden im Ureterverlauf ist meist durch eine

◻ Tabelle 4.1. Schmerz als Leitsymptom urologischer Erkrankungen

Organ	Schmerz-charakteristikum	Lokale Ausdehnung	Ausstrahlung	Ursachen (Beispiele)	Anmerkung
Niere	dumpf konstant	Kostovertebraler Winkel unterhalb der 12. Rippe	bis zum Nabel und tiefer	akute Pyelo-nephritis, akute Hydronephrose	dumpfer Nieren-organschmerz nur bei 40% aller Patienten mit Nierenzell-karzinom
Perirenal	dumpf konstant	Kostovertebraler Winkel unterhalb der 12. Rippe	Lageabhängig – Entwicklung nach kaudal → Schonbeugung der Hüfte – nach dorsal → fokuskonkave Wirbel-säulen-Lordosierung – nach kranial → Zwerchfellhochstand – nach ventral → Peritonealreizung	perinephriti-scher Abszess	–
Harnleiter	akut, an- und ab-flutend (Kolik)	nach Lokalisation von Nierenregion über untere ipsi-laterale Bauch-region bis zum äußeren Genitale	oberer Harnleiter: → Hoden mittlerer Harnleiter: → McBurney oder Sigma-region, Skrotum blasennaher Harnleiter: → Harnröhre, Eichel, Klitoris	obstruierender Harnleiterstein	peritoneale Reizung: Erbrechen, Übelkeit, Darmatonie Harndrang, Pollakisurie
Blase	akut,	suprapubische Region	–	Harnverhalt	–
	anhaltend akut bei Blasenfüllung	suprapubische Region	–	interstitielle Zystitis	
	»Miktionsbe-schwerden«	selten supra-pubisch	eher Harnröhrenbereich	akute Zystitis	
Prostata	Dumpf	perinealer Druck	ins kleine Becken, Hoden	akute Prostatitis	häufig uncha-rakteristisch und diffus, Miktionsbe-schwerden (► Kap. 7.3.2)

4

◘ **Tabelle 4.1** (Fortsetzung)

Organ	Schmerz-charakteristikum	Lokale Ausdehnung	Ausstrahlung	Ursachen (Beispiele)	Anmerkung
Hoden	akut, dramatisch	Skrotalfach	entlang Samenstrang nach kranial	Samenstrang-torsion, Hodentrauma	peritoneale Mitreaktion möglich, Übelkeit, Erbrechen
	dumpf, Schwere-gefühl	Skrotalfach im Stehen	–	Varikozele	
Neben-hoden	Akut	Skrotalfach	entlang Samenstrang nach kranial, ipsilateraler Unter-bauch	akute Epididy-mitis	

◘ **Tabelle 4.2.** Symptome der Miktionsstörung

	Definition	typisch bei
Dysurie	erschwerte, schmerzhafte Miktion	Harnwegsinfektion
Algurie	schmerzhafte Miktion	Harnwegsinfektion
Pollakisurie	gehäufte Miktionsfrequenz	Harnwegsinfektion, Obstruktion
Strangurie	mit Tenesmen einhergehende Miktion	Schwere Zystitis
Nykturie	gehäufte nächtliche Miktion	Obstruktion DD Herzinsuffizienz, Medikamente, Kaffee, Alkohol
Palmurie	gespaltener, fächerförmiger Strahl	Meatus-Veränderungen
Stakkato-Miktion	unterbrochener Harnstrahl	Blasenstein
Zweizeitige Miktion	Harndrang mit erneuter Miktion nach Entleerung	Blasendivertikel, vesiko-renaler Reflux
Inkontinenz	unfreiwilliger Harnabgang	▶ Kap. 13

Urolithiasis bedingt. Sie ist jedoch nicht ausschließlich steinbedingt. Blutende Nierentumoren können durch Bildung von Blutkoageln ebenfalls Ureterkoliken hervorrufen. Schmerzhafte Hämaturien treten auch bei der Zystitis und Urethritis auf. Die zystitische Hämaturie tritt am Ende der Miktion auf; bei der Urethritis wird eine Blutbeimengung am Beginn der Miktion beobachtet. Schwerste Blutungen in den Harntrakt führen zur Blasentamponade.

Terminale **schmerzlose Hämaturien** weisen auf eine Blutungslokalisation im Blasenhals- und Trigonum-Bereich hin.

> Jede schmerzlose Makrohämaturie ist tumorverdächtig.

Körperliche Untersuchung

Nach allgemeinmedizinisch gültigen Regeln beginnt die körperliche Untersuchung mit der **Inspektion** des unbekleideten Patienten und beurteilt altersabhängig Phänotypus, Allgemein- und Ernährungszustand (◘ Tabelle 4.3), die Hinweise auf zugrunde liegende urologische Krankheitsbilder geben können.

Untersuchung der Nieren. Beim Erwachsenen ist die bimanuelle Untersuchung beider Nieren auch für den Geübten schwierig (◘ Abb. 4.1). Sie ist nur bei Vergrößerung des Organs (Tumor, Hydronephrose, polyzystische Degeneration) erfolgversprechend und wird in die palpatorische Beurteilung des Oberbauchs (Leber, Gallenblase, Milz, Epigastrium) integriert.

Tabelle 4.3. Urologisch auffällige Störungen von Phänotypus und Allgemein- und Ernährungszustand

Störung	Beispiel	Hinweis auf
Phänotypus	Störung des Behaarungstyps (Körperstamm)	Hypogonadismus
	Disproportionales Längenwachstum (Sitzzwerg)	Hypogonadismus
	Gynäkomastie	Hodentumor, Nebennierentumoren, Klinefelter-Syndrom, Östrogen-beh. Prostata-Karzinom
	Penismissbildungen (Mikropenis)	Störung der Androgensynthese, Rezeptordefekt
	Skrotale Hypospadie	
Allgemein- und Ernährungszustand	Kachexie	fortgeschrittenes Tumorleiden
	Lymphödem der Beine	inguinale Lymphknoten-Metastasen

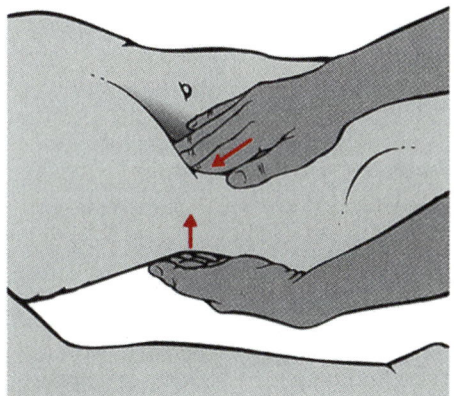

Abb. 4.1. Bimanuelle Untersuchung der Niere. Die hintere Hand drückt die Niere nach ventral. Bei tief palpierender vorderer Hand atmet der Patient tief ein. Der deszendierenden Niere wird die vordere Hand unter den Rippenbogen entgegen geführt

Beim Kind sind häufig große Nierentumoren (Hydronephrose, Wilms-Tumor) durch Vorwölbung sichtbar.

Blase. Die Blase kann ab einem Füllungszustand von circa 150 ml perkutorisch in Rückenlage in der Medianlinie gefüllt erfasst werden. Bei größeren Füllungsvolumina ist eine palpatorische Erfassung des Blasenscheitels möglich, z. T. auch durch Vorwölbung sichtbar (ab 500 ml).

In Narkose erfolgt die bimanuelle Untersuchung (abdominorektal bzw. -vaginal) zur Beurteilung der Ausdehnung eines Blasentumors (T-Stadium) in Steinschnittlage.

Inguinale Lymphknoten. Eine isolierte inguinale Adenopathie spricht gewöhnlich für eine Infektion bzw. Neoplasie des Penis, wobei differenzialdiagnostisch an entsprechende Veränderungen der unteren Extremität und generalisierte Lymphome gedacht werden muss (Tabelle 4.4).

Penis. Inspektion und Palpation des Penis erfassen Ausbildung, Hautveränderungen, lokal typisch entzündliche und maligne Veränderungen des Penisschaftes und der Harnröhrenmündung (Tabelle 4.5). Dabei wird die gesamte Eichel und der Meatus urethrae nach Retraktion des Präputiums untersucht.

Skrotum. Neben der Beurteilung der **Skrotalhaut** wird durch Palpation der **Skrotalinhalt** beurteilt. Bei leerem Skrotum sind alle Regionen zu untersuchen, in denen der Hoden liegen könnte. Es handelt sich um eine Retentio testis bei Lage im Abdomen oder in der Regio inguinalis, um eine Hodenektopie bei Nachweis in der kruralen, perinealen oder penilen Region.

Auch bei vordergründig **unauffälligem Skrotalinhalt** sind Hoden und Nebenhoden auch unter andrologischen Kriterien genau palpatorisch zu überprüfen, auffällige Befunde müssen apparativ weiter abgeklärt werden (Tabelle 4.6). Ein besonders wichtiger andrologischer Untersuchungsbefund stellt die Ermittlung der **Hodenvolumina** dar. Dazu wird üblicherweise ein Orchidometer benutzt. Durch vergleichend palpierende Untersuchung (Orchidometer nach Prader, Abb. 4.2), direktes Abgreifen wie mit einer Schublehre (Orchidometer nach Schirren) oder »Durchstechen« der Hoden durch vorgeformte Hodenattrappen (Orchidometer nach Takihara) wer-

4

◘ Tabelle 4.4. Differenzialdiagnose inguinaler Adenopathien bei Entzündungen bzw. Karzinomen des Genitaltraktes (NGU = nicht gonorrhoeische Urethritis, HSV = Herpes-simplex-Virus, LGV = Lymphogranuloma venereum)

Ursache	Häufigkeit	Schmerzen/Verteilung	Befund	Diagnostik
Lues	50–70%	schmerzlos, bilateral	separat, beweglich	Serologie
	bei Lues I,			Dunkelfeld
	50% bei Lues II			(Primäreffekt)
HSV	100% bei Erstinfektion	druckschmerzhaft, doppelseitig	separat, beweglich	Virusnachweis (Hautläsion)
LGV	100%	druckempfindlich	verschmelzend, Haut fixiert, einschmelzend	Serologie
		70% einseitig		Chlamydienkultur des LK-Punktats
Ulcus molle	25–60%	druckempfindlich einseitig	Haut darüber gerötet	Gramfärbung, Kultur (Ulcus)
Urethritis (Gonorrhoe und NGU)	ungewöhnlich	klein, einseitig, druckschmerzhaft	separat, beweglich	Urethritisdiagnostik aus Ausflusstropfen
Pyogene Infektionen (Penis)	selten	klein, druckschmerzhaft	beweglich	nach Lokalbefund
Peniskarzinom	abhängig vom pT-Befund (Lokalbefund)	einseitig/beidseitig	hart, nicht verschieblich	histologische Absicherung (inguinale Dissektion)

◘ Tabelle 4.5. Penile Veränderungen

	Penisschaft	Penisschafthaut	Schwellkörper	Eichel/Harnröhrenöffnung
Fehl- und Missbildungen	Agenesie, Duplikatur, Transposition, Megalo-Mikropenis	Phimose vergrabener Penis	Genuine Deviation Chorda sine Hypospadie	Hypospadie Epispadie
Entzündung	M. Fournier	M. Fournier		Balano-Posthitis
	Cavernitis	Cavernitis	Cavernitis	Urethritis (Ausfluss)
davon sexuell übertragbare Infektionen				Gonorrhoe, Chlamydia trachomatis, Herpes, Lues I, Ulcus molle, LGV
benigne Veränderung unklarer Ätiologie	–	–	Induratio penis Plastica	Lichen sklerosus (narbig)
Infektiös	–	–	–	Condylomata accuminata, Condylomata lata (Lues II), Molluscum contagiosum
Malignom	–	Peniskarzinom	–	Erythroplasie

Tabelle 4.6. Hinweise zur palpatorischen Beurteilung von Hoden und Nebenhoden

	Kriterien der Palpation	Krankheitsbild	Zusatzuntersuchungen/Anmerkung
Hoden	Lage	Kryptorchismus	Sonographie, NMR
	Achsstellung	Samenstrangtorsion	»hoch, quer«
	Größe	–	Orchidometer, Sonographie
	Konsistenz	Tumor	»hart, knotig« Sonographie
Nebenhoden	schmerzhafte Infiltration	Epididymitis	Schmerzlinderung beim Anheben
	Zystische Degeneration	Spermatozele, Zyste	Sonographie
	Fehlen, Lage zum Hoden	Agenesie, Dissoziation	Ejakulat (Azoospermie)

den die Hodenvolumina in ml altersbezogen angegeben.

Tipp

Hodenvolumina von ~ 15 ml (für beide Hoden) gelten für den Erwachsenen als untere Normalgrenze. Es besteht eine eindeutige Altersabhängigkeit.

Eine Vermehrung des Skrotalinhaltes kann bei einer Hydrozele, Skrotalhernie, Nebenhodenzyste (Spermatozele), Entzündung und Malignomen von Hoden und Nebenhoden sowie bei einer Varikozele auftreten.

▶ Eine einfache klinische Differenzialdiagnose zwischen soliden und zystischen Prozessen bietet die Durchleuchtung des Skrotalinhaltes, die **Diaphanoskopie,** die insbesondere bei ausgeprägten Hydrozelen positiv ist.

Bei Verdacht auf eine Skrotalhernie sollte eine Auskultation auf Darmgeräusche im Skrotum durchgeführt werden. Die transskrotale Sonographie bietet weitere Möglichkeiten zur differenzialdiagnostischen Abklärung.

Eine **Varikozele** kann häufig bereits prima vista diagnostiziert werden. Darüber hinaus wird der Skrotalinhalt, speziell der Plexus pampiniformis, im Stehen und Liegen palpiert. Der Befund wird zusätzlich unter Valsalva-Druckbedingungen erhoben. Das Zeichen nach Ivanessivich ist zu beachten: Hierbei wird im

Liegen der Samenstrang gegen das knöcherne Becken komprimiert, durch Wegnahme der Kompression im Stehen wird der venöse Reflux freigegeben und der Plexus pampiniformis füllt sich.

Samenstrang. Bei einer Palpation wird der Samenstrang bis zum äußeren Leistenring miterfasst. Grundsätzlich sollte eine Mitbeurteilung des Ductus deferens (»Perlschnur« bei Nebenhoden-TBC, Agenesie) erfolgen. Ein intakter äußerer Leistenring wird mit dem Zeigefinger beim stehenden, pressenden Patienten geprüft.

Prostata, Bläschendrüsen, Rektumampulle.

▶ Für den Urologen ist die Rektaluntersuchung zentraler Bestandteil der klinischen Diagnostik.

Sie erfolgt in Steinschnitt-, Seitenlage oder beim vorgebeugten Patienten. Nach Inspektion des Anoderms wird der mit Gleitmittel versehene Zeigefinger in den Anus mit dem Hinweis an den Patienten zum Pressen eingeführt. Beurteilt werden:
- Sphinktertonus,
- Hämorrhoidalveränderungen,
- Rektumampulle und
- Prostata (Größe, Konsistenz, Abgrenzbarkeit, Oberfläche, Verschieblichkeit der Rektumschleimhaut und Druckschmerzhaftigkeit).

Nicht vergrößerte Bläschendrüsen können nicht getastet werden. Durch Kompression der Glans kann einfach der Bulbocavernosusreflex durch Kontraktion des Sphincter ani überprüft werden.

Durch abdominale Gegenpalpation wird die rektale Untersuchung in Narkose zur bimanuellen Untersuchung zur Beurteilung der Ausbreitung von Prostata- und Blasentumoren ergänzt.

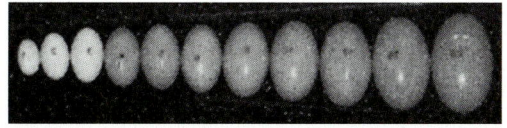

Abb. 4.2. Orchidometer nach Prader

4

┌─── **In Kürze** ───────────────────────┐

Anamnese: Abklärung des urologischen Leit-
symptoms, meist Schmerz, Miktionsstörung, Hämaturie. Erhebung der Vorgeschichte nach allgemeinmedizinischen Regeln.
Untersuchung: Neben allgemeinmedizinischer
körperlicher Untersuchung, insbesondere Untersuchung von Nieren, Harnblase, inguinalen
Lymphknoten, Penis, Skrotum, Samenstrang, Prostata, Bläschendrüse und Rektumampulle.
└────────────────────────────────────┘

4.2 Bakteriologische und klinisch-chemische Untersuchungen

W. Weidner

4.2.1 Urin

Uringewinnung

Optimale Bedingungen liegen bei Urinabgabe in der
Praxis (Ambulanz) vor.

┌─── **Tipp** ───────────────────────────┐
Die Urinprobe sollte sofort verarbeitet werden.
└────────────────────────────────────┘

Morgenurinportionen sind zur Diagnostik einer or-
thostatischen Proteinurie und zur Tuberkulosekultur
(3 Portionen) hilfreich. Quantitative Urinuntersuchungen sind urologisch nur zur Beurteilung entzündlicher
Reaktionen oder bei persistierender Mikrohämaturie
relevant.

Männer. Nach Zurückziehen der Vorhaut wird der Meatus urethrae gereinigt (z. B. Tupfer mit 0,1% Oxycya-
nat) und der 1. Urinstrahl (ca. 10–30 ml) verworfen.
Die dann gelassene 2. Portion (ca. 50–100 ml) entspricht dem Inhalt des Blasenreservoirs und wird in
einem sterilen Uringlas aufgefangen. Dies wird unmittelbar danach verschlossen und die Miktion, falls notwendig, in die Toilette beendet.

> Beim Mann ist die Gewinnung von **Mittelstrahlurin**
> Methode der Wahl. Die Entnahme von Katheterurin nur
> zum Zweck der Urinanalyse ist die Ausnahme.

Frauen. Bei der Frau ist eine sachgerechte Gewinnung
von Mittelstrahlurin durch die anatomische Nähe von
Meatus urethrae, Vestibulum vaginae und Schamlippen
erschwert.
  Eine Sammlung von Mittelstrahlurin kann nur
nach Desinfektion der Labien und des Meatus, Sprei-

zung der Schamlippen und Verwerfen des ersten Urin-
strahls erfolgen. Dies ist praktisch nur unter Mithilfe
einer medizinischen Assistenzkraft möglich.

> Bei der Frau ist daher die Harngewinnung durch steri-
> len Einmalkatheterismus unter Verwendung eines
> kommerziell erhältlichen, steril verpackten, geschlos-
> senen Auffangsystems sinnvoller. Eine iatrogene Bla-
> seninfektion ist bei sorgfältiger Durchführung ausge-
> schlossen.

Kinder. Beim Jungen wird der Urin nach Säuberung des
Meatus urethrae mittels aufgeklebter steriler Plastiktüte
gewonnen. Mädchen muss man unter Umständen katheterisieren.

Suprapubische Blasenpunktion. Die suprapubische
Blasenpunktion ist zur Uringewinnung nach infrave-
sikalen plastisch-rekonstruktiven Eingriffen indiziert
(◘ Abb. 5.6).

> Eine Indikation zur Blasenpunktion zur bakteriologi-
> schen Routinediagnostik bei »rezidivierenden Harn-
> wegsinfektionen« besteht nicht.

Urinanalyse

In der urologischen Routine beginnt die Urinanalyse
mit der makroskopischen Beurteilung. Groborientie-
rend werden Farbbeschaffenheit (Hämaturie) und Trübung (Pyurie, Phosphate) beurteilt. Daran schließen
sich die Bestimmung des spezifischen Gewichtes, des
pH's und chemische Untersuchungen an, die als Strei-
fenteste (Teststäbchen) durchgeführt werden (◘ Tabelle 4.7). Die Teststäbchen, auf denen Reagenzien fest
aufgebracht sind, werden mit Urin benetzt und geben
nach einem definierten Zeitraum einen standardisierten Farbumschlag. Dieses »Screening« kann mikroskopisch, bakteriologisch und quantitativ chemisch
(auf einschlägig klinisch-chemische Lehrbücher wird
verwiesen) überprüft werden.

Mikroskopische Untersuchung

Die mikroskopische Darstellung erfolgt üblicher Weise
im Urinsediment, wobei Epithelzellen, Leukozyten,
Erythrozyten, Harnzylinder, Mikroorganismen und
Kristalle nachgewiesen werden. Die Sedimentation von
ca. 10 ml Urin über 5 Min. bei ca. 400 g ergibt eine kon-
zentrierte Probe und reduziert die Gefahr, wichtige
Sedimentbestandteile zu übersehen. In vielen Fällen
erlaubt die Hellfeld-Mikroskopie die Differenzierung,
in Einzelfällen müssen Spezialfärbungen eingesetzt
werden; normalerweise erfolgt die Schätzung nach
Anzahl der Zellen pro Gesichtsfeld (Vergr.: 10 × 40,
◘ Tabelle 4.8).

◨ Tabelle 4.7. Urologisch wichtige Urinschnelltests

	Testprinzip	Anmerkung
Spezifisches Gewicht	Spindel	normal 1003–1030
pH	Indikatorpapier	Alkalisierung durch bakterielle Zersetzung (zu langes Stehen), ureasepositive Infektion (z. B. Proteus)
Blutbeimengung	Hydroxyperoxyd-Oxydation	Abgrenzung von Medikamentenverfärbung (z. B. Orange nach Phenazopyridin), Hämoglobinurie, Myoglobinurie
Proteine	Bromphenolblaureaktion	Verfälschung durch konzentrierten Urin
Glukose	Oxydase-Peroxidase-Reaktion	Verfälschung durch hohe Dosen von Acetylsalicyl-säure, Ascorbin
Leukozyten	Esterasereaktion	Verfälschung durch eitriges Urogenitalsekret
Bakterien	Nitrat-Reduktion	bakterielle Zersetzung

◨ Tabelle 4.8. Zelluläre Harn-Sedimentanteile

Substrat	Vergrößerung Norm (400 ×)	Herkunft/Ursache	Klinische Bedeutung	Spezialnachweis
Plattenepithel	wechselnd	Harnröhre, äußeres Genitale	atypisch bei Harnröhren-Ca, gynäkologische, den Harntrakt infiltrierende Ca	Papanicolaou-Färbung
Urothelzellen	wechselnd	Urothel (Nieren-becken bis proxi-male Harnröhre)	Urothel-Ca	Papanicolaou-Färbung
Nierenepithel	Vereinzelt	Nierentubuli	vermehrt bei Virusinfektionen, Intoxikationen, Zytostatika-therapie	
Leukozyten	3–5	Entzündungs-reaktion	Nieren, ableitende Harnwege	Lymphozyten, Mono-zyten (Giemsa, mono-klonale Antikörper)
Erythrozyten	0–3	Hämaturie	Nieren, ableitende Harnwege	Dysmorphe Erythro-zyten (= renale Genese) (Phasenkontrast)
Spermatozoen	Keine	Nach Ejakulation	postmastubatorisch, bei retro-grader Ejakulation	Papanicolaou-Färbung Shorr-Färbung

Für ein quantitatives Sediment müssen alle Arbeits-schritte bei der Aufarbeitung des Nativurins zum Sedi-ment volumenkonstant durchgeführt werden.

Addis-Count. Der Addis-Count stellt ein quantitatives Verfahren zur Bestimmung der über einen Zeitraum von 12 Stunden im Harn ausgeschiedenen Sediment-bestandteile in der Zählkammer dar, er ist weitgehend durch entsprechend konstruierte Pipetten und Ein-malobjektträger mit volumenkonstanten Kammern (z. B. MD-Kova-System) ersetzt.

Indikationen für eine quantitative Sedimentanalyse sind Verlaufsbeobachtungen bei Nephritis. Leukozy-tenzahlen von 1 000 000 und 500 000 Erythrozyten im Addis-Count für 12 Stunden gelten als normal.

Urinzytologie. Die exfoliativ-zytologische Untersu-chung des spontan gelassenen Urins dient der Erfas-

4

sung von Urothelkarzinomen. Grundlage des Verfahrens ist, dass nach zytologischen Kriterien wie Anisonukleose, Polymorphie, Hyperchromasie, Anisozytose, erhöhte Mitosenzahl, vermehrter Nukleolengehalt **atypische Zellen** nachgewiesen werden.

Die Diagnostik wird optimiert nach Zytozentrifugation oder Filtration aus dem Sediment durchgeführt. Die Fixation erfolgt mit Alkohol, Aceton oder Fixationsspray, die Färbung nach Papanicolaou oder Testsimplets.

Harnkristalle. Harnkristalle können pH-abhängig in großer Zahl und Formvielfalt bei gesunden Probanden auftreten. Harnsäure-, Kalziumoxalat-, Kalziumphosphat- und Kalziumkarbonatanteile stehen dabei im Vordergrund. Pathologische Kristalle finden sich z. B. bei Zystinurie (Zystin), Ikterus (Bilirubin), Hämolyse (Hämosiderin), nephrotischem Syndrom (Cholesterin).

Harnzylinder. Sie sind zylindrisch geformte, organisierte Bestandteile des Harnsediments, die im Inneren der Nierenkanälchen entstehen (renale Genese). Klinisch interessant ist der Nachweis von Leukozytenzylindern als Hinweis auf eine Nephritis.

❯ Dem alleinigen mikroskopischen Nachweis von Mikroorganismen (Kokken, Stäbchenbakterien, Pilze) kommt ohne Nachweis einer entzündlichen Reaktion (Leukozyten) keine Bedeutung zu und spricht für eine sekundäre Kontamination der Urinprobe.

Mikrobiologische Urinuntersuchung

Grundlagen der mikrobiologischen Urindiagnostik auf die typischen Erreger der Harnwegsinfektion (Enterobakterien) sind
– Erregernachweis und -differenzierung,
– Keimzahlbestimmung und
– Empfindlichkeitstestung (Resistenzbestimmung).

Zur orientierenden Untersuchung können Eintauchmedien (z. B. Uricult) eingesetzt werden. Bei nachgewiesenem Wachstum werden von diesen zur Keimdifferenzierung und Resistenzbestimmung Einzelkolonien auf Nährböden übertragen. Bei der Standarddiagnostik werden definierte Volumina (1 µl, 10 µl) des Urins auf übliche Optimal-, Selektiv-, Indikator- und Pilznährböden ausgestrichen und für 24–48 h bei 37°C inkubiert. Die Keime können so differenziert und aus der Zahl der Kolonien die Keimzahl im Untersuchungsmaterial errechnet werden.

❯ Der Nachweis von 100 000 Erregern/ml Mittelstrahlurin wird als **signifikante Bakteriurie** bezeichnet.

Dieser ursprünglich bei Untersuchungen an Schwangeren mit der Mittelstrahltechnik gewonnen Begriff der signifikanten Bakteriurie besagt, dass bei Verwendung dieses Keimzahlkriteriums statistisch häufiger eine Harnwegsinfektion vorliegt. Eine solche Quantifizierung der Keimzahl ist sinnvoll, um einen wirklichen Harnwegsinfekt von einer Keimkontamination zu differenzieren. Bei Zimmertemperatur verdoppeln sich z. B. E. coli Keime alle 30 min.

> **Tipp**
> Deswegen sollten Urinproben bis zur bakteriologischen Aufarbeitung kühl aufbewahrt werden.

❯ Für Katheterurin gelten 10 000 Erreger/ml, für steril entnommene Nierenbecken- oder Blasenpunktionsurinproben bereits der Nachweis des Erregers als behandlungswürdige Harnwegsinfektion.

Die Erregerempfindlichkeit gegenüber Chemotherapeutika wird im Agardiffusionstest, bei wissenschaftlichen Fragestellungen auch als Reihenverdünnungstest analysiert. Eine bakterielle Resistenz liegt immer dann vor, wenn die in vitro gemessene minimale Hemmstoffkonzentration (MHK) höher ist als die in vivo am Infektionsort erreichbare Konzentration.

Sexuell übertragbare Erreger. Der Nachweis sexuell-übertragbarer Erreger erfolgt in der Regel nicht allein aus Urinproben. Die Indikation zur Diagnostik, Entnahmetechnik, Transport- und Nährmedien werden in ◘ Tabelle 4.9 dargestellt.

Urogenitaltuberkulose. Der Nachweis von Mycobacterium tuberculosis erfolgt aus 3 sterilen Morgenurinportionen (ca. je 100 ml) und/oder Urinportionen nach Prostatamassage (Exprimatharn) oder Ejakulat bei Verdacht auf Genitaltuberkulose (Prostata-, Nebenhodenbeteiligung).

> **Tipp**
> Wegen des häufigen Vorkommens saprophytärer Mykobakterien in der urogenitalen Standortflora (Smegma) ist ein mikroskopischer Direktnachweis (Ziehl-Neelsen-Färbung) nur hinweisend, niemals beweisend.

Nachweismethode der Wahl ist die **Anzüchtung.** Typendifferenzierung und Empfindlichkeitsbestimmung sind nur nach Kultur möglich. Die Verwendung eines Genomnachweises (z. B. PCR) erlaubt eine Verkürzung des Erregernachweises.

Tabelle 4.9. Kombinierte Untersuchung von Urethralfluor und 1. Urin bei Urethritis

	Direktpräparat	Mikro-organismen	Abnahme-technik	Nachweis in der Sprechstunde (Beispiel)	Mikrobiologische Verarbeitung
Urethral-fluor	Leukozytenzahl	Bakterien, Pilze, intrazelluläre Diplokokken	Abstrichtupfer	Gramfärbung	–
	–	Bakterien, Myko-plasmen, Pilze	kalibrierte Öse Mycoplate Candida-Agar		spezielles Transport-medium, quantitative Aufarbeitung
	–	Chlamydia trachomatis	Abstrichtupfer	Chlamydiazym Mikrotrak	Zellkultur, ELISA, Immunfluoreszenz PCR
	intrazelluläre Diplokokken	Neisseria gonorrhoeae	Abstrichtupfer	Microcult-GC	Kultur
				Gono-Nährboden	
				Gonozym	ELISA, PCR
Fakultativ	Nativ	Trichomonas vaginalis	Öse	Trichomonas Medium	Kultur
1. Urin	Leukozytenzahl im Sediment	–	–	Papanicolaou	–
	–	Bakterien, Myko-plasmen, Pilze	–	–	quantitative Aufarbeitung
	Sediment	Trichomonas vaginalis	–	Papanicolaou nativ	körperwarmer Urin

Pilze, Parasiten. Der häufigste Erreger einer Harnweg-sinfektion mit Pilzen ist Candida albicans. Hinweisend ist der Nachweis von Sprosspilzen oder Pseudohyphen im Urinsediment, beweisend die Anzüchtung auf Se-lektivmedien. Bei Bilharzioseverdacht wird Schisto-soma haematobium bei Blasenbefall durch Nachweis von Eiern im Sediment nachgewiesen.

4.2.2 Sekrete der ableitenden Harnwege

Urethralsekret, Prostataexprimat und Ejakulat sind Sekrete der ableitenden Harn- und Samenwege. Verän-derungen von Urethral- und Prostatasekret sind patho-gnomonisch bei Urethritis und Prostatitis, Ejakulatver-änderungen entscheidend bei Fruchtbarkeitsstörungen des Mannes.

Urethralsekret

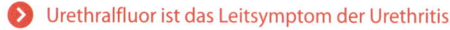 Urethralfluor ist das Leitsymptom der Urethritis.

Die Diagnostik erfolgt grundsätzlich als kombinierte Untersuchung von **Sekrettropfen und** anschließender **initialer Harnportion** (1. Urin ~ ca. 10 ml). Bedingt

durch die Ätiologie der Harnröhrenentzündung muss die Diagnostik den Nachweis von sexuell übertragba-ren Erregern (Neisseria gonorrhoeae, Chlamydia tra-chomatis und Mykoplasmen (hohe Keimzahl!)) um-fassen. Ein Grampräparat (Sekrettropfen) ist zum Nachweis von intrazellulär liegenden Diplokokken not-wendig. Die Zahl der Leukozyten sollte im Direkt-ausstrich und/oder Sediment des 1. Urins erfasst wer-den. ≥ 4 Granulozyten/1000 × Vergrößerung bzw. ≥ 15 Granulozyten/400 × Vergrößerung im Sekrettropfen bzw. Sediment des 1. Urins gelten als pathognomo-nisch. Eine in der Praxis bewährte kombinierte Unter-suchung von Urethralfluor und 1. Urin ist in ◼ Tabel-le 4.9 wiedergegeben.

Prostataexprimat

Für die Diagnose einer Prostatitis ist der zytologische **Nachweis einer entzündlichen Reaktion** im Prosta-tasekret nach Prostatamassage (Exprimattropfen am Meatus urethrae, verdünnt im Exprimatharn) entschei-dend, ◼ Tabelle 4.10. Typisch sind bei Prostatitis neben dem Granulozytennachweis fettbeladene Makropha-gen. Die biochemische Analyse zeigt einen erhöhten Sekret-pH (>8) und Hinweise auf eine entzündungs-

4

◘ Tabelle 4.10. Zytologische Prostatitisdiagnose

Material	Vergrößerung	Verdächtig	Pathologisch
Sekrettropfen	1000 ×	10–20 Leukozyten	> 20 Leukozyten
Exprimaturin	400 ×	≤ 10 Granulozyten	> 10 Granulozyten
Sekrettropfen	Zählkammer		> 1000 Leukozyten (mm³)

bedingte sekretorische Minderfunktion, z. B. einen verminderten Zink-, Zitrat- und Phosphatasegehalt des Sekretes.

»4-Gläserprobe«. Die Prostataexprimatuntersuchung erfolgt üblicherweise als »4-Gläserprobe«. Diese vereinigt eine Untersuchung des 1. Urins, Mittelstrahlurins, Prostataexprimats und Exprimatharns, ◘ Abb. 4.3). Sie beruht auf quantitativ vergleichenden Untersuchungen und dient der **Infektionslokalisierung** bei chronischer Urethritis und Prostatitis. Vorbedingung ist ein keimarmer Mittelstrahlurin. Die Aufarbeitung der Erreger erfolgt quantitativ. Beim Nachweis einer Prostatitis sind die Keimzahlen im Exprimat und Exprimaturins um eine Zehnerpotenz höher als im 1. Urin. Beim Vorliegen einer Urethritis sind die Keimzahlen in der 1. Urinportion am höchsten.

Ejakulat

> Die Ejakulatuntersuchung ist die Basisdiagnostik bei Verdacht auf Fertilitätsstörungen des Mannes.

Das Ejakulat ist eine Suspension von Spermatozoen im Hoden- und Nebenhodensekret. Während der Ejakulation kommt es zu einer Zumischung von Sekreten der Prostata, der Bläschendrüsen und der paraurethralen Drüsen.

Quantitativ sind am Ejakulat die Hoden mit ca. 5%, die Prostata mit ca. 30%, die Bläschendrüsen bis zu 60% und die paraurethralen Drüsen bis zu 5% an der Zusammensetzung beteiligt.

Ejakulatanalyse. Eine Ejakulatanalyse erfolgt nach 3–5-tägiger sexueller Karenz durch Masturbation. Die Mindestanforderungen an ein Spermiogramm, deren

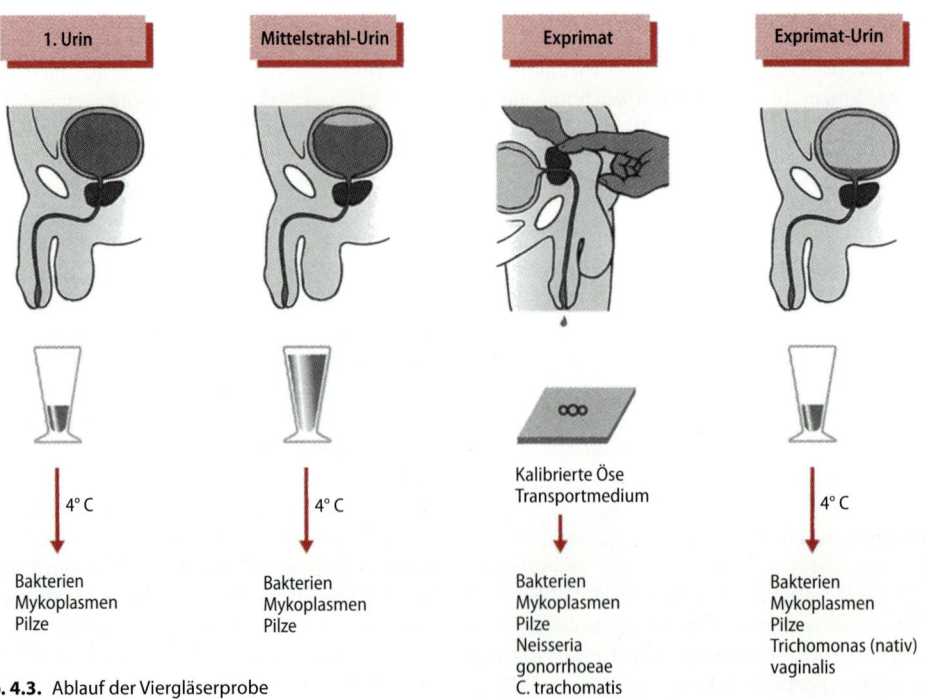

◘ Abb. 4.3. Ablauf der Viergläserprobe

◘ Tabelle 4.11. Die Normwerte für das Ejakulat sind durch die WHO 1999 neu geordnet worden

Normbereich	
Volumen	2 ml oder mehr
pH	$\geq 7{,}2$ oder mehr
Spermatozoendichte	20 Mill. Spermatozoen/ml oder mehr
Gesamtzahl von Spermatozoen im Ejakulat	40 Mill. Spermatozoen/Ejakulat oder mehr
Motilität	mindestens 50% Vorwärtsmotilität (Kategorie a, b und c) oder 25% oder mehr mit ausgeprägter Vorwärtsmotilität (Kategorie a und b) innerhalb von 60 Minuten
Morphologie	mindestens 15% Normalformen
Vitalität	mindestens 75% vitale Zellen
Weiße Blutzellen(Peroxidase-positive Leukozyten)	< 1 Mill./ml
Immunobead-Test	< 50% Spermatozoen mit adhärenten Partikeln
MAR-Test	< 50% Spermatozoen mit adhärenten Partikeln
Fruktose	13 µmol oder mehr pro Ejakulat
α-Glukosidase	20 mU oder mehr pro Ejakulat

◘ Tabelle 4.12. Definition von pathologischen Spermiogrammparametern

Normozoospermie	normales Ejakulat, wie definiert in ◘ Tabelle 4.11
Oligozoospermie	Spermatozoendichte < 20 Mill./ml
Asthenozoospermie	weniger als Motilitätsreferenzwerte
Teratozoospermie	< 15% normal geformte Spermatozoen
Azoospermie	keine Spermatozoen im Ejakulat (nach Zentrifugation)
Aspermie	kein Ejakulat

Anmerkung: Die Begriffe Polyzoospermie, Nekrozoospermie, Kryptozoospermie, Hypospermie und Hyperspermie werden von der WHO nicht mehr empfohlen.

Dokumentation und Normalwerte sind in ◘ Tabelle 4.11 zusammengefasst. Eine Bewertung erfolgt immer auf der Basis von 2 Ejakulatanalysen im Abstand von 1–2 Wochen.

Die Nomenklatur von Spermiogrammpathologika ist in ◘ Tabelle 4.12 gegeben.

Weiterführende Spermiogrammuntersuchungen. Diese umfassen dynamische Penetrationsteste und Fertilisationsteste, die objektive Beurteilung der Spermatozoenbeweglichkeit, Nachweis von Spermatozoenantikörpern, die Spermatozoenakrosomreaktion, Nachweis von peroxidasepositiven Granulozyten und die Analyse von sekretorischen Spezialparametern (▶ spezielle Lehrbücher der Andrologie und ▶ Kap. 12).

4.2.3 Harnkonkremente

Die Analyse des Harnsteines ist eine der Basisuntersuchungen in der Diagnostik der Urolithiasis (▶ Kap. 10). In der klinischen Alltagspraxis gibt häufig nur das Ergebnis der Harnsteinanalyse Hinweise auf die Entstehungsbedingungen des abgegangenen Konkrementes und eröffnet damit begrenzte Möglichkeiten der Einleitung einer Metaphylaxe oder Rezidivprophylaxe.

Chemische Analyse. Die chemische Analyse ist die Urform der Harnsteinuntersuchung. Mit dieser Untersuchungsform kann man nur die steinbildenden Ionen und chemischen Verbindungen nachweisen, sie gibt jedoch keinen Hinweis auf die Kristallisationsart. Eine

4

Differenzierung von Mischsteinen ist ebenso wenig möglich wie der Nachweis verschiedener Hydratphasen. Man muss fast in 50% mit Fehlmessungen rechnen. Die chemische Analyse im eigenen Labor ist heute im Grunde obsolet, ihren Einsatzzweck hat sie lediglich bei der Notwendigkeit einer raschen Orientierung.

Physikalische Analyse. Mit den physikalisch/optisch/chemischen Analyseverfahren, wie z. B. Röntgendiffraktion, Infrarotspektroskopie, Thermoanalyse, Phasenkontrastmikroskopie, Polarisations- und Elektronenmikroskopie sind die verschiedenen Kristallphasen auch in Mischsteinen mindestens halb quantitativ zu erfassen. In der Alltagsroutine haben sich die **Röntgendiffraktion** und die **Infrarotspektroskopie** durchgesetzt. Wegen der hohen Gerätekosten muss allerdings die Analyse in zentralen Instituten durchgeführt werden.

> Das Ergebnis der Steinanalyse wird zur Einleitung der Metaphylaxe der Nephrolithiasis erforderlich.

Aus diesem Grund kann der Zeitverlust durch Steinversand und Befundübermittlung in Kauf genommen werden.

Da heute die Steintherapie überwiegend an großen ESWL-Zentren mit einem Steinaufkommen in der Größenordnung von 1000/Jahr durchgeführt wird, müssen die Verfahren der Röntgendiffraktion oder Infrarotspektroskopie zur Harnsteinanalyse dort verfügbar sein.

In Kürze

Urinanalyse: Wichtigste Laboruntersuchung urologischer Erkrankungen, umfasst chemische, mikroskopische und bakteriologische Untersuchung. Optimale Aussage nur nach sachgemäßer Gewinnung und Analyse in frischem Zustand möglich.
Sekretanalyse: Sekrete der ableitenden Harnwege sind Urethralsekret, Prostataexprimat und Ejakulat. Insbesondere untersucht wird Leukozyten- und Bakteriengehalt im Urethralsekret und Prostataexprimat, sowie Spermatozoendichte, Motilität und Morphologie im Ejakulat.
Harnsteinanalyse: Zumeist mittels Röntgendiffraktion und Infrarotspektroskopie, sollte immer durchgeführt werden, da sich therapeutische Konsequenzen der Rezidivprophylaxe ergeben.

4.3 Renale Funktionsdiagnostik

D. Jocham, C. Doehn

Einleitung. Zu den wichtigsten Funktionen der Nieren zählen die Entgiftung, die Erhaltung einer konstanten Zusammensetzung der extrazellulären Flüssigkeit und die Hormonbildung. Durch Filtration der extrazellulären Flüssigkeit in den Glomeruli gelangt diese in das Tubulussystem, um dort entsprechend den Bedürfnissen der Homöostase aufbereitet, ausgeschieden oder rückresorbiert zu werden. Störungen der exkretorischen Nierenfunktion können auf verschiedenen »Ebenen« lokalisiert sein. Aus didaktischen Gründen bewährt sich weiterhin die Einteilung in prä-, intra- und postrenale Funktionsstörungen (▶ Kap. 15.1).

Eine zusätzliche Unterscheidung wird zwischen akutem und chronischem Nierenversagen vorgenommen.

- **Prärenale Funktionsstörungen** sind Folgen einer beidseitigen Minderperfusion der Nieren. Sie treten oft sekundär nach schweren hämodynamischen Veränderungen auf (z. B. Kreislaufschock durch Blut- oder Flüssigkeitsverlust, Sepsis oder Myokardinfarkt). Dehydratation ist bei älteren Patienten eine häufige Ursache für ein prärenales Nierenversagen. Auch an arterielle Embolien und venöse Thrombosen muss differenzialdiagnostisch gedacht werden. Hierbei besteht ein unzureichender renaler Perfusionsdruck mit einer Reduktion der glomerulären Filtrationsrate (GFR).
- **Intrarenale Funktionsstörungen** werden durch Erkrankungen des Nierenparenchyms, der Nierengefäße oder des Interstitiums hervorgerufen. Hierzu zählen Nierenerkrankungen wie Glomerulonephritiden, vaskuläre, tubulointerstitielle (z. B. allergisch, toxisch) sowie entzündliche und degenerative Prozesse und letztlich auch die verschiedenen Formen der Nierentumoren.
- **Postrenale Funktionsstörungen** werden durch Harnabflussstörungen verursacht. Ätiologisch kommen auf Harnleiterniveau intrinsische (z. B. Urolithiasis, Tumoren) bzw. extrinsische Ursachen (z. B. Kompression durch retroperitoneale Fibrose oder Tumoren), auf Blasenniveau Tumoren oder eine Blasentamponade und subvesikal eine Prostatavergrößerung, Harnröhrenstrikturen o.ä. in Betracht. Weitere Ursachen können Fehlbildungen oder Traumata sein.

Im Folgenden wird der Begriff der Clearanceuntersuchung erläutert, weiterhin werden die Aussagemöglichkeiten historischer Untersuchungsverfahren mit denen der modernen, nicht invasiven diagnostischen Abklärungsuntersuchungen verglichen.

4.3.1 Untersuchungen der Glomerulus-funktion

Die Funktion der glomerulären Filtrationsleistung wird mit Hilfe von Clearanceverfahren geprüft. Die hierbei verwendeten Substanzen sollten

- nicht toxisch sein,
- frei filtriert werden,
- tubulär weder sezerniert noch rückresorbiert werden,
- in der Niere nicht abgebaut oder neugebildet werden und
- nicht nephrotoxisch sein.

Damit kann man annehmen, dass die filtrierte Menge der Substanz gleich der im Endharn ausgeschiedenen Menge ist. Das pro Zeiteinheit von einer Substanz komplett befreite Plasmavolumen entspricht somit der GFR. Zu den häufig verwendeten Substanzen zählen Inulin oder das radioaktiv markierte ^{51}Cr-EDTA (Äthylendiamintetraessigsäure).

> Unter **renaler Clearance** versteht man das virtuelle Plasmavolumen, das in einer bestimmten Zeiteinheit durch Harnbildung von einer Substanz gereinigt wird.

Hierbei bestimmt man die **Plasmaclearance** nach der Grundformel:

$$C = V \times U_x/P_x$$

wobei U_x bzw. P_x für die Konzentration einer Clearancesubstanz im Urin bzw. Plasma und V für das Harnminutenvolumen stehen.

Inulinclearance. Inulin ist eine körperfremde Substanz, welche dem Körper zu Messzwecken als Dauerinfusion oder Bolusinjektion zugeführt werden muss. Wegen der inhomogenen Verteilung des Inulins im Körper wird die Clearance bei diesem Verfahren fälschlich zu hoch bestimmt. Ein Nachteil besteht in der Notwendigkeit mehrfacher Messungen im Urin. Prinzipiell stellt diese Untersuchung jedoch den Goldstandard zur Bestimmung der Nierenclearance dar. Gleichwohl wird das Verfahren heute jedoch nur noch selten durchgeführt.

Kreatininclearance. Aus Gründen der einfacheren klinischen Durchführbarkeit wird oft die sogenannte endogene Kreatininclearance bestimmt. Kreatinin entsteht beim Abbau von Kreatin im Rahmen des Muskelstoffwechsels. Es besitzt unter physiologischen Bedingungen annähernd die gleichen Voraussetzungen zu Messzwecken wie das Inulin. Kreatinin wird jedoch nicht nur glomerulär filtriert, sondern auch im proximalen Tubulus sezerniert, sodass auch dieses Verfahren mit Fehlern behaftet sein kann. Außerdem konkurrieren verschiedene Medikamente mit dem Kreatinin aufgrund des gleichen Sekretionsmechanismus (z. B. Penizillin, Trimethoprim, Cimetidin). Ferner ist das Kreatinin in erheblichem Maße von der endogenen Produktion und somit der Muskelmasse und dem Aktivitätsgrad des Individuums abhängig. Das Verhältnis der Inulin- zur Kreatininclearance kann sich somit bis zu einem Faktor von 2,3 voneinander unterscheiden. Schließlich wird das Kreatinin bei fortgeschrittener Nierenschädigung auch von anderen Organen abgebaut (z. B. im Gastrointestinaltrakt). Eine Übersicht glomerulärer Filtrationsmarker gibt ▫ Tabelle 4.13.

> Die GFR stellt den besten klinischen Parameter zum Abschätzen der Nierenfunktion dar und korreliert mit dem Ausmaß einer Nierenschädigung.

Die GFR beträgt bei gesunden Personen zwischen 20 und 50 Jahren im Mittel etwa 100–140 ml/min/1,73 m^2 (bei Frauen etwas geringer als bei Männern) und fällt im höheren Lebensalter gering ab (ab dem 50. Lebensjahr um 13 ml/min/1,73 m^2 alle 10 Jahre). Eine Ein-

▫ **Tabelle 4.13.** Pharmakokinetik glomerulärer Filtrationsmarker

Parameter	Inulin	Kreatinin	DTPA	EDTA
Molekulargewicht (Da)	5200	113	393	292
Halbwertszeit (min)	70	200	110	120
Plasmaproteinbindung (%)	0	0	5	0
Verteilungsvolumen	EZE	GKW	EZR	EZR

EZR = Extrazellulärraum.
GKW = Gesamtkörperwasser.

4

schränkung besteht für Nierenschädigungen in der Frühphase, welche durch diesen Parameter oft nicht erfasst werden, insbesondere weil funktionsfähige Nephrone durch eine erhöhte Filtrationsrate einen Ausfall von bis zu 30% der Nephrone ausgleichen können (kompensatorische Hyperfiltration).

Für die klinische Arbeit hat sich die folgende Formel zur Berechnung der **endogenen Kreatininclearance** bewährt:

$$C \ (ml/min/1{,}73 \ m^2) = \frac{U_{Kreatinin} \times U_{Vol} \ (ml) \times 1{,}73}{S_{Kreatinin} \times t \times KO}$$

C   = Clearance
$U_{Kreatinin}$ = Konzentration von Kreatinin im Urin
$S_{Kreatinin}$ = Konzentration von Kreatinin im Serum
U_{Vol} = Urinmenge pro Sammelzeit
t   = Sammelzeit in Minuten
              (bei Urinsammlung über 24 h = 1440 min)
KO   = Körperoberfläche in m^2 (▶ Nomogramme)

Die **Schätzung der Kreatininclearance** für Männer und Frauen (× 0,85) kann auch anhand der Formel von Cockcroft und Gault, die korrekten Werte bei einem Serumkreatinin bis 3 mg/dl liefert, erfolgen:

$$C \ (ml/min) = \frac{(140\text{-Alter}) \times \text{Körpergewicht (kg)}}{72 \times \text{Serumkreatinin (mg/dl)}}$$

Eine neue, verkürzte Formel zur Abschätzung der GFR wurde im Rahmen der »Modification of Diet in Renal Diseases Study Group«-Studie (MDRD-Studie) validiert. Sie bestimmt die GFR aus den Parametern Serumkreatinin und Alter:

$$GFR = 186 \times (\text{Serumkreatinin in mg/dl})^{-1{,}154} \times (\text{Alter})^{-0{,}203} \ (\text{bei Frauen}) \times 0{,}742$$

Cystatin C Cleareance. Über den Cystatin-C-Wert im serum kann die GFR ebenfalls abgeschätzt werden:

$$GFR = \frac{74{,}835}{\text{Cystatin C (mg/l)}^{1{,}333}}$$

❯ Ein Anstieg des Kreatinin und Harnstoffs im Serum ist erst dann zu erwarten, wenn die Clearance um mehr als 50% bzw. 75% eingeschränkt ist. Einige einfache Formeln erlauben die Bestimmung der individuellen Kreatininclearance mittels einfach zu erhebender Parameter.

Erythrozyturie und Proteinurie

Glomeruläre Schäden gehen in der Regel mit einer glomerulären Erythrozyturie (Ausscheidung dysmorpher Erythrozyten oder von Erythrozytenzylindern) einher. Die physiologische Proteinausscheidung im Urin liegt unter 150–200 mg/24 h. Davon sind ca. 20% niedermolekulare Globuline und jeweils 40% Albumin und Tamm-Horsfall-Mukoprotein (aus dem distalen Tubulus).

❯ Eine Ausscheidung von mehr als 300 mg täglich wird als Proteinurie bezeichnet.

Normalerweise werden alle Proteine, die kleiner als 40 kDa sind, vollständig filtriert. Demgegenüber können Proteine oberhalb eines Molekulargewichts von 80 kDa das Glomerulum nicht passieren. Die elektrische Ladung des Proteins spielt ebenfalls eine Rolle bei der Passierbarkeit des Glomerulums. Kationische Proteine passieren das Glomerulum leichter als anionische. Eine selektive Proteinurie (hoher Anteil von Albumin) kommt durch eine Änderung der Proteinladung zustande, während bei einer unselektiven Proteinurie (hoher Anteil von Immunglobulinen) alle Eiweiße das Glomerulum wegen einer Änderung der Porengröße passieren können. Diese Form der glomerulären Proteinurie wird am besten über das Transferrin oder das Immunglobulin G nachgewiesen.

4.3.2 Untersuchungen der Tubulusfunktion

Eine Untersuchungsmethode, welche die tubuläre Nierenfunktion in ihrer Gesamtheit erfasst, ist nicht verfügbar. Es ist daher notwendig, bei der Prüfung der Tubulusleistung einzelne Funktionen, wie die Fähigkeit der Harnverdünnung und Konzentrierung, der Natrium-, Kalzium-, Kalium-, Glukose- oder Aminosäurenresorption zu betrachten. Früher war die gebräuchlichste Methode zur Funktionsprüfung der Harnkonzentrierung der **Volhard'sche Konzentrationsversuch.**

Volhard'scher Konzentrationsversuch

Am Abend vor der Untersuchung, besser 24 Stunden vorher, erhält der Patient Trockennahrung. Nachdem der Nachturin verworfen wurde, wird das spezifische Gewicht im ersten Morgenurin bestimmt. Ein spezifisches Gewicht unter 1026 oder unter 900 mosmol/l (Hyposthenurie) ist pathologisch. Ist die Konzentrationsfähigkeit der Nieren völlig verloren (spezifisches Gewicht 1008–1012 bzw. 300 mosmol/l), besteht eine Isosthenurie. Ein Verdünnungsversuch ist nicht notwendig.

> Die Konzentrationsfähigkeit der Niere ist stets vor der Verdünnungsfähigkeit herabgesetzt.

Harnosmolarität. Da das spezifische Harngewicht nur ungenügend mit der osmotischen Konzentration des Urins korreliert, stellt die Messung der Harnosmolarität den genaueren Parameter dar. Zur Abklärung dieser tubulären Funktion wird heute statt dessen die Messung der sogenannten **osmotischen Clearance** bevorzugt, bei der gleichzeitig die Serumosmolarität (normal 290 mosmol/kg) und die Harnosmolarität (normal 800–1400 mosmol/kg) bestimmt werden. Die Berechnung der Clearance erfolgt analog der Formel $C = V \times U_x/P_x$.

Die Konzentrationsfähigkeit der Niere ist abhängig von der Verfügbarkeit und Wirkung des Hormons ADH, der Zusammensetzung der Tubulusflüssigkeit und den Fließ- und Transportbedingungen in den Tubuli und Markgefäßen. Die Verdünnungsfähigkeit der Niere wird beeinflusst von der Stärke der Rückresorption des Filtrats im proximalen Tubulus, von der Verfügbarkeit von Chloridionen in der Henle'schen Schleife und der Permeabilität der Sammelrohre für Wasser. Die Bestimmung der Serum- und Urinosmolarität stellt einen wichtigen Parameter zur Unterscheidung eines prärenalen von einem intrarenalen Nierenversagen dar. Weitere Parameter sind in ■ Tabelle 4.14 aufgeführt.

Kalzium- und Phosphatstoffwechsel. Die Beurteilung des Kalzium- und Phosphatstoffwechsels unter physiologischen und unter Stimulationsbedingungen ist zur Abklärung tubulärer Störungen bei Patienten mit Steinbildungen in den ableitenden Harnwegen erforderlich. Im Rahmen eines **Kalziumbelastungstestes** wird zunächst die basale Kalziumausscheidung nach mehreren Tagen einer kalziumarmen Diät oder nach Verhinderung der Kalziumabsorption im Darm durch bindende Austauscherharze untersucht. Liegt bereits basal eine Hyperkalzurie vor, so existiert, wenn ein Hyperpara-

thyreodismus ausgeschlossen wurde, eine renale Hyperkalzurie durch einen tubulären Defekt. Kommt es dagegen erst nach oraler Kalziumbelastung zu einer überschießenden Kalziumausscheidung, so liegt eine absorptive Hyperkalzurie vor (übermäßige Absorption im Darm).

Proteinmetabolismus. Werden die physiologisch in großem Mengen filtrierten kleinmolekularen Eiweiße nur unzureichend im proximalen Tubulus resorbiert, finden sie sich in abnorm hoher Konzentration im Urin. Tubuläre Marker sind insbesondere das α_1-Mikroglobulin und das β_2-Mikroglobulin, das Cystatin C und das Retinol-bindende Protein. Die geringe Gesamtmenge oder auch die Instabilität im Urin lassen jedoch nicht alle tubulären Marker gleich geeignet sein. Bei der Bestimmung der 24-Stunden-Proteinurie sollte diese auf das Kreatinin bezogen werden, da hierdurch potentielle Fehler wie Liegen oder zu geringe Flüssigkeitszufuhr reduziert werden können. Eine postglomeruläre Proteinurie wird am besten durch das α_2-Makroglobulin (Molekulargewicht 720 kDa) nachgewiesen.

4.3.3 Untersuchung der Globalfunktion

Farbstoffuntersuchungen

In der modernen Diagnostik renaler Funktionsstörungen ist die Bedeutung von Farbstoffuntersuchungen weitgehend durch Methoden wie z. B. die Isotopendiagnostik, abgelöst worden, weil diese in der Durchführung und Interpretation der Ergebnisse weniger Fehlermöglichkeiten beinhalten. Farbstoffe (z. B. Phenolsulfonphtalein), welche einem Patienten in eine periphere Vene injiziert werden, dienen der Prüfung der Globalfunktion, da sie aktiv aus dem Blut in den Harn transportiert werden. Die Ausscheidung eines Farbstoffes/Zeiteinheit ist abhängig von der Nierendurchblutung

■ **Tabelle 4.14.** Differenzialdiagnose der prärenal und intrarenal bedingten Niereninsuffizienz

Parameter	Normalwerte	Prärenales Nierenversagen	Intrarenales Nierenversagen
Natrium im Urin (mmol/l)	60–160	< 20	< 40
Spezifisches Gewicht		> 1,015	< 1,010
$U_{Kreatinin}/P_{Kreatinin}$	> 20	> 40	< 20
$U_{Osmolarität}/P_{Osmolarität}$	1,5–3	> 1,9	< 1,2

$U_{Kreatinin}$: Kreatinin im Urin; $P_{Kreatinin}$: Kreatinin im Plasma; $U_{Osmolarität}$: Urinosmolarität; $P_{Osmolarität}$: Plasmaosmolarität.

und der GFR, der Tubulusfunktion sowie einem ungehinderten Harntransport in die Blase.

Isotopendiagnostik

Die intravenöse Applikation von Radioisotopen dient in erster Linie der Prüfung der globalen Nierenfunktion. Die verwendeten Radioisotope besitzen eine kurze biologische Halbwertzeit, gehen keine Verbindung mit körpereigenen Substraten ein und werden nicht in Organen gespeichert. Je nach Isotop sind diese Untersuchungen jedoch ebenfalls geeignet, eine Aussage zur Glomerulus- bzw. Tubulusfunktion zu treffen. Für die Beurteilung der Glomerulusfunktion eignen sich besonders ^{51}Cr-EDTA und ^{99m}Tc-DTPA (Diäthylentriaminpentaessigsäure) wegen ihrer geringen Proteinbindung. Zur Beurteilung der Tubulusfunktion kommen insbesondere ^{123}I-Hippuran, ^{99m}Tc-MAG$_3$ (Mercaptoacetyltriglycin) und DMSA (Dimercaptobernsteinsäure) zum Einsatz. Die Bestimmung einer Isotopen-Clearance hat sich auch in den Fällen bewährt, bei denen die Beurteilung der seitengetrennten Funktion zur Frage der Erhaltungswürdigkeit einer vaskulär oder parenchymatös geschädigten Niere herangezogen wird.

> Bei Nachweis einer einseitigen Restfunktion von weniger als 20% kann – bei normaler Funktion der kontralateralen Niere – die Entscheidung zu einer Organentfernung gefällt werden.

Methodik. Nach optimaler Positionierung des Szintillationsdetektors (Gamma-Kamera) über der Nierenregion wird ein harngängiges Radiopharmakon (z. B. ^{99m}Tc-MAG$_3$, ^{99m}Tc-DTPA oder DMSA) intravenös appliziert. Eine Rechneranlage registriert die Aktivitätsimpulse über der zu untersuchenden Region. Die Aktivitätsanreicherung kann sowohl optisch über Farbintensitätsausdrucke wie auch als Zeit/Aktivitätskurve dargestellt werden (◼ Abb. 4.4).

Zur Interpretation der Befunde werden verschiedene Phasen des Aktivitätsumsatzes unterschieden:
- Perfusionsphase (bis 1 min p.i.)
- Sekretions- (Funktions-) phase (1–4 min p.i.) und
- Exkretionsphase (5–30 min p.i., ◼ Abb. 4.5).

Neben der Möglichkeit durch gleichzeitige Messung der Radioaktivitätsabnahme in wiederholten Blutproben mit dieser Untersuchung die Clearance für das gewählte Isotop zu berechnen, können intrarenale und postrenale Funktionsstörungen seitengetrennt dargestellt und bewertet werden.

Furosemid-Isotopennephrogramm (Furosemid-ING).
Weiterhin besteht anhand des Furosemid-ING die Möglichkeit, zwischen obstruktiven und nicht obstruk-

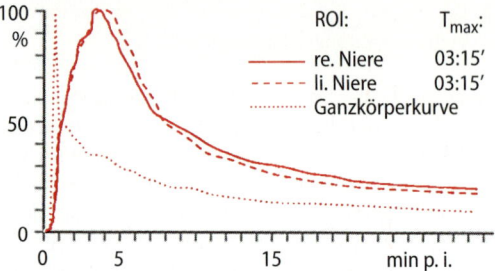

◼ **Abb. 4.4.** Radioisotopen-Untersuchung der Nieren mit Darstellung der Zeit-Aktivitäts-Kurven. Die Abbildung zeigt den Normalbefund einer Isotopen-Clearance mit Darstellung der Zeit-Aktivitäts-Kurven für die Ganzkörperaktivität sowie die Kurvenverläufe für die rechte und linke Niere. Im linken unteren Bildabschnitt ist die Aktivitätsanreicherung über die Farbintensität dargestellt

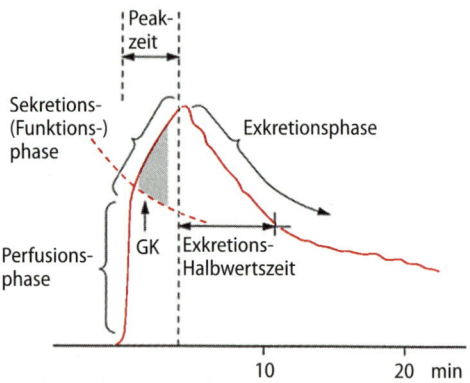

◼ **Abb. 4.5.** Gliederung der Zeit-Aktivitäts-Kurve des Isotopennephrogramms in Funktionsabschnitte. Es werden die Perfusions-, Sekretions- und Exkretionsphase unterschieden; aus dem Verlauf der über der rechten und linken Niere registrierten Zeit/Aktivitätskurve lässt sich die Seitenverteilung der Clearance berechnen

tiven Dilatationen des Nierenhohlsystems, also zwischen Erweiterung mit oder ohne Abflussbehinderung zu differenzieren. Bei einem solchen Furosemid-ING oder O'Reilly-Test wird die Ausscheidung des Radionuklids vor und nach Gabe von Furosemid verglichen. ◼ Abbildung 4.6 zeigt typische Kurvenverläufe, wie sie mit dieser Technik bei dilatierten Hohlsystemen erhoben werden können. In beiden Fällen kommt es zunächst zu keiner Aktivitätsverminderung in der Exkretionsphase (◼ Abb. 4.6a). Nach Diuretikagabe fällt die Aktivität bei fehlender Obstruktion jedoch sofort ab (◼ Abb. 4.6), während ein solcher Auswascheffekt bei einer Abflussbehinderung nicht beobachtet wird.

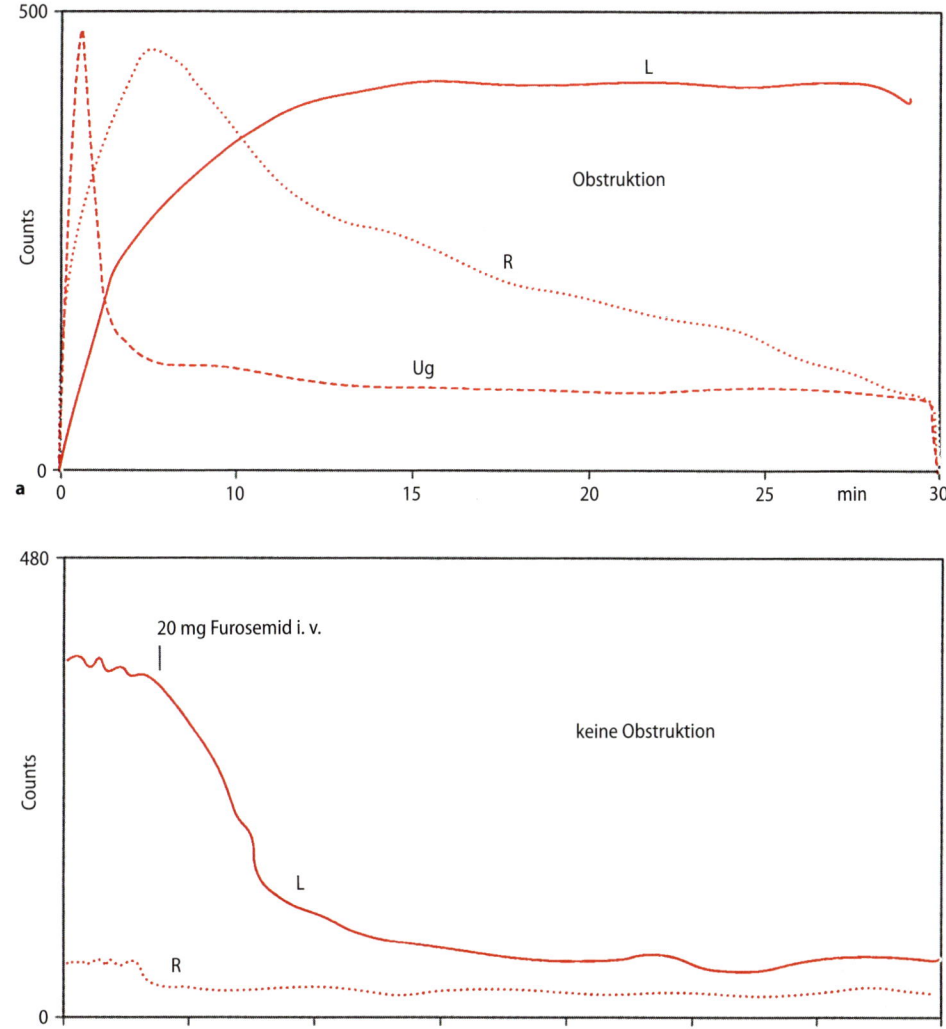

Abb. 4.6a, b. a Nierenfunktionskurve bei Dilatation ohne Abflussbehinderung rechts und manifester Harnabflussstörung links. Zeit-Aktivitäts-Kurven der Untersuchung bis 30' p.i.: Regelrechter Verlauf der rechten Niere (*R*), Akkumulation in der linken Niere (*L*), normaler Verlauf der Untergrundkurve (*Ug*). **b** Die Gabe eines rasch wirksamen Diuretikums (z. B. Furosemid) führt zu einem Abfall der Aktiviät bei fehlender Obstruktion, eine manifeste Obstruktion ist durch die Gabe eines Diuretikums nicht zu überwinden. Zeit-Aktivitäts-Kurven bis 30' p.i.: Prompte Entleerung des gefüllten linken (*L*) Nierenbeckenkelchsystems nach Furosemid (*F*), bei der rechten Niere (*R*) mit unauffälligen Abflussverhältnissen minimale Auswirkung

Radiologische Verfahren

Der Vorteil der nuklearmedizinischen Untersuchungsmethoden durch die Anwendung geringer Dosen von Markersubstanzen wird durch die reduzierte Möglichkeit von Detaildarstellungen eingeschränkt. Deshalb konkurrieren die modernen radiologischen Verfahren (MRT, CT, digitale Substraktionsangiographie) in zunehmendem Maße mit den Isotopen-untersuchungen. Bei diesen radiologischen Verfahren haben sich die notwendigen Kontrastmittelmengen durch den Einsatz von Bildrechnern verringert, sie bieten eine höhere Bildauflösungsfähigkeit und gleichzeitig die Möglichkeit, über dynamische Untersuchungen der Kontrastmittelausscheidung zumindest qualitative Aussagen zur Funktion zu machen.

4

Druck-Fluss-Messungen

Die Klärung der Frage, ob eine in der Sonographie oder in der Urographie sichtbare Dilatation durch eine bestehende Harnabflussstörung bedingt oder nur Folge einer längst nicht mehr wirksamen Behinderung ist, ob also eine Obstruktion vorliegt oder nicht, spielt in der Indikationsstellung zu plastischen Korrekturen im Bereich der oberen Harnwege eine entscheidende Rolle.

> ❯ Die konventionellen Röntgen- oder Ultraschallmethoden klären nicht die Frage, ob eine urodynamisch wirksame Obstruktion vorliegt.

Wie oben erwähnt, ist der **O'Reilly-Test** (Furosemid-ING) ein geeignetes Hilfsmittel zur Differenzialdiagnose der dilatierten Niere.

Eine weitere, allerdings invasive Methode ist die Messung des Nierenbeckendrucks unter starker Diurese. Bei diesem **Whitaker-Test** werden in örtlicher Betäubung unter Ultraschallkontrolle zwei Kanülen oder perkutane Nierenfistelkatheter in das dilatierte Hohlsystem gelegt. Über den einen Zugang erfolgt eine Perfusion mit einer Kochsalzlösung über ein Pumpensystem mit 10 ml/min, was dem Harnfluss bei maximaler Diurese entspricht. Über den anderen Zugang erfolgt die Messung des Innendruckes im Nierenbecken. Über einen Blasenkatheter wird die Harnblase kontinuierlich entleert und der Blasendruck gemessen.

> ❯ Die Druckdifferenz zwischen Nierenbecken und Blase beträgt beim Gesunden stets weniger als 10 cm H_2O.

Beträgt die Druckdifferenz mehr als 23 cm H_2O, liegt eine relevante Obstruktion vor. Werte zwischen 15 und 23 cm H_2O können zur einen oder anderen Gruppe gehören und sind zumindest kontrollbedürftig.

Hormondiagnostik

Bei Vorliegen einer chronischen Niereninsuffizienz werden Sekundärprobleme wie Hyperparathyreoidismus infolge Vitamin D Mangel, Anämie infolge Erythropoetinmangel, Hypertonie und Hyperaldosteronismus unterhalb einer GFR von 30 ml/min/1,73 m² nachgewiesen.

In Kürze

Renale Funktionsdiagnostik
- Kenntnis der Ätiologie und Bestimmung der globalen Funktionsleistung sind Voraussetzung für Behandlung einer Nierenerkrankung. Bei speziellen Fragestellungen, wie Indikationsstellung zur Nephrektomie ist Aussage zur Funktion der verbleibenden Niere unbedingt erforderlich, um Wahrscheinlichkeit einer möglichen Nierenersatzbehandlung (Dialyse) abzuschätzen.
- Annähernde Bestimmung der Nierenfunktion mithilfe von Kreatinin und Harnstoff. Exakte Diagnose einer renalen Funktionseinschränkung und Zuordnung der Erkrankung in bekanntes Stadienschema erst mit Clearanceuntersuchung (Aussage zur tubulären Funktion) möglich.

4.4 Bildgebende Verfahren

M. Meyer-Schwickerath

Bei der diagnostischen Nutzung der bildgebenden Verfahren in der Urologie hat sich in den letzten Jahren ein drastischer Wandel vollzogen. Die konventionellen Röntgenuntersuchungen wurden zum großen Teil ersetzt durch die modernen Schnittbildverfahren wie die Sonographie, die Computertomographie und die Kernspintomographie.

In der Kinderurologie wurden viele invasive endoskopisch-radiologische Untersuchungen durch dynamische Isotopenszintigraphien ersetzt.

4.4.1 Sonographie

> ❯ Die Ultraschalldiagnostik (Sonographie) ist heute das bildgebende Verfahren der ersten Wahl in der Urologie.

Sie ist schmerzlos und jederzeit wiederholbar. Die Befunde lassen sich jedoch weniger gut reproduzieren und vor allem weniger gut dokumentieren als konventionelle Röntgenbefunde, da die sonographische Befunderhebung sehr von der Erfahrung des einzelnen Untersuchers abhängig ist.

Ultraschallwellen sind mechanische Dichtewellen, die sich longitudinal fortpflanzen. Sie werden an Hindernissen wie Organen, Gefäßen oder Knochen reflektiert (**akustische Grenzflächen**). Die Stärke der Reflexion hängt vom Schallwiderstand (Impedanz) der unterschiedlichen Gewebe ab. Die reflektierten Schallwellen werden vom Schallkopf wieder empfangen und auf einem Videomonitor abgebildet. Die Stärke der Reflexion sowie die Laufzeit des Signals sind Informationen für die Bildaufarbeitung, die eine räumliche Zuordnung der Reflexionen ermöglicht.

Die Impulsdauer einer abgegebenen Schallwelle beträgt 1/1000 s, 0,1% der Zeit wird zum Senden des Schalls gebraucht. Zum Empfang der reflektierten Schallwellen stehen 99,9% der Zeit zur Verfügung.

Schallfrequenz und **Eindringtiefe**:
- 2,5–7,5 MHz: Abdominalsonographie.
  Kennzeichen: Hohe Eindringtiefe, gute Auflösung im Mittel- und Fernbereich, befriedigende Auflösung im Nahbereich.
- 5–9,5 MHz: Sonographie oberflächennaher Organe wie Hoden, Nebenhoden, Penis, Prostata.
  Kennzeichen: Geringe Eindringtiefe, hohe Auflösung im Nahbereich, unzureichende Auflösung im Mittel- und Fernbereich.
- 10–20 MHz: Oberflächensonographie für z. B. Gefäßdiagnostik am Penis, endoluminale Sonographie.
  Kennzeichen: Sehr hohe Auflösung im Nahbereich, sehr geringe Eindringtiefe.

> Alle urologischen Organe außer dem nicht dilatierten Harnleiter lassen sich sonographisch abbilden.

Sonographie (realtime):
- Statische Befunde: Form, Lage, Größe und Binnenstruktur von Organen.
- Dreidimensionale Befunde: Alle Organe können in vielen Ebenen dargestellt werden. Die Dokumentation erfolgt immer in 2 Ebenen (longitudinal und transversal).
- Dynamische Befunde: Eigenbewegung (Gefäße, Darm), atemabhängige Bewegung, palpatorische Bewegung.

Sonographische Nierendiagnostik

Die Untersuchung der Nieren erfolgt in Rückenlage, nur selten in Schräglage. Die Nieren werden in der mittleren bis hinteren Axillarlinie aufgesucht. Die rechte Niere kann zusätzlich von subkostal durch die Leber als Schallfenster dargestellt werden.

Sonographie der normalen Niere. Die normale Niere (◘ Abb. 4.7) ist allseits glatt begrenzt. Sie misst longitudinal 11–13 cm und transversal 6–7 cm. Sonographisch unterscheidet man das Nierenparenchym und das zentrale Reflexband.

Im Vergleich zur gesunden Leber hat das Nierenparenchym eine geringere Echogenität. Im Parenchym lassen sich die echoärmeren Markpapillen von der Nierenrinde und den zwischen den Papillen liegenden Bertinischen Säulen (Columnae renales) abgrenzen. Die Parenchymdicke beträgt 1–2 cm.

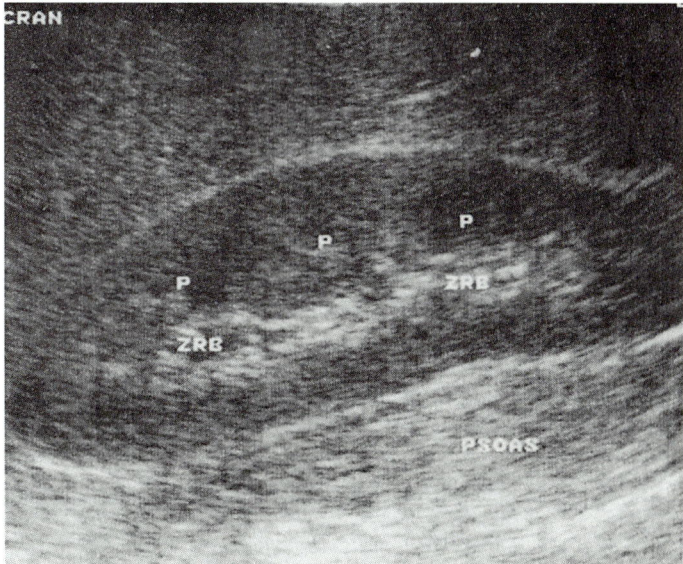

◘ **Abb. 4.7.** Sonographischer Längsschnitt der Niere. Im Parenchym lassen sich zwischen den echoarmen Papillen (*P*) die Bertinischen Säulen abgrenzen. Das zentrale Reflexband (*ZRB*) ist echoreich. Es setzt sich zusammen aus Nierenbecken, parapelvinem Fett und den Gefäßen

4

■**Abb. 4.8.** Sonographischer Längsschnitt einer Niere. *A* Aufweitung des Nierenbeckens (*NB*) als Folge einer postrenalen Abflussstörung. *B* nach Behebung der Abflussstörung zeigt sich ein normales Ultraschallbild mit homogenem zentralen Reflexband und einem noch minimal aufgeweiteten Harnleiter (*HL*)

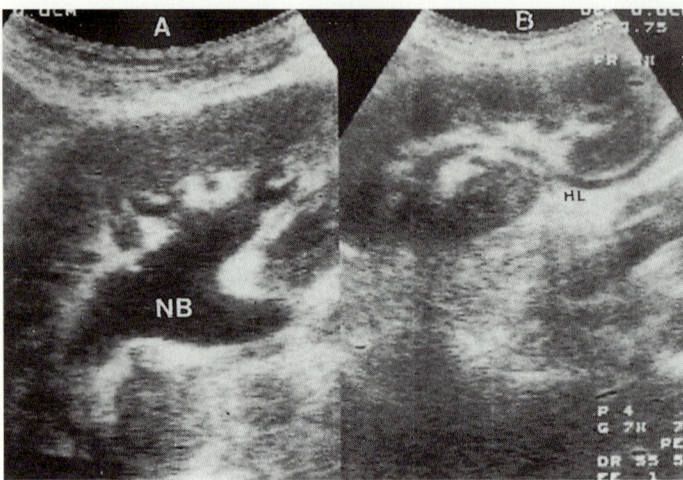

Die Breite des zentralen Reflexbandes (Mittelecho) beträgt ca. 2 cm bzw. 1/3 des gesamten transversalen Durchmessers. Das zentrale Reflexband ist sehr echoreich und setzt sich zusammen aus Nierenbecken, Gefäßen und parapelvinem Fett.

Die Nieren sind im Normalfall 2–3 cm atemverschieblich.

Nierenektasie. Bei einer Dilatation des Nierenhohlsystems zeigt sich sonographisch (■Abb. 4.8) eine Aufspaltung des zentralen Reflexbandes bis in die Nierenkelche hinein. Ob der Dilatation eine Abflussbehinderung (Obstruktion) zugrunde liegt, lässt sich nur mit dynamischen Untersuchungen (Belastungs-Isotopennephrogramm, Druckflussmessung) nachweisen. Eine Verschmälerung des Nierenparenchyms bei ektatischem Hohlsystem deutet auf einen länger anhaltenden Stauungszustand hin, der bereits zur Funktionseinbuße geführt hat.

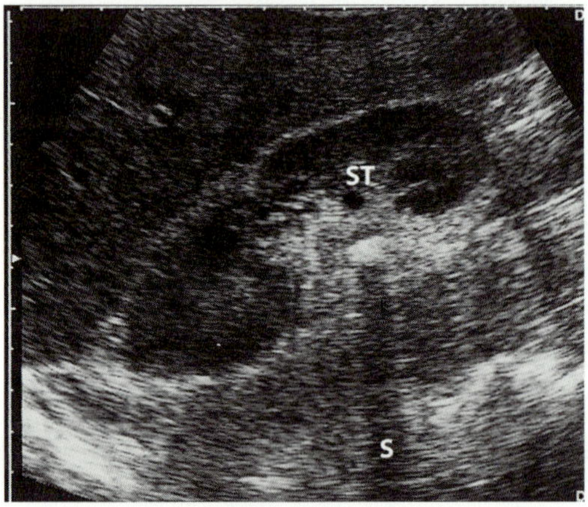

Nierensteine.

❯ Steine sind sonographisch (■ Abb. 4.9) gekennzeichnet durch den hellen **Steinreflex** und den unter dem Stein verlaufenden, dorsalen **Schallschatten.**

Wenn die Schallwellen in der Niere auf einen Stein treffen, wird fast die gesamte Schallenergie reflektiert, wodurch es zu dem hellen Steinreflex kommt. Hinter dem Stein ist dann keine Schallenergie mehr vorhanden und es entsteht so der Schallschatten. Beide Kriterien sind zur sicheren Diagnostik unverzichtbar. Vor allem bei Steinen im zentralen Reflexband ist ohne den dunklen Schallschatten eine Ortung oft nicht möglich.

■**Abb. 4.9.** Sonographischer Longitudinalschnitt einer Niere mit Nierenstein. Es findet sich der helle Steinreflex (*ST*) mit darunterliegender Schallauslöschung (*S*)

Sonographische Kriterien eines Nierensteines:
- Heller Steinreflex.
- Dahinter folgender Steinschatten.

Nierenzysten. Nierenzysten (■ Abb. 4.10) sind ein häufiger Zufallsbefund der Sonographie und finden sich in Sektionsstatistiken bei bis zu 30% der Patienten. Bei Beschwerdefreiheit haben sie keine pathologische Bedeutung und bedürfen keiner Therapie. Nierenzysten werden entsprechend ihrer topographischen Lage unterschieden in: Kortexzysten, Parenchymzysten und parapelvine Zysten.

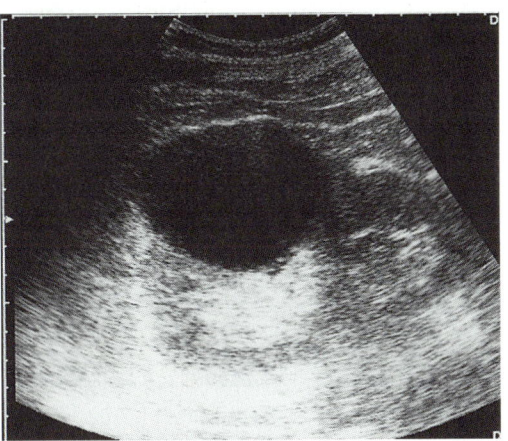

◻ **Abb. 4.10.** Längsschnitt durch eine Niere mit einer 7 cm im Durchmesser großen Zyste. Die Zyste ist echofrei, rund, glatt begrenzt, hat eine dorsale Schallverstärkung

---

Sonographische Kriterien einer Nierenzyste:

- Runde Form.
- Glatte Begrenzung.
- Echofreie Binnenstruktur.
- Hinter der Zyste liegende Schallverstärkung.

Unter **komplexen** oder **komplizierten Zysten** versteht man Zysten, die nicht alle oben genannten Kriterien erfüllen. Sie können septiert sein oder Binnenechos aufweisen. In diesen Fällen ist eine weitere Diagnostik notwendig, die in der Regel in der Computertomographie besteht. Häufig bleibt nur die operative oder endoskopische Exploration.

Nierentumoren. Der Anteil der zufällig in der orientierenden Oberbauchsonographie entdeckten Nierentumoren (◻ Abb. 4.11) liegt inzwischen bei 40–60%.

> Damit ist die Sonographie zum wichtigsten Standbein der **Früherkennung** von Nierentumoren geworden.

Sonographische Kriterien eines Nierentumors:

- Unregelmäßige Form und Begrenzung.
- Durchbrechung der normalen Nierenkontur.
- Bunte Binnenechos mit teils soliden (echoreichen) und teils liquiden (echoarmen) Bezirken.

Transrektale Sonographie (TRUS)

Die Sonographie des unteren Harntraktes wurde durch die TRUS verbessert. Mit Hilfe der TRUS lassen sich unklare Palpationsbefunde lokalisieren und gezielt biopsieren.

> Beim Prostatakarzinom wurde durch die TRUS die Treffsicherheit der Diagnostik des präoperativen T-Stadiums auf 85% gesteigert.

Die TRUS ist deshalb eine sinnvolle Ergänzung der rektal-digitalen Untersuchung.

Die rektale Untersuchung erfolgt mit speziellen Rektalsonden mit einer Schallfrequenz von 5–9,5 MHz (◻ Abb. 4.12).

Zur Beurteilung der rektalen Ultraschallbilder ist eine Kenntnis der zonalen Anatomie der Prostata notwendig (◻ Abb. 4.13, ◻ Abb. 4.14).

Die **Prostataadenome** entwickeln sich aus der **Transitionalzone**. Bei großen Adenomen ist diese massiv

◻ **Abb. 4.11.** Longitudinal- und Transversalschnitt einer Niere mit einem 3 cm im Durchmesser großen Tumor (*TU*) am Unterpol. Der Tumor hat die Nierenkontur unterbrochen (normale Kontur im Bereich der Pfeile). Im Gegensatz zum normalen Parenchym (*P*) bietet der Tumor ein buntes Binnenecho

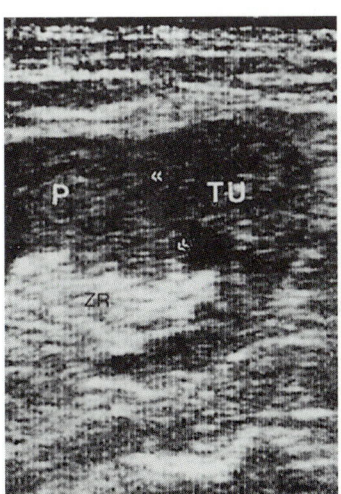
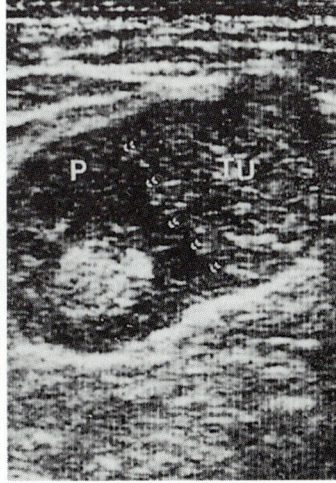

4

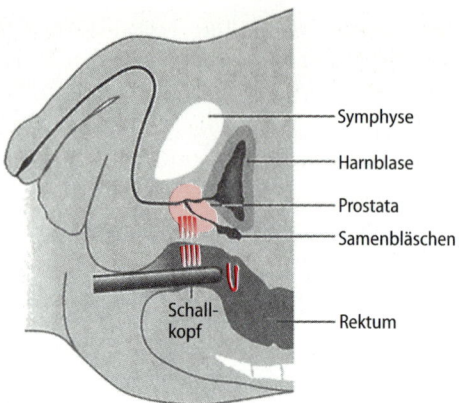

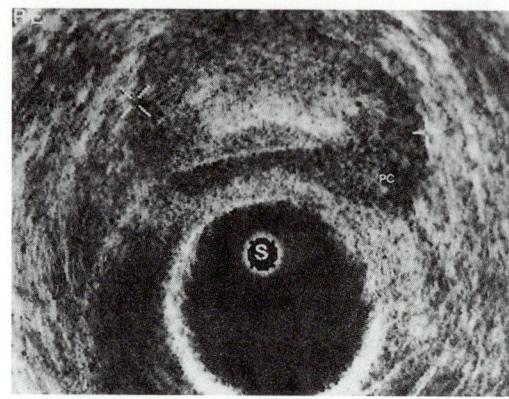

⬛ Abb. 4.12. Schematische Darstellung der transrektalen sonographischen Untersuchung

⬛ Abb. 4.15. Transrektale Sonographie (TRUS) der Prostata. Im linken Seitenlappen findet sich eine echoarme Raumforderung, die einem Prostatakarzinom (*PC*) entspricht. Die im Rektum liegende Ultraschallsonde (*S*) dreht sich um ihre eigene Achse

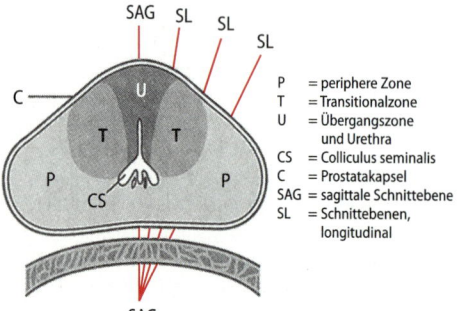

⬛ Abb. 4.13. Ultraschallanatomie der Prostata (**⬛** Abb. 4.14)

vergrößert und die periphere Zone ist als schmaler Saum an die Peripherie gedrängt und komprimiert.

Prostatakarzinome dagegen entwickeln sich in der Regel in der **peripheren Zone**. Sie sind meist echoarm, können die Prostatakapsel durchbrechen und sind gut von echofreien Prostatazysten oder echoreichen entzündlichen Veränderungen abzugrenzen (**⬛** Abb. 4.15).

Sonographische Punktionsverfahren

1979 wurde über erste Punktionen in der Urologie unter kontinuierlicher Kontrolle mit einem Realtime-Punktionsschallkopf berichtet. Zur ultraschallgeführten Punktion werden Sektor- oder Linearpunktionsschallköpfe verwandt.

Damit war es gelungen, das gesamte Punktionsmanöver dynamisch zu führen und zu kontrollieren.

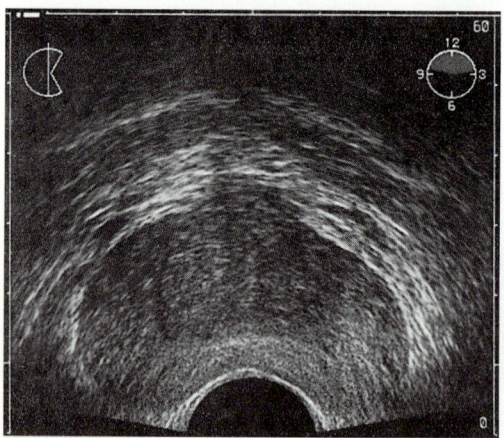

⬛ Abb. 4.14. Ultraschallbild der Prostata, Normalbefund (**⬛** Abb. 4.13)

> **Diese Technik hat entscheidende Vorteile:**
> - Die Nadel ist auf dem Weg zum Zielort dynamisch abbildbar und kann noch während des Punktionsmanövers jederzeit korrigiert werden.
> - Das Zielorgan wird kontinuierlich abgebildet. Atem- und bewegungsbedingte Lageveränderungen des Zielorgans während des Punktionsvorganges können somit berücksichtigt werden.
> - Organe und Gewebsstrukturen, die von der Punktionsnadel auf dem Weg zum Zielort durchdrungen werden, können gleichzeitig dargestellt werden und nach der Punktion auf Verletzungen oder Blutungen kontrolliert werden.

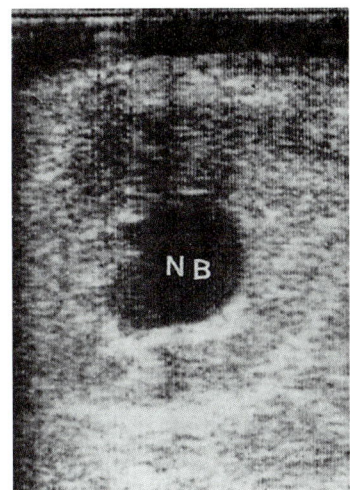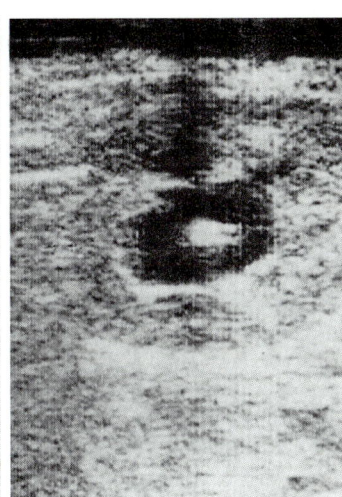

◻ **Abb. 4.16.** Ultraschallgeführte Punktion des Nierenbeckens. Im linken Bild zeigt sich das aufgeweitete Nierenbecken (*NB*). Nach ultraschallgeführter Punktion zeigt sich im rechten Bild der Nadelspitzenreflex zentral im Nierenbecken

Die **perkutane Nephrostomie** (**PCN,** ◻ Abb. 4.16) hat die operative Nierenfistelung ersetzt, z. B. bei infizierter Harnstauungsniere, bei der eine retrograde Harnleiterschienung nicht gelingt oder nicht möglich ist (Pouch, Neoblase etc.).

Perkutane Biopsien (◻ Abb. 4.17) urologischer Organe und von Raumforderungen im Abdomen und Becken sind eine Domäne der sonographischen Punktion. Zielgenau lassen sie sich in Lokalanästhesie durchführen. Es gelingt Proben zur histologischen und zytologischen Klärung zu gewinnen. Häufigste Punktion in der Urologie ist die gezielte **transrektale Stanzbiopsie.**

Transrektale Prostatabiopsie (TRUS):
— 12 × Biopsien aus der peripheren Zone
— Prostatakapsel **muss** berücksichtigt werden.

Perkutane Punktionstherapie:
— Perineales Afterloading bei Prostatakarzinom (HDR, LDR)
— Abszessdrainage
— Lymphozelendrainage
— Radiofrequenzablation abdomineller Tumore, z. B. Nierentumore

Dopplersonographie

1842 beschrieb der Österreicher Christian Doppler erstmals den Doppler-Effekt, der die Frequenzverschiebung einer Relativbewegung zwischen Sender und Empfänger einer akustischen Welle kennzeichnet. 1961 entdeckten Kato und Franklin, dass die korpuskulären Bestandteile im Blut (sich bewegende Grenzflächen) für die Erzeugung eines Dopplersignals in den Gefäßen verantwortlich sind.

❯ In der Medizin wird der Dopplereffekt genutzt, um transkutan die Strömungsgeschwindigkeit und Strömungsrichtung in Blutgefäßen zu messen.

Duplexsonographie (farbcodiert).

❯ Kombination von B-Bild-Sonographie und Doppler in einem Bild. Bewegungen können farbig dargestellt werden (farbcodiert) und hörbar gemacht werden.

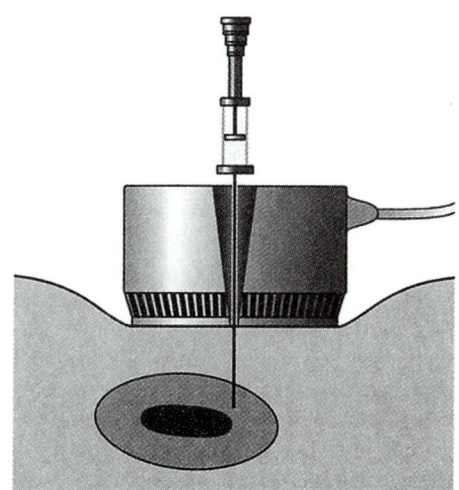

◻ **Abb. 4.17.** Schematische Darstellung einer Nierenparenchym-Punktion mit einem Linearschallkopf

Die (farbcodierte) Duplexsonographie hat sich als Standard in der Gefäßdiagnostik etabliert. In der Urologie wird die Duplexsonographie bei den folgenden Indikationen angewandt:

- **Varikozele.** Vor allem die subklinische nicht tastbare Varikozele lässt sich duplexsonographisch gut nachweisen. Nach Aufsetzen des Dopplerschallkopfes über dem Samenstrang, wird der Patient aufgefordert durch Betätigung der Bauchpresse den intraabdominellen Druck zu erhöhen (Valsalva-Manöver). Dabei kommt es zu einem venösen Reflux in den Plexus pampiniformis, der duplexsonographisch über dem Samenstrang erfasst wird sowohl akustisch als kräftiges Strömungsgeräusch als auch optisch mit starker Färbung des Plexus pampiniformis.
- **Akutes Skrotum.** Beim akuten Skrotum lässt sich in der Frühphase die Hodentorsion (fehlende Durchblutung im Hodenparenchym und fehlendes Strömungsgeräusch über dem Hoden) von der akuten Nebenhodenentzündung (vermehrte Durchblutung und verstärktes Strömungsgeräusch über

Hoden und Nebenhoden) duplexsonographisch abgrenzen.

- **Erektile Dysfunktion.** Die Duplexsonographie der Penisarterien ist ein wichtiges Untersuchungsverfahren zur Abklärung der erektilen Dysfunktion, der zu 60–70% eine organisch bedingte Erektionsstörung zugrunde liegt. Der Blutfluss in den Penisarterien wird in Ruhe dopplersonographisch gemessen. Nach Injektion einer vasoaktiven Substanz in den Schwellkörper (Prostaglandin E1, Papaverin), die zu einer Erektion führen soll, muss es bei normalem Gefäßstatus zu einer über 100%igen Flusserhöhung in den Penisarterien zu Beginn der Erektion (Tumeszenz) kommen (■ Abb. 4.18 a). Bei vollständiger Erektion (Rigidität) geht der arterielle Fluss in einen erniedrigten Erhaltungsflow zurück (■ Abb 4.18 b).

Die farbcodierte Duplexsonographie wird außerdem bei der Diagnostik der **Nierenarterienstenose** und zur **Nierentransplantatüberwachung** genutzt.

■ **Abb. 4.18a, b.** Dopplersonographische Untersuchung der profunden Penisarterie nach Injektion von 10 mg Prostaglandin E1. **a** Nach Injektion einer vasoaktiven Substanz in den Schwellkörper kommt es bei normalem Gefäßstatus zu einer über 100%igen Flusserhöhung in den Penisarterien zu Beginn der Erektion (Tumeszenz). **b** Die Kurve in der unteren Bildhälfte zeigt einen starken Flow bis über 30 ml/s

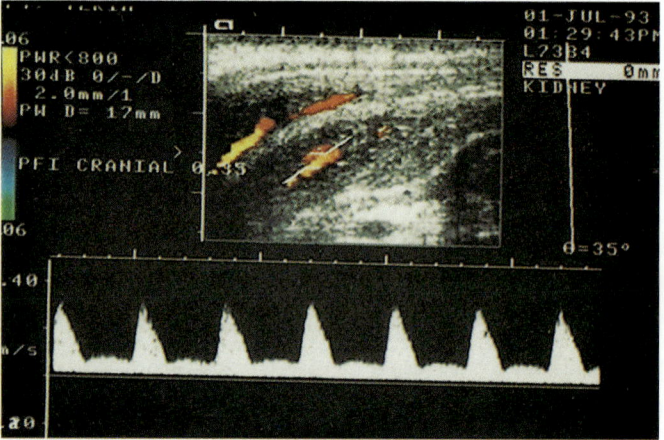

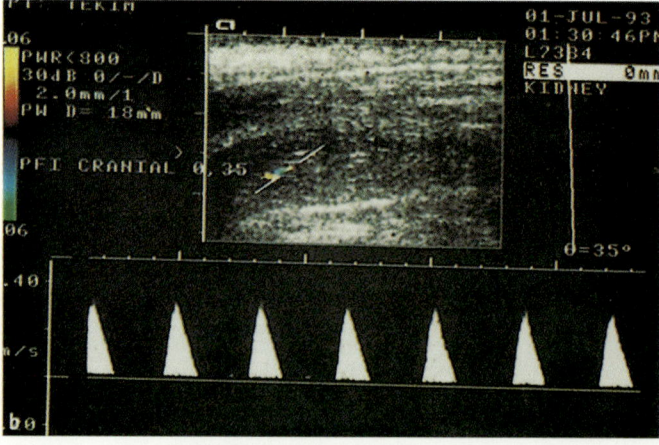

4.4.2 Urologische Röntgenuntersuchung

Die Röntgendiagnostik des Urogenitaltraktes beginnt mit der Übersichts- oder Nativaufnahme. Sie gibt einen Überblick über die Weichteilschatten der abdominellen und retroperitonealen Organe und das Skelettsystem. Durch intravenöse oder intraluminale Gabe von röntgendichten Kontrastmitteln werden die Hohlorgane des Harntraktes dargestellt.

Kontrastmittel. Unterschieden wird zwischen nieder- und hochosmolaren Kontrastmitteln:

- Nichtionische, **niederosmolare** Kontrastmittel zur intravenösen Gabe, z. B. Solutrast, Omnipaque, Ultravist.
- Ionische, **hochosmolare** Kontrastmittel nur zur intrakavitären Anwendung, z. B. Urografin, Telebrix, Peritrast.

Die niederosmolaren Kontrastmittel (40% geringere Osmolarität) verursachen keine Hypovolämie oder osmotische Diurese, wie dies bei den hochosmolaren Kontrastmitteln der Fall ist.

> **Tipp**
>
> Niederosmolare Kontrastmittel reduzieren die Rate der allergischen Reaktionen und sollten deshalb bei intravenöser Gabe appliziert werden.

Ausscheidungsurographie (AUG)

Da Darmgasüberlagerungen die Beurteilung des Ausscheidungsurogramms (Infusionsurogramms) durch störende Schattenbildung beeinträchtigen, sollte jeder Patient vorbereitet werden. Er sollte nüchtern sein, am Vorabend der Untersuchung abführen (z. B. X-Prep) und ein gasbindendes Medikament einnehmen (z. B. Lefax).

Abdomenübersichtsaufnahme: Die hierfür benötigte Filmgröße beträgt 30 × 40 cm, damit das Abdomen (◨ Abb. 4.19 a) von der unteren Thoraxapertur bis zur Symphyse abgebildet werden kann. Bei männlichen Patienten werden die Gonaden während des Urogramms abgedeckt. Die Harnblase sollte zu Beginn der Untersuchung geleert werden.

Bei der Übersichtsaufnahme werden die Weichteilschatten der retroperitonealen Organe (Nieren, Harnblase) und des Psoas-Muskels beurteilt. Leber-, Milz- und Uterus-Schatten sowie luftgefüllte Darmanteile müssen in die Beurteilung mit eingehen. Die dargestellten Skelettanteile werden auf Veränderungen von Form und Struktur hin betrachtet

und kalkdichte Verschattungen registriert (◨ Tabelle 4.15).

> Jedes Ausscheidungsurogramm beginnt mit einer Abdomenübersichtsaufnahme.

7-Minuten-Aufnahme: Nach Injektion oder Kurzinfusion des Kontrastmittels erfolgt die Röntgenaufnahme nach 7 Minuten (◨ Abb. 4.19 b). Zu diesem Zeitpunkt hat das Kontrastmittel das Nierenparenchym (**nephrographische Phase**) und das komplette Nierenbeckenkelchsystem abgebildet. Die benötigte Filmgröße beträgt 24 × 30 cm Querformat. Es bildet beide Nieren und proximale Harnleiter ab.

15-Minuten-Aufnahme: Nach 15 Minuten (◨ Abb. 4.19 c) stellen sich die Harnleiter abschnittsweise (Peristaltik) dar, sowie die Harnblase. Die benötigte Filmgröße beträgt 30 × 40 cm und bildet das komplette Abdomen wie bei der Übersichtsaufnahme ab.

Spätaufnahme: Liegt eine Abflussbehinderung einer Niere, z. B. durch einen Harnleiterstein vor, kommt es zu einer verzögerten Ausscheidung des Kontrastmittels in das gestaute Hohlsystem. In den vorangegangenen Aufnahmen zeigt sich häufig nur eine beginnende Kontrastierung des Nierenparenchyms (nephrographische Phase). Bis zu einem Übertritt des Kontrastmittels in das gestaute Hohlsystem und zur Darstellung des erweiterten Nierenbeckens und Harnleiters bis hin zur Abflussbehinderung sollten Spätaufnahmen durchgeführt werden. Da die Abflussstörung in der Regel einseitig ist, sollte auch ein entsprechendes Filmformat von 20 × 40 cm (Halbseitenformat) benutzt werden. Die Intervalle zwischen den einzelnen Spätaufnahmen liegen zwischen 1 und 6 Stunden.

Miktionscysturethrographie (MCU)

Indikationen. Die Miktionscysturethrographie ist eine Untersuchung, die vor allem in der Kinderurologie angewandt wird. Sie wird durchgeführt bei Verdacht auf einen **vesikorenalen Reflux,** funktionelle **Blasenentleerungsstörungen** und **subvesikale Abflussstörungen,** wie z. B. bei angeborenen Harnröhrenklappen vorliegen. Da die MCU eine funktionelle Untersuchung ist, muss eine kontinuierliche Durchleuchtungsmöglichkeit vorhanden sein. Die Dokumentation erfolgt entweder auf Videofilmen oder über eine 100-mm-Kamera.

Durchführung. Wie auch bei der Ausscheidungsurographie werden verschiedene Aufnahmen in zeitlichem Abstand angefertigt:

- **Abdomenübersichtsaufnahme:** Bei der Übersichtsaufnahme des Beckens und Abdomens wird vor allem auf Veränderungen des Skelettsystems

4

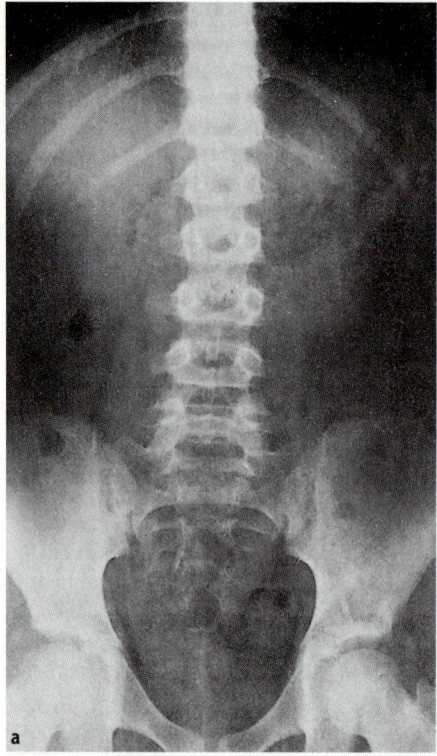

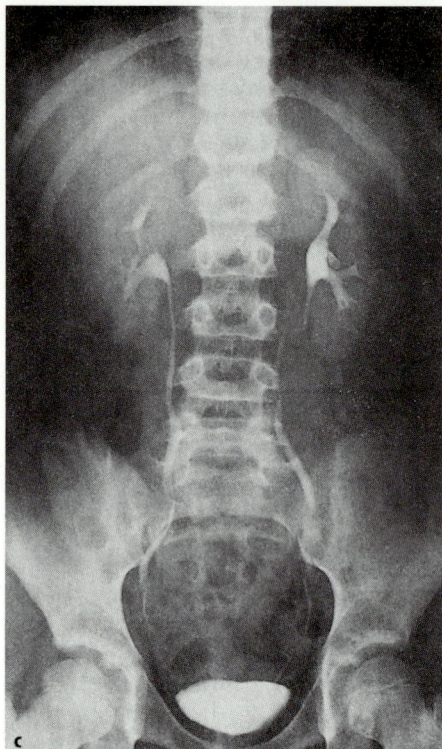

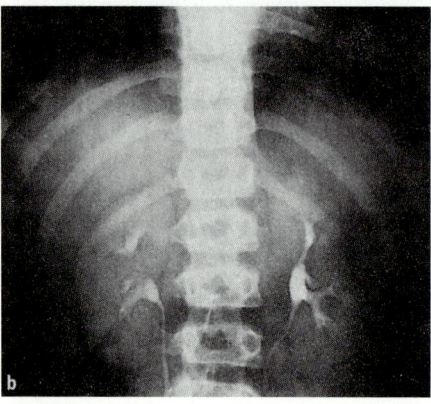

☐ **Abb. 4.19,a, b, c.** **a** Abdomenübersichtsaufnahme vor Anfertigen eines Urogramms. Gut zu erkennen die Nierenschatten sowie beidseits scharfe Psoas-Randschatten. Das knöcherne Skelett zeigt keine Auffälligkeiten. **b** 7-Minuten-Aufnahme: Beidseits Darstellung eines unauffälligen Nierenhohlsystems. Die linke Niere weist einen Milzbuckel auf. **c** 15-Minuten-Aufnahme: Darstellung des gesamten harnableitenden Systems mit einer mittelständigen, unauffälligen Harnblase

geachtet (z. B. Spina bifida, unvollständiger Wirbelkörperbogenschluss).

- **Füllungsaufnahme:** Über einen dünnen Blasenkatheter wird die Harnblase mit einem Röntgenkontrastmittel (☐ Abb. 4.20 a) langsam retrograd aufgefüllt. Dabei wird die Blasenkontur sichtbar. Die Kontur kann bei neurogener Störung der Blase in typischer Weise verändert sein (Christbaumblase). Refluxe können schon in der Füllungsphase in Erscheinung treten.

- **Miktionsaufnahme der Harnblase und Harnröhre:** Nachdem die Blase gefüllt ist (☐ Abb. 4.20 b), wird der Patient aufgefordert, auf dem Röntgentisch liegend zu miktionieren. Dabei wird die komplette Harnröhre durch das Kontrastmittel dargestellt. Harnröhrenengen oder Harnröhrenklappen können so erkannt werden.

- **Miktionsaufnahme der Niere:** Während der Miktion (☐ Abb. 4.20 c) wird eine Aufnahme beider Nieren durchgeführt. Bei vesikorenalem Reflux

Tabelle 4.15. Systematische Betrachtung der Abdomenübersichtsaufnahme und klinischer Bezug

Organ	Radiologische Befunde	Klinik
A. Weichteilschatten		
Niere	Größe, Kontur,	Nierentumor, Nierenzyste
	Lage, Tumor	Pyelonephritische Narben- oder Schrumpfniere
		Dystope Niere, Aplasie, pararenale Raumforderung
Psoas	Randschatten unscharf	Retroperitonealer Abszess, Hämatom
Blase	Kontur, Wanddicke, Restharn, Verkalkung	Abflussstörung mit Wandverdickung, Überlaufblase mit großem Restharn
		Bilharziose, Blasenstein
Prostata	Größe, Anhebung des Blasenbodens, Verkalkungen	Prostatahyperplasie, Prostatakarzinom
		Rez. Prostatitis mit Prostatasteinen, Tbc
Leber	Größe, Kontur	Steatose, Hepatomegalie
Darm	Luftgehalt, Spiegel	Ileus, Subileus
B. Skelettsystem		
Rippen	Frakturen	Flankentrauma mit Nierenbeteiligung, Tumor
	Knorpelverkalkungen	Degenerative Veränderungen
LWS	Osteolyse	u. a. Nierenzellkarzinom
	Unvollständiger Bogenschluss	Neurogene Störung der Blase
	Spina bifida	Meningomyelozele mit Blasenentleerungsstörungen
	Degenerative Veränderungen	Spondylarthrose, Osteoporose
Becken	osteoplastische und osteolytische Herde	Prostatakarzinom, Tumoren des kleinen Beckens
	Frakturen	Blasen- und Harnröhrenverletzung
	Sakrumagenesie	Neurogene Blasenentleerungsstörungen
	Klaffende Symphyse	Blasenekstrophie
C. Verkalkungen und röntgendichte Veränderungen in Projektion auf		
Leber		Cholelithiasis, Leberzysten (Echinococcus)
Nieren		Kelch-, Nierenbecken-, Ausgussstein
Harnleiter		Harnleiterstein
Abdomen		Verkalkter Lymphknoten, Metastase, Kontrastmittel oder Fremdkörper in der Appendix
Becken		Phlebolithen, distale Harnleitersteine, Spirale, Scheidendiaphragma, Prostatasteine, Blasenstein Prostata- und Harnröhrenstent
Gefäße		Arteriosklerotische Veränderungen, Aneurysma

4

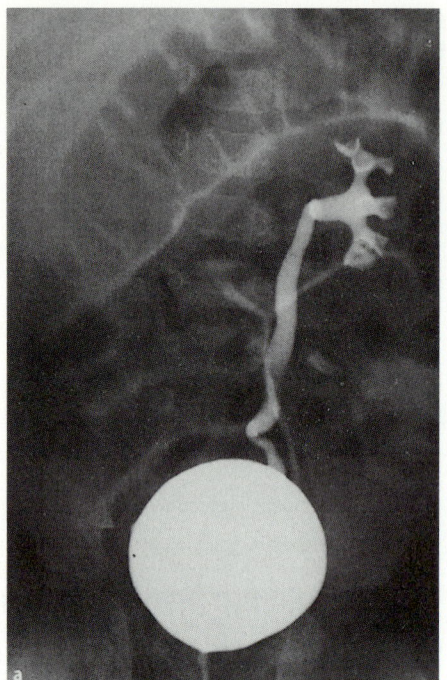

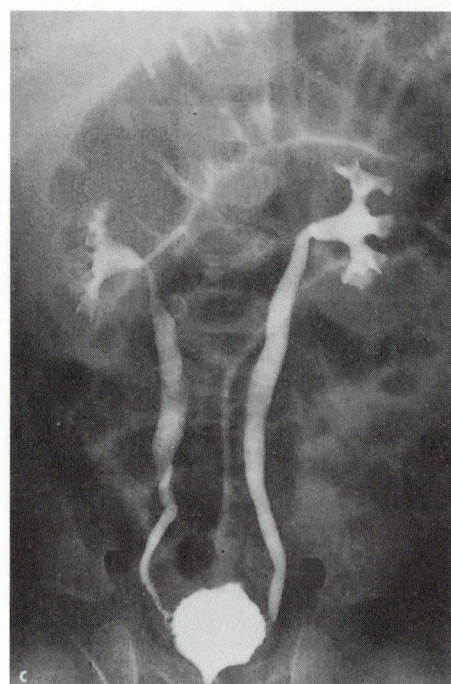

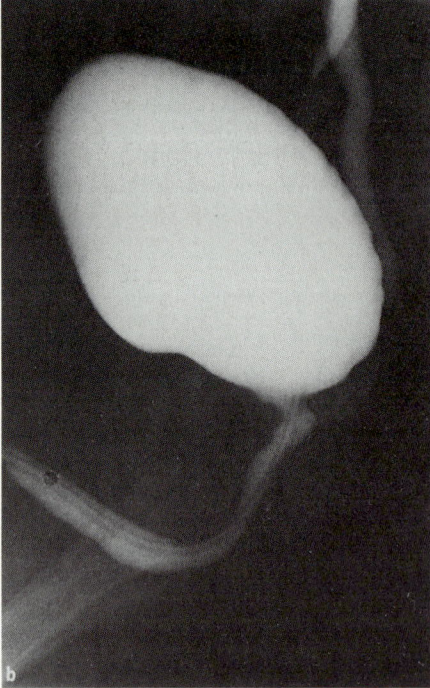

🔳 **Abb. 4.20a, b, c. a** Füllungsaufnahme beim MCU.
In der Füllungsphase zeigt sich eine glatt begrenzte,
normale Harnblase mit einem linksseitigen Reflux.
b Miktionsaufnahme der Harnblase und Harnröhre
beim MCU im seitlichen Strahlengang. In der Harnröhre liegender Katheter, über den die Blase aufgefüllt
wurde. **c** Aufnahme der Nieren während der Miktion
beim MCU. Unter der Miktion stellt sich neben dem
bekannten linksseitigen Reflux, zusätzlich ein Reflux
in die rechte Niere dar

lässt sich der Schweregrad des Refluxes beurteilen. In Abhängigkeit von der refluxbedingten Dilatation des Nierenhohlsystems und den refluxbedingten Verplumpungen der Nierenkelche werden die Schweregrade eines Refluxes in 5 Stadien unterteilt.

- **Übersichtsaufnahme des Beckens nach Miktion**: Bei Miktionsende wird der Restharn registriert. Bei restharnfreier Miktion weist verbliebenes Kontrastmittel auf Harnblasen- oder Harnröhrendivertikel hin.

Retrograde Urethrographie

Indikationen. Das retrograde Urethrogramm (■ Abb. 4.21) dient der Darstellung der männlichen Harnröhre, z. B. bei Verdacht auf Harnröhrenstriktur. So lassen sich Harnröhrenstrikturen, Harnröhrendivertikel, Harnröhrentumoren und Prostatakavernen (bei Tbc) nachweisen.

Durchführung. Der Patient wird in eine halbschräge Lagerung gebracht (Lauenstein-Lagerung), ein 8-Charriere-Ballonkatheter in der Fossa navicularis leicht geblockt, mit dem die Harnröhre gestreckt werden kann. Nach Anfertigung einer Beckenübersichtsaufnahme werden 8–20 ml Kontrastmittel unter Durchleuchtungskontrolle in die Harnröhre instilliert. Die benötigte Filmgröße beträgt 18 × 24 cm.

Retrograde Ureteropyelographie

Indikationen. Die retrograde Ureteropyelographie (■ Abb. 4.22) dient der Darstellung von Ureter, Nierenbecken und Kelchsystem vor allem dann, wenn das zuvor durchgeführte Infusionsurogramm diese Struktu-

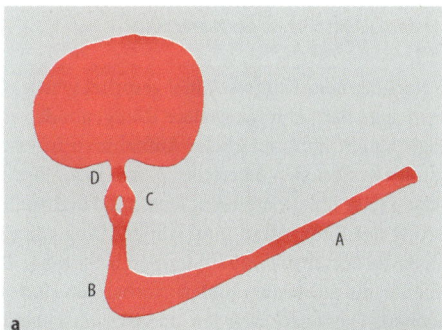

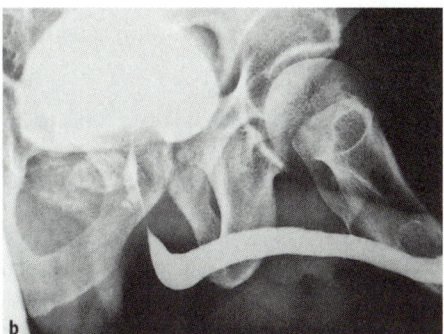

■ **Abb. 4.21a, b.** **a** Schematische Darstellung der penilen (*A*), bulbären (*B*), und der prostatischen (*C*) Harnröhre. Das spindelförmige Aussehen der prostatischen Harnröhre kommt durch die Umfließungsfigur des Colliculus seminalis zustande. Der Blasenboden ist durch ein kleines Prostataadenom angehoben (*D*). **b** Retrogrades Urethrogramm mit angehobenem Blasenboden durch ein kleines Prostataadenom

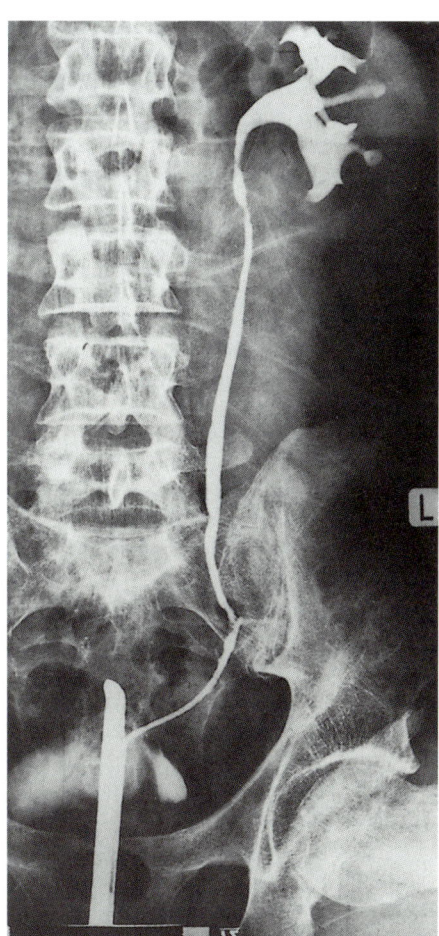

■ **Abb. 4.22.** Retrogrades Ureteropyelogramm. Über das Endoskop in der Blase wird ein Ureterenkatheter in den distalen Harnleiter eingelegt. Anschließende retrograde Darstellung des linken zarten Harnleiters und des linken Nierenbecken und Kelchsystems

4

ren nicht in ausreichender Weise kontrastiert dargestellt hat. Dies kann der Fall sein bei Niereninsuffizienz, Abflussstörungen durch Tumor, Stein oder Kompression von außen oder bei Verdacht auf ein Urothelkarzinom im Nierenbecken oder Harnleiter.

Durchführung. Nach Anfertigung einer Übersichtsaufnahme wird mit einem Zystoskop das Harnleiterostium aufgesucht und mit einem dünnen Ureterkatheter sondiert. Unter Bildwandlerkontrolle werden 3–5 ml Kontrastmittel über den Katheter instilliert und so Harnleiter und Nierenbecken dargestellt.

Kavernosographie

Indikationen. Die Darstellung der Penisschwellkörper (Corpora cavernosa) erfolgt zur Abklärung der erektilen Dysfunktion, bei Verdacht auf Metastasen in den Corpora cavernosa oder auf eine Thrombosierung des Schwellkörpergewebes infolge eines Priapismus. Bei Penisverletzungen und Penisfrakturen (Einriss der Tunica albuginea des Corpus cavernosum) dient die Kavernosographie der Beurteilung des Ausmaßes der Verletzung.

Durchführung. Unter Durchleuchtungskontrolle wird das Corpus cavernosum punktiert und ein niederviskö-ses nichtionisches Kontrastmittel injiziert. Bei der erektilen Dysfunktion wird zusätzlich eine vasoaktive Substanz (Prostaglandin E1) injiziert, um eine Erektion zu provozieren. Venöse Defekte oder eine Insuffizienz der Schwellkörper lassen sich so nachweisen.

Angiographie/Digitale Subtraktionsangiographie (DAS)

Mit dem Einsatz von Sonographie und Computertomographie ist die Bedeutung der konventionellen Angiographie in der Urologie deutlich zurückgegangen.

Indikationen. Gefäßmissbildungen wie arteriovenöse Fisteln und Aneurysmen, das Nierentrauma mit Verdacht auf eine Nierenruptur mit Beteiligung größerer Nierengefäße sind Indikationen für die Angiographie in der Urologie. In diesen Fällen wird heute eine **selektive Nierensubtraktionsarteriographie (DAS)** durchgeführt.

Durchführung. Zuerst wird ein Röntgenbild von der untersuchten Körperregion angefertigt (Leeraufnahme). Die Punktion zum Einbringen des Angiographiekatheters erfolgt in der Leiste (A. femoralis). Der Katheter wird in der Aorta abdominalis bis in die Höhe des Abgangs der Nierenarterien vorgeschoben.

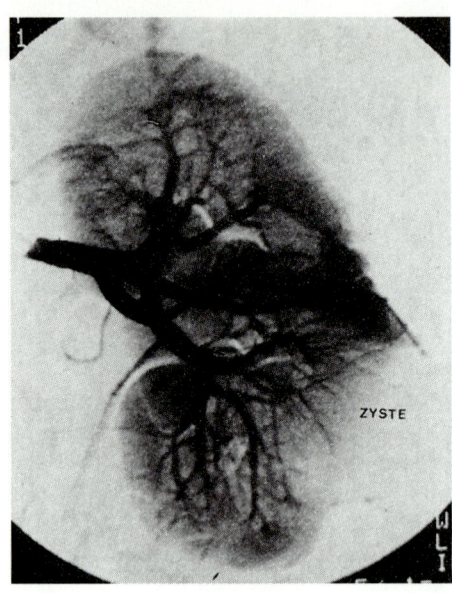

Abb. 4.23. Intraarterielle digitale Subtraktionsangiographie (DSA) der linken Niere. Die gefäßfreie Raumforderung am Unterpol entspricht einer Nierenzyste

Nachdem das Kontrastmittel gespritzt wurde, werden in schneller Abfolge weitere Röntgenbilder angefertigt. Durch kontinuierliche Aufnahmen in rascher Bildfolge lassen sich arterielle, parenchymatöse und venöse Phase dokumentieren. Durch die digitale Speicherung der Bilder kann man von den Angiographiebildern die Leeraufnahme subtrahieren. Störende Bildelemente, die auf beiden Bildern vorhanden sind (z. B. Knochen, Darmgas), werden dadurch ausgeblendet, was die Auswertung der Aufnahmen (Abb. 4.23) erleichtert (Digitale Subtraktionsangiographie).

Phlebographie

Indikationen. Die **Phlebographie der Vena testicularis** vom Samenstrang aus ist bei Vorliegen einer **Varikozele** diagnostisch und therapeutisch von vorrangiger Bedeutung. In Lokalanästhesie wird über einen kleinen Hautschnitt der Samenstrang freigelegt und eine erweiterte Samenstrangvene kanüliert. Über diese Kanüle wird die Vena testicularis röntgenologisch dargestellt und durch anschließende Injektion von Alkohol sklerosiert. Die Varikozele ist so erfolgreich behandelt.

Die radiologische Darstellung der Vena cava inferior (**Kavographie,** Abb. 4.24) wird durchgeführt, wenn bei rechtsseitigen Nierentumoren der Verdacht auf einen intravasalen (in die V. cava hineingewachsenen) **Tumorzapfen** besteht. Bei ausgedehnten retroperitonealen Lymphknotenmetastasen bei Hodentumoren oder lymphatischen Systemerkrankungen kann

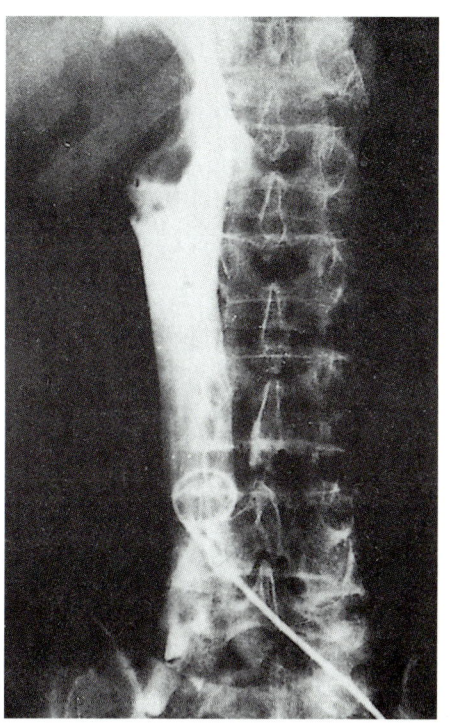

Abb. 4.24. Untere Kavographie über einen Katheter, der von der linken Vena femoralis über die Bifurkation hinausgeschoben ist. Die Kontrastmitteldarstellung zeigt eine deutliche Aussparung in Höhe der rechten Nierenvene, die einem Tumorthrombus entspricht bei rechtsseitigem Nierentumor

ebenfalls die Durchgängigkeit bzw. ein Verschluss der V. cava inferior auf diese Weise geprüft werden. Seit Einführung der modernen Schnittbildverfahren wird die Kavographie jedoch nur noch selten notwendig.

Lymphographie

Indikationen. Die bilaterale **pedale** (Punktion der Lymphgefäße auf dem Fußrücken) **Lymphographie** (■ Abb. 4.25) wurde bis vor einigen Jahren wesentlich häufiger als heute durchgeführt zur Darstellung der **pelvinen** und **retroperitonealen** Lymphknoten. Eine der wichtigsten Indikationen in der Urologie war die Darstellung der Lymphknotenmetastasen bei Hoden- und seltener bei Peniskarzinomen. Seit Einführung der modernen Schnittbildverfahren wird die Lymphographie bei urologischen Erkrankungen kaum noch angewandt.

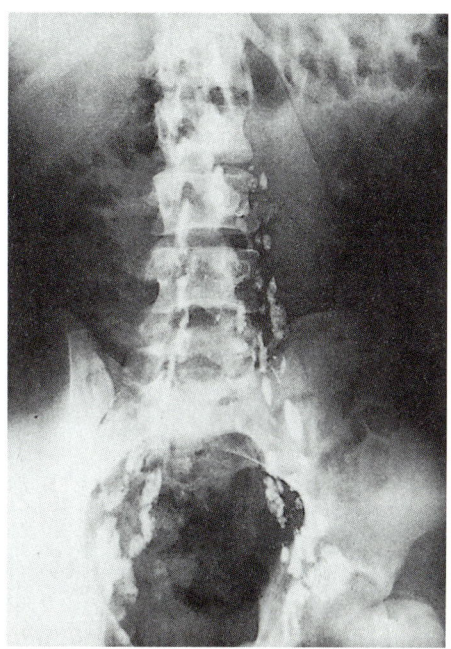

Abb. 4.25. Bipedale Lymphographie mit Darstellung der pelvinen und lumbalen Lymphknoten

4.4.3 Nuklearmedizinische bildgebende Verfahren

Knochenszintigraphie

Indikationen. Die Knochenszintigraphie (■ Abb. 4.26) ist von Bedeutung bei der Diagnostik des Prostatakarzinoms. Da Skelettmetastasen einen lokal gesteigerten Mineralstoffwechsel aufweisen, werden sie von knochenaffinen Radionukliden erfasst.

> Daher wird die Knochenszintigraphie zum Staging beim Prostatakarzinom und zur Verlaufskontrolle der eingeleiteten Therapie angewandt.

Durchführung. Dem Patienten wird ^{99m}-Tc (Technetiumphosphat) intravenös injiziert, dessen Anreicherung im Skelett mit der Gammakamera registriert wird. Der Vorteil der Knochenszintigraphie besteht darin, dass ein metastatischer Knochenbefall viel früher entdeckt wird (bis zu 3–6 Monaten), als in einer konventionellen Röntgenaufnahme. Die osteoplastischen Knochenmetastasen des Prostatakarzinoms weisen eine drastische Mehranreicherung des Radionuklids auf; die Metastasen treten bevorzugt im knöchernen Becken sowie in der lumbalen und thorakalen Wirbelsäule auf.

4

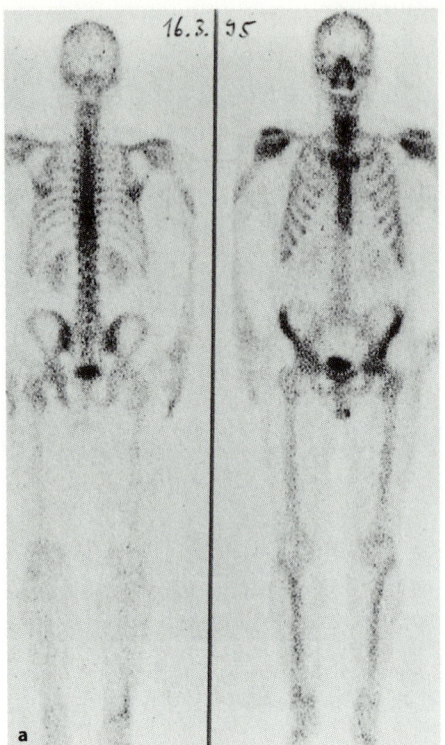
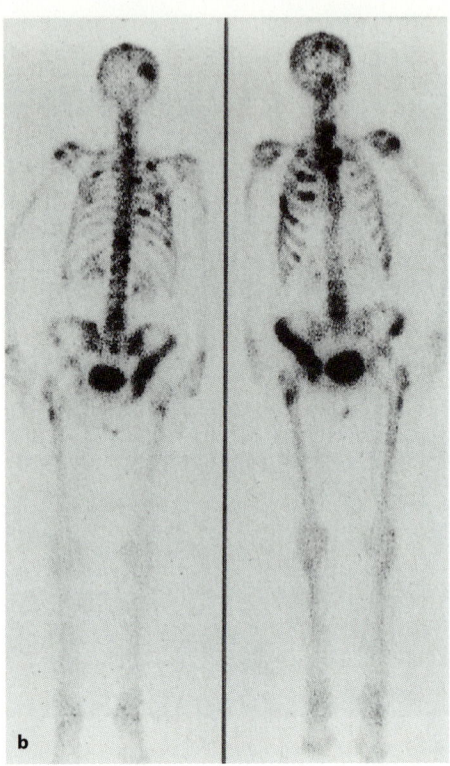

a   **b**

🔲 **Abb. 4.26a, b.** Knochenszintigraphie. **a** Normales Knochenszintigramm mit homogener Speicherung des Radionuklids im knöchernen Skelettsystem. **b** Knochenszinti- gramm mit multiplen herdförmigen starken Anreicherungen des Radionukleid im Knochen als Ausdruck einer diffusen Knochenmetastasierung eines Prostatakarzinoms

Dynamische Isotopennephrographie (ING)= Radionuklidnephrographie (RNG)

Indikationen. Die Unterscheidung einer **Dilatation** des Harntraktes von einer urodynamisch wirksamen **Obstruktion** kann am günstigsten mit einer dynamischen Radionuklidnephrographie (^{123}J-Hippuran, MAG$_3$, 🔲 Abb. 4.27) bei Furosemid-induzierter Diurese diagnostiziert werden.

^{123}J-Orthojodhippursäure (J-Hippuran) und ^{99m}-Technetium-Mercaptoacetyltriglycin (MAG$_3$) werden zu 80% tubulär sezerniert und zu 20% glomerulär filtriert. Die hohe Exkretionsrate (größer 80%) während der ersten Passage durch die Niere ist von großem Vorteil bei der Untersuchung von **Harntransportstörungen**, da bei normaler Nierenfunktion das Radiopharmakon nach 10 Minuten fast vollständig ausgeschieden sein sollte. Eine Verzögerung der Ausscheidung des Radiopharmakons weist auf eine Abflussbehinderung (Obstruktion) hin.

Statische Nierenszintigraphie mit ^{99m}-Tc-DMSA uptake (Technetium-Dimercaptobernsteinsäure

Indikationen. Zur Beurteilung des **funktionstüchtigen Nierengewebes** ist die statische Nierenszintigraphie mit ^{99m}-Tc-DMSA eine wichtige Methode.

Das Radiopharmakon wird an funktionstüchtige Zellen des proximalen Tubulussystems gebunden und stellt so das intakte Nierengewebe dar. Eine bedeutende Rolle spielt das ^{99m}-Tc-DMSA bei der Identifikation kleiner schlecht funktionierender Nieren oder multizystisch-dysplastisch funktionsloser Nieren. Es lassen sich dystope Nieren gut darstellen oder eine einseitige Nierenagenesie aufdecken. Narben am Nierengewebe, bedingt z. B. durch rezidivierende Infekte, lassen sich exakt lokalisieren. Die Funktionstüchtigkeit des Nierengewebes wird durch quantitative Bestimmung des DMSA-uptake für beide Seiten getrennt zuverlässig angezeigt (seitengetrennte Funktionsanalyse).

Positronen-Emissions-Tomographie (PET)

Die PET (= Positronen-Emissions-Tomographie) ist ein Verfahren mit dem man **Stoffwechselvorgänge** im

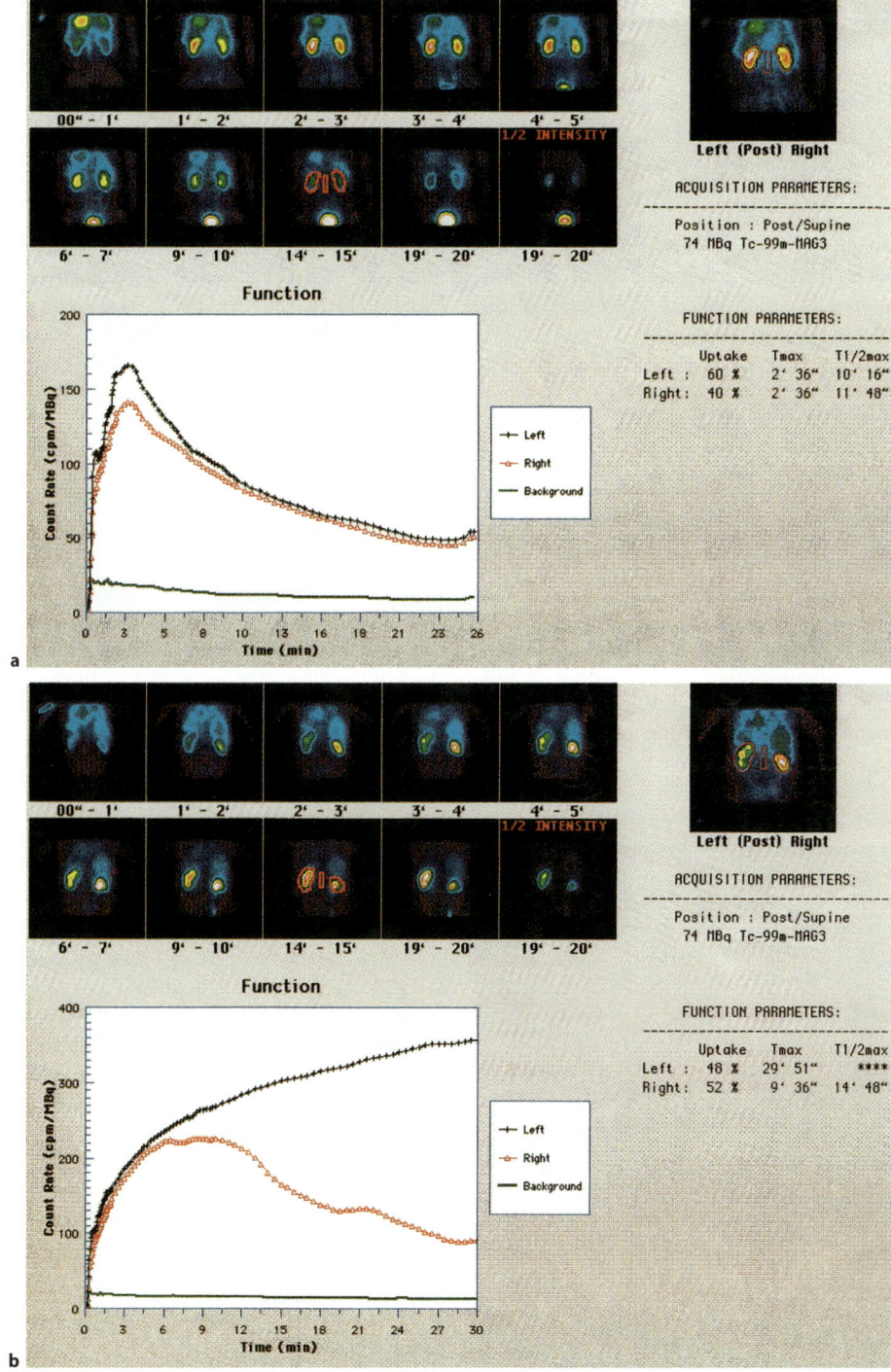

Abb. 4.27a, b. Sequentielle Gammakamerabilder beim Isotopennephrogramm (ING) = Radionuklidnephrogramm. **a** Normales RNG mit statischen Bildern im oberen Teil und der Funktionskurve, die einen guten Abfluss des Radiopharmakons zeigt im unteren Teil. **b** RNG mit Darstellung einer Abflussbehinderung der rechten Niere, gekennzeichnet durch den kontinuierlichen Anstieg der Aktivitätskurve der linken Niere, die auch nach 30 min weiter ansteigt, wohingegen die rechte Nieren einen guten Abfluss unterhält

Körper dreidimensional darstellen kann. Zur Bilderzeugung verwendet man radioaktiv markierte Medikamente, z. B. radioaktiv markierten Traubenzucker (FDG = Fluordesoxyglukose). Beim radioaktiven Zerfall dieser Medikamente entstehen zunächst positiv geladene Teilchen (Positronen), die nach kurzer Wegstrecke im Gewebe Röntgenstrahlung freisetzen. Diese Strahlung wird mit speziellen hochempfindlichen Detektoren registriert. Nach entsprechender Verarbeitung der Daten im Computer erhält man ebenso wie beim CT einen dreidimensionalen Datensatz in Form von Schnittbildern (Tomographie).

4.4.4 Moderne Schnittbildverfahren

Computertomographie

> Neben der Sonographie und der Ausscheidungsurographie ist die Computertomographie (◘ Abb. 4.28) zu einem wichtigen Bestandteil der urologischen Diagnostik geworden.

Nach Vorarbeiten des Physikers Allan M. Cormack wurden von dem Elektrotechniker Godfrey Hounsfield mehrere CT-Prototypen realisiert und die erste CT-Aufnahme 1971 an einem Menschen vorgenommen.

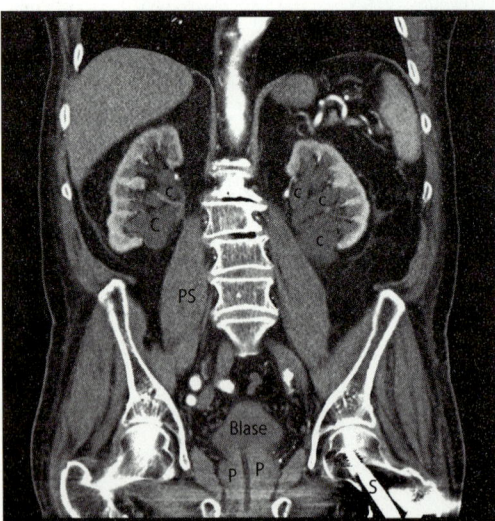

◘ **Abb. 4.28.** Computertomographie mit Darstellung einer koronaren Schnittebene in Höhe der Nieren. Es zeigen sich parapelvine Zysten (C), die sich nach KM-Gabe nicht anfärben. Großes Prostataadenom (P). Prothetisch versorgte Schenkelhalsfraktur mit einer Zugschraube (S) im linken Femurkopf)

Technik. Eine Röntgenquelle und Detektoreinheit kursiert zirkulär um den Patienten, um rechnergestützt ein Schnittbild zu erzeugen. In der Zwischenzeit ist die Technik der Computertomographie soweit verbessert, dass heute hauptsächlich **Spiral-CT's** zur Anwendung kommen. Diese arbeiten im Spiralverfahren, bei dem der Patient mit konstanter Geschwindigkeit entlang seiner Längsachse durch die Strahlenebene bewegt wird, während die Strahlenquelle-Detektoreinheit konstant rotiert. Je nach Gerät können auch mehrere Axialebenen (**4** bis maximal **64** Ebenen) gleichzeitig eingelesen werden (Mehrschicht- oder **Multislice**-Verfahren, ◘ Abb. 4.29). Dadurch ist das Verfahren sehr schnell und es lassen sich Bewegungsartefakte (z. B. durch die Atmung) reduzieren. Auf dem mit dem Gerät verbundenen Rekonstruktionsrechner werden aus dem Datensatz die gewohnten 2D-Schnittbilder, als auch 3D-Bilder errechnet.

Indikationen. Als Schnittbildverfahren eignet sich das CT vor allem zur Diagnostik von Tumoren an parenchymatösen Organen. Wie bei der Urographie wird die Untersuchung in der Computertomographie mit einer Folge von Übersichtsaufnahmen begonnen. Auf den anschließend angefertigten Aufnahmen nach Kontrastmittelgabe lassen sich durch die deutlich unterschiedliche Anreicherung von Kontrastmittel in normalem Parenchym- und Tumorgewebe diese Strukturen klarer voneinander abgrenzen.

> Bei der Diagnostik des **Nierenzellkarzinoms** ist diese Tatsache von besonderer Wichtigkeit, da sich häufig erst nach Kontrastmittelgabe der Nierentumor vom normalen Parenchym abgrenzen lässt.

Vor allem bei **adipösen Patienten** ist die Computertomographie vorteilhaft in der Diagnostik retroperitonealer Raumforderungen (vergrößerte Lymphknoten bei Hoden-, Blasen- und Prostatakarzinomen, retroperitonealer Fibrose), da die Lymphknoten sich unschwer vom Fettgewebe abgrenzen lassen.

Dagegen wird das lokal begrenzte **Urothelkarzinom** des oberen und unteren Harntraktes durch die Computertomographie nur schlecht erfasst. Hier ist die Ausscheidungsurographie, eventuell in Kombination mit dem retrograden Pyelogramm (▶ o.), vorzuziehen.

PET/CT

> Die Bildinformation von PET (Stoffwechsel, Funktion) und CT (Röntgenanatomie, Struktur) ergänzen sich dabei in optimaler Weise (◘ Abb. 4.30). Heute ist die Kombination beider Verfahren in einem Gerät (PET-CT) und in demselben Untersuchungsgang möglich.

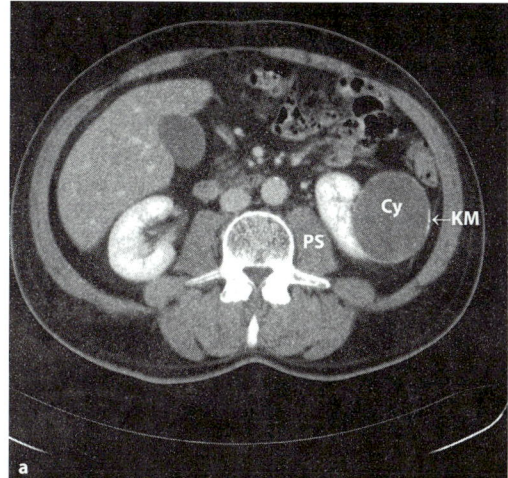

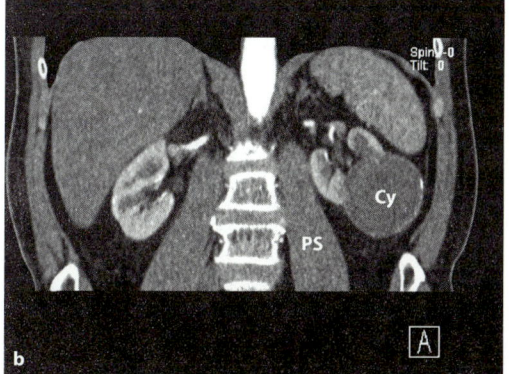

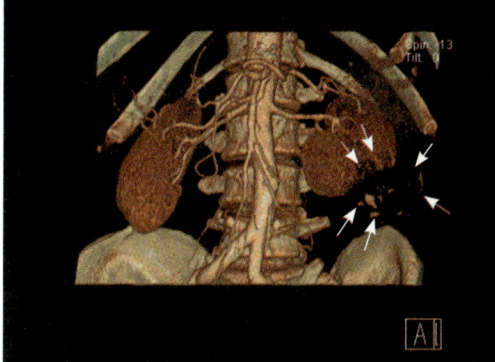

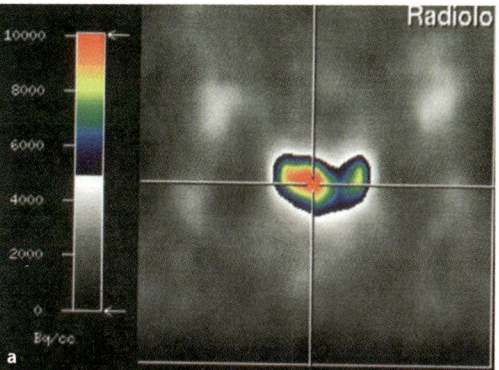

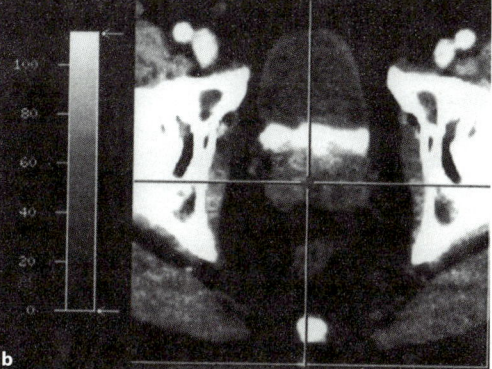

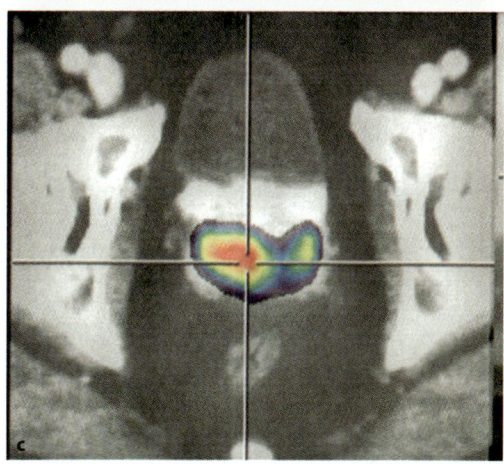

🔲 **Abb. 4.29a, b, c.** Computertomographie einer komplizierten Zyste (multislice, 3D). **a** Transversalschnitt mit Darstellung einer runden liquiden Raumforderung der linken
Niere (Cy) und geringer Kontrastierung der Wand (KM),
PS = Psoas. **b** Koronarer Schnitt aus dem gleichen Bereich
(Cy = Raumforderung linke Niere, PS = Psoas). **c** 3D-Rekons-
truktion. Gute Darstellung der Gefäßanatomie. Defekt am
lateralen unteren Pol der linken Niere und Kontrastierung
weniger Bereiche der Kapsel der Zyste (Pfeile = Zystenwand-
karzinom)

🔲 **Abb. 4.30a, b, c.** PET + CT = PET/CT **a** PET = Positronen-
Emissions-Tomographie im Bereich des Beckens mit deutlicher Aktivität im Blasen-/Prostatabereich. **b** CT-Aufnahme
des Beckens bei dem gleichen Patienten. **c** Verbindung von
PET/CT mit Darstellung einer deutlichen Aktivität im Pros-
tatabereich, was einem Prostatakarzinom entsprach

Indikationen. Das PET-CT wird überwiegend für Tumorerkrankungen eingesetzt. Bei den meisten Tumorarten wird radioaktiv markierter Traubenzucker (Fluordesoxyglukose, FDG) verwendet. Einige Tumoren weisen jedoch keinen vermehrten Zuckerstoffwechsel auf, so das Prostatakarzinom. Um auch für diesen Tumor die PET einsetzen zu können, wurden neue Substanzen entwickelt. Es wird z. B. Cholin eingesetzt, das mit dem extrem kurzlebigen C-11 radioaktiv markiert ist und sich beim Prostatakarzinom bewährt hat.

Magnetresonanztomographie (MRT)

Mit einer MRT (■ Abb. 4.31) kann man Schnittbilder des menschlichen Körpers erzeugen, die oft eine gute Beurteilung der Organe und vieler Organveränderungen erlauben. Die physikalische Grundlage der MRT bildet die Kernspinresonanz. Hier nutzt man die Tatsache, dass Protonen einen Spin besitzen und Atomkerne dadurch ein magnetisches Moment erhalten.

Ein synonymer Begriff ist Kernspintomographie, zuweilen abkürzend Kernspin genannt. Dieser wird jedoch heutzutage seltener verwendet. Die gelegentlich gebrauchte Abkürzung MRI stammt von dem englischen Fachbegriff Magnetic Resonance Imaging.

Die MRT hat sich in der Urologie als Ergänzung der Computertomographie etabliert.

> Wie auch die Computertomographie wird die MRT eingesetzt bei der Diagnostik retroperitonealer Tumore.

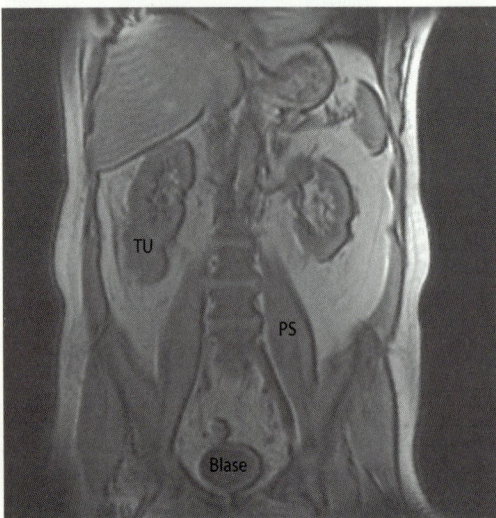

■ **Abb. 4.31.** Magnetresonanztomographie (MRT) mit Darstellung eines soliden Tumors am Unterpol der rechten Niere (TU = Nierenkarzinom, PS = Psoas)

Bei Patienten mit Kontrastmittelallergie kann die MRT hilfreich sein. Das beim MRT verwandte Kontrastmittel Gadolinium ist eine paramagnetische Substanz und ruft **keine allergischen Reaktionen** hervor.

Indikationen. Die MRT hat sich insbesondere als Untersuchungsverfahren zur Abklärung von Tumorerkrankungen bei Patienten mit einer Kontrastmittelallergie bewährt.

Als bevorzugte Untersuchung hat sich die MRT bei Erkrankungen des Gehirns und des Rückenmarks etabliert, z. B. beim **Tethered-cord-Syndrom.**

Tethered-cord-Syndrom (gefesseltes Rückenmark) bei Spina bifida

Die terminalen Stränge des Rückenmarks sind bei der Spina bifida häufig mit den Wirbelkörpern verwachsen, sodass es im Laufe des Wachstums der Spina-bifida-Kinder zur Zerrung terminaler Stränge kommt. Dies kann sich z. B. in neurourologischen Problemen wie Blasenentleerungsstörungen äußern. Daher müssen diese Verwachsungen operativ gelöst werden.

> Der Vorteil des MRT ist die fehlende Strahlenbelastung. Nachteilig sind die hohen Untersuchungskosten und, dass Patienten mit metallenen Prothesen oder Schrittmachern nicht untersucht werden können.

In Kürze

Bildgebende Verfahren
Sonographie: Wichtigste bildgebende Verfahren in der Urologie, schmerzlos, beliebig wiederholbar, aber nicht optimal dokumentierbar. Sonographische Nierendiagnostik, transrektale Sonographie, sonographische Punktionsverfahren, Dopplersonographie, Duplexsonographie.
Urologische Röntgenuntersuchungen: Verschiedene Verfahren zur Darstellung von urologischen Hohlorganen und Gefäßen mit Hilfe von Kontrastmitteln, Beurteilung der Leeraufnahme sowie Aufnahmen in zeitlichem Abstand, z. B. Ausscheidungsurographie, DSA, Phlebographie.
Nuklearmedizinische Verfahren: Darstellung nach Gabe von radioaktiv markierter Substanz, Beurteilung von Stoffwechsel bzw. Funktion urologischer Organe möglich, z. B. Knochenszintigraphie, PET, ING (Isotopennephrographie).
Moderne Schnittbildverfahren: Darstellung urologischer Organe in unterschiedlichen Ebenen möglich, insbesondere bei Tumordiagnostik genutzt, z. B. CT, PET-CT, MRT.

4.5 Endourologische Diagnostik und Therapie

R. Hartung, M. Barba

> Zur Endourologie gehören die Endoskopie von Harn-
> röhre und Harnblase (**Urethrozystoskopie**), der Ure-
> teren (**Ureteroskopie**) sowie des Nierenhohlsystems
> (**Ureterorenoskopie, Nephroskopie**).

Endourologische Maßnahmen werden sowohl diagnostisch als auch therapeutisch eingesetzt. Auch der
Zugang zum Harntrakt durch die Bauchhöhle oder
durch den extraperitonealen Raum gehören zu endoskopischen Eingriffen, die vom Urologen durchgeführt
werden (▶Kap. 5.3).

Endoskopische Instrumente. Es stehen starre und flexible Instrumente (▢ Abb. 4.32) zur Verfügung. Die
äußere Schaftdicke wird in Charrière (1 Charr =
$^1/_3$ mm) angegeben

━ **Starre Endoskope** bestehen aus einem zentral-
  lumig offenen Metallschaft, in den bei blinder Einführung des Instruments ein Obturator (Füllstab)
  oder zur Sichtbeurteilung verschiedene gewinkelte
  Optiken mit Blickrichtungen von 0°, 30°, 70°,
  120° (▢ Abb. 4.33) eingesetzt werden. Je nach
  Schaftdurchmesser können über ein bis zwei
  Arbeitskanäle Instrumente (z. B. Ureterkatheter,
  Biopsiezangen) eingebracht werden. Ein Lichtge-
  nerator überträgt Licht zum Endoskop über ein
  flexibles Glasfaserbündel, das auf die Optik gesteckt
  wird.

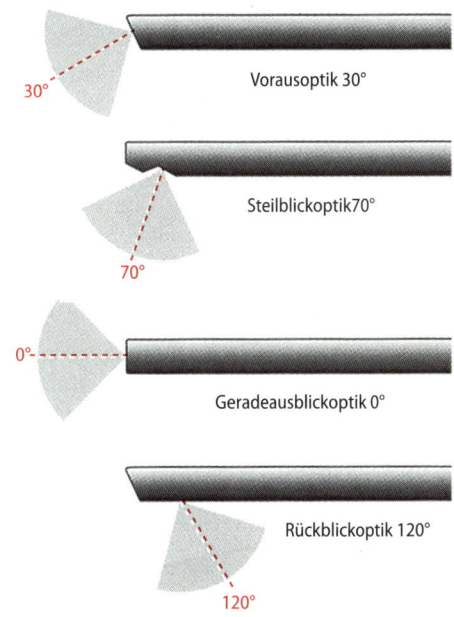

▢**Abb. 4.33.** Gewinkelte Optiken zur Endoskopie des Harntrakts (nach Mauermayer 1981)

━ Bei **flexiblen Endoskopen** werden sowohl das
  Licht als auch das optische Bild über Glasfaserbündel fortgeleitet. Die Abwinklung des distalen Endes
  mittels einer Stellschraube ermöglicht die Endoskopie in verschiedenen Blickrichtungen (▢ Abb.
  4.34). Der Arbeitskanal flexibler Instrumente hat
  ein kleines Lumen, sodass nur Miniaturinstrumente
  eingesetzt werden können.

▢**Abb. 4.32a–d.** Aufbau eines starren Endoskops am Beispiel eines
Urethrozystoskops. **a** Schaft mit Obturator. **b** Schatteneinsatz. **c** Optik.
d Zusammengesetztes Instrument
(mit freundlicher Genehmigung der
Karl Storz GmbH & Co, Tuttlingen)

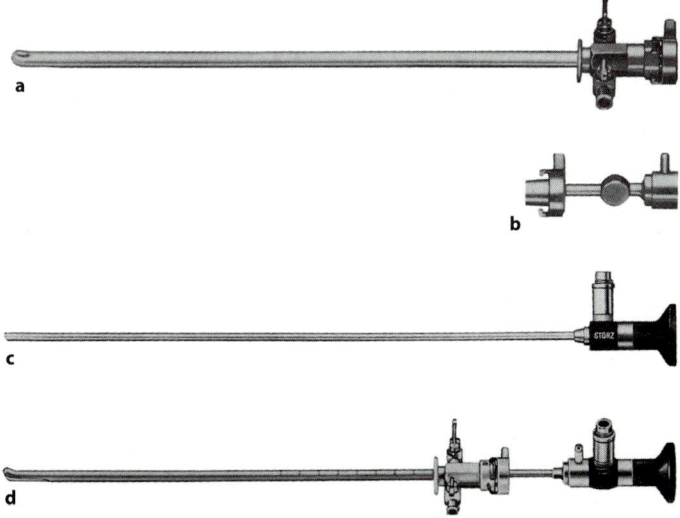

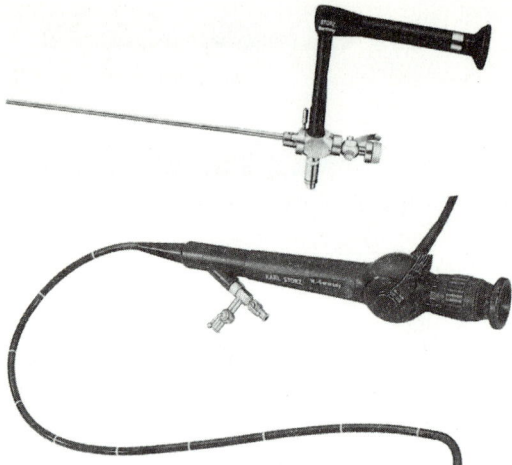

◘ **Abb. 4.34.** Starres und flexibles Nephroskop (mit freundlicher Genehmigung der Karl Storz GmbH & Co, Tuttlingen)

Am okularseitigen Schaftende aller Endoskope befinden sich seitlich angesetzte Hähne oder ein Dreiwegehahn für Zu- und Ablauf des Spülwassers (NaCl, steriles H_2O).

Tipp

Während rigide Endoskope eine bessere optische Qualität besitzen, erlauben flexible Instrumente die Untersuchung in variabler Patientenlage und führen insbesondere bei transurethral-endoskopischen Maßnahmen des Mannes und Kindes zu geringen Beeinträchtigungen.

Endoskopische Technik. Jeder endourologische Eingriff wird unter sterilen Bedingungen vorgenommen. Genaue Kenntnis der Hohlraumanatomie des Urogenitaltrakts sind erforderlich.

> Die Komplikationsrate bei exakter Indikationsstellung und sachgerechter, insbesondere atraumatischer Durchführung ist gering.

Jeder erhobene endoskopische Befund ist nach Lokalisation, Morphologie und Größe genau zu dokumentieren. Die Wahl des Narkoseverfahrens (Lokalanästhesie, Sedoanalgesie, Regionalanästhesie, Vollnarkose) richtet sich nach dem Ausmaß des endoskopischen Eingriffs und der individuellen Situation des Patienten.

Videoendoskopie. Mit der Übertragung endoskopischer Bilder über eine kleine, am Okular des Endoskops angebrachte Kamera auf einen Monitor, gelang eine bedeutende Weiterentwicklung der urologischen Endo-

skopie. Der Untersucher orientiert sich am Monitorbild. Dadurch ist eine physiologische Körperhaltung während des Eingriffs möglich. Die Videoendoskopie wird derzeit als hauptsächliches Verfahren eingesetzt. Besonders vorteilhaft ist der Einsatz bei eingeschränkter Lagerungsfähigkeit des Patienten (Beispiel: Coxarthrose der Hüftgelenke).

> An vielen Kliniken ist die **Videoendoskopie** für Diagnostik und Therapie allgemeine Routine.

Laserkoagulation. Der am häufigsten eingesetzte **Neodym-YAG-Laser** erzeugt Licht mit einer Wellenlänge von 1060 nm. Die Laserbestrahlung führt zu einer Gewebekoagulation bis zu einer Tiefe von 5 mm.

> Die externe bzw. transurethrale Laserapplikation ist Therapie der Wahl bei **Condylomata acuminata** an Glans penis und Meatus urethrae externus bzw. in der Harnröhre (◘ Tabelle 4.16).

Bei anderen Indikationen (Carcinoma in situ des Penis, Blasentumor, Urothelkarzinom des Harnleiters oder Nierenbecken, Harnröhrenstriktur, Ureterstenosen, Harnleiter- und Nierensteine) bietet die Laserbehandlung im Vergleich zu den etablierten Behandlungsverfahren keine eindeutigen Vorteile. Der Versuch einer endoskopischen Laserkoagulation eines Tumors scheint nur bei Harnleiter- oder Nierenbeckentumoren von Einzel- oder Restnieren gerechtfertigt.

4.5.1 Urethrozystoskopie

> Mit der (**Urethro-**) **Zystoskopie** werden pathologische Veränderungen des unteren Harntraktes, nämlich der Harnröhre, der Prostata und der Harnblase (◘ Tabelle 4.17) beurteilt.

Indikationen.

Zu den Indikationen der Urethrozystoskopie zählen:

– Makrohämaturie unklarer Ursache,
– persistierende Mikrohämaturie,
– rezidivierender Harnwegsinfekt,
– Verdacht auf Blasentumor, Tumorinfiltration aus Nachbarorganen (weibliches Genitale, Prostata, Darm) oder Metastasen (<1%) von Magen-, Mamma-, Bronchialkarzinomen sowie Hautmelanomen,
– Verlaufskontrolle nach Blasentumorresektion,
▼

◘ Tabelle 4.16. Indikationen und Kontraindikationen transurethraler Operationen an Harnröhre, Blase und Prostata

Indikationen:

benigne Prostatahyperplasie mit eindeutigen objektiven Befunden (Harnverhalt, rezidivierenden Blutungen, Restharn > 100 ml mit rezidivierenden Infekten, Blasensteinbildung, Zeichen der Dekompensation der oberen Harnwege) und/oder bei Patienten mit deutlich belastenden subjektiven Symptomen (gesteigerte Dysurie und Nykturie, Urge-Symptomatik)

Prostatakarzinom als *palliative* Therapie bei bestehender obstruktiver Miktionssymptomatik

Blasenauslassenge mit Miktionsbeschwerden

Blasentumor (*diagnostisch* bei fortgeschrittenen, *therapeutisch* bei oberflächlichen Tumoren)

Blasenstein (meist in Kombination mit Prostataresektion)

Blasendivertikel mit persistierendem Harnwegsinfekt sowie Divertikelhalserweiterung bei ungenügender Divertikelentleerung

Harnröhrenenge (bei Strikturrezidiv ist Indikation zur offenen plastischen Rekonstruktion zu prüfen)

Harnröhrenkondylome

Kontraindikationen:

temporär:	akuter, fieberhafter Harnwegsinfekt, Einnahme von Cumarinderivaten oder Thrombozyten-aggregationshemmern
absolut:	ausgeprägte Zerebralsklerose, behandlungsresistente Gerinnungsstörungen

◘ Tabelle 4.17. Endoskopische Beurteilung des unteren Harntrakts

Harnröhre:	Schleimhautveränderungen, Striktur, Divertikel, Kondylome, Fremdkörper, Harnröhrenklappen, Fistel, Tumor, Sphinkterfunktion
Prostata:	Größe und Gestalt, Schleimhautveränderungen
Blasenhals:	Blasenhalssklerose
Blase:	Schleimhautveränderungen, Ostienkonfiguration und -lage, Tumor (papillär, solide), Trabekulierung, Divertikel, Fistel, Stein, Fremdkörper

- Beurteilung der Harnleiterostien bei vesikoure-terorenalem Reflux,
- neurogene Blasenentleerungsstörung,
- Verdacht auf Urogenitaltuberkulose,
- Fremdkörpereinführung.

Kontraindikationen.

❯ Die Zystoskopie ist kontraindiziert bei **akuter Urethritis**, **akuter Zystitis** und bei **akuter Prostatitis**.

Durchführung. Die Urethrozystoskopie mit starren Instrumenten erfolgt in Steinschnittlagerung (◘ Abb. 4.35), bei flexiblen Instrumenten ist eine normale Rückenlagerung möglich.

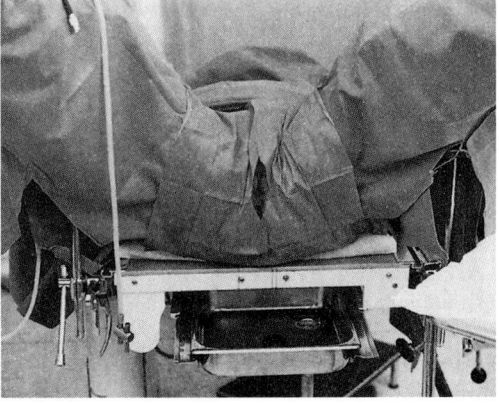

◘ Abb. 4.35. Steinschnittlagerung des Patienten zur Zystoskopie

4

Äußere Schaftdicke
Für die Untersuchung von Erwachsenen werden starre (15,5–23,5 Charr) und flexible (15–20 Charr) Zystoskope eingesetzt. Starre und flexible Miniaturinstrumente (6–9 Charr) eignen sich zur Zystoskopie von Kindern.

— **Durchführung beim Mann.** Beim Mann wird nach Desinfektion der Glans penis und Instillation eines Gleitmittels mit lokalanästhetischer Wirkung das Instrument mit Füllstab (Obturator) über den Meatus urethrae externus eingeführt. Nach Passieren des Meatus und Entfernen des Obturators wird die Geradeausoptik (0°) eingesetzt und die penile, bulbäre, membranöse und prostatische Harnröhre, sowie der Blasenhals inspiziert. Die Beurteilung der Harnblase erfolgt zunächst mit der 30° Optik und kann durch weitere Optiken (z. B. 70°) ergänzt werden. Blasenboden, -seitenwände, -hinterwand und -dach werden durch systematische Exkursionen des Instruments untersucht.

— **Durchführung bei der Frau.** Wegen der kurzen Harnröhre wird der Metallschaft mit Obturator bis in die Blase eingeführt. Nach der Zystoskopie erfolgt die Urethroskopie. Wegen des nur kurzen Urethralkanals tritt häufig Spülwasser aus dem Meatus urethrae externus, sodass der Urethralkanal durch die Spülflüssigkeit nicht entfaltet wird. Zur Verbesserung der Diagnostik wird ein Harnröhrenadapter nach Nickell auf dem Zystoskopschaft vorgeschoben und leicht gegen den Meatus externus gedrückt. So kann ein Abfließen des Spülwassers und damit das Kollabieren der Harnröhre vermieden werden.

Komplikationen. Nach Zystoskopie sind Komplikationen selten. Ein geringes Brennen bei der Miktion oder eine temporäre Hämaturie gelten nicht als Komplikationen. Grundsätzlich rät man dem Patient zu einer **vorübergehend erhöhten Flüssigkeitszufuhr**.

> **Tipp**
> Nur bei besonderer Infektgefährdung (z. B. Diabetiker) kann eine antibiotische Behandlung indiziert sein.

Morphologie. Bei normaler Harnröhrenschleimhaut erkennt man eine geringe Zottung und geringe Gefäßinjektion.

> Besonders wichtig ist die endoskopische Diagnostik einer Striktur, Fistel oder eines Divertikels, da man hier immer die eigentliche Ursache »vor Augen« hat, die
> ▼

einer röntgenologischen Untersuchung aus Gründen der Projektion durchaus entgehen können.

Eine gesunde Blasenschleimhaut zeigt eine gelbrosa Färbung mit geringer Gefäßzeichnung. Oberflächliche Blasentumore imponieren als zottige Gebilde, invasive Tumoren sehen solide aus. Normale, auf der Trigonalleiste orthotop liegende Ostien sind schlitzförmig oder flach vertieft. Refluxive Ostien sind hufeisen- oder stadionförmig konfiguriert, häufig findet man sie lateralisiert.

4.5.2 Ureterorenoskopie

> Die **Ureterorenoskopie (URS)** ist die retrograde endourologische Inspektion von Harnleitern und Nierenhohlsystemen (◘ Abb. 4.36, ▶ Kap 10.5.3).

Indikationen.
Die diagnostische URS wird nach Ausschöpfen anderer, zur Verfügung stehender Untersuchungsmethoden gezielt eingesetzt zur:

— Abklärung tumorsuspekter Veränderungen (z. B. Kontrastmittelaussparung in der retrograden Pyelographie) im harnableitenden System mit gleichzeitiger Entnahme einer Spülzytologie bzw. bei entsprechend morphologischen Veränderungen einer Biopsie,
— Abklärung einer unilateral auftretenden Makrohämaturie.

Therapeutische Indikationen zur URS bestehen bei:

— Steinentfernung aus dem Harnleiter (▶ Kap. 10.5.3),
— Einlage eines Ureterenkatheters bei ureteraler Passagebehinderung,
— Dilatation oder Inzision von Harnleiterengen,
— in Einzelfällen zur palliativen Resektion oder Koagulation von Tumoren bei Patienten, bei denen eine radikale Tumorchirurgie kontraindiziert ist.

Durchführung.
In Steinschnittlagerung erfolgt die transurethrale Einführung des Ureterorenoskops in die Blase. Die Ostienpassage in den Ureter wird durch vorherige Dilatation des intramuralen Ureteranteils oder zeltförmiges Anheben des Ostiendaches mit dem Instrument erleichtert. Das Ureterorenoskop wird unter möglichst geringem Spülwasserfluss zur Entfaltung der Ureter-

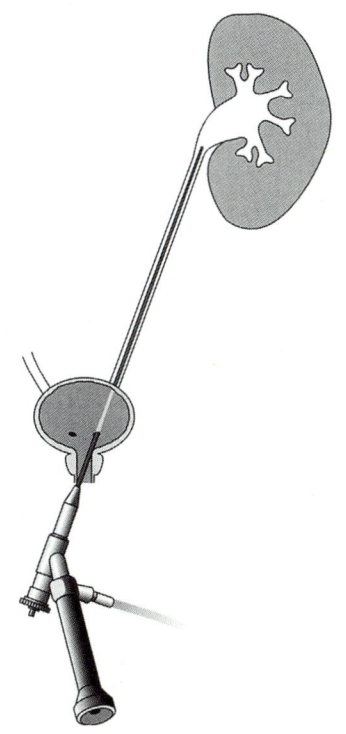

Abb. 4.36. Ureterorenoskopie

schleimhaut unter Sicht bis in das Nierenbecken vorgeschoben.

Über einen oder zwei Arbeitskanäle können Instrumente zur Steinentfernung wie Ultraschall-, Laser- oder elektrohydraulische Sonden, Körbchenschlingen und Fasszangen eingesetzt werden.

Äußere Schaftdicke

Rigide Ureterorenoskope haben einen Außendurchmesser von 6,5–15 Charr mit abgewinkeltem Okularteil für eine bequemere Arbeitshaltung des Operators, Durchmesser flexibler Instrumente mit beweglichem distalem Ende betragen 4,5–12 Charr.

Komplikationen. Die Komplikationsrate der URS liegt unter 4%.

> Wichtige akute Komplikationsmöglichkeiten sind **Ureterperforation** und **Ostiumläsion**.

Daraus können als Spätfolgen Stenosen oder eine Refluxnephropathie resultieren.

Die Einlage eines **Ureterenkatheters** (Doppel-J), der für einige Tage belassen wird, von 7–8 Charr ist indiziert, wenn eine Harnstauung durch ödematöse Schwellung des Ureters zu erwarten ist. Bei Harnleiterperforation wird für mindestens 2 Wochen ein Doppel J (Abb. 4.48) zur folgenlosen Abheilung der Läsion eingelegt.

4.5.3 Nephroskopie

Indikationen. Die **diagnostische** antegrade Nephroskopie wird selten, vorwiegend beim Versagen ureterorenoskopischer Untersuchungen durchgeführt.

> Die Hauptindikation zur **therapeutischen** Nephroskopie besteht in der perkutanen Entfernung von Nierensteinen (**perkutane Nephrolitholapaxie, PCNL,** ▶ Kap. 10.5.3), die z. B. wegen Steingröße mittels ESWL (extrakorporale Stoßwellenlithotripsie) nicht ausreichend behandelbar sind.

4.5.4 Urethrotomia interna

Indikationen.

> Kurze, erstmalig auftretende oder einmalig rezidivierende, Harnröhrenstrikturen (Tabelle 4.16) können endoskopisch korrigiert werden.

Bei langstreckigen, wiederholt rezidivierenden Engen muss eine operativ-plastische Rekonstruktion der Urethra durchgeführt werden.

Urethrotomia nach Otis. Bei Engen direkt im Bereich des Meatus urethrae externus und im distalen Bereich der Pars pendulans urethrae ist die »blinde« Urethrotomia interna mit dem Instrument nach Otis, ohne Sicht indiziert. Das Otis-Urethrotom (Abb. 4.37) wird wie ein Katheter über die Striktur in die Harnröhre eingeführt. Nach Öffnen des Urethrotoms auf 24–28 Charr wird das dachförmig konfigurierte Messer über die Enge bei 12 Uhr zurückgezogen.

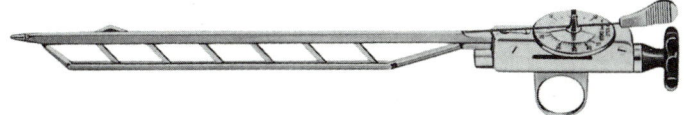

Abb. 4.37. Otis-Urethrotom zur »blinden« Harnröhrenschlitzung (mit freundlicher Genehmigung der Karl Storz GmbH & Co, Tuttlingen)

4

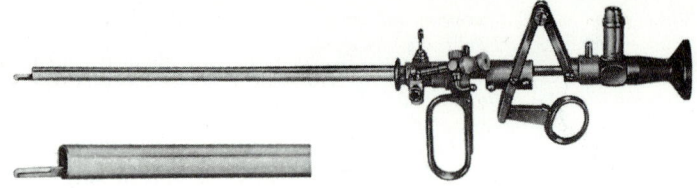

. Abb. 4.38. Sachse-Urethrotom zur Harnröhrenschlitzung unter Sicht (mit freundlicher Genehmigung der Karl Storz GmbH & Co, Tuttlingen)

Urethrotomia nach Sachse.

> Ermöglicht die Lokalisation der Striktur die transurethrale Einführung des Urethrotoms, erfolgt immer eine Urethrotomia interna unter optischer Kontrolle mit einem Instrument nach Sachse (Sichturethrotomie mit dem Instrument nach Sachse, . Abb. 4.38).

Hierbei wird unter Sichtkontrolle das Urethrotom an den Strikturbereich herangeführt und zunächst zur Vermeidung der Bildung einer Via falsa ein Ureterkatheter über die Striktur in die Blase eingeführt. Dann wird das im Instrument geführte Messer ausgefahren und die Harnröhrenenge bei 12 Uhr indiziert. Dieses Vorgehen wird so lange wiederholt, bis eine genügende Harnröhrenweite entstanden ist.

Eine Sichturethrotomie mit **Einsatz des Lasers** ist ebenso möglich. Um eine Restriktur zu vermeiden, muss das Lasersystem so eingestellt sein, dass wenig koagulierende aber viel schneidende Wirkung erreicht wird. Postoperativ kann die Instillation kortison- und antibiotikahaltiger Gels für eine Woche durchgeführt werden.

Komplikationen. Komplikationen bestehen bei nicht sachgerechter Schnittführung in Via falsa urethrae, Harnröhrenfistel, -divertikel, Verletzung der Corpora cavernosa und Verletzung des M. sphincter externus mit konsekutiver Inkontinenz.

4.5.5 Transurethrale Prostataresektion

Indikationen.

> Die **transurethrale Resektion der Prostata** (**TUR-P**) ist trotz der klinischen Erprobung verschiedener alternativer instrumenteller und medikamentöser Behandlungsmodalitäten nach wie vor die **Standardtherapie bei obstruktiver benigner Prostatahyperplasie** (**BPH**, ▶ Kap. 8, . Tabelle 4.16). Ziel des Verfahrens ist die Reduktion des Prostatavolumens, um eine ungehinderte Blasenentleerung zu ermöglichen.

Die Indikation zur TUR-P ist streng zu stellen. Um nur die Patienten mit nachgewiesener Obstruktion einer Operation zuzuführen, müssen subjektiv-irritative Miktionsbeschwerden im Vorfeld ausgeschlossen werden, ggf. sind urodynamische Untersuchungen (Druck/Flussstudien) angezeigt.

Durch TUR-P ist ein Gewebekegel der Prostata zu entfernen. Dieser Adenomanteil entspricht der Transitionalzone der Prostata gemäß der Anatomie der Prostata nach McNeal.

> Die Peripherie wird auch bei gründlicher TUR-P nicht erfasst. Die in der Regel in der peripheren Zone lokalisierten, transrektal tastbaren Prostatakarzinome können durch TUR-P keinesfalls kurativ behandelt werden!

Die TUR-P beim Prostatakarzinom stellt einzig eine palliative Therapie bei infravesikaler Obstruktion mit belastender Symptomatik dar.

> Besteht klinisch der Verdacht auf das Vorliegen eines Prostatakarzinoms muss vor TUR-P eine Prostatabiopsie (▶ Kap. 4.5.6) durchgeführt werden.

Bei kleinen Prostatae und Blasenhalssklerosen mit irritativer und obstruktiver Miktionssymptomatik empfiehlt sich eine **transurethrale Inzision der Prostata und des Blasenhalses** (**TUI-P**).

Durchführung. Das Resektionsinstrument (. Abb. 4.39) besteht aus äußerem Schaft (Durchmesser 23,5–27, in der Regel 24 Charr), eingesetztem Elektrotom und Optik.

Das Elektrotom führt eine Schneideschlinge zur Resektion und Koagulation, die über ein Stromleitkabel mit einem Hochfrequenzgenerator verbunden ist. Die Lichtquelle entspricht der der Zystoskopie, der Spülwasserzulauf erfolgt über ein Hahnsystem am Schaft. Reseziertes Prostatagewebe wird in der Regel nach Herausnahme des Elektrotoms durch den dann leeren Schaft ausgespült.

Die TUR-P (. Abb. 4.40) erfolgt in Steinschnittlagerung meist unter Regional-, selten Intubationsanästhesie. Das Resektoskop muss völlig unbehindert in die Harnröhre eingeführt werden. Sollten Harnröhrenengen vorliegen, erfolgt eine Urethrotomia interna (▶ Kap. 4.5.4). Eine Zystoskopie (Ostienlokalisation, Blasentumorausschluss, Beurteilung endovesikaler Mittellappenanteile) geht der TUR-P voraus.

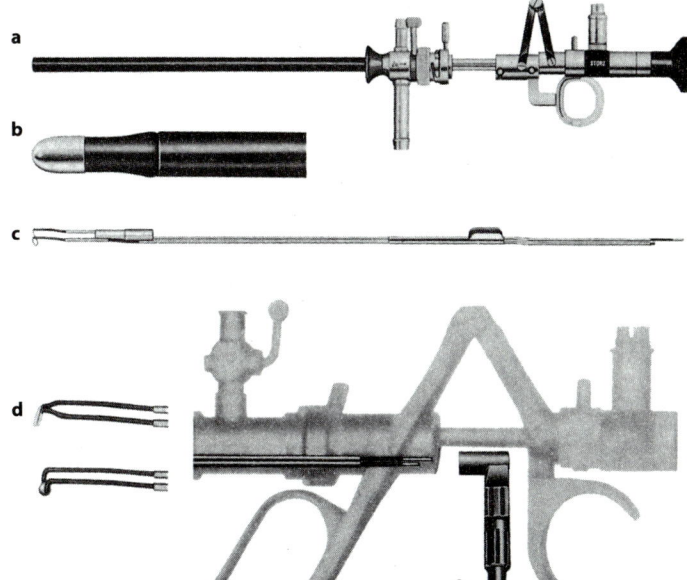

■ **Abb. 4.39a–e.** Elektroresektions-instrument. **a** Resektoskop mit einge-setzter Optik und teflonüberzogenem Schaft mit Zentralhahn. **b** Atraumati-scher Spreizobturator nach Leusch für den Schaft, der das scharfkantige Schaftende abdeckt. **c** Schlingenelek-trode. **d** Elektrodenvarianten: oben Hakensonde, unten Koagulationselek-trode mit Kugelrolle. **e** Anschluss der Elektrode an das Hochfrequenzleitka-bel am Elektrotom (mit freundlicher Genehmigung der Karl Storz GmbH & Co, Tuttlingen)

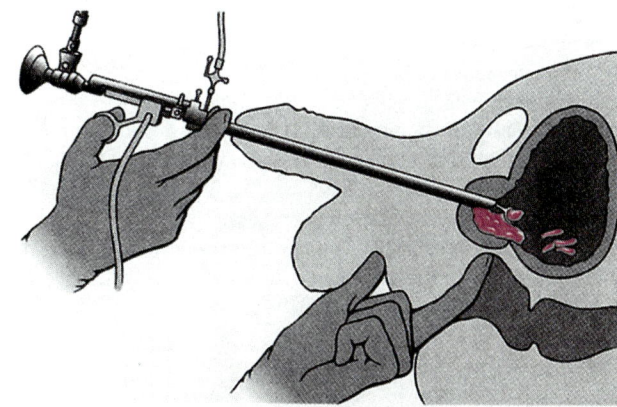

■ **Abb. 4.40.** Schematische Darstellung der transurethralen Prostataresektion (TUR-P)

Die TUR-P lässt sich in drei Phasen einteilen:

- Exzision eines Gewebekegels, dessen Spitze etwa dem Colliculus seminalis und dessen ba-saler Umfang dem Bereich des M. sphincter in-ternus entspricht,
- Aushöhlen beider Seitenlappen,
- Resektion der apikalen BPH-Anteile unter sorg-fältiger Schonung des M. sphincter externus.

Bei der TUR-P orientiert man sich exakt an der Anato-mie und Morphologie der Prostata. Die Resektion wird bis zum Sichtbarwerden rötlicher, miteinander ver-wobener Faserbündel (»**Prostatakapsel**«) fortgesetzt. Die TUR-P endet mit einer immer zu fordernden sorg-fältigen Blutstillung. Im Anschluss wird ein 20-Charr-Spülkatheter, dessen Ballon zur Tamponade venöser Blutungen in der Prostataloge geblockt wird, mit kon-tinuierlicher Spülung bis zum 2. postoperativen Tag eingelegt.

Neben diesem dargestellten operativen Vorgehen gibt es viele verwandte Techniken.

4

Komplikationen.

Zu den **intraoperativen** Komplikationen zählen:
- Schwere arterielle und venöse Blutungen, insbesondere aus dem venösen Sinus,
- Perforation der Prostatakapsel,
- Ablösung des Trigonums durch zu tiefe Resektion am Übergang der Prostata zum Blasenhals,
- Verletzung des M. sphincter externus.

> **Cave**
> Bei tiefer Resektion im Kapselbereich und eröffneten Venen kann Spülflüssigkeit systemisch aufgenommen werden (»**TUR-Syndrom**«). Dies führt zur Hypervolämie mit Hyponatriämie und kann lebensbedrohliche Schocksituationen im Sinne eines zerebralen Ödems hervorrufen.

> Durch operationsbedingte Schädigung des M. sphincter internus tritt in über 90% eine retrograde Ejakulation auf. Darüber muss das präoperative Aufklärungsgespräch informieren!

Selten kommt es zur Inkontinenz durch Läsion des M. sphincter externus (1‰).

Neuere Entwicklungen in der Modifikation der Hochfrequenzgeneratoren erlauben einen blutärmeren Gewebeschnitt, der in ersten klinischen Versuchsreihen die perioperativen Transfusionsraten auf ein Viertel senken konnte (sog. »koagulierendes intermittierendes Schneiden«). Weitere Untersuchungen sind notwendig um das Verfahren zu überprüfen.

Der Einsatz ablativer Therapie unter Verwendung des Lasers (KTP-Laser, Green-Light-Laser) ist ebenfalls vielversprechend in der Erprobung.

4.5.6 Prostatabiopsie

Indikationen. Die Prostatabiopsie ist bei rektal suspektem Palpationsbefund und/oder Erhöhung des prostataspezifischen Antigens (PSA) nach Ausschluss anderer Ursachen wie BPH und Prostatitis **absolut** indiziert. Eine **realative** Indikation besteht bei auffälligen Befunden im transrektalen Ultraschall in der Verlaufsbeobachtung.

> Als Stanzbiopsie liefert die Prostatabiopsie Material zur histologischen, als Saugbiopsie zur zytologischen Diagnostik.

Stanzbiopsie. Die Stanzbiopsie eines suspekten Knotens der Prostata für die histologische Diagnostik kann

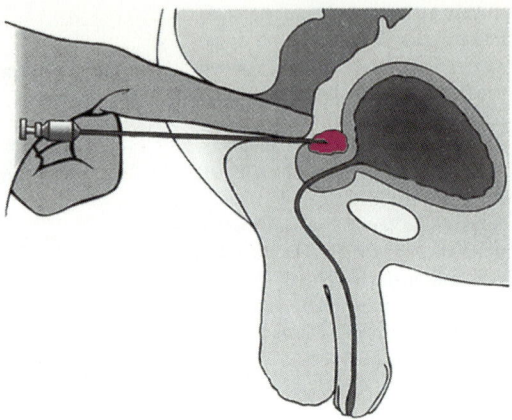

◘ Abb. 4.41. Transrektale Stanzung unter Führung des Fingers

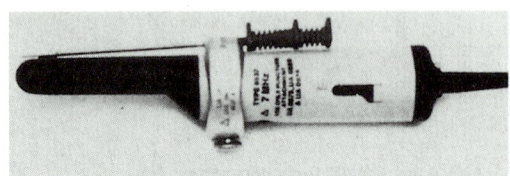

◘ Abb. 4.42. Transrektaler Schallkopf mit adaptierter Stanzvorrichtung und Travenolnadel

typischerweise von transrektal oder auch seltener von perineal (transperineal) erfolgen und unter digitaler Führung oder Ultraschallkontrolle durchgeführt werden. Mögliche Komplikationen sind Blutung und Infekt. Beide Stanzungen sollten nur unter antibiotischem Schutz erfolgen (Gyrasehemmer oder Trimethoprim-Sulfamethoxazol).

Vorteil der transrektalen Prostatabiopsie (◘ Abb. 4.41) ist die bessere Zielgenauigkeit sowie die mögliche Anwendung unter lokaler Anästhesie. Durch Entwicklung dünner Nadeln (0,9–1,2 mm) können transrektal aus jedem Prostataseitenlappen basal, medial und apikal Biopsien entnommen werden (»**random biopsy**«).

Mithilfe der transrektalen Sonographie können die Biopsien ultraschallkontrolliert, »unter Sicht« durchgeführt werden. An den Schallkopf wird eine Biopsienadel adaptiert (◘ Abb. 4.42), deren Stichrichtung auf dem Bildschirm eingestellt werden kann. Durch die Entwicklung sogenannter Biopsiepistolen wurden die Biopsienadeln verbessert. Durch einen Spannmechanismus schnellt die Nadel in Sekunden vor und zurück, sodass der Patient kaum Schmerz verspürt. Randomisierte Stanzungen (◘ Abb. 4.43) werden besser toleriert. Nicht nur die genaue Diagnose, sondern auch die Abschätzung des Tumorvolumens sind so möglich.

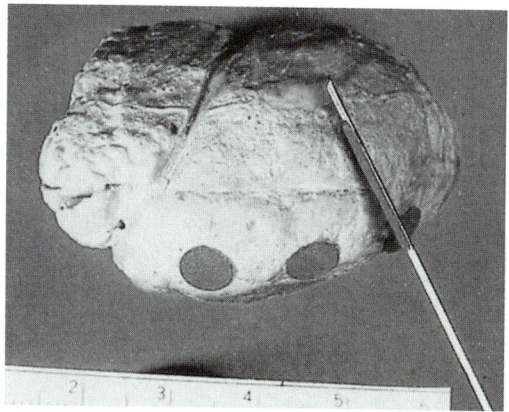

■ **Abb. 4.43.** Darstellung eines Prostatamodells von der Seite mit je drei Stanzpunkten auf jeder Seite

❯ Diese »random biopsy« und die Punktion unter transrektal sonographischer Kontrolle erhöht die Sensitivität der histologischen Prostatadiagnostik und ist das zur Zeit gängige Verfahren zum Nachweis eines Prostatakarzinoms.

Bei der transperinealen Prostatabiopsie liegt der Patient in Steinschnittlage. Nach Desinfektion und Lokalanästhesie bzw. Spinalanästhesie wird eine Biopsienadel perkutan eingeführt, bis in die Prostata vorgeschoben und unter rektal-digitaler Führung das suspekte Areal punktiert. Vorteil der perinealen Biopsie ist die größere Sterilität und die geringere Infektionsquote (■ Abb. 4.44).

> **Tipp**
>
> Bei negativer Biopsie und gleichwohl begründetem Verdacht auf das Vorliegen eines Prostatakarzinoms ist eine erneute Stanzbiopsie mit Gewebeentnahme auch aus der Transitionalzone notwendig.

Saugbiopsie. Bei der Prostatasaugbiopsie (■ Abb. 4.45) wird transrektal eine Feinnadel an die Prostata herangeführt. Es werden aus mehreren Arealen fächerförmig aus beiden Seitenlappen Zellverbände aspiriert und zytologisch untersucht. Vorteil dieser Methode ist die geringe Belastung des Patienten und die Tatsache, dass Material aus weiten Bereichen der Prostata entnommen werden kann. Nachteil ist, dass keine histologische Untersuchung und keine Volumenabschätzung möglich ist.

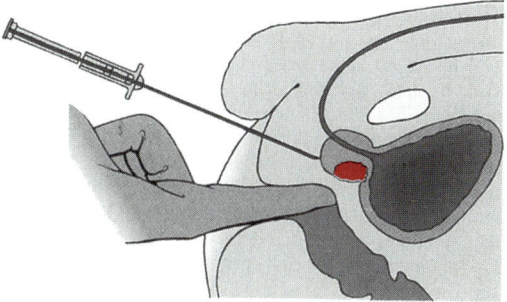

■ **Abb. 4.44.** Perineale Stanzung

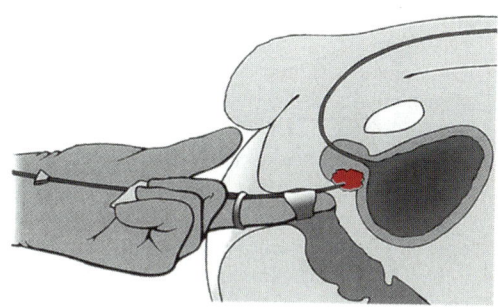

■ **Abb. 4.45.** Transrektale Saugbiopsie

❯ Nur bei Untersuchung durch erfahrene Zytologen ist die Saug- der Stanzbiopsie der Prostata als gleichwertig anzusehen.
    Es gibt keine Hinweise auf punktionsinduzierte Beeinflussung des lokalen Tumorwachstums und/oder Begünstigung metastatischer Läsionen.

4.5.7 Transurethrale Resektion von Blasentumoren

Indikationen.
Es gibt 3 grundsätzliche Indikationsstellungen zur transurethralen Resektion von Blasentumoren (»**TUR-B**«, ■ Tabelle 4.16):
– Resektion oberflächlicher Tumore unter kurativer Zielsetzung,
– Resektion transurethral nicht zu beherrschender Blasentumore unter palliativer Zielsetzung,
– diagnostische Resektion zur Bestimmung der Infiltrationstiefe (T-Stadium) und des Differenzierungsgrades eines Blasentumors bzw. eines von außen in die Harnblase infiltrierenden Tumors.

Kurative und diagnostische TUR-B. Bei kurativer Zielsetzung erfolgt mit dem Rektoskop zunächst die Resektion exophytischer Tumoranteile. Da intramurales Tumorwachstum über die Resektionsgrenzen des exophytischen Anteils hinausgeht (»**Eisbergphänomen**«), schließt sich eine tiefe Resektion des Tumorgrundes und der -randgebiete an (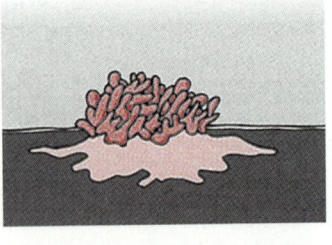 Abb. 4.46). Es können Probebiopsien aus Blasenboden, -seitenwänden, -hinterwand, -dach und beim Mann aus der prostatischen Harnröhre entnommen werden, um Begleittumore wie Carcinoma in situ und Epitheldysplasien zu identifizieren. Sichere Indikationen zur Nachresektion von Blasentumoren sind multifokales Tumorwachstum, große Ta sowie alle T1 G1-2 Tumoren.

Fluoreszenzendoskopie. Um die Rezidiv- und Progressionsraten beim oberflächlichen Harnblasenkarzinom senken zu können, kann zusätzlich zur konventionellen Weißlichtendoskopie, der Randombiopsie und der zytologischen Untersuchung des Urins die **5-Aminolävulinsäure-induzierte Fluoreszenzendoskopie** eingesetzt werden. Hierbei erfolgt die Instillation von 5-Aminolävulinsäure mittels eines sterilen Einmalkatheters 2 bis 3 Stunden vor der geplanten Intervention in die Blase. Sowohl papilläre Tumore, als auch flache Läsionen wie Carcinomata in situ oder Dysplasien oder auch entzündlich veränderte Blasenschleimhautareale fluoreszieren. Problematisch stellt sich die Spezifität des Verfahrens dar. Die Rezidivhäufigkeit bei oberflächlichen Tumoren lässt sich in einigen Studien senken.

Palliative TUR-B. Unter palliativer Zielsetzung werden muskelinvasive Tumore auf Schleimhautniveau reseziert und die Resektionsflächen zur Vermeidung von Makrohämaturien elektrokoaguliert.

Komplikationen. Mögliche Komplikationen der TUR-B sind
- Nachblutung,
- extra- oder intraperitoneale Blasenperforation,
- Ostiumresektion oder -koagulation mit Ausbildung eines vesikoureterorenalen Reflux bzw. Harnstauung.
- Harnröhrenstriktur (selten, bei nicht atraumatischer transurethraler Führung des Resektionsinstruments).

4.5.8 Instrumentelle Lithotripsie von Harnleiter- und Nierensteinen

> Die Indikation ist gegeben, wenn eine ESWL- Behandlung (extrakorporale Stoßwellenlithotripsie) nicht erfolgreich war, bzw. wegen Größe, Lokalisation oder Zusammensetzung der Konkremente nicht durchgeführt werden sollte.

Durchführung. Instrumente zur Lithotripsie und Extraktion von Nieren- und Harnleitersteinen werden nephroskopisch (**perkutane Nephrolitholapaxie, PCNL,** ▶ Kap. 10.5.3) oder mittels Ureterorenoskopie (URS, ▶ Kap. 4.5.2, ▶ Kap. 10.5.3) eingebracht. Der Zugang zu Harnblasensteinen erfolgt transurethral.

Die Konkremente werden mittels Ultraschallsonde, elektrohydraulischen Stoßwellen, Laserbestrahlung und mechanischer (z. B. Steinpunch, 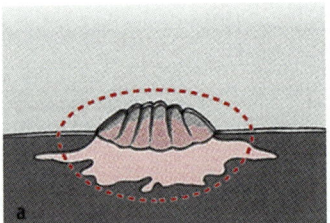 Abb. 4.47) oder pneumatischer Lithotripsie desintegriert. Das anzu-

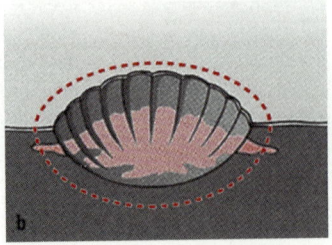
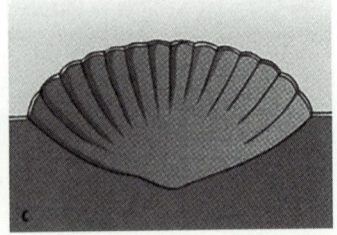

Abb. 4.46a–c. Transurethrale Resektion eines exophytischen Tumors. **a** Exophytischer Anteil des Tumors. **b** Tumorrandgebiete und Tumorgrund. **c** Erweiterung der Tumorrandzone und vertiefte Resektion (nach Hohenfellner u. Zingg 1983)

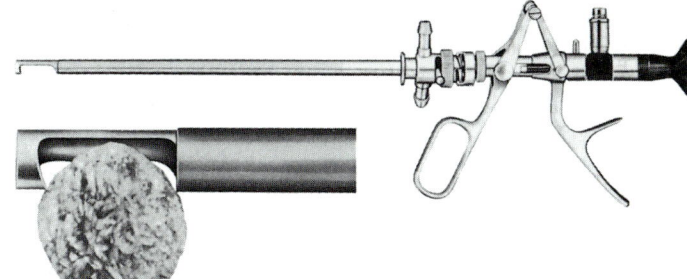

◼ **Abb. 4.47.** Steinpunch zur Sicht-
lithotrypsie von Blasensteinen (nach
Hohenfellner u. Zingg 1983, mit
freundlicher Genehmigung der Karl
Storz GmbH & Co, Tuttlingen)

wendende Lithotripsieverfahren richtet sich nach
Steingröße, -lokalisation und -zusammensetzung. Des-
integrierte Konkremente werden mit Steinfaßzangen,
-greifern und Körbchenschlingen extrahiert oder abgesaugt. Sehr kleine Restkonkremente können belassen
werden und sollen spontan abgehen.

Bei Harnblasensteinen (◼ Tabelle 4.17) wird zur
Therapie der meist mitbestehenden subvesikalen Obstruktion die transurethrale Blasensteinlithotripsie in
Kombination mit einer TUR-P durchgeführt. Bei sachgerechter Technik sind Blasenperforationen zu vermeiden. Eine »blinde« Lithotripsie von Blasensteinen ist
heute obsolet.

4.5.9 Retrograde und antegrade Harnleiterschienung

Indikationen. Ureterkatheter werden eingelegt bei
intraureteraler (z. B. Narbe) oder extraureteraler (z. B.
Tumorkompression) **Abflussstörung** des Urins, ebenso
vor Operationen, wenn davon auszugehen ist, dass
die **intraoperative Identifikation** des Harnleiters erschwert ist. Neben einer **passageren** Urinableitung
über eine Harnleiterschiene kann auch die **permanente**
Einlage eines Ureterenkatheters indiziert sein, wenn
die der Obstruktion zugrunde liegende Ursache nicht
behoben werden kann, z. B. bei Tumormetastasen, die
eine Ureterkompression verursachen. In diesen Fällen
wird die Harnleiterschiene alle 3 bis 6 Monate gewechselt.

Durchführung. Je nach Wahl des Ureterkatheters
(◼ Abb. 4.48) wird der Urin über die Harnröhre nach
außen oder über einen »versenkten« Splint (Doppel-J)
in die Blase abgeleitet.

Die **retrograde** Ureterkatheter (UK)-Einlage erfolgt zystoskopisch unter Bildwandlerkontrolle. Nach
Aufsuchen des Ostiums wird der Katheter, ggf. über
einen vorgelegten Führungsdraht, bis in das Nierenbecken vorgeschoben.

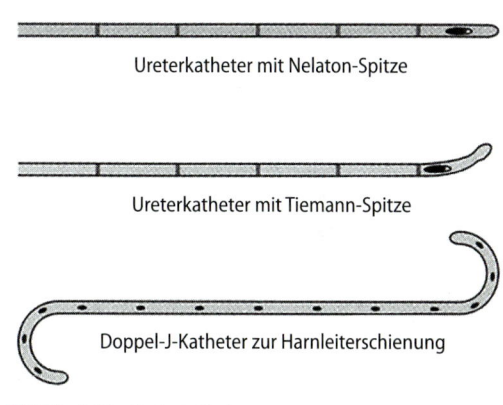

Ureterkatheter mit Nelaton-Spitze

Ureterkatheter mit Tiemann-Spitze

Doppel-J-Katheter zur Harnleiterschienung

◼ **Abb. 4.48.** Ureterkatheter

Die **antegrade** (perkutane) Harnleiterschienung ist
indiziert, wenn die retrograde UK-Einlage nicht möglich ist. Über eine Nephrostomie, wobei das Nierenbecken möglichst in der Achse zum Ureterabgang
punktiert wird, wird ein flexibler Führungsdraht mit
beweglicher distaler Spitze, der Engen und Schleifen-
bildungen des Harnleiters überwinden kann, bis in die
Blase vorgeschoben. Die antegrade Einlage des UK erfolgt dann über den vorgelegten Führungsdraht.

Komplikationen. Mögliche Komplikationen bestehen
in Harnleiterperforation, Striktur und Harnwegsinfektionen bei vesikorenalem Reflux.

4.5.10 Endoskopische Therapie von Harnleiterengen

Indikationen. Die retrograd oder antegrad durchgeführte **Ballondilatation** oder **Inzision** kurzstreckiger
Harnleiterengen (◼ Tabelle 4.16) ist ausgewählt indiziert bei
- früh postoperativ auftretenden Ureterstenosen,
- Engen im Bereich von Harnleiter-/Darmanasto-
mosen,

━ Restriktuierung einer Ureterabgangsenge nach
Ureteropyeloplastik.

Durchführung. Unter Bildwandlerkontrolle wird nach
Einlage eines Führungsdrahts ein **Ballon-Dilatations-**

katheter im Strikturbereich platziert. Bei der **Ureter-
inzision** wird die narbige Enge mit einem über einen
Führungsdraht laufenden kleinen Messer eingeschnit-
ten. Nach Dilatation oder Inzision wird für 3–4 Wochen eine Harnleiterschiene eingelegt.

In Kürze

Endourologie

Diagnostik oder Therapie von Harnröhre, Harnblase,
Ureteren und Nierenhohlsystem mit starren oder flexiblen Instrumenten, die transurethral und auch transure-
teral eingesetzt werden. Dabei können, über die entsprechenden Arbeitskanäle, verschiedenste Instrumente zur Anwendung kommen. Eine Bildübertragung vom
Endoskop auf den Monitor ist hilfreich und möglich
(Videoendoskopie). In diesem Rahmen finden diagnostische Verfahren (wie Biopsien und Resektionsbiopsien
aus dem Harntrakt, transrektaler Ultraschall) und auch
therapeutische Verfahren (Steinentfernung, Blasentu-
morresektionen, Prostataresektionen) ihren Eingang.

Die Endourologie gehört zum wichtigsten operativen
Wirkungsfeld des Urologen.

Operative urologische Therapie

R. Hautmann

5.1   Nierenentfernung

Indikation

Aus **vitaler Indikation** muss die Nephrektomie bei schweren Traumen mit Nierenabriss oder Nierenstielabriss sowie Lazeration und Ruptur der Niere durchgeführt werden. Auch Spontanrupturen bei polyzystischer Degeneration, Wilms-Tumor, Panarteriitis nodosa machen eine unverzügliche Nephrektomie erforderlich. Bei septischen Krankheitsbildern auf dem Boden einer Pyelonephritis oder einer Obstruktion, z. B. des Ureters durch einen Stein mit konsekutiver Pyonephrose und abszedierender Pyelonephritis ist die Indikation klar und eindeutig, um Endotoxinschock und Urosepsis zu vermeiden. Hier gehört die Therapie der Nephrektomie aus vitaler Indikation in die Hand des Erfahrenen, da die Mortalität des septischen Schocks um 50% liegt.

Absolute Indikationen der Nierenentfernung sind ebenfalls in ◨ Tabelle 5.1 gelistet. Besteht die Indikation zur Nephrektomie in einer nicht malignen Erkrankung, muss prinzipiell der funktionelle und morphologische Zustand der zu entfernenden und der Gegenniere genau bekannt sein. Sonographie und Computertomographie informieren zwar über Existenz und Struktur der Gegenniere, sind aber als alleinige Grundlage der Entscheidung der Nephrektomie unzulänglich. Hier wird eine seitengetrennte Nierenfunktionsbestimmung unerlässlich.

> ❯ Ist die Gesamtfunktion eingeschränkt, sollte die zu exstirpierende Niere mit weniger als 20% zur Globalfunktion beitragen.

Die Nephrektomieentscheidung bei **Hochdruck** ist schwierig. Nur wenn der Bluthochdruck nicht oder ungenügend medikamentös kontrolliert werden kann, ist die Nephrektomie gestattet.

> ❯ Eine unilaterale Nierenerkrankung ist nur in rund 5% Hypertonieursache!

◨ Tabelle 5.1. Indikationen zur Nephrektomie

Maligne Tumoren	Nierenzellkarzinom (Hypernephrom)
	Wilms-Tumor
	Urothelkarzinome des oberen Harntraktes
Traumatisch	Nieren/Nierenstielabriss
	Lazeration
	schwergradige Nierenruptur
Vaskulär	Nieren-(Venen-)Thrombose
	ausgedehnte Niereninfarkte
Entzündlich	pyelonephritische Schrumpfniere
	tuberkulöse Kittniere
	»septische« Niere mit Abszessen
	Steinschrumpfniere
	Nierenkarbunkel (konservativ nicht beherrschbar)
Kongenital	Hydronephrose (Obstruktionsfolge)
	Hypoplasie mit Komplikationen
	Schrumpfniere mit therapierefraktärem Hochdruck
	multizystische Nierendysplasie
Sonderformen	Lebendnierenspende
	Leichennierenspende
	Nephrektomie nach Funktionsverlust durch Abstoßungsreaktion

Die Indikation zur **bilateralen Nephrektomie** wird gestellt:

- Bei beidseitigen Uroheltumoren,
- als Transplantationsvorbereitung bei monströsen Zystennieren beidseits,
- bei terminaler Niereninsuffizienz und chronischer Pyelonephritis beidseits zur Fokussanierung und
- bei terminaler Niereninsuffizienz und unkontrollierbarem Blutdruck.

Operative Zugangswege

Das Ziel bei der Wahl eines operativen Zuganges ist die optimale Exposition der Organe, die für den geplanten Eingriff erforderlich sind, um dies mit einer möglichst geringen Morbidität zu erreichen.

Im Prinzip stehen vier Zugangswege zu Niere, Nebenniere und Harnleiter zur Verfügung:

- Der retroperitoneale Flankenschnitt,
- die dorsale Lumbotomie (Lurz),
- der thorakoparaperitoneale Zugang und
- der abdominelle Zugang.

Retroperitoneale Zugangswege. Sie werden traditionell und definitionsgemäß über einen Flankenschnitt in Seiten- oder Halbseitenlage ausgeführt. Das Peritoneum wird in der Regel nicht eröffnet. Der retroperitoneale Zugang wird bei der einfachen Nephrektomie, kleineren bis mittelgroßen Nierentumoren, der diagnostischen Nierenfreilegung sowie Operationen am Nierenbecken oder oberen Harnleiter gewählt.

In ▫ Abbildung 5.1 sind die verschiedenen Variationen festgehalten:

- interkostaler Zugang (über der 10., 11. oder 12. Rippe, Interkostalschnitt),
- subkostaler Zugang (unterhalb der 12. Rippe, Flankenschnitt),
- lumbodorsaler Zugang (idealer Zugang zur Nierenbeckenplastik, Lumbodorsalschnitt),
- dorsaler Zugang.

Transthorakale Zugangswege. Die transthrorakalen oder thorakoretroperitonealen Zugänge sind für die Nierentumorchirurgie, Nebennierenchirurgie und retroperitoneale Lymphadenektomie geeignet. Sind bei ausgedehnten Tumoren intraperitoneale Organe mit beteiligt, so ist die Laparotomie vom gleichen Schnitt aus jederzeit möglich. Transabdominelle Eingriffe haben den Vorteil des echten »no touch«. Dies bedeutet frühzeitige Ligatur der A. renalis vor jeglicher Manipulation am Tumor, um eine Tumorzellverschleppung während der Operation zu verhindern. Die En-bloc-Tumornephrektomie unter Mitentfernung der Nebenniere, der Fettkapsel, der Gerotaschen Faszie und evtl.

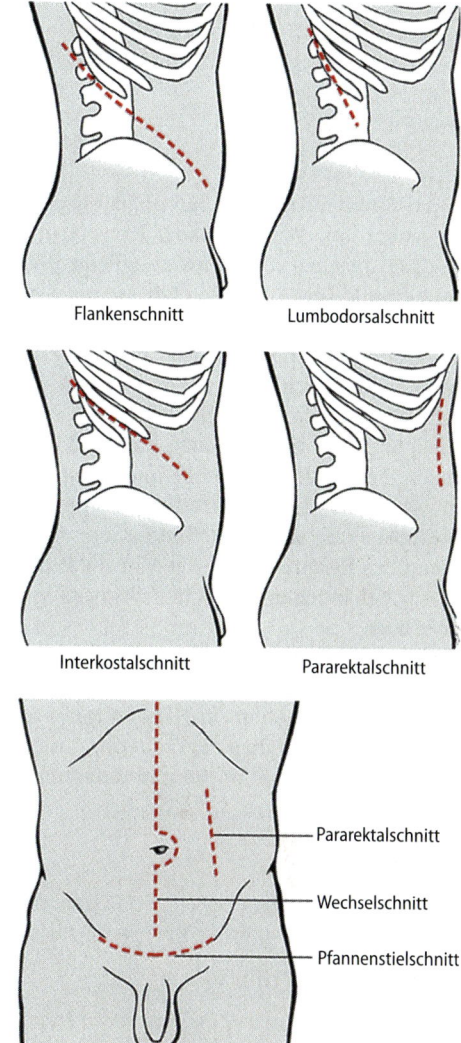

Flankenschnitt   Lumbodorsalschnitt

Interkostalschnitt   Pararektalschnitt

——— Pararektalschnitt

——— Wechselschnitt

——— Pfannenstielschnitt

▫ **Abb. 5.1.** Schnittführung bei urologischen Operationen (aus Alken u. Sökeland 1982)

dem anhaftenden Peritoneum ist bei der radikalen Tumornephrektomie das Operationsziel.

Lagerung und schematische Darstellung der Nephrektomie sind in ▫ Abbildung 5.2 skizziert.

> Die **Nierenteilresektion** ist aufgrund der Gefäßanatomie prinzipiell möglich und bei folgenden Erkrankungen indiziert (▫ Abb. 5.3):
> - Missbildungen mit segmentären Erkrankungen und einer im übrigen gesunden Niere.
> ▼

■ **Abb. 5.2a–c.** Nephrektomie-Technik; **a** Lagerung und Schnittführung bei rechtsseitiger Nephrektomie. **b** Stumpfe Freipräparation der Nierenstielgefäße. **c** Ligatur der Gefäße nach Anlegen von Stielklemmen (aus Altwein u. Rübben 1993)

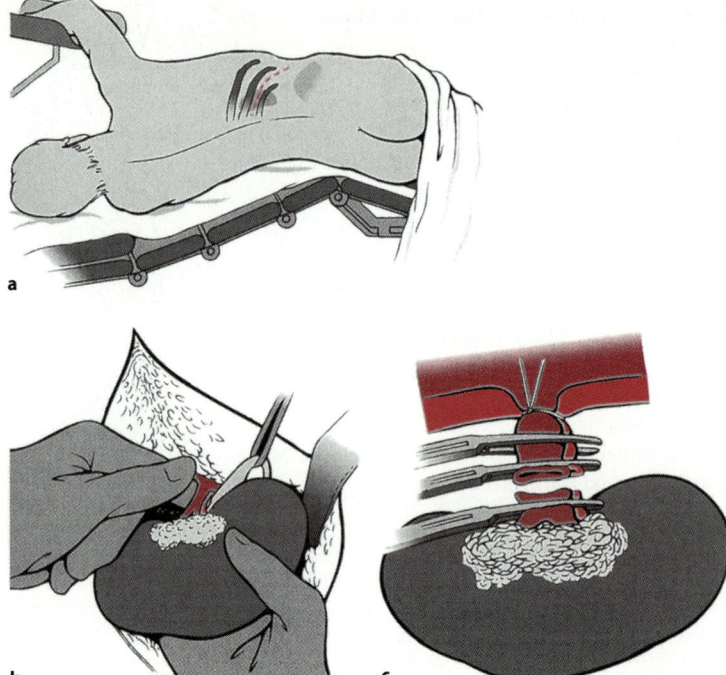

a

b   c

- Tumoren in Einzelnieren oder beidseitige Tumoren.
- Nierentrauma.
- Erkrankungen des einen Anteils in Doppelanlagen (hydronephrotischer Steinverschluss einer Anlage).
- Gelegentlich bei entzündlichen Erkrankungen, die sich auf Segmente der Niere beschränken.

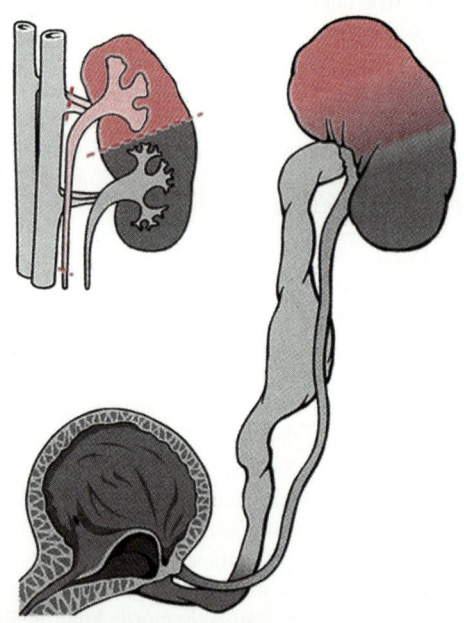

Bei Abflussstörungen am Übergang vom Nierenbecken zum Harnleiter (hoher Harnleiterabgang, Narbenstenose, angeborene Stenose) und erhaltungswürdiger Niere ist eine **Nierenbeckenplastik** indiziert. Der Standardeingriff ist die Side-end-Anastomose (Anderson-Hynes) mit Resektion der erkrankten Engstelle und einer Anastomose zwischen dem verkleinerten Nierenbecken und dem gesunden Harnleiter. Das Nierenbecken wird über rund 10 Tage durch eine Ureterschiene drainiert (■ Abb. 5.4).

Prognostische Beurteilung der Einnierigkeit. Der Verlust einer Niere verdoppelt die Arbeitslast für das Restorgan. Die Anpassung erfolgt in der Regel problemlos und die Leistungsübernahme erfolgt in jedem Alter fließend in den unmittelbaren Tagen nach der

■ **Abb. 5.3.** Nierenentfernung und Teilresektion (aus Alken u. Sökeland 1982)

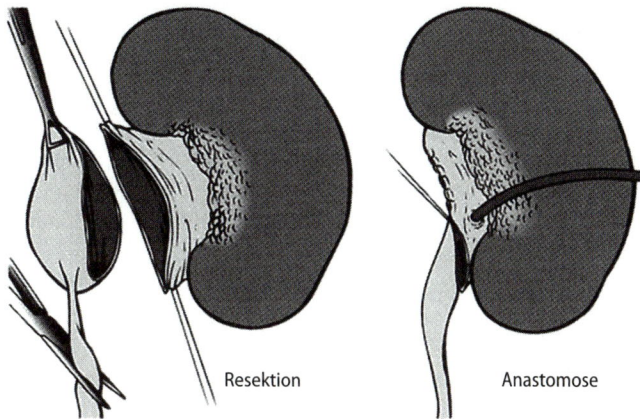

■ **Abb. 5.4.** Nierenbeckenplastik (nach Anderson-Hynes, modifiziert, aus Alken u. Sökeland 1982)

Resektion   Anastomose

■ **Tabelle 5.2.** Invaliditätsmessung bei Nierenverlust (nach Altwein 1993)

Ursache der Einnierigkeit	Restniere	Minderung der Erwerbsfähigkeit (M.d.E.)
Trauma	gesund	0%–25%
Tuberkulose	gesund	30%
Tuberkulose	erkrankt	100%
Steinbildung	gesund	0%–25%
Steinbildung	erkrankt	50%–70%
Tumor [rezidivfrei < 5 Jahre]	gesund	50%–70%
Tumor [rezidivfrei > 5 Jahre]	gesund	30%

Nephrektomie. Wenn auch 1% der Menschen von Geburt an mit nur einer Niere leben, so ist dennoch die Folge der Einnierigkeit mit der Möglichkeit eines Hyperfiltrationsschadens immer zu bedenken.

Für die Bewertung der MdE (Minderung der Erwerbsfähigkeit) einnieriger Menschen ist weniger die Tatsache des Nierenverlustes als die verbliebene Leistungsfähigkeit des Schwesterorgans von Bedeutung. Nach komplikationsfreiem, kompensiertem Verlust einer Niere liegt ein halbes Jahr nach Wiederaufnahme der Arbeit keine Minderung der Erwerbsfähigkeit mehr vor (■ Tabelle 5.2).

5.2 Harnableitung

❯ Der Begriff Harnableitung beschreibt sämtliche Maßnahmen (operative, instrumentelle, diagnostische), bei denen ein funktionsgestörter, entfernter, plastisch rekonstruierter oder vorübergehend außer Funktion genommener Teil des harnableitenden Systems umgangen bzw. teilweise oder ganz ersetzt wird.

Wir unterscheiden folgende **Formen von Harnableitungen** (■ Tabelle 5.3):
━ Temporäre und permanente Harnableitung.
━ Urinableitung nach außen in ein externes Reservoir oder einen Kunststoffbeutel.
━ Urinableitung nach innen in ein ausgeschaltetes oder nicht ausgeschaltetes Darmsegment.
━ Inkontinente Harnableitung von kontinenter Harnableitung.

Problem der Harnableitung. Jede Harnableitung, besonders jedoch die permanente Harnableitung, muss als ein sog. »verstümmelnder Eingriff« aufgefasst werden. Sie kommt nur als Ultima Ratio zum Einsatz. Faktoren, die bedacht werden müssen, sind:
━ Psychische Situation des Patienten.
━ Soziale Lage.
━ Hat der Patient die Konsequenzen des Eingriffs verstanden?

❯ Daraus geht hervor, dass bei der Harnableitung die Patientenakzeptanz von höchster Priorität ist.

5

▣ **Tabelle 5.3.** Permanente Harnableitung

Nasse Urostomata
- Ureterokutaneostomie
- Transureterokutaneostomie
- Ileum-Conduit
- Kolon-Conduit
- Ileozökal-Conduit
- Zystokutaneostomie

Anale Harnableitungen (Ureterosigmoidostomie)

Kontinente Urostomata (Kontinenznippel)
- Kock-Pouch
- Mitrofanoff
- Benchekroun
- Mainz-Pouch

Blasenaugmentationen
- Zökalaugmentation
- Ileumaugmentation
- Ileumzökalplastik
- Autoaugmentation
- Tissue engineering

Blasenersatz
- Ileumneoblase

▣ **Tabelle 5.4.** Harnableitung – Patientenakzeptanz	
Gering	**Hoch**
Leckage	Kontinenz
Katheter	Natürliche Miktion
Stoma	Inneres Reservoir
Beutel	Sicherer oberer Harntrakt
Reoperation	»body image«
Infektion — Pyelonephritis — Reservoir	
Nephrostomie	

In ▣ Tabelle 5.4 sind Faktoren von geringer und von hoher Patientenakzeptanz einander gegenübergestellt.

5.2.1 Drainage des unteren Harntraktes

Harnröhrenkatheterismus

❯ Der Katheterismus (▣ Abb. 5.5) der Blase ist bei beiden Geschlechtern von höchstem Interesse und muss von jedem Arzt und Studenten in Technik, Indikation und Durchführung sowie Nachsorge perfekt beherrscht werden.

Die Indikation des Katheterismus besteht bei Blasenentleerungsstörungen infolge infravesikaler Obstruktion oder neurogener Ursache sowie zur Ruhigstellung der Blase nach operativen Eingriffen wie auch zur simplen Bilanzierung des Wasserhaushaltes beispielsweise auf der Intensivstation.

❯ Rund 40% aller Hospitalinfektionen sind Harnwegsinfektionen, in 70% katheterinduziert. Daher muss jeder Harnröhrenkatheterismus atraumatisch und steril erfolgen.

In entspannter Rückenlage und unter Einhaltung der Bedingungen der Asepsis soll mit sterilen Einmalsets die Katheterisierung durchgeführt werden.

Katheterisierung beim Mann. Das Glied wird mit einem sterilen Lochtuch abgedeckt. Zwischen die Oberschenkel wird eine Auffangschale für den Harn platziert. Alle erforderlichen Hilfsmittel werden griffbereit gelagert. Nach Zurückstreifen der Vorhaut erfolgt mit sterilen Handschuhen die Desinfektion des gespreizten Meatus und der Glans (mindestens 3 Tupfer). Zur Verringerung der Friktion Instillation eines sterilen Gleitmittels. Dieses ist auch für eine Lokalanästhesie der Schleimhaut erforderlich. Der Penis wird mit der linken Hand am Sulcus coronarius gefasst und wird mit deutlichem Zug nach oben gehalten, damit die infrapubische Kurvatur komplett ausgeglichen ist. Unter Aufrechterhaltung der Sterilität wird der Katheter in die Harnröhre eingeführt und der Widerstand des Schließmuskels durch leichten Druck überwunden. Wird ein Dauerkatheter gelegt, wird die Katheterisierung durch Blockieren des Ballons fixiert und ein steriler Auffangbeutel angeschlossen. Das Präputium ist zurückzustreifen, um eine Paraphimose zu vermeiden.

Katheterisierung der Frau. Nach Desinfektion der Labien werden diese mit Daumen und Zeigefinger der linken Hand gespreizt. Sorgfältige Desinfektion der Harnröhrenöffnung. Eingeben von Gleitmittel und steriles Einführen des Katheters, ohne vorher mit der Katheterspitze im Infundibulum, dem Introitus und der Vagina nach dem »richtigen« Meatus zu sondieren.

Die Katheterpflege hat das Ziel, eine Kontamination der Blase mit Keimen zu verhindern bzw. möglichst weit hinauszuzögern.

❯ Bei offenen Kathetersystemen sind nach 24 h 50% und nach 36 h 100% der Patienten infiziert! Heute ist ein geschlossenes Harnableitungssystem Standard.

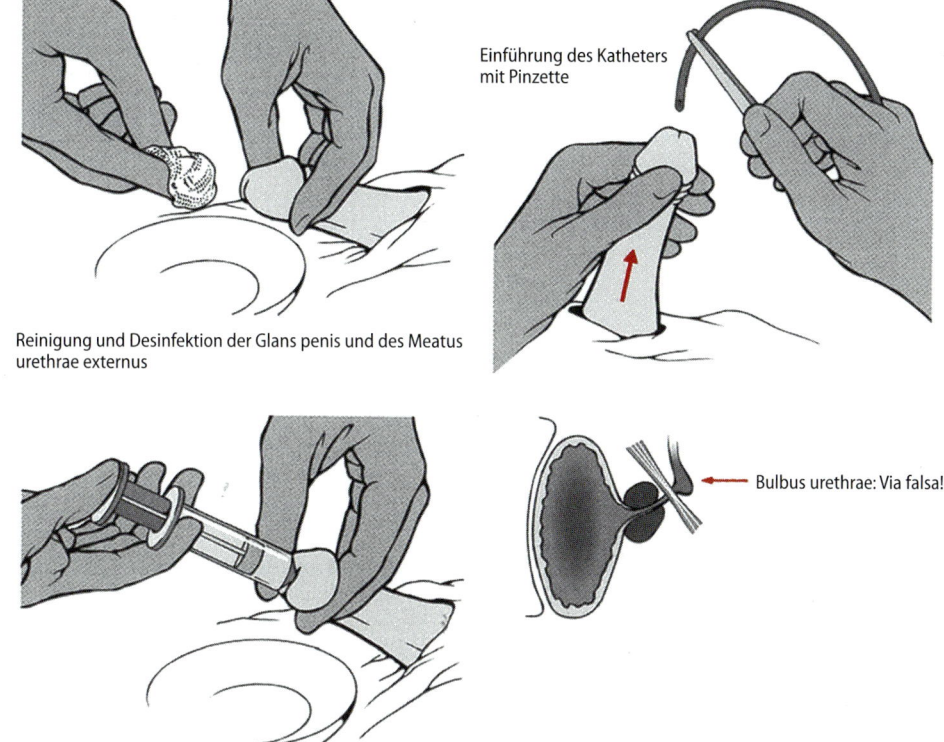

Einführung des Katheters mit Pinzette

Reinigung und Desinfektion der Glans penis und des Meatus urethrae externus

Bulbus urethrae: Via falsa!

Instillation des Gleitmittels kombiniert mit Schleimhautanästhesie mittels einer sterilen Einmalspritze (z. B. Instillagel)

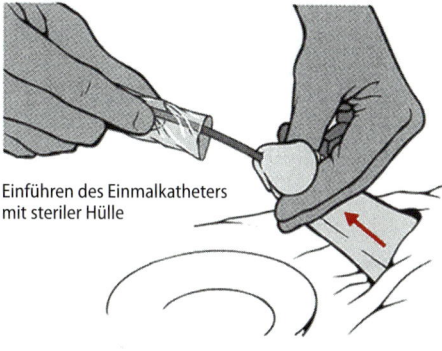

Einführen des Einmalkatheters mit steriler Hülle

■ **Abb. 5.5.** Sterile Ausführung des Harnröhrenkathetererismus (aus Alken u. Sökeland 1982)

Lokale wie systemische Infektprophylaxe mit Antibiotika sind heute nicht mehr akzeptiert.

Intermittierender Selbstkatheterismus. Eine weltweit etablierte Therapie vieler Formen der neurogenen Blase ist der Intermittierende Sterile Einmal-Katheterismus (ISEK), der anfangs vom Arzt mit steriler Kleidung, später vom Patienten selbst mehrfach am Tag durchgeführt wird. Der intermittierende Katheterismus ISEK bezweckt eine saubere Entleerung der Blase in regelmäßigen Intervallen mit Verhinderung einer Überdehnung der Blase.

Komplikationen des Katheterismus sind:
– Die Induktion von katheter-induzierten Infektionen (bei unauffälligem Harntrakt in 0–4%, bei pathologischem Harntrakt in 5–30% signifikante Bakteriurie).
– Die Induktion von Plattenepithelkarzinomen der Blase bei Dauerkatheter (nach 10-jähriger Dauerkatheterbehandlung weniger als 10%).
– Katheterinkrustation und Obstruktion.
– Induktion von Harnröhrenstrikturen (häufigste Strikturursache beim Mann!).

Suprapubische Blasendrainage

Die Harnableitung mittels suprapubischer Blasenfistel (▪ Abb. 5.6) wird in Anbetracht der Probleme, die ein in der Harnröhre verbleibender Katheter produziert, zunehmend gefordert und angewandt.

In Rückenlagerung wird durch Perkussion oder Sonographie die Blasenfüllung mit einem Volumen von 300–600 ml **bewiesen.** In der Medianlinie 2–3 cm kra-nial des Symphysenoberrandes erfolgt mit einer dünnen, langen Nadel die Punktion der Blase. Dabei wird entlang des Stichkanals ein Lokalanästhetikum infiltriert. Die Stichrichtung sollte 10–20° von der Senkrechten nach kranial abweichen, um eine Punktion der Prostata zu vermeiden. Erst wenn einwandfrei Urin aspiriert wird, kann der Fistelkatheter unter Zuhilfenahme eines Trokars in die Blase vorgeschoben werden.

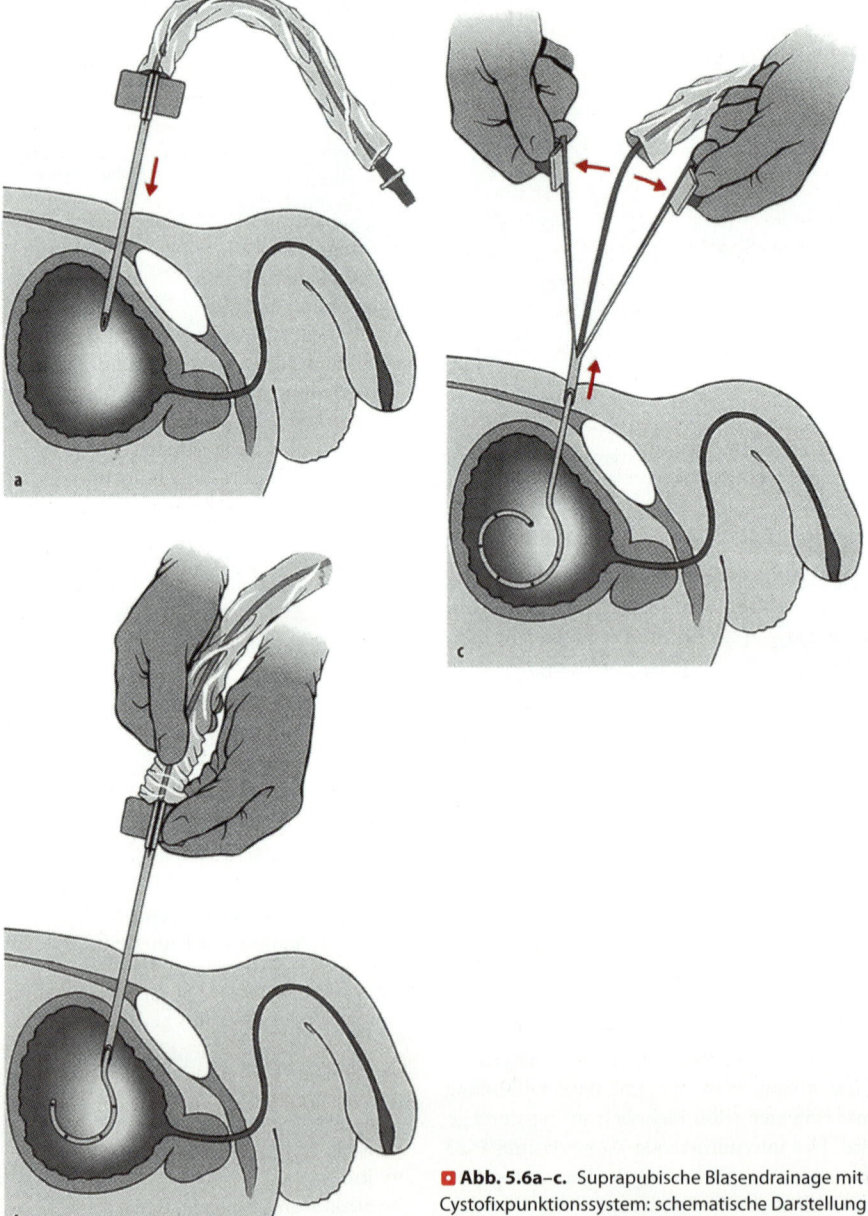

▪ **Abb. 5.6a–c.** Suprapubische Blasendrainage mit dem Cystofixpunktionssystem: schematische Darstellung der Punktionstechnik (modifiziert nach Marx 1980)

Absolute Kontraindikationen der perkutanen Blasenpunktionsfistel sind:

- Hämorrhagische Diathese.
- Füllungsvolumen von weniger als 200 ml (z. B. Schrumpfblase).
- Bewiesener Blasentumor.

Relative Kontraindikationen sind:

- Gravidität.
- Unterbauchtumoren mit der Verdrängung der Blase.
- Infektiöse Hauterkrankungen im Punktionsbereich.

❗ Cave

Die gefürchtetste Komplikation ist die Verletzung eines Darmabschnittes mit konsekutiver Peritonitis, die allerdings eine Häufigkeit von weniger als 1% aufweist. Frühzeitige Laparotomie bei abdomineller Symptomatik nach Anlage einer suprapubischen Harnableitung!

In 1–4% der Punktionen treten Makrohämaturien auf, die eine urologische Intervention erfordern. Katheterdislokation und Materialdefekte treten in 4–20% auf.

5.2.2 Drainage des oberen Harntraktes

Innere Harnleiterschienung. Einer der wesentlichen Fortschritte der Urologie war die Verwendung von Harnleiterschienen, deren Enden sich aufgrund des Memory-Effektes zu einem Pigtail formen. Der sog. Doppel-J-Katheter als selbst haltende innere Harnleiterschiene hat sich rasch durchgesetzt (■ Abb. 5.7). Zu Indikationen, Durchführung und Komplikationen ▶ Kap. 4.5.9.

Perkutane Nierenfistel.

⟩ Die früher notwendige, offene Freilegung der Niere zur Anlage einer Nierenfistel ist heute durch die kombiniert radiologisch/sonographiegesteuerte Verfügbarkeit der in Lokalanästhesie durchführbaren **Perkutanen Nephrostomie (PCN)** völlig ersetzt.

Folgende vier Grundschritte sind allen Techniken gemein:

- Punktion des Nierenhohlsystems (radiologische, sonographische Ortung),
- Sicherung des Zuganges durch einen Sicherheitsdraht,
- Dilatation des primären Punktionskanals,
- Einführung des Nephrostomiekatheters.

Tipp

Eine perkutane Nierenfistel kann in 95–98% beim Erwachsenen wie auch bei Kindern erfolgreich gelegt werden. Bei nicht dilatiertem Hohlsystem sinkt die Erfolgsrate selbst in erfahrenen Händen auf 80%.

An **Komplikationen** sind eine üblicherweise geringe vorübergehende Makrohämaturie und in seltenen Fällen eine massive Blutung aus der Nierenfistel zu vermerken. (Bedeutsame Gefäßverletzungen in 1–2%, blutungsbedingte Todesfälle in 0,2%.) In seltenen Fällen exazerbiert nach Punktion einer Pyonephrose das septische Krankheitsbild. Fehlpunktionen von Leber, Milz, Darm oder Lunge bleiben in der Regel folgenlos. Größere Verletzungen von Dickdarm oder Duodenum sind selten.

Absolute **Kontraindikationen** zur PCN bestehen nicht. Blutgerinnungsstörungen stellen eine relative Kontraindikation dar.

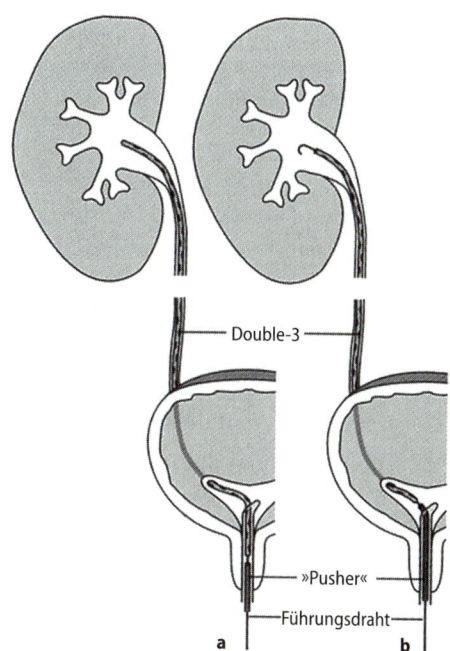

■ **Abb. 5.7a, b.** Retrogrades Einführen eines Harnleiterstents. **a** Der mit einem Mandrin gestreckte, an der Spitze geschlossene Stent wird über das Zystoskop in den Harnleiter eingeführt. Mit Hilfe eines zweiten, nach oben nachgeschobenen Katheters (des Pushers) lässt sich das untere Ende des Stents in der Blase platzieren und der Mandrin entfernen. **b** Über einen möglichst steifen Führungsdraht lässt sich der Harnleiterstent mit distal offenem Ende mit Hilfe des Pushers in den Harnleiter schieben (aus Jocham u. Miller I 1994)

5

> **❗ Cave**
>
> Beim Patienten mit Urosepsis und dissiminierter Koagulopathie kann die Nierenfistel die entscheidende, lebensrettende Therapie darstellen.

5.2.3 Permanente (definitive) Harnableitung

Ureterhautfistel. Die Ureterhautfistel (◪ Abb. 5.8) wird heute fast ausnahmslos als **palliative** Harnableitung angewendet. Seltene **Indikationen** bestehen bei sehr alten oder multimorbiden Patienten, bei denen die Ausschaltung eines Darmsegmentes für den Einsatz des Conduits zu riskant erscheint. Bei vorbestrahltem Darm, beim M. Crohn oder Colitis ulcerosa sowie bei bereits vorangegangener Darmresektion von mehr als 1 m Länge kann die Ureterhautfistel die geeignete Form der Harnableitung auch nach kurativer Zystektomie sein.

Als klassische Ureteraustrittsstelle gilt die Region 3–4 cm oberhalb und medial der Spina iliaca anterior superior. Der Harnleiter wird in Höhe der Gefäßkreuzung aufgesucht und nach blasenwärts durchtrennt und ligiert. Der Harnleiter wird mit einem evertierten Nippelstoma in die Haut anastomosiert.

> **❯** Die hohe Rate an Stomastenosen von bis zu 60% lassen das Verfahren als längerfristige Ableitung ungeeignet erscheinen.

Die Indikation zur Ureterhautfistel wird heute nur noch extrem selten gestellt. Bei vorbestehender Harnleiterdilatation kann das Verfahren als palliative Harnableitung gelegentlich angewendet werden. Der Indikationsbereich für die Ureterhautfistel ist sehr klein geworden, da die perkutane Nephrostomie kurzfristig als weniger invasives Verfahren ähnliche gute Ergebnisse erzielt und das Ileum-Conduit als Dauerlösung vorzuziehen ist.

Conduit. Das Konstruktionsprinzip des Ileum- oder Kolon-Conduit, das seit 50 Jahren der goldene Standard der supravesikalen Harnableitung ist, beinhaltet die Ausschaltung eines 15 cm langen Dünndarm- oder Dickdarmsegmentes aus der Kontinuität. Dieses Segment muss selbstverständlich von einer suffizienten Blutzufuhr versorgt werden. Nach Wiederherstellen der Darmkontinuität werden die beiden Harnleiter durch **Ureteroileostomie** implantiert (◪ Abb. 5.9). Die Lage des Stomas im rechten Unterbauch muss präoperativ festgelegt werden. Probeweise wird ein Stomabeutel auf die Haut geklebt und seine Position für unterschiedliche Körperhaltungen überprüft.

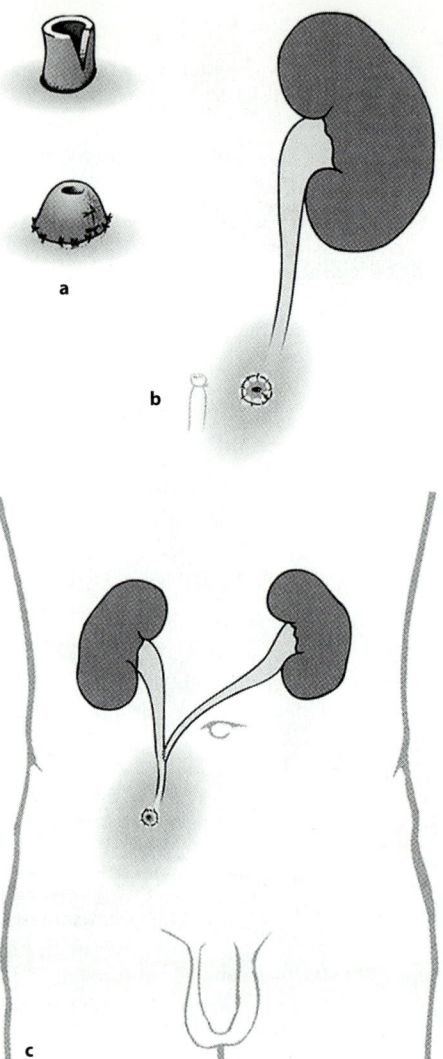

◪ Abb. 5.8a. Nippelbildung der Ureterokutaneostomie. **b** Einfache Ureterokutaneostomie. **c** Transureterokutaneostomie (aus Sigel 1993)

Als **Indikationen** für ein Conduit als supravesikale Harnableitung gelten:
- Radikale Zystektomie bei beiden Geschlechtern wegen eines Blasenkarzinoms,
- vordere Exenteration bei gynäkologischen Malignomen,
- inoperable Harnblasenkarzinome bei ausgeprägter Symptomatik inklusive Blutung,
- beidseitige Harnstauung bei inoperablen Beckentumoren,
- irreparable Funktionsverlust der Blase und des ableitenden Harntraktes.

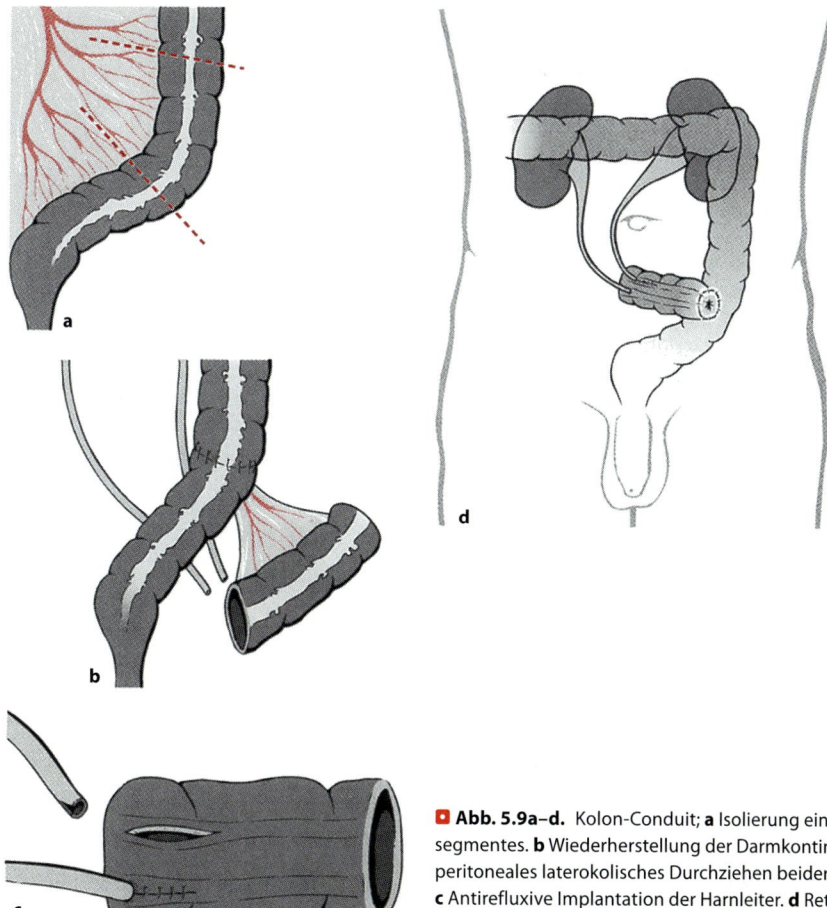

🔲 **Abb. 5.9a–d.** Kolon-Conduit; **a** Isolierung eines Sigma-segmentes. **b** Wiederherstellung der Darmkontinuität, retro-peritoneales laterokolisches Durchziehen beider Harnleiter. **c** Antirefluxive Implantation der Harnleiter. **d** Retroperitoni-siertes Kolon-Conduit (aus Sigel 1993)

Als **Kontraindikationen** für ein Ileum-Conduit gelten entzündliche Darmerkrankungen (M. Crohn, Colitis ulcerosa) sowie ein vorbestrahlter Dünndarm.

> Die Komplikationen des Conduit nehmen linear mit der Zeit zu.

Akzeptierte **Frühkomplikationen** sind eine periopera-tive Mortalität in der Größenordnung von 5%, Harnlei-teranastomosenleck (2%), Harnleiterobstruktion (2%), Conduitnekrose (selten), mechanischer oder paralyti-scher Ileus (1–10%).

   Spätkomplikationen sind Schädigungen der obe-ren Harnwege in bis zu 20%, das Auftreten einer Harn-leiterstriktur (5%), das Auftreten einer Stomastenose (2–10%). Das Kolon Conduit sollte eine geringere Inzi-denz von Stomastenosen und Refluxen in den oberen Harntrakt aufweisen. Nachuntersuchungen konnten dies jedoch nicht bestätigen.

   Gegenwärtig wird das Ileum-Conduit als Standard-Harnableitung beim Mann und der Frau durch den orthotopen Blasenersatz (Ileum-Neoblase) mit Anasto-mose des Urinreservoirs an die Harnröhre verdrängt.

> Beim Mann sollte das Ileum-Conduit nur gewählt wer-den, wenn eine Kontraindikation für den orthotopen Blasenersatz besteht. Bei der Frau zeichnet sich derzeit der orthotope Blasenersatz als Standard-Verfahren ab.

Ureterosigmoidostomie. Hierbei handelt es sich um eine kontinente Sonderform der Harnableitung. Durch antirefluxive Anastomose der Harnleiter in das Sigma wird das Niederdrucksystem oberer Harntrakt mit dem Hochdrucksystem des distalen Kolon verbunden. Das Rektumsigma dient als Reservoir für das resultierende Stuhl-/Uringemisch. Die Kontinenz wird über den ana-len Sphinkter kontrolliert (🔲 Abb. 5.10).

   Die **Indikation** der Ureterosigmoidostomie wird derzeit zunehmend seltener gestellt. Ursache hierfür sind durch Langzeitbeobachtung gut dokumentierte Spätkomplikationen wie Schädigungen des oberen

5

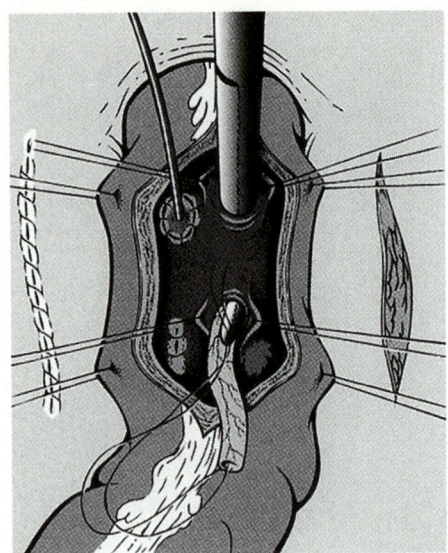

◘ **Abb. 5.10.** Transkolische Ureterosigmoidostomie. Nach antirefluxiver submuköser Verlagerung des Harnleiters erfolgt die Anastomosierung mit der Darmschleimhaut

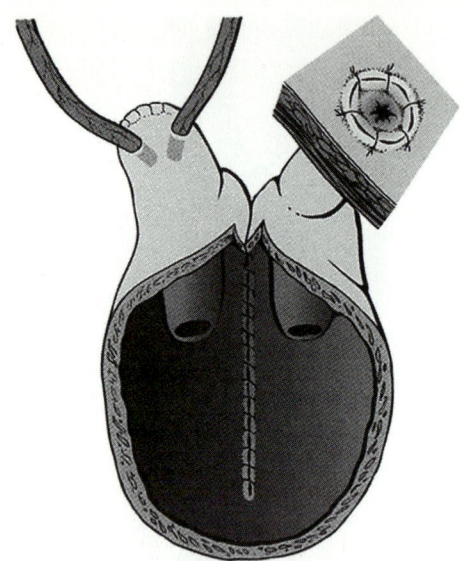

◘ **Abb. 5.11.** Kock-Pouch: Refluxschutz und kontinentes Stoma durch Darminvagination (aus Jocham u. Miller II 1994)

Harntraktes, Infektkomplikationen, hyperchlorämische Azidose sowie das erhöhte Risiko eines Kolonkarzinoms.

Gesicherte Indikationen zur Ureterosigmoidostomie sind derzeit:

— Frauen, bei denen ein Conduit oder ein kontinenter katheterisierbarer Darmpouch abgelehnt wird.
— Männer, bei denen das Blasenkarzinom die prostatische Harnröhre infiltriert und damit die Indikation zur Urethrektomie gegeben ist.

Eine relative **Kontraindikation** ist die vorbestehende oder geplante Bestrahlung des kleinen Beckens.

Komplikationen der Ureterosigmoideostomie sind

— Progressive Schädigung der oberen Harnwege (bei Erwachsenen bis zu 20%, bei Kindern bis zu 90%).
— Hyperchlorämische Azidose (bei Erwachsenen bis 30%, bei Kindern zwischen 10 und 100%).
— Die Entwicklung eines Kolonkarzinoms an der ureterosigmoidalen Implantationsstelle ist eine weitere ernstzunehmende Spätkomplikation, die sich im Mittel erst nach 15–25 Jahren manifestiert.

Das Karzinomrisiko muss mit 5%, das von Kolonpolypen in bis zu 40% eingestuft werden. Die Karzinogenese wird unterschiedlich erklärt: Durch den Urinkontakt mit Faeces im Kolon entstehen aus den Nitraten des Harnes sekundäre Amine und durch Bakterieneinfluss N-Nitrosamin, welches ein potentes Karzinogen ist.

❯ Nur eine engmaschige und lebenslange Nachsorge sowie eine hohe Patientencompliance können heute noch die Durchführung einer Ureterosigmoideostomie rechtfertigen.

Neben der onkologischen Tumornachsorge muss sich die funktionelle Nachsorge der Harnableitung an den beschriebenen Komplikationen orientieren. Neben der Funktion des oberen Harntraktes ist der Säurebasenhaushalt zu kontrollieren!

Konstruktionsprinzipien kontinenter intestinaler Reservoire. Während Conduits lediglich als Verlängerungen der Ureteren einen widerstandsfreien Abfluss des Urins nach außen in einen Beutel gewährleisten, kommt den kontinenten Reservoiren (◘ Abb. 5.11) zusätzlich die Aufgabe zu, die Speicherfunktion der Blase zu imitieren und über einen kontinenzerzeugenden Mechanismus eine akzeptable Form der Kontinenz, wenngleich immer noch ein Stoma präsent ist, zu garantieren.

Als Verschlussmechanismen für kontinente Darmreservoire stehen zur Verfügung:

— Ein künstlicher Sphinkter,
— autologe Kontinenzventile durch die Invagination bestimmter Darmabschnitte oder subseröse Einbettung (Appendix) tubulärer Darmanteile,
— die Verwendung des analen Sphinkters durch Ableitung des Harns in den nicht ausgeschalteten Dickdarm.

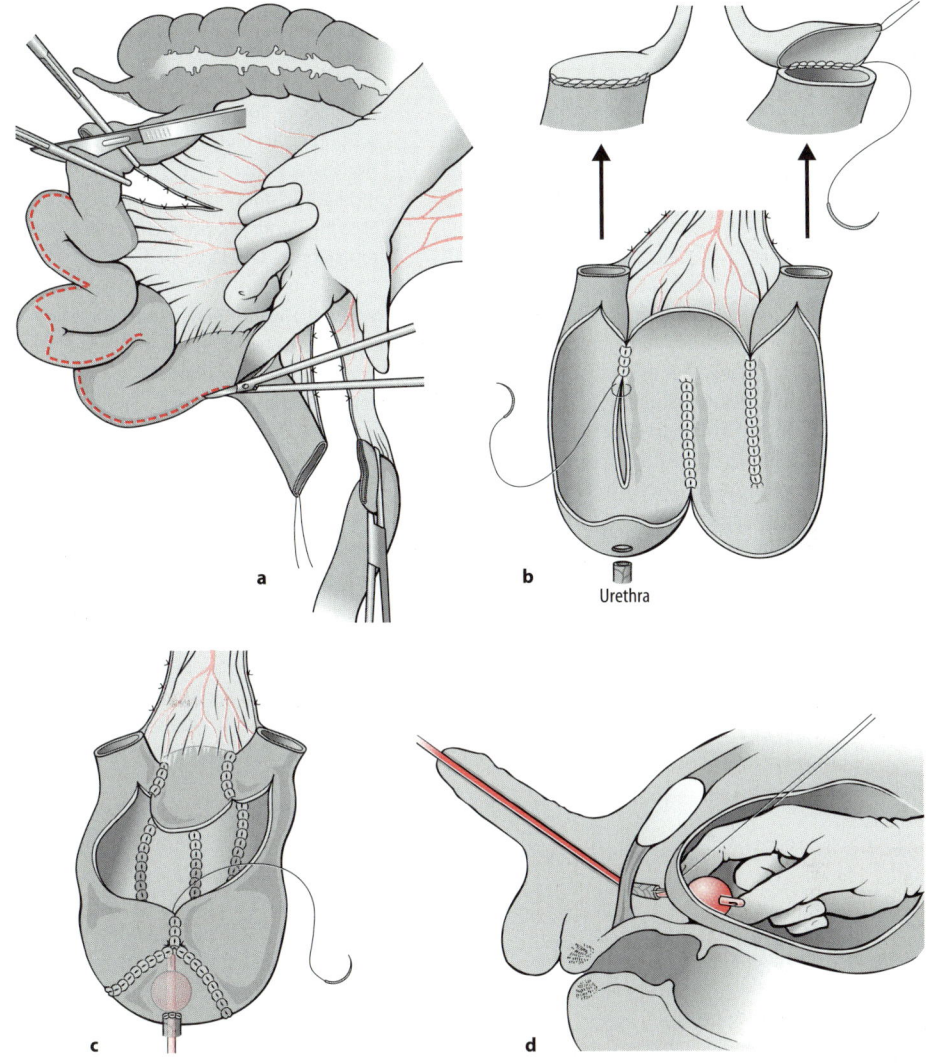

🔲 Abb. 5.12a–d. Ileumneoblase; **a** Isolierung von 60–70 cm terminalem Ileum, antimesenteriale Detubularisierung, **b** W-förmige Lagerung. **c, d** Anastomose mit dem Harnröhrenstumpf (nach Hautmann)

> **❯** Der Kontinenzmechanismus ist der kritische Punkt bei der Konstruktion aller kontinenten supravesikalen Reservoire.

Zusammenfassend kann festgestellt werden, dass die kontinente Harnableitung mit katheterisierbarem Stoma Kontinenzraten von bis zu 90% bei gigantischen Reoperationsraten von 10–100% erreicht. Derzeit verschwinden die Reservoire mit katheterisierbaren Stomata, da sie operationstechnisch zu aufwendig, die Reoperationsrate zu hoch und die Imitation der eigentlichen Blasenfunktion durch den orthotopen Blasenersatz um Welten besser reali-

siert ist. Verbliebene Indikationen sind ein Teil der weiblichen Patienten, sowie der paraplegische Patient.

Orthotoper Blasenersatz (Ileumneoblase). Unter den kontinenten Harnableitungen stellt das orthotop im kleinen Becken angelegte Urinreservoir mit ileourethraler Anastomose (🔲 Abb. 5.12) zweifellos die wünschenswerte Idealform dar.

Sie ist an zwei Voraussetzungen gebunden:
1. Die Radikalität der Zystektomie hat Vorrang vor der Indikationsstellung zur urethralen Ersatzblase. Ein Tumorbefall der Prostata/prostatischen Harn-

röhre muss durch tiefe Resektionsbiopsien ausgeschlossen sein.

2. Die Anlage eines orthotopen Blasenersatzes setzt den Erhalt des Sphinkter externus als Kontinenzorgan voraus.

Beim Mann ist diese Operationstechnik inzwischen Standard geworden, bei der Frau entwickelt sich dies derzeit.

Die operationsbedingte Mortalität liegt zwischen 1 und 3%. Steinbildung in Urinreservoiren wird vor allen Dingen bei der Verwendung von Staplern gefunden. Die Schleimtamponade ist ein geläufiges Problem. Die Bakteriurie und die Harnwegsinfektion im Gegensatz zum katheterisierbaren Pouch ist eher selten. Selten ist auch die Spontanperforation des Urinreservoirs. Diarrhoen treten nur dann auf, wenn mehr als 1 m Darm ausgeschaltet wurden bzw. die Ileozoekalklappe mitreseziert ist. Vitamin-B12-Mangel ist bislang nach zehnjähriger Beobachtungszeit noch nicht beobachtet worden. Nicht abzuschätzen ist derzeit das Karzinominduktionsrisiko, wobei jedoch generell dieses in der Dünndarmregion bedeutend geringer sein sollte als im Dickdarm.

> Der **orthotope** Blasenersatz ist derzeit die Harnableitung der Wahl beim männlichen Patienten, ebenso auch bei ausgewählten weiblichen Patienten.

In Kürze

Nephrektomie
Indikation:
- Vitale bei schweren traumatischen Nierenverletzungen mit Gefahr des hypovolämischen Schocks, bei konservativ nicht beherrschbaren septischen Krankheitsbildern auf dem Boden einer Pyelonephritis.
- Bei nicht vitalen Indikationen (◻ Tabelle 5.1) muss funktioneller und morphologischer Zustand der Gegenniere bekannt sein.

Instrumentelle Harndrainage
Methoden: Transurethraler Dauerkatheter, suprapubische Blasenfistel, intermittierender Katheterismus zur Drainage des unteren Harntraktes.

Komplikationen:
- Harnwegsinfekte.
- Sachgerechter Katheterismus, Verwendung geeigneter Einmalmaterialien, Einhaltung der absoluten Sterilität, qualifizierte pflegerische

▼

Betreuung, korrekte und strenge Indikationsstellung beschränken Nebenwirkungen.
- Signifikante Komplikationsrate erfordert Ausschöpfung aller nicht invasiven Methoden der Harnentleerung.
- Indikationsstellung ausnahmslos ärztliche Entscheidung, gehört nicht in den Kompetenzbereich der Pflege.

Nierenfistel, Harnleiterschienen
Ultraschallgesteuerte perkutane Anlage einer Nierenfistel und das transurethrale Einbringen von Harnleiterschienen mit Memory-Effekt waren stille Revolutionen der Urologie mit unglaublich segensreichen Auswirkungen auf die Harnableitung.

Supravesikale permanente Harnableitung
- Bis in die Gegenwart für Patienten schreckensbegleitete, sog. verstümmelnde Operation.
- Geringe Patientenakzeptanz für die Notwendigkeit eines Stomas, des Tragens eines Harnauffangbeutels, des kontinenten Stoma mit Notwendigkeit der Katheterisierung, auch wegen Infektionsgefahr und der drohenden Leckage.
- Gewünscht wird ungestörtes »body image«, Erhalt der natürlichen Miktion, infektfreier und sicherer Harntrakt.
- Therapie der Wahl heute deshalb orthotoper Blasenersatz durch die Ileum-Neoblase beim männlichen Patienten, bei dem der untere Harntrakt entfernt werden muss.
- Prinzipiell auch beim weiblichen Geschlecht möglich, wird derzeit aber nur in ausgewählten Zentren durchgeführt.
- Im letzten Jahrzehnt gewaltige Fortschritte auf dem Gebiet der Harnableitung, sodass dieses Teilgebiet der Urologie dabei ist Patientenakzeptanz zu gewinnen.

5.3 Prinzipien laparoskopischer Operationen

J. Simon

Der Begriff »Laparoskopie« leitet sich aus den griechischen Wörtern »lapara« (»das Weichteilgewebe des Körpers zwischen den Rippen und den Hüften«) und »skopein« (»ansehen oder besichtigen«) ab. Im eigentlichen Sinne wird also die sog. Bauchspiegelung der intraperitonealen Organe beschrieben.

Der Zugang zu den retroperitoneal (Niere, Harnleiter) oder extraperitoneal (Harnblase, Prostata) gelegenen Strukturen, erfolgt entweder transperitoneal durch die Bauchhöhle, indem das Peritoneum inzidiert wird oder wird als primäre Retroperitoneoskopie oder extraperitoneale Endoskopie unter Umgehung der intraperitonealen Höhle durchgeführt. Beide Zugangswege haben ihre Vor- und Nachteile (◨ Tabelle 5.5). Die wesentlichen Meilensteine in der Entwicklung der Laparoskopie sind der ◨ Tabelle 5.6 zu entnehmen.

Vorteile und Nachteile der Laparoskopie. In dem Versuch die Lebensqualität der Patienten zu verbessern erlangen laparoskopische Operationstechniken eine zunehmende Popularität in allen chirurgischen Fächern. **Vorteile** (◨ Tabelle 5.7) werden in einer reduzierten Morbidität, einer verkürzten Hospitalisierung und einem besseren kosmetischen Ergebnis durch kleinere Inzisionen (◨ Abb. 5.13) gesehen. Durch den Lupeneffekt des optischen Systems besteht eine deutlich verbesserte Visualisierung des Operationsfeldes mit der Möglichkeit einer atraumatischeren und subtileren Präparationstechnik. Diese verbesserte Darstellung des Operationssitus sowie die Druckerhöhung im Arbeitsraum um die Organe mit entsprechender Kompression der Blutgefäße bedingen einen verringerten Blutverlust. Als **Nachteil** laparoskopischer Operationstechniken werden die hohen Kosten verglichen mit den offenen Operationsverfahren (Grundausstattung, Einmalmaterialien) und die lange Lernkurve für die Operateure

◨ **Tabelle 5.6.** Meilensteine der Laparoskopie	
1901	Erste diagnostische Laparoskopie (Kelling, Dresden) am Hund
1933	Erste laparoskopische Operation (Darmadhäsiolyse)
1938	Verres (ungarischer Chirurg) entwickelt eine Sicherheitsnadel zum Anlegen eines Pneumoperitoneums
1970er	Semm (deutscher Gynäkologe) entwickelt einen automatischen Gasinsufflator der den Gasfluss und den intraabdominellen Druck überwacht
1976	Laparoskopische Hodensuche bei Kryptorchismus
1978	Hasson (amerikanischer Gynäkologe) beschreibt Zugang zu der intraabdominellen Höhle unter Sicht (Hasson-Technik)
1985	Cholezystektomie
1990	Einfache Nephrektomie bei einem Onkozytom
1992	Radikale Prostatektomie
1992	Adrenalektomie
1992	Nierenteilresektion
1993	Nierenbeckenplastik
1995	Lebendnierenspende

angeführt. Ursächlich für letztgenannte sind die technischen Limitationen der Laparoskopie: Die Fixation der Instrumente in den Trokaren und die mangelnde Beweglichkeit in den laparoskopischen Instrumenten führen dazu, dass dem Operateur weniger Freiheitsgrade in seinen Bewegungen zur Verfügung stehen. Ein weiteres Problem ist die bildliche Darstellung des Operationssitus. Durch die verwendeten Videosysteme ist im Regelfall nur eine 2-D-Darstellung der Operation mög-

◨ **Tabelle 5.5.** Vergleich zwischen dem transperitonealen und dem retro(extra)peritonealen Zugang in der Urologie	
Transperitoneal	**Retro(extra)peritoneal**
Vertrautes OP-Feld mit einfachen anatomischen Orientierungspunkten.	Vermeidung intraperitonealer Komplikationen (Darmverletzungen, postoperative Adhäsionen)
Größeres OP-Gebiet durch Insufflation der großen intraabdominellen Höhle.	Tendenziell kürzere OP-Zeit.
Einfacheres Anlegen des Pneumoperitoneums.	Lagerungsvorteil, da der Darm nicht in den Operationssitus fällt.

5

◘ Tabelle 5.7. Vorteile der Laparoskopie

– Reduzierte Morbidität

– Kürzere Krankenhausverweildauer

– Verringerte postoperative Schmerzen

– Besseres kosmetisches Ergebnis

– Verringerter Blutverlust

– Verbesserte Darstellung des Operationsfeldes

◘ Tabelle 5.8. Grundausstattung für die Laparoskopie

Optisches Instrumentarium
Laparoskopie-Optik (geradeaus, gewinkelt – verschiedene Größen)
Lichtquelle
Videomonitor
Videorecorder

Instrumentarium zum Zugang in die Arbeitshöhle
Insufflator (reguliert und kontrolliert den Gasfluss zum Patienten)
Gasbehälter (im Regelfall CO_2)
Trokare (verschiedene Größen, unterschiedliche Modelle)

Laparoskopisches Instrumentarium
u. a. Scheren
Fasszangen
Stapler
Sauger, …

lich. Ferner machen die Abwesenheit von Schatten der operierten Strukturen und von einer 3-D-Darstellung eine gezielte Augen-Hand-Koordination schwierig.

Stellenwert der Laparoskopie. Trotz der oben genannten offensichtlichen Vorteile der Laparoskopie müssen dennoch bei der Etablierung dieser OP-Techniken diese im Vergleich zu den offenen Operationen vergleichbare funktionelle und onkologische Ergebnisse erbringen. Lediglich die laparoskopische Hodensuche beim Maldescensus testis (► Kap. 14.9.) hat bisher das offen operative Verfahren verdrängen können. Ansonsten muss zwischen Eingriffen unterschieden werden, bei denen die Laparoskopie vergleichbare Ergebnisse zu den offenen Operationstechniken erzielt und sich neben diesen etabliert hat (z. B. radikale Nephrektomie beim Nierenzellkarzinom [► Kap. 9.2] oder Nierenbeckenplastik bei subpelviner Harnleiterstenose [► Kap. 14.3]) und Eingriffen, bei denen ein laparoskopisches Vorgehen noch experimentell ist (z. B. Zystektomie beim Harnblasenkarzinom mit Harnableitung [► Kap. 9.4]).

> Es muss jedoch betont werden, dass diese Entwicklung in einem ständigen Fluss ist und tendenziell eine zunehmende Erweiterung der Indikationen zur Laparoskopie beobachtet werden kann.

Aufgrund der Komplexität und des Schwierigkeitsgrades der laparoskopischen Eingriffe wird das gesamte Spektrum der urologischen Laparoskopie in einer hohen Operationsfrequenz gegenwärtig jedoch nur an wenigen Zentren durchgeführt.

Technik und Instrumentarium der Laparoskopie. Zur Durchführung einer Laparoskopie werden optische Instrumente, Instrumente, die den Arbeitsraum um die Organe aufrechterhalten und den Zugang zu den Organen ermöglichen und Arbeitsinstrumente benötigt (◘ Tabelle 5.8).

Zu Beginn des Eingriffes muss der Arbeitsraum um die Organe entfaltet werden. Bei den transperitonealen Eingriffen an den urologischen Organen wird der Zugang zu der intraabdominellen Höhle im Allgemeinen

◘ Abb. 5.13. CT eines 5 cm großen Nierentumors links, postoperatives Bild der Patientin mit Trokareinstichstellen (kurze, helle Pfeile) und kleinem Bergeschnitt der Niere (langer, dunkler Pfeil)

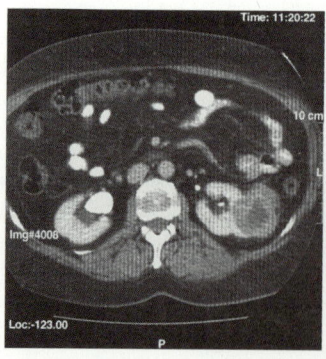 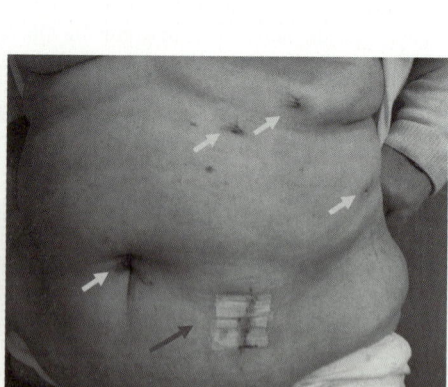

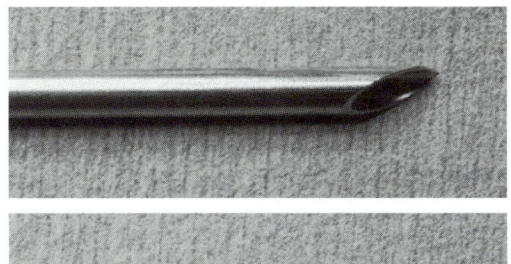

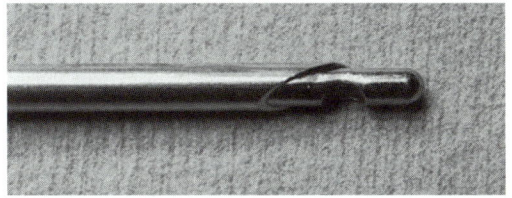

🔴 **Abb. 5.14.** Verres-Nadel mit scharfem Ende (oben) und stumpfen Ende (unten), welches beim Gelangen in die intraabdominelle Höhle hervorspringt

entweder durch eine spezielle Nadel (Verres-Nadel, 🔴 Abb. 5.14) oder durch eine Inzision (offener Zugang, Hasson-Technik) erreicht. Die Verres-Nadel zeichnet sich dadurch aus, dass sie beim Stechen durch die Bauchdecke ein scharfes Ende hat und beim Gelangen in die freie Bauchhöhle durch einen Federmechanismus ein stumpfes Ende hervorspringt. Aufgrund der 1% Komplikationsrate beim blinden Einbringen der Verres-Nadel (v. a. Gefäß- und Darmperforationen) wurde durch Hasson ein Einbringen der Trokare unter Sicht über eine kleine Inzision entwickelt. Der Arbeitsraum wird dann durch eine ständige Gaszufuhr über die Verres-Nadel oder den ersten Trokar bei der Hasson-Technik aufgedehnt und aufrecht gehalten. Im Gegensatz zu den transperitonealen Eingriffen muss bei den primär retro(extra)peritonealen Eingriffen der Arbeitsraum erst manuell aufgedehnt werden (meistens über Ballonsysteme), bevor die Gaszufuhr angelegt wird.

Die Kontrolle der Gaszufuhr erfolgt über einen Insufflator. Über diesen kann die Flussgeschwindigkeit des Gases und der Druck im Arbeitsraum gesteuert werden. Am häufigsten wird hierbei CO_2 verwendet, welches als Gas relativ inert (keine Explosionsgefahr bei Verwendung von elektrischem Strom!) und im Blut gut löslich (keine Gefahr der Embolusbildung durch resorbiertes Gas!) ist. Bei der transperitonealen Laparoskopie wird die Gasansammlung in dem Arbeitsraum als Pneumoperitoneum, bei der primären Retroperitoneoskopie oder extraperitonealen Endoskopie als Pneumoretro(extra)peritoneum bezeichnet.

Das Einbringen der Instrumente und der Optik zur Betrachtung des OP-Situs erfolgt über sog. Trokare. Diese liegen in verschiedensten Ausführungen und

Durchmessern vor. Für die Laparoskopie bei Kindern existieren z. B. Trokare mit einem Durchmesser von nur 2 mm, bei Erwachsenen werden auch Durchmesser bis 13 mm verwendet. Die Anordnung der Trokare im Körper wird nach der jeweiligen Indikationsstellung gewählt. Ähnlich den Optiken für die endourologische Diagnostik und Therapie (▶ Kap. 4.5.) stehen ebenfalls verschiedene gewinkelte Ausführungen für die Laparoskopie zur Verfügung. Das Armentarium der möglichen Instrumente für die jeweiligen Eingriffe ist vielfältig, der Einsatz hängt vom jeweiligen Operateur ab. So kann zum Beispiel ein Gefäß nach einer Ligatur mit einem intrakorporal oder extrakorporal (mit einem speziellen Knotenschieber) gelegten Knoten durchtrennt werden. Anderseits existieren für diese Indikation aber auch resorbierbare oder nicht resorbierbare Clips, teilweise mit verschiedensten Arretierungsmechanismen oder auch Klammergeräte mit einer automatischen Durchtrennung des Gefäßes zwischen den Klammernahtreihen.

Bei den ablativen Eingriffen (z. B. radikale Nephrektomie, radikale Prostatektomie) werden die Organe im Regelfall in einen Plastikbeutel gegeben und in diesem aus dem Körper des Patienten entnommen (🔴 Abb. 5.15). Dies ermöglicht einerseits einen kleineren Bergeschnitt, andererseits wird eine Kontamination der Bauchdecken bei Malignomen vermieden.

Das Operationsteam besteht im Allgemeinen aus dem Operateur, ein oder zwei Assistenten und der OP-Fachkraft. Besondere Bedeutung kommt dem Halter der laparoskopischen Optik zu, da er anders als bei den offenen Operationen für die Sicht des Operateurs auf den Operationssitus und somit für den Ablauf des Eingriffs verantwortlich ist.

❯ Für eine reibungslose und schnelle Operation ist ein eingespieltes Team unabdingbar.

Physiologische Veränderungen während der Laparoskopie. Zwei Faktoren während des laparoskopischen Eingriffes bedingen beim Patienten verschiedenste Veränderungen an seinen Organsystemen:

- Insufflation der intraabdominellen Höhle mit einem Gas (im Regelfall CO_2),
- Erhöhung des intraabdominellen Druckes (im Allgemeinen auf 10–15 mm Hg).

Hämodynamische und **kardiovaskuläre Veränderungen** werden aufgrund einer Erhöhung des intraabdominellen Druckes, sowie einer Stimulation des neurohumoral-vasoaktiven Systems (Vasopressin und Renin–Aldosteron–Angiotensin-System) beobachtet. Die Art des verwendeten Gases spielt für diese Effekte keine Rolle.

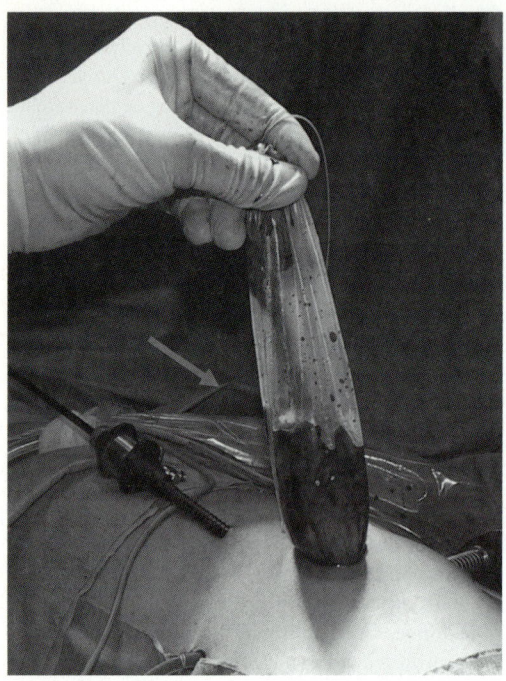

◻ Abb. 5.15. Bergung einer Niere über einen Bergeschnitt mit Hilfe eines Bergebeutels (Pfeil)

Unter anderem kommt es zu einer

- Verringerung des venösen Rückflusses zum Herzen mit einer reduzierten Vorlast,
- verringerten kardialen Auswurffraktion,
- gesteigerten Herzfrequenz,
- Steigerung des Blutdrucks.

Sind diese Veränderungen beim Gesunden ohne klinische Relevanz, so besteht jedoch eine Gefährdung für Patienten mit kardiovaskulären Risikofaktoren. Ein optimales perioperatives Management ist unabdingbar. Es sollte auf eine ausreichende Flüssigkeitszufuhr geachtet werden, eine Gabe von β-Blockern oder Nitraten ist eventuell erforderlich. An das Monitoring (z. B. invasive Blutdruckmessung) der Anästhesie sind hohe Anforderungen zu stellen.

Während der Laparoskopie wird eine **verringerte Urinproduktion** beobachtet, die bis zu einer Anurie führen kann. Hauptsächlich ist eine Kompression des Nierenparenchyms und der renalen Gefäße sowie ein Freisetzen verschiedener Hormone (Katecholamine, Endothelin [Vasokonstriktor]) durch die intraabdominelle Druckerhöhung für diese Veränderung verantwortlich. Interessanterweise spielt eine direkte Kompression der Ureteren keine Rolle bei diesem Phänomen. Nach Normalisierung des intraabdominellen

Druckes steigt die Urinproduktion wieder zum Ausgangsniveau an, langfristige Veränderungen der Nierenfunktion wurden nicht beobachtet.

Die Relaxation des Zwerchfells während der Narkose, sowie das Pneumoperitoneum führen zu einer **Kompression der Lungen.** Dadurch entwickelt sich eine Ventilations-Perfusionsstörung im Lungenkreislauf, die zu einer verringerten Oxygenierung des Blutes führt. Weiterhin bedingt eine Resorption des am häufigsten als Gas verwendeten CO_2 eine Hyperkapnie und eine respiratorische Azidose. Ein perioperatives Monitoring der arteriellen Blutgasanalyse sowie eine kontinuierliche Kapnometrie sind aus diesen Gründen beim Patienten mit pulmonalen Begleiterkrankungen zu fordern. Die Anästhesie ist in der Lage durch eine erhöhte Sauerstoffzufuhr sowie eine Hyperventilation diese beiden Effekte zu beheben. Die Kompensationsmöglichkeiten beim pulmonal erkrankten Patienten sind jedoch limitiert. Interessanterweise konnte im postoperativen Vergleich der Lungenfunktion jedoch ein Vorteil der laparoskopischen OP-Techniken gegenüber den offenen Operationsverfahren beobachtet werden. Die Ursache hierfür sind das geringere operative Trauma sowie verringerte postoperative Schmerzen.

Vergleicht man die transperitonealen mit den primär retro(extra)peritonealen Eingriffen so zeigen sich keine wesentlichen Unterschiede in Bezug auf die hämodynamischen und renalen Veränderungen. Lediglich scheint eine Insufflation des Retro- oder Extraperitoneums mit CO_2 zu einer gesteigerten Resorption des Gases und somit zu einer ausgeprägteren Hyperkapnie zu führen.

In Kürze

Prinzipien laparoskopischer Operationen
Minimalinvasive Operationstechnik, tendenziell zunehmende Erweiterung des Indikationsspektrums zur Laparoskopie in der Urologie.
Vorteile: Reduzierte Morbidität, verkürzte Hospitalisierung, besseres kosmetisches Ergebnis.
Nachteile: Hohe Kosten, lange Lernphase für die Operateure.
Vorgehen: Zugang zu Niere, Harnleiter, Blase und Prostata entweder transperitoneal oder direkt unter Umgehung der intraperitonealen Höhle, Entfaltung des Arbeitsraumes durch Gas, Einbringen der Optik und der verschiedensten Instrumente über Trokare.
Physiologische Veränderungen: Verringerte Urinproduktion, Ventilations-Perfusionsstörung der Lunge, hämodynamische und kardiovaskuläre Veränderungen.

Funktionsstörungen
des unteren Harntraktes

K. Höfner, U. Jonas

6.1   Physiologie

6.1.1   Morphologie

> Die komplizierte anatomische Struktur der einzelnen Komponenten Harnblase, Trigonum vesicae und Harnröhre mit Verschlussmechanismus ist Basis einer funktionellen Einheit, die die Grundfunktionen des unteren Harntraktes Urinspeicherung, Kontinenz und Miktion garantieren.

Der **Musculus detrusor vesicae** ist wie die Urethra entodermaler Herkunft und besteht aus einem dreischichtigen Geflecht glatter Muskelfasern. Man unterscheidet eine äußere und innere Längsschicht von einer mittleren zirkulären Schicht. Durch diese Anordnung ist die Funktion der Harnblase als Urinreservoir und -austreibungsorgan gewährleistet.

An potentiell verschließenden Strukturen am Ostium urethrae internum existieren neben dem Detrusor zusätzlich die mesodermale Trigonalmuskulatur und die ebenfalls entodermale glatte urethrale Längsmuskulatur. Für den Verschluss der Harnblase gegenüber der Urethra am Ostium urethrae internum wird von einigen Autoren eine Schleife des Detrusors, von anderen ausschließlich die Trigonalmuskulatur im Sinne eines echten **inneren Sphinkters** (Sphincter trigonalis) verantwortlich gemacht (■ Abb. 6.1). Hutch und Tanagho begründeten die unter Urologen weithin anerkannte Theorie der Basisplatte sowohl aus Anteilen des Trigonums als auch des Detrusors und ordneten ihr gleichzeitig verschließende und entleerende Funktionen zu.

Die Existenz eines quergestreiften Schließmuskels, der allgemein als **externer urethraler Sphinkter** (M. sphincter urethrae transversostriatus) bezeichnet wird, ist gesichert (■ Abb. 6.1). Zusätzlich existiert eine glattmuskuläre ringförmige Struktur direkt unter der Harnröhrenschleimhaut in Höhe des bekannten externen Sphinkters, die nach Dorschner entweder als selbständiger eigener Verschlussmechanismus (M. sphincter urethrae glaber) oder als Fortsetzung der Detrusormuskulatur ebenfalls Kontinenzfunktion besitzt.

Die transversale Ausdehnung des quergestreiften externen Sphinkters ist hufeisenförmig, nach dorsal offen, sodass ventral des Rektums bzw. der Vagina keine Muskelfasern nachweisbar sind. Es besteht mikroskopisch eine deutliche Trennung der Beckenbodenmuskulatur vom eigentlichen externen Sphinktersystem, obwohl funktionell zur Sicherung der urethralen Kontinenz eine Einheit besteht.

> Die wichtigsten Strukturen des unteren Harntraktes sind Detrusor, Trigonum vesicae und urethrale Verschlussmuskulatur.

Der entodermale Detrusor besteht aus drei Schichten glatter Muskulatur. Das Trigonum ist mesodermaler Herkunft. Der Harnröhrenverschluss wird durch ein System aus zirkulären und längsverlaufenden glatten und quergestreiften Muskeln gebildet.

Auch die Miktion ist mechanisch-funktionell interpretierbar. Die bis heute populärste derartige Miktionstheorie geht auf die bereits zitierte Basisplatte zurück, die durch die Kontraktion des Detrusors bei der Miktionseinleitung eine trichterförmige Umformung erfährt und damit die proximale Urethra öffnet. Es ist jedoch nachweisbar, dass die Öffnung des inneren Sphinkters nicht von einer muskulären Verbindung zwischen Detrusor und hinterer Urethra abhängig ist. Es handelt sich also deshalb entweder um einen rein nerval gesteuerten Vorgang oder um eine aktive Öffnung des Ostiums urethrae internum durch Kontraktion der urethralen Längsmuskulatur.

Die Prostata des Mannes schiebt sich größenabhängig zwischen inneren und äußeren Sphinkter (■ Abb. 6.1). Bei der Frau projiziert sich der Verschlussapparat ausschließlich auf die proximalen zwei Drittel der Urethra.

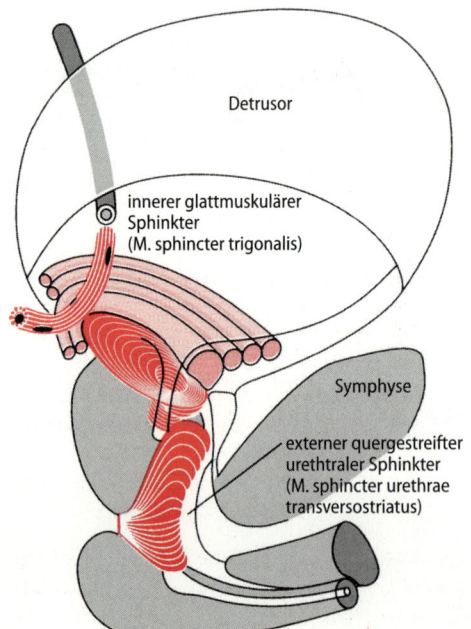

Detrusor

innerer glattmuskulärer Sphinkter (M. sphincter trigonalis)

Symphyse

externer quergestreifter urethraler Sphinkter (M. sphincter urethrae transversostriatus)

■ **Abb. 6.1.** Anatomie von Harnblase und urethralem Verschluss beim Mann (nach Dorschner u. Stolzenburg 1994)

6.1.2 Innervation

Das komplexe Zusammenspiel von Harnspeicherung, Kontinenz und Miktion steht unter Kontrolle einer zentralen und peripheren Innervation, die wiederum aus einer somatischen und autonomen Komponente besteht.

> Harnspeicherung und Harnentleerung werden durch nervale Regelkreise zwischen kortikalen, subkortikalen, spinalen und peripheren Nerven gesteuert. Es besteht eine Dreifachinnervation aus parasympathischen, sympathischen und somatischen Anteilen.

Miktion

Zwischen kortikalen und subkortikalen Regionen existieren Verbindungen, die durch ihre Verschaltungen spezifische Funktionsabläufe bei der Miktion garantieren (■ Abb. 6.2).

Zentrale Regelung. Ein wichtiger zentraler Regelkreis setzt sich aus Bahnen zwischen Frontalhirn und Detrusorkernen der Formatio reticularis zusammen, wobei weitere Verbindungen zu Kleinhirn, Thalamus und Basalganglien bestehen (■ Abb. 6.2 A). Es findet sich hier das neurologische Substrat für die **Willkürkontrolle des Miktionsreflexes** mit der Fähigkeit, bei intaktem Regelkreis die Miktion willkürlich einzuleiten und zu unterbrechen. Störungen durch zentrale Prozesse wie Vaskulopathie, Apoplexie, Tumoren etc. verursachen das klassische Bild der neurogenen Detrusorhyperaktivität bzw. das der Detrusorakontraktilität bei direkter Beeinträchtigung des Miktionszentrums im Hirnstamm.

> Die Fähigkeit, die Miktion willkürlich einzuleiten und zu unterbrechen wird von Frontalhirn, Formatio reticularis, Kleinhirn, Thalamus und Basalganglien gesteuert. Bei Erkrankungen kann neurogene Detrusorhyperaktivität oder Detrusorakontraktilität auftreten.

Miktionsreflex. Der eigentliche Miktionsreflex beginnt bei den propriozeptiven Endigungen des Detrusors, verläuft afferent sensorisch ohne spinale Umschaltung bis zum motorischen Zentrum im Hirnstamm (long routed pathways) und endet nach Umschaltung efferent spinal in den motorischen sympathischen bzw. parasympathischen Kernen im Lumbal- (Th12–L1) bzw. Sakralmark (S2–S4) (■ Abb. 6.2 B). Das urodynamische Substrat des Reflexes ist eine Detrusorkontraktion von adäquater Dauer und Stärke ohne Restharnbildung.

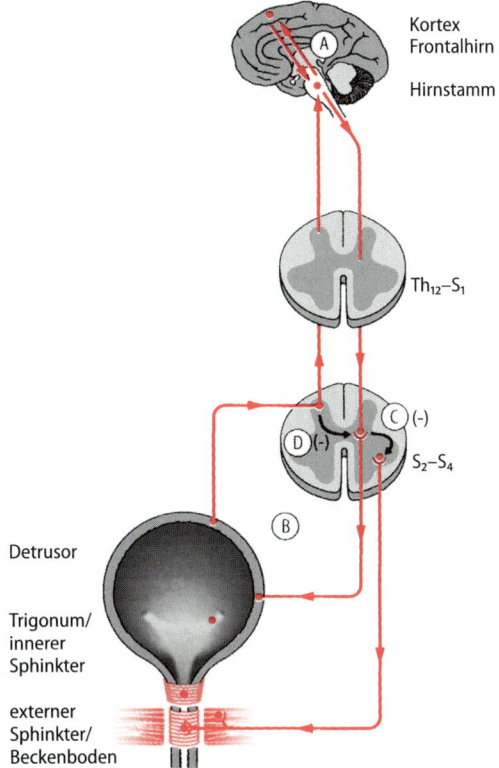

■ Abb. 6.2. Innervation von Harnblase und Urethra. **A** Regelkreis aus Bahnen zwischen Frontalhirn und Detrusorkernen der Formatio reticularis. **B** Eigentlicher Miktionsreflex, afferent sensorisch ohne spinale Umschaltung bis zum motorischen Zentrum im Hirnstamm (long routed pathways), nach Umschaltung efferent spinal bis zu motorischen sympathischen bzw. parasympathischen Kernen im Lumbal- (Th12–L1) bzw. Sakralmark (S2–S4), zunehmende afferente Impulse im Pelvicus bei zunehmender Blasenfüllung lösen erst bei Erreichen einer kritischen Frequenz eine Detrusorkontraktion aus (»kritische Schwelle«). **C** Neg. Feedback von Kernen des Pelvicus auf Kerne des Pudendus im Sakralmark. **D** Negativer Feed-back-Mechanismus innerhalb von Afferenzen und Efferenzen der sakralen Kerne des Pelvicus, der für die Unterdrückung instabiler Detrusorkontraktionen auf spinaler Ebene verantwortlich zu machen ist

> Der eigentliche Miktionsreflex beginnt im Detrusor, verläuft ohne Umschaltung bis zum Hirnstamm und endet spinal in den sympathischen bzw. parasympathischen Kernen im Lumbal- bzw. Sakralmark.

Koordination. Für die ungestörte Miktionseinleitung und -verlauf ist eine **Koordination von Detrusoraktivität und Harnröhrenverschluss** unbedingte Voraussetzung. Das nervale Substrat findet sich auf spinaler Ebene in speziellen Verschaltungen der sympathischen und parasympathischen Kernregionen des Detrusors

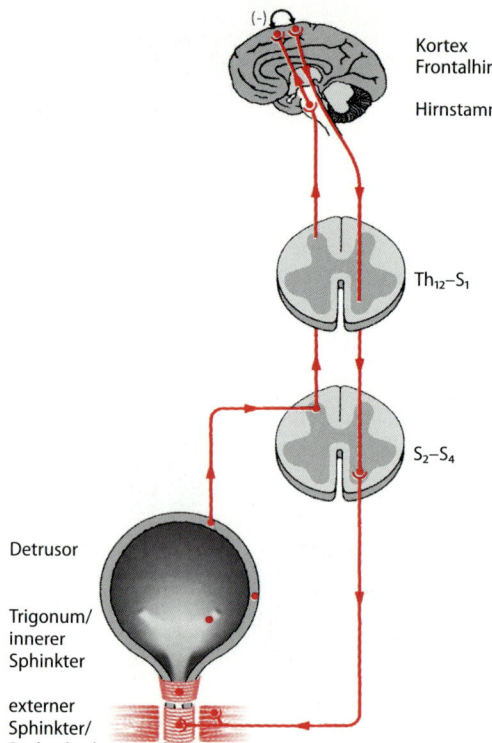

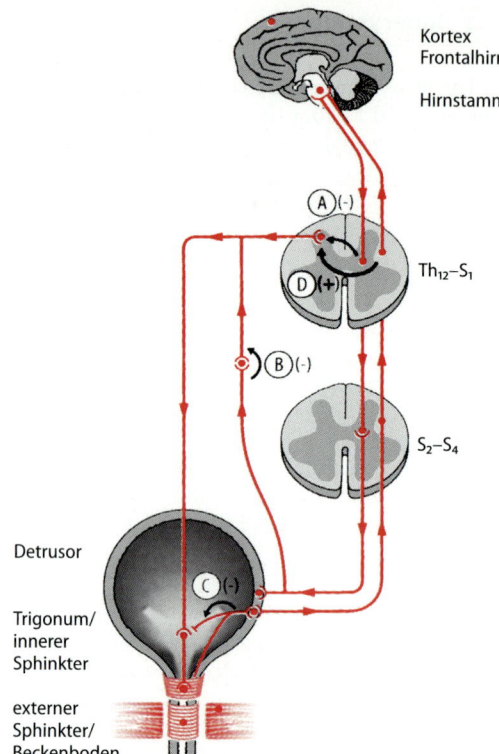

Abb. 6.3. Innervation von Harnblase und Urethra. Afferente Stimulation des Pelvicus haben efferent eine Hemmung des Pudendus zur Folge, was sich urodynamisch in einer Relaxation des externen Sphinkters und des Beckenbodens bei Miktion zeigt

Abb. 6.4. Innervation von Harnblase und Urethra. **A** Efferente Hemmung sympathischer Signale infolge afferenter parasympathischer Impulse. **B** Präsynaptische ganglionäre Hemmung der adrenergaxonalen Transmission durch einen cholinerg stimulierbaren muscarinergen Rezeptor, cholinerg stimulierte Aktivierung des SIF (small intensely fluorescent)-Zellsystems, das efferent präganglionär und/oder intramural adrenerge Effektorneuronen hemmt. **C** Intramurales diautonomes synaptisches System modifiziert neurogene Antwort infolge axo-axonaler Kontakte. **D** Aktivierung thorako-lumbaler Efferenzen bei Stimulation sakraler Afferenzen in Abhängigkeit vom Grad der Dehnung der glatten Detrusormuskulatur (ausgelöste sympathische Stimulation in den Beckenganglien führt einerseits zur Kontraktion des glatten inneren Sphinkters und andererseits zur Hemmung der Kontraktion des Detrusors)

und der des Pudendus untereinander und miteinander. Innerhalb der Beckenganglien und intramural bestehen zusätzlich Interaktionen von sakralem und lumbalem Input. Im Sakralbereich des Rückenmarks (S2–S4) treffen Kerne des Pudendus mit denen des Pelvicus zusammen (■ Abb. 6.2 C, D). Afferente Stimulation des Pelvicus haben efferent eine Hemmung des Pudendus zur Folge, was sich urodynamisch in einer Relaxation des externen Sphinkters und des Beckenbodens bei Miktion zeigt (■ Abb. 6.3). Diese Reaktion von Detrusor und Verschlussmechanismus bei Miktion wird als **synerg** bezeichnet und ist suprasakral gesteuert, da sich bei komplettem Querschnitt oberhalb von S2 eine Dyssynergie zwischen Detrusor und Verschlussmechanismus ausbildet. Die Annahme eines sakralen Miktionszentrums ist deshalb nicht länger haltbar.

Da Trigonum und innerer Sphinkter vorwiegend α-adrenerg sympathisch innerviert sind, muss eine **Koordination zwischen Parasympathikus und Sympathikus** für die bei Miktionseinleitung nachweisbare koordinierte Öffnung des inneren Sphinkters bei gleichzeitig bestehender Detrusorkontraktion vorhanden sein. Dafür sind folgende Regelkreise verantwortlich zu machen (■ Abb. 6.4):

- Auf spinaler Ebene existiert eine efferente Hemmung sympathischer Signale infolge afferenter parasympathischer Impulse (■ Abb. 6.4 A),
- umfassende infraspinale Autoregulation der beiden autonomen Anteile,
- präsynaptische ganglionäre Hemmung der adrenergaxonalen Transmission durch einen cholinerg stimulierbaren muscarinergen Rezeptor (■ Abb. 6.4 B),

- cholinerg stimulierte Aktivierung des SIF (small intensely fluorescent)-Zellsystems, das efferent präganglionär und/oder intramural adrenerge Effektorneuronen hemmt (Abb. 6.4 B/C),
- intramurales diautonomes synaptisches System modifiziert neurogene Antwort infolge axo-axonaler Kontakte (Abb. 6.4 C).

Harnspeicherung

Während der Phase der Harnspeicherung werden zahlreiche, bei Miktion gültige Interaktionen ausgeschaltet bzw. umgeformt.

- Innerhalb von Afferenzen und Efferenzen der sakralen Kerne des Pelvicus existiert ein negativer Feedbackmechanismus, der für die **Unterdrückung instabiler Detrusorkontraktionen** auf spinaler Ebene verantwortlich zu machen ist (Abb. 6.2 D).
- Außerdem besteht eine Aktivierung thorako-lumbaler Efferenzen bei Stimulation sakraler Afferenzen in Abhängigkeit vom Grad der Dehnung der glatten Detrusormuskulatur (ausgelöste sympathische Stimulation in den Beckenganglien führt einerseits zur **Kontraktion des glatten inneren Sphinkters** und andererseits zur **Hemmung der Kontraktion des Detrusors**) (Abb. 6.4 D).
- Zunehmende afferente Impulse im Pelvicus bei zunehmender Blasenfüllung lösen erst bei Erreichen einer **kritischen Frequenz** eine Detrusorkontraktion aus (»kritische Schwelle«) (Abb. 6.2 B).
- **Intakter urethraler Verschluss** (nervale Regelkreise zwischen Pelvicus und Pudendus) durch **zunehmende Aktivität der Muskulatur des urethralen Verschlusses** mit zunehmender Blasenfüllung durch Reflexbogen, der afferent aus dem Pelvicus und efferent aus dem Pudendus besteht (ausschließlich spinaler Reflex, da auch bei Querschnittlähmung intakt) (Abb. 6.5 A). Außerdem erfolgt eine **Reflexkontraktion des Beckenbodens** bei abdomineller Druckerhöhung durch kontra- und ipsilaterale Verschaltungen von Afferenzen und Efferenzen des Pudendus selbst (Abb. 6.5 B). Abdominale Druckerhöhungen erzeugen eine Dehnung der Muskelspindeln im gesamten Beckenboden und somit eine Reizung afferenter Fasern des Pudendus. Dies wiederum hat eine Stimulation efferenter Fasern mit Kontraktion der Muskulatur zur Folge.

> Für eine ungestörte Harnspeicherung und Miktion ist eine Koordination von Detrusoraktivität und Harnröhrenverschluss erforderlich. Dies wird durch komplexe Verschaltungen sympathischer, parasympathischer und somatischer Nerven von Detrusor und Urethra auf zentraler, spinaler und peripherer Ebene realisiert.

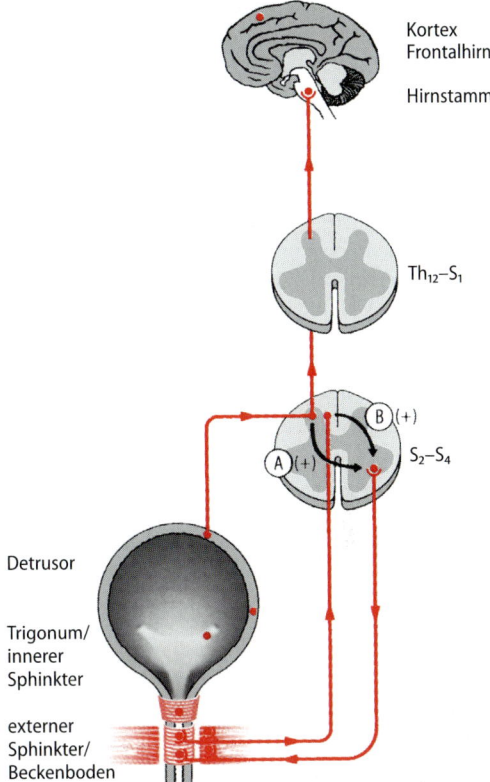

Kortex
Frontalhirn

Hirnstamm

Th_{12}–S_1

B (+)

A (+)

S_2–S_4

Detrusor

Trigonum/ innerer Sphinkter

externer Sphinkter/ Beckenboden

 Abb. 6.5. Innervation von Harnblase und Urethra. **A** Zunehmende Aktivität der Muskulatur des urethralen Verschlusses mit zunehmender Blasenfüllung durch Reflexbogen, der afferent aus dem Pelvicus und efferent aus dem Pudendus besteht (ausschließlich spinaler Reflex, da auch bei Querschnittlähmung intakt). **B** Reflexkontraktion des Beckenbodens bei abdomineller Druckerhöhung durch kontra- und ipsilaterale Verschaltungen von Afferenzen und Efferenzen des Pudendus selbst

6.2 Pathophysiologie

> Funktionsstörungen des unteren Harntraktes werden in Speicher- und Entleerungsstörungen eingeteilt.

6.2.1 Speicherstörungen der Harnblase

> Das Kardinalsymptom der Speicherstörung ist die Harninkontinenz.
> Harninkontinenz bedeutet unfreiwilliger Urinverlust, der objektiv nachweisbar ist.

Speicherstörungen der Harnblase umfassen:
- Inkontinenz bei neurogener und nichtneurogener (idiopathischer) Detrusorhyperaktivität.

━ Inkontinenz bei insuffizientem Harnröhrenverschlussmechanismus aufgrund einer verminderten Drucktransmission (aktiv/passiv), einer
hypotonen Urethra, einer Hyporeaktivität der
Sphinktermuskulatur oder einer unwillkürlichen
Harnröhrenrelaxierung.

Harninkontinenz

Die Harninkontinenz wird aufgrund der Empfehlungen der International Continence Society (ICS) nach
symptomatischen und klinischen Kriterien sowie urodynamischen Gesichtspunkten in unterschiedliche Kategorien unterteilt.

Die Inkontinenz kann hinsichtlich ihres Schwere-
grades nach unterschiedlichen Kriterien und hinsichtlich ihrer Pathophysiologie in unterschiedliche Formen
eingeteilt werden (◘ Tabelle 6.1 und 6.2).

Belastungsinkontinenz (früher Stressinkontinenz).

❯ **Belastungsinkontinenz** bedeutet Harnverlust während körperlicher Anstrengung, ohne Harndrang zu
verspüren. Ursache ist ein insuffizienter Harnröhrenverschlussmechanismus.

Der korrelierende klinische Befund ist der Harnverlust aus der Harnröhre synchron zu physischer Anstrengung. Eine **urodynamischen Belastungsinkonti-**

◘ Tabelle 6.1. Einteilung des Inkontinenz-Schwere-
grades

Klinischer Grad (nach Ingelman-Sundberg, Stamey)	
━ I	Beim Husten, Niesen, Pressen, schweres Heben
━ II	Bei Bewegung oder Lageveränderung: Aufstehen, Setzen, Gehen
━ III	Im Liegen
Vorlagenanzahl	
Windel -Tests (Zunahme Gewicht der Vorlage nach Übungsprogramm)	
━ Grad 1	Harnverlust bis 2 ml
━ Grad 2	Harnverlust 2–10 ml
━ Grad 3	Harnverlust 10–50 ml
━ Grad 4	Harnverlust über 50 ml

nenz liegt dann vor, wenn während einer urodynamischen Untersuchung festgestellt wird, dass Harnverlust
bei erhöhtem Abdominaldruck (z. B. beim Husten
oder Pressen) in Abwesenheit jeglicher Detrusorkontraktionen eintritt.

◘ Tabelle 6.2. Klassifikation der Harninkontinenz

Symptom/klinisches Zeichen	Urodynamischer Befund
Drang-Inkontinenz ━ unwillkürlicher Urinverlust mit oder unmittelbar nach imperativem Harndrang	Inkontinenz bei Detrusorhyperaktivität ━ Nicht neurogen (Idiopathisch) ━ Neurogen (Reflexinkont.) ━ Symptomatisch ━ Sonderformen (Giggle, GV)
Belastungs-Inkontinenz (Stressinkont.) ━ unwillkürlicher Urinverlust bei physischer Anstrengung, Niesen oder Husten	Urodynamische Belastungs-Inkontinenz
Mischinkontinenz ━ unwillkürlicher Urinverlust mit oder unmittelbar nach imperativem Harndrang und bei physischer Anstrengung, Niesen oder Husten	Mischinkontinenz
Nächtliche Enuresis ━ unwillkürlicher Urinverlust im Schlaf	–
Kontinuierlicher Urinverlust	Extraurethrale Inkontinenz
Andere ━ Beim Lachen (Giggle) oder GV	Inkontinenz bei chronischer Harnretention (Überlauf-inkont.)
	Sonderformen ━ Inkontinenz bei Harnröhrenrelaxierung ━ Nicht kategorisierbar

Für die Speicherfunktion der Harnblase ist der Verschlussmechanismus der Harnröhre von primärer Bedeutung. Es gilt allgemein als akzeptiert, dass als Grundlage der Harnkontinenz eine intakte quergestreifte Muskulatur des Beckenbodens, eine ungestörte Innervation und ein funktionstüchtiger Bandapparat anzusehen sind. Diese anatomischen Strukturen weisen eine spezielle Wirkung am Blasenhals und der proximalen Urethra sowie an der Muskulatur von quergestreiftem Sphinkter und periurethralem Gewebe auf. Letztlich ist die Kontinenz durch das Zusammenspiel dieser einzelnen anatomischen Strukturen gewährleistet, wobei dieses funktionelle Zusammenspiel in funktionelle Komponenten des Harnröhrenverschlussmechanismus gegliedert werden kann.

Die Komponenten des Harnröhrenverschlusses sind:

- Harnröhrentonus,
- Drucktransmission auf Blasenhals und proximale Urethra (passive Drucktransmission),
- Kontraktion der quergestreiften Sphinkter- und Beckenbodenmuskulatur (aktive Drucktransmission).

Ursachen eines insuffizienten Harnröhrenverschlussmechanismus resultieren aus Defekten der drei geschilderten Komponenten, wobei einzelne Defekte oder eine Kombination hierfür verantwortlich sein können.

Dranginkontinenz.

❯ Das Symptom der Dranginkontinenz bedeutet unwillkürlichen Harnverlust, der von imperativem Harndrang begleitet ist oder dem imperativen Harndrang vorausgeht.

Dabei kann es zum Verlust kleiner Urinportionen zwischen den einzelnen Miktionen bis hin zur kompletten Blasenentleerung kommen. Das Syndrom der überaktiven Blase (overactive bladder, OAB) beinhaltet Pollakisurie, Nykturie und imperativen Harndrang bis zur Harninkontinenz (◨ Abb. 6.6). Bei der urodynamischen Untersuchung sind verfrühter erster Harndrang, imperativer Harndrang und Detrusorhyperaktivität charakteristische Befunde.

Urodynamisch ist die Detrusorhyperaktivität durch spontane oder provozierte unwillkürliche Detrusorkontraktionen während der Füllphase gekennzeichnet. Kommt es aufgrund der Detrusorhyperaktivität zum Urinverlust, wird diese Form als Inkontinenz bei Detrusorhyperaktivität bezeichnet.

Die durch eine urodynamische Untersuchung nachgewiesene Detrusorhyperaktivität kann in Abhängigkeit vom Nachweis einer neurologischen Erkrankung in eine neurogene bzw. nichtneurogene (idiopathische) Detrusorhyperaktivität unterteilt werden. Auftretender Urinverlust wird dementsprechend als **Inkontinenz bei neurogener bzw. nichtneurogener Detrusorhyperaktivität** bezeichnet.

Bei der urodynamisch verifizierten neurogenen Detrusorhyperaktivität findet sich immer ein neurologisches Korrelat. Die Inkontinenz bei neurogener Detrusorhyperaktivität wurde früher als Reflexinkontinenz bezeichnet. Der nichtneurogenen Detrusorhyperaktivität liegt keine definierte Ursache zugrunde. Pathophysiologisch kommt es zur Detrusorhyperaktivität, wenn ein Missverhältnis zwischen Stärke der afferenten Impulse und der zentralen Hemmung des Miktionsreflexes besteht.

◨ **Abb. 6.6.** Overactive Bladder (OAB)

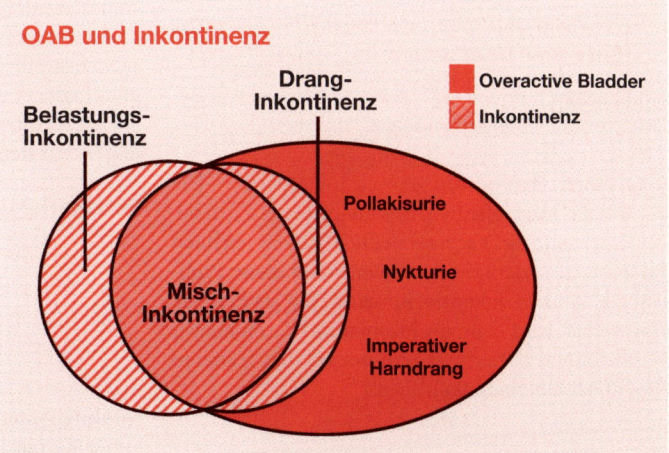

OAB und Inkontinenz

■ Overactive Bladder
▨ Inkontinenz

Belastungs-Inkontinenz

Drang-Inkontinenz

Pollakisurie

Nykturie

Misch-Inkontinenz

Imperativer Harndrang

6

Drei **Formen** können unterschieden werden:

- Ein Defizit der zentral nervösen Hemmung auf den Miktionsreflex kann bei neurologischen Erkrankungen des zentralen Nervensystems bzw. bei jeder Form der Hirnleistungsstörung entstehen und zu einer neurogenen Detrusorhyperaktivität führen. Während bei der zerebral enthemmten Blase die Schädigung hemmender suprapontiner Kerne der Blasenkontrolle hierfür verantwortlich ist, kommt es bei der suprasakralen Rückenmarksläsion zur Ausbildung pathologischer segmentaler spinaler Reflexbögen infolge der Unterbrechung hemmender suprasegmentaler spinaler Bahnen.
- Eine gesteigerte Erregbarkeit des Detrusor kann zu einer nicht neurogenen Detrusorhyperaktivität führen und kann durch anatomische oder funktionelle Veränderungen im Detrusor selbst verursacht werden.
- Vermehrte afferente Impulse können durch Reizzustände an Blase und Harnröhre ohne erkennbare Pathologie zu einem Missverhältnis von stimulierenden und hemmenden Impulsen und somit zur Detrusorhyperaktivität führen.

Eine Sonderform der nichtneurogenen Detrusorhyperaktivität stellen Urinverlust in bestimmten Situationen dar, die z. B. beim Lachen oder Geschlechtsverkehr auftreten, Diese werden als **Giggle-Inkontinenz** bezeichnet.

Die **symptomatische Dranginkontinenz** besteht bei Ursachen wie chronischem Harnwegsinfekt, infravesikaler Obstruktion, Blasenstein, Blasentumor etc. und bedarf der gezielten Behandlung dieser Ursachen.

Mischharninkontinenz.

> Bei dieser Form handelt es sich um einen unwillkürlichen Urinverlust, der einerseits mit imperativen Harndrang und andererseits mit körperlicher Belastung, Niesen oder Husten assoziiert ist.

Urodynamisch finden sich objektive Zeichen von Belastungs- und Dranginkontinenz.

Inkontinenz bei chronischer Harnretention. Die chronische Harnretention beschreibt einen Zustand, der durch eine nicht schmerzhafte Blase mit reichlich Restharn charakterisiert ist. Patienten mit dieser Problematik können inkontinent sein. Der auftretende Harnverlust wird dann als Inkontinenz bei chronischer Harnretention bezeichnet und ersetzt den früheren Begriff der Überlaufinkontinenz.

Extraurethrale Harninkontinenz. Das Symptom des kontinuierlichen Harnverlustes weist auf diese Form der Harninkontinenz hin. Klinisch versteht man unter der extraurethralen Harninkontinenz den objektivierbaren Urinverlust, der nicht über die Urethra sondern andere Öffnungen entleert wird (z. B. vesikobzw. ureterovaginale Fisteln).

Sonderformen. Aufgrund der neuen Definitionen der ICS ergeben sich zusätzliche Sonderformen der Harninkontinenz, die nicht in die aufgeführten Kategorien einzuordnen sind.

6.2.2 Blasenentleerungsstörung

Bei der Miktion wirkt der Detrusor als Energiequelle und die Urethra als wesentlicher Widerstandsfaktor, sodass sich alle Ursachen auf Detrusor und/oder Urethra beziehen lassen. Man kann deshalb zwischen **detrusorbedingten** Blasenentleerungsstörungen einerseits und Blasenentleerungsstörungen auf der Grundlage einer Erhöhung des urethralen Widerstandes andererseits unterscheiden. Erhöhung des urethralen Widerstandes finden sich bei **mechanischen** (morphologisch definierbares Abflusshindernis) und **funktionellen** (fehlende Relaxierung oder Aktivitätssteigerung verschließender urethraler Muskulatur) Ursachen (◼ Tabelle 6.3).

> Ursache von Blasenentleerungsstörungen sind Detrusorinsuffizienz und/oder Erhöhung des mechanischen oder funktionellen urethralen Widerstandes.

Bei den obstruktiven Blasenentleerungsstörungen wird zunächst die Miktion durch einen Anstieg der Detrusorleistung mehr oder minder suffizient aufrecht erhalten, die Obstruktion ist kompensiert. Ohne Therapie kommt es infolge einer zunehmenden Dekompensation des Detrusors (sekundäre Detrusorinsuffizienz) zu steigenden Restharnmengen bis hin zur Harnverhaltung mit Überlaufinkontinenz. Die Konsequenzen für den **oberen Harntrakt** können **Reflux und/oder Harnstauung** bis zur **Retention** harnpflichtiger Substanzen sein.

Detrusorhypoaktivität, akontraktiler Detrusor

> Die Detrusorhypoaktivität ist durch eine unzureichende Stärke bzw. Dauer der Detrusorkontraktion während der Miktion gekennzeichnet, die zu einer unvollständigen Blasenentleerung führt.

Es resultieren Restharnbildung bis hin zur Inkontinenz bei chronischer Harnretention, wobei das Füllungsvolumen die maximale Blasenkapazität übertrifft.

Tabelle 6.3. Messdaten der urodynamischen Messung. Einteilung der Blasenentleerungsstörung

Detrusor – bedingt	primär:	nervale oder myogene Detrusor-Schäden
	sekundär:	als Folge von Auslassobstruktionen
mechanische Obstruktion	proximal:	Blasenhalssklerose, Prostatahyperplasie, Prostata-karzinom, Harnröhrenklappen
	distal:	Strikturen, Meatusstenose
funktionelle Obstruktion (Dyssynergien)	glattmuskulärer Sphinkter:	Detrusor-Blasenhals-Dyskoordination
	quergestreifter Sphinkter:	Detrusor-Sphinkter-Dyssynergie

> Bei der **Detrusorakontraktilität** kann keine Detrusorkontraktion ausgelöst werden und die Miktion erfolgt nur durch den Einsatz der Bauchpresse.

Der Detrusorhypoaktivität liegen myogene, neurogene oder psychogene Ursachen zugrunde:
- Bei den **myogenen** Formen kommt es durch glattmuskuläre Degeneration und Schädigung des Muskelzellverbandes zu einer Störung der myogenen Erregungsübertragung, was z. B. Folge einer infravesikalen Obstruktion sein kann.
- Den **neurogenen** Formen liegt eine Schädigung der parasympathischen motorischen Innervation im Sinne einer Läsion des unteren motorischen Neurons zugrunde. Die motorischen Efferenzen können hierbei auf Höhe der peripheren Nerven, der Vorderwurzeln oder Spinalnerven (Kaudasyndrom) oder des sakralen Miktionszentrums (Konussyndrom) betroffen sein. Ursächlich für Kauda-Konus-Veränderungen sind daher sämtliche Läsionen oder Erkrankungen des sakralen Rückenmarks, der Spinalnerven oder der peripheren autonomen Nerven, in denen motorische Efferenzen der Harnblase geleitet werden. Prototypen dieser Erkrankung sind Querschnittläsionen im Bereich der thorakolumbalen Wirbelsäule oder ein lumbaler medianer Diskusprolaps, wobei auch degenerative, vaskuläre, tumoröse oder entzündliche Erkrankungen des Spinalmarks derartige Veränderungen in diesem Bereich auslösen können. Besonders Virusinfektionen wie Herpes zoster oder Borreliose können Ursache einer neurogenen Detrusorhypoaktivität sein. Die ausgedehnte Chirurgie im kleinen Becken z. B. bei abdominosakraler Rektumamputation oder radikalen gynäkologischen Eingriffen (Wertheim-Meigs-Operation) kann ebenfalls zu neurogenen Läsionen mit Schädigung des Plexus pelvicus führen, woraus eine Detrusorhypoaktivität resultieren kann. Der dorsoventrale Verlauf des autonomen Nervengeflechts

im Bindegewebe des Beckens vom Sakrum entlang des Rektums und des Uterus zur Blase erklärt dieses Risiko.

Mechanische Obstruktion

> Von mechanischen Blasenentleerungsstörungen wird dann gesprochen, wenn ein **morphologisch definierbares Abflusshindernis** an irgend einer Stelle des urethralen Abflusses nachweisbar ist.

Ursachen sind Meatusstenose, Urethrastrikturen, Harnröhrenklappen (meist angeboren), benigne Prostatahyperplasie/Prostatakarzinom, Blasenhalssklerose. Auch primär funktionelle Obstruktionen können durch fibrösen Umbau der beteiligten Strukturen sekundär den Charakter einer mechanischen Blasenentleerungsstörung annehmen (Dyssynergie zwischen Detrusor und innerem Sphinkter und Blasenhalsbarre bzw. -stenose).

> Mechanische Blasenentleerungsstörungen bezeichnen ein morphologisch definierbares Abflusshindernis (Meatusstenose, Strikturen, Harnröhrenklappen, benigne Prostatahyperplasie, Prostatakarzinom, Blasenhalssklerose).

Urodynamisch ist es sinnvoll, zwischen **proximalen** und **distalen** mechanischen Obstruktionen zu differenzieren, da sich die Funktionsstörung auch in der Konsequenz für den Detrusor extrem unterscheidet. Proximale Obstruktionen führen schneller zu Restharn und Detrusordekompensation.

Funktionelle Obstruktion

Funktionelle infravesikale Obstruktionen können im Bereich des Blasenhalses oder des externen urethralen Sphinkters auftreten, wobei sie mit und ohne neurologischem Korrelat einhergehen können.

Detrusor-Blasenhals-Dyskoordination. Der sehr seltene Befund einer Detrusor-Blasenhals-Dyskoordination kommt in der Regel ohne eine neurologische Grunderkrankung vor. Hierbei fehlt die trichterförmige Öffnung des Blasenhalses während der Miktion. Die Dyskoordination tritt zwischen Detrusor und sympathisch innerviertem Blasenauslass auf, weswegen diese Form auch als **autonome Dyssynergie** bezeichnet wurde.

Detrusorsphinkterdyssynergie. Diese funktionelle infravesikale Obstruktion des quergestreiften urethralen Sphinkters entsteht auf dem Boden einer neurologischen Grunderkrankung oder einer Läsion des suprasakralen Rückenmarks, die die Bahnen von Blasen- und Sphinkterkontrolle betreffen. Es resultiert eine Entkopplung des sakralen Miktionszentrums vom pontinen Koordinationszentrum für Detrusor und Sphinkter. Die Fehlsteuerung tritt primär zwischen Detrusor und somatisch innerviertem Beckenboden auf, weswegen diese Form auch als **somatische Dyssynergie** bezeichnet wurde.

Detrusorsphinkterdyskoordination. Diese funktionelle Veränderung entspricht klinisch und urodynamisch der zuvor beschriebenen Dyssynergie zwischen Detrusor und Sphinkter, wobei sich kein neurologisches Korrelat als Ursache nachweisen lässt.

> Eine funktionelle Obstruktion liegt vor, wenn die Synergie von Detrusorkontraktion und simultaner Relaxation der Urethramuskulatur gestört ist. Formen sind Detrusor-Blasenhals-Dyskoordination, Detrusorsphinkterdyssynergie und Detrusorsphinkterdyskoordination.

In Kürze

Funktion des unteren Harntraktes
Physiologie: Die komplizierte anatomische Struktur von Harnblase, Trigonum vesicae und Harnröhrenverschluss bildet eine funktionelle Einheit, die die Grundfunktionen des unteren Harntraktes Harnspeicherung, Kontinenz und Miktion garantiert. Der untere Harntrakt steht unter Kontrolle einer zentralen und peripheren Innervation, die aus einer somatischen und autonomen Komponente besteht. Komplexe nervale Verschaltungen garantieren das Wechselspiel von Harnentleerung und -speicherung.
Pathophysiologie: Funktionelle Störungen treten als Harninkontinenz und/oder Blasenentleerungsstörung auf. Die Ursachen der Harninkontinenz liegen in einer Störung des Zusammenspiels zwischen Austreibungs- und Verschlussmechanismus ▼

und reichen von einer echten Insuffizienz des Verschlussapparates (Belastungsinkontinenz) über Fehlregulation der Detrusor-Sphinkter-Koordination (Inkontinenz bei Harnröhrenrelaxierung) bis hin zur reinen Detrusorinstabilität. Die Inkontinenz wird klinisch nach dem Schweregrad und ursachenbezogen in Belastungsinkontinenz, Inkontinenz bei Detrusorhyperaktivität, Mischinkontinenz, Inkontinenz bei chronischer Harnretention (Überlaufinkontinenz) und extraurethrale Inkontinenz eingeteilt.

Bei der Miktion wirkt der Detrusor als Energiequelle und die Urethra als wesentlicher Widerstandsfaktor, sodass sich alle Ursachen auf Detrusor und/oder Urethra beziehen lassen. Man kann deshalb zwischen detrusorbedingten Blasenentleerungsstörungen und Blasenentleerungsstörungen auf der Grundlage einer Erhöhung des urethralen Widerstandes unterscheiden. Eine Erhöhung des urethralen Widerstandes besteht bei mechanischen (morphologischen) Abflusshindernissen und funktionellen Obstruktionen (Dyssynergie/Dyskoordination der urethralen Muskulatur).

6.3   Urodynamik

Um Funktionsstörungen des unteren Harntraktes erfassen zu können, sind Messungen der Funktionsabläufe von Harnblase und Urethra über **Harnspeicherung**, **Urethralverschluss** und **Miktion** erforder-

Tabelle 6.4. Messdaten der urodynamischen Messung

Grund-parameter	Arten	Maß-einheit
Druck	Blasendruck	cm H$_2$O
	Urethradruck	
	Rektumdruck (Abdominaldruck)	
Harnfluss	freie Miktion Druck-Fluss-Messung	ml/s
Elektro-myographie	vom urethralen Sphinkter	µV
	vom Anal-Sphinkter	
	vom Beckenboden	

Tabelle 6.5. Klassische urodynamische Untersuchungsverfahren

Verfahren	Parameter	Untersuchungsziel
Uroflowmetrie	Harnfluss	Miktion (Screening)
Zystometrie	Blasendruck Rektumdruck Detrusordruck (Blasen- minus Rektumdruck)	Reservoirfunktion der Harnblase
Urethradruckprofil	Blasendruck Urethradruck Verschlussdruck (Urethra- minus Blasendruck)	Verschlussfunktion der Urethra
Druck-Fluss-Messung	Blasendruck Rektumdruck Detrusordruck (Blasen- minus Rektumdruck)	Detaillierte Miktionsanalyse (Detrusorleistung und urethraler Widerstand)

lich. Diese Messmethoden sind standardisiert und gehören abgestuft inzwischen zur urologischen Routinediagnostik. Messplätze verschiedener Ausstattung und Leistungsfähigkeit werden von der Industrie angeboten.

Die primären Patienten-Messparameter sind in ▪ Tabelle 6.4 ersichtlich und werden in verschiedenen klassischen Kombinationen (▪ Tabelle 6.5) aufgezeichnet.

6.3.1 Uroflowmetrie

❯ Bei der Uroflowmetrie wird die **Harnmenge** (ml), die die Urethra pro **Zeiteinheit** (s) während einer Miktion verlässt, als **Harnflussrate (ml/s)** aufgezeichnet.

Mit handelsüblichen Uroflowmetern unterschiedlicher Messprinzipien ist die direkte Registrierung einer Harnflusskurve möglich (▪ Abb. 6.7, ▪ Tabelle 6.6).

Die Uroflowmetrie ist die einzige nichtinvasive Untersuchung ohne Katheterapplikation und kann deshalb als **Screeningverfahren** bei nahezu allen Patienten

▪ **Abb. 6.7.** Uroflowmetrie

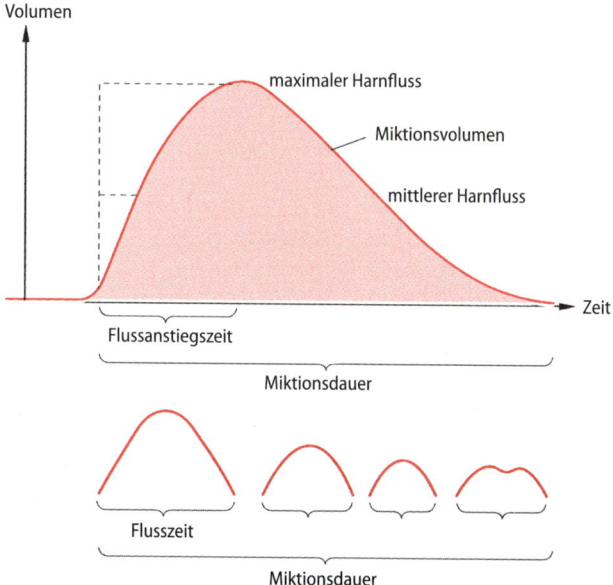

6

□ Tabelle 6.6. Uroflowmetrie: Definitionen

Parameter	Bedeutung	Einheit
Flussrate (Q)	Urinvolumen pro Zeiteinheit	ml/s
Flusszeit (t)	Zeit, während Harnfluss registriert wird	s
Miktionsdauer	Dauer der Miktion bei intermittierendem Fluss	s
Max. Harnfluss (Q_{max})	maximal gemessener Wert der Flussrate	ml/s
Mittl. Harnfluss (Q_{ave})	Miktionsvolumen dividiert durch Flusszeit	ml/s
Miktionsvolumen (V)	Gesamtvolumen der Miktion	ml

mit Verdacht auf Blasenentleerungsstörung angewendet werden. Der wichtigste klinische Parameter zur Beurteilung von Blasenentleerungsstörungen ist der **maximale Harnfluss (Q_{max})**. Dieser verändert jedoch seine Größe mit der Menge des entleerten Urinvolumens, sodass die Beurteilung nur im Vergleich mit **Nomogrammen** möglich ist (Siroky-Nomogramm). Von Wichtigkeit ist die Beurteilung des sog. **Miktionsbildes**. Abweichungen von der Normalkurve weisen mit gewissen Einschränkungen auf bestimmte Verdachtsdiagnosen hin (□ Abb. 6.8).

> Die Uroflowmetrie ist eine nichtinvasive Untersuchung zum Screening von Blasenentleerungsstörungen. Es wird die Harnmenge pro Zeiteinheit als Harnflussrate aufgezeichnet. Der wichtigste klinische Parameter ist der maximale Harnfluss (Q_{max}).

6.3.2 Zystometrie

Die Zystometrie dient der Beurteilung der **Reservoirfunktion** der Harnblase. Gemessen wird der intravesikale Druck bei kontinuierlicher Blasenfüllung. Da die Harnblase intraabdominell liegt und somit sich alle Druckerhöhungen im Abdomen bei Bewegung, Husten, Pressen etc. auf den **Blasendruck** auswirken, ist eine simultane Registrierung des **Rektumdrucks** erforderlich. Durch Subtraktion des Abdominaldrucks vom Blasendruck wird es möglich, Rückschlüsse auf den **Detrusordruck** zu ziehen und somit isolierte, ausschließlich intravesikal entstehende Druckschwankungen bei Detrusorkontraktionen zu registrieren. Insgesamt werden in der Zystometrie die Eigenschaften des Detrusors während der Blasenfüllung, d. h. dessen **Kapazität,** seine **Stabilität oder Instabilität** bei zunehmender Füllung, die **Dehnbarkeit (Detrusor-Compliance)** und seine **Sensibilität** für steigende Füllmengen (Registrierung des Harndranggefühls) erfasst. Die abgeleiteten Parameter sind in der □ Tabelle 6.7 zusammengefasst. Die □ Abbildung 6.9 zeigt schematisch die Ableitung einer Zystometrie-Kurve.

> Die Zystometrie dient der Beurteilung der Reservoirfunktion der Harnblase. Gemessen werden Blasen-, Abdominal- und Detrusordruck bei kontinuierlicher Blasenfüllung zur Beurteilung von Kapazität, Stabilität, Dehnbarkeit und Sensibilität des Detrusors.

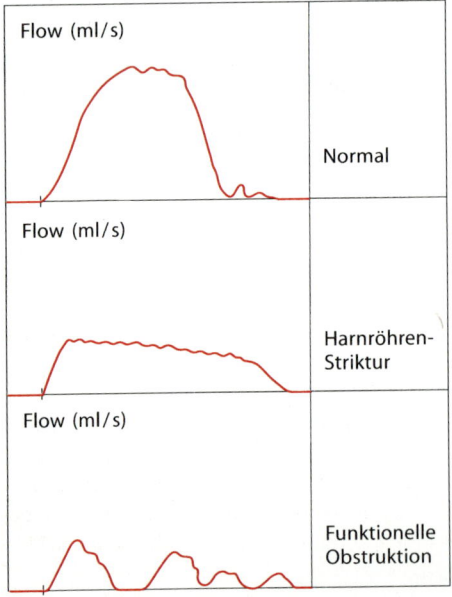

Flow (ml/s) — Normal

Flow (ml/s) — Harnröhren-Striktur

Flow (ml/s) — Funktionelle Obstruktion

□ Abb. 6.8. Charakteristische Miktionsbilder

◼ Tabelle 6.7. Zystometrie: Definitionen

Parameter	Bedeutung	Einheit
Restharn	Urinvolumen in der Blase nach Miktion	ml
max. Blasenkapazität	Fassungsvolumen des Detrusors	ml
effektive Blasenkapazität	max. Blasenkapazität minus Restharn	ml
Detrusor-Compliance	Dehnbarkeit des Detrusors (Quotient aus max. Blasenkap./intraves. Druckzuwachs)	ml/cm H_2O
erster Harndrang	Blasenvolumen an der Schwelle des ersten Harndrangs	ml
instabile Detrusor-Kontraktion	unwillkürlicher, isolierter Druckanstieg im Detrusordruck mit oder ohne begleitende Inkontinenz	–

◼ Abb. 6.9. Zystometrie (P_{abd} = Abdominaldruck, P_{ves} = Blasendruck, P_{det} = Detrusordruck, Kurvenbasis = intravesikales Volumen)

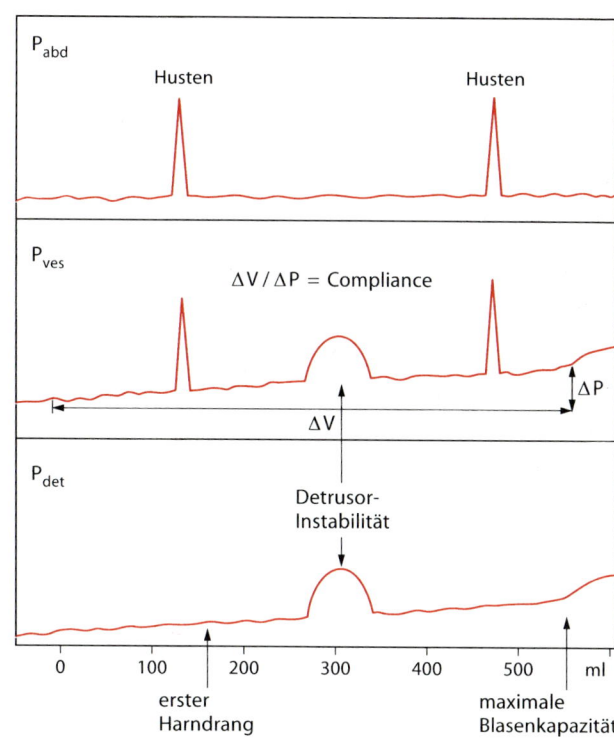

6.3.3 Urethradruckprofil

Die Aufzeichnung des Urethradruckprofils dient der Beurteilung des **urethralen Verschlusses in Ruhe und unter Stressbedingungen** (bei Erhöhung des intraabdominellen Drucks = Husten, Niesen, Pressen oder Bewegung). Es ist eine simultane Messung von Blasen- und Urethradruck mit speziellen Kathetern notwendig, um den Verschlussdruck (Urethra- minus Blasendruck) messen zu können. Um ein Druckprofil über den gesamten Verlauf der Urethra aufzuzeichnen, erfolgt ein maschineller Rückzug des Katheters mit konstanter Geschwindigkeit während der Druckmessung. Das entstehende Druckprofil ist schematisch in ◼ Abbildung 6.10, die Definitionen in ◼ Tabelle 6.8 ersichtlich.

Im **Verschlussdruckprofil** unter Stressbedingungen wird festgestellt, inwieweit auch unter abdomineller Druckbelastung ein positiver Druckgradient aufrecht erhalten werden kann. Wird der Verschlussdruck

■ **Abb. 6.10.** Urethradruckprofil

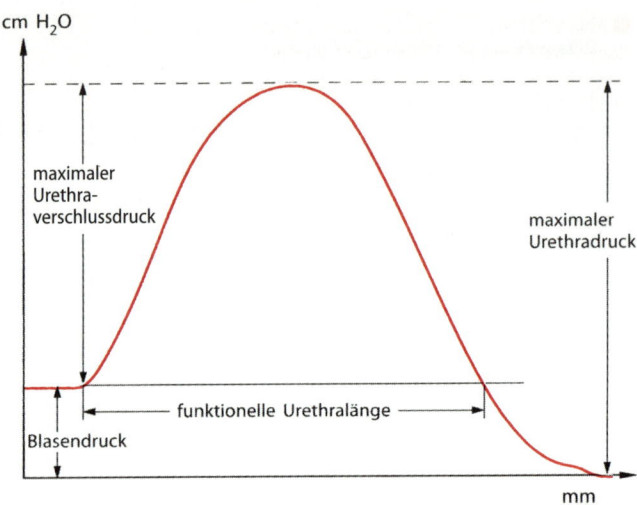

■ **Tabelle 6.8.** Urethradruckprofil: Definitionen

Parameter	Bedeutung	Einheit
max. Urethradruck	Maximaldruck des Urethradruckprofils	cm H$_2$O
max. Urethraverschlussdruck	Maximaler Urethradruck minus Blasendruck	cm H$_2$O
intravesikaler Druck	Simultan gemessener Blasendruck	cm H$_2$O
funktionelle Urethralänge	Strecke, auf der der Urethradruck den Blasendruck übersteigt	mm H$_2$O
Ruheprofil	Druckprofilmessung in Ruhe	–
Stressprofil	Druckprofilmessung bei abdomineller Druckerhöhung (Husten, Pressen)	–

beim Husten Null oder negativ, liegt eine Belastungsinkontinenz vor (■ Abb. 6.11).

❭ Mit dem Urethradruckprofil wird durch simultane Messung von Urethra- und Blasendruck die Verschlussfähigkeit der Urethra in Ruhe und unter Stressbedingungen untersucht.

6.3.4 Druck-Fluss-Messung

Da zur Realisierung des Harnflusses sowohl der **Detrusor als Leistungsquelle** als auch die **Urethra als wesentlicher Miktionswiderstand** von Bedeutung sind, wird erst bei Messung von Druck **und** Fluss eine detaillierte Beurteilung der die Miktion begleitenden Faktoren möglich. Somit ist die Druck-Fluss-Messung die einzige Methode, um detaillierte Informationen über verschiedene Obstruktionsformen zu gewinnen. Parameter zur Miktionanalyse sind der Detrusordruck als Differenzdruck aus Blasen- minus Rektumdruck und

der Harnfluss. Bei Verdacht auf funktionelle Blasenentleerungsstörungen ist es darüber hinaus erforderlich, diese Messung mit der Ableitung des **Elektromyogramms** aus externem urethralen oder analen Sphinkter zu kombinieren. Über diesen Weg ist es möglich, Informationen über den Aktivitätszustand der urethralen Verschlussmuskulatur zu gewinnen. Normalerweise kommt es bei Miktion zu einer vollen Relaxation der Urethramuskulatur, die durch eine »Stille« im EMG bei Miktion nachgewiesen werden kann (■ Abb. 6.12 A). Bei **Detrusor-Sphinkter-Dyssynergie** erfolgt eine simultane Kontraktion des Beckenbodens, die mit einem Aktivitätsanstieg im EMG einhergeht (■ Abb. 6.12 B).

Die Dyssynergie ist somit eine funktionelle, nur bei Miktion nachweisbare Blasenentleerungsstörung und als solche nur in der urodynamischen Messung nachweisbar. Die Diagnostik von Quantität und Qualität einer mechanischen Obstruktion erfolgt aus der Analyse der **Druck-Fluss-Relation** (■ Abb. 14.13). Durch computerunterstützte Analyse des Pressure-Flow-Plots

Abb. 6.11. Vergleich der Stressprofile bei Kontinenz (**A**) und Belastungsinkontinenz (**B**) (P_{ves} = Blasendruck, P_{ura} = Urethradruck, $P_{uraclos}$ = Urethraverschlussdruck)

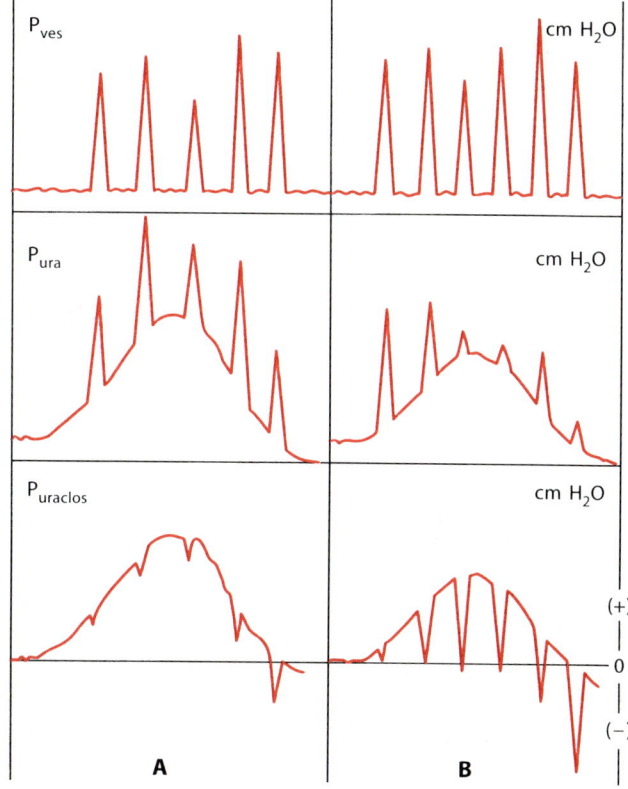

Abb. 6.12. Druck-Fluss-Messung bei normaler Miktion (**A**) und Detrusor-Sphinkter-Dyssynergie (**B**) (P_{det} = Detrusordruck)

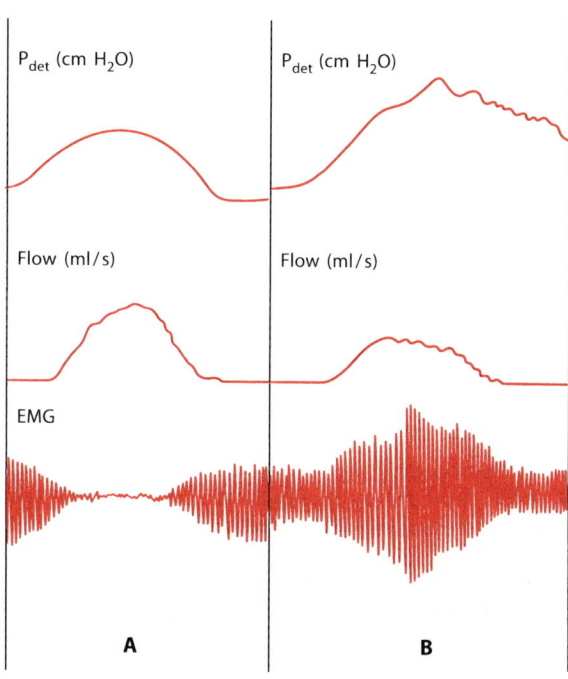

◼ Abb. 6.13. Druck-Fluss-Diagramm bei normaler Miktion (1), distaler Obstruktion (2) und proximaler Obstruktion (3) (P_{det} = Detrusordruck)

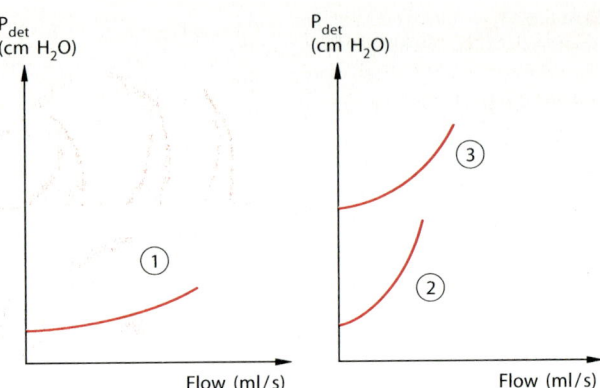

6

ist die Definition von Qualität und Quantität verschiedener Obstruktionsarten und der Detrusorleistung möglich.

> ❯ In der Druck-Fluss-Messung werden simultan Detrusordruck, Harnfluss und EMG erfasst. Es ist die einzige Methode zur Quantifizierung der Detrusorleistung bei Miktion und verschiedener Obstruktionsarten und -grade.

In Kürze

Um Funktionsstörungen des unteren Harntraktes erfassen zu können, sind Messungen der Funktionsabläufe von Harnblase und Urethra über Harnspeicherung, Urethralverschluss und Miktion erforderlich. Diese Meßmethoden sind standardisiert und werden in klassischen Untersuchungen wie Uroflowmetrie, Zystometrie, Urethra-Druckprofil und Druck-Fluss-Messung durchgeführt:

— Die **Uroflowmetrie** ist ein nichtinvasives Verfahren zur Erfassung von Miktionsstörungen im Screening.
— In der **Zystometrie** wird durch eine simulierte Blasenfüllung mit simultaner Messung von Blasen-, Abdominal- und Detrusordruck die Funktion der Harnblase als Urinreservoir untersucht.
— Die Ableitung des **Urethra-Druckprofils** mit simultaner Messung von Urethra- und Blasendruck dient der Quantifizierung des urethralen Verschlusses.
— In der **Druck-Fluss-Messung** ist es durch simultane Erfassung von Detrusordruck, Harnfluss und EMG möglich, Rückschlüsse auf die Detrusorleistung bei Miktion und den Grad der Harnröhrenobstruktion zu ziehen.

6.4 Neurogene Blase

6.4.1 Definition

> ❯ Alle Funktionsstörungen des unteren Harntraktes, die im Rahmen neurologischer Erkrankungen des zentralen, spinalen und peripheren Nervensystems auftreten können (◼ Tabelle 6.9), werden als neurogene Blase bezeichnet.

Wegen der komplizierten Dreifachinnervation des unteren Harntraktes aus parasympathischen, sympathischen und somatischen Anteilen und deren Interaktionen auf allen Ebenen des Nervensystems, lassen sich nur bei der kompletten Querschnittlähmung klassische Läsionsmuster am unteren Harntrakt nachweisen.

Zur neurourologischen Klassifikation neurogener Blasenfunktionsstörungen dient die Einteilungen nach Bors und Comarr (1971). Grundlage dieser neurologisch ausgerichteten Klassifikation ist:

— Die anatomische Lokalisation der neurologischen Schädigung (infranukleär/supranukleär),
— die Qualifikation (sensorisch/motorisch),
— die Quantifikation (komplett/ inkomplett),
— die Effektivität der Blasenentleerung (balanciert/ unbalanciert), wobei zwischen restharnfreier bzw. restharnarmer Miktion und Restharnmengen größer 10–20% differenziert wird (◼ Tabelle 6.10).

Die große Anzahl unterschiedlicher Kategorien in der Klassifikation von Bors und Comarr wird in der neurotopographischen Klassifikation von Hald und Bradley (1982) wesentlich vereinfacht:

— Supraspinale Läsion.
— Suprasakrale Läsion.
— Infrasakrale Läsion.
— Periphere autonome Läsion.
— Muskuläre Läsion.

◻ Tabelle 6.9. Neurologische Erkrankungen mit Beteiligung des Harntraktes

Lokalisation	Neurologische Erkrankung
Hirn	Zerebrale Durchblutungsstörung
	Morbus Parkinson
	Hirntumoren
	Demenz
Hirn/Rückenmark	Multiple Sklerose
	Amyotrophische Lateralsklerose
Rückenmark	Querschnittlähmung
	Autonome Dysreflexie
	Spinale Tumoren
	Zervikale Spondylose
	Diskusprolaps
	Spinalis-anterior-Syndrom
	Nichtvaskuläre Myelopathie
	Myelodysplasie
	Tabes dorsalis
	Poliomyelitis
Periphere Innervation	Trauma
	Diskusprolaps
	Guillain-Barré-Syndrom
	Tethered Cord Syndrom
	Sakrale Agenesie
	Myelodysplasie
	Herpes Zoster
	Spinale Arachnoiditis
	Autonome Neuropathie (Diabetes mellitus)
	Chirurgische Läsionen des Beckenplexus bei Operationen im kleinen Becken (Rektumamputation, radikale Hysterektomie)

◻ Tabelle 6.10. Klassifikation der neurogenen Blasendysfunktion (nach Bors u. Comarr 1971)

Läsion des sensorischen Neurons:	inkomplett, balanciert komplett, unbalanciert
Läsion des motorischen Neurons:	balanciert unbalanciert
Läsion des sensomotorischen Neurons:	
Oberes motorisches Neuron	komplett/ inkomplett
Unteres motorisches Neuron	balanciert/ unbalanciert
Gemischte Läsion:	
Oberes somatomotorisches Neuron – unteres viszeromotorisches Neuron	
Unteres somatomotorisches Neuron – oberes viszeromotorisches Neuron	
Normales somatomotorisches Neuron – unteres viszeromotorisches Neuron	

Die Klassifikation nach Gibbon (1976) beschränkt sich ebenfalls auf die anatomische Lokalisation der Schädigung sowie die Qualität der neurologischen Ausfälle:
- Suprasakrale Läsion.
- Sakrale Läsion.
- Motorisch, sensorisch oder sensomotorisch.
- Gemischte Läsion.

Ein weiteres Kriterium in der Beurteilung neurogener Blasenfunktionsstörungen basiert auf dem von Bradley (1974) entwickelten Konzept der vier unterschiedlichen Funktionskreise der Blasenfunktion (◻ Abb. 6.2 bis 6.5).

Klassifikationen, die auf urodynamischen Befunden basieren, erhöhen die Genauigkeit neurourologischer Klassifikationssysteme. Lapides (1970) unterteilt in seiner neurologisch-funktionellen Klassifikation fünf Typen neurogener Blasenfunktionsstörungen, die aufgrund von Symptomatologie, urodynamischen und klinischen Parametern charakterisiert werden und ätiologisch definierten neurologischen Läsionstypen zugeordnet sind:

- Sensorisch neurogene Blase.
- Ungehemmte neurogene Blase.
- Motorisch-paralytische Blase.
- Neurogene Reflexblase.
- Autonome neurogene Blase.

Das funktionell-urodynamische Klassifikationssystem nach Krane und Siroky (1979) beschreibt ausschließlich die Funktionsstörung des unteren Harntraktes mit Hilfe einer detaillierten urodynamischen Abklärung, bei der auf die Beurteilung der Miktionsphase ebenso verzichtet wird wie auf die Berücksichtigung der Symptome. Hierbei wird der jeweiligen Funktionsstörung des Detrusors eine korrespondierende Sphinkterfunktionsstörung zugeordnet:

- Detrusorareflexie.
- Koordinierte Sphinkteren.
- Nicht relaxierender quergestreifter Sphinkter.
- Denervierter quergestreifter Sphinkter.
- Nicht relaxierender glatter Sphinkter.

Im klinischen Alltag hat sich zur Beurteilung urodynamischer Befunde vor dem Hintergrund pathophysiologischer Kriterien in Deutschland die **ICS-modifizierte Klassifikation nach Thüroff (2002)** durchgesetzt (◘ Tabelle 6.11).

> Die neurogene Blase bezeichnet alle Funktionsstörungen des unteren Harntraktes, die im Rahmen neurologischer Erkrankungen auftreten können.

Bei der Symptomatik ist zunächst prinzipiell zwischen **subjektiv** angegebenen Symptomen und **objektiv** zu diagnostizierenden Erkrankungszeichen zu differenzieren. Die Patientensymptome sind fast immer **Blasenentleerungsstörung** und/oder **Harninkontinenz** unterschiedlicher Ausprägung und Dominanz. Obwohl für die Patienten die begleitende Harninkontinenz oft wegen der Beeinträchtigung der Gesellschaftsfähigkeit sehr störend ist, und die Blasenentleerungsstörung meist bagatellisiert wird, besitzt diese jedoch wegen der potentiellen Folgen für den oberen Harntrakt Priorität und ist therapeutisches Ziel.

6.4.2 Diagnostik

Anamnese

Vorerkrankung. Neben einer detaillierten Befragung über die neurologische Symptomatik müssen folgende Vorerkrankungen erfasst werden: **Diabetes mellitus,** venerische Infektionen, Tuberkulose, **Missbildungen,** Alkohol- oder Medikamentenmissbrauch, **Vorerkrankungen und Operationen/Bestrahlungen im Bereich der Harnwege und des kleinen Beckens,** vorausgegangene **Katheterbehandlungen.**

Miktion. Zur Anamnese gehören die Erfassung des Miktionsmodus mit **Miktionsfrequenz bei Tag und Nacht,** bestehendes oder fehlendes **Blasenfüllungs- und Entleerungsgefühl, Art der Blasenentleerung** und Angaben über die **Stärke des Harnstrahles** und dessen Kontinuität.

Kontinenz. Die Anamnese der Harninkontinenz beinhaltet die **Frequenz** des Auftretens, die **subjektive**

◘ Tabelle 6.11. ICS-modifizierte pathophysiologische Klassifikation von Blasen- und Sphinkterfunktionsstörungen nach Thüroff (2002)

Speicherstörung	Entleerungsstörung
Detrusorfunktion	
Detrusorhyperaktivität - Neurogen - Nichtneurogen (idiopathisch) - Compliance erniedrigt	Detrusorhypokontraktilität/akontraktiler Detrusor - Myogen - Neurogen - Psychogen
Harnröhrenfunktion	
- Insuffizienter Harnröhrenverschlussmechanismus - Hypotone Urethra - Hyporeaktivität der Sphinktermuskulatur - Unwillkürliche Harnröhrenrelaxierung	Blasenauslassobstruktion - Mechanisch - Funktionell
Sensitivität	
Hypersensitive Blase	Hyposensitive/asensitive Blase

Wahrnehmung der Inkontinenz-Erscheinungen und die Feststellung des **klinischen Grades.**

Tipp

Die Stärke der Inkontinenz wird durch Wäsche- bzw. Vorlagenwechsel erfragt.

Die Anamnese bei Verdacht auf neurogene Blase sollte neurologische Erkrankungen, Diabetes mellitus, Missbildungen, Alkohol- oder Medikamentenmissbrauch, Operationen/Bestrahlung im kleinen Becken, den Miktionsmodus und Symptome der Harninkontinenz erfassen.

Klinische Untersuchung

Neben der routinemäßigen klinisch-urologischen Untersuchung, die Inspektion und Palpation des äußeren Genitale und der Prostata einschließen muss, besitzt die Erhebung des **neurourologischen Status** eine besondere Bedeutung. Die **Sensibilität** wird vorwiegend im sog. Reithosengebiet (Damm, Gesäß, Oberschenkelinnen- und -rückseite und äußeres Genitale) kontrolliert. Die **Reflexprüfung** beinhaltet:

- **Kremasterreflex** (Segment L1/L2): Durch Bestreichen der Oberschenkelinnenseite kommt es normalerweise zur gleichseitigen Kontraktion des M. cremaster mit Anhebung des Hodens.
- **Bulbocavernosusreflex** (Segment S3/S4): Kneifen oder Beklopfen der Glans penis bzw. Klitoris oder Labia minora löst eine Kontraktion des M. bulbocavernosus aus, die rektal digital erfasst werden kann.
- **Analreflex** (Segment S3/S5): Stimulation des Anus führt zur Kontraktion des Analsphinkters. Bei der rektalen Untersuchung muss die Möglichkeit zur Willkürkontraktion des Analsphinkters und dessen Tonus geprüft werden.

Der neuro-urologische Status beinhaltet die Prüfung von Analsphinktertonus, Sensibilität im Reithosengebiet, Kremaster-, Bulbocavernosus- und Analreflex.

Bei jeglichem Verdacht auf eine neurogene Blasenentleerungsstörung sollte zur differenzierten neurologischen Diagnostik ein Neurologe konsiliarisch hinzugezogen werden.

Röntgenuntersuchung

Der obere Harntrakt ist bei neurogenen oder funktionellen Blasenentleerungsstörungen mit pyelonephritischen Veränderungen, Reflux und/oder Stauung (◘ Abb. 6.14) oft sekundär mitbetroffen und muss in die Röntgenuntersuchung einbezogen werden.

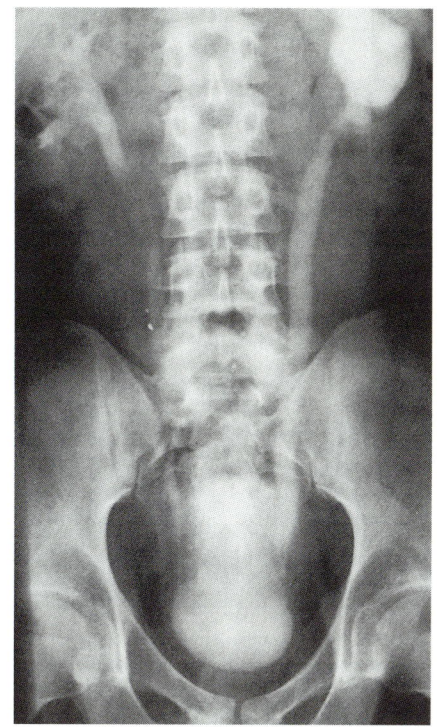

◘ **Abb. 6.14.** Doppelseitige Stauung infolge neurogener Blasenentleerungsstörung

I.v.-Urogramm. Die **Leeraufnahme** informiert über Skelettanomalien und Spaltbildungen, das **i.v.-Urogramm** erlaubt die seitengetrennte Beurteilung der Kontrastmittelausscheidung mit Darstellung des Nierenbecken-Kelchsystems und der Ureteren. Bei gleichzeitig bestehenden neurogenen Passagestörungen des unteren Gastrointestinaltraktes kommt es häufig zur Darmgas- bzw. Stuhlüberlagerung, sodass **Schichtaufnahmen** nötig werden können. Spätaufnahmen sind bei flauer Kontrastmittelausscheidung und/oder Stauung erforderlich. Der Restharn kann röntgenologisch nach Miktion beurteilt werden.

Urethrozystographie. Die Röntgenuntersuchung des unteren Harntraktes beinhaltet die Urethrographie, die Zystographie und die Miktionszystourethrographie (MZU). Das **Urethrogramm** deckt mechanische Abflusshindernisse wie Strikturen, Blasenhalsobstruktionen und Meatusstenosen auf, die **Zystographie** informiert über die Harnblase, die oft spezielle neurogene Bilder wie die charakteristische »Christbaumblase« mit Pseudodivertikeln und Trabekeln bietet (◘ Abb. 6.15). Ein sog. Ruhereflux ist in der Zystographie nachweisbar. Bei ausgeprägter Detrusor-Sphinkter-Dyssynergie

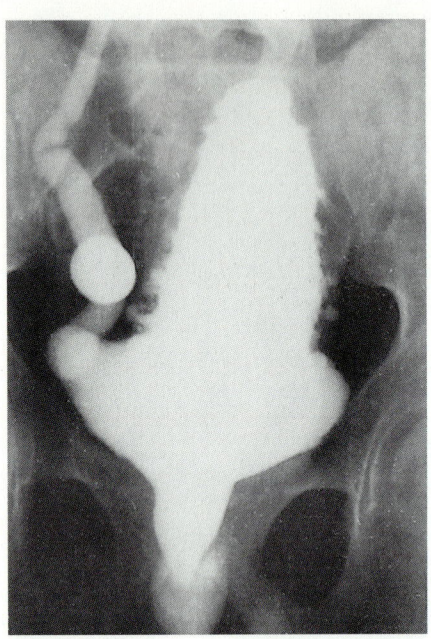

Abb. 6.15. Christbaumblase mit Reflux rechts und offenstehendem Blasenhals bei Detrusor-Sphinkter-Dyssynergie

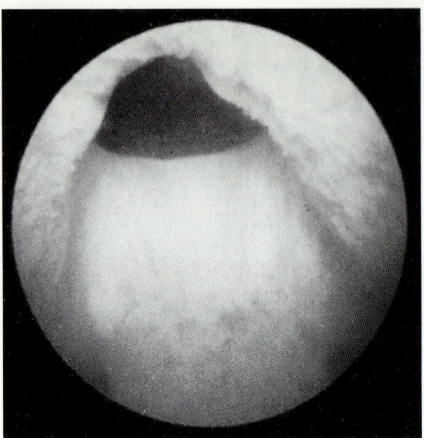

Abb. 6.16. Offener Blasenhals (Schrammsches Phänomen): In der Urethrozystoskopie (nach Passage des externen Sphinkters) ist über den Colliculus seminalis Blasenschleimhaut über den offenstehenden inneren Sphinkter einzusehen

ist in der Zystographie eine Füllung der hinteren Urethra bis zum externen Sphinkter infolge eines offenen inneren Sphinkters sichtbar.

MZU. Die Miktionszystourethrographie ist eine dynamische Untersuchung, bei der Serienaufnahmen während der Miktion durchgeführt werden. Diese Untersuchung kann sowohl einzeln als auch in Kombination mit der urodynamischen Messung als Videourodynamik durchgeführt werden. Die MZU gibt Aufschluss über Reflux und die Konfiguration der hinteren Urethra bei Miktion. Hierbei ist die Beurteilung der Öffnung der urethralen Sphinkteren von besonderer Bedeutung. In der Zuordnung zu den Dyssynergien ergeben sich klassische Röntgenbilder. Bei der Detrusor-Sphinkter-Dyssynergie kommt es zur Aufweitung der hinteren Urethra bis zum externen Sphinkter (■ Abb. 6.15). Bei hohen Miktionsdrucken ist in ausgeprägten Fällen darüber hinaus Kontrastmittelreflux in die Prostataausführungsgänge oder Samenblasen nachweisbar. Eine Detrusor-Blasenhals-Dyskoordination zeigt sich in einer bereits am inneren Ostium urethrae beginnenden Verengung der gesamten hinteren Urethra und ist nur in der urodynamischen Messung von einer Detrusor-Urethra-Dyssynergie (beide Sphinkteren) zu trennen.

> Bei neurogener Blase bietet die Zystographie oft spezielle Röntgenbilder (Christbaumblase) mit Pseudodivertikeln, Trabekeln und Reflux. Die Miktions-Zystourethrographie ist bei Dyssynergien charakteristisch.

Endoskopie

Die Endoskopie des unteren Harntraktes wird immer als **Urethrozystoskopie** durchgeführt. Neben dem Nachweis mechanischer Abflusshindernisse wie Strikturen in der distalen Urethra kommt der Beurteilung der hinteren Urethra besondere Bedeutung zu. Der Ruhetonus des **externen Sphinkters** ist endoskopisch kaum zu objektivieren, wohl aber die Fähigkeit zur willkürlichen Kontraktion, die bei neurogener Harninkontinenz zu prüfen ist. Bei funktionellen Obstruktionen finden sich häufig sekundäre morphologische Veränderungen in Form eines fibrotischen Umbaus mit Strikturen im Bereich der Sphinkteren. Der bereits beschriebene **offene Blasenhals** ist als »Schrammsches Phänomen« auch endoskopisch sichtbar (■ Abb. 6.16). Die Endoskopie der Harnblase beinhaltet neben der Suche nach **Tumoren, Fisteln, Entzündungen** und **ektopen Harnleitermündungen** die Beurteilung des **Trabekulierungsgrades** (sekundäres Zeichen einer subvesikalen Obstruktion) und der Ureterostien hinsichtlich sekundärer **Refluxveränderungen.**

Urodynamik

Die urodynamische Messung hat in der Diagnostik schwieriger neurogener Blasenentleerungsstörungen einen hohen Stellenwert. Die einzelnen urodynami-

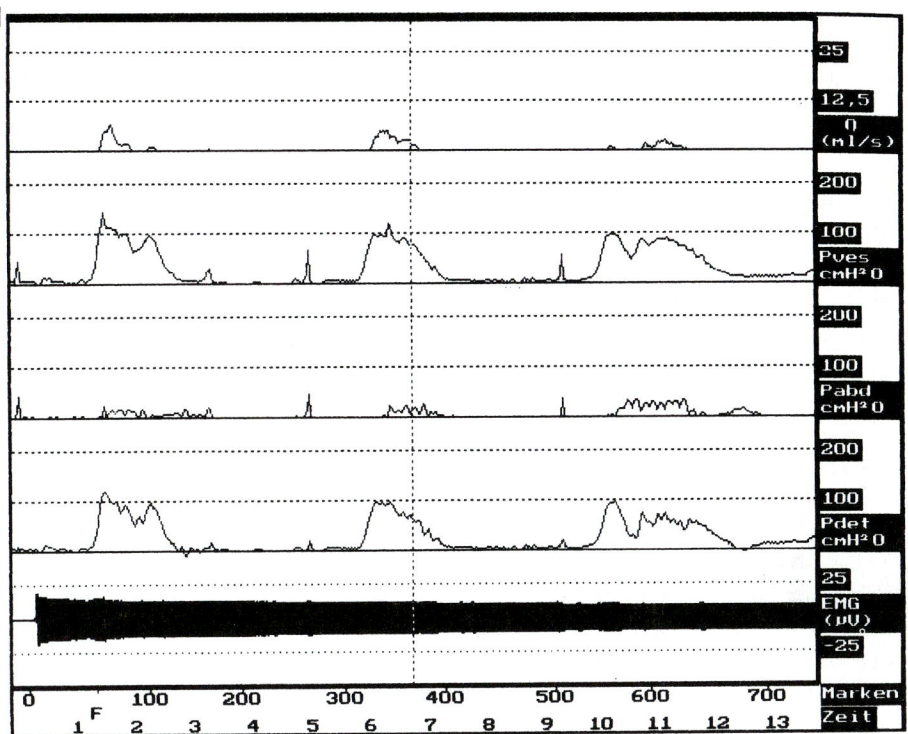

🔴 **Abb. 6.17.** Neurogene Detrusor-Hyperaktivität nach Apoplexie (sichtbar sind 3 instabile Detrusorkontraktionen, die zu Harnverlust führen). Kanäle von oben nach unten: Uroflow (**Q**), Blasendruck (**Pves**), Abdominaldruck (**Pabd**), Detrusordruck (**Pdet**), Elektromyogramm (**EMG**), Blasenfüllung im ml

schen Messtechniken wurden bereits in ▶ Kapitel 6.3 vorgestellt. Neurogene Miktionsstörungen sind komplexe Funktionsstörungen des unteren Harntraktes und lassen sich in allen Funktionsphasen nachweisen.

Speicherfunktion. Störungen der Speicherfunktion sind als Hyper- oder Hypoaktivität des Detrusors in der Zystometrie nachweisbar. Die Hyperaktivität wird bei neurogener Genese als **neurogene Hyperaktivität** bezeichnet. Im klassischen Fall einer Läsion des oberen motorischen Neurons findet sich eine neurogene Detrusorhyperaktivität (🔴 Abb. 6.17), die wegen der Asensibilität für die Blasenfüllung als **Inkontinenz bei neurogener Hyperaktivität** bezeichnet wird. Bei Mischläsionen ist oft eine Einschränkung der Harnblasendehnbarkeit (Compliance) festzustellen (🔴 Abb. 6.18), die im Zusammenhang mit Restharn zu einem **vesikalen Hochdrucksystem** führt. Dieses besitzt wegen der sekundären Ausbildung von Reflux und/oder Stauung im oberen Harntrakt eine besondere prognostische Bedeutung. Bei Mitbeteiligung des unteren motorischen Neurons zeigt sich eine **Harnblasenhypoaktivität,** die sich durch erhöhte Blasenkapazität mit gestörter Sensibilität für die Blasenfüllung bei erhöhter Dehnbarkeit der Blase auszeichnet (🔴 Abb. 6.19).

Urethraler Verschluss. Schädigungen des Urethralverschlusses werden mit dem Urethradruckprofil in Ruhe und unter Stressbedingungen nachgewiesen und finden sich bei **Läsionen des unteren motorischen Neurons** als **Lähmung des N. pudendus** und des Beckenbodens/externen urethralen Sphinkters. Charakteristisch ist eine globale Verminderung des urethralen Tonus in Ruhe verbunden mit Belastungsinkontinenz (🔴 Abb. 6.20). Belastungsinkontinenz kann bei Frauen auch ohne Lähmung bei begleitendem Descensus nachgewiesen werden, bei Männern ist diese jedoch ohne iatrogene Schädigung des urethralen Verschlusses immer suspekt für einen nervalen Schaden.

Miktion. Bei neurogenen Blasenentleerungsstörungen lassen sich nichtmechanische, funktionelle Obstruktionen nachweisen, die durch eine **fehlende Relaxierung bzw. Hyperaktivität** urethraler Sphinkteren bei Miktion zu charakterisieren sind. Diese Miktionsstörung ist im Gegensatz zu mechanischen Obstruktionen nur bei

6

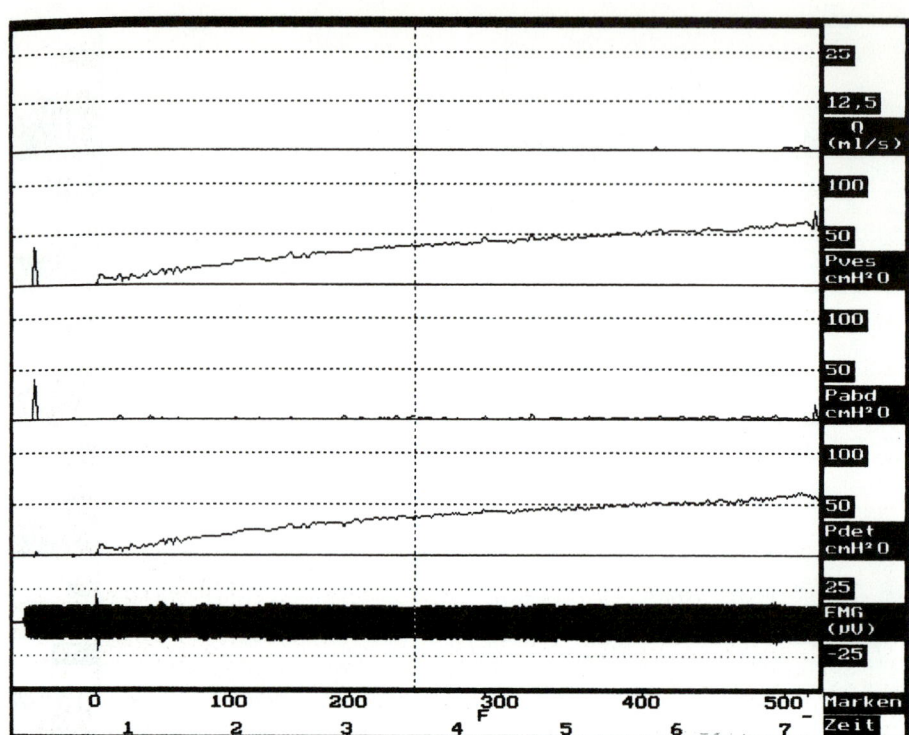

◙ Abb. 6.18. Einschränkung der Harnblasendehnbarkeit (low compliance bladder). Kanäle von oben nach unten: Uroflow (**Q**), Blasendruck (**Pves**), Abdominaldruck (**Pabd**), Detrusordruck (**Pdet**), Elektromyogramm (**EMG**), Blasenfüllung im ml

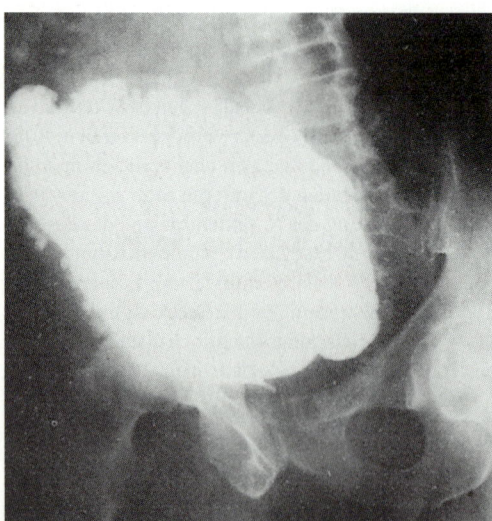

◙ Abb. 6.19. Harnblasenhypoaktivität (High-compliance bladder) mit hoher Blasenkapazität (Zystographie)

ausgelöster Miktion urodynamisch nachzuweisen. In der urodynamischen Messung findet sich bei **Detrusor-Sphinkter-Dyssynergie** eine mit der Detrusorkontraktion nachweisbare simultane Aktivitätserhöhung des Elektromyogramms (◙ Abb. 6.21). Bei der **Detrusor-Blasenhals-Dyskoordination** liegt eine fehlende Relaxation des inneren glattmuskulären Sphinkters vor, die urodynamisch nur indirekt nachzuweisen ist: Bei voller Relaxation des externen urethralen Sphinkters (normales Beckenboden-EMG) findet sich urodynamisch eine nichtmechanische Obstruktion im Bereich des Blasenhalses. Besteht die neurogene Blasenentleerungsstörung über einen längeren Zeitraum, sind Rückwirkungen auf den Detrusor zu erwarten, auch ohne dass eine primäre nervale Schädigung des Detrusors wie bei der Läsion des unteren motorischen Neurons vorliegt.

Sekundäre Schäden. Auf jegliche Obstruktion reagiert der Detrusor zunächst mit einer kompensatorischen Zunahme der Aktivität, die sich urodynamisch in einer Instabilität und hohen Miktionsdrucken ausdrückt. In diesem Stadium ist kaum zu entscheiden, ob es sich

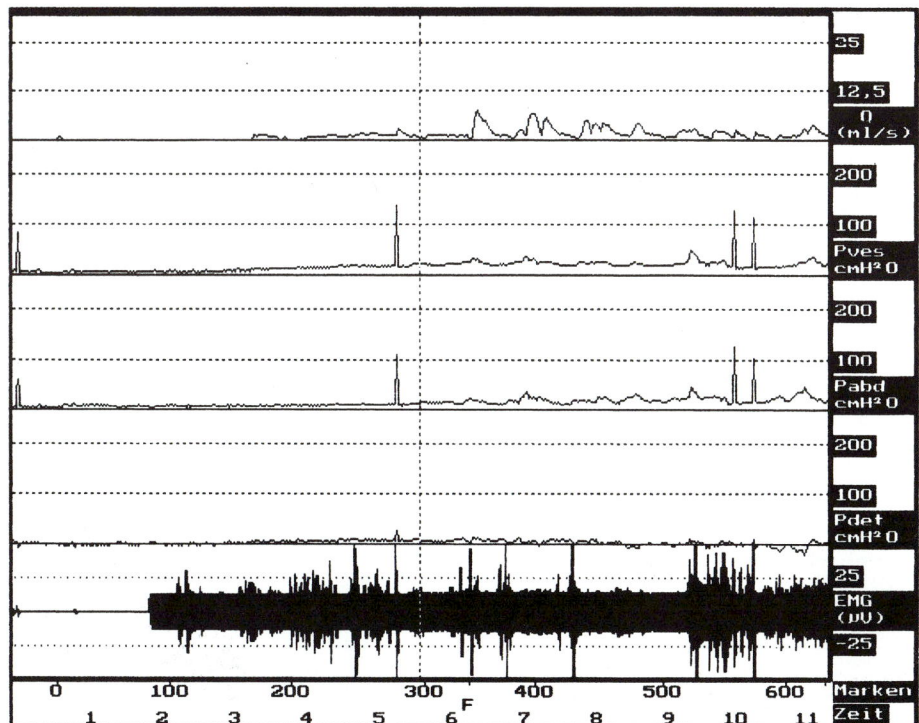

Abb. 6.20. Neurogene Belastungsinkontinenz (kontinuierlicher Urinverlust ab 150 ml Blasenfüllung infolge unterer neuromotorischer Läsion mit Läsion des urethralen Verschlusses). Kanäle von oben nach unten: Uroflow (**Q**), Blasendruck (**Pves**), Abdominaldruck (**Pabd**), Detrusordruck (**Pdet**), Elektromyogramm (**EMG**), Blasenfüllung im ml

dabei um eine **primär nerval bedingte Hyperaktivität** oder um eine **sekundäre Instabilität** handelt. Besteht die Obstruktion weiter, kommt es zu Restharn und zunehmender **Dekompensation des Detrusors.** Die Folge ist eine zunehmende Insuffizienz von Stärke und Dauer der Kontraktion bei Miktion. In diesem Stadium findet sich dann eine Kombination von funktioneller Obstruktion und detrusorbedingter Blasenentleerungsstörung. Die Folgen für den oberen Harntrakt hängen wesentlich vom Ausmaß der Obstruktion und vom Funktionszustand des Detrusors ab. Sehr wesentlich ist dabei die Ausbildung eines **vesikalen Hochdrucksystems,** das entweder **intermittierend** (hohe Miktionsdrucke, instabile Detrusorkontraktionen) oder **permanent** (eingeschränkte Detrusor-Dehnbarkeit kombiniert mit Restharn) zu **Stauungserscheinungen und/oder Reflux** führen kann (Abb. 6.14, 6.15).

> Die urodynamische Messung ist in der Diagnostik neurogener Blasenentleerungsstörungen zur Erfassung des individuellen Störungsmusters unbedingt erforderlich. Es können abhängig von der Art der Läsion Hypo- oder Hyperaktivitäten von Detrusor und Urethra vorliegen.

6.4.3 Therapie

Für die Therapie neurogener Blasenentleerungsstörungen besitzen **Zustand des oberen Harntraktes** und **Grad der Blasenentleerungsstörung** Priorität. Die Inkontinenz ist erst sekundäres Therapieziel und nur unter Beachtung des Grades der Blasenentleerungsstörung zu behandeln.

Blasenentleerungsstörung

Pharmakologische Therapie. Diese Therapieform basiert auf der Innervation von Harnblase und Urethra. Ausschließlich detrusorbedingte Blasenentleerungsstörungen werden mit **Parasympathikomimetika** behandelt. Dyssynergien sind mit **α-Sympathikolytika** (Detrusor-Blasenhals-Dyskoordination) oder **Skelettmuskel-Relaxantien** (Detrusor-Spinkter-Dyssynergie) therapeutisch beeinflussbar. Kombinationen von verschiedenen Präparaten sind je nach Störungsmuster möglich (Tabelle 6.12).

Auslösung der Blasenentleerung durch Triggermechanismen. Bei der Reflexblase (kompletter Querschnitt oberhalb S2) ist über den intakten sakralen

6

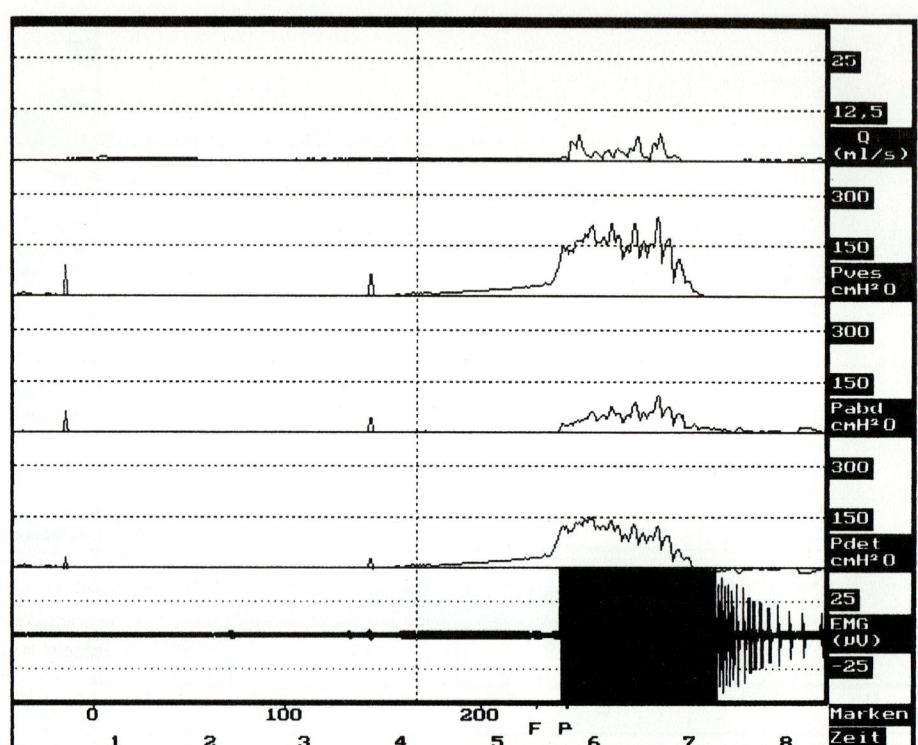

■ **Abb. 6.21.** Detrusor-Sphinkter-Dyssynergie (im EMG nachweisbare simultane Kontraktion des externen Sphinkters bei Miktion). Kanäle von oben nach unten: Uroflow (**Q**), Blasendruck (**Pves**), Abdominaldruck (**Pabd**), Detrusordruck (**Pdet**), Elektromyogramm (**EMG**), Blasenfüllung im ml

Reflexbogen eine reflektorische Blasenentleerung durch Triggermechanismen (suprapubisches Klopfen oder Streichen des Unterbauches, des äußeren Genitales oder der Oberschenkelinnenseiten, anale Stimulation) möglich. Durch diese Triggermechanismen wird zwar eine **Detrusorkontraktion** ausgelöst, gleichzeitig kommt es jedoch zu einer **Kontraktion der Beckenbodenmuskulatur,** die als funktionelle Obstruktion wirkt und eine restharnfreie Blasenentleerung verhindert. Darüber hinaus entstehen teilweise erhebliche intravesikale Druckwerte, die mit der Zeit zu einer Dekompensation des oberen Harntraktes führen können. Die Urodynamik einer derartigen Trigger-Entleerung muss deshalb mittels Messung dokumentiert werden.

Intermittierender Katheterismus. Besteht keine optimale Möglichkeit der suffizienten Blasenentleerung, muss die Harnblase mittels Katheter entleert werden. Dieser Katheterismus wird vom Patienten selbst 3–4-mal täglich intermittierend durchgeführt. **Dauerableitungen** mittels transurethralen oder suprapubischen Kathetern sind wegen der hohen Gefahr für Harnwegsinfektionen und Inkrustationen des Fremdmate-

rials obsolet und nur als passagere Lösungen zu akzeptieren.

Blasenstimulation mit implantierbaren Stimulatoren. Verfügbar sind heute 2 verschiedene implantierbare **Schrittmachersysteme** (Tanagho, Brindley), die spezielle Impulse auf die sakralen Spinalnerven aussenden und damit eine Kontraktion des Detrusors auslösen. Voraussetzung ist eine intakte Innervation der Blase, schlaffe Blasen mit Schädigung des unteren motorischen Neurons sind für eine Schrittmacherimplantation ungeeignet. Bei der Implantation der Schrittmacher sind zusätzliche Eingriffe an den spinalen Wurzeln des N. pudendus zur Verminderung der dyssynergen Kontraktion des externen Sphinkters/Beckenbodens notwendig, sodass derartige Eingriffe nur an spezialisierten Zentren durchgeführt werden können.

Operative Therapie. Die operative Therapie von Blasenentleerungsstörungen wird bei Versagen konservativer Therapiemaßnahmen erforderlich. Zu unterscheiden sind zunächst **Operationen am Sphinkter-**

Tabelle 6.12. Pharmakologische Beeinflussbarkeit des unteren Harntraktes

	Stimulation	Hemmung
Detrusor (para-sympathisch)	Carbachol	Oxibutinin
	Bethanechol	Tolterodin
	Distigmin-bromid	Trospiumchlorid
		Propiverin
		Darifenacin Solifenacin Butylscopolamin
		Flavoxat
		Emepronium
		Imipramin
		Diazepam Clostridium botulinum Toxin (transurethrale Injektion in den Detrusor)
Urethra		
innerer Sphinkter (α-adrenerg)	Midodrin	Phentolamin
		Phenoxybenzamin Terazosin Alfuzosin Doxazosin Tamsulosin
externer Sphinkter/ Beckenboden (somatisch)	Duloxetin	Baclofen
		Dantrolen
		Diazepam

apparat zur Senkung des Auslasswiderstandes (innerer Sphinkter = Blasenhalsschlitzung oder -Resektion, externer Sphinkter = 12-Uhr-Sphinkterotomie) bzw. die **supravesikale Harnableitung,** bei der Blase und Urethra komplett umgangen und die Ureteren in ausgeschaltete Darmsegmente eingepflanzt werden. Die Urinableitung erfolgt über eine **Urostomie,** die bei **inkontinentem** Stoma mit Beutel versorgt werden muss. Bei den modernen **kontinenten** Verfahren entleert der Patient das zu einer Ersatzblase ausgebildete Darmsegment mittels Katheter selbst. Klassische inkontinente Verfahren sind das **Ileum-Conduit** (terminale Ileumschlinge) und das **Kolon-Conduit** (Sigmaschlinge). Neuere kontinente Verfahren sind der **Kock-Pouch** (Ileum-Ersatzblase) und der **Mainz-Pouch** bzw.

Indiana-Pouch (kombinierte Ileum-Zoekum-Ersatzblase) und die orthotope **Ileumneoblase.**

> Die Therapie neurogener Blasen ist abhängig vom Störungsmuster, dem Zustand des oberen Harntraktes und dem Grad der Blasenentleerungsstörung.

Inkontinenz

Wird zusätzlich eine Inkontinenztherapie erforderlich, besteht ebenfalls eine Abstufung der Therapiemöglichkeiten, wobei streng zwischen Drang- und Belastungsinkontinenz zu unterscheiden ist. Auch kombinierte Formen können auftreten, die dementsprechend einer Kombinationstherapie zugeführt werden müssen.

Belastungsinkontinenz

Eine reine neurogene Belastungsinkontinenz ist ausschließlich bei Beteiligung des unteren motorischen Neurons zu erwarten. Eine Belastungsinkontinenz-Therapie gleich welcher Art erhöht den Auslasswiderstand, sodass therapeutisch ein Kompromiss zwischen Inkontinenz-Therapie und Grad der Blasenentleerungsstörung gefunden werden muss.

Pharmakologische Therapie. Da Trigonum und innerer Sphinkter α-sympathisch innerviert sind, gelingt eine Stimulation der Rezeptoren mit α-Sympathikomimetika (**Tabelle 6.10**). Voraussetzung ist eine intakte Innervation der hinteren Harnröhre. Ein neues Therapieprinzip ist die Erhöhung der Aktivität des externen urethralen Sphinkters durch den Serotonin-Reuptake-Inhibitor Duloxetin.

Suspensionsplastiken. Die Therapie der Wahl bei der Belastungsinkontinenz der Frau bilden Operationen, die eine Anhebung des Überganges zwischen Blase und Urethra in Richtung Abdomen bzw. eine Suspension der mittleren Urethra mit neueren alloplastischen retropubischen oder transobturatorischen Bändern realisieren (▶ Kap. 13). Voraussetzung für die Anwendung eines Suspensionsverfahrens zur Behebung der Belastungsinkontinenz bei neurogener Blasenentleerungsstörung ist ein ausreichender Sphinkter-Tonus.

Implantation eines künstlichen Sphinkters. Bei schweren Störungen des urethralen Verschlusses ist die Implantation eines künstlichen Sphinkters erforderlich (**Abb. 6.22**). Durch ein hydraulisches System wird eine um die bulbäre Harnröhre oder den Blasenhals plazierte Manschette gefüllt, die so den Harnröhrenverschluss garantiert. Durch eine in das Skrotalfach oder die Labien implantierte Pumpe kann der Patient die

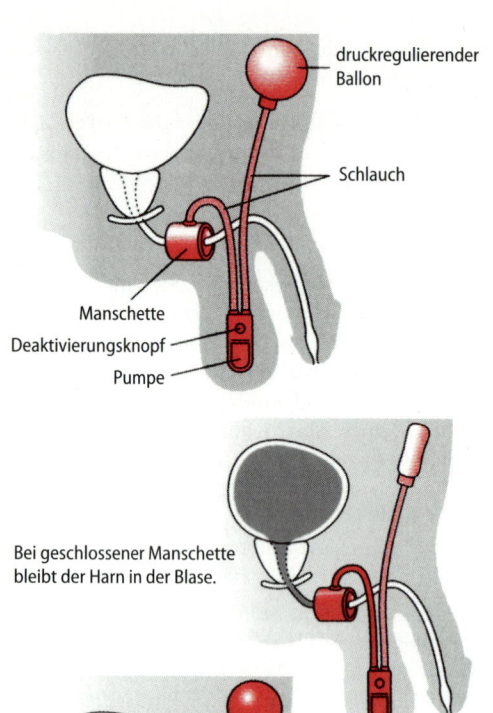

druckregulierender
Ballon

Schlauch

Manschette

Deaktivierungsknopf

Pumpe

Bei geschlossener Manschette
bleibt der Harn in der Blase.

Beim
Zusammendrücken
der Pumpe öffnet sich
die Manschette und
die Blase kann sich
entleeren.

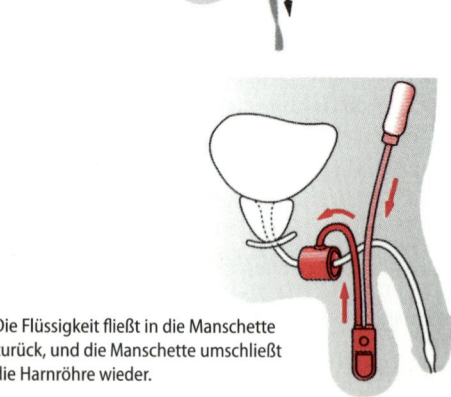

Die Flüssigkeit fließt in die Manschette
zurück, und die Manschette umschließt
die Harnröhre wieder.

■ Abb. 6.22. Implantierbarer künstlicher Sphinkter nach
Scott

Manschette entleeren und somit eine Miktion auslösen.

Dranginkontinenz

Die Dranginkontinenz ist oft **Folge der Blasenentleerungsstörung,** sodass mit der Beseitigung der Miktionsstörung auch die Harninkontinenz effektiv behandelt
werden kann. In jedem Fall ist die Therapie der Dranginkontinenz nur unter **gleichzeitiger Senkung des
Auslasswiderstandes** und unter Beachtung der Restharnbildung durchführbar. Grundsätzlich bestehen
folgende therapeutische Stufen:

Pharmakologische Detrusor-Hemmung. Besteht keine optimale Möglichkeit zur Behandlung der Blasenentleerungsstörung, muss die pharmakologische
Blockade des Detrusors mit dem intermittierenden
Katheterismus verbunden werden (■ Tabelle 6.12).

Foramenstimulation nach Tanagho. Die Foramenstimulation nach Tanagho entspricht einer Reizung von
Spinalnerven des externen Sphinkters/Beckenbodens
durch eingebauten Stimulator nach vorheriger perkutaner Testung des Stimulationserfolgs. Die Detrusorhyperaktivität wird über einen Reflexbogen vom Beckenboden zum Detrusor gedämpft und die Dranginkontinenz erfolgreich behandelt.

Blasenaugmentation. Bei der Blasenaugmentation
wird mittels Darmsegmenten eine Erweiterung der
Harnblase erzeugt. Der aufgenähte Dünndarm erfüllt
die Funktion eines »Windkessels« und kompensiert
einen permanent (verminderte Dehnbarkeit) oder intermittierend (Detrusor-Instabilität) auftretenden hohen
intravesikalen Druck. Operativ werden ähnlich den
supravesikalen Verfahren terminales Ileum oder Ileum
und Zoekum (Mainz-Augmentation) verwendet.

Supravesikale Harnableitung. Diese Therapieform
der Dranginkontinenz ist nur selten indiziert. Grundsätzlich stehen dazu die o. g. Verfahren der kontinenten und inkontinenten Urinableitung zur Verfügung
(▶ Kap. 5).

> Voraussetzung für eine optimale Therapie der Harnin-
> kontinenz bei neurogenen Blasen ist die Beachtung
> der gleichzeitig bestehenden Blasenentleerungsstö-
> rung und die Diagnostik der Inkontinenzform.

In Kürze

Neurogene Blasenentleerungsstörungen
Komplexe Funktionsstörungen des unteren Harntraktes bei Vorliegen einer neurologischen Grunderkrankung. Nur bei kompletter Querschnittlähmung finden sich klassische Störungsmuster, die man in Läsionen des oberen (oberhalb des Sakralmarkes) und unteren Motorneurons (im Bereich des Sakralmarkes) einteilen kann. Bei allen anderen neurologischen Erkrankungen sind sog. Mischläsionen zu finden, die aufgrund der komplizierten Dreifach-Innervation von Harnblase und Urethra und der Interaktionen von sympathischen, parasympathischen und somatischen Anteilen ein buntes Bild der Störungen des unteren Harntraktes aufweisen.

Symptome: Kombination aus Miktionsstörung und Harninkontinenz unterschiedlicher Ausprägung.
Diagnostik: Verlangt sowohl den Einsatz klassischer Verfahren wie Anamnese, klinische Routinediagnostik, urologische Röntgendiagnostik/Sonographie und Endoskopie als auch das volle Spektrum funktionsdiagnostischer Verfahren wie Miktionszystourethrographie und urodynamische Messung.
Therapie: Individuell nach dem zugrunde liegenden Funktionsmuster auszurichten, sekundäre Schäden des oberen Harntraktes wie Stauung und/oder Reflux mit Retention harnpflichtiger Substanzen und die Dignität der Blasenentleerungsstörung bestimmen vordergründig den Behandlungsplan.

Entzündungen

7

7.1   Harnwegsinfektionen

7.1.1   Ätiologie

95% der Patienten mit Harnwegsinfekten, die ein Urologe in seiner Praxis behandelt, sind Frauen, die eine rezidivierende Bakteriurie haben. Entsprechend leiden 5–10% aller erwachsenen Frauen unter rezidivierenden Harnwegsinfektionen. Früher war man der Ansicht, dass Anomalien des Harntraktes, vesikoureteraler Reflux, Harnstauung, die vergleichsweise kürzere Harnröhre oder eine zu enge Harnröhre Ursachen für diese Infektanfälligkeiten sind.

Neben diesen anatomischen Gründen, die nach heutigem Verständnis eine wesentlich geringere Rolle in der Infektgenese spielen als früher angenommen, sind nach heutigen Vorstellungen immunologisch-biologische Defekte für die Infektanfälligkeit bei Frauen verantwortlich.

> Das Reservoir der Keime für rezidivierende Harnwegsinfektionen sind die Bakterien des Enddarms.

Bei Aszension werden die Bakterien normalerweise im Bereich des Introitus der Vagina abgetötet.

Tipp

Bei infektanfälligen Frauen findet sich ein Erreger des Harnwegsinfektes zunächst in Abstrichen des Introitus vaginae, bevor er in der Blase identifiziert werden kann.

> Bei der Infektanfälligkeit spielt die Anhaftungsfähigkeit oder Adhärenz der Bakterien an Rezeptoren des Uroepithels eine große Rolle.

Die Adhärenz von Bakterien wird vermittelt durch sogenannte Pili oder Fimbrien auf der Oberfläche der Bakterien (◨ Abb. 7.1), die keine Eigenbeweglichkeit haben.

Bakterienadhärenz
Die Pili auf der Bakterienoberfläche sind etwa 2 μm lang (◨ Abb. 7.1). Typ-I-Pili werden durch Mannose gehemmt (z. B. in ihrer Fähigkeit, Erythrozyten zu agglutinieren), Typ II oder P-Pili sind in ihrer Wirkung durch Mannose nicht zu hemmen. Diese Pili binden an Rezeptoren der Schleimhautzellen, die mit dem P-Blutgruppen-Antigen Ähnlichkeit haben (◨ Abb. 7.2, Abb. 7.3). Bakterien mit Typ II oder P-Pili findet man in über 90% bei Infektionen, die mit Flankenschmerz und Fieber einhergehen. Rezeptoren für Typ-I- und Typ-II-Pili findet man im Plattenepithel des Introitus vaginae, im Uroepithel der Blase, des Harnleiters und des Nierenbeckenkelchsystems. Rezeptoren für die Pili sind im Vaginalepithel und in den Sammelrohren der Niere besonders dicht.

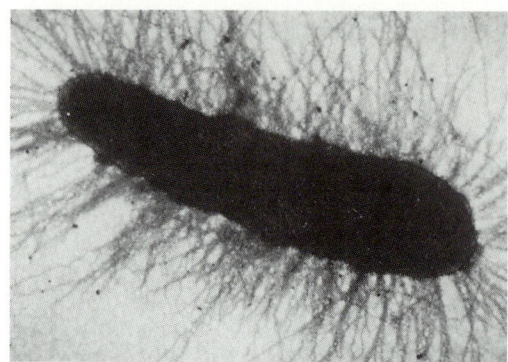

◨ **Abb. 7.1.** Elektronenmikroskopische Aufnahme eines E. coli mit der Darstellung der Pili

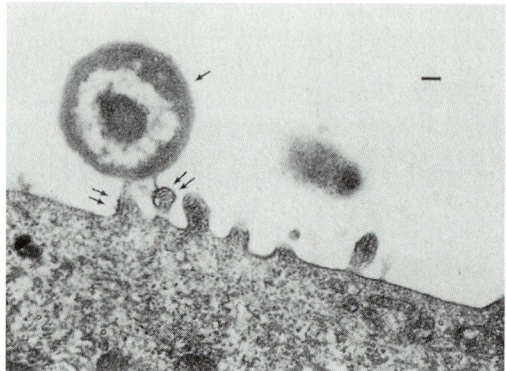

◨ **Abb. 7.2.** Elektronenmikroskopische Vergrößerung einer humanen uroepithelialen Zelle mit einem E.-coli-Bakterium, das mit den Pili an den Rezeptoren der Epithelzelle haftet

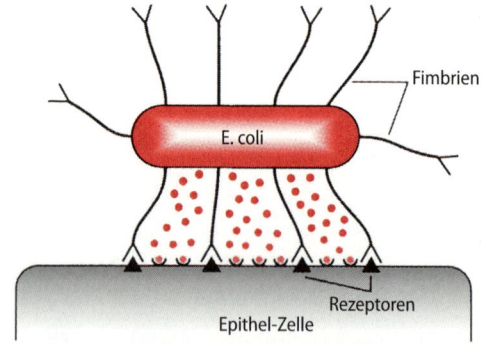

◨ **Abb. 7.3.** Schematische Darstellung eines E.-coli-Bakteriums, das mit seinen Pili oder Fimbrien an den Rezeptoren einer Epithelzelle haftet und dann seine Toxine freisetzt

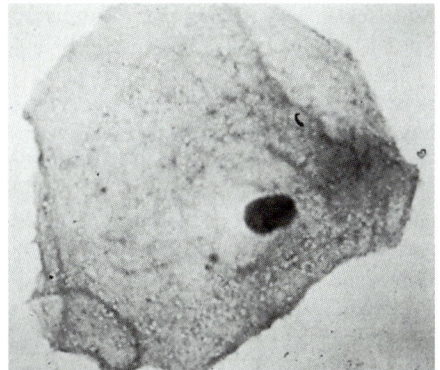

Abb. 7.4. Plattenepithelzelle aus einem Vaginalabstrich, der von allen grampositiven Bakterien und Laktobazillen abgewaschen wurde

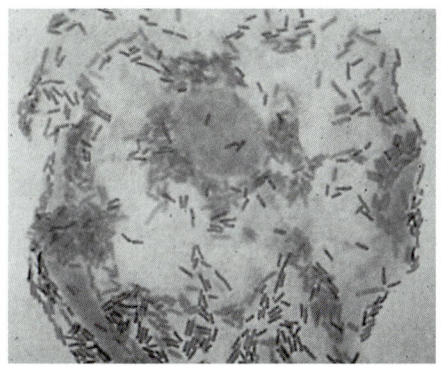

Abb. 7.5. Plattenepithelzelle einer Patientin mit rezidivierenden Harnwegsinfekten aus einem Vaginalabstrich nach Inkubation mit gramnegativen Keimen. Die Keime haften fest an der Epithelzelle (Bakterienadhärenz) und sind nicht abwaschbar

Vaginalepithelzellen von Frauen und Kindern, die eine Anfälligkeit für rezidivierende Harnwegsinfekte haben, haben nach Inkubation mit einer standardisierten Zahl uropathogener Kolikeime eine signifikant höhere Zahl von adhärenten Keimen (diese sind nicht mehr abzuwaschen) als Epithelzellen von gesunden Frauen (■ Abb. 7.4, Abb. 7.5).

Mögliche Ursachen erhöhter Bakterienadhärenz

Folgende Faktoren für dieses erhöhte **Adhärenzverhalten** werden diskutiert:

- Frauen mit bestimmten Subgruppen, z. B. mit Blutgruppe Le (A negativ, B negativ) und Le (A positiv, B negativ), haben häufiger Infekte als die übrigen Frauen. Ein Teil der Infektanfälligkeit ist somit genetisch durch die Rezeptorendichte determiniert.

▼

- Fraglich ist, ob Östrogene die Adhärenz beeinflussen können. Der Schleim auf dem Uroepithel, ein Mucopolysaccharid, kann die Bakterienadhärenz verhindern.

Frauen, die keine Infektanfälligkeit haben, deren Vaginalabstrich selten grampositive Bakterien hat und deren Epithel kein Adhärenzverhalten mit den Pili der Bakterien ermöglichen, tragen spezifische vaginale Antikörper gegen ihre eigenen fäkalen E. coli.

Neue Therapiewege

Folgende **experimentelle Versuche** werden zur Zeit unternommen, diese Erkenntnisse für eine gezieltere, als die antibiotische Therapie auszunutzen:

- Impfung mit hochgereinigtem Pili.
- Rezeptorblockade durch andere, nicht virulente Keime, wie z. B. durch Laktobazillen.
- Kompetitive Inhibition der Pilirezeptoren, z. B. durch Instillation mit D-Mannose oder durch Inokulation mit Rezeptoranaloga.

Noch gibt es keine für die Klinik praktikable Methode, um die Bakterienadhärenz kausal zu verhindern.

7.1.2 Definitionen

> **Rezidivierende Harnwegsinfekte** werden durch jeweils neue Keimaszensionen hervorgerufen.

Es handelt sich bei jedem Infekt um ein neues Ereignis. Hervorgerufen werden sie durch Keime, die vom Enddarm her über den Damm in die Urethra, die Blase und eventuell in die Nieren aszendieren.

> **Persistierende Harnwegsinfekte** werden durch einen dauerhaften Keimherd unterhalten.

Dieser Keimherd liegt im Harntrakt.

Tipp

Persistierende Infekte zeichnen sich meistens durch eine Erregerpersistenz aus, d. h. in allen Urinkulturen lässt sich stets der gleiche Erreger mit dem gleichen Sensibilitätsmuster im Antibiogramm nachweisen.

Häufigste Ursache **persistierender Bakteriurien** sind:

- Chronische Prostatitis mit einem Keimherd in der Prostata.
- Infektsteine, die einen Proteus mirabilis-Keim enthalten.
- Infizierte Kelchdivertikel.

- Infizierter Ureterstumpf nach Nephrektomie.
- Infizierte pyelonephritische Narbe.
- Infizierte Zysten in den Papillen einer Markschwammniere.

Es gibt auch persistierende Bakteriurien mit Erregerwechsel, z. B. bei vesikovaginaler Fistel und vesikointestinaler Fistel, insbesondere bei M. Crohn.

> Die **Urethritis** ist die Entzündung der Harnröhre unabhängig von ihrer Genese.

Sie kann durch spezifische Erreger, wie Gonokokken, Chlamydien, Trichomonaden, hervorgerufen werden, aber auch durch unspezifische Viren bzw. Bakterien.

> Die **Zystitis** ist die Entzündung der Blase, unabhängig von ihrer Genese.

Sie kann durch Bakterien hervorgerufen werden. Manche Formen der Zystitis wie die interstitielle Zystitis sind ätiologisch nicht geklärt.

Typische **Symptome** der Zystitis sind:
- Häufiges Wasserlassen **(Pollakisurie).**
- Schmerzen beim Wasserlassen **(Algurie).**
- Erschwertes, tröpfelndes Wasserlassen **(Dysurie).**
- Dranghaftes Wasserlassen mit eventuellem Urinverlust **(Drang- oder Urgeinkontinenz).**

Seltene Symptome sind blutiger Urin (Hämaturie).

> Mit **Pyelonephritis** bezeichnet man die Entzündung der Niere ausgehend vom ableitenden Harnsystem (Nierenbecken) im Gegensatz zur Nephritis.

Im Allgemeinen gelten Fieber und Flankenschmerz, eventuell Schüttelfrost als Hinweis auf eine Pyelonephritis. Einige Patienten mit Flankenschmerz und Fieber haben lediglich eine heftige Blasenentzündung. Dennoch begründen diese Zeichen einen dringenden Verdacht auf eine Niereninfektion. Oft beobachtet man dabei eine Leukozytose, einen Anstieg des C-reaktiven Proteins und der Blutsenkungsgeschwindigkeit. Es gibt aber auch eine Beteiligung der Nieren bei Harnwegsinfekt ohne diese Symptome.

Der Begriff »**chronische Pyelonephritis**« sollte nicht mehr gebraucht werden.

> Mit **Bakteriurie** bezeichnet man den Nachweis von Keimen im Harn.

Bei der **signifikanten Bakteriurie** liegt eine hohe Keimzahl von 10^5 Keimen/ml vor, die es wahrscheinlich macht, dass die Keime im Harn nicht durch Kontamination während der Miktion (Vestibulum urethrae bei der Frau, Präputium beim Mann) entstanden sind, sondern Keime des Harntraktes im Rahmen einer Infektion präsentieren.

Von einer **vesikalen Bakteriurie** spricht man, wenn die Keime aus der Blase stammen. Dieser Begriff ist gleichbedeutend mit bakterieller Zystitis, falls gleichzeitig Entzündungszeichen der Blase vorliegen.

Ist der obere Harntrakt betroffen, spricht man von einer **supravesikalen Bakteriurie**.

> **Unkomplizierte Harnwegsinfekte** liegen vor, wenn keine Anomalien des Harntraktes bei einem Harnwegsinfekt zu erkennen sind.

Komplizierte Harnwegsinfekte sind solche, bei denen zusätzlich Anomalien des Harntraktes, wie Harnstau, vesikoureteraler Reflux, Stein, Ureterdilatation bei Schwangerschaft, neurogene Blase und ähnliches vorliegen (◘ Tabelle 7.1).

◘ **Tabelle 7.1.** Urologische Erkrankungen, die persistierende Bakteriurie verursachen können (Stamey)

1. Infektsteine	8. Markschwammniere
2. chronisch bakterielle Prostatitis	9. infizierter Ureterstumpf
3. pyelonephritische Schrumpfniere	10. infizierte Urachuszyste
4. vesikovaginale und vesikointestinale Fistel	11. infiziertes Kelchdivertikel
5. Ektoper Ureter	12. Papillennekrose
6. Fremdkörper	13. perivesikaler Abszess mit Fisteln in der Blase
7. urethrale Divertikel und infizierte periurethrale Drüsen	14. infizierte Bartholinische Drüse

7.1.3 Diagnostik

Uringewinnung

> Die Interpretation von Urinbefunden muss immer im Zusammenhang mit der Entnahmetechnik und Kenntnis der Aufbewahrungsart und Aufbewahrungszeit erfolgen.

Mittelstrahlurin. Hierzu wird der Patient nach Desinfektion von Introitus bzw. Glans aufgefordert, die ersten 10–20 ml Urin zu verwerfen, um dann aus einer mittleren Urinportion eine Probe im sterilen Behälter aufzufangen. Wird der Mittelstrahlurin nicht sofort aufgearbeitet, so sind erst höhere Keimzahlen für einen Harnwegsinfekt beweisend. Im Zweifelsfall muss die Urinkultur wiederholt werden.

Blasenkatheterisierung. Bei der Gewinnung von Blasenkatheterurin, durchgeführt von erfahrenem Personal, sind Keimzahlen von 10^2–10^3 pro ml bereits für einen Harnwegsinfekt beweisend. In solchen Grenzbereichen sollten die Symptome des Patienten und der Nachweis einer Leukozyturie ebenfalls hinzugezogen werden. Patienten unter Antibiotika haben naturgemäß niedrige Keimzahlen.

Die Katheterisierung erfolgt bei Frauen in Steinschnittlage auf dem gynäkologischen Stuhl, bei Männern in Rückenlage. Man benutzt einen kurzen 10–14 Charr Katheter. Die gespreizten kleinen Labien bzw. die Glans werden gewaschen, ein Detergens kann benutzt werden, muss aber abgespült werden. Der erste Katheterurin wird verworfen. Eine Portion des mittleren Urins wird zur bakteriologischen Aufarbeitung geschickt.

Blasenpunktion. Diese wird zumeist bei Säuglingen und querschnittsgelähmten Patienten angewandt. Hier sind Keimzahlen von 10^2 Keimen/ml bereits beweisend für einen Harnwegsinfekt.

Beutelurin. Bei Kindern, die noch keine bewusste Kontrolle über die Miktion haben, kann nach Desinfektion ein steriler Plastikbeutel über den Penis bzw. den Introitus geklebt werden. Dieser Beutelurin ist jedoch stets durch die Haut- und Schleimhautflora des Genitales kontaminiert. Beutelurin darf daher nur als Ausschlusstest benutzt werden. Signifikante Bakteriurien (10^4–10^5 Keime/ml) müssen durch eine der o. g. Techniken abgeklärt werden.

Urinkultur

> Beweisend für einen Harnwegsinfekt ist der bakteriologische Nachweis von Keimen. Normalerweise sind keine Bakterien im Harn vorhanden.

Tierversuche haben gezeigt, dass auch nach intravenöser Applikation großer Mengen von gramnegativen Keimen der Harn steril bleibt. Die Bakterien werden von der Niere nicht glomerulär filtriert. Demnach müssten schon niedrige Keimzahlen, z. B. von 10 Keimen/ml, beweisend sein für das Vorliegen eines Harnwegsinfektes.

Dies ist jedoch in der Praxis nicht der Fall, da es keine Methode gibt, Harnproben aus der Blase ohne die Gefahr der **Kontamination** zu erhalten und zu untersuchen. Der auf dem natürlichen Weg gelassene Harn ist durch Keime im Bereich des Meatus urethrae beim Mann wie bei der Frau kontaminiert.

Die Verdopplungszeit von gramnegativen Keimen liegt zwischen 20 und 45 min, sodass schnell, insbesondere bei Zimmertemperatur, hohe Keimzahlen angezüchtet werden können.

> In der Praxis wird bei Mittelstrahlgewinnung die Keimzahl von 10^5 pro ml als **signifikante Bakteriurie** und als beweisend für einen Harnwegsinfekt angenommen.

Man muss wissen, dass auch bei Keimkontaminationen solche Keimzahlen erreicht werden können, insbesondere wenn der Urin nicht sofort aufgearbeitet wird und nicht bis zur Aufarbeitung kühl aufbewahrt wird. Umgekehrt haben 20–40% aller Harnwegsinfektionen je nach Miktionsverhalten und Hydratation des Patienten Keimzahlen unter 10^5 Keimen/ml Harn.

> **Tipp**
> Bis zur Aufarbeitung wird der Urin bei 4°C im Kühlschrank gelagert. Er sollte innerhalb von 1–2 Stunden aufgearbeitet sein.

In der Bakteriologie wird der Urin auf **Blutagarplatten** (grampositive, gramnegative Keime) und auf Eosin-Methylenblauagar (gramnegative Keime) weiterverarbeitet (◼ Abb. 7.6). Nach 24 Stunden werden die Keime identifiziert und gegen ein Panel von Antibiotika ausgetestet.

Für die Praxis haben sich auch die sogenannten **Urikult** oder **Dipslides** bewährt (◼ Abb. 7.7).

Urikult

Es handelt sich um Plastikplatten, die mit dem Deckel eines Röhrchens fest verankert sind. Auf der einen Seite befindet

7

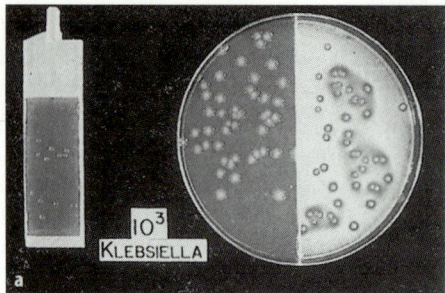

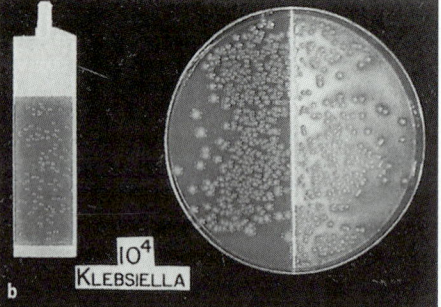

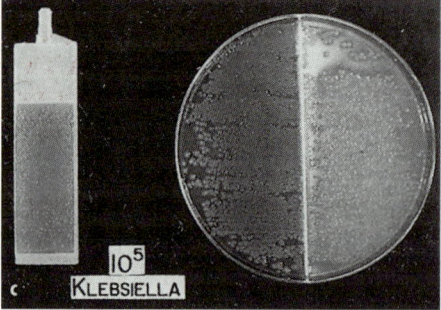

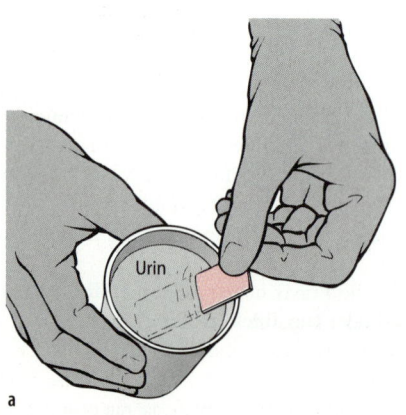

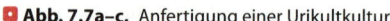

Abb. 7.6a–c. Vergleich von Urikult und Agartechnik mit unterschiedlichen Keimzahlen

sich Sojaagar, auf dem wiederum grampositive und gramnegative Keime wachsen können, auf der anderen Seite Eosin-Methylenblau- oder Mac Conkey/S-Agar, wo gramnegative Keime kultiviert werden. Diese Platte wird in die Urinprobe gehalten. Man lässt den Urin abtropfen, die Platte mit dem Deckel wird in das Gefäß eingedreht und kommt in den Inkubator. Die Zellkolonien werden dann mit 100–200 multipliziert, um die Keimzahl/ml zu erhalten, da jede Seite etwa mit 1/100–2/100–ml Harn benetzt wird. Im Falle einer positiven Kultur kann das gesamte Gefäß zu einem bakteriologischen Institut geschickt werden, um eine Austestung durchzuführen.

Harnsediment

Durchführung. Die Beurteilung des Harnsedimentes erfolgt an 5–10 ml frischem zentrifugierten Harn (2000–5000 Umdrehungen/min über 5 min), von dem der Überstand verworfen wird. Der verbliebene Tropfen wird mit dem Sediment aufgeschüttelt, auf einen Objektträger gegeben, mit einem Deckglas bedeckt und bei 400-facher Vergrößerung beurteilt (Objektiv 40×, Okular 10×).

Aussagewert. Für die Diagnose einer Mikrohämaturie, einer Kristallurie, zur Beurteilung amorpher Salzausscheidung, Zylinderbildung und ähnliches ist das Urinsediment unbestritten wichtig (❏ Abb. 7.8 und 7.9).

> Der Einsatz des Urinsedimentes für die Harnwegsinfektdiagnostik birgt allerdings Fehlerquellen.

Mehr als 30 000 Keime/ml Harn müssen vorliegen, bevor ein gramnegativer Keim in einem Gesichtsfeld bei 400-facher Vergrößerung auftaucht. Insofern kann ein unauffälliges Urinsediment einen falsch negativen Befund zeigen. Auf der anderen Seite können durch Kontaminationen massenhaft Laktobazillen, Corynebakte-

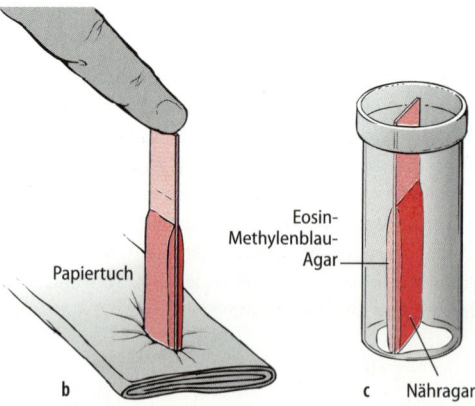

Abb. 7.7a–c. Anfertigung einer Urikultkultur

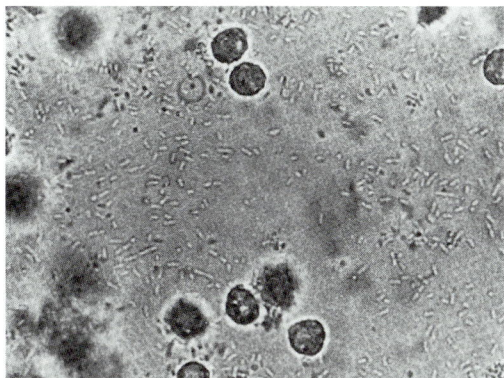

Abb. 7.8. Urinsediment mit reichlichen Bakterien

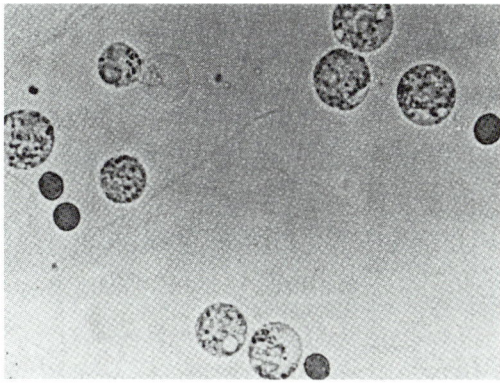

Abb. 7.10. Urinsediment mit Leukozyten, darin Granula, die sich bewegen (Glitzerzellen)

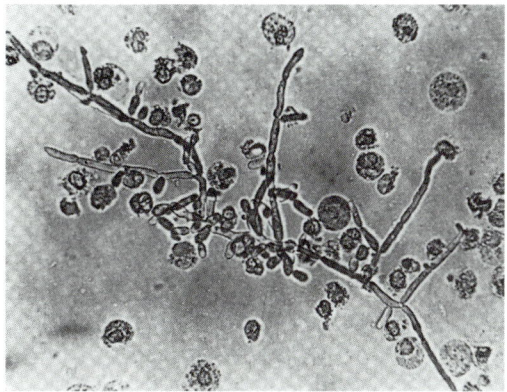

Abb. 7.9. Urinsediment mit Pilzen

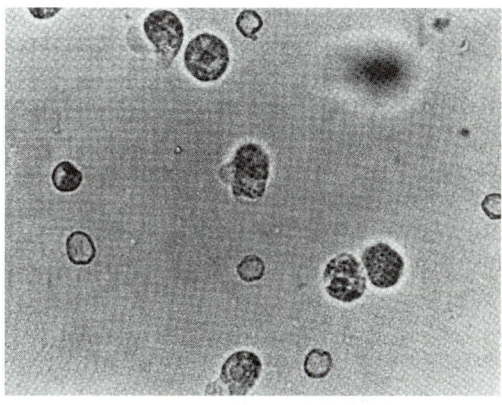

Abb. 7.11. Urinsediment mit Leukozyten und Erythrozyten

rien und andere grampositive Keime vorhanden sein, die als gramnegative Keime fehlinterpretiert werden (falsch positiver Befund).

> Von einer **Leukozyturie** spricht man, wenn bei 400-facher Vergrößerung mehr als 5 Leukozyten pro Gesichtsfeld zu sehen sind.

Leukozyten, die sich durch die deutliche Zellkernlappung und durch glimmernde Granula in der Zelle (Gliederzellen) bemerkbar machen (■ Abb. 7.10, 7.11 und 7.12), haben die größte diagnostische Aussagekraft.

Die Zahl der Leukozyten kann aber durch eine Reihe von Faktoren beeinflusst werden:
- Verdünnung des Urins durch Hydratation des Patienten.
- Intensität der Gewebsreaktionen bei Harnwegsinfekt.
- Art der Uringewinnung.
- Untersuchte Urinvolumen und die Technik der Zentrifugation.

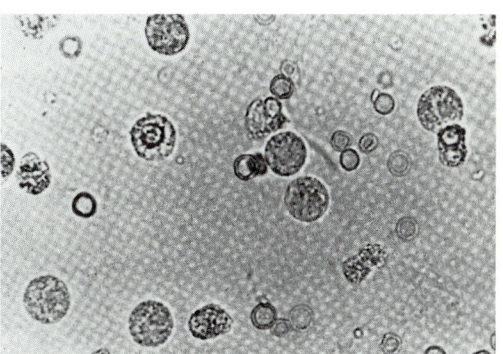

Abb. 7.12. Urinsediment mit reichlich Leukozyten

Insofern kann durchaus bei einzelnen Patienten mit nachgewiesenem Harnwegsinfekt eine geringe Leukozyturie vorliegen. Auf der anderen Seite können viele andere Erkrankungen außer den Harnwegsinfekten eine Leukozyturie oder Pyurie verursachen, wie eine

Tuberkulose, Steinerkrankungen, Glomerulonephritis oder eine Phenacetinniere.

Weitere Untersuchungsverfahren

Quantitative Methoden. Um die methodisch bedingten Fehlermöglichkeiten einzuengen, hat man 2 quantitative Methoden zur **Pyurie-Bestimmung** der Harnwegsinfekte entwickelt.

Beide werden im nicht zentrifugierten Harn angewandt:

- Leukozyturie pro Zeiteinheit.
- Leukozyturie pro definierter Urinmenge.

Hierzu benutzt man Zellkammern, wie die Neubauer- oder Fuchs-Rosental-Zellkammer. Normalwerte für die erste Methode werden mit mehr als 400 000 Leukozyten pro Stunde angegeben. Bei der letzteren Methode schwankt die Angabe der Normalwerte zwischen <13/ml und <2000/ml Nativurin. Wichtig ist hierbei darauf zu achten, dass in der Tat ein Mittelstrahlurin vorliegt. Initialer Urin zeichnet sich oft durch einen hohen Anteil von Plattenepithelzellen aus.

Lokalisationstests

Fairley-Test
Der nach Fairley benannte Blasenauswaschtest geht von der Beobachtung aus, dass bei einer einfachen Blasenbakteriurie durch 3–4 l steriles Wasser oder durch Kochsalzlösung die Blase keimfrei gespült werden kann. Der darauf über den liegenden Blasenkatheter gesammelte Urin kommt direkt aus den Nieren, passiert die keimfrei gewaschene Blase und ist bei ausschließlichen Blaseninfektionen steril. Bei Niereninfektionen sind Keime in dem dann gesammelten Urin nachweisbar. Dies wird in 3–4 aufeinanderfolgenden Proben à 10 ml Urin nachgewiesen. Damit dieser Test relevant ist, muss am Ende der Waschprozedur die letzte Blasenspülprobe sicher keimfrei sein.

Infektlokalisation nach Stamey
Stamey hat ebenfalls gezeigt, dass die Blase keimfrei zu spülen ist. Nach der Blasenspülung werden durch die keimfrei gewaschene Blase Ureterenkatheter über ein Zystoskop in beide Ureteren platziert. Die Keimzahl in jeweils vier rechten und vier linken gesammelten Ureterurinportionen repräsentiert die Keimzahl in den Nieren. Der Stamey-Test ist invasiver als der Fairley-Test, erlaubt aber nicht nur die Lokalisation Blase/Niere, sondern auch die Differenzierung in eine Bakteriurie aus der rechten oder linken Niere.

Antikörperbeladene Bakterien (Thomas)
Mit Hilfe von fluoreszenzmarkiertem antihumanem Globulin konnte Thomas zeigen, dass über 90% aller Patienten mit ei-

▼

ner Pyelonephritis antikörperbeladene (antibody-coated) Bakterien im Harn haben. Der Test ist aufwendig und nicht sehr spezifisch, da auch zumindest im Kindesalter sehr häufig bei Zystitiden ein antibody-coating-Phänomen gesehen wird.

Untere Infektlokalisation (sog. Dreigläserprobe). Beim Mann wird zunächst ein erster Urin des ersten Miktionsstrahles abgenommen. Die Keimzahl in dieser Probe ist repräsentativ für die Keimbesiedlung der Urethra. Daraufhin erfolgt eine zweite Urinprobe als Mittelstrahlurin. Diese Probe repräsentiert die Keimbesiedlung in der Blase. Dann wird eine Prostatamassage durchgeführt und das Prostataexprimat aufgefangen und zur mikroskopischen und bakteriologischen Untersuchung weiterverarbeitet. Schließlich wird eine letzte Urinprobe nach Massage aufgefangen, die Keime aus der Prostata enthalten kann. Dies ist besonders dann wichtig, wenn kein Prostataexprimat aufgefangen werden konnte. Die Dreigläserprobe dient zur Differenzierung zwischen Infektion der Prostata und Blasenentzündungen.

Laboruntersuchungen

Typischerweise sind bei Harnwegsinfektionen in Abhängigkeit vom Schweregrad der Erkrankung die typischen Entzündungsparameter verändert. Hierzu gehört die Leukozytenzahl, das C-reaktive Protein (CRP) sowie die Blutsenkungsgeschwindigkeit (BSG). Im Falle schwerer Infektionen kann es zu einem Absinken der Thrombozytenzahl (Thrombozytopenie) kommen. In Ausnahmefällen kann durch die Bestimmung des Interleukin 6 der Schweregrad der Infektion eingeschätzt werden. Allerdings sind diese Parameter unspezifisch und auch bei anderen Infektionskrankheiten, oder teilweise auch bei Krebserkrankungen und nach Myokardinfarkt erhöht.

Im Falle schwerer Infektionen sowie bei septischen Krankheitsbildern sollte immer auch eine Blutkultur durchgeführt werden.

Bildgebende Verfahren und Funktionsdiagnostik bei Harnwegsinfekten
Ultraschalluntersuchung.

> ❯ Die Ultraschalluntersuchung hat das Ausscheidungsurogramm in fast allen Indikationen als erstes bildgebendes diagnostisches Verfahren abgelöst (► Kap. 4.4.1).

Mit der Ultraschalluntersuchung können Stau, Steine, intrarenale und perirenale Abszesse gut identifiziert werden. Mit der Ultraschalluntersuchung kann auch beim Kind das Auftreten einer pyelonephritischen

Narbe erfasst werden und das Größenwachstum und die Parenchymdicke einer Niere im Verlauf beobachtet werden.

Intravenöses Ausscheidungsurogramm.

❯ Die Durchführung eines intravenösen Ausscheidungsurogramms (▶ Kap. 4.4.2) ist heute nur noch selten beim Auftreten von Harnwegsinfektionen indiziert.

Zwei **Indikationen** sind gegeben:

- Bei Verdacht auf komplizierende Faktoren eines Harnwegsinfektes wie eine Harnstauung und Urolithiasis. Insbesondere dann, wenn ein Harnwegsinfekt nach fünftägiger antibiotischer Therapie nicht saniert ist und der Verdacht auf eine septische Niere, auf einen Nierenkarbunkel oder auf einen perinephritischen Abszess besteht, sollte ein intravenöses Ausscheidungsurogramm durchgeführt werden.
- Bei Verdacht auf eine persistierende Bakteriurie, insbesondere dann, wenn ein Reinfekt mit dem gleichen Erreger und der gleichen Symptomatik unmittelbar nach der Beendigung einer antibiotischen Therapie wiederauftritt. Besondere Indikationen bestehen dann, wenn Patienten am Harntrakt voroperiert worden sind und wieder einen Harnwegsinfekt bekommen.

Isotopenuntersuchung. Dynamische Szintigraphien (▶ Kap. 4.4.3) mit Jod-Hippuran 123- (^{123}I OIH-), Technetium 99m-DTPA- (^{99}Tc-DTPA-) oder Technetium 99m-MAG$_3$- ^{99}Tc-MAG$_3$-) Isotopennephrographie können die Gesamtfunktion und die seitengetrennte Funktion der Nieren bestimmen und Abflussstörungen als ursächliche Faktoren erfassen.

Durch die statische Szintigraphie mit 99m-Technetium-DMSA (^{99}Tc-MAG$_3$-) Isotopennephrographie kann bei einer akuten Pyelonephritis das Ausmaß der Parenchymbeteiligung erfasst werden, nach Ablauf der Entzündung entsprechend das Ausmaß einer Vernarbung.

7.1.4   Klinik

🔅 **Der klinische Fall.** Eine 26-jährige Patientin stellt sich mit heftigen Beschwerden beim Wasserlassen in der Notaufnahme vor. Sie berichtet über häufigen Harndrang und geringe Urinportionen. Fieber wird verneint, eine Schwangerschaft ist ausgeschlossen. Die Urinuntersuchung erbringt den Nachweis von Nitrit, Leukozyten und Eiweiß. Bei der körperlichen Untersu-
▼

chung zeigt sich ein druckschmerzhafter Unterbauch, die Nierenlager sind weder druck- noch klopfschmerzhaft. In einer Sonographie findet sich kein Anhalt für eine Dilatation der oberen Harnwege, die Blase ist post mictionem restharnfrei.

Der diensthabende Urologe verzichtet auf weitere Untersuchungen, stellt die Diagnose eines unkomplizierten Harnwegsinfektes und verschreibt ein Antibiotikum als Einmaldosierung. Bei einer hausärztlichen Kontrolluntersuchung am nächsten Tag berichtet die Patientin, die Beschwerden hätten sich binnen Stunden gebessert, sie sei zur Zeit völlig beschwerdefrei.

Akute Pyelonephritis

❯ Die akute Nierenentzündung (akute Pyelonephritis) geht klassischerweise mit **Flankenschmerz** und **Fieber, Schüttelfrost** und einem **ausgeprägten Krankheitsgefühl** einher. Begleitet ist dies oftmals von den Symptomen der gleichzeitigen Blasenentzündung mit starkem und häufigem Harndrang sowie Schmerzen beim Wasserlassen.

Die Blutsenkungsgeschwindigkeit, die Leukozyten, das C-reaktive Protein sind erhöht, auch das Serumkreatinin kann ansteigen. Bei jedem vierten Patienten findet man in der bildgebenden Diagnostik, also in der Sonographie sowie im intravenösen Ausscheidungsdiagramm Veränderungen an der Niere, wie zum Beispiel eine allgemeine oder fokale Vergrößerung der Niere, verschlechterte Kontrastmittelausscheidung, Weitstellung der Kelche und ödembedingte Kompression der Kelchhälse. Dabei geht die Vergrößerung mit einer Abnahme der Echodichte einher. Sämtliche Symptome und klinische Zeichen können unterschiedlich stark ausgeprägt sein.

Histologisch sieht man eine fokale Leukozyteninfiltration, insbesondere in den Markkegeln, und eine allgemeine Hyperämie. Die Glomerula sind nicht betroffen.

Abszedierende Pyelonephritis. Eine Sonderform der akuten Pyelonephritis ist die abszedierende Pyelonephritis. Die foudroyant verlaufende Form ist wahrscheinlich auch durch aszendierende Keime zumeist bei gleichzeitiger Abflussstörung verursacht. Auch ein durchgebrochener intrarenaler Abszess, der spontan ausgeheilt sein kann, ist als Ursache einer perirenalen Abszedierung anzusehen. Die Symptome sind wie die einer heftigen Pyelonephritis. Die Abszesse können zu sog. Nierenkarbunkeln konfluieren mit Einschmelzungen und Rupturen in das perirenale Fettgewebe (🔲 Abb. 7.13). Durch die Sonographie oder die Compu-

7

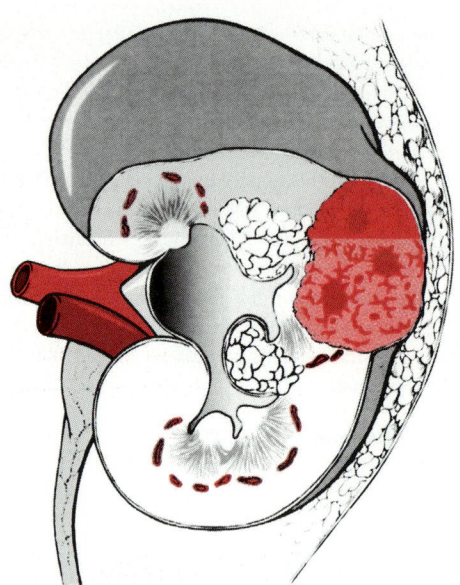

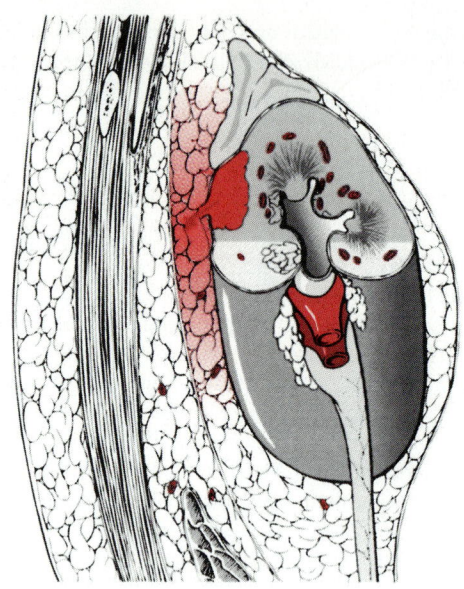

◘ Abb. 7.13. Schema eines Nierenkarbunkels und einer Nierenabszessbildung

◘ Abb. 7.14. Beispiel eines perirenalen Abszesses

tertomographie der Nieren können solche Herde identifiziert werden.

> Ein Verdacht auf **Abszedierung** oder gar Bildung eines **Karbunkels** ist dann gegeben, wenn die klinischen Symptome wie auch die Laborwerte (Leukozytose, Anstieg des C-reaktiven Proteins und Thrombozytenabfall) nicht innerhalb von 3–5 Tagen auf eine adäquate antibiotische Therapie ansprechen.

Bei der abszedierenden Pyelonephritis wie auch bei dem Nierenkarbunkel kann eine alleinige konservative antibiotische Therapie zur Heilung führen, wenn der Allgemeinzustand des Patienten und seine klinischen Symptome es erlauben, wenn eine adäquate Drainage gegeben ist und wenn keine Obstruktion bei guter Nierenfunktion vorliegt. Unter einer adäquaten Drainage kann es häufig zu einer ausreichenden Keimausscheidung kommen. Wenn es nicht zu einer Verbesserung der klinischen Symptomatik kommt, muss der Abszess operativ saniert werden, was nicht selten zu einer Nephrektomie führt.

Intrarenaler und perirenaler Abszess

> ⊗ **Cave**
> Der perirenale Abszess (◘ Abb. 7.14) muss sofort drainiert werden. Die **Mortalität beträgt bis** zu **50%,** da die Diagnose oft sehr spät gestellt wird.

Der Verdacht ist zu äußern, wenn eine antibiotische Therapie bei klinischer Pyelonephritis innerhalb von

3–5 Tagen nicht anspricht. Die Diagnose wird mittels Sonographie gestellt. Als Ursache wird auch eine hämatogene Streuung diskutiert.

> Im Allgemeinen gilt eine chirurgische Sanierung mit perkutaner Punktion oder operativer Eröffnung des Abszesses sowie die Nephrektomie als die Therapie der Wahl bei Nierenabszess.

Chronische Pyelonephritis

Der Begriff »chronische Pyelonephritis« ist missverständlich. Er impliziert, dass ein automatischer (immunologischer?) Prozess zu einer vollständigen Destruktion der Nieren führen kann. Hierfür gibt es bislang keine Belege. Unkomplizierte Harnwegsinfekte, Zystitiden wie Pyelonephritiden führen so gut wie nie zu einer Narbenbildung.

»Pyelonephritische Narbe« bezeichnet ein radiologisches Phänomen, das eine Kelchverplumpung entsprechend einer vernarbten Papille mit darüberliegender narbiger Einziehung des Parenchyms zeigt (◘ Abb. 7.15, 7.16 und 7.17). Nach einem pyelonephritischen Ereignis kann es bis zu 1,5 Jahren dauern, bis eine solche Narbenbildung radiologisch sichtbar wird. Mit der szintigraphischen Untersuchung kann ein solcher pyelonephritischer Herd früher entdeckt werden.

In Verbindung mit Infektionen können folgende Faktoren zur **pyelonephritischen Narbenbildung** (◘ Abb. 7.18) oder zur Allgemeinschrumpfung der Niere führen:

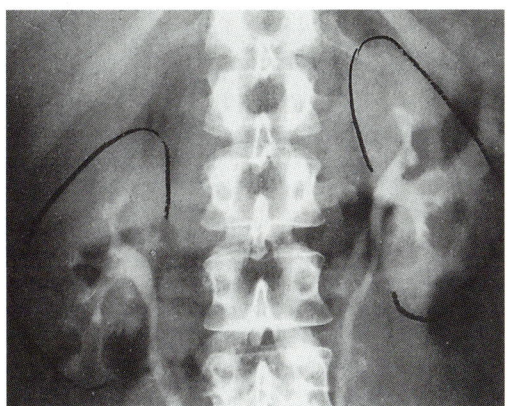

Abb. 7.15. Normales Urogramm mit zarten Kelchen und etwa gleichem Kelchrindenabstand in allen Regionen beider Nieren

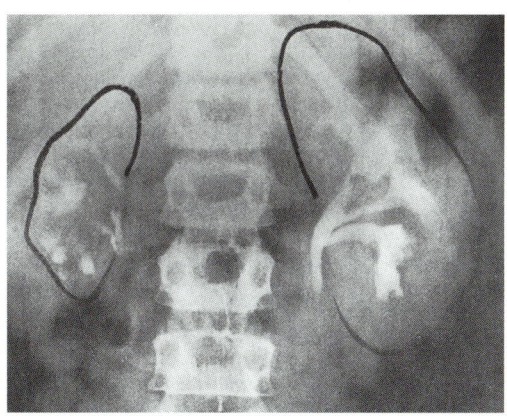

Abb. 7.17. Beispiel klassischer pyelonephritischer Narben mit Kelchverplumpung und darüberliegender Parenchymschrumpfung

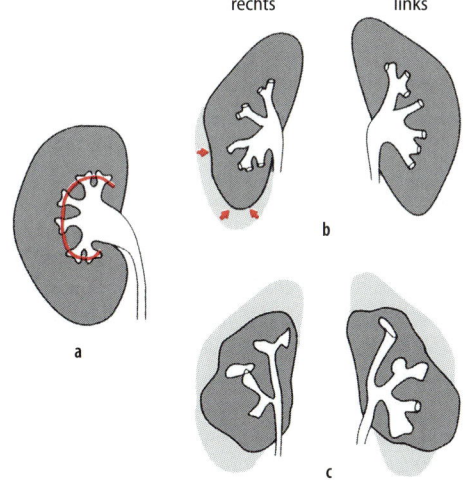

rechts   links

b

a

c

Abb. 7.16a–c. a Schematische Zeichnung der Architektur einer gesunden Niere mit etwa gleichem Kelchrindenabstand in allen Regionen. **b, c** Typische Konfiguration von pyelonephritischen Narben mit Kelchverplumpung und darüberliegender Parenchymeinziehung

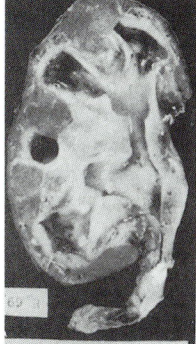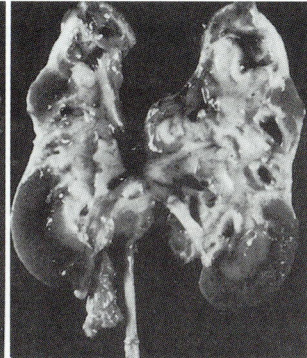

Abb. 7.18. Pathologisches Präparat einer pyelonephritischen Schrumpfniere. Man sieht, dass die Kelchverplumpung bedingt ist durch den Verlust der Pyramiden. Man sieht ferner, dass die Verschmälerung des Parenchyms durch Narben der Rinde über den Kelchen bedingt ist

Vesikoureteraler Reflux.

> Der vesikoureterale Reflux ist für 75% aller pyelonephritischen Narben verantwortlich.

Bei Reflux Grad III und IV (► Kap. 14.3.4) besteht ein höheres Risiko für pyelonephritische Narben als bei einem geringgradigeren Reflux.

Im Allgemeinen ist zu sagen, dass 75% aller pyelonephritischen Narben, die im Erwachsenenalter erkannt werden, in Zusammenhang mit einem höhergradigen Reflux und Infektion im frühesten Kindesalter

angelegt sind, möglicherweise beim ersten Infekt. Sind bei solchen Infektionen im Kindesalter mehr als 70% des gesamten Nierenparenchyms betroffen, so kann sich im weiteren Verlauf durch die Überperfusion der verbliebenen Glomerula eine Glomerulosklerose mit Proteinurie und progredientem Nierenversagen einstellen.

Dies wurde früher als Ausdruck eines chronischen Infektes angesehen, hängt aber damit zusammen, dass durch die Überbeanspruchung der minimalen Restfunktion eine progrediente Glomerulosklerose induziert wird.

Nur bei Kindern unter vier Jahren findet man in Zusammenhang mit einem massiven vesikoureteralen Reflux auch einen **intrarenalen Reflux,** d. h. ein Reflux

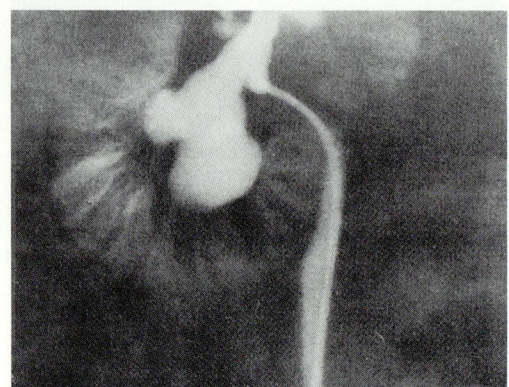

Abb. 7.19. Beispiel eines intrarenalen Refluxes

aus dem Kelch in die Sammelrohre der Papillen (■ Abb. 7.19). Dieser ist verantwortlich für die Neigung von Nieren, in den ersten Lebensjahren pyelonephritische Narben auszubilden. Der Druck, der notwendig ist, um einen intrarenalen Reflux auszulösen, ist im ersten Lebensjahr minimal und nimmt dann rapide zu, sodass der Miktionsdruck (etwa 40–50 mm Hg) nach dem 4. Lebensjahr nicht mehr ausreicht. Die neonatale Niere ist so empfindlich, dass anzunehmen ist, dass die meisten pyelonephritischen Narben bei der Kombination von massivem vesikoureteralem Reflux und Harnwegsinfektionen beim Erstinfekt im Säuglingsalter gesetzt werden (**Big-Bang-Theorie**).

Alter der Patienten.

> Besonders gefährdet sind Kinder im ersten bis vierten Lebensjahr, die einen Reflux Grad III und IV aufweisen sowie an Harnwegsinfekten leiden.

Im ersten Lebensjahr ist damit zu rechnen, dass 60% aller Kinder mit höhergradigem Reflux und Infekten pyelonephritische Narben ausbilden. Das Risiko von über Vierjährigen, bei Reflux Grad III und IV plus Harnwegsinfektionen Narben auszubilden, liegt nur noch etwa bei 10%. Bei Kindern und Erwachsenen, die bis zum vierten Lebensjahr keine Narben ausgebildet haben, besteht nur ein minimales Risiko, bei bestehendem Reflux und Harnwegsinfektionen Narben zu bilden.

Harnstauung. Eine Harnstauung, wie z. B. bei einer Ureterabgangsstenose, im letzten Trimenon der Schwangerschaft und bei Steinen in Zusammenhang mit Infektionen, kann zu Parenchymschädigung und pyelonephritischer Narbenbildung führen.

Urolithiasis. Eine Urolithiasis in Zusammenhang mit Harnwegsinfekten kann, auch ohne eine Stauung auszulösen zur pyelonephritischen Narbenbildung führen.

Papillennekrosen. Papillennekrosen sind mit dem Auftreten von Harnwegsinfektionen assoziiert, wobei die Bedeutung von Harnwegsinfektionen bei der Entstehung von Papillennekrosen nicht klar ist. Fest steht, dass auch andere Faktoren Papillennekrosen hervorrufen können, wie rezidivierende Infektionen mit einer Harnstauung, Analgetikaabusus, Diabetes mellitus. Zwei Drittel aller Patienten mit Papillennekrosen haben allerdings in irgendeiner Form Harnwegsinfektionen in der Vorgeschichte.

Diabetes mellitus. Die Inzidenz von Harnwegsinfektionen bei Diabetes mellitus scheint geringgradig höher zu sein als in einer normalen Population. Die typische diabetische Nephropathie ist die Glomerulosklerose, die unabhängig von Infektionen auftritt. Allerdings sieht man bei Diabetikern häufiger Papillennekrosen, gerade im Zusammenhang mit Harnwegsinfektionen.

Emphysematöse Pyelonephritis

Die emphysematöse Pyelonephritis ist eine Sonderform, die auch bei Diabetikern sehr selten vorkommt und bei Nichtdiabetikern praktisch unbekannt ist. Klinisch imponiert sie als akute, schwere Pyelonephritis, die nicht auf antibiotische Therapie anspricht. Erkannt wird sie an der Luftansammlung im Parenchym anläßlich einer Röntgenuntersuchung. Man nimmt an, dass diese Luft durch die Fermentation der Glucose durch Bakterien in dem nekrotischen Gewebe entsteht. Die emphysematöse Pyelonephritis führt zur Abszessbildung. Wenn sie nicht sofort auf Antibiose und Harnableitung anspricht, muss die Niere entfernt werden.

Pyelonephritische Sonderformen

Perinatale Pyelonephritis. Eine schwere Form der Harnwegsinfektion ist die in der Perinatalperiode auftretende Pyelonephritis, die mit Allgemeinsymptomen wie Fieber und Exsikkose einhergehen kann. Die Diagnose ist oft nur schwer zu stellen. Im Gegensatz zu den aszendierenden Infektionen wird hier eine hämatogene Streuung diskutiert, zumal bei einem Großteil dieser Infektionen grampositive Keime vorliegen.

Pyonephrose und Urosepsis. Pyonephrose und Urosepsis treten nur bei einem Harnstau bei gleichzeitigem Harnwegsinfekt auf. Proben aus dem oberen gestauten Harntrakt zeigen einen eitrigen Urin. Das Krankheitsbild der Pyonephrose **kann asymptoma-**

tisch sein, aber auch schwerste Formen der Urosepsis mit Thrombozytenabfall und massiver Leukozytose hervorrufen.

> Die Verbrauchskoagulopathie bedeutet eine akute Lebensbedrohung. Eine **sofortige Entlastung** des gestauten Harntraktes durch perkutane oder offene Fistelung oder durch eine zystoskopische Schienung ist bei Pyonephrose indiziert.

Bei schlechtem Allgemeinzustand des Patienten muss gelegentlich notfallmäßig die **Niere entfernt** werden. Dies hat auch zu geschehen, wenn trotz adäquater Drainage und angemessener antibiotischer Behandlung der Zustand des Patienten sich nicht innerhalb von 24 Stunden bessert.

Xanthogranulomatöse Pyelonephritis. Mit xanthogranulomatöser Pyelonephritis wird eine schwere chronische Form der Nierenentzündung beschrieben, die häufig mit Harnstau einhergeht. Die Ätiologie ist unklar. Charakteristisch sind **Granulationen im Nierenparenchym**. Histologisch findet man Formen, bei denen die Niere alleine, die Nieren und das perirenale Fettgewebe, aber auch das Retroperitoneum beteiligt sind. Meist tritt sie einseitig auf. Die gelbe typische Farbe wird durch lipidbeladene Histiozyten (**Xanthomazellen**) hervorgerufen. Außerdem findet man Hämorrhagien und Nekrosen.

Tipp

Die xanthogranulomatöse Pyelonephritis kann zu Veränderungen führen, die in den bildgebenden Verfahren wie auch bei makroskopischem Anblick denen eines Nierentumors gleichen.

Die Patienten haben meist Flankenschmerzen oder Fieber und Schüttelfrost und eine persistierende Bakteriurie. Auch andere Krankheitszeichen sind uncharakteristisch, wie Müdigkeit und Abgeschlagenheit. Am häufigsten wird ein Proteuskeim gefunden. Im intravenösen Ausscheidungsurogramm findet man bei einem Drittel der Patienten Steine, im Ultraschall sieht man große echoarme Zonen. Am besten kann die Diagnose mit Hilfe des Computertomogramms gestellt werden, wobei auch bei diesem Verfahren die Abgrenzung zu einem Nierentumor schwierig ist.

Zur Therapie wird eine **Nephrektomie** durchgeführt, oft in der Annahme, dass es sich um einen Tumor handelt. Ist nicht nur die Niere, sondern auch das perirenale Fett und das Peritoneum beteiligt, kann dieser operative Eingriff sehr schwierig und belastend sein.

Malakoplakie.

> Mit Malakoplakie bezeichnet man kleine Knötchen, die im Gastrointestinaltrakt, aber auch im genitouretralen Trakt, insbesondere in der Blase, weniger in den Uretern oder im Nierenparenchym gefunden werden.

Die Patienten haben eine chronische Bakteriurie mit koliformen Keimen. Meist handelt es sich um Frauen, häufig um immunsupprimierte Patienten. Diese leiden dann unter irritativen Symptomen der Blase.

Zystoskopisch sieht man kleine Plaques und Knötchen, im oberen Harntrakt kann es zu Obstruktion kommen, aber auch zur Destruktion der Nieren. Biopsiert man die kleinen Knötchen, so findet man große Histiozyten und Makrophagen.

Die Ätiologie ist unklar. Der Infekt wird antibiotisch behandelt, wobei die besten Erfolge mit Sulfonamiden und Trimethoprim erzielt werden. Bei beidseitigem Nierenversagen droht die Niereninsuffizienz.

Harnwegsinfekte während der Schwangerschaft

Infektionen der Harnwege können zu Störungen der Schwangerschaft bis hin zu Abort und Frühgeburt führen, zur ausführlichen Darstellung ▶ Kap. 13.

Zystitis

> Die Blasenentzündung (Zystitis) kann asymptomatisch sein, sich jedoch auch durch erhebliche Symptome wie **Pollakisurie, Dysurie, Strangurie, Urgeinkontinenz** und eine **Hämaturie** auszeichnen. Sie geht im Allgemeinen nicht mit Fieber und Flankenschmerz einher.

Rezidivierende Zystitiden können stark wechselnde Symptomatiken hervorrufen. So kann ein Harnwegsinfekt asymptomatisch, der folgende jedoch mit starken Schmerzen und einer kräftigen Makrohämaturie ablaufen. Die Klinik korreliert weder mit der Keimzahl noch mit der ursächlichen Bakterienspezies.

Neben bakteriellen Zystitiden treten gelegentlich, besonders bei Kindern und immunsupprimierten Patienten, virale Zystitiden auf.

Interstitielle Zystitis. Zur **interstitiellen Zystitis** ▶ Kap. 13.3.

Chemozystitis. Nach Gabe von Cyclophosphamid bei zytostatischen Chemotherapien kommt es regelhaft zu einer schweren hämorrhagischen Chemozystitis. Durch prophylaktische Gabe von Mesna (Uromitexan) lässt sich die Inzidenz und Schwere dieser Chemozystitis entscheidend reduzieren.

Radiogene Zystitis. Nach Strahlentherapie insbesondere bei gynäkologischen Tumoren (🔲 Kap. 13.7) aber auch bei Rektum- und Prostatakarzinomen kann es nach Wochen bis Jahren zu einer chronischen Zystitis mit teilweise progredienter Fibrose der Blasenwand bis hin zur Schrumpfblase kommen. Ursächlich sind radiogene Verschlüsse der kleinen Gefäße des Urothels. Zur Prophylaxe sollte versucht werden, die Blase soweit wie möglich aus dem Strahlenfeld bei der Bestrahlungsplanung auszuschließen.

Iatrogene Infektionen

Katheterisierung. Jede Katheterisierung beinhaltet ein Infektionsrisiko. In Abhängigkeit von dem Zustand des Patienten beträgt das Risiko, durch eine einmalige Katheterisierung einen Harnwegsinfekt zu induzieren, bei gesunden jungen Frauen 1%, bei älteren, bettlägrigen hospitalisierten Patienten bis zu 20%. Die beste Prophylaxe ist eine einmalige Gabe von Nitrofurantoin oder Trimethoprim-Sulfamethoxazol.

> **Tipp**
>
> Bei liegendem Dauerkatheter infiziert sich der Harntrakt bei offenen Drainagesystemen in fast 100% nach einer Zeitdauer von 4 Tagen. Bei geschlossenen Drainagesystemen infiziert sich der Harn pro Dauerkathetertag in 4–10% der Fälle auch bei Antibiotikagabe.

Das bedeutet, dass bei 4–5tägiger Katheterlage die Hälfte aller Patienten das Risiko haben, trotz Antibiotikaprophylaxe infiziert zu werden. Bei guter Drainage des Katheters bleibt der größte Teil dieser katheterassoziierten Infektionen asymptomatisch. Ein besonderes Risiko haben Patienten, die im Hinblick auf eine Bakteriämie gefährdet sind (Patienten mit einer durchgemachten Endokarditis, Herzklappen- und Gefäßprothesenträger). Diese müssen deshalb sorgfältig geschützt werden.

> ❯ Alle Patienten mit dem Risiko einer Endokarditis müssen durch eine intensive systemische Antibiotikagabe behandelt werden, sobald ein Katheter gelegt wird.

Bei liegendem transurethralen Katheter aszendieren die Keime entlang dem Raum zwischen Katheter und Urethra sowie im Schlauchsystem selbst. Patienten, die für mehrere Tage einen Katheter benötigen, sollten aufgrund der o. g. Fakten keine Antibiotikaprophylaxe bekommen. Erst unmittelbar bevor der Katheter gezogen wird bzw. bei einer entsprechenden Urinkultur mit antibiotischer Austestung erfolgt eine gezielte Therapie.

> **Tipp**
>
> Patienten mit Langzeit-Dauerkatheter haben keine Chance keimfrei zu bleiben. Bei ihnen sollte darauf geachtet werden, dass keine Problemkeime, wie Proteus mirabilis auftauchen.

Die Problemkeime sind in der Lage Harnstoff zu spalten und dadurch Infektsteine zu produzieren. Sie sollten deshalb eliminiert werden. Ferner sollten Behandlungen erfolgen, wenn eine Bakteriurie so massiv ist, dass der Patient davon Symptome bekommt.

Prostatastanze. Bei Prostatastanzen sollten zur Infektprophylaxe prostatagängige Antibiotika prophylaktisch gegeben werden, entweder Gyrasehemmer oder die Kombination Trimethoprim-Sulfamethoxazol. Hierbei sollte die Einnahme bis 1–3 Tage nach der Stanzbiopsie durchgeführt werden.

7.1.5 Therapie

Resistenz. Solange nicht eine kausale Ursache für die Infektanfälligkeit bei einer Keimaszension therapiert werden kann, muss jeder Harnwegsinfekt entsprechend der Austestung im Antibiogramm mit Antibiotika behandelt werden.

> ❯ Bei rezidivierenden Harnwegsinfekten müssen solche Antibiotika bevorzugt werden, die keine Resistenzen in der Darmflora hervorrufen.

Nach Penicillingabe überwuchern beispielsweise Klebsiellen im Darmtrakt, die dann im Rahmen einer erneuten Keimaszension den nächsten Harnwegsinfekt verursachen. Auch nach Tetracyclingabe sind resistente Keime nachgewiesen. Solche therapiebedingten resistenten Keime verbleiben bis zu vier Monate im Darm.

Die Antibiotika, die bedenkenlos gegeben werden können, da sie keine Resistenz im Darm hervorrufen, sind im Folgenden besprochen. Wenn nur diese Antibiotika berücksichtigt werden, verbleiben nichtresistente Keime im Darm und sind, wenn sie den nächsten Harnwegsinfekt verursachen, gegen alle gängigen Antibiotika pansensibel.

Während einer antibiotischen Therapie kann eine Kultur abgenommen werden, um die Effektivität eines Antibiotikums zu überprüfen. Die Keimzahl wird dabei nur entsprechend gering sein, ein fehlender Nachweis von Bakterien ist nicht gleichbedeutend mit Heilung zu setzen. Sind aber noch Keime, wenn auch in geringer Keimzahl, nachzuweisen, ist eine ineffektive antibiotische Therapie wahrscheinlich.

Ursachen einer solchen **Ineffektivität** sind:

- **Primäre Resistenz** der Erreger gegen das entsprechende Antibiotikum, insbesondere dann, wenn keine Austestung erfolgte. Ein besonders hohes Risiko für eine derartige primäre Resistenz tragen Patienten, die zuvor mit Penicillin, Tetracyclin und Sulfonamiden behandelt worden sind und infolgedessen bezüglich dieser Antibiotika resistente Keime im Darmtrakt haben.
- **Neugebildete bakterielle Resistenz.** Innerhalb von 48–72 Stunden nach Gabe von z. B. Tetracyclin oder Nalidixinsäure können in etwa 10% resistente Keimpopulationen entstehen und die zuvorige Keimpopulation komplett ersetzen.
- **Resistenz durch Selektion** kann sich auch dadurch entwickeln, dass ursprünglich zwei Keimpopulationen vorhanden waren, von denen nur die eine ausgetestet wurde und die zweite resistent gegen das Antibiotikum war. Wird nun die dominierende Keimpopulation erfolgreich behandelt, kommt die resistente Population zum Vorschein.
- **Scheinbare Resistenz** entsteht dann, wenn es zu einer raschen Neuinfektion kommt, mit einem **neuen**, dem Antibiotikum gegenüber resistenten Keim.
- Bei **schlechter Nierenfunktion** kann ein Antibiotikum trotz eindeutiger Sensitivität so gering ausgeschieden werden, dass es nicht wirksam ist. Für die Therapie des Harnwegsinfektes ist die Urinkonzentration und nicht, wie man früher annahm, die Serumkonzentration eines Antibiotikums entscheidend.
- Bei **persistierender Bakteriurie**, etwa bei Ausgusssteinen, ist es nur möglich, die Erreger zu supprimieren. Sofort nach Absetzen des Antibiotikum werden weitere Keime aus dem Stein frei und verursachen den nächsten Harnwegsinfekt. Auch andere Ursachen der persistierenden Bakteriurie, wie ein infiziertes Kelchdivertikel, werden für eine erneute Keimaussaat sorgen, nachdem ein Antibiotikum abgesetzt ist und der Harntrakt vermeintlich sterilisiert wurde. Persistierende Bakteriurien können ihren Ausgangspunkt in allen Infektherden des Harntrakts haben, in denen, meist durch mangelhafte Perfusion, nur unzureichende Antibiotikakonzentrationen erzielt werden.

Akuttherapie. Bei einem unkomplizierten Harnwegsinfekt reicht eine drei- bis fünftägige Therapie mit einem ausgetesteten Antibiotikum aus.

> **Tipp**
>
> Als Faustregel gilt, dass **unkomplizierte Harnwegsinfekte** mit drei Tagen adäquat behandelt sind; in einigen Zentren wird sogar nur hochdosiert ein Tag lang behandelt. **Kompliziertere Harnwegsinfekte** mit klinischen Zeichen einer Pyelonephritis sollten mindestens sieben Tage behandelt werden.

Prophylaxe. Haben Frauen und Mädchen mehr als 3–4 Infekte pro Jahr, so kann eine Infektdauerprophylaxe durchgeführt werden. Hierbei wird ein Viertel bis ein Achtel der Antibiotikadosis, die normalerweise zur Therapie notwendig ist, einmal täglich abends gegeben.

Eine Prophylaxe kann nur dann gegeben werden, wenn der Harn steril ist. Eine Prophylaxe wird im Allgemeinen für sechs Monate angewandt. Danach kann das Medikament abgesetzt werden, um zu prüfen, ob noch immer eine Harnwegsinfektanfälligkeit besteht.

Bei wenigen Frauen lässt sich eine enge Korrelation des Auftretens neuer Infekte zum Geschlechtsverkehr in dem Sinne aufzeigen, dass die Harnwegsinfekte 8–12 Stunden danach beginnen. Hier ist eine einzige Gabe von den unten genannten Antibiotika vor oder nach dem Geschlechtsverkehr effektiv.

Bei Patienten, die rechtzeitig ihre Harnwegsinfektionssymptome erkennen und die stets Antibiotika genommen haben, die die Darmflora nicht beeinflussen, kann eine Selbstmedikation beim Auftreten der ersten Symptome sinnvoll sein.

Medikamente zur Therapie und Prophylaxe von Harnwegsinfektionen

Trimethoprim-Sulfamethoxazol. Dieses Medikament hat einen dreifachen Ansatzpunkt. Es wird im Scheidensekret sezerniert und sterilisiert die periurethrale Region. Es reduziert erheblich die Darmflora, ohne Resistenzen hervorzurufen. Das Antibiotikum wird im Harn ausgeschieden. Insbesondere die hohe Konzentration von Trimethoprim auch in nicht entzündetem Scheidensekret macht es als Prophylaktikum geeignet.

Zur Therapie wird bei normaler Nierenfunktion eine volle Dosis (800 mg Sulfamethoxazol und 160 mg Trimethoprim 2×/Tag) gegeben. Bei eingeschränkter Nierenfunktion oder bei älteren Patienten sollte die Dosis halbiert werden. Zur Prophylaxe reicht 40 mg Trimethoprim und 200 mg Sulfamethoxazol. Bei Sulfonamidallergie reicht zur Prophylaxe auch 50–100 mg Trimethoprim aus. Bei Kindern werden 1,5–2 mg/kg gegeben.

Nitrofurantoin. Nitrofurantoin verändert nicht die Darmflora, da es im oberen Intestinum komplett resorbiert wird. Es wird in hoher Konzentration im Urin ausgeschieden. Nur in 2% der Fälle treten im Darm resistente Keime auf. Nitrofurantoin beeinflusst nicht die Kolonisation am Introitus vaginae.

Zur Therapie eines Harnwegsinfektes werden 3×100 mg/Tag beim Erwachsenen gegeben. Zur Prophylaxe reichen 50–100 mg/Tag beim Erwachsenen aus. Die Nebenwirkungen bestehen in gastrointestinalen Unverträglichkeiten, Polyneuropathien, akut pulmonalen Reaktionen, allergischen Reaktionen, Lungenfibrosen und Leberschädigungen. Nitrofurantoin wird von Kindern fast problemlos vertragen. Die Dosierung beträgt 5 mg/kg zur Therapie, zur Prophylaxe werden 1,5–2 mg/kg verabreicht.

Cephalexin. Cephalexin in einer Dosis von 250 mg einmal abends verabreicht, eignet sich zur Prophylaxe. Es erzeugt keine Resistenzen in der Darmflora. Es wird renal ausgeschieden und reduziert die Darmflora. Zur Therapie wird die volle Dosis von 4×500 mg/Tag gegeben, die allerdings in 40% der Fälle darmresistente Keime produziert.

Gyrasehemmer. Gyrasehemmer produzieren keine resistenten Keime im Darm. Sie sind ausgezeichnete und breit wirkende Antibiotika, die auch wie Trimethoprim-Sulfamethoxazol prostatagängig sind. Sie erzeugen hohe Urinkonzentrationen, die Darmflora wird ohne Resistenzbildung fast komplett eliminiert. Für die Prophylaxe liegen noch keine Daten vor.

Natürlicher Krankheitsverlauf rezidivierender Harnwegsinfekte bei Kindern und Frauen

Screening-Untersuchungen an großen Bevölkerungsgruppen haben gezeigt, dass 1% aller Schulmädchen im Alter zwischen 5 und 14 Jahren sowie 4% aller 15–20-jährigen Frauen eine Bakteriurie haben. Mit jeder weiteren Dekade steigt die Wahrscheinlichkeit von Harnwegsinfektionen bei Frauen um weitere 1–2%.

Häufig werden dabei asymptomatische Bakteriurien entdeckt, die sich dann aber im weiteren Verlauf bei solchen Patienten mit symptomatischen Bakteriurien abwechseln.

Solche unkomplizierten Harnwegsinfekte bei Mädchen und Frauen, die nicht durch vesikoureteralen Reflux, Harnstau, Schwangerschaft, Diabetes mellitus, Hypertonus und andere Faktoren kompliziert sind, führen so gut wie nie zur Narbenbildung der Niere, auch dann nicht, wenn Episoden mit Flankenschmerz und Fieber wiederholt auftreten.

> Der unkomplizierte Harnwegsinfekt wie auch die unkomplizierte Pyelonephritis verursachen, wenn sie im Kindes- wie im Erwachsenenalter auftreten, keine pyelonephritische Narbenbildung.

Einzige Ausnahmen sind perinatal auftretende Pyelonephritiden.

Werden rezidivierende Harnwegsinfekte nicht behandelt, so verschwindet die Bakteriurie bei 2/3 der Patientinnen von alleine. Etwa 20–30% werden keine weiteren Infekte bekommen, 20% werden im weiteren Verlauf eine hohe Rezidivrate mit 2–3 Infekten pro Jahr haben, bei den übrigen kommt die Infektanfälligkeit im Laufe der Zeit zum Stillstand.

> Die Infektanfälligkeitsrate lässt sich nicht durch die Dauer und Art der antibiotischen Therapie beeinflussen und ist bei therapierten Patientinnen genauso wie bei solchen, die keine Therapie oder Placebo erhalten.

In Kürze

Harnwegsinfektionen

Ätiologie: Häufigste urologische Erkrankung. Meist rezidivierende, durch Aszension von Darmkeimen bedingte Infektionen bei Frauen. Anfälligkeit bei Frauen bedingt durch nicht bekannten immunologisch-biologischen Defekt, Beeinflussung der Bakterienadhärenz, kommt meist im Verlauf zum Stillstand. Streuung aus Keimherd im Harntrakt als Ursache sehr selten.

Komplikationen: Pyelonephritische Narbenbildung bei unkomplizierten Harnwegsinfekten fast nie, Nierenschädigung nur bei vesikoureteralem Reflux, Harnstauung, Urolithiasis, Diabetes mellitus, Schwangerschaft. Flankenschmerz, Fieber, Leukozytose, hohes CRP weisen auf Infektion der Niere (Pyelonephritis) hin. Bei Nichtansprechen auf Therapie müssen Nierenkarbunkel, Nierenabszess, perinephritischer Abszess, Pyonephrose bei Harnstauung ausgeschlossen werden.

Diagnostik: Urinkultur, weniger Urinsediment. Abnahmetechnik und Keimzahl wichtig, um infizierten Harn von kontaminiertem zu differenzieren.

Therapie: Antibiotika, Vermeidung von Resistenzen der Darmflora wichtig. bei Pyelonephritis 5 Tage Antibiotika, dann gegebenenfalls Behandlung der Komplikationen (s.o.).

Prophylaxe: Antibiotika, bei sehr häufig rezidivierenden Harnwegsinfekten.

7.2 Spezifische urogenitale Infektionen

🏥 **Der klinische Fall.** Ein 48-jähriger Seemann stellt sich in der Notaufnahme vor. Er klagt über einen kräftigen Juckreiz sowie Brennen in der Harnröhre. Der Patient berichtet vor einigen Tagen ungeschützten Geschlechtsverkehr mit einer Gelegenheitsbekanntschaft gehabt zu haben. Die körperliche Untersuchung zeigt eine gerötete Glans penis, aus dem Meatus urethrae entleert sich eine grünlich gefärbte putride Flüssigkeit. Die Palpation von Hoden und Nebenhoden sowie die digital rektale Untersuchung sind unauffällig.

Der diensthabende Arzt diagnostiziert eine Gonorrhoe, legt eine Kultur aus dem Harnröhrenabstrich an und rezeptiert dem Patienten eine Einmaldosis eines Quinolons (z. B. Ciprofloxacin 500 mg). Der Patient wird zur Befundkontrolle in 2–3 Tagen erneut einbestellt.

7.2.1 Gonorrhoe

30% der Patienten mit urethritischen Beschwerden leiden an einer **Urethritis gonorrhoica**. Der Erreger ist **Neisseria gonorrhoeae**. Neisserien sind gramnegative Diplokokken, die in den neutrophilen Granulozyten nachweisbar sind.

➤ Gewöhnlich führt die Gonorrhoe beim Mann zu einem gelblich-weißlichen Ausfluss und zu Brennen beim Wasserlassen.

Ferner wird ein Juckreiz empfunden. Die Inkubationszeit beträgt 3–10 Tage. Ohne Behandlung persistiert die gonorrhoische Urethritis für 3–7 Wochen. Bei etwa der Hälfte der Erkrankungen bleibt die Gonorrhoe asymptomatisch.

Komplikationen. Als Komplikationen können beim Mann eine Prostatitis und Harnröhrenstrikturen, bei der Frau eine Adnexitis sowie bei beiden Geschlechtern disseminierte Fiebererkrankungen mit Leukozytose auftreten. Bei der disseminierten Erkrankung treten kleine Knötchen an den Armen und Beinen auf, die sich zu Pusteln entwickeln. Eine begleitende Monarthritis ist hierbei nicht selten.

Diagnostik. Die Diagnose beinhaltet zunächst die **Inspektion** der Urethra mit Nachweis eines gelblich-weißlichen Ausflusses. Die inguinalen Lymphknoten müssen palpiert werden, hierbei findet man diese meist vergrößert. Bei der Frau ist die Inspektion des äußeren

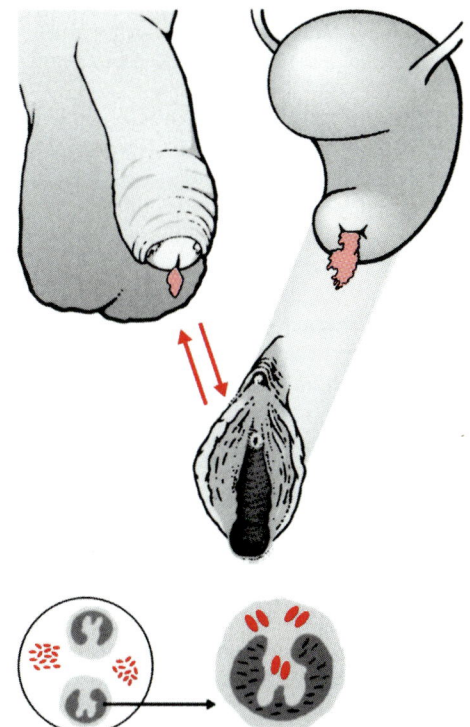

🔲 **Abb. 7.20.** Klinische Zeichen der Gonorrhoe. Die gramnegativen Diplokokken liegen intrazellulär in den Granulozyten

Genitales, des Vestibulum vaginae, Einstellung der Scheide und die bimanuelle Adnexpalpation unerlässlich. Der Nachweis der gramnegativen intrazellulären Diplokokken erfolgt am besten mindestens eine Stunde, besser vier Stunden nach der letzten Miktion.

Die Diagnose erfolgt durch einen **Abstrich** aus der Urethra, dem Analbereich oder der Vagina. Hierbei ist es wegen der hohen Keimbesiedelung des Meatus urethra notwendig, den Abstrich 2–4 cm in die Urethra hinein zu entnehmen. Wegen der Fragilität der Diplokokken sollte der Abstrich direkt auf das Kulturmedium aufgetragen werden oder in entsprechenden Transportmedien transportiert werden. Im Schnellverfahren kann der Abstrich auf einen Objektträger aufgetragen, hitzefixiert und luftgetrocknet werden. In der Gramfärbung färben sich die Diplokokken an und sind im Zytoplasma der Granulozyten nachzuweisen (🔲 Abb. 7.20).

Therapie. Die Standardtherapie der Gonorrhoe war die Penicillinbehandlung. Mitte der siebziger Jahre sind penicillinresistente Gonokokken aufgetreten, bedingt durch eine Penicillinaseproduktion. Obwohl Penicillin,

7

Ampicillin und Amoxicillin immer noch sehr effektiv sind, werden folgende Behandlungsschemata empfohlen:

- **Tetrazyclin** 500 mg 4×/täglich oder **Doxyzyclin** 100 mg 2×/täglich über sieben Tage. Gleichzeitig werden damit die häufig vergesellschafteten Clamydieninfekte mittherapiert.
- **Amoxicillin** 3 g oder **Ampicillin** 3,5 g wird oral als Einzeldosis oder wasserlösliches Procainpenicillin G 5 Mio E als Einzeldosis gegeben. Sieben Tage nach der Therapie muss der Erfolg der Therapie durch wiederholte Abstriche an Urethra, Rektum und eventuell im Rachenbereich wiederholt werden.
- Auch die Therapie mit **Gyrasehemmern** ist sehr effektiv (z. B. 500 mg Ciprofloxacin).

7.2.2 Bilharziose

Die Bilharziose ist eine Schistosomiasis. Schistosoma mansoni sowie japonicum befallen das Kolon, während **Schistosoma haematobium** das urogenitale System, insbesondere die Blase, die Ureteren, die Samenblase und seltener die Urethra und Prostata befällt. Die Bilharziose ist besonders häufig im Norden Afrikas, in Ägypten, Saudi-Arabien, Israel, Jordanien, Libanon und Syrien.

Pathogenese. Die Infektion erfolgt durch Larven, sogenannte **Zerkarien,** die in Kanälen, Bewässerungsanlagen und Flüssen vorhanden sind. Diese Larven können beim Schwimmen, Baden oder Hantieren im Wasser die Haut penetrieren. Hierbei verursachen sie eine mehr oder weniger starke allergische Hautreaktion. Von dort gelangen sie als Schistosomiten über das lymphatische System in die Blutbahn und Lungenkreislauf. Bei der Passage können sie ein blutiges Lungeninfiltrat hervorrufen. Über den großen Kreislauf gelangen sie nun in den vesikoprostatischen Venenplexus und reifen dort zu fadenförmigen, etwa 1,5 cm großen Würmern aus. Nach der Paarung legen die Weibchen 200 bis 300 Eier pro Tag in das subepitheliale Gewebe des Urothels, von dort aus gelangen sie in den Urin. Die Eier mit der entzündlichen Begleitreaktion imponieren zunächst als **Granulome,** nach Aufbrechen dann als **Ulzerationen** ähnlich den Tuberkelknötchen in der Blasenwand. Werden sie mit dem Urin ausgestoßen, so gelangen die Eier innerhalb einiger Stunden in bestimmte Süßwasserschnecken (Biomphalaria glabrata), wo sie sich zu Larven entwickeln, die dann erneut wieder über die Haut in den menschlichen Wirt gelangen können.

Die Exulzerationen in der Blase heilen unter Narbenbildung aus, wodurch sich die Blasenwand allmählich verdickt und schrumpft. Häufig sieht man eine Plattenepithelmetaplasie und im späteren Verlauf eine hohe Inzidenz von **Plattenepithelkarzinomen.** Verkalkungen treten in der Blasenwand auf, die röntgenologisch nachweisbar sind. Der intramurale Harnleiterabschnitt kann stenosieren und zu Harnstauungsnieren führen.

Klinik. In der Phase der Hautpenetration durch die Larven kann Hautjucken und eine allergische Hautreaktion auftreten. Während der Phase der generellen Invasion durch die Gefäße finden sich allgemeine Krankheitssymptome und die Patienten fühlen sich schlapp und müde und haben geringgradige Temperaturen, Schwitzen, Kopfschmerzen und Rückenschmerzen. Lagern sich die Eier in der Blasenschleimhaut ab, so können Hämaturie und Dysurie auftreten. Die weiteren Symptome werden dann durch die Folgeerkrankungen, wie Harnstau, vesikoureteraler Reflux und Blasenkarzinom bestimmt.

Diagnostik. Im Urinsediment kann man die spindelförmigen lebenden oder abgetöteten Eier sehen. Außerdem ist stets eine Leukozyturie und Hämaturie nachweisbar. Eine Leukozytose mit Eosinophilie ist typisch. Endoskopisch ist die Blase entzündet, zeigt Ulzerationen oder tuberkelähnliche Plaques und im Stadium der Fibrosierung einen Verlust der Gefäßzeichnung. Kalzifikationen können nachgewiesen werden.

Therapie. Praziquantel ist ein effektives orales Medikament gegen alle Formen der Schistosomiasis. Im Allgemeinen wird eine Dosis von 20 mg/kg 3×/täglich verabreicht.

Metrefonat ist ebenfalls ein hochwirksames orales Medikament gegen S. haematobium. Weitere Medikamente mit guter Wirksamkeit sind Oxaminiquine und Niredazol.

Sekundärinfektionen werden mit Antibiotika behandelt. Fibrotische Umwandlungen der Harnwege sind ähnlich wie bei der Tuberkulose möglichst unter Organerhaltung zu operieren.

7.2.3 Herpes

Eine Herpesinfektion des Genitals ist eine häufige, sexuell übertragbare Krankheit. Erreger sind die beiden Herpesvirusformen (HSV Typ 1 und 2). Durch die Viruspersistenz kann es nach einer erfolgreich behandelten Erstinfektion zu endogenen Rezidiven kommen.

Klinik. Das klinische Bild zeigt gruppenförmig ange-ordnete Bläschen mit zunächst wasserklarem Inhalt, der rasch purulent eintrübt. Zu diesen, mitunter sehr schmerzhaften Primäreffloreszenzen kommt häufig eine Lymphangitis oder Lymphknotenschwellungen. Lokalisation sind alle Schleimhautareale bzw. Haut-areale. Herpesinfektionen haben im Genitalbereich, ebenso wie in anderen Hautbereichen eine hohe Rezi-divfreudigkeit.

Das Virus kann aus der Bläschenflüssigkeit mittels Immunfluoreszenz nachgewiesen werden. Ein Haupt-problem stellt die Neugeboreneninfektion des Neuge-borenen durch die Mutter unter der Geburt dar.

Therapie. Therapeutisch erfolgt die systemische und/oder topische Applikation von Aciclovir, Famiciclovir, Brivudin oder Valaciclovir. Dadurch werden die Symp-tome gelindert und der Krankheitsverlauf abgekürzt, Rezidive können jedoch nicht wirksam verhindert werden.

7.2.4 HIV

Das HIV-Virus (human immunodeficiency virus) ge-hört zur Gruppe der Retroviren, d. h. dieses Virus kann mittels des Enzyms reverse Transkriptase aus Einzel-strang-RNA ringförmige Doppelstrang-DNA herstel-len. Die Infektion erfolgt über den Austausch von Kör-perflüssigkeiten, z. B. Blut (Plasma, Blutzellen), Ejaku-lat, Muttermilch, transplazentar, im Rahmen von Organtransplantationen. In Deutschland rechnet man mit ca. 2000 Neuinfektionen pro Jahr.

Klinik. Das erste Krankheitssymptom tritt 3–8 Wochen nach der Infektion auf. Hierbei handelt es sich zunächst um einen kurzfristigen Krankheitsschub mit fiebrigen unspezifischen Allgemeinsymptomen (sog. Akutes re-trovirales Syndrom, ARS). Nach einem beschwerde-freien Intervall, das Monate bis Jahre andauern kann, kommt es zum Auftreten von Symptomkomplexen A, B, C. Kategorie A umfasst das Lymphadenopathiesyn-drom, gefolgt von den Symptomkomplexen B und C, wobei C das Vollbild von AIDS umfasst. Durch eine Störung der T- Lymphozyten wird die körpereigene Ab-wehr geschwächt, Infektionen mit opportunistischen Erregern sind die Folge. Prinzipiell können alle Organ-systeme betroffen sein. Am schwersten betroffen sind oft Lunge und Darm. Häufiges Symptom ist das Kaposi Sarkom, das durch das humane Herpes Virus 8 hervor-gerufen wird.

Der Verdacht auf eine HIV-Infektion sollte bei per-sistierenden Lymphknotenschwellungen, chronisch

langwierigen Infektionskrankheiten sowie langdauern-den entzündlichen Hauterkrankungen geäußert wer-den. Die Diagnose erfolgt dann über einen Immun-assay, bzw. erfolgt die Bestätigung eines positiven Er-gebnisses durch den Western Blot.

Therapie. Zur Anwendung kommen verschiedene Substanzgruppen. Hierzu gehören Nukleosidanaloga, Proteaseinhibitoren, sowie nichtnukleosidale reverse Transkriptionsinhibitoren. Die Behandlung erfolgt im Rahmen einer Kombinationstherapie, zusätzlich erfolgt die Therapie der einzelnen Infektionserkrankungen. Eine Infektionsprophylaxe ist von hervorragender Be-deutung.

7.2.5 Weitere seltenere Infektionserkrankungen

Echinokokkose

Die Echinokokkenkrankheit, besonders der Befall der Uroge-nitalorgane, ist selten. Die Echinokokkose wird endemisch, vor allem in den Alpenländern, dem Balkan und dem Vorde-ren Orient beobachtet. Der ausgewachsene Bandwurm (Echi-nokokkus granulosus oder Hundebandwurm) besiedelt den Darmtrakt fleischfressender Tiere, insbesondere von Hunden. Die Eier werden mit dem Kot ausgeschieden und von Schafen, Rindern, Schweinen und gelegentlich auch von Menschen wieder aufgenommen. Die Larven dieser Eier durchdringen die Darmwand der verschiedenen Zwischenwirte und vertei-len sich im gesamten Körper. Bei Menschen wird vor allem die Leber befallen. Nur etwa 3% der infizierten Personen bekom-men einen Nierenechinokokkus. Bricht eine Leberzyste in die Bauchhöhle durch, können die Bandwurmköpfe in das retrovesikale Gewebe gelangen und dort zur Zystenbildung führen.

Wenn der Nierenechinokokkus nicht mit dem Nierenbe-cken in Verbindung steht, ist er im Allgemeinen symptomlos. Manchmal kommt es zu einer palpablen Resistenz an der Nie-re. Kommuniziert die Echinokokkuszyste mit dem Nieren-hohlsystem, können Blasensymptome und beim Abgang von Zysten Nierenkoliken auftreten.

Im Blutlabor findet sich fast immer eine Eosinophilie. Im Röntgenbild sind Kalkschatten in der Zystenwand erkennbar. Das Ausscheidungsurogramm zeigt typische raumfordernde Prozesse in der Niere. Der Nachweis von Bandwurmköpfen und Häkchen im Urin ist für die Erkrankung beweisend. Der Hautempfindlichkeitstest nach Casoni deutet auf die Erkran-kung hin. In 90% der Fälle ist die Komplementbindungsreak-tion positiv.

Therapie der Wahl ist beim Nierenechinokokkus die Ne-phrektomie. Ist dies nicht möglich, z. B. bei einer solitären

▼

Restniere, ist die vollständige Ausschälung der Zysten, möglichst ohne ihre Eröffnung, durchzuführen. Bei retrovesikalen Zysten kann die operative Behandlung erhebliche Schwierigkeiten bereiten. Nach der operativen Entfernung kann es zur Fisteleiterung kommen. Nebendazol ist ein Anthelminthikum, das erfolgreich zur Behandlung der Echinokokkose eingesetzt wird.

Filiariasis

Die Filiariasis wird im Mittelmeerraum, in Südchina, Japan, Westindien und im Südpazifik, besonders in Samoa, vorgefunden. Der Erreger ist eine 0,5 cm große Nematode (Wuchereria bancrofti). Dieser Erreger lebt im lymphatischen Gefäßsystem, wo das Weibchen Mikrofilariae abgibt. Diese treten insbesondere nachts in das periphere Blut über. Ein Zwischenwirt, in den meisten Fällen ein Moskito, der eine betroffene Person sticht, kann infiziert werden und in seinem Körper Larven entwickeln, die wiederum auf andere Personen übertragen werden können. Die Hauptbedeutung dieser Erkrankung liegt darin, dass die Lymphbahnen nach einer Lymphangitis veröden und gigantische Lymphödeme auftreten können.

Bei milden Verlaufsformen tritt lediglich eine rezidivierende Lymphadenitis und Lymphangitis auf. Dies betrifft häufig den Nebenhoden, den Hoden, das Skrotum und den Samenstrang. In fortgeschrittenen Stadien kann eine Elephantiasis auftreten, d. h. ein monströses Lymphödem des Skrotums mit und ohne Beteiligung des Penis. Durch Ruptur gestauter Lymphgefäße enthält der Urin oftmals Lymphe. Dies ist makroskopisch nicht zu erkennen. Allerdings kann der Harn dadurch, insbesondere nach fetten Mahlzeiten, milchig aussehen. Bei längerstehender Urinprobe ist ein oberer fettiger Anteil und ein unterer klarer Anteil zu erkennen. Der Urin ist entsprechend eiweißreich, das Blut eiweißarm. Stets wird eine **Eosinophilie** beobachtet. Manchmal kann man Mikrofilarien in Blutproben nachweisen. Der erwachsene Wurm kann durch eine Biopsie identifiziert werden. Wie bei allen parasitären Erkrankungen gibt es immunologische Nachweistests, die versuchen, Wirtsantigene nachzuweisen.

Die Behandlung besteht in der Gabe von Diethylcarbamazine 2 mg/kg 3x/täglich, über 12 Tage. Damit werden die Mikrofilarien abgetötet, nicht der erwachsene Wurm. Die Elephantiasis kann zum Teil nur chirurgisch behandelt werden. Die Chylurie normalisiert sich nach Therapie bei der Hälfte der Patienten. In anderen Fällen muss versucht werden, die Konnektion der lymphatischen Hautgefäße mit den harnableitenden Organen chirurgisch zu unterbinden.

In Kürze

Gonorrhoe
Häufigste Infektionskrankheit des Menschen.
Erreger: Neisseria gonorrhoae (gramnegative Diplokokken)
Klinik: Genitalschleimhautinfektionen (Urethritis, Prostatitis, Epididymitis, Bartholomitis, Zervizitis, Adnexitis, Pharyngitis, Proktitis.
Diagnostik: Ausstrichpräparat
Therapie: Antibiotische Einmaltherapie

Bilharziose:
Erreger: Schistosoma haematobium, intercalatum, mansoni
Klinik: Verschiedene Krankheitsstadien
Diagnostik: Mikroskopische Urinuntersuchung, Blutbild, Zystoskopie, Biopsie
Komplikationen: Steinbildung, Strikturen, Harnblasenkarzinom
Therapie: Medikamentös (Praziquantel), operativ bei Komplikationen

---

7.3 Prostatitis

Das »Prostatitis-Syndrom« wird historisch in die akute bakterielle, chronisch-bakterielle, nicht- oder abakterielle Prostatitis und die Prostatodynie eingeteilt. Der neue Klassifikationsvorschlag des National Institute of Health (NIH – Bethesda) klassifiziert die einzelnen »Kategorien« nach Symptomatik, Erregernachweis und Leukozytenbefund, wobei neu die asymptomatische Prostatitis eingeführt wurde (Tabelle 7.2).

Die häufigste Prostataentzündung ist die »abakterielle« Prostatitis (Beckenschmerzsyndrom, NIH IIIa). Eine chronische bakterielle Prostatitis wird bei 5–10% der Patienten nachgewiesen. Eine Prostatitis verläuft primär fokal in peripheren Drüsenabschnitten. Die Drüsenlumina sind mit polymorphkernigen Leukozyten und Makrophagen gefüllt, periazinär und -duktal finden sich Lymphozyten- und Plasmazellen. Der Prostataabszess ist morphologisch durch eine eitrige Gewebeeinschmelzung charakterisiert.

> Akute bakterielle und chronisch bakterielle Prostatitis sind selten. Bei 50% aller Patienten liegt ein chronisches Beckenschmerzsyndrom (NIH III) vor.

Tabelle 7.2. Der NIH – Prostatitis Klassifikations-Vorschlag

Kategorie	Bezeichnung	Erläuterung	Anmerkung des Autors
I	Akute bakterielle Prostatitis	Akute bakterielle Infektion	wie bisher
II	Chronisch-bakterielle Prostatitis	Chronisch-bakterielle Infektion	wie bisher
III	Chronisch-abakterielle Prostatitis/ Chronisches Schmerzsyndrom des Beckens	Keine nachweisbaren Erreger	abakterielle Prostatitis und Prostatodynie zusammengefasst
IIIa	Entzündliches chronisches Schmerzsyndrom des Beckens	Erhöhte Leukozytenzahlen im Prostataexprimat, Exprimatharn und/oder Ejakulat	! Erhöhte Leukozytenzahlen! → auch Exprimatharn → auch Ejakulat
IIIb	Nichtentzündliches chronisches Schmerzsyndrom des Beckens	Keine erhöhten Leukozytenzahlen im Prostataexprimat, Exprimatharn und/oder Ejakulat	–
IV	Asymptomatische entzündliche Prostatitis	Keine Symptome, Nachweis von Entzündungszellen in der Prostatabiopsie, erhöhte Leukozytenzahlen im Prostataexprimat, Exprimatharn und/oder Ejakulat bei anderer Diagnostik (z. B. bei PSA-Erhöhung)	! Einbindung der Biopsie-Diagnostik

7.3.1 Ätiologie

Bakterielle Prostatitis (NIH Typ I und II). Das Erregerspektrum der akuten und chronischen bakteriellen Prostatitis entspricht der **Harnwegsinfektion.** Es handelt sich vorwiegend um gramnegative Enterobakterien, insbesondere E. coli. Der wichtigste Infektionsweg der bakteriellen Prostatitis ist die kanalikuläre Infektion. Ein prostatogener Reflux von infiziertem Urin im Rahmen einer Harnwegsinfektion ist gesichert. Prostatasteine gelten als Infektionsherd.

Als Sonderform (**»spezifisch«**) sollte die Prostatitis durch **Mycobacterium tuberculosis** im Rahmen der Urogenitaltuberkulose abgegrenzt werden.

Entzündliches chronisches Beckenschmerzsyndrom (NIH Typ IIIa, früher abakterielle Prostatitis). Die Ätiologie der »abakteriellen« Prostatitis ist nicht hinreichend geklärt. Chlamydien- und Ureaplasmen-Infektionen werden diskutiert. Eine aszendierende Infektion sexuell übertragbarer Erreger wie Mykoplasmen und Chlamydien aus der Harnröhre nach einer Urethritis wird für die »abakterielle« Prostatitis diskutiert.

> Bei Patienten mit »abakterieller« Prostatitis ist definitionsgemäß kein Erregernachweis zu führen.

Nichtentzündliches chronisches Beckenschmerzsyndrom (NIH Typ IIIb). Die Ätiologie ist unklar. Es bestehen Wechselbeziehungen zu Veränderungen am Enddarm (»Anogenitalsyndrom«), zu funktionellen und obstruktiven Blasenhalsveränderungen wie bulbärer Enge und Blasenhalssklerose sowie funktionellen Blasenentleerungsstörungen. Wechselbeziehungen zu psychosomatischen Funktionsstörungen sind bekannt.

7.3.2 Klinik

Akute Prostatitis. Nur die akute bakterielle Prostatitis und der Prostataabszess bieten ein **charakteristisches Bild.** Die Erkrankung beginnt mit
- Fieber,
- allgemeinem Krankheitsgefühl,
- Rücken- und perinealen Schmerzen.
- Typisch sind Symptome einer obstruktiven, entzündlich bedingten Blasenentleerungsstörung wie gehäufter, erschwerter und schmerzhafter Miktion.

In seltenen Fällen kommt es zum Harnverhalt. Spontaner Urethralfluor kann auftreten.

7

🔲 **Tabelle 7.3.** Symptome der chronischen bakteriellen Prostatitis und des nichtentzündlichen Beckenschmerz-syndroms (früher abakterielle Prostatitis, Prostatodynie)
Beschwerden im Urogenitalbereich (z. B. Brennen in der Harnröhre, retropubischer Schmerz, skrotaler Schmerz, Leistenschmerz)
Miktionsstörungen (z. B. Dysurie)
Störungen im anorektalen Bereich (z. B. Druck am After, Defäkationsstörungen)
Störungen der Sexualfunktion (z. B. Libidoverlust, Erektionsschwäche, schmerzhafte Ejakulation, Hämatospermie, Prostatorrhoe)
selten: Allgemeinsymptome (Myalgien, Rückenschmerzen)

Chronische Prostatitis. Die Symptomatologie der chronischen bakteriellen, »abakteriellen« Prostatitis und des nichtentzündlichen Beckenschmerzsyndroms ist **uncharakteristisch.** Alle drei Erkrankungsformen können mit einer ähnlichen Symptomatik auftreten, sodass aufgrund der klinischen Symptome eine Differenzialdiagnose nicht möglich ist (🔲 Tabelle 7.3). Eine vorhandene Symptomatik sollte mit einem » Prostatitis«-typischen Fragebogen (z. B. NIH-Score) abgeklärt werden.

> Hinweisend für die chronisch-bakterielle Infektion ist der anamnestische Befund einer rezidivierenden Harnwegsinfektion.

7.3.3 Diagnostik

Akute bakterielle Prostatitis. Die Diagnose bereitet keine Schwierigkeiten. Sie stützt sich auf
- charakteristische klinische Symptomatik,
- rektalen Tastbefund mit ödematös vergrößerter Prostata und starkem Druckschmerz. Eine Fluktuation ist charakteristisch für einen Abszess und erfordert die weitere Abklärung durch **transrektale** oder **transvesikale** Sonographie.
- Urinbefund mit einer massiven Leukozyturie und Erregernachweis.

Eine Prostatamassage mit dem Ziel der Sekretgewinnung ist bei akuter Prostatitis nicht indiziert.

Chronische Prostatitis. Der Nachweis einer bakteriellen Besiedlung der Prostata erfordert den Ausschluss einer Harnwegsinfektion. Die gezielte Infektionsdiagnostik erfolgt durch eine vergleichende quantitative Analyse von 1. Urin, Mittelstrahlurin, Prostatasekret und Exprimaturin (▶ Kap. 4.2.2). Diese »**Viergläserprobe**« hat sich als mikrobiologische Standarddiagnostik durchgesetzt. Eine chronische bakterielle Prostatitis gilt dann als gesichert, wenn die Keimzahlen im Pros-

tatasekret und Exprimaturin mindestens um eine Zehnerpotenz höher liegen als im 1. Urin (Prostatitisdiagramm).

Im **Prostatasekret** finden sich bei einer Prostatitis erhöhte Leukozytenzahlen (🔲 Tabelle 4.10). Eine sekretorische Dysfunktion manifestiert sich in einem Absinken der Zink-, Magnesium- und Kalziumkonzentration, in einem Anstieg des pH-Wertes und einer Zunahme des LDH5/LDH1-Verhältnisses.

> Die abakterielle Prostatitis (NIH Typ IIIa) wird von einem nichtentzündlichen Beckenschmerzsyndrom (NIH IIIb) aufgrund des Nachweises einer eitrigen Prostatasekretion abgegrenzt.

Bei jeder rezidivierenden Prostatitis sind komplettierende urodynamische, endoskopische, sonographische, proktologische, andrologische und psychodynamische Untersuchungen zur Abgrenzung empfehlenswert (🔲 Tabelle 7.4).

7.3.4 Therapie

> Jeder Therapieversuch ist daran orientiert, ob eine Prostatitis oder ein nichtentzündliches Beckenschmerzsyndrom vorliegt. Ziel der Therapie ist die Linderung der Beschwerden.

Akute bakterielle Prostatitis. Sie wird stationär **antibiotisch** behandelt. Mittel der Wahl sind moderne Fluorochinolone (Gyrasehemmer). Die Therapie wird zunächst intravenös, dann oral 4 Wochen durchgeführt, um der Entstehung einer chronischen Prostatitis vorzubeugen. Bei einem Harnverhalt erfolgt die **suprapubische Harnableitung.**

> Die Entstehung eines Prostataabszesses ist die wichtigste Komplikation der akuten bakteriellen Prostatitis.

◼ Tabelle 7.4. Komplettierende Untersuchungen bei rezidivierender Prostatitis

Diagnostik	Anmerkung
Uroflowmetrie	>50% path. max. Flowrate
Urethrographie	Ausschluss Harnröhrenenge
Urethroskopie	Blasenhalssklerose, »Urethritis posterior«
	Benigne Prostatahyperplasie, Blasenkarzinom
Zystomanometrie	subvesikale Obstruktion, funktionelle Störungen
Transrektale Prostatasonografie	Prostatasteine, Bläschendrüsenkonfiguration
Proktoskopie	Hämorrhoiden, Analfissur
Ejakulatanalyse	Fertilitätssituation, Entzündungsreaktion
Psychodynamik	Neurotische Fixation, Depressive Reaktion

Prostataabszess.

🛑 **Cave**
Ist eine Sonderform der akuten Prostatitis und stellt einen urologischen Notfall dar.

Es erfolgt die Entlastung durch eine transperineale **Punktion** unter sonografischer Kontrolle. Bei periurethraler Lage ist auch die transurethrale Eröffnung zu erwägen. Die **antibiotische Therapie** erfolgt analog zur akuten bakteriellen Prostatitis.

Chronisch-bakterielle Prostatitis. Die antibakterielle Therapie ist problematisch. Alkalisches Prostatasekret, Diffusionsprobleme, infizierte Prostatasteine und unterschiedlich entzündete Kompartimente sind hierfür verantwortlich. Therapieoptionen der Wahl sind derzeit die Langzeittherapie mit **Cotrimoxazol,** bei E. coli-Infektionen vor allem mit **Fluorochinolonen.** Bei Versagen dieser antibiotischen Therapie erfolgt die symp-

tomorientierte Chemotherapie, in Einzelfällen wird auch die direkte lokale Antibiotikainfiltration der Prostata bzw. die transurethrale Resektion empfohlen (◼ Tabelle 7.5). Grundsätzlich kann der Erfolg erst nach 1 Jahr Verlaufskontrolle beurteilt werden.

Entzündliches chronisches Beckenschmerzsyndrom (früher abakterielle Prostatitis). Bei Verdacht auf **Ureaplasmen- oder Chlamydieninfektion** wird oral mit Tetrazyklinen oder Erythromycin für 14 Tage behandelt. Die Partnerin wird mitbehandelt.

Bei der abakteriellen Prostatitis ohne Erregernachweis existiert keine rationale Therapie. Sie ist nur bei Nachweis von Symptomen gerechtfertigt. An symptomatischen Maßnahmen können Sitzbäder, eine antiinflammatorische Therapie, Tranquilizer, Anticholinergika und α-Blocker mit wechselndem Erfolg eingesetzt werden. Einige Autoren berichten über eine Symptomlinderung bei regelmäßiger Ejakulation. Eine sympto-

◼ Tabelle 7.5. Therapie bei chronisch-bakterieller Prostatitis

	Medikament	Dauer	Erfolg	Anmerkung
1. Stufe	Cotrimoxazol	3–6 Monate	32–71%	Trimethoprim wirksame Substanz
2. Stufe	Fluorochinolone	4 Wochen	bis 65%	insbesondere E. coli-Infektionen
3. Stufe	*Chemotherapie* z. B. Nitrofurantoin (100 mg/Tag)	bei Symptomatik	Unterdrückung der Symptome	
	Lokale Prostatainjektion z. B. mit Amikazin	bei Symptomatik	bis 50%	Keine Langzeitdaten
	Transurethrale Prostataresektion		umstritten	Bei Prostatasteinen (?)

matische Besserung unter Einsatz der Prostatahyperthermie wird berichtet.

Nichtentzündliches chronisches Beckenschmerzsyndrom. Für die Therapie gibt es aufgrund der ungeklärten Ursachen keine einheitlichen Behandlungsrichtlinien. Sie entspricht in den Grundzügen der Therapie der abakteriellen Prostatitis ohne Erregernachweis.

> Bei dem nichtentzündlichen Beckenschmerzsyndrom ist eine probatorische antibiotische Therapie nicht indiziert.

Bei **funktioneller Blasenentleerungsstörung** kann ein Therapieversuch mit α-Blockern unternommen werden. Bei Nichtansprechen wird zusätzlich Diazepam verordnet.

Die **Abgrenzung psychosomatischer Probleme** stellt in Diagnostik und Therapie eine der größten Herausforderungen für den mit der Prostatitis befassten Urologen dar. Folgende vier Konstellationen erfordern eine frühe psychotherapeutische Führung:
- Eine lang bestehende Sexualproblematik,
- Erwartungsängste,
- erhebliche Partnerprobleme und
- nicht ausreichend mögliche Sexualberatung.

7.3.5 Sonderformen der Prostatitis

Granulomatöse Prostatitis

> **Die Diagnose orientiert sich primär am histologischen Bild.** Zur Gruppe der granulomatösen Prostatitiden wird auch die tuberkulöse Prostatitis gerechnet.

Die granulomatöse Prostatitis wird weiter in spezifische, unspezifische, allergische und nach Transurethraler Prostataresektion (TUR-Prostata) sowie intravesikaler BCG-Spülung auftretende Formen unterteilt.

Ätiopathogenese. Als spezifische Ursache sind **Infektionen** der Prostata durch Tuberkelbakterien, Treponema pallidum, Brucellen und Pilze anzusehen. Die **allergische** granulomatöse Prostatitis kann bei Patienten mit einer allergischen Grunderkrankung (z. B. Asthma bronchiale) oder im Rahmen einer **systemischen Granulomatose** (Wegnersche Granulomatose, Churg-Strauss-Syndrom) auftreten. Als weitere Ursache werden eine vorausgegangene transurethrale **Resektion oder Biopsie der Prostata** diskutiert. Bei der Mehrzahl der Patienten kann keine Ursache gefunden werden. Pathogenetisch soll die Noxe zu einer Zerstörung der Epithelverbände der Drüsengänge führen. Das Ein-

dringen von Zelldetritus, bakteriellen Toxinen, Prostatasekret und eventuell Spermatozoen in das Interstitium führt dort zu einer Fremdkörperreaktion.

Morphologie. Das histologische Bild ist durch herdförmige Ansammlungen von Epithel-, Plasmazellen, Histiozyten, Lymphozyten, Neutrophilen, Eosinophilen und Riesenzellen im Interstitium gekennzeichnet. Die Granulome verkäsen meist nicht. Sie können fokal auftreten oder die gesamte Drüse durchsetzen.

Klinik. Die klinische Symptomatik der granulomatösen Prostatitis ist uncharakteristisch. Die Mehrzahl der Patienten hat keine Beschwerden. Einige Männer klagen über die Symptome einer obstruktiven Blasenentleerungsstörung bis hin zum Harnverhalt.

> **Cave**
> Der rektale Tastbefund der granulomatösen Prostatitis ist immer pathologisch und karzinomverdächtig.

Man tastet entweder einen umschriebenen Knoten oder eine die gesamte Drüse erfassende Infiltration. Die Diagnosesicherung und der Ausschluss eines Karzinoms erfordern die Biopsie.

Therapie. Die Therapie richtet sich nach der zugrunde liegenden Ursache. Bei spezifischen Infektionen und systemischen Granulomatosen erfolgt eine entsprechende Therapie. Die Behandlung der tuberkulösen Prostatitis erfolgt nach den Regeln der tuberkulostatischen Therapie. Eine transurethrale Prostataresektion erfolgt bei persistierender Blasenentleerungsstörung. Die meisten Fälle einer granulomatösen Prostatitis machen keine Therapie erforderlich, da sie spontan nach Wochen oder Monaten ausheilen. Der auffällige rektale Tastbefund kann sich langsam zurückbilden oder persistieren. Er sollte gegebenenfalls erneut bioptisch kontrolliert werden.

Prostatovesikulitis

Die Entzündung der Bläschendrüsen (Vesikulitis) verläuft immer mit einer Prostataentzündung unter Beteiligung der hinteren Harnröhre als »Prostato-Urethro-Vesikulitis«. Ätiologie, Pathogenese, Diagnostik und Therapie der unspezifischen Vesikulitis sind mit dem Krankheitsbild der Prostatitis identisch.

Hämatospermie. Sichtbar blutiges Sperma (Hämatospermie, Hämospermie) kann in bis zu 50% durch eine **Prostatovesikulitis** verursacht werden. Auch eine **benigne Prostatahyperplasie,** die **Urogenitaltuberkulose,** kongenitale zystische Veränderungen im Bereich der hinteren Harnröhre und der Bläschendrüsen sowie eine hämorrhagische Diathese und eine schwere **arterielle Hypertonie** können zu einer Hämatospermie führen. Tumoren von Prostata und Bläschendrüsen sind extrem selten Ursachen dieses Symptoms. In 30% der Fälle bleibt die Ursache unklar. Die Therapie der Hämatospermie richtet sich nach dem Grundleiden. Symptomatisch bewähren sich antifibrinolytisch wirksame Substanzen.

In Kürze

Akute bakterielle Prostatitis
Ätiologie: Eher selten, Erreger häufig E. coli, kanalikuläre Infektion, prostatogener Reflux bei Harnwegsinfekt möglich, Prostatasteine als Infektionsherd, im Rahmen einer Urotuberkulose.
Symptome: Fieber, schmerzhafte Miktionsstörung, lokal starker Druckschmerz.
Diagnostik: Typische Symptomatik, rektaler Tastbefund, Leukozyturie, Erregernachweis im Urin.
Therapie: Antibiotika.
Komplikation: Abszess, urologischer Notfall! Fluktuation bei rektaler Untersuchung, Diagnosesicherung durch Sonographie. Punktion und Antibiotika.

Chronische bakterielle Prostatitis
Ätiologie: Anamnestisch rezidivierende Harnwegsinfektion.
Symptome: Uncharakteristisch.
Diagnostik: »Viergläserprobe«, Nachweis eitriger Prostatasekretion.
Therapie: Antibiotische Therapie, symptomorientierte Chemotherapie, selten lokale Antibiose, transurethrale Resektion.

Entzündliches chronisches Beckenschmerzsyndrom (früher abakterielle Prostatitis)
Ätiologie: Unklar, Chlamydien- und Ureaplasmeninfektion möglich.
Symptome: Uncharakteristisch.
Diagnostik: Erregernachweis nicht möglich, Eitrige Prostatasekretion.
Therapie: Antibiotika bei Ureaplasmen- oder Chlamydieninfektion, wenn Erregernachweis nicht möglich symptomatische Maßnahmen.

Nichtentzündliches Beckenschmerzsyndrom (früher Prostatodynie)
Ätiologie: Unklar.
Symptome: Uncharakteristisch.
Diagnostik: Eitrige Prostatasekretion nicht nachweisbar.
Therapie: Keine einheitlichen Empfehlungen, evtl. frühe psychotherapeutische Führung.

7.4 Urethritis

> Die Urethritis ist eine Entzündung der Harnröhre.

Ätiologie und Pathogenese. Infektionen sind die häufigste Ursache einer Harnröhrenentzündung (Tabelle 7.6).

Klinik. Unabhängig von ihrer Genese bietet die Urethritis beim Mann folgende Symptomatik:
- Urethralfluor (bei der akuten Form),
- Brennen in der Harnröhre,
- Schmerzen bei der Miktion.

Diagnose. Die **Anamnese** gibt Hinweise auf die Genese. Manipulationen und fehlende sexuelle Kontakte weisen auf eine mechanische Urethritis hin. Eine Katheterurethritis ist oft mit einer Superinfektion durch Bakterien vergesellschaftet. Allergische Urethritiden werden bei Männern beschrieben, deren Partnerinnen vaginale Kontrazeptiva verwenden. Nach Instillation von Arzneimitteln in die Harnröhre können allergische Urethritiden auftreten. Bei Abwehrschwäche kann auch eine Pilzinfektion zugrunde liegen.

Wichtigster klinischer Befund ist spontaner **Urethralfluor,** der glasig bis trüb, oft auch eitrig ist. Die Menge variiert, sie kann durch Ausstreichen der Urethra von hinten nach vorn vermehrt werden. Meist findet man eine deutliche Rötung um die Urethralöffnung. Die makroskopische Beurteilung des Sekretes erlaubt eine ungefähre Zuordnung.

> Dünnflüssiges, glasiges Sekret weist auf eine Infektion mit Mykoplasmen, eitriges Sekret auf eine Infektion mit Gonokokken, Chlamydia trachomatis oder Trichomonaden hin.

Bei sichtbarem Ausfluss sollte das Urethralsekret **zytologisch** untersucht werden. Bei Urethritissymptomatik und geringem oder fehlendem Ausfluss beurteilt man

Tabelle 7.6. Ätiologie der Urethritis

- Infektiöse Urethritis
  Gonorrhoische Urethritis
  Urethritis durch Chlamydia trachomatis
  Urethritis durch Ureaplasma urealyticum
  andere Erreger (Mycoplasma hominis, Trichomonas vaginalis, Corynebakterien…)

- mechanische Urethritis

- allergische Urethritis

- Urethritis bei Allgemeinerkrankungen

das Sediment des Ersturins. Die **mikrobiologische** Diagnostik wird standardisiert durchgeführt (▶ Kap. 4.2.2).

Differenzialdiagnose. Prostatasekret kann bei der Defäkation und bei sexueller Erregung (Prostatorrhoe) austreten. Die zytologische Analyse zeigt Sekrettropfen ohne Leukozyten.

Das **Reiter-Syndrom,** die Trias von Urethritis, Konjunktivitis und Arthritis, wird als genetisch determinierte, komplizierende Allgemeinerkrankung bei HLA-B-27-positiven Patienten mit oder nach Urogenitalinfektionen angesehen. Bei 50% aller Patienten wird eine venerische Ursache diskutiert, wobei Chlamydia trachomatis als wichtigster urogenitaler Infektionserreger in Frage kommt. Negative Rheumaserologie und der Nachweis des HLA-Antigens B27 komplettieren die Diagnostik.

Therapie. Die Therapie erfolgt erregerspezifisch. Die Gabe von **Tetrazyklinen** und/oder Makroliden erfasst alle Gonokokken- und Chlamydieninfektionen und 90% aller Mykoplasmeninfektionen. Bei allen sexuell übertragbaren Infektionen sind Patient und Sexualpartner infiziert. Diagnostik und Therapie sind bei beiden erforderlich.

Prognose und Komplikationen. Beim Mann tritt eine **aszendierende Infektion** der hinteren Harnröhre (»Urethritis posterior«), der Prostata und des Nebenhodens in 25% der Fälle auf. Posturethritische **Harnröhrenstrikturen** nach Gonorrhö und Chlamydienurethritis sind lokale Komplikationen.

In Kürze

Urethritis
Ätiologie: Infektionen, allergische Reaktionen.
Symptome: Urethralfluor, Dysurie.
Diagnostik: Makroskopische Beurteilung des Sekrets, Zytologie, mikrobiologische Diagnostik.
Therapie: Antibiotisch, Behandlung auch des Sexualpartners.
Komplikationen: Aszendierende Infektion, Harnröhrenstriktur.

7.5   Urogenitaltuberkulose

7.5.1   Pathophysiologie, Inzidenz

Ausgehend von einem Primäraffekt (Lunge, Darm) kann bei Änderung der Lage des Immunsystems ein hämatogener postprimärer Befall der Nieren erfolgen, mit einer Latenzzeit zwischen 1 und 20 Jahren, in Einzelfällen bis zu 30 Jahren (postprimäre Organtuberkulose). Auch bei einer miliaren Frühstreuung können Genitale und Nieren bereits hämatogen befallen werden (generalisierte [frühe] Organtuberkulose). Diese miliaren Organherde und die zugehörigen Lymphknoten können über eine lange Zeit inaktiv bleiben, um ggf. erneut reaktiviert zu werden und ihrerseits hämatogen zu streuen.

Pathologische Anatomie. Zwei wesentliche Manifestationsformen der Tuberkulose finden sich an den Nieren. Die lokale Destruktion im Parenchym führt zu ulzerokavernösen Prozessen und zu klassischen Tuberkulombildungen in den mehr **exsudativen** Verlaufsformen. In den mehr **proliferativen** Manifestationen stehen Fibrosierungen und Kontrakturen des Gewebes, speziell des Hohlraumes der ableitenden Harnwege im Vordergrund. Beide Verlaufsformen erfordern unterschiedliche Therapieformen. ◻ Abbildung 7.21 zeigt die unterschiedlichen Manifestationen und Stadien der Urogenitaltuberkulose.

Inzidenz. Die Inzidenz der Urogenitaltuberkulose liegt bei 5 auf 100.000 Einwohner in Deutschland. Pro Jahr ist mit rund 3500 Neuerkrankungen zu rechnen, bei einer rückläufigen Tendenz, die allerdings durch vermehrte Patienten aus Ländern mit höherer Tuberkuloseinzidenz teilweise aufgehoben wird. Nach der Lungentuberkulose ist die Urotuberkulose die häufigste Organtuberkulose. Mit einem Anteil von 30–40% steht sie an erster Stelle der extrapulmonalen Tuberkuloseformen. Beim Mann ist sie mit 70–90%, bei der Frau nur in 6–9% von einer Genitaltuberkulose begleitet.

 Die Tuberkulose ist eine meldepflichtige Infektionskrankheit.

Nur so lassen sich die Erkrankungsraten exakt erfassen und die Infektionsausbreitung sicher eindämmen.

7.5.2   Symptome

Die **Allgemeinsymptome** der Tuberkulose mit Abgeschlagenheit, Inappetenz, Gewichtsverlust, Leistungsschwäche, subfebrilen Temperaturen und Nachtschweiß

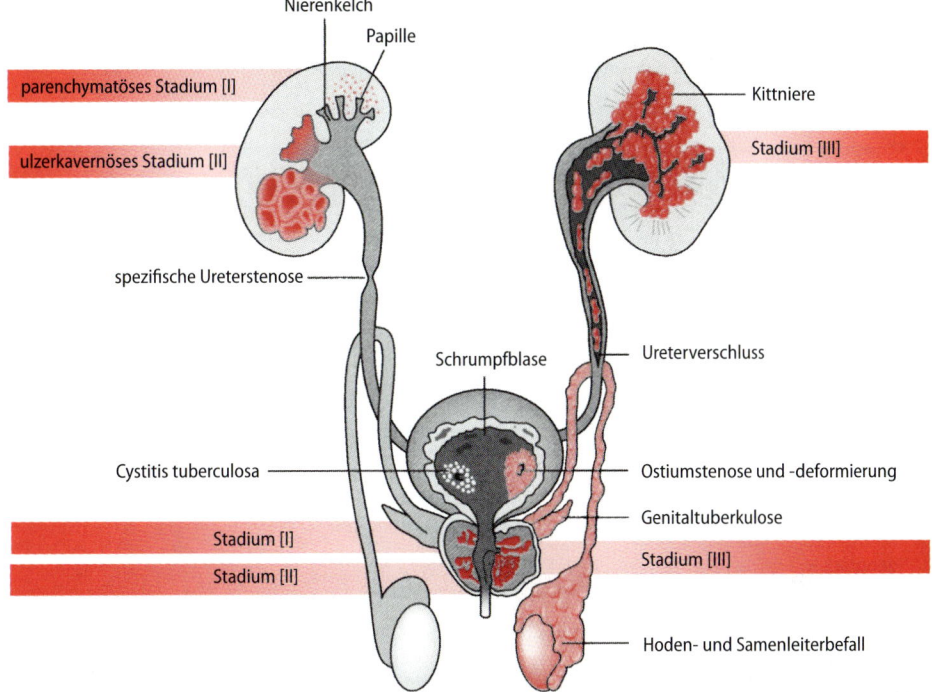

Abb. 7.21. Manifestationen und Stadien der Urogenitaltuberkulose

sind unspezifisch. Spezielle Symptome gibt es nicht. Allerdings weisen die Allgemeinsymptome in Verbindung mit Dysurie, Algurie, Pollakisurie, Hämaturie, aber auch Rückenschmerzen, Hämatospermie, Menstruationsbeschwerden und vaginaler Fluor auf die differenzialdiagnostische Möglichkeit hin.

Bei der relativen Seltenheit der Urogenitaltuberkulose kommt diesem differenzialdiagnostischen Aspekt, dem »Denken« an die Tuberkulose, die Schlüsselrolle für die Diagnose zu.

> Die klassische **Symptomentrias** mit saurem Urin-pH, Leukozyturie, Detritusabgang ohne Nachweis von konventionellen Erregern als sog. »sterile« Leukozyturie ist eher selten. Mischinfektionen sind die Regel.

7.5.3 Diagnostik

Ausschließlich beweisend für das Vorliegen einer Urogenitaltuberkulose ist eine positive Urinkultur bzw. Ejakulatkultur. Ein Tierversuch ist bei Urogenitaltuberkulose nicht mehr indiziert. Molekularbiologische Nachweismethoden (PCR) sind noch nicht ausreichend sicher. Alternativ beweisend für die Diagnose ist der histologische Nachweis einer Tuberkulose mit säurefesten Stäbchen in Spezialfärbungen (Schnelltests).

Das diagnostische Vorgehen bei Verdacht auf Urogenitaltuberkulose zeigt ■ Tabelle 7.7. Eine wesentliche Rolle kommt dem Ausscheidungsurogramm zu mit hohem Informationsgehalt und Hinweisen bereits auf frühe Erkrankungsstadien.

> Die Diagnose der Urogenitaltuberkulose ist einfach, wenn sie in die differenzialdiagnostischen Überlegungen einbezogen wird.

7.5.4 Klinische Stadien

Bewährt hat sich die röntgenologische Einteilung der Nierentuberkulose nach Elke und Rutishauser:
- Hierbei ist das **Stadium I** röntgennegativ im Ausscheidungsurogramm.
- Im **Stadium II** finden sich röntgenologisch lokal begrenzte tuberkulöse Destruktionen (■ Abb. 7.22 a, b, c).
- Das **Stadium III** ist gekennzeichnet durch gravierende Veränderungen von mindestens zwei Kelchgruppen oder Zerstörung von 2/3 des Nierenparenchyms (■ Abb. 7.23 a, b, c).

7

■ **Tabelle 7.7.** Diagnostik der Tuberkulose

— Eigenanamnese und Familienanamnese (tuberkulöse Vor- und Begleiterkrankungen)

— Symptome (vielschichtig, unspezifisch)

— Klinische Untersuchung: Tastbefund des äußeren Genitales und der Prostata (und Samenblasen) bzw. evtl. Palpationsbefund der weiblichen Adnexe

— Urinuntersuchungen:
chemisch
mikroskopisch
allgemein bakteriell (Urikult)

— Urinuntersuchungen auf Tuberkulosebakterien:
1–3 Morgenurinproben (evtl. nach 3-tägiger Chemotherapie-Pause) mit 1–3 Kulturen mit Resistenzbestimmung

— fakultative zusätzliche Untersuchungen auf Tuberkulosebakterien aus Exprimaturin, Ejakulat, Menstrualblut

— Labordiagnostik (wesentliche Parameter):
BSG, Blutbild, Kreatinin, Harnstoff, Harnsäure, Elektrolyte, Leberenzyme

— Sonographie

— Röntgenuntersuchungen
Ausscheidungsurogramm, evtl. mit Kompressions- und/oder Schichtaufnahmen
retrogrades Urethrozystogramm

— Nuklearmedizinische Untersuchungen:
Isotopennephrogramm
statisches Nierenszintigramm (fakultativ)

— Endoskopie (fakultativ):
Urethrozystoskopie evtl. mit Blasen-PE

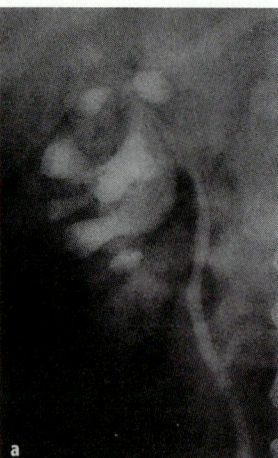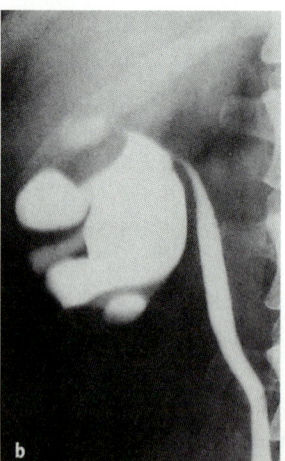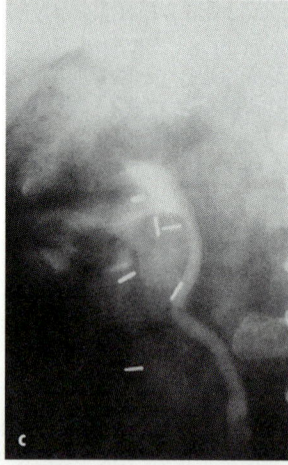

■ **Abb. 7.22a–c.** I.v.-Urogramm bei Urotuberkulose Stadium II. **a** Zeigt Veränderungen des Kelchsystems mit mäßiger Abflussstörung und subpelviner Harnleiterenge. **b** Verschlechterung des Befundes unter antituberkulotischer Therapie mit Autoamputation des oberen Nierenpoles und deutlicher fibrotischer, sekundärer Harnleiterabgangsenge. **c** Nach medikamentöser Therapie operative Korrektur durch eine Pyeloplastik (postop. Urogramm)

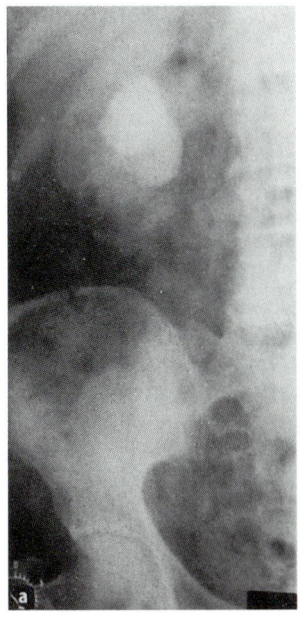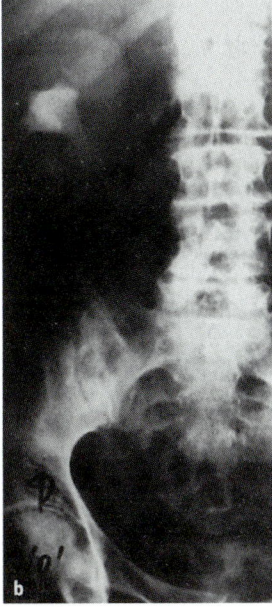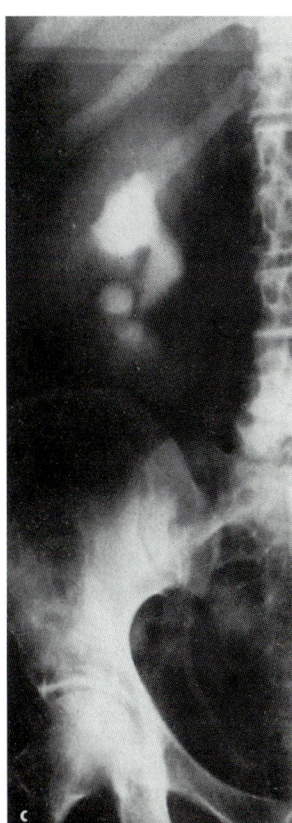

Abb. 7.23a–c. I.v.-Urogramm einer tuberkulösen Einzelniere Stadium III (Z. n. Nephrektomie einer tuberkulösen Kittniere links). **a** Schwere Veränderungen des gesamten Kelchsystems. **b** Zunehmende Harnstauung bei Harnleiterabgangsenge und unterer Polautoamputation. **c** Unter

Mehrfachtherapie musste eine untere Polresektion, sowie eine Nierenbeckenplastik nach Culp mit plastischer Erweiterung des Harnleiterabgangs durchgeführt werden (postop. Urogramm)

7.5.5 Therapie

Konservativ

Die medikamentöse Therapie der Urotuberkulose sollte sich nach den Empfehlungen der WHO und des Deutschen Zentralkomitees zur Bekämpfung der Tuberkulose richten.

Für die Tuberkulose der Niere, der ableitenden Harnwege und der Genitalorgane ist die **sechsmonatige Standardtherapie** wie bei der Lungentuberkulose als Primärtherapie ausreichend (Tabelle 7.8, 7.9, 7.10), wenn ein klinisch eindeutiger Therapieerfolg nachweisbar ist. Die Erstrang- oder Standardmedikamente werden dabei täglich oder mehrfach in der Woche verabreicht.

Bei der Tuberkulose der **Niere** ist die Dosierung einiger Medikamente an die verbliebene Nierenfunktion anzupassen (Tabelle 7.11).

Konservative Therapie bei Niereninsuffizienz

Die Standardmedikamente INH, RMP und PZA können bei mäßiger und mittelschwerer **Niereninsuffizienz** in unveränderter Dosis und mit unverändertem Dosierungsintervall gegeben werden (Tabelle 7.11). Bei schwerer Niereninsuffizienz wird von manchen Autoren eine zweitägige Therapiepause pro Woche für INH und PZA empfohlen. Streptomycin und Ethambutol können bei mäßiger Niereninsuffizienz in normaler Dosis zwei- bis dreimal pro Woche gegeben werden, wohingegen SM und EMB bei schwerer Niereninsuffizienz nicht eingesetzt werden sollten. Bei Peritoneal- oder Hämodialyse müssen die entsprechenden Vorschriften der Hersteller hinsichtlich des Dosierungszeitpunktes, der Dosis und des Dosierungsintervalls beachtet werden. Entsprechendes gilt auch für die Zweitrangmedikamente. Die Standardmedikamente werden auch in der Kontinuitätsphase oder, wenn eine tägliche Gabe nicht realisierbar ist, intermittierend, in dann ent-

▼

◘ Tabelle 7.8. Erstrang- oder Standardmedikamente (Erwachsene, bei täglicher Gabe)

Substanz	Dosis (mg/kg KG)	Dosisbereich (mg/kg KG)	Minimal- und Maximal-Dosis (mg)
Isoniazid (INH)	5	4–6	200–300
Rifampicin (RMP)	10	8–12	450–600
Pyrazinamid (PZA)	25	20–30	1500–2500
Ethambutol (EMB)	20–25 (15)*	15–25	800–2000
Streptomycin (SM)	15	12–18	600–1000

* In den USA wird eine Dosisreduktion von 25 mg/kg KG auf 15 mg/kg KG nach acht Wochen empfohlen. In Großbritannien und in den Empfehlungen der WHO und der IUATLD (International Union against Tuberculosis and Lung Disease) ist die Standarddosis 15 mg/kg KG

7

sprechend höheren Dosierungen verabreicht. Zur Behandlung der Tuberkulose, insbesondere in Entwicklungs- und Schwellenländern gibt es wegen der oft schlechten Compliance der Patienten fixe Präparatekombinationen (◘ Tabelle 7.9).

Während der Initialtherapie einer Tuberkulose der **ableitenden Harnwege** kann es durch ein Schleimhautödem zur Abflussbehinderung kommen, die urologischerseits mit entsprechender Ureterschienung versorgt werden muss. Daher sind regelmäßige sonographische Kontrollen der Nieren auf eine beginnende Hydronephrose erforderlich. Unter dem Aspekt der Stenosever-

meidung bzw. der Verminderung von Adhäsionen können Kortikosteroide als adjuvante Therapie unter Umständen nützlich sein. Allerdings sollte wegen der Gefahr der Generalisation (**Miliartuberkulose**) diese Therapiemodalität nur erfahrenen Institutionen vorbehalten bleiben.

Resistenz oder Medikamentenunverträglichkeit

Liegt eine bekannte Antibiotika-Resistenz vor oder besteht eine Unverträglichkeit gegen eines der Medikamente, so muss die Gesamttherapiedauer bedeutend verlängert werden, sofern INH, RMP oder PZA betroffen sind. EMB kann hingegen bei gleicher Effektivität durch das parenteral zu verabreichende SM ersetzt werden.

In diesen Fällen sollten Spezialeinrichtungen konsultiert werden (wegen der Probleme der Multi-Drug-Resistance [MDR] oder wegen der Indikationen für sog. Reservemedikamente).

Wegen der teilweise erheblichen unerwünschten Wirkungen müssen vor allem bei Begleiterkrankungen, häufig spezielle Chemotherapeutika-Kombinationen Anwendung finden (◘ Tabelle 7.12). Auch muss zunehmend auf eine mögliche Antibiotikainteraktion geachtet werden (◘ Tabelle 7.13).

◘ Tabelle 7.9. Übersicht über heute verfügbare Kombinationspräparate

Substanzen
Isoniazid + Rifampicin
Isoniazid +Rifampicin + Pyrazinamid
Isoniazid + Ethambutol

◘ Tabelle 7.10. Therapieempfehlungen für die Bundesrepublik Deutschland für Erwachsene

Tuberkuloseerkrankung	Initialphase Kombination	Dauer Monate	Kontinuitätsphase Kombination	Dauer Monate	Gesamtdauer Monate
pulmonal/thorakal	H, R, Z, E	2	H, R	4	6
extrathorakal (Uro-Tbc)	H, R, Z, E	2	H, R	4	6

H=Isoniazid, R=Rifampicin, Z=Pyrazinamid, E=Ethambutol

☐ Tabelle 7.11. Dosierungen bei Niereninsuffizienz				
Substanz	Dosis (mg/kg)	Dosierungsintervall bei Niereninsuffizienz		
		GFR 80–30*	GFR 30–10*	GFR <10*
Isoniazid	5	Täglich	täglich	täglich
Rifampicin	10	Täglich	täglich	täglich
Pyrazinamid	30	Täglich	3×/Woche**	2×/Woche**
Ethambutol	25	Täglich	3×/Woche	2×/Woche***
Streptomycin	15	Spiegel***	Spiegel***	Spiegel***

* GFR=Glomeruläre Filtrationsrate in ml/Minute
** In den Empfehlungen der WHO wird auch bei diesen Graden der Niereninsuffizienz eine tägliche Gabe befürwortet
*** Serum-Spiegelbestimmungen durchführen (Streptomycin: <4 mg/l vor der nächsten Dosis; Ethambutol: 2–6 mg/l 2 Stunden nach Einnahme)

☐ Tabelle 7.12. Wichtige unerwünschte Arzneimittelwirkungen der Standardmedikamente	
Substanz	Nebenwirkung
Isoniazid	Transaminasenerhöhung, Akne
Rifampicin	Transaminasenerhöhung, Cholestase, Rotfärbung von Körperflüssigkeiten (Kontaktlinsen)
Pyrazinamid	Transaminasenerhöhung, Übelkeit, Erbrechen, Flush-Syndrom (Myopathie, Arthralgie, Hyperurikämie)
Ethambutol	Retrobulbäre Neuritis
Streptomycin	Gleichgewichtsstörungen, Tinnitus

Operativ

Während der hochwirksamen medikamentösen Antituberkulosebehandlung zielen alle diagnostischen und therapeutischen Bemühungen darauf, Organverluste zu vermeiden. Trotzdem sind, auch während und/oder nach konservativer Therapie der Urogenitaltuberkulose, **operative Maßnahmen** angezeigt:

- **Organentfernungen,** wenn mit einer Wiederherstellung der Funktion eines vollständig zerstörten Organs nicht zu rechnen ist und/oder die antituberkulotische Mehrfachtherapie trotz sachgerechter Durchführung nicht greift.
- **Lokale Organsanierungen,** wenn bei Patienten mit lokalisierten, nicht rückbildungsfähigen Organläsionen zusätzlich zur medikamentösen Therapie eine weitere Organzerstörung verhindert werden muss (z. B. Nierenteilresektionen).
- **Rekonstruktive plastische Maßnahmen,** wenn bei einer Harnabflussstörung (☐ Abb. 7.22 und 7.23) eine Ureterokalikostomie, Ureteropyelostomie (Pyeloplastik), Ureterozystoneostomie oder bei einer tuberkulösen Schrumpfblase eine Erweiterung (Blasenaugmentation), speziell bei fibrosierend-zirrhösen Verlaufsformen erforderlich sind.
- **Palliative Maßnahmen** werden zur Harnableitung bei Harnstauungen (z. B. perkutane Nephrostomien oder selbsthaltende Ureterenkatheter) notwendig, wenn plastisch-rekonstruktive Maßnahmen nicht oder noch nicht möglich sind.

7.5.6 Prognose

Die Prognose der Urogenitaltuberkulose hat sich durch die moderne antituberkulotische Behandlung in Kombination mit dem komplexen operativen Repertoire der Urologie erheblich verbessert.

> Der früher häufige Organverlust nach Urogenitaltuberkulose kann so vermieden werden.

Die effektive Therapie hat eine langsame, aber stetige Rückläufigkeit der Tuberkulose zur Folge. Dabei ist aber im Wesentlichen zunächst nur eine Abnahme der Lungentuberkulose zu verzeichnen. Aufgrund der langen Latenzzeit bis zur Entstehung der Urogenitaltuberkulose sind die Neuerkrankungen in Mitteleuropa noch unverändert oder nur gering rückläufig.

Weltweit hat die Tuberkulose eine zunehmende Tendenz.

7

◘ Tabelle 7.13. Arzneimittelinteraktionen der Standardsubstanzen

Substanz	Spiegel erhöht durch	Spiegel gesenkt durch	erhöht den Serumspiegel von	senkt den Serumspiegel von
Isoniazid	Prednisolon, Protionamid		Phenytoin Carbamazepin Cumarinen Diazepam Protionamid	Enfluranen Azolen
Rifampicin	Cotrimoxazol	PAS Ketoconazol		Cumarinen Azolen Sulfonylharnstoffen Kontrazeptiva Glukokortikoiden Diazepam Phenytoin Theophyllin Digoxin Digitoxin Methadon Ciclosporin
Ethambutol		Antazida		

In Kürze

Urotuberkulose

Inzidenz: Postprimäre Organmanifestation, auftretend mit Latenzzeit von bis zu 20 Jahren nach Primärinfektion, nach Lungentuberkulose häufigste Organtuberkulose, beim Mann in 70–90%, bei der Frau nur in 6–9% von Genitaltuberkulose begleitet.

Pathogenese: Primär hämatogene Infektion, kann sich in allen pathologischen Manifestationsformen (exsudativ, proliferativ, fibrosierend, auch kanalikulär) im Urogenitalsystem ausbreiten.

Therapie: Konservative Therapie mit Mehrfachkombination von Antituberkulotika ist immer erste Wahl. Lokale Infektionsfolgen (ulzerokavernöse Prozesse, Tuberkulombildungen, chronische, zirrhöse Fibrosierungen) werden sekundär operativ entfernt, ggf. die befallenen Organe plastisch-operativ versorgt. In ausgewählten Fällen antiproliferative Therapie mit Kortikosteroiden.

Benignes Prostatasyndrom (BP-Syndrom)

R. Berges, Th. Senge

8.1 Terminologie

Im Allgemeinen wird die Abkürzung »BPH« relativ undifferenziert als Synonym für Blasenentleerungsstörungen des älteren Mannes verwendet. Streng genommen beinhaltet der Terminus »benigne Prostatahyperplasie = BPH« ausschließlich eine histologische Diagnose. Der Patient stellt sich dagegen nicht primär mit einer »BPH« vor, sondern mit Symptomen des unteren Harntraktes, die international als »LUTS = Lower urinary tract symptoms« bezeichnet werden. Der Symptomenkomplex umfasst sowohl irritative als auch obstruktive Symptom-Komponenten, die in unterschiedlicher Ausprägung vorliegen können und zusammengenommen als »LUTS auf dem Boden einer pBPH« bezeichnet werden, wenn die Prostata als Ursache diagnostiziert wird.

Die alte Bezeichnung »BPH« sollte, wie im TNM-System als »pBPH« (p für pathologisch-histologisch beurteilt) gekennzeichnet und ausschließlich in diesem Kontext verwendet werden.

> Für das bisher mit »benigne Prostatahyperplasie = BPH« bezeichnete Krankheitsbild sollte die Bezeichnung »**benignes Prostatasyndrom = BPS**« Verwendung finden, um damit einen neuen Überbegriff für die pathophysiologisch sehr variable Relation zwischen Symptomatik (LUTS), Prostatavergrößerung (BPE = Benign Prostatic Enlargement) und Obstruktion (BPO = Benign Prostatic Obstruction) zu definieren.

8.2 Ätiologie der pBPH

> Die Ätiologie der benignen Prostatahyperplasie ist bis heute nicht eindeutig geklärt.

Viele Ursachen werden diskutiert. Die Prostata als typisches Zielorgan für androgene Hormone wird nur unter Einfluss einer ausreichenden Menge an Dihydrotestosteron (DHT) entwickelt. DHT wird durch 5-α-Reduktion aus Testosteron intraprostatisch synthetisiert. Verantwortlich dafür sind die Enzyme 5-α-Reduktase Typ I und II, welche beide in der normalen Prostata nachgewiesen werden können. In einem weiten Bereich ist die Prostata damit unabhängig vom Serum-Testosteronspiegel.

Androgene spielen für die pBPH-Genese zwar eine Rolle, erklären allein aber nicht den Effekt des ungewöhnlichen Proliferationsschubs in der Prostata mit steigendem Alter.

Genauere Kenntnis des histologischen Aufbaus der pBPH hat zu einem besseren Verständnis dieser Erkrankung beigetragen. Nach McNeal lassen sich 4 unterschiedliche Zonen in der Prostata identifizieren:

- Das anteriore fibromuskuläre Stroma, welches nur wenige Drüsenzellen besitzt.
- Die periphere Zone, der einzige vom tastenden Finger zu erreichende Teil der Drüse und hauptsächlicher Entstehungsort des Prostatakarzinoms.
- Die zentrale Zone.
- Das sogenannte **präprostatische Gewebe** mit der **Transitionalzone (Übergangszone),** der **kleinste Drüsenanteil** und **alleiniger Ausgangspunkt der benignen Prostatahyperplasie** (◘ Abb. 8.1).

Dieses periurethrale Gebiet besteht in der Hauptsache aus glatten Muskelzellen, die zirkulär um die Harnröhre angeordnet sind und so einen Sphinkter bilden, der verhindert, dass bei der Ejakulation Samenflüssigkeit in die Blase zurückfließt. Entlang der proximalen und distalen Harnröhre sind paarige Drüsenknospen angelegt, aus denen sich die Prostata und alle anderen kleinen Paraurethraldrüsen entwickeln. Entlang der proximalen Harnröhre im Bereich des muskulären Sphinkters unterbleibt das weitere Auswachsen dieser Drüsenknospen. Nicht so am Übergang zwischen proximaler und distaler Harnröhre, wo die sphinktären Muskelfasern auseinanderweichen.

> Hier, in der sogenannten **Transitionalzone**, kommt es ab dem 30. Lebensjahr zur Formation von neuen Drüsenkomplexen, die im Laufe der Zeit weiter auswachsen und zur Hauptmasse der pBPH beitragen.

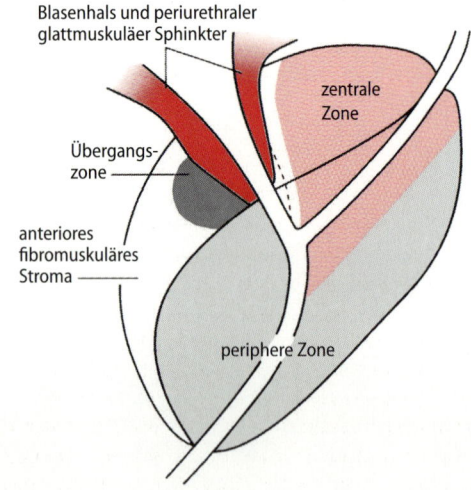

◘ **Abb. 8.1.** Längsschnitt durch die Prostata im Verlauf der Harnröhre

Verschiedene Hypothesen versuchen das erneute post-embryonale Wachstum der zunächst ruhenden para-urethral angelegten Drüsenknospen zu erklären. Diese umfassen genetische Faktoren, Ernährung, Alkohol- oder Nikotinkonsum und vieles mehr.

Mit der Kenntnis um die **Hormonabhängigkeit der Prostata** sind zahlreiche endokrinologische Wirkmechanismen zur Entstehung der pBPH vorgetragen und experimentell begründet worden. Neben dem bekannten Einfluss der Androgene (insbesondere DHT) auf die Prostatazellen sind weitere Hormone (z. B. Östrogene) in einen Zusammenhang mit der Entstehung einer pBPH gebracht worden.

Androgene

Die überragende Wichtigkeit von DHT für die Prostata wird deutlich bei Individuen mit einem Defekt im Gen der **5-α-Reduktase Typ II**. Dieses Enzym und seine Variante 5-α-Reduktase Typ I reduzieren in der Prostata aus Testosteron DHT. Bei Individuen mit einem Defekt im Gen der 5-α-Reduktase Typ II, sog. männlichen Pseudohermaphroditen, ist die Prostata zwar als Organanlage vorhanden, aber nicht zu einem reifen Organ entwickelt und funktionslos. Ohne DHT ist eine normale Organfunktion also nicht möglich. Die andere ebenfalls in der Prostata nachweisbare Enzymvariante 5-α-Reduktase Typ I, scheint eine untergeordnete Rolle für die prostatische DHT-Synthese zu spielen, da sie bei Pseudohermaphroditen nachweislich in Funktion ist, den DHT-Mangel aber nicht ausgleichen kann. Die genaue Rolle der 5-α-Reduktase Typ I in der Prostata ist unbekannt, wahrscheinlich auch deshalb, weil Individuen mit einem »Typ-I-Defekt« nicht bekannt sind. Die Blockade der DHT-Synthese durch Hemmung der 5-α-Reduktase nutzt man inzwischen erfolgreich zur selektiven antiandrogenen Therapie des BPS ohne dabei den Testosteronspiegel im Serum beeinflussen zu müssen.

Androgenentzug führt unweigerlich zum Untergang der sekretorischen Prostataepithelzellen durch Aktivierung eines Mechanismus, der als programmierter Zelltod (Apoptose) bezeichnet wird. Dieser »Zellselbstmord« wird in vielen Körperzellen beobachtet. Der Ablauf des apoptotischen Zelluntergangs ist relativ uniform: Über eine Kaskade von Enzymaktivierungen wird die nukleäre DNA in Fragmente gespalten und ist damit unlesbar. Anschließend fragmentiert sich die Zelle in multiple membranumhüllte Teile, sogenannte Apoptosekörperchen, die schließlich von Makrophagen beseitigt werden. Der »molekulare Schalter«, der diesen ubiquitären Mechanismus aktiviert, ist von Gewebe zu Gewebe unterschiedlich. In der Prostata stellt das Absinken der DHT-Konzentration unter einen gewissen Schwellenwert einen solchen »Schalter« dar. Fehlt DHT, sistiert das Prostatawachstum, die Ejakulatsynthese verringert sich, Apoptose setzt ein. Eine langsame Reduktion des Drüsenvolumens ist die Folge.

Östrogene

Östrogene sollen für die pBPH-Induktion eine wichtige Rolle spielen und werden im Stroma der benignen Prostata-hyperplasie angereichert und gebunden. Östrogenrezeptoren lassen sich im fibromuskulären Stroma nachweisen. Gleichzeitig wird den Östrogenen ein synergistischer Effekt mit androgenen Hormonen zugesprochen. Östrogene werden außerdem im Alter durch die vermehrte Aktivität des Enzyms Aromatase aus Androgenmetaboliten bereitgestellt. Wie wichtig diese relative Verschiebung der intraprostatischen Konzentration von Androgenen und Östrogenen ist, bleibt unklar.

Wachstumsfaktoren

Generell sollen Hormone (vor allem DHT) die Regulation verschiedener Wachstumsfaktoren in der Prostata steuern (z. B. FGF = fibroblast growth factor, EGF = epithelial growth factor). Bekannt ist heute, dass hauptsächlich Stromazellen diese Wachstumsfaktoren auf einen androgenen Reiz hin produzieren und sezernieren. Mesenchymale Stromazellen sind bereits in der embryonalen Entwicklungsphase der Prostata notwendig, um im Sinus urogenitalis epitheliale Prostatazellen zur Proliferation anzuregen. Ein Wiedererwachen dieser embryonalen Interaktionen zwischen Stroma- und Epithelzellen könnte für die Entwicklung der pBPH eine entscheidende Rolle spielen (Theorie des »embryonic rewaking«).

Zahlreiche von stromalen Zellen produzierte Wachstumsfaktoren wurden in den letzten Jahren beschrieben, welche direkten Einfluss auf Proliferation und Funktion epithelialer Prostatazellen nehmen. Eine Veränderung im Zusammenspiel dieser Faktoren könnte für die Entstehung der pBPH mitverantwortlich sein. Der Einfluss stromaler Zellen auf das Prostataepithel und die Veränderung des Verhältnisses von Stroma zu Epithel von etwa 2 : 1 in der normalen Prostata auf ca. 5 : 1 in hyperplastischem Gewebe lässt vermuten, dass der pBPH eher eine **stromale** als eine epitheliale Erkrankung zugrunde liegt.

Stammzelltheorie

Tierversuche haben gezeigt, dass nach einer durch Androgenentzug induzierten Involution der Prostata unter erneuter Androgensubstitution immer wieder das alte Drüsenvolumen erreicht wird, die Proliferation der sekretorischen Epithelzellen also bei einer vorgegebenen Zellzahl sistiert. Diese und andere Beobachtungen haben zur Entwicklung der sogenannten Stammzelltheorie geführt. Diese Theorie beschreibt die Sicherung des Bestandes hormonunabhängiger Zellen innerhalb der Prostata. Bei einem Entzug der Androgene sichern die Stammzellen die Organstruktur. Für eine pBPH-Entwicklung ist nur die absolute Zahl der Stammzellen oder ihre Zunahme durch eine besondere genetische Klonierung eine Voraussetzung für den pBPH-typischen Proliferationsschub.

Die Entstehung einer pBPH ist multifaktoriell.

> Endokrine Einflüsse, enzymatische Aktivitätsverschiebungen und veränderte Interaktion zwischen den Gewebskompartimenten Epithel und Stroma sind wichtige Prozesse, die bei jedem gesunden Mann etwa ab dem 30. Lebensjahr zu einer pathologisch nachweisbaren benignen Hyperplasie der Transitionalzone führen.

Diese Hyperplasie der Transitionalzone wird bei vielen Betroffenen im Alter zumindestens in Teilen als Ursache für Blasenentleerungsstörungen und damit verbundene LUTS verantwortlich gemacht.

8.3 Epidemiologie

Lower urinary tract symptoms, kurz LUTS, stellen eine heterogene Gruppe von Symptomen dar, denen eine ganze Reihe von Erkrankungen zugrunde liegen können. Internationale Untersuchungen haben gezeigt, dass Ausprägung, Art und Dauer von Miktionssymptomen in verschiedenen Ländern sehr unterschiedlich gewichtet werden. Kulturelle und soziale Strukturen, sowie unterschiedliche Gesundheitssysteme führen zu einer länderspezifischen Belastung der jeweiligen Gesundheitsbudgets.

> Hinsichtlich der Zahl der Betroffenen und der Kosten muss das BPS als Volkskrankheit bezeichnet werden.

In Deutschland leben zur Zeit ca. 12.000.000 Männer im Alter über 50 Jahren. Eine Repräsentativuntersuchung bei diesen Männern (Herner LUTS-Studie) hat gezeigt, dass 4.862.000 Männer (40,5%) an behandlungsbedürftigen LUTS leiden (IPSS>7), bei 3.226.000 (26,9%) ein vergrößertes Prostatavolumen messbar ist (>25 ml) und 2.074.000 Männer (17,3%) die Blase mit einem so schwachen Harnstrahl (Qmax<10 ml/s) entleeren, dass eine Blasenauslassobstruktion (Bladder Outlet Obstruction) wahrscheinlich ist. Bei zunehmender Überalterung der Bevölkerung und steigender Inanspruchnahme des Gesundheitssystems muss sehr genau geprüft werden, welche diagnostischen und therapeutischen Mittel zur Abklärung von LUTS und BPS eingesetzt werden können.

Sowohl die Häufigkeit von LUTS, die Zunahme des Prostatavolumens und die Harnstrahlabschwächung sind alterskorreliert. Etwa 60% der Männer mit mittelschweren Symptomen (IPSS 8-19) und über 90% derer mit schweren Symptomen (IPSS>19) verspüren einen deutlichen Leidensdruck mit Einschränkung der Lebensqualität. Ein wichtiger Aspekt dabei ist die wechselnde Symptomatologie und deren langsame

Progredienz, sodass regelmäßige Kontrollen notwendig sind.

> Kohortenstudien und Analysen von Placebo-Armen großer BPS-Medikamentenstudien haben deutlich gemacht, dass vor allem das Prostatavolumen als Indikator für ein Fortschreiten der Erkrankung gewertet werden kann.

Individuen mit kleiner Prostata haben ein geringeres Lebenszeitrisiko an LUTS auf dem Boden einer pBPH und den Folgen einer prostatabedingten Obstruktion (z.B. akute Harnverhaltung) zu erkranken, als solche mit einer großen Prostata. Gleiches gilt für die Wahrscheinlichkeit, an der Prostata wegen BPS operiert zu werden.

> Umgekehrt ist die Korrelation zwischen Symptomausprägung eines Individuums mit dem Prostatavolumen eher gering. Ebenso besteht nur eine geringe Relation zwischen der Organgröße und dem Grad der Obstruktion.

Daher kann das Prostatavolumen nicht als Indikator dienen, eine Therapie zu beginnen.

8.4 Symptome

Typische Symptome lassen sich der Speicherfunktion und der Entleerungsfunktion der Blase zuordnen:

- **Speichersymptome**, oft auch als irritative Symptome bezeichnet, umfassen beispielsweise ständigen Harndrang (Urgency), Pollakisurie und Nykturie.
- **Entleerungssymptome** oder sog. obstruktive Symptome sind schwacher Harnstrahl, Pressen, um die Blase zu entleeren und Restharngefühl.

Die Ausprägung einzelner Symptome und der daraus resultierende Leidensdruck sind variabel.

Tipp

Untersuchungen haben gezeigt, dass vornehmlich irritative Symptome als störend empfunden werden und einen Arztbesuch induzieren.

Vor allem zu Beginn registrieren Patienten mit BPS häufig nur **geringe Miktionsstörungen.** Der Detrusormuskel kompensiert den erhöhten Auslasswiderstand. Später kann die vergrößerte Prostata den Querschnitt, die Länge und den Verlauf der prostatischen Harnröhre so stark verändern, dass der Harnstrom und der Druck bei der Blasenentleerung beeinträchtigt werden. Die infravesikale Widerstandserhöhung wird von der Blase

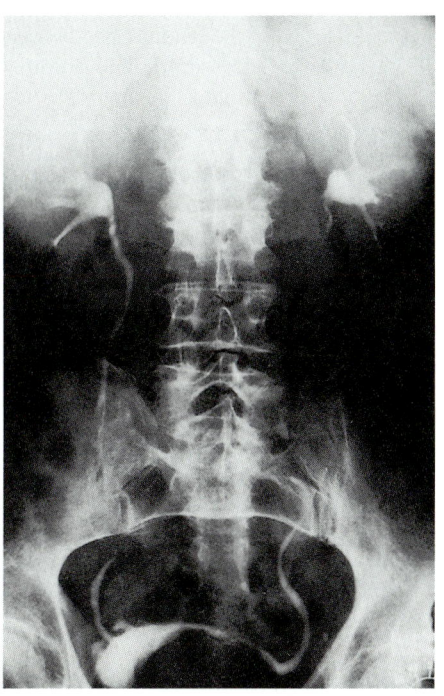

Abb. 8.2. Ausscheidungsurogramm eines 66-jährigen Patienten. Die Prostata füllt fast die gesamte Blase aus, diese ist bis auf ein geringes Restvolumen vollständig komprimiert. *Rechts* zeigen sich im Bereich der Uretermündungsstelle 2 kleine Blasendivertikel

mit einer Detrusorhypertrophie beantwortet, um die Behinderung kompensatorisch zu überwinden.

Obstruktion führt kurz- und mittelfristig zu einer messbaren Verdickung der Blasenwand, langfristig aber zu einer vollständigen Degeneration des Detrusors, der dann als **Trabekelblase** imponiert. Die Trabekel sind das bindegewebige Stützgerüst der Blase, Muskulatur findet sich hier kaum noch. Die mit Schleimhaut ausgekleideten Zwischenräume imponieren als Divertikel oder Pseudodivertikel (■ Abb. 8.2). Die Entleerungsfunktion der Blase ist in gefährlichem Maße gestört. Hohe **Restharnmengen** sind die Folge, häufig verbunden mit **rezidivierenden Infektionen**. Die überdehnte dekompensierte Blase wird durch **unkontrollierten Harnabgang** als Ischuria paradoxa gelegentlich auffällig (Überlaufblase). Begleitet werden kann die chronische Blasendekompensation von einer Stauung und Dilatation der oberen Harnwege. Die progrediente obstruktive Hydronephrose kann ohne rechtzeitige Entlastung in einer **terminalen Niereninsuffizienz** enden.

> **! Cave**
> Die BPS-bedingten Folgen können sich für den Patienten ohne Leidensdruck abspielen und dennoch schwere chronische Schäden am Harntrakt auslösen, vor allem wenn Symptome der Speicherfunktion der Blase fehlen (sog. stille Obstruktion).

Lokale Symptome sind nicht zwangsläufig vorhanden, oder sie finden sich nur diskret. Die Beeinträchtigung des Allgemeinzustandes in Verbindung mit Erbrechen, Übelkeit, Gewichtsverlust, trockener Haut und Apathie sind sekundäre Zeichen und Ausdruck für eine postrenal bedingte Niereninsuffizienz bei infravesikaler Obstruktion. Die akute Entlastung der chronischen Stauung führt mangels ausreichender Kompensationsmechanismen bzw. wegen der gestörten tubulären Resorptions- und Konzentrationsfähigkeit der Niere zur Polyurie, die nur durch eine sorgfältige Flüssigkeitsbilanzierung und Elektrolytsubstitution im Rahmen einer intensiv kontrollierten Überwachung beherrschbar ist. Der Ausgleich der Azidose bei terminaler Niereninsuffizienz gehört dabei zur Basisversorgung des Patienten.

Obstruktive Miktionsbeschwerden. Die Größenzunahme der Prostata führt zu Harnröhrenveränderungen, die ihrerseits die Detrusordrucktransmission verstärken. Ein gestörtes Miktionsverhalten wird deutlich. Mit der Zunahme obstruktiver Miktionsbeschwerden verändert sich das Miktionsprofil in charakteristischer Weise (■ Abb. 8.3).

Miktionsprofil bei BPS:
— Dünner, schwacher Harnstrahl,
— verzögerter Miktionsbeginn,
— postmiktionelles Nachträufeln,
— Gefühl der unvollständigen Blasenentleerung,
— gelegentlich akuter Harnverhalt.

Irritative Miktionsbeschwerden. Irritative Blasenentleerungssymptome werden auf eine Detrusorhyperreflexie und -instabilität zurückgeführt und betreffen die Speicherfunktion der Blase. Mit fortschreitender Ausprägung stellt sich eine Detrusorinstabilität in 50–70% aller symptomatischen BPS-Patienten ein.

Irritative Miktionsbeschwerden bei BPS:
— Häufige Entleerung, Pollakisurie,
— ständiger Harndrang (Urgency),
— Dranginkontinenz,
— Nykturie.

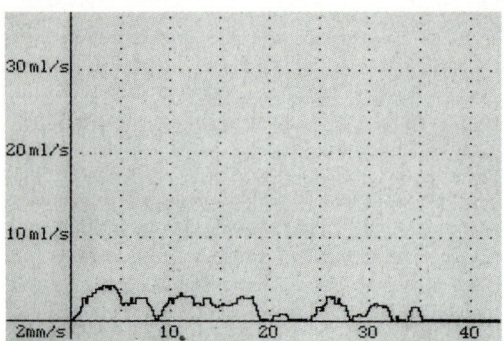

◼ Abb. 8.3. Uroflowmetrie bei benigner Prostatahyper-plasie. Typischer Obstruktionsflow. Der maximale Sekunden-fluss bleibt deutlich unter 10 ml/s, die Miktionszeit ist ver-längert (ein normaler Uroflow ist gekennzeichnet durch einen steilen Kurvenanstieg, einen großen maximalen Sekundenflow und einen raschen Abfall der Stromkurve am Ende der Miktion)

8

Akute Harnsperre.

❯ Mit Ausprägung und Dauer der gestörten Miktion wächst das Risiko einer akuten Harnsperre.

Dieses für jeden Patienten dramatische Ereignis kann durch äußere Einflüsse wie **Kältereiz, Alkoholgenuss** und zahlreiche sympathikotone Einflüsse auf den Körper provoziert werden. Sie tritt auch im Zusammenhang mit einer medikamentösen Therapie durch **Anticholinergika, Antidepressiva** und **Tranquilizer** auf.

Die Volumenzunahme der Prostata bei einer pBPH ist ein biologisches Phänomen. Die Anlage zur Prosta-tahyperplasie ist eine genetisch wie endokrinologisch geprägte Organeigenschaft. Die Ursache der resultie-renden Blasenentleerungsstörung liegt zum einen in der statischen Gewebevermehrung selbst, zum anderen aber auch am dynamischen Zustand verschiedener Ge-webskomponenten. Der Tonus der reichlich in der Pro-stata vorhandenen glatten Muskelfasern kann den Wi-derstand in der prostatischen Harnröhre beeinflussen. Dynamische Faktoren sind für die **Variabilität der be-schriebenen Symptomatik** verantwortlich. Die Ver-bindung von statischen und dynamischen Faktoren steigert die Obstruktion.

8.5　Diagnostik

❯ Zur Diagnostik des BPS gehören alle Maßnahmen, die andere Ursachen von LUTS ausschließen und eine pro-statische Ursache von Irritation und Obstruktion wahr-scheinlich machen.

Zudem sollen diagnostische Schritte eine Abschätzung des BPS-assoziierten Leidensdrucks und eine urologi-sche Bewertung der Ausprägung einer Obstruktion ermöglichen.

Da nicht nur die pBPH zu einer Obstruktion führen kann, müssen andere Ursachen ausgeschlossen werden.

> Ursachen einer infravesikalen Obstruktion beim Mann können sein:
> — BPS
> — Prostatakarzinom
> — Prostatitis (bakteriell, granulomatös)
> — Malignome im kleinen Becken (Blasen-Ca., extravesikale Tumoren)
> — Blasenhalsobstruktion (Fibrose, Hypertrophie)
> — Harnröhrenveränderungen (Strikturen, Tumo-ren)
> — Neurogene Veränderungen (Detrusor-Sphink-ter-Dyssynergie)
> — Bläschendrüsenentzündung, -neoplasie

Zu den diagnostischen Standards zur Abklärung von LUTS auf dem Boden einer pBPH gehören eine ge-naue Anamnese, die Erfassung von Leidensdruck und Symptomstärke, eine genaue körperliche Untersu-chung, die Sonographie der Harnorgane einschließlich der Bestimmung von Prostatavolumen und Restharn-menge. Als Laborparameter genügen neben dem Urin-status in der Regel die Bestimmung des Serum-Kreati-nins zur Abschätzung der Nierenfunktion sowie die Bestimmung des PSA-Wertes. Zur Abschätzung der Obstruktion wird die Uroflowmetrie eingesetzt.

Anamnese. Neben allgemeiner Anamnese muss eine gezielte Befragung nach den Miktionsgewohnheiten (Frequenz am Tage und zur Nacht, verzögerter Mik-tionsbeginn, Nachträufeln), Stärke des Harnstrahls, Restharngefühl, Inkontinenz, Drangsymptomatik und Hämaturie erfolgen.

Da das BPS häufig nicht durch messbare Miktions-einschränkungen sondern durch subjektiv empfundene Beschwerden imponiert, hat sich die Verwendung von sogenannten **Symptomen-Scores** durchgesetzt.

Viele unterschiedliche Instrumente sind zur Erfas-sung der Symptomatik und Lebensqualität entwickelt worden (z. B. Madsen-Iversen, Boyarsky, DAN-PSS, IPSS etc.).

❯ Allgemeine Akzeptanz und weite Verbreitung hat der Internationale Prostata-Symptomen-Score (IPSS) er-reicht (◼ Tabelle 8.1).

◻ Tabelle 8.1. Typischer Fragebogen zur Erfassung subjektiver Symptome bei BPH. Neben den Fragen zur eigentlichen Symptomatik spielen Fragen nach der Lebensqualität eine entscheidende Rolle. Dieser Fragebogen hat sich allgemein durchgesetzt und wird vielfach auch als »International Prostate Symptom Score« (IPSS) bezeichnet)

Internationaler Prostata Symptomen Score (IPSS)	niemals	seltener als in einem von fünf Fällen	seltener als in der Hälfte aller Fälle	ungefähr in der Hälfte aller Fälle	in mehr als der Hälfte aller Fälle	fast immer	
Diese Fragen beziehen sich auf Ihre Symptome in den letzten 4 Wochen							
1. Wie oft hatten Sie das Gefühl, dass Ihre Blase nach dem Wasserlassen nicht ganz entleert war?	0	1	2	3	4	5	
2. Wie oft mussten Sie in weniger als 2 Stunden ein zweites Mal Wasser lassen?	0	1	2	3	4	5	
3. Wie oft mussten Sie mehrmals aufhören und wieder neu beginnen beim Wasserlassen?	0	1	2	3	4	5	
4. Wie oft hatten Sie Schwierigkeiten, das Wasserlassen hinauszuzögern?	0	1	2	3	4	5	
5. Wie oft hatten Sie einen schwachen Strahl beim Wasserlassen?	0	1	2	3	4	5	
6. Wie oft mussten Sie pressen oder sich anstrengen, um mit dem Wasserlassen zu beginnen?	0	1	2	3	4	5	
	niemals	einmal	zweimal	dreimal	viermal	fünfmal oder mehr	
7. Wie oft sind Sie während des letzten Monates im Durchschnitt nachts aufgestanden, um Wasser zu lassen? Maßgebend ist der Zeitraum vom Zubettgehen bis zum Aufstehen am Morgen.	0	1	2	3	4	5	
Gesamt IPSS Score S = _____							
Beeinträchtigung der Lebensqualität durch Harntraktsymptome	ausgezeichnet	zufrieden	überwiegend zufrieden	gemischt, teils zufrieden, teils unzufrieden	überwiegend unzufrieden	unglücklich	sehr schlecht
1. Wie würden Sie sich fühlen, wenn sich Ihre jetzigen Symptome beim Wasserlassen in Ihrem weiteren Leben nicht mehr ändern würden?	0	1	2	3	4	5	6
Lebensqualität Index L = _____							

Nach den IPSS-Werten werden Patienten mit milder Symptomatik (IPSS<8) von solchen mit mittlerer (IPSS 8–19) und schwerer Symptomatik (IPSS 20–35) unterschieden. Eine Therapieindikation wird im Allgemeinen bei einem IPSS-Wert über 7 gesehen. Ergänzend zu den 7 Fragen zum Miktionsverhalten (Score pro Frage zwischen 0 und 5 Punkten) ist eine Frage zur Lebensqualität eingeschlossen. Symptome des Patienten sollten daher stets gemäß der Formel IPSS 0-35, Qo 10-6 dargestellt werden. Die Verwendung anderer Fragebogen ist generell zulässig, solange die Instrumente validiert wurden.

Klinische Untersuchung. Die körperliche Untersuchung schließt die **rektal digitale Untersuchung der Prostata** (DRU) ein und wird am besten am stehenden, nach vorn gebeugten Patienten vorgenommen. Mit dieser einfachen Untersuchung werden Größe, Form und Konsistenz der Prostata beschrieben. Die DRU ermöglicht allerdings keine exakte Volumenbestimmung, sondern liefert nur einen groben Schätzwert über die Größe. Bei Konsistenzveränderungen oder Knotenbildung sind weiterführende Untersuchungsschritte notwendig.

> **Tipp**
> Die DRU besitzt nur eine geringe Sensitivität für die Karzinomfrüherkennung (in einigen Studien unter 30%).

In nur etwa einem Drittel der Patienten mit positivem Tastbefund kann durch Stanzbiopsie ein Prostatakarzinom nachgewiesen werden. Da die Untersuchung aber einfach und wenig belastend ist und gleichzeitig eine Beurteilung von Sphinktertonus und Rektum ermöglicht, ist diese Untersuchung obligat.

Neben einer körperlichen Untersuchung wird ein orientierender neuro-urologischer Status erhoben (Analsphinktertonus, Bulbocavernosusreflex, motorischer und sensorischer Status der unteren Extremitäten, des Dammes und des Genitale).

Labor. Laborchemische Untersuchungen umfassen Urinstatus, Nierenausscheidungsparameter (Serum-Kreatinin) und die **Bestimmung des prostataspezifischen Antigens** (PSA). Ungefähr 10% der Patienten mit BPS leiden an einer eingeschränkten Nierenfunktion. Eine Erhöhung des Serum-Kreatinins erfordert eine weiterführende Diagnostik des oberen Harntraktes. Die Routine-Urinuntersuchung des Harnstatus dient u. a. dem Ausschluss eines Harnwegsinfektes.

Erhöhte PSA-Werte (>4 ng/ml, vom verwendeten Bestimmungsverfahren abhängig) können das Vorliegen eines Prostatakarzinoms anzeigen, müssen aber im Zusammenhang mit anderen Parametern beurteilt werden (z. B. Drüsenvolumen, Patientenalter, Vorliegen einer Prostatitis, Vergleich zu Vorwerten).

Urodynamik. Die funktionellen Verhältnisse bei einer Blasenentleerungsstörung werden am besten mit urodynamischen Messtechniken erfasst und bewertet. Die einfachste Form der Urodynamik ist die **Uroflowmetrie** (□ Abb. 8.3). Letztere ist ein unverzichtbarer Bestandteil der initialen Untersuchung und der Verlaufskontrolle eines BPS. Der **maximale Harnfluss (Q_{max})** ist volumenabhängig und nur in Zusammenhang mit dem entleerten Urinvolumen interpretierbar. Zur eindeutigen Beurteilung der Uroflowmetrie ist ein Miktionsvolumen von >150 ml und bei Einschränkung des Harnstrahls mindestens eine Wiederholungsuntersuchung zu empfehlen. Q_{max} korreliert nur schwach mit dem Grad der BPO. Ein eingeschränkter Uroflow kann nicht mit ausreichender Sicherheit zwischen Obstruktion und Detrusorinsuffizienz unterscheiden. Ein unauffälliger Uroflow schließt eine Obstruktion nicht aus (High-Flow-Obstruktion). Auch die Verwendung bestimmter Grenzwerte für Q_{max} (<10 ml/s, 10–15 ml/s, >15 ml/s) zur Definition der Wahrscheinlichkeit einer BPO ist limitiert. Die Sensitivität und Spezifität des Q_{max} für den Nachweis einer Obstruktion ist in großen Studien für einen Schwellenwert von =15 ml/s mit 82% bzw. 38% für einen Schwellenwert von =10 ml/s mit 47% bzw. 70% bestimmt worden.

Peakflow-Werte über 15 ml/s gehören nicht zum typischen Bild einer obstruktiven Blasenentleerungsstörung (□ Abb. 8.4).

Obstruktive und irritative Miktionsbeschwerden des BPS überlappen nicht selten, weil zeitgleich auch eine Detrusor-Instabilität auftritt. Häufige Alterserkrankungen wie z. B. Diabetes mellitus, M. Parkinson oder LWS-Beschwerden gehen mit einer neurogenen Schädigung des Detrusors resp. der Blasenentleerung einher. In diesen Fällen ist die urodynamische Bestimmung der endovesikalen Druckverhältnisse während der Blasenfüllung und -entleerung unumgänglich. Druck-Fluss-studien mit Detrusor-Druckwerten über 70 cm H_2O können eine therapiebedürftige subvesikale Obstruktion bestätigen, wenn andere diagnostische Maßnahmen (z. B. Harnflusswerte >15 ml/s) die Notwendigkeit zur Intervention noch nicht anzeigen. Umgekehrt können Druck-Fluss-Studien eine Obstruktion ausschließen, wenn z. B. ein schwacher Harnstrahl (<10 ml/s) eine solche vermuten lässt, die Ursache aber ein schwacher Detrusor und nicht die subvesikale Obstruktion ist.

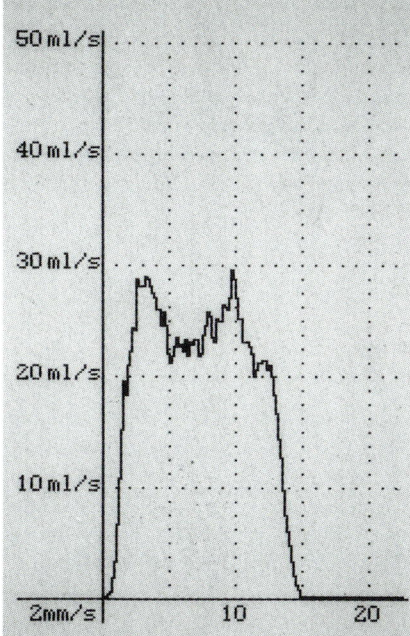

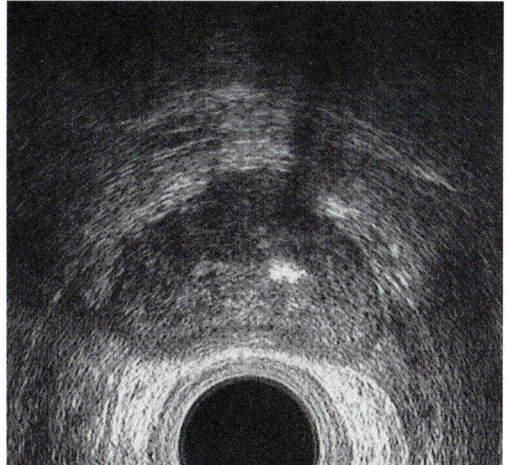

■ **Abb. 8.5.** Sonographischer Querschnitt durch die Prostata. Homogenes Reflexbild des Drüsenparenchyms, keine
hypodensen Areale im Sinne eines Prostatakarzinoms. Im
linken Seitenlappen Prostatolithiasis

■ **Abb. 8.4.** Normaler Uroflow nach transurethraler Prosta-
taelektroresektion. Peakflow bis zu 30 ml/s, Miktionszeit
etwa 15 s. Insgesamt sehr gutes Ergebnis nach TUR-Prostata

Bildgebende Verfahren. Als obligat zu betrachten sind
die Sonographie der Nieren und der Blase (Steinaus-
schluss, Harnstau, Divertikel, Tumor) und die Volumenbestimmung der Prostata.

Die sonographische Bestimmung der Blasenwand-
dicke/Detrusordicke kann als zusätzlicher Parameter
zur Beurteilung des Obstruktionsgrades herangezogen
werden. Eine Detrusordicke über 2 mm bei mindestens
50% Blasenkapazität macht eine Obstruktion wahrscheinlich.

Die sonographische Beurteilung der Prostata durch
transrektalen Ultraschall (TRUS) kann zur genauen
Bestimmung der Drüsengröße und bedingt auch zur
Beurteilung der Dignität herangezogen werden. Dank
der hoch auflösenden Schallsonden mit longitudinalen
und transversalen Schnittbildern aus der Prostata sind
die Volumenmessung zur Größenbestimmung, aber
auch veränderte Prostatabinnenechos leicht zu registrieren. Da die normale Prostata wie die pBPH der Form
nach einem Ellipsoid entspricht, ist die Größenbestimmung nach folgender Formel näherungsweise möglich:
$V = Länge \times Breite \times Höhe \times PI/6$. Dieser Wert entspricht dem Prostatagewicht in Gramm. Für eine BPE
sind homogene Binnenechos mit guter Grenzflächen-
darstellung der Transitionalzone zu den peripheren

Drüsenanteilen typisch. Veränderte intraprostatische
Binnenechos wie zum Beispiel hypodense Areale erfordern bei verdächtigem PSA-Wert oder gleichzeitigem
positivem Tastbefund eine bioptische Klärung zum
Ausschluss entzündlicher oder karzinomatöser Prozesse (■ Abb. 8.5).

Endoskopische Techniken gehören nicht mehr in
das Repertoir primärer Untersuchungsmethoden bei
der symptomatischen pBPH. Sie sind aber zur Abklärung einer pBPH-begleitenden Hämaturie oder vor einem geplanten operativen Eingriff indiziert.

Bei Hinweisen auf eine Harnröhrenstriktur oder
bei einer pathologischen Uroflowkurve wird die Anfertigung einer **retrograden Urethrozystographie** notwendig, um Art und Ausdehnung der Harnröhren-
menge zu erfassen. Dabei kann die Länge der prostatischen Harnröhre mitbeurteilt werden.

Das intravenöse Pyelogramm sollte bei sonst unauffälligen Untersuchungsparametern nicht als Routi-
neuntersuchung bei BPS eingesetzt werden. Es besitzt
aber einen festen Stellenwert bei der Hämaturieabklä-
rung oder der Steindiagnostik.

Stadieneinteilung. Stadieneinteilungen, wie sie
früher oft Verwendung fanden, gelten heute als überholt.

❯ Über die Indikation zur Therapie sollten vielmehr Symptome und Leidensdruck entscheiden. Der IPSS (Inter-
nationaler Prostata-Symptomen-Score) kann zur Erfassung und Qualifizierung der Symptome (LUTS) eingesetzt werden.

Dieser Score (■ Tabelle 8.1) umfasst die häufigsten obstruktiven und irritativen Miktionssymptome sowie eine Frage zur Selbsteinschätzung der Lebensqualität. Der Score reicht von 0–35 Punkten. Die World-Health-Organisation sieht im Allgemeinen eine Behandlungsindikation bei einem IPSS-Score >7 Punkten. 7–19 Score-Punkte werden als mittelschwere Symptomatik, über 20 Punkte als schwere Symptomatik bezeichnet. Eine Therapieindikation kann aber nicht allein durch einen Symptomen-Score abgeleitet werden. Nur alle diagnostischen Parameter zusammen erlauben eine korrekte Einschätzung der Ursache von LUTS und des BP-Syndroms (■ Tabelle 8.2, 8.3 und 8.4).

■ Tabelle 8.2. Diagnostik bei LUTS

— Anamnese

— Quantifizierung von Symptomen und Lebensqualität (z. B. durch IPSS)

— Körperliche Untersuchung einschließlich DRU (digito-rektale Untersuchung)

— Labor: Kreatinin, Urinstatus, PSA

— Uroflowmetrie

— Restharnbestimmung

■ Tabelle 8.3. Weitere obligate Diagnostik bei Hinweis auf BPS

— Urosonographie

— Niere

— Blase

— Prostatavolumetrie (transvesikal oder transrektal, bevorzugt)

■ Tabelle 8.4. Fakultative Zusatzdiagnostik

— Ausscheidungsurographie

— Urethro-/Zystographie

— Endoskopie

— Druck-Fluss-Studien

8.6 Therapie

Die Behandlungskonzepte des BPS sind in den letzten Jahren in vielen Bereichen erweitert und diversifiziert worden. Grundsätzlich stehen operative und konservative Methoden zur Verfügung. Man unterscheidet zwischen absoluten und relativen Therapie-Indikationen.

❯ Eine **absolute Operationsindikation** liegt vor, wenn es BPS-bedingt zu rezidivierenden Harnverhaltungen, Makrohämaturien oder Harnwegsinfekten gekommen ist. Ebenso stellen die beginnende Niereninsuffizienz und die Bildung von Blasensteinen eine absolute Operationsindikation dar.

In allen anderen Fällen stellt sich die Operationsindikation, wenn eine Obstruktion beseitigt werden soll und ein entsprechender Leidensdruck beim Patienten vorliegt. Berücksichtigt werden muss, dass medikamentöse Therapieverfahren nur bedingt deobstruktierend sind und somit eher in den Bereich der symptomatischen Therapie gehören. In jedem Fall sollte der Patient in die Therapiewahl einbezogen werden.

Konservative Therapieoptionen

Charakteristisch für das benigne Prostatasyndrom (BPS) sind Komplexität und außerordentliche Spannweite der Symptome. Die Wahl des Behandlungsverfahren sollte nach Aufklärung des Patienten gemeinsam von Patient und Arzt getroffen werden. Zwar besteht Konsens, dass Symptomreduktion kurzfristig das primäre Therapieziel ist. Mittel- und langfristig sollte aber eine prostatabedingte Obstruktion (BPO) nicht unbehandelt bleiben, da die BPO

— mittelfristig für die Beeinträchtigung der Speicherfunktion der Blase (irritative Symptome) durch eine (im Tiermodell) nachgewiesene Alteration der α-Rezeptorsubtypverteilung im Detrusor verantwortlich gemacht wird,

— ebenfalls mittelfristig die Entleerungsfunktion der Blase beeinträchtigt (obstruktive Symptome) und zur Restharnbildung mit allen möglichen Folgen bis hin zum Harnverhalt führen kann,

— langfristig zur Degeneration des Detrusormuskels (makroskopisches Korrelat: Trabekelbildung, Blasendivertikel) und damit zur irreversiblen Schädigung der Blase führt.

Kontrolliertes Zuwarten. Dem natürlichen Verlauf der Erkrankung entsprechend ist über die Zeit von einer langsamen Progredienz des BPS auszugehen. Es kann damit gerechnet werden, dass intermittierend auftretende Symptome von symptomarmen Intervallen unterbrochen werden.

> **Tipp**
> Bei geringen Beschwerden (IPSS von weniger als
> 7 Punkten) ist eine Therapie im Allgemeinen nicht
> erforderlich.

Dabei muss berücksichtigt werden, dass die Wahrscheinlichkeit der Progredienz und ihr zeitlicher Verlauf im Einzelfall nicht vorhersagbar sind. Somit sollte
ein Patient über die Notwendigkeit regelmäßiger Kontrolluntersuchungen informiert werden. Kommt es unter dieser Strategie zu einer Zunahme der Symptomatik,
ist ein Überdenken des Konzeptes angezeigt.

> **Tipp**
> Restharnwerte über 100 ml schließen die Option
> des kontrollierten Zuwartens aus.

Medikamentöse Therapie. Um medikamentöse Therapieoptionen sinnvoll einzusetzen, gelten folgende
Empfehlungen:

- Die Wirksamkeit einer Substanz muss in randomisierten, placebokontrollierten doppelblinden Studien geprüft sein. Es sollten aus mehreren Studien
  Langzeituntersuchungen mit einer Nachsorge von
  mindestens einem Jahr vorliegen.
- Ein Therapieversuch ohne die vorgenannte Diag-
  nostik und deren urologische Bewertung muss un-
  terbleiben.
- Die Therapie muss individuell angepasst sein und
  dem Indikationsbereich der einzelnen Medika-
  mente entsprechen.
- Eine Patientenselektion ist erforderlich, um eine
  Therapiekaskade zu vermeiden.
- Die Therapie muss anhand eines Symptomen-
  Scores, ggf. mit der Bestimmung von Harnfluss und
  Restharn, überprüft werden.

Antiadrenerge Therapie des BPS. Der Spannungszustand der an glatten Muskelzellen reichen Prostatahyperplasie wird über den dichten Besatz der gleichzeitig
vorhandenen Adrenorezeptoren und ihre Aktivierung
durch adrenerge Neurotransmitter beeinflusst.

> Medikamente mit der Fähigkeit über die α_1-rezeptor-
> gesteuerte Spannung der glatten Muskulatur in der
> Prostata zu relaxieren, sollen zu einer Abnahme des
> Miktionsdrucks führen.

Aufgrund der besseren Verträglichkeit werden heute
zur Therapie des BPS ausschließlich α_1-Rezeptorenblo-
cker eingesetzt. Ob eine pharmakologische α_{1a}-Supra-
selektivität weitere klinische Vorteile bietet, ist bisher

Tabelle 8.5. Empfohlene Standdarddosierungen
in der Behandlung der BPS

Arzneimittel	Empfohlene Dosierung basierend auf der vorhandenen Evidenz
Alfuzosin Standard	$3 \times 2,5$ mg
Alfuzosin SR	2×5 mg
Alfuzosin PR	1×10 mg
Doxazosin Uro Standard	1×4–8 mg
Doxazosin Uro PP	1×4–8 mg
Tamsulosin	$1 \times 0,4$ mg
Terazosin	1×5–10 mg

nicht bewiesen. Vier α_1-Rezeptorenblocker sind in
Deutschland zugelassen: Alfuzosin, Doxazosin, Tamsulosin und Terazosin. Doxazosin und Terazosin besitzen
gleichzeitig die Zulassung zur Therapie der arteriellen
Hypertonie. Die α_1-Rezeptorblocker lassen sich sowohl
durch eine Selektivität für Subtypen dieser Rezeptoren
als auch durch ihre pharmakokinetischen Eigenschaften
unterscheiden. Diese Unterschiede haben Einflüsse auf
die Verabreichung und eventuell auf die Verträglichkeit
der einzelnen Präparate. Bei adäquater Dosierung
(Tabelle 8.5) sind alle α_1-Blocker ähnlich wirksam.

Die klinischen Effekte der verschiedenen Substanzen sind nahezu gleichwertig bezogen auf die Verbesserung der Symptomatik. Die Verbesserung des maximalen Harnstrahls (Q_{max}) ist gegenüber Placebo gering.
Ob es zu einer urodynamisch messbaren Abnahme der
Obstruktion kommt, ist bisher aufgrund der wenigen
Daten aus Druck-Fluss-Studien umstritten. Für alle
Substanzen liegen randomisierte klinische Studien vor,
die auch in der Langzeitbeobachtung gute Ergebnisse
zeigen.

ALFAUR-Studie
α-Blocker sind auch zur Therapie akuter Harnverhaltungen
eingesetzt worden. In der größten placebokontrollierten randomisierten Studie zu diesem Thema, ALFAUR (**Alf**uzosin in
acute **u**rinary **r**etention, 1× 10 mg/die Alfuzosin vs Placebo)
wurden »Dauer des katheterfreien Intervalls« und »Notwendigkeit einer Operation« über 6 Monate nach akutem Harnverhalt untersucht. Gegenüber Placebo traten über allen Patientengruppen 14% weniger Rezidive auf (p<0,012), Patienten älter als 65 Jahre und solche mit Retentionsvolumina >1 l
profitierten in der Multivarianzanalyse doppelt so häufig von
dieser Therapie (odd ratio 1,979).

Charakteristisch für α_1-Rezeptorenblocker ist der rasche Eintritt der maximalen Wirkung auf die Symptome und die Dosisabhängigkeit von Wirkungen und Nebenwirkungen.

Mögliche Nebenwirkungen sind Abgeschlagenheit, Schwindel, Kopfschmerz, grippale Symptome und hypotone Dysregulation. Generell gilt, dass Wirkungen auf den Blutdruck bei Hypertonikern ausgeprägter sind als bei Normotonikern. Vor Therapiebeginn ist die Medikamentenanamnese wichtig, da Begleitmedikationen zur Therapie der Hypertonie wie Calciumantagonisten, β-Blocker und andere α-Rezeptorenblocker zu einer Verstärkung der kardiovaskulären Nebenwirkungen führen können.

Basierend auf den Daten neuerer Studien werden α-Blocker von der Deutschen Bluthochdruckliga nicht mehr zur Monotherapie des Bluthochdrucks empfohlen. Deshalb sollte das Vorliegen einer Hypertonie kein Kriterium für die Auswahl eines bestimmten α-Blockers zur Therapie des BPS sein.

Galenische Zubereitungen mit verzögerter Wirkstofffreisetzung (Retard-Formulierungen) zeigen im Vergleich zu solchen mit unmittelbarer Freisetzung eine verbessserte Verträglichkeit.

> Insgesamt sollte sich die Auswahl des eingesetzten α-Blockers ausschließlich nach der in Studien dokumentierten Wirksamkeit und Verträglichkeit richten, wobei auch Aspekte der Komorbidität und Komedikation zu berücksichtigen sind.

Hierbei sind die in Studien getesteten Dosierungen zu berücksichtigen. Unterdosierungen aus wirtschaftlichen Überlegungen oder wegen einer vermeintlich besseren Verträglichkeit müssen kritisch betrachtet werden, bis valide Studien eine vergleichbare Wirksamkeit niedrigerer Dosierungen belegt haben.

Tipp

Da vornehmlich die Symptomatik unter α-Rezeptorenblockertherapie gelindert wird, sollte vor Therapiebeginn eine urologische Beurteilung der Obstruktion erfolgen, da eine asymptomatische, aber ausgeprägte Obstruktion sonst unbemerkt außer Kontrolle geraten kann.

Antiandrogene Therapie des BPS. Wachstum und Funktion der Prostata sind androgenabhängig. Dihydrotestosteron ist das wichtigste Androgen für die Prostatazelle. Die Ausschaltung von DHT ist mit folgenden antiandrogenen Therapiemaßnahmen möglich:

- 5-α-Reduktasehemmung durch 4-Aza-Steroide (Dutasterid, Finasterid),

- steroidale Antiandrogene vom Typ des Cyproteronazetats,
- reine, nichtsteroidale Antiandrogene vom Typ des Flutamids,
- LH-RH-Analoga und
- bilaterale Orchiektomie.

Angesichts der modernen medikamentösen Behandlungsmöglichkeiten ist die chirurgische Orchiektomie in der Therapie der BPH nur noch von historischer Bedeutung. Das Gleiche gilt für die beim Prostatakarzinom eingesetzten Antiandrogene Cyproteronazetat, Flutamid oder LHRH-Analoga, da das Nebenwirkungsprofil bei der Behandlung des BPS unakzeptabel ist.

Testosteronentzug führt zu Libidoverlust und zum Teil zu sehr störenden Hitzewallungen oder Brustschmerzen. Steroidale und nichtsteroidale Antiandrogene besitzen kardiovaskuläre (Cyproteronazetat) und lebertoxische (Flutamid, Cyproteronazetat), Flutamid außerdem zum Teil erhebliche gastrointestinale Nebenwirkungen.

 Cave

Daher gelten alle vorgenannten Substanzen bis auf 5-α-Reduktasehemmer zur Therapie des BPS heute als obsolet.

5-α-Reduktasehemmer. Prinzipiell kommt die Inhibition des Typ-II Isoenzyms (**Finasterid**) oder die Inhibition beider Enzymvarianten (**Dutasterid**) zur Anwendung. Die Hemmung der 5-α-Reduktase in der Prostata führt zum Absinken der intraprostatischen DHT-Konzentration. Hierdurch wird langfristig eine Drüsenvolumenreduktion erzielt, die zum Teil durch verminderte Sekretion der Drüsenzellen, aber auch durch androgenentzugsbedingte Apoptose zu erklären ist.

Die klinischen Effekte beider Präparate sind gleich: Beide Präparate führen zu einer Prostatavolumenreduktion um etwa $1/4$, beide zeigen eine mäßige, aber gegenüber Placebo signifikante Verbesserung von Q_{max} um 2 ml/s. Ob es zu einer urodynamisch meßbaren Abnahme der Obstruktion kommt, ist aufgrund der wenigen Daten aus Druck-Fluss-Studien ungeklärt.

Tipp

Beide Präparate führen innerhalb von ca. 6 Wochen Therapie zu einer signifikanten Symptomreduktion, der maximale Therapieeffekt wird nach 6–12 Monaten erreicht.

Für beide Präparate liegen Daten aus publizierten Langzeituntersuchungen vor (Dutasterid 4 Jahre, davon 2

Jahre doppelblind, Finasterid 5 Jahre doppelblind), welche zeigen, dass diese Therapie zu einer Abnahme von BPS-assoziierten Risiken führt (in den relevanten Studien als Harnverhaltung oder Operationswahrscheinlichkeit definiert). Die berichteten Risikoreduktionen um bis zu 50% sind relativ und führen leicht zu einer Überschätzung des tatsächlichen Behandlungseffektes. Verlässlicher und gesundheitsökonomisch anerkannt ist die Einschätzung der Wirkung anhand von NNT's (NNT = **n**umber **n**eeded to **t**reat. NNT = 1/absolute Risikoreduktion = 1/(Häufigkeit von Ereignis im Placebo-Arm-Ereignis im Wirkstoff-Arm) x Beobachtungszeitraum). Je kleiner also die NNT, desto größer der Behandlungseffekt.

NNT und PLESS-Studie

So ausgedrückt mussten in der oft zitierten PLESS-Studie (**p**rostate **l**ongitudinal **e**fficiancy and **s**afety **s**tudy: 4 Jahre doppelblind Finasterid vs. Placebo) 27 Patienten über 4 Jahre behandelt werden, um einen Harnverhalt oder 18 Patienten über 4 Jahre behandelt werden, um eine Operation zu vermeiden. Zum Vergleich: Untersuchungen mit Acetylsalicylsäure (100 mg/die) ergaben, dass ca. 50 Patienten mit koronarer Herzkrankheit 5 Jahre mit diesem Thrombozytenaggregationshemmer behandelt werden müssen, um eine schwerwiegende Komplikation durch KHK zu verhindern. Bei Lipidsenkern liegt die NNT bei ca. 100 Patienten über 5 Jahre, bei β-Blockern um ca. 20 Patienten über 5 Jahre.

Eine Bewertung subjektiver oder ökonomischer Aspekte der Auswirkungen von Harnverhaltung/BPS-Operation oder Herzinfarkt auf ein betroffenes Individuum oder die Gesellschaft kann an dieser Stelle nicht erfolgen.

Über die bekannte Wirkung von 5-α-Reduktasehemmern in der BPS-Therapie hinaus, haben zwei weitere Behandlungseffekte inzwischen Bedeutung erlangt:

- Für Finasterid konnte gezeigt werden, dass BPS-assoziierte **Blutungen** erfolgreich therapiert und in ihrer Häufigkeit signifikant abnehmen. Prospektive randomisierte Untersuchungen bei operativ behandelten Patienten haben zudem gezeigt, dass eine Vorbehandlung mit 5 mg/die Finasterid über 4 Wochen zu einer signifikanten Reduktion perioperativer Blutungen/resp. vermindertem Blutverlust führt.

Eine Vorbehandlung von Risikopatienten vor operativen Eingriffen (TUR-P) empfiehlt sich daher. Zudem sollten Kliniken, bei denen Bluttransfusionen nach TUR-P häufiger erforderlich sind, überlegen, ob sie diese Vorbehandlung nicht generalisieren. Dies empfiehlt sich ebenfalls für Ausbildungszentren. Ob ein ähnlicher Effekt auch mit Dutasterid erzielt werden kann, ist wahrscheinlich,

publizierte Daten liegen aber zur Zeit (noch) nicht vor.

- Im **P**rostate **C**ancer **P**revention **T**rial (PCPT) des National Instituts of Health (Finasterid vs. Placebo, 7 Jahre doppelblind) konnte das Risiko des Auftretens eines **Prostatakarzinoms** um 25% gesenkt werden (NNT: 28 Patienten müssen 7 Jahre behandelt werden, um ein Prostatakarzinom zu vermeiden).

Eine in der Fragestellung ähnliche Untersuchung, REDUCE (**r**eduction by **du**tasteride of prostate **c**ancer events) soll die Auswirkungen von Dutasterid auf die Prostatakarzinom-Inzidenz untersuchen, die Ergebnisse werden nicht vor 2007 erwartet.

Schwere Nebenwirkungen treten unter 5-α-Reduktasetherapie nicht auf. Gelegentlich wurde über eine Verringerung des Ejakulatvolumens, eine Abnahme der Libido und Potenzstörungen berichtet. In klinischen Studien waren Nebenwirkungen aus diesem Bereich im einstelligen Prozentbereich höher als im Placebo-Arm. Diese Nebenwirkungen nehmen jedoch mit zunehmender Therapiedauer ab. Gynäkomastie oder Brustschmerzen treten nur in sehr seltenen Fällen auf.

> Insgesamt sind somit beide Präparate auch und gerade zur Langzeittherapie geeignet.

Kombinationstherapie (5-α-Reduktasehemmer/α$_1$-Rezeptorantagonisten). Im Jahre 2002 publizierte das National Institut of Health in den USA eine Langzeitstudie zum Vergleich von Finasterid mit dem α$_1$-Rezeptorenblocker Doxazosin und deren Kombination (MTOPS = **m**edical **t**herapy **o**f **p**rostatic **s**ymptoms).

MTOPS-Studie

In dieser Studie wurden 3047 Männer auf die Studienarme Placebo, Finasteridmonotherapie, Doxazosinmonotherapie (mittlere Dosierung 6 mg) und Kombination Finasterid/Doxazosin randomisiert und im Mittel 5 Jahre beobachtet. Hauptzielkriterium war die Verhinderung der Progredienz des BPS unter anderem definiert als 4-Punkte-Anstieg des verwendeten Symptomen-Scores oder einer Harnverhaltung.

> In dieser Studie konnte nicht nur die bisher bekannten Kenngrößen zur Finasteridtherapie in allen Parametern bestätigt werden, überraschenderweise wurde auch deutlich, dass die Kombinationstherapie beiden Monotherapie-Armen überlegen war.

Aus MTOPS konnten bestimmte Risikoparameter für die Wahrscheinlichkeit einer klinischen Progression des BPS abgeleitet werden: Diese Risikoparameter waren hohes Lebensalter, größeres Prostatavolumen respektive höhere PSA-Werte und Restharn. Die Grenzen für diese Parameter sind fließend. Da die Kosten für diese Kombinationstherapie exorbitant erscheinen, sollte genau abgewägt werden, wann eine solche Therapie sinnvoll erscheint. Von einer Kombinationstherapie würden vorallem diejenigen Patienten profitieren, die

1. eine signifikante Symptomatik aufweisen (IPSS>7),
2. einen hohen Leidensdruck zeigen und
3. ein großes Prostatavolumen aufweisen.

Phytopharmaka in der Therapie des BPS. Phytotherapie ist die Anwendung von Extrakten verschiedener Pflanzen. In Deutschland sind derzeit Präparate aus der Sägezahn-Palmenfrucht (*Serenoa repens, Sabal serrulata*), Brennesselwurzel (*Urtica dioica*), Kürbissamen (*Cucurbita pepo*), Roggenpollen (*Secale cereale*), *Hypoxis rooperi*, *Pinus* und *Picea* rezeptierbar, inzwischen aber wegen fehlender aussagekräftiger klinischer Studien nicht mehr erstattungsfähig.

Einige Präparate werden aus nur einer, andere aus zwei oder mehreren Pflanzen gewonnen (Kombinationspräparate). Die einzelnen Hersteller verwenden unterschiedliche Extraktionsverfahren.

> **Tipp**
>
> Dies bedeutet, dass die Endprodukte der verschiedenen Hersteller wegen fehlender Standardisierung in ihrer Zusammensetzung variieren können, auch wenn sie aus derselben Pflanze gewonnen werden.

Darüber hinaus ist bis heute unbekannt, welche der inzwischen identifizierten Einzelstoffe der jeweiligen Extrakte für die berichteten Wirkungen in vitro und in vivo verantwortlich sind. Da die verschiedenen Extrakte unterschiedliche Komponenten, Wirkungen, Bioverfügbarkeiten und Pharmakodynamiken aufweisen können, müssen sie separat geprüft werden.

Antiöstrogene Therapie des BPS. Östrogene sollen bei der stromalen Proliferation der pBPH-Entwicklung eine Rolle spielen. Effektive Antiöstrogene, die bei der Behandlung wirksam wären, sind bisher nicht entwickelt worden. Die Verwendung spezifischer Aromatasehemmer, die die Verstoffwechselung von Androgenen zu Östrogenen selektiv hemmen, bieten dabei ein neues Behandlungskonzept. Verschiedene Aromatasehemmer sind entwickelt worden, in der Klinik getestet wurde aber bisher nur ein Präparat, Methyl-Androstadiendion. Die Ergebnisse konnten bisher nicht überzeugen, und es bleibt abzuwarten, ob potentere Sub-

stanzen dieser Klasse möglicherweise bessere Therapieerfolge erzielen. Operative Verfahren zur Therapie des BPS:

 Als goldener Standard zur definitiven Therapie des BPS gilt auch heute noch die transurethrale Resektion der Prostata (TUR-P).

TUR-P. Diese Maßnahme (▶ Kap. 4.5.5) ist eine der am häufigsten durchgeführten Operationen schlechthin und führt in der Regel zu einem guten Ergebnis. Als Frühkomplikation der TUR-P gilt die Gefahr der **Nachblutung,** daneben können eine kanalikulär ausgelöste **Epididymitis** und Lungenembolien (selten) auftreten. Als Spätkomplikationen können **Harninkontinenz, Harnröhrenstriktur, postoperative Blasenhalskontrakturen** auftreten. Durch Resektion der zirkulären periurethralen Muskelfasern im Bereich der proximalen Harnröhre kommt es nahezu immer zur **retrograden Ejakulation,** die von den meisten Patienten aber nicht als störend empfunden wird. Libido, Erektion und Orgasmusfähigkeit bleiben erhalten. Durch die Weiterentwicklung der TUR-P (verbesserte Resektionstechniken, automatische Stabilisierung des Hochfrequenzstroms etc.) konnten die Komplikationsraten, vor allem Blutungen und Strikturen, deutlich gesenkt werden. Das früher gefürchtete **TUR-Syndrom** (venöse Einschwemmung von großen Mengen Spülflüssigkeit während der Resektion) ist heutzutage bei Verwendung von Niederdrucktechniken zur Seltenheit geworden. Bei den guten Operationsergebnissen kann daher auch heute kein Alternativverfahren die TUR-P als Standardmethode ersetzen.

Alternativverfahren. Mögliche Komplikationen, der wachsende Kostendruck und Untersuchungen zur Lebensqualität nach TUR-P führten in der Vergangenheit wiederholt zu Diskussionen über die Effizienz dieser Operation. Andere chirurgische und endoskopische Verfahren wurden entwickelt (z. B. Laser-Verfahren, Thermotherapie, Kryotherapie, Ballondilatation, Spiralen etc.), um eine schonendere Behandlung bei gleichem Erfolg zu erzielen.

 Von diesen Alternativverfahren haben bisher nur die transurethrale Mikrowellenthermotherapie (TUMT) sowie einige Laserverfahren eine gewisse Verbreitung gefunden.

Klinisch relevante **Laserverfahren** zur Therapie des BP-Syndroms umfassen die Laserkoagulation, die Laservaporisation und die Laserresektion. Sie sind unmittelbar oder sekundär (durch Abstoßung oder Abbau der erzeugten Gewebsnekrose) ablativ. Eingesetzt werden verschiedene Laserwellenlängen, die entweder eine vornehmlich koagulierende (Nd:YAG-Laser, Diodenlaser) oder vornehmlich vaporisierende Wirkung aufweisen (KTP-Laser, Ho:YAG-Laser, Greenlight-Laser).

Ein möglicher Vorteil der Laserverfahren sind geringe intra- und postoperative Komplikationsraten. Ein Nachteil der weniger invasiven Koagulationsverfahren besteht in der verzögert einsetzenden Wirkung, der Nachteil der unmittelbar gewebeablativen Verfahren liegt im hohen Zeitbedarf. Gemeinsam sind allen Laserverfahren die im Vergleich zur TUR-P hohen Behandlungskosten.

Die **transurethrale Mikrowellenthermotherapie** ist ein alternatives Therapieverfahren, das Mikrowellenenergie zur transurethralen Wärmeapplikation in die Prostata verwendet. Abhängig von der verwendeten Gerätetechnik werden Hoch- und Niedrig-Energie-Applikationen unterschieden:

- Bei der Niedrig-Energie (NE)-TUMT werden intraprostatische Temperaturen bis 55 °C erreicht, welche die Symptomatik des Patienten bessern. Die Verbesserung der Obstruktion ist gering.
- Die Hoch-Energie (HE)-TUMT erzeugt höhere intraprostatische Temperaturen (> 55 °C) und eine signifikante Deobstruktion.

Vorteile der TUMT sind narkosefreie Behandlung, sowie fehlendes Blutungsrisiko. Neueste Entwicklungen ermöglichen es, die tatsächlich im Gewebe durch Mikrowellenenergie erzeugte Hitze während der Behandlung kontinuierlich zu messen und dem Blutfluss in der Prostata anzupassen (**HE-TUMT-Feedback-Treatment**). Der intraprostatische Blutfluss war Hauptursache des Wärmeabtransports während einer TUMT-Behandlung und ist von Individuum zu Individuum unterschiedlich. Dies war die Ursache für große Variationen im Behandlungsergebnis der TUMT-Geräte. Durch diese Modifikation konnten die Behandlungsergebnisse soweit verbessert werden, dass sie nach Abklingen des Hitzeödems und Resorption der Hitzenekrose innerhalb von ca. 6 Wochen nach Therapie der TUR-P gleichen. Nachteil dieser Therapie ist die Notwendigkeit, über 1–2 Wochen einen transurethralen Katheter tragen zu müssen, da das Hitzeödem eine Spontanmiktion in dieser Zeit unmöglich macht.

Andere Alternativverfahren, wie die Hyperthermie, die Ballondilatation oder intraprostatische Stents gelten als umstritten oder unwirksam und sind wieder verlassen worden.

Offene Prostatektomie. Neben den transurethralen Verfahren existieren offene Operationsverfahren, die vor allem bei sehr **großen Adenomen** Vorteile bieten.

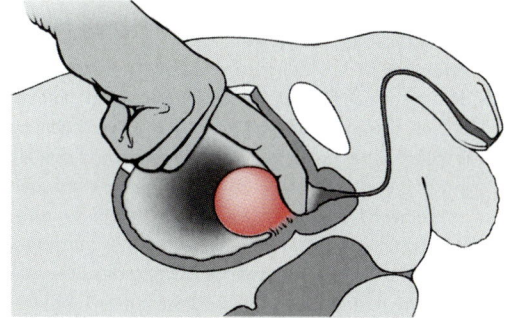

🔲 **Abb. 8.6.** Schematische Darstellung der suprapubischen transvesikalen Adenomenukleation

Die offene Prostatektomie wird je nach Zugangsweg in mehreren Techniken ausgeübt. Bei der suprapubischen transvesikalen Prostatektomie wird nach Eröffnen der Blase das hyperplastische Prostatagewebe digital aus der sogenannten chirurgischen Kapsel, die der peripheren Zone entspricht, ausgeschält (🔲 Abb. 8.6). Bei der retropubischen Prostatektomie wird die Beseitigung des hyperplastischen Prostatagewebes ohne Öffnen der Blase nach Inzision der chirurgischen Kapsel vorgenommen. Die Prostatektomie von einem perinealen Zugangsweg ist zwar möglich, sie wird aber heute zur BPS-Therapie kaum noch angewendet.

> ┌─ **Tipp** ─
> Etwa 20% aller operativ behandelten Männer klagen trotz der operativen BPS-Therapie postoperativ über dysurische Beschwerden. Im Allgemeinen sind diese auf eine bereits präoperativ vorhandene und durch die Operation nicht beeinflussbare Detrusorinstabilität zurückzuführen.

Instrumentelle transurethrale oder operative Verfahren haben mit Ausnahme der Niedrigenergie-TUMT eine Deobstruktion mit Ablation von Prostatagewebe zum Ziel.

> Mit zunehmender Ablation verringert sich die Obstruktion, wobei die Behandlungsmorbidität ansteigt (z. B. Harnröhrenstrikturen, Blasenhalssklerose, Ejakulationsstörungen, Harnwegsinfektionen, Inkontinenz, Impotenz), wobei die TUR-P zu den besten Behandlungsergebnissen führt.

In Kürze

Benignes Prostatasyndrom (BPS)

Ätiologie: Ab 4. Lebensjahrzehnt erneutes Wachstum der Prostata aus unklarer Ursache (Hormone?), infolge dessen häufig gutartige Drüsengewebsvermehrung im Sinne einer benignen Prostatahyperplasie (pBPH), in höherem Lebensalter können Miktionsstörungen (ständiger Harndrang (Urgency), Pollakisurie, Nykturie, schwacher Harnstrahl, Restharngefühl) auftreten, schwache Korrelation zwischen Größe des Prostataadenoms und Schweregrad der Blasenentleerungsstörungen.

Diagnostik: Ziel der Diagnostik ist Grad der Obstruktion und Schwere der subjektiven Symptomatik zu erfassen.

Therapie:

Konservativ: Bei leichter Symptomatik oder fehlendem Leidensdruck kontrolliertes Zuwarten, sonst medikamentös (α_1-Rezeptorenblocker oder 5-α-Reduktasehemmer, gegebenenfalls kombiniert).

Operativ: TUR-P, TUMT, Laserverfahren, offene Prostatektomie.

8

Tumoren

9.1 Prävention und Früherkennung bösartiger Erkrankungen in der Urologie

9.1.1 Prävention

> Das Risiko an Krebs zu erkranken wird im Wesentlichen durch unseren Lebensstil (Lifestyle) beeinflusst.

Dass ein gewisser Lifestyle Krebs verursachen kann, ist beim Rauchen und beim Sonnenbaden hinlänglich bewiesen. Trotz regelmäßiger Informationen der Öffentlichkeit hat diese Erkenntnis bisher keine wesentliche Wirkung auf das Verhalten der Bevölkerung gehabt. Rein statistisch gesehen hat die Zunahme der tabakrauchbedingten Geschwülste sogar alle Fortschritte der letzten Jahrzehnte bei Diagnose und Therapie von Krebs zunichte gemacht.

Zigarettenkonsum. Von den 12- bis 13-jährigen Jugendlichen greifen 7% regelmäßig zur Zigarette. Bei den 14- bis 15-jährigen sind es 28% und bei den 16- bis 17-jährigen sogar 47%. Von den 20- bis 25-jährigen rauchen 54%. Auf die Frage, warum sie rauchen, geben Jugendliche an: »Ich rauche gern« oder »Es schmeckt mir«. Sie wiederholen also die Aussagen der Zigarettenwerbung.

Es gibt Indizien, dass eine Änderung des Lebensstils, vor allem eine deutliche Reduktion des Rauchens eine sehr viel größere Senkung der Sterblichkeit an Krebs bewirken würde als von einer besseren Behandlung oder einer schnelleren Diagnose zu erwarten wären.

Eine enge Beziehung zwischen dem Rauchen und der Entstehung von Krebs ist in der Urologie gut belegt für das Urothelkarzinom aller Lokalisationen sowie für das Nierenzellkarzinom. Inhaltsstoffe des Tabakrauchs, vor allem das Benzpyren führen zu Konformationsänderungen am Tumor-Suppressor-Gen p53 und damit zu einem Verlust der Schutzwirkung von p53 (◘ Abb. 9.1). Entscheidende Faktoren sind die Dauer und die Intensität des Rauchens.

Ernährung. Inwieweit die Ernährung einen Einfluss auf die Entstehung von urogenitalen Tumoren hat ist unklar. Gewisse Einflüsse werden beim Prostatakarzinom vermutet (▸ auch die einzelnen Tumorkapitel). Schädlich sind wahrscheinlich ein Übermaß an Fett, Eiweiß, Alkohol, Salz und Kaffee und ein zuwenig an Ballaststoffen, Vitaminen und Mineralstoffen. Bedenklich sind generell natürliche Schadstoffe, wie z. B. die Gifte des Schimmelpilzes Aspergillus flavus aber auch Reste von Düngemitteln, Pestiziden und nitrathaltiges

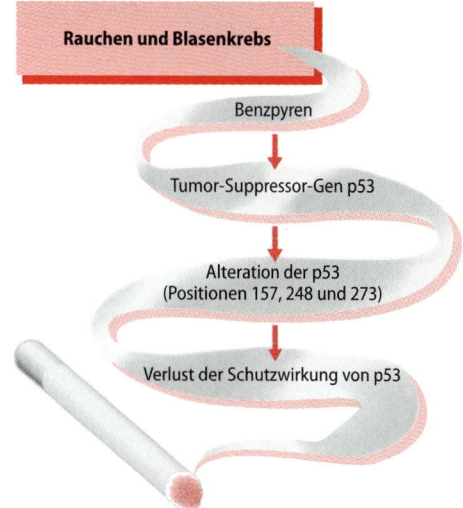

◘ **Abb. 9.1.** Wirkung von Tabakkonsum auf die Entwicklung von Urothelkarzinomen

Pökelsalz. Dass irgendeine Diät Krebs verhindert ist allerdings bislang nicht bewiesen.

Genetik. Besonderes Interesse finden derzeit Befunde zur genetischen Disposition von Krebserkrankungen. Dies spielt eine Rolle beim Nierenzellkarzinom (▸ Kap. 9.2.1) und beim Prostatakarzinom. Bei etwa 9% aller Fälle von Prostatakarzinom findet man eine familiäre Belastung (heriditäres versus sporadisches Prostatakarzinom). Das Risiko an einem Prostatakrebs zu erkranken steigt um das Zweifache, wenn der Vater oder ein Bruder an einem Prostatakrebs erkrankten. Waren Vater, Großvater, Urgroßvater und ein Bruder von Prostatakrebs betroffen, steigt das Risiko um das 5- bis 11-Fache. Welche Rolle in Zukunft ein genetisches Screening spielen wird, bleibt abzuwarten.

9.1.2 Früherkennung/Screening

> Es wird allgemein angenommen, dass die Früherkennung von Krebs (auch sog. Vorsorge) ein ganz wesentlicher Faktor ist, der die Heilungschancen eines Patienten beeinflusst.

So ist beispielsweise bekannt, dass es bei Nierenzellkarzinomen mit einem Durchmesser <3 cm nur in seltenen Fällen zu einer Fernmetastasierung kommt. Hingegen liegt bei größeren Tumoren bei >30% der Patienten bereits bei Diagnosestellung eine Fernmetastasierung und somit eine in der Regel nicht mehr heilbare Erkrankung vor. Dennoch fehlt bislang der wissenschaftliche

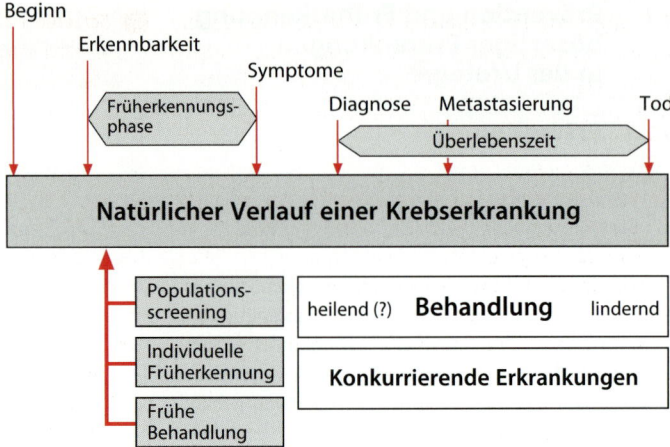

Abb. 9.2. Natürlicher Verlauf von Krebserkrankungen und mögliche Einflussgrößen

9

Beweis, dass durch ein systematisches Screening auf Nierenzellkarzinome die Gesamtmortalität an dieser Erkrankung in der Bevölkerung gesenkt werden kann. Dies gilt auch für andere Tumorentitäten.

Abbildung 9.2 zeigt schematisch den natürlichen Verlauf einer Krebserkrankung vom Beginn bis zum eventuellen Tod und mögliche Einflussgrößen.

Die Früherkennungsphase ist angesiedelt zwischen der Erkennbarkeit einer Krebserkrankung (z. B. durch Labortests, klinische Untersuchung, bildgebende Verfahren) und dem Auftreten von Symptomen. Sind einmal Symptome durch eine Krebserkrankung aufgetreten, handelt es sich nur noch sehr selten um eine wirkliche Früherkennung, sondern meist nur noch um die »Erkennung« einer Krebserkrankung. Die Früherkennungsphase ist für die einzelnen Krebsarten wahrscheinlich unterschiedlich lang. Beim Prostatakrebs scheint sie mehrere Jahre zu betragen.

Unter »Screening« (aussieben, untersuchen, überprüfen) versteht man die Untersuchung möglichst zahlreicher asymptomatischer Personen, nach deren Wahrscheinlichkeit erkrankt zu sein. Das Untersuchungsverfahren sollte dabei einfach anwendbar und kostengünstig sein.

> Für Screening-Untersuchungen gelten bestimmte klinisch-epidemiologische Qualitätskriterien wie:
> — Sensitivität,
> — Spezifität und
> — positiver Vorhersagewert.

Die Initiative für ein Screening geht üblicherweise von einem Untersucher aus (z. B. einem öffentlichen Gesundheitsdienst). Krebsfrüherkennung (sog. Vorsorge)

hingegen ist die Suche nach einer Krebserkrankung bei einem Individuum. Die Initiative geht vom Untersuchten, aber auch von seinem Arzt aus.

Früherkennung von Nierenzellkarzinomen

Die Prognose eines Nierenzellkarzinoms korreliert mit der Tumorgröße. Durch die breite Anwendung der Ultraschalldiagnostik und auch anderer bildgebender Verfahren ist die Zahl der inzidentiell entdeckten, kleinen und asymptomatischen Nierenzellkarzinome in den letzten Jahren erheblich gestiegen. Dies hat neben der Verbesserung der operativen Techniken zu einer Zunahme organerhaltender Nierentumor-Operationen geführt. Heute können Nierentumore bis 7 cm Durchmesser organerhaltend operiert werden, ohne die Prognose der Patienten zu verschlechtern. Das frühere Erkennen von Nierenzellkarzinomen hat auch dazu beigetragen, dass sich die Überlebenswahrscheinlichkeit aller Patienten mit dieser Erkrankung in den letzten 40 Jahren nahezu verdoppelt hat. Ob allerdings ein systematisches Ultraschall-Screening in einer Population die Mortalität an Nierenzellkarzinomen senken kann, ist bislang nicht erwiesen. Entsprechende Programme existieren deshalb in Deutschland nicht, sodass lediglich die Empfehlung bleibt, geeignete Arzt-Patienten-Kontakte für eine Ultraschalluntersuchung der Nieren zu nutzen.

Früherkennung von Urothelkarzinomen

Häufigstes Frühsymptom eines Urothelkarzinoms ist die Mikrohämaturie. Grundsätzlich könnte die schlechte Prognose von invasiven Harnblasenkarzinomen durch Früherkennung verbessert werden. Geeignet hierfür wäre möglicherweise ein sogenanntes Home-Screening mit handelsüblichen Teststreifen auf Mikrohämaturie. Allerdings gibt es bisher nur wenige Untersuchungen zu dieser Thematik. Aus Kostengründen wäre eine Beschränkung von entsprechenden Früherkennungsprogrammen auf Risikogruppen, z. B. Raucher und Personen, die regelmäßig mit industriellen Karzinogenen Kontakt haben, vorstellbar.

Inwieweit sich neuere Testverfahren wie beispielsweise die Detektion bestimmter Proteine (z. B. nuclear matrix protein 22 = NMP22) im Urin mittels sog. proteomic assays in der Früherkennung von Urothelkarzinomen durchsetzen können, bleibt abzuwarten. Momentan mangelt es solchen Tests v. a. noch an einer akzeptablen Spezifität, d. h. an der Fähigkeit gesunde Patients tatsächlich auch als solche zu erkennen.

Früherkennung von Prostatakrebs

In Deutschland versterben jährlich ca. 11.000 Männer an einem Prostatakarzinom, ca. 24.000 Erkrankungen werden neu entdeckt. Prostatakrebs ist nur im Frühstadium heilbar. Eine Prophylaxe gibt es nicht. Risikofaktoren sind:

- Fettreiche Ernährung.
- Familiäre Belastung (9% aller Fälle)
  Vater oder Bruder haben/hatten Prostatakrebs
  – 2-fach höheres Risiko!
  Vater, Großvater, Urgroßvater und Bruder haben/hatten Prostatakrebs
  – 5- bis 11-fach höheres Risiko!

Es wird heute vermutet, dass das Prostatakarzinom im Gegensatz zu anderen soliden Tumoren durch eine besonders lange Latenzphase gekennzeichnet ist bevor es zu einer Tumorprogression kommt. Diese relativ lange Latenzphase wäre günstig für Früherkennungsmaßnahmen. Darüber hinaus existieren zwei vergleichsweise einfach anwendbare und kostengünstige Testverfahren auf das Vorliegen eines Prostatakarzinoms. Diese beiden Testverfahren sind die digitorektale Untersuchung der Prostata sowie die Bestimmung des prostataspezifischen Antigens (PSA) im Serum.

> **Tipp**
>
> Dabei ist nach neueren Untersuchungen der positive Vorhersagewert des PSA-Testes höher als der der Tastuntersuchung.

Eine weitere wichtige Voraussetzung für die Anwendung von Früherkennungsmaßnahmen ist die Tatsache, dass für das Prostatakarzinom mit der radikalen Prostatektomie ein Behandlungsverfahren zur Verfügung steht, das zu einer Heilung führen kann.

> ❯ Screening und Früherkennung auf Prostatakarzinom werden kontrovers diskutiert.

Für beide Auffassungen gibt es in der umfangreichen Literatur Belege, die die eine oder andere Auffassung plausibel erscheinen lassen. Dennoch mehren sich in jüngster Zeit Befunde, die darauf hinweisen, dass Screening und Früherkennung auf Prostatakarzinom in der Lage sind, die Sterblichkeit an dieser Erkrankung zu senken. Dazu gehören u. a. der Rückgang der Fälle mit metastasiertem Prostatakarzinom, der Rückgang der Tumorstadien bei der radikalen Prostatektomie und der Rückgang der Sterblichkeit an Prostatakarzinomen in Ländern, vor allem in den USA, in denen zum Teil Früherkennungsprogramme existieren. Allerdings wird es noch Jahre dauern, bis die ersten Ergebnisse von prospektiven randomisierten Studien vorliegen.

Ab wann ist eine Früherkennung des Prostatakarzinoms sinnvoll?
- Ab dem 50. Lebensjahr.
- Ab dem 40. Lebensjahr bei Risikogruppen (vor allem bei familiärer Belastung).

Welche Untersuchungen dienen zur Früherkennung auf Prostatakarzinom?
- Digito-rektale Untersuchungen der Prostata.
- Bestimmung des prostataspezifischen Antigens (PSA) im Blut (❏ Tabelle 9.1).

In welchen Abständen soll eine Früherkennung auf Prostatakarzinom stattfinden?
- Bei normalem Tastbefund und PSA unter 2 ng/ml alle 2 Jahre.
- Bei normalem Tastbefund und PSA über 2 ng/ml jedes Jahr.

Welche Konsequenzen ergeben sich evtl. aus Früherkennungsuntersuchungen auf Prostatakarzinom?
- Evtl. Gewebeprobe (Nebenwirkungen gering).
- Evtl. operative oder sonstige Behandlungen (Nebenwirkungen: Erektionsstörungen häufig, Inkontinenz selten).

> ❯ Patienten, die eine Früherkennungsuntersuchung wünschen, sollten sorgfältig über Vor- und Nachteile sowie über eventuelle therapeutische Konsequenzen aufgeklärt werden.

Die Beurteilung des PSA-Wertes richtet sich auch nach individuellen Patientencharakteristika (z. B. Alter, fa-

▣ Tabelle 9.1. Für die Früherkennung eines Prostatakarzinoms gelten altersabhängige Normalwerte für PSA

40–49 Jahre	0–2,5 ng/ml
50–59 Jahre	0–3,5 ng/ml
60–69 Jahre	0–4,5 ng/ml
70–79 Jahre	0–6,5 ng/ml

miliäre Vorbelastung, Prostatavolumen) und zunehmend auch nach weiteren Parametern (z. B. Anteil des freien PSA, PSA-Anstiegsgeschwindigkeit). So begründet beispielsweise ein Gesamt-PSA von 3,0 ng/ml bei einem 50-jährigen, familiär vorbelasteten Mann mit normal großer Drüse und einer Verdopplung dieses PSA-Wertes innerhalb der letzten 12 Jahre trotz eines unauffälligen Tastbefundes die Indikation zu einer Prostatabiopsie. Demgegenüber ist ein seit Jahren nahezu konstanter Gesamt-PSA-Wert von 9 ng/ml bei einem 70-jährigen Mann mit einem Prostatavolumen von 95 ml und einem Anteil des freien PSA von über 25% primär mit einer gutartigen Prostatahyperplasie vereinbar, sofern kein suspekter Tastbefund vorliegt. Letztlich muss das gewählte Vorgehen unter Abwägung von Nutzen und Risiko jedoch immer individuell mit dem Patienten abgesprochen werden.

Früherkennung von Hoden und Peniskrebs

Hodenkrebs. Sowohl der Hodenkrebs als auch der Peniskrebs sind Erkrankungen, die mit dem bloßen Auge und mit der körperlichen Untersuchung erkannt werden können. Umso erstaunlicher ist es, dass immer wieder Patienten mit weit fortgeschrittenen lokalen Erkrankungen zur Behandlung kommen. Hier spielen sicherlich Ängste und Verdrängungsmechanismen eine große Rolle. Die Aufklärung über die Möglichkeit des Auftretens und der Früherkennung von Hodenkrebs sollte insbesondere in Schulen und bei der Bundeswehr erfolgen, da die Erkrankung in der Regel in jüngeren Altersgruppen auftritt. Es wurde vielfach vermutet, dass eine regelmäßige Selbstuntersuchung bei Jugendlichen zu einer früheren Erkennung von Hodenkrebs führen würde. Entsprechende wissenschaftliche Daten liegen allerdings bis heute nicht vor.

Peniskarzinom. Das Peniskarzinom ist insgesamt so selten, dass gezielte Früherkennungsprogramme nicht sinnvoll sind. Allerdings wird von den entsprechenden Einrichtungen (Krebshilfeorganisationen) immer wieder darauf hingewiesen, dass Hautveränderungen durch eine Krebserkrankung verursacht sein können. Die Patienten werden aufgefordert, bei entsprechenden Warnsignalen einen Arzt aufzusuchen.

In Kürze

Prävention: Änderung des Lebensstils könnte zur Verringerung der Neuerkrankungsrate an bösartigen Erkrankungen auch in der Urologie führen, z. B. Zusammenhang zwischen Rauchen und Urothelkarzinom bzw. Nierenzellkarzinom ist belegt.

Früherkennung/Screening: Je früher Krebs diagnostiziert wird, desto größer die Heilungschancen. Sonographie ermöglicht Früherkennung beim Nierenzellkarzinom, digital-rektale Untersuchung und Bestimmung von PSA zur Früherkennung des Prostatkarzinoms sind sinnvoll, aber nicht unumstritten. Mit Screening-Untersuchungen sollen möglichst große Personengruppen auf Erkrankte überprüft werden.

9.2   Nierentumoren

Der klinische Fall. Eine 55-jährige Patientin wird zur Beurteilung eines Verdachts auf eine Nierenraumforderung dem Urologen zugewiesen. Der Hausarzt hatte im Rahmen einer Routinesonographie eine Raumforderung der linken Niere diagnostiziert. Der Urologe wiederholt die Untersuchung, sichert den Befund einer ca. 4 cm messenden Raumforderung am unteren Nierenpol der linken Niere und überweist die Patientin zum Radiologen. In der Computertomographie des Abdomens imponiert die Raumforderung solide und nimmt Kontrastmittel auf. Der Radiologe beschreibt den Verdacht auf einen malignen Tumor. Weiterhin sind in der CT kein Anhalt für viszerale Metastasen, Lymphknotenmetastasen nachweisbar. Es besteht kein Anhalt für einen Tumorthrombus in der V. renalis oder V. cava. In der zusätzlich veranlassten Skelettszintigraphie besteht kein Anhalt für ossäre Filiae. In der Röntgenthorax-Untersuchung kein Anhalt für Lungenmetastasen. Der Urologe überweist die Patientin zur Operation in eine urologische Fachabteilung. Dort wird eine organerhaltende Nierentumorresektion durchgeführt. Der histopathologische Befund beschreibt ein mittelgradig differenziertes klarzelliges Nierenzellkarzinom mit einem Durchmesser von 3,5 cm. Biopsien aus dem Absetzungsrand sind tumorfrei.

◨ Tabelle 9.2. Einfache Klassifikation der Nierentumoren nach Glenn 1980

1. Benigne Tumoren
    Nierenkapsel
    Nierenparenchym
    Gefäßtumoren
    Nierenzysten, Dysplasie, Hydronephrose,
    mesenchymale Tumoren

2. Tumoren des Nierenbeckens
    Transitionalzellkarzinome
    Plattenepithelkarzinome

3. Pararenale Tumoren
    Benigne
    Maligne

4. Embryonale Tumoren
    Nephroblastom (Wilms-Tumor)
    Sarkom

5. Nierenzellkarzinom (86%)
    papilläres Zystadenokarzinom
    Onkozytom

6. Verschiedene Metastasen

Der häufigste Tumor der Niere ist das Nierenzellkarzinom, ein Adenokarzinom des proximalen Tubulus. In
der Niere können aber auch von allen anderen Gewebs-
strukturen benigne und maligne Tumoren ausgehen.
Klassifikationen, die alle Tumortypen des perirenalen,
renalen und des Nierenbeckengewebes beinhalten, sind
daher sehr kompliziert. Eine vereinfachte Klassifikation, modifiziert nach Glenn, ist in ◨ Tabelle 9.2 angegeben.

Fast alle der genannten benignen Tumortypen wie
Lipome, Fibrome, Leiomyome sind zumeist symptomlos und werden lediglich bei Autopsien gefunden.
Neben dem Nierenzellkarzinom seien nur folgende
erwähnt: Angiomyolipom (Hamartom), Nierenrinden-
adenom, juxtaglomerulärer Tumor.

Die Nierenzysten-Erkrankungen (▶ Kap. 14.2) gehören zu den kongenitalen Anomalien.

9.2.1 Nierenzellkarzinom

Inzidenz. Jährlich werden 9 neue Fälle pro 100.000 Einwohner der Bundesrepublik entdeckt. Die Relation
Männer zu Frauen beträgt 2:1.

Nierenzellkarzinome werden fast ausschließlich im
Erwachsenenalter beobachtet, insbesondere in der
fünften bis siebten Dekade.

> Das Nierenzellkarzinom, inklusive des Onkozytoms,
> repräsentiert 86% aller Nierentumoren.

Ätiologie. Das Nierenzellkarzinom gilt als **Tumor des
proximalen Tubulus** wegen elektronenmikroskopi-
scher Ähnlichkeiten der Tumorzellen mit denen des
proximalen Tubulus (Bürstensaum etc.). Die immun-
histologische Markierung der Tumoren mit Zyto-
skelettmarkern sowie mit monoklonalen Antikörpern
hat jedoch gewisse Zweifel an dieser These erbracht.

Der Name »**Hypernephrom**« sollte nicht mehr benutzt werden. Er bezieht sich auf die falsche Annahme
von Grawitz (1883), dass dieser Tumor von der Nebenniere ausgeht.

Patienten mit einem **Hippel-Lindau-Syndrom**
haben eine höhere Inzidenz. Beim Hippel-Lindau-Syndrom liegen oft multiple uni- oder bilaterale Nierenzellkarzinome vor. Lindau beschrieb 1926 erstmals die
Verbindung von Netzhautangiomatose und anderen
Manifestationen des Hippel-Lindau-Syndroms. Dazu
gehören zerebelläre und retinale Hämangioblastome,
Pankreaszysten, Pankreaskarzinome sowie Nierenzysten und Nierenkarzinome. Andere viszerale Zysten
und Tumoren wurden ebenfalls beschrieben. Die
Hämangioblastome des zentralen Nervensystems sind
beim Hippel-Lindau-Syndrom die führende Todes-
ursache. Die Erkrankung folgt einem autosomal-dominanten Erbgang mit wechselnder Penetranz. Sie wird
häufig schon im frühen Erwachsenenalter durch neurologische Symptome manifest. Eine frühe Diagnose ist
insbesondere für die Mituntersuchung und Identifizierung ebenfalls betroffener jüngerer Familienangehöri-
ger wichtig. Bei der familiären Häufung des Nierenzellkarzinoms im Rahmen eines Hippel-Lindau-Syndroms
konnte in einem hohen Prozentsatz eine Deletion an
3p25 (sog. v. Hippel-Lindau-Gen) nachgewiesen werden. Auch bei einem hohen Anteil von sporadischen
Nierenzellkarzinomen konnte dieser Gendefekt nachgewiesen werden.

Weitere zivilisatorische Faktoren (Rauchen, Hypertonus, Adipositas) sowie verschiedene Umweltfaktoren (Arsen-, Asbestexposition) können in der
Entstehung des Nierenzellkarzinoms eine Rolle spielen. Bei menschlichen Nierenzellkarzinomen sind
ätiologische Faktoren nicht sicher nachgewiesen. Eine
höhere Inzidenz von Nierenzellkarzinomen findet
man bei Rauchern.

Die Tatsache, dass das Nierenkarzinom außer in
der sogenannten sporadisch auftretenden Form auch
eine familiäre Häufung zeigt, brachte in den letzten
10 Jahren neue Erkenntnisse über die Tumorgenese.
Inzwischen konnte das Gen identifiziert werden, dass
für das Tumorsyndrom des Hippel-Lindau-Syndroms

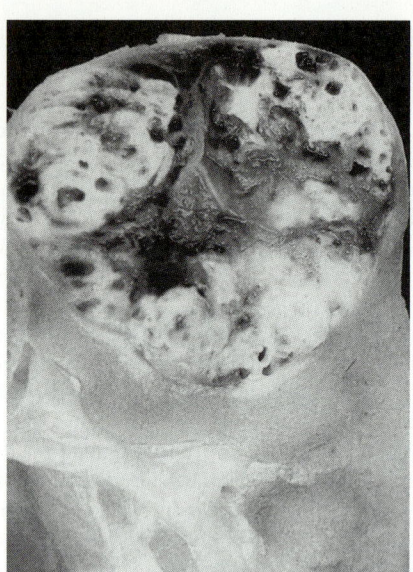

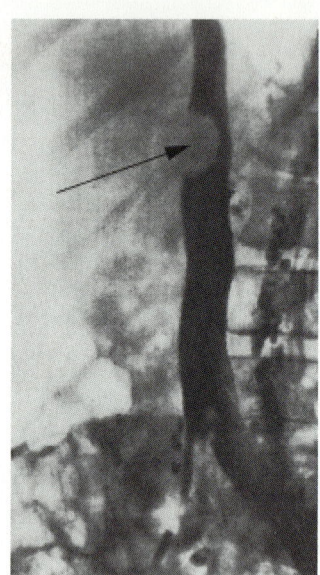

🔲 **Abb. 9.3.** Makroskopisches Bild eines Nierenzellkarzinoms

🔲 **Abb. 9.4.** Tumorthrombus (Pfeil)

9

codiert und dessen Träger im hohem Maße prädisponiert sind, ein Nierenzellkarzinom zu entwickeln.

Morphologie

Makroskopie. Nierenzellkarzinome sind typischerweise rund und von einer Pseudokapsel umgeben. Durch zentrale Nekrosen und Hämorrhagien ist die bunte Farbe der Oberfläche geprägt. Der Tumor selbst hat eine gelbe oder fibrotische Oberfläche (🔲 Abb. 9.3). Eine Eigenart des Nierenzellkarzinoms sind Tumorthromben in der Vena renalis, bis hinein in die Vena cava oder gar den rechten Herzvorhof (🔲 Abb. 9.4). Dies ist durch eine Besonderheit des Nierenzellkarzinoms bedingt, frühzeitig in Venensinusoiden einzubrechen. Selten findet man außerhalb der Pseudokapsel kleine Tumorknoten im Nierengewebe. Synchrone oder asynchrone bilaterale Tumoren werden in 1–3% gefunden.

Histologie. Es können folgende histologische Typen des Nierenzellkarzinoms unterschieden werden (🔲 Tabelle 9.3):

- In 20% der Fälle handelt es sich um einen sog. **hellzelligen** Tumortyp (bedingt durch Ablagerung von Glykogen, Lipiden, Phospholipiden, Neutrolipiden und Cholesterol, die bei der Fixation aufgelöst werden).
- In 15% der Fälle findet man einen **eosinophil-granulärzelligen** Tumorzelltyp. Diese Zellen enthalten reichlich Mitochondrien.
- Bei 15% der Fälle handelt es sich um rein **sarkomatoide** Tumoren.

- Bei der Hälfte aller Nierenzellkarzinome treten die drei genannten Typen nebeneinander auf.

Die Architektur ist unterschiedlich. Man findet z. B. tubuläre Strukturen, drüsige alveoläre und papillär-zystische Tumortypen.

Nierenzelltumore sind allerdings insgesamt durch intra- und intertumorale Heterogenität gekennzeichnet und somit ist eine reproduzierbare Diagnose nach zytologischen Kriterien oft nicht möglich. Moderne molekularbiologische Untersuchungsmethoden wie die **fluoreszente Mikrosatelitten-Analyse** erlauben inzwischen aufgrund charakteristischer genetischer Merkmale eine reproduzierbare Klassifizierung der Nierenzelltumore.

Diese modernen diagnostischen Prinzipien finden ihren Konsens in der »**Heidelberg-Klassifikation**« (🔲 Tabelle 9.4). Demgegenüber ist die WHO-Klassifikation von 1998 (🔲 Tabelle 9.5) aufgrund der Vermischung

🔲 **Tabelle 9.3.** Histologie des Nierenzellkarzinoms

Tumortyp	Relative Häufigkeit
Hellzellig	20%
eosinophil-granulärzellig	15%
Sarkomatoid	15%
Gemischt	50%

■ **Tabelle 9.4.** Heidelberg-Klassifizierung der Nierenzelltumore

Gutartige Tumoren:
- methanephrogenes Adenom
- papilläres Adenom
- Nierenonkozytom

Bösartige Tumoren:
- konventionelles Nierenzellkarzinom
- papilläres Nierenzellkarzinom
- chromophobes Nierenzellkarzinom
- Sammelrohrkarzinom
- nicht klassifizierbare Nierenzellkarzinome

■ **Tabelle 9.5.** WHO (1998)

metanepric adenoma
tub-pap adenoma
oncocytic adenoma
cear cell carcinoma
papillary carcinoma
chr. phobe carcinoma
collecting duct ca.
granular cell ca.
spindle cell ca.
cyst associated ca.

■ **Tabelle 9.6.** Häufigkeit der Metastasen bei »benignen Nierenrindenadenomen«

Tumorgröße	% Metastasen
bis 3 cm	4,6%
bis 6 cm	30,0%
bis 10 cm	72,0%
Größer	85,0%

somen 1, 2, 6, 10, 13, 17 und 21 in 75–100% beschrieben worden.

Die Sammelrohrkarzinome und die sogenannten nicht klassifizierbaren Nierenzellkarzinome können genetisch noch nicht ausreichend klassifiziert werden. Weitere detaillierte genetische Analysen werden aber eine genauere Klassifikation bald wahrscheinlich machen.

Die »Heidelberg-Klassifikation« ermöglicht eine Differenzierung zwischen den verschiedenen Tumortypen, die auch auf einem unterschiedlichen biologischem Verhalten der Subtypen basiert und zur Prognoseeinschätzung von klinischer Bedeutung ist.

Wie bei allen Tumoren gibt es einen unterschiedlichen Malignitätsgrad.

Im Allgemeinen wird eine dreiteilige Graduierung benutzt:
- **Grad I** – gut differenzierte Tumoren,
- **Grad II** – mittelgradig differenzierte Tumoren,
- **Grad III** – anaplastische Tumoren.

»Gutartige Adenome«. Tumoren von einem Durchmesser von kleiner als 3 cm werden oft als »gutartige Adenome« bezeichnet. Man findet sie häufig in Autopsieserien. Sie haben jedoch eine, wenn auch geringe Inzidenz von Metastasen, sodass Zweifel an der Benignität bestehen (■ Tabelle 9.6).

> Die meisten Pathologen sehen Adenome (»benigne Nierenrindenadenome«) als Vorstufe des Nierenzellkarzinoms an.

Diese Aussage ist insofern wichtig, als heute solche Adenome mehr und mehr mit dem Ultraschallgerät zufällig entdeckt werden.

Onkozytom. Das Onkozytom wurde zuerst von Zippel (1942) beschrieben und seit 1978 (Klein und Valensa) vermehrt diagnostiziert (ca. 5% aller Nierentumoren). Onkozyten sind polygonale Zellen mit eosinophilem Zytoplasma und sehr guter Differenzierung. Onkozytome können eine erhebliche Größe erreichen, ohne zu

von älteren zytomorphologischen Einteilungen und einem genetischen Klassifikationssystem nicht unumstritten.

In der »Heidelberg-Klassifikation« machen die konventionellen Nierenzellkarzinome etwa 75–80% aller Nierenzellkarzinome aus. In 10% der Nephrektomiepräparate werden papilläre Nierenzellkarzinome diagnostiziert.

Genetik
Als genetisches Merkmal kommt bei 98% der konventionellen Nierenzellkarzinome eine Deletion der Chromosom-3p-Region vor und stellt gleichzeitig den Tumor-supressor-genlokus für diesen Tumortyp dar. Weitere Chromosomenalterationen sind wahrscheinlich mit der Tumorzellproliferation (Duplizierung der 5q22-31.2-Region) und Tumorprogression (Allelverlust 6q, 8q, 9q und 14q) assoziiert.

Papilläre Nierenzellkarzinome sind genetisch durch Allelduplikationen chromosomaler Abschnitte gekennzeichnet. Die häufigsten Alterationen stellen Trisomie 7 und 17 dar, die meistens in Kombination auftreten.

Bei den chromophoben Nierenzellkarzinomen sind Chromosomenalterationen in Form von Monosomien der Chromo-

▼

entdifferenzieren oder Metastasen zu entwickeln. Sie sind stets abgekapselt, haben eine zentrale Narbe und eine mahagonifarbene Oberfläche auf der Schnittebene. Genetisch werden keine spezifischen Genalterationen nachgewiesen, wie sie für konventionelle, papilläre oder chromophobe Nierenzellkarzinome charakteristisch sind.

> Mit bildgebenden Verfahren lassen sich Onkozytome nicht von Nierenzellkarzinomen unterscheiden. Deswegen werden sie durch eine Nephrektomie behandelt, obwohl sie als benigne gelten.

Symptomatik

> Nierenzellkarzinome verursachen in ihren Frühstadien so gut wie nie Symptome. Die klassischen Spätsymptome sind Hämaturie, palpabler Tumor und Schmerzen.

Diese klassische Trias wird nur bei 10% aller Nierenzellkarzinome vorgefunden . Weitere unspezifische Symptome sind Fieber, Hypertonus, hepatische Dysfunktion (**Stauffer-Syndrom** mit Hepatosplenomegalie, Anstieg des α_2-Globulins, verlängerte Prothrombinzeit, Hypoprothrombinämie, erhöhte alkalische Phosphatase und erhöhtes Bilirubin), Hyperkalzämie, Polyglobulie, Feminisierung oder Virilisierung, Anämie, Kachexie und Gewichtsverlust, Neuromyopathie, Amyloidose (Tabelle 9.7, Tabelle 9.8).

Durch die zunehmende Anwendung von Ultraschalluntersuchungen ist der Anteil asymptomatischer, kleiner Nierenzellkarzinome, die zufällig entdeckt werden, rapide gestiegen und beträgt zum Teil bereits zwischen 50–70% der entdeckten Nierenzellkarzinome.

Diagnostik

Sonographie. Als Screening-Methode bietet sich die Ultraschalluntersuchung an, die mehr und mehr an Bedeutung gewinnt. Mit Hilfe der Ultraschalldiagnostik kann die wichtigste Differenzialdiagnose zur Nierenzyste mit einer Sicherheit von über 95% getroffen werden. Nur wenige zystische Läsionen der Niere beinhalten ein Nierenzellkarzinom.

I.v.-Urogramm. Das intravenöse Urogramm dient, trotz zunehmender Bedeutung der Sonographie, als Basismethode in der Diagnostik renaler Raumforderung, da Tumoren in den ableitenden Harnwegen erfasst werden, die Abflussverhältnisse der Niere übersichtlich dargestellt werden und im Falle einer geplanten Operation zudem die Funktion der kontralateralen Nieren bewiesen wird (Abb. 9.5).

Computertomographie. Mit ihr kann in fast 100% der Fälle die Diagnose Nierenzellkarzinom in Abgrenzung zur Nierenzyste getroffen werden. Die Computertomographie bietet optimale Möglichkeiten des Tumorstaging (Tabelle 9.9) mit dem Vorteil, in 91% eine Nierenveneninfiltration, in 97% eine Vena-cava-Infiltration, in 80% eine perirenale Tumorinfiltration und in knapp 90% eine regionale Lymphknotenmetastasierung und schließlich in fast 100% eine Infiltration in adhärenten Organen nachzuweisen (Abb. 9.6, Abb. 9.7).

Angiographie. Die selektive Angiographie hat an Bedeutung verloren und wird nur bei speziellen Indika-

☐ **Tabelle 9.7.** Symptome des Nierenzellkarzinoms	
Hämaturie	40%
Schmerzen	40%
Gewichtsverlust	36%
tastbarer Tumor	30%
Hypertonus	20%
Fieber	18%
Klassische Trias	10%

☐ **Tabelle 9.8.** Paraneoplastische Syndrome beim Nierenzellkarzinom	
Hochdruck (Renin, AV-Shunt, Polycythaemie, Hyperkalzämie, zerebrale Metastasen)	40%
Reninerhöhung	Selten
nicht metastatische hepatische Dysfunktion	15–33%
Fieber	20%

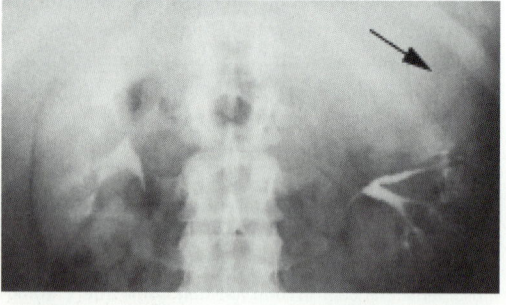

☐ **Abb. 9.5.** I.v.-Urogramm mit Nierentumor links (Pfeil)

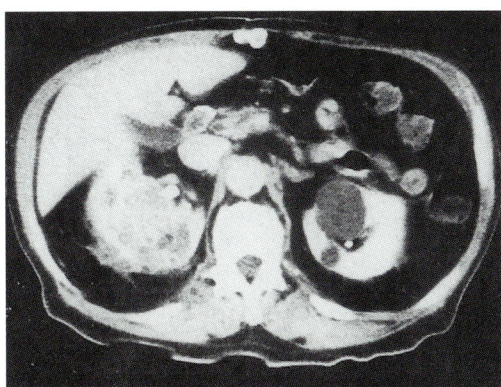

Abb. 9.6. CT mit Nierentumor auf der rechten Seite und Nierenzysten links

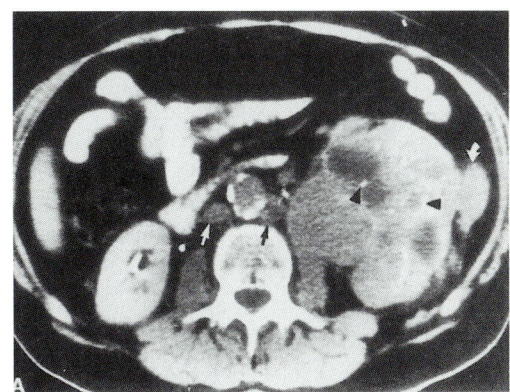

◘ **Abb. 9.7.** CT mit großem Nierentumor links

◘ **Tabelle 9.9.** Wert des CT-Scans beim Staging von Nierentumoren

▬ nicht invasiv	
▬ ambulante Untersuchung	
▬ gibt Aussage zur Stadieneinteilung	
– Nierenvenenbeteiligung	91% korrekt
– Vena-cava-Beteiligung	97% korrekt
– perirenale Infiltration	79% korrekt
– Lymphknotenmetastasen	87% korrekt
– Infiltration in Nachbarorgane	96% korrekt

tionen wie beispielsweise bei einem Nierentumor in einer Einzelniere zur Evaluierung der Möglichkeit der Heminephrektomie angewandt. Die klassischen angiographischen Kriterien für einen Nierentumor sind in Abgrenzung zur Nierenzyste zu sehen (◘ Abb. 9.8 a, b): Torquierte, unregelmäßig angeordnete Gefäße mit Aufhebung der typischen strengen Gefäßarchitektur der normalen Nieren, arteriovenöse Fisteln, Kontrastmittelseen, frühe Darstellung der Vena renalis durch die AV-Fisteln. Selten ist ein Tumor zentral so sehr zerfallen, dass er gefäßarm ist und sich in der Angiographie wie auch bei der Sonographie wie eine Zyste darstellt.

MRT. Die Magnetresonanztomographie (MRT) scheint durch die Möglichkeit der sagittalen Darstellung in der

◘ **Abb. 9.8a, b.** Selektive Angiographie. **a** Nierenzyste, **b** Nierentumor

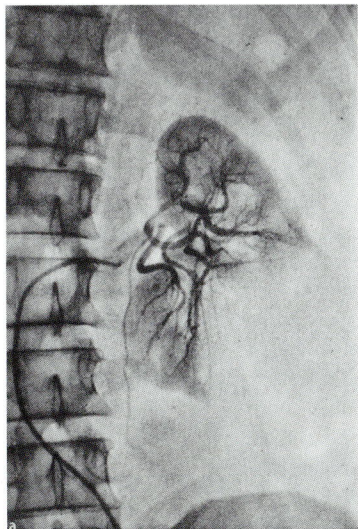

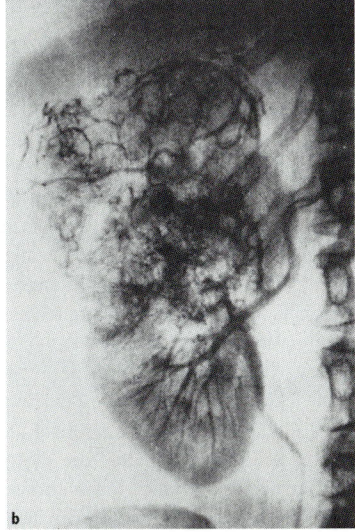

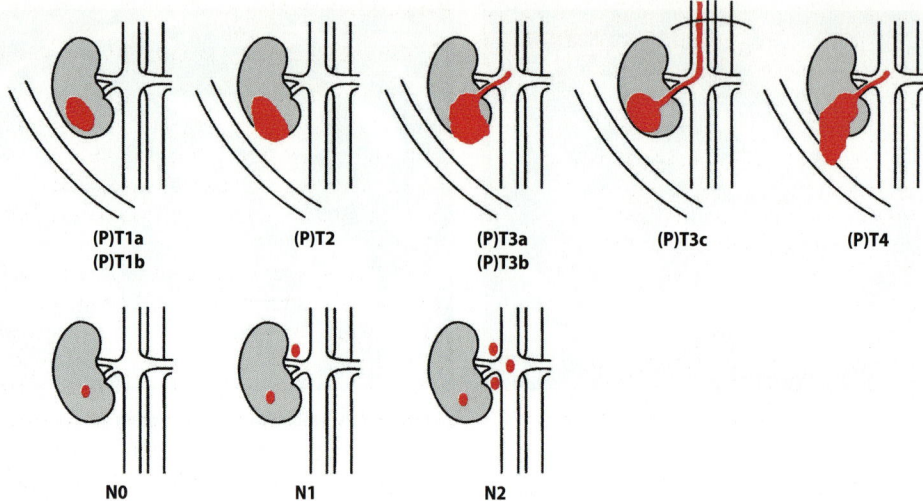

Abb. 9.9. TNM-Klassifikation von Nierentumoren (nach UICC)

Operationsplanung insbesondere dann hilfreich zu sein, wenn nur eine Resektion des Tumors möglich ist. Des Weiteren kann durch die MRT mittels der sagittalen Darstellung die genaue Ausdehnung eines Tumorthrombus in der Vena cava diagnostiziert werden. Insbesondere bei schlanken Patienten bietet hierzu aber auch die Ultraschalluntersuchung hervorragende Ergebnisse.

Differenzialdiagnose. Die beiden häufigsten raumfordernden Prozesse im Bereich der Niere sind die **Nierenzysten** und das **Nierenzellkarzinom.** Für die tägliche Praxis ist die Differenzialdiagnose dieser beiden Läsionen wichtig. Mit dem Ultraschallgerät gelingt diese Differenzierung in nahezu 95% der Fälle.

> Die wichtigsten Kriterien im Hinblick auf die Diagnose **Nierenzyste** sind: Echoarme, glatt begrenzte Raumforderung, die kreisrund angelegt ist mit dorsaler Schallverstärkung.

In der Computertomographie gelten die gleichen morphologischen Kriterien; hinzu kommt, dass die Nierenzystenkapsel typischerweise hauchdünn ist und nach Kontrastmittelgabe keine Anreicherung zeigt (**enhancement**). Ist auch nach diesen Kriterien eine Zyste nicht mit Sicherheit anzunehmen und fehlen auf der anderen Seite die klassischen Kriterien für die Annahme eines Nierenzellkarzinoms, so muss dieser Befund als komplizierte Zyste eingestuft werden, der weiterer diagnostischer Abklärung und ggf. operativer Freilegung bedarf.

In der Angiographie ist die Zyste typischerweise gefäßarm, glatt begrenzt, kreisrund geformt. Die Zystenwand entspringt in einer schnabelförmigen feinen Ausziehung aus dem Parenchym. Auch hier reichert die Zystenwand kein Kontrastmittel an. Mit Hilfe des i.v.-Urogrammes ist eine sichere Differenzierung zwischen Nierenzyste und Nierenzellkarzinom nicht möglich.

Stadieneinteilung

Die herkömmliche Einteilung nach Robson ist zugunsten der **TNM-Klassifikation** (Abb. 9.9, Kap. 19) verlassen worden, insbesondere weil die Robson-Einteilung keine Unterscheidung zwischen Lymphknoteninfiltration und Nierenveneninfiltration erlaubt.

Die TNM-Klassifikation unterscheidet:
- **T0** Kein Primärtumor vorhanden
- **T1** Kleiner Tumor innerhalb der Niere (≤7 cm)
- **T1a** Tumor ≤4 cm
- **T1b** Tumor 4–7 cm
- **T2** Größerer Tumor innerhalb des Nierenparenchyms (>7 cm)
- **T3a** Infiltration des perinephritischen Gewebes und/oder der Nebenniere, aber innerhalb der Gerotaschen Faszie
- **T3b** Nierenvenen-Tumorthrombus oder Vena-cava-Thrombus unterhalb des Diaphragmas
- **T3c** Tumorthrombus mit Ausbreitung in die Vena cava oberhalb des Diaphragmas
- **T4** Infiltration in das umliegende Gewebe außerhalb der Gerotaschen Faszie, z. B. in den Darm, in die Leber oder das Pankreas.

▼

- **N0** Keine regionalen Lymphknoten-metastasen
- **N1** Solitärer positiven regionaler Lymph-knoten
- **N2** Mehr als ein positiver regionaler Lymph-knoten
- **M0** Keine Fernmetastasen feststellbar
- **M1** Fernmetastasen (■ Abb. 9.10)

Prognostische Faktoren.

❯ Tumorvolumen, Tumorgrad, N- und M-Kategorie korrelieren gut mit der Prognose.

Der Einfluss des histologischen Malignitätsgrades auf die Prognose zeigt sich in einer 10-Jahres-Überlebensrate von 40% bei gut differenzierten Tumoren (Grad I) und von 10% bei schlecht differenzierten Tumoren (Grad III).

Der Einfluss der T-Kategorie zeigt sich an der Tatsache, dass Patienten mit **T1-, T2-Tumoren** eine **5-Jahres-Überlebensrate** von **80–90%** haben, Patienten mit **T3**-Tumoren eine 5-Jahres-Überlebensrate von **50%,** Patienten mit **T4**-Tumoren höchstens eine **20%ige** 5-Jahres-Überlebensquote aufweisen (■ Tabelle 9.10).

Die Prognose wird auch ganz wesentlich vom Lymphknotenstatus beeinflusst. Sind die regionalen Lymphknoten befallen, so ist die 5-Jahres-Überlebensquote höchstens 25% (■ Tabelle 9.11).

Alle die genannten Überlebenszeiten beinhalten einen Therapieversuch mit radikaler Tumornephrektomie.

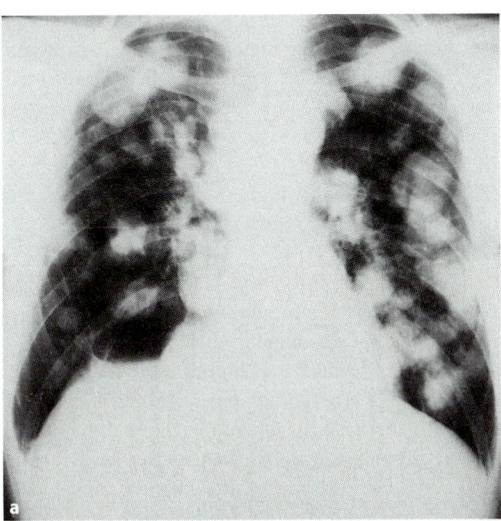

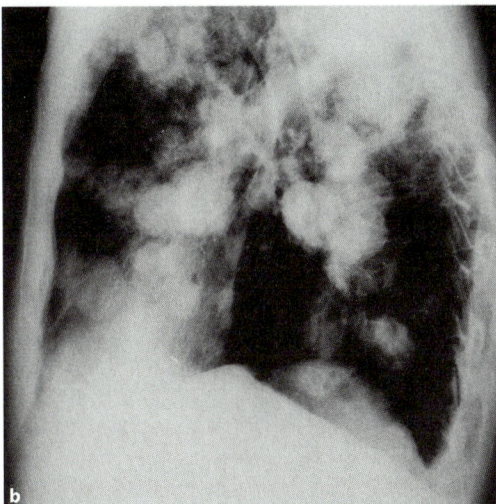

■ **Abb. 9.10a, b.** Röntgen Thorax eines Patienten mit Lungenmetastasen eines Nierenzellkarzinoms. **a** ap-Aufnahme. **b** seitlich

■ **Tabelle 9.10.** 5-Jahres-Überlebensraten und mittlere Überlebenszeit beim Nierenzellkarzinom abhängig vom Tumorstadium (modifiziert n. Hermanek 1990)

pT-Stadium	N	5-Jahres-Überleben %	Mittlere Überlebenszeit (Monate)
T1--2	297	86	152
T3a	205	64	74
T3b	325	41	37
T4	16	16	6

■ **Tabelle 9.11.** 5-Jahres-Überlebensraten beim Nierenzellkarzinom abhängig vom Lymphknoten-Staging (modifiziert n. Hermanek 1990)

pN-Stadium	N	5-Jahres-Überlebensrate %
N0	461	74
N1	25	18
N2	77	20
N3	27	0

Therapie des lokalisierten Nierenzellkarzinoms

Radikale Tumornephrektomie.

> Die Therapie der Wahl bei Stadium **T1–T3 M0** ist die radikale Tumornephrektomie:
> - Entnahme der Niere,
> - Entnahme der ipsilateralen Nebenniere mitsamt der Fettkapsel,
> - Entnahme der Gerotaschen Faszie und
> - Entnahme regionalen Lymphknoten.

Die Basis hierfür sind unter anderem die Untersuchungen von Robson, der an 88 untersuchten Tumornephrektomie-Präparaten nachweisen konnte, dass in 45% Tumor im perirenalen Fettgewebe vorhanden war und in 6% Tumor in der ipsilateralen Nebenniere (❏ Tabelle 9.12).

Die radikale Tumornephrektomie mit der lokalen Lymphadenektomie wird durch einen Flankenrandschnitt retroperitoneal oder durch einen Transrektalschnitt transperitoneal durchgeführt. Der transperitoneale Zugang ist notwendig, um durch eine frühzeitige Ligatur der Nierenarterie und der Nierenvene eine Tumoraussaat während der Operation zu vermeiden und um die Operation radikal durchführen zu können, d. h. unter Mitnahme der Nebenniere, des perirenalen Fettgewebes und der regionalen Lymphknoten.

Aufgrund der Stadienverschiebung zur immer früheren Tumordiagnose mit einem zunehmenden Anteil kleinerer Tumore wird die Mitentfernung der ipsilateralen Nebenniere als nicht mehr obligatorisch angesehen.

Alternativ kann heute die Tumornephrektomie auch laparoskopisch durchgeführt werden.

Tumorthromben in der Vena renalis müssen mit entfernt werden. Besteht ein Tumorzapfen in der Vena cava, so kann er heute je nach Ausmaß mit entfernt werden.

Klinische Studien konnten bei Patienten mit Kavazapfen ohne Nachweis von Fernmetastasen ähnliche Überlebensraten wie bei Patienten mit ausschließlicher Vena-renalis-Beteiligung nachweisen, sodass ein Tumorzapfen der Vena cava keinen eigenständigen Prog-

nosefaktor darstellt. Die Bedeutung der kranialen Ausdehnung des Kavazapfens als Prognosefaktor ist zur Zeit noch nicht klar. Bei Tumorthromben bis in die Vorhofebene besteht allerdings eine sehr hohe Mortalität.

Zu den umstrittenen therapeutischen Maßnahmen gehört die **radikale regionale Lymphknotenausräumung,** wobei in 6–32% positive regionale Lymphknoten, zur Hälfte mit Mikrometastasen, gefunden werden. Die regionalen Lymphknoten befinden sich paraaortal, sodass bei rechtsseitigem Tumor die Lymphknoten nicht nur entlang der Vena cava, sondern auch zwischen Vena cava und Aorta entfernt werden müssen. Ob durch die radikale regionale Lymphadenektomie die Prognose verbessert wird, ist fraglich. Unabhängig davon, ob mit der Lymphadenektomie bei einzelnen Patienten mit Mikrometastasen ein therapeutischer Effekt erzielt wird, sollte sie stets zur Diagnostik durchgeführt werden, um das Stadium der Tumorerkrankung genau festzulegen (❏ Abb. 9.11).

Organerhaltende Operation. Gute Kurzzeitergebnisse werden mit der **Heminephrektomie** bei kleinen Nierentumoren in Einzelnieren erzielt.

Diese Erfahrung hat dazu geführt, dass kleine Nierentumoren (T1) bei vorhandener kontralateraler Niere durch organerhaltende Operation (nicht durch Enukleation) in einigen Zentren behandelt werden. Die empfohlenen Selektionskriterien sind kleine, peripher lokalisierte Tumoren mit voraussichtlich niedrigem Malignitätsgrad bei jungen Patienten sowie die zunehmende Anzahl kleiner, klinisch inapparenter Tumoren unklarer Dignität, die zufällig durch Ultraschall oder CT entdeckt werden. Bisherige Untersuchungen zeigen keinen Verlust an onkologischer Radikalität. Einige Studien konnten nach partieller Nephrektomie kleiner Tumoren unter 3,5 cm bei gesunder kontralateraler Niere Überlebensraten von 95–100% bei einer Verlaufsbeobachtung von 5 Jahren zeigen.

> ❯ Die Rate der **Lokalrezidive** liegt jedoch mit ca. 10% höher als bei radikaler Tumornephrektomie mit 2–3%.

Dies ist insbesondere deshalb relevant, da es sich um eine besonders gute Selektion, nämlich um sehr kleine Tumoren handelt.

> ❯ Die Rate der Lokalrezidive korreliert dabei deutlich mit der Beobachtung der **multizentrischen Nierenzellkarzinome**, die etwa in der Häufigkeit von 10% beschrieben werden und bei einer partiellen Nephrektomie nicht entfernt werden können.

Trotz dieser einschränkenden Faktoren kann die organerhaltende Operation zur Behandlung kleiner Nieren-

❏ **Tabelle 9.12.** Radikale Tumornephrektomie	
n = 88 (1949–1965) (Robson)	
45%	Tumor im perirenalen Fettgewebe
6%	Tumor in der ipsilateralen Nebenniere

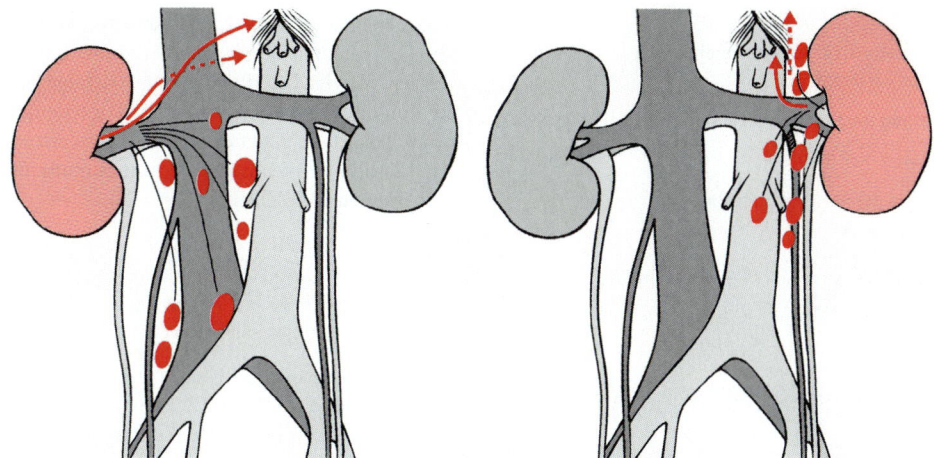

Abb. 9.11. Schema der radikalen Tumornephrektomie und rechts- und linksseitiger Lymphadenektomie

tumoren auch bei erhaltener kontralateraler Niere als Standardtherapie angesehen werden. Allerdings muss für das entsprechende Patientenkollektiv sichergestellt sein, dass eine engmaschige Langzeitnachsorge gewährleistet werden kann. Ebenso wie die radikale Tumornephrektomie kann auch die organerhaltende Nierentumorresektion laparoskopisch durchgeführt werden.

Besrahlungstherapie. Die lokale prä- und postoperative Bestrahlungstherapie führt zu keinen besseren Überlebensraten. Ob hierdurch eine geringere Verbesserung der Rate an Lokalrezidiven erzielt werden kann, ist fraglich. Die Vor- und Nachbestrahlung ist deswegen heute nicht mehr üblich.

Therapie des metastasierten Nierenzellkarzinoms

25% bis 33% aller Patienten mit Nierenzellkarzinom haben bei der Erstdiagnose bereits Metastasen. 20% bis 50% der Patienten im scheinbar operablen Stadium T1–T3 sterben innerhalb von 5 Jahren trotz radikaler Tumornephrektomie an ihrem Tumorleiden. Der natürliche Krankheitsverlauf solcher Patienten ist außerordentlich schillernd. Mehr als 80% der Patienten mit Metastasen (Tabelle 9.13) sterben innerhalb eines Jahres, während andere fünf und mehr Jahre mit Metastasen überleben.

Der schillernde Charakter des Nierenzellkarzinoms zeigt sich auch darin, dass sogar nach mehr als 5 oder 10 Jahren Fernmetastasen auftreten können mit zum Teil seltenen Metastasenorten. Es scheint so zu sein, dass Patienten mit einem guten Allgemeinzustand und wenigen Lungenmetastasen eine bessere Prognose haben als solche, die einen reduzierten Allgemeinzustand und Knochenmetastasen aufweisen.

Noch immer gibt es für die Diagnostik und Verlaufskontrolle des metastasierten Nierenzellkarzinoms keine **Tumormarker**. Hormone, die im Tumor gebildet werden oder Substanzen, die in typischer Weise als paraneoplastische Symptome auftreten, haben sich in der Praxis wegen der Inkonstanz, wegen komplizierter Nachweisbarkeit und wegen mangelhafter Spezifität nicht durchsetzen können (Tabelle 9.14).

> Das metastasierte Nierenzellkarzinom gilt als Chemo-, Hormon- und Radiotherapie-refraktär.

Unzählige Studien sind mit Monotherapien und Kombinationstherapien der gängigen Chemotherapeutika

Tabelle 9.13. Metastasenverteilung beim Nierenzellkarzinom

Lunge	55%
Lymphknoten	34%
Leber	33%
Skelett	32%
Nebennieren	19%
kontralaterale Niere	11%
Gehirn	6%
Herz, Milz, Darm, Haut	3–5%
multiple Metastasen	97%
solitäre Metastasen	3%

▣ **Tabelle 9.14.** Hormonveränderungen beim Nierenzellkarzinom

Cushing Syndrom (ACTH)	Selten
Galaktorrhoe (Prolaktin)	Selten
Hyperkalzämie (Prostaglandin) (Parathormon)	3–13%
Erythropoetin	40%
Prostaglandine	Selten
Beta-HCG	Selten
Insulin, Glukagon, Enteroglukagon	Selten

durchgeführt worden. Vinblastin gilt noch als eines der effektivsten Therapeutika. Komplette Remissionen werden so gut wie nie erzielt.

Multidrug resistance (MDR)

Eine Erklärung für diese Beobachtung scheint die sogenannte multidrug resistance (MDR) zu sein, exprimiert als P-Glycoprotein und codiert durch das MDR1-Gen. Normales Nierengewebe und fast alle Tumoren haben als Ausdruck ihrer Exkretionsfunktion bereits eine hohe Expression von P-Glykoprotein. Eine Vielzahl klinischer Studien beschäftigt sich inzwischen mit der Überwindung der Resistenz durch Hemmung des Resistenzmechanismus MDR1-Genexpression. Die Strategie besteht in der Überschwemmung der Tumorzelle mit falschen Substraten für das P-Glykoprotein, die selber nicht oder nur wenig toxisch sind. Dabei werden z. B. Cyclosporin A oder Dexverapamil als Chemosensitivierer verwendet. Die bisherigen klinischen Studien sind bisher aber leider wenig erfolgreich.

Progesteron

Die Beobachtung, dass die östrogen-induzierte Bildung von Nierenzellkarzinomen an syrischen Hamstern durch Progesteron verhindert wird, veranlasste Bloom und Wallace, Progesteron beim metastasierten Nierenzellkarzinom einzusetzen. Die ursprünglichen Remissionsraten von 16% können heute in keinen Studien verifiziert werden. Auch als adjuvante Therapie nach Tumornephrektomie hat die Hormontherapie keine besseren Überlebensraten.

Immuntherapie. Die wiederholten Ansätze, das metastasierte Nierenzellkarzinom mit verschiedenen Immuntherapieformen anzugehen, haben in der Vergangenheit zu keinem eindeutigen Ergebnis geführt. Heute stehen allerdings Substanzen zur Verfügung, die vom Immunsystem zur Abtötung einer Krebszelle gebildet werden, wie der **Tumornekrosefaktor** von aktivierten

Makrophagen oder die **Interferone** von anderen immunkompetenten Zellen. Es gibt darüber hinaus Substanzen, wie das **Interleukin-2**, die wichtige Zellen in der Tumorabwehr aktivieren können. Interleukin-2 ist dabei aber selber nicht tumortoxisch, sondern entfaltet seine Antitumoreffektivität über eine Stimulierung immunkompetenter Zellen.

> ❯ Die antitumorale Aktivität und Immunstimulierung konnte mit den Zytokinen Interferon (IFN), Tumornekrosefaktor (TNF) und Interleukin-2 (IL-2) beim metastasierten Nierenkarzinom belegt werden.

Die längsten Erfahrungen liegen bisher über die **Interferon-Therapie** vor, die in klinischen Studien seit 1983 eingesetzt wird und eine erste Standortbestimmung zulässt. Die objektiven Remissionsraten liegen bei 10%, wobei ca. 4% der Patienten eine komplette Remission zeigen. In den meisten Therapieprotokollen wird IL-2 als effektivstes Zytokin systemisch appliziert. Die Grenzen dieser vielversprechenden Therapie liegen aber in einer hohen **Toxizität**. Die objektiven Remissionsraten der IL-2-Monotherapie liegen zwischen 10 und 30%. 5% der Patienten gelten dabei als Langzeitansprecher, die Mehrzahl der Patienten entwickelt jedoch wieder eine Progression.

> ❯ Die Immuntherapie strebt in erster Linie eine Lebensverlängerung bei akzeptabler Lebensqualität an.

Unter diesem Aspekt entwickeln sich zunehmend Therapiemodelle, die auf einer lokalen Applikation von IL-2 basieren und durch Umgehung des Blutkreislaufes eine deutlich geringere Toxizität aufweisen. Die inhalative IL-2-Therapie beim pulmonal metastasierten Nierenzellkarzinom ist ein Beispiel für eine effektive lokale IL-2-Gabe. Kontrovers diskutiert wird, ob die Kombination der IL-2-Therapie mit anderen Zytokinen wie z. B. Interferon oder die Kombination mit Chemotherapeutika wie 5-Fluorouracil oder Vinblastin oder die zusätzliche Gabe von 13-cis-Retinsäure das Tumoransprechen erhöht.

> ❯ Trotz noch zu lösender Probleme ist die Immuntherapie aufgrund der erzielten Therapieerfolge eine etablierte Therapie des metastasierten Nierenzellkarzinoms, die weiterhin in klinischen Studien durchgeführt werden sollte.

Auf der Suche nach weiteren Therapieoptionen, um lokal hohe Zytokinkonzentrationen intratumoral unter Vermeidung der Nebenwirkungen bei systemischer Gabe zu erreichen, konnte inzwischen mit Hilfe molekularbiologischer Methoden die **Gentherapie** in ersten klinischen Studien etabliert werden. In vorangegangenen in-vitro-Untersuchungen konnten z. B. humane

⬛ Tabelle 9.15. Spontanremissionen von Metastasen bei Nierenzellkarzinom

	mit Tumor-nephrektomie	ohne Tumor-nephrektomie
untersuchte Pat.	571	1380
Pat. mit komplet-ten Remissionen der Metastasen	4	5
%	0,7	0,4

Tumorzelllinien über Plasmidvektoren mit dem Interleukin-2 und Interferon-α Gen transfiziert werden. Diese transfizierten Zellen produzieren dann deutliche Mengen der entsprechenden Zytokine. In den ersten klinischen Studien werden verschiedene körpereigene Zellen ex-vivo mit den gewünschten Genen transfiziert und anschließend dem Patienten reinfundiert. Nach den ersten klinischen Erfahrungen ist die Gentherapie zwar technisch eine faszinierende Therapie, die bisher beim Nierenzellkarzinom noch keine greifbaren klinischen Erfolge zeigen konnte.

> Der Wert der radikalen Tumornephrektomie bei metastasierten Patienten zur Induktion von **Spontanremissionen** ist umstritten.

Spontanremissionen kommen auch ohne Nephrektomie vor und zwar in etwa gleichem Prozentsatz (⬛ Tabelle 9.15). Diese Spontanremissionen stehen in keinem Verhältnis zu der Operationsmortalität. Die Spontanremissionen sind auch keineswegs mit Heilung gleichzusetzen, da sie nur kurzfristig anhalten.

Selten verbleiben Indikationen zur Nephrektomie beim metastasierten Nierenzellkarzinom, wie z. B:
— Lokale Symptomatik (Blutung, Schmerz).
— Endokrine Störungen.

Offen ist die Frage, ob eine Tumornephrektomie vor einer Immuntherapie sinnvoll ist. Erste, jüngste Erfahrungen deuten darauf hin, dass dies in der Tat der Fall ist. Noch ist die Indikation zur Tumornephrektomie im Sinne einer Verminderung der Tumormasse beim metastasierten Nierenzellkarzinom vor einer geplanten Immuntherapie jedoch nicht eindeutig als Vorteil belegt.

9.2.2 Angiomyolipom

> Das Angiomyolipom (renales Hamartom) ist ein seltener **benigner** Tumor.

Histologisch setzt sich der Tumor aus Fettgewebe, glatter Muskulatur und dickwandigen Blutgefäßen zusammen. Die prozentuale Verteilung dieser drei Komponenten kann dabei erheblich variieren.

Patienten mit **Tuberöser Sklerose** zeigen eine klassische Trias mit geistiger Retadierung, Epilepsie und Adenoma sebaceum. 80% dieser Patienten präsentieren sich ebenfalls mit einem renalen Angiomyolipom. Initial wurde angenommen, dass alle Patienten mit Angiomyolipomen der Niere eine Form der Tuberösen Sklerose haben. Heute steht fest, das Angiomyolipome auch ohne Assoziation mit der Tuberösen Sklerose entstehen und dementsprechend bei 80% der Patienten mit einem Angiomyolipom keine Tuberöse Sklerose diagnostiziert wird.

Klinik. Angiomyolipome treten oft bilateral auf und sind häufig aufgrund ihrer Größe symptomatisch, zeigen im natürlichen Verlauf eine Wachstumstendenz und können zu plötzlichen Einblutungen führen. Histologisch ist häufig ein Pleomorphismus zu sehen, selten lassen sich auch Mitosefiguren nachweisen. Obwohl keine Fernmetastasen beschrieben wurden, sind »Metastasen« in die regionalen Lymphknoten dokumentiert worden.

Therapie. Da die Unterscheidung zum Nierenzellkarzinom nur schwer möglich ist, war vor 1970 die Therapie der Wahl die radikale Nephrektomie, obwohl die Multiplizität und das häufige bilaterale Auftreten zur Organerhaltung zwangen. Nachdem die bildgebenden Verfahren der Computertomographie (CT) und der Sonographie seit den siebziger Jahren in der Diagnostik der Nieren zunehmend an Qualität gewinnen, wird der Nachweis von fettäquivalenten Dichtewerten als typisches Merkmal des Angiomyolipoms gewertet und hat bei einigen Autoren zur konservativen Therapie asymptomatischer Angiomyolipome aufgrund ihres benignen Charakters geführt, wenn alle CT-Kriterien für die Diagnose eines Angiomyolipoms erfüllt sind.

Tipp

Aufgrund der möglichen und dokumentierten Fehldiagnosen ist eine Therapieentscheidung alleine auf eine CT-Diagnose umstritten und sollte mit Vorsicht getroffen werden.

Sicherer ist es, eine operative Klärung des Befundes mit der Möglichkeit einer histologischen Schnellschnittuntersuchung durchzuführen. Bei singulären Befunden ist dabei meist eine organerhaltende Operation möglich.

Bei bilateralen, blutenden Angiomyolipomen, die einer organerhaltenden Therapie nicht zugänglich sind, ist eine Angioinfarzierung in Erwägung zu ziehen.

9.2.3 Juxtaglomuläre Tumoren

> Juxtaglomeruläre Tumoren sezernieren Renin und verursachen dadurch eine arteriellen **Hypertonus.** Weitere Zeichen sind **Hyperaldosteronismus** und **Hypokaliämie.**

Diese seltenen Tumoren sind meist klein, gut eingekapselt und liegen in der Nierenrinde. Die Nephrektomie heilt, insbesondere bei jüngeren Patienten mit relativ kurzer Hypertonus-Anamnese das Hypertonusleiden.

In Kürze

Nierenzellkarzinom
Häufigster Nierentumor, Adenokarzinom des proximalen Tubulus.
Symptomatik: Oft sonographischer Zufallsbefund, erst im Spätstadium Symptome wie Schmerzen, Hämaturie, tastbarer Tumor. Metastasierung lymhogen, hämatogen (Lunge, Leber, Knochen, Gehirn), Bildung von Tumorthromben in Vena renalis bis Vena cava.
Diagnostik: Differenzialdiagnostische Abgrenzung zur Nierenzyste mit Sonographie und Computertomographie fast immer möglich. CT zur Festlegung des T-Stadiums, bedingt des N-Stadiums.
Therapie:
— Nicht metastasiertes Nierenzellkarzinom: Radikale Nephrektomie oder organerhaltende Tumorresektion (<4 cm) offen oder laparoskopisch.. Resistent gegen Radio-, Chemo und Hormontherapie.
— Metastasiertes Nierenzellkarzinom: Erste Erfolge mit modernen Formen der Immuntherapie (Interleukin-2, Interferon).

9.3 Nierenbecken- und Harnleitertumoren

Nierenbecken- und Harnleitertumoren treten mit einer relativen Häufigkeit von 7% in Bezug auf die Gesamtheit urothelialer Tumoren auf (◘ Abb. 9.12). Die relative Häufigkeit der Tumoren in Nierenbecken, Harnleiter und Blase entspricht dem Anteil der urothelialen Oberfläche.

Mehr als 1/3 der Patienten weisen einen urothelialen Zweittumor, in der Regel in der Harnblase, auf. Männer sind häufiger betroffen als Frauen, der Häufigkeitsgipfel findet sich um das 65. Lebensjahr.

9.3.1 Ätiologie

Abweichend von der rein zufälligen Tumorverteilung, die nur mit der urothelialen Oberfläche korreliert, gibt es eine bemerkenswerte Ausnahme: Aufgrund experimenteller Studien konnten bei subtotaler Harnleiterstenosierung in über 90% Nierenbecken- und proximale Harnleiterkarzinome nach chemischer Karzinogenexposition mit BBN bei der Ratte erzeugt werden (◘ Abb. 9.13). Diese experimentellen Untersuchungen werden durch epidemiologische Studien bestätigt, die eine erhöhte Karzinominzidenz in gestauten Harnwegen zeigen.

> Die Karzinominzidenz in dilatierten und obstruierten Harnwegen ist erhöht.

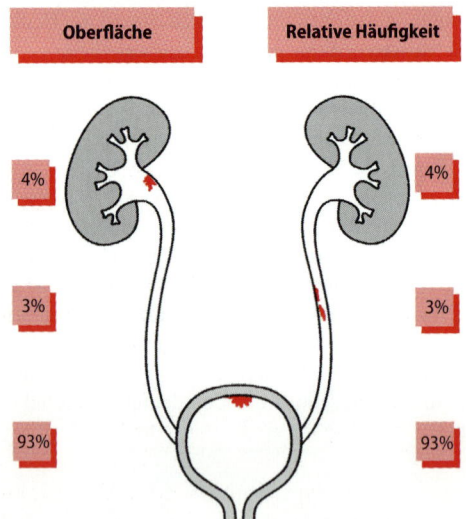

◘ **Abb. 9.12.** Tumorlokalisation in Korrelation zur urothelialen Oberfläche

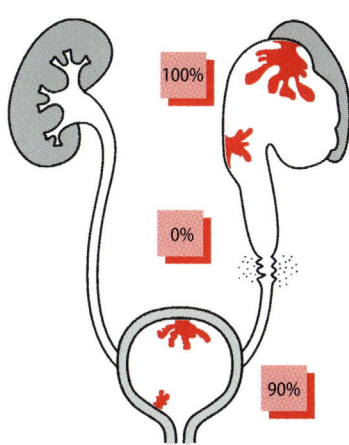

100%

0%

90%

■ **Abb. 9.13.** Tierexperimentelle Untersuchung zur erhöhten Tumorinzidenz in dilatiertem Hohlsystem

■ **Tabelle 9.16.** Relative Häufigkeit der verschiedenen histologischen Tumortypen des Nierenbecken- und Harnleitertumors	
Typ	**Häufigkeit**
Übergangsepithelkarzinom	> 95%
Plattenepithelkarzinom	4%
Adenokarzinom	1%
Sarkome	< 0,5%

Für viele Chemikalien (■ Tabelle 9.21 in Kap. 9.4) konnte im Tierexperiment eine Blasentumorinduktion nachgewiesen werden.

❯ Urothelkarzinome sind somit exogen induzierbar.

Gefährdete Berufsgruppen sind Arbeiter der Textil-, Leder- und Farbindustrie, die **aromatischen Aminen, Benzidin** und **2-Naphthylamin** ausgesetzt sind. Ein Problem der Übertragbarkeit tierexperimentell erhobener Befunde auf die Beobachtung beim Menschen besteht darin, dass die Latenzperioden zwischen beruflich bedingter Karzinogenexposition und Erkrankung in der Regel mehr als 10 Jahre betragen. Neben den berufsbedingt relevanten Karzinogenen führen Chemotherapeutika wie **Cyclophosphamid** zu einer erhöhten Inzidenz von Urothelkarzinomen. Der Zusammenhang eines langjährigen **Phenazetinabusus** mit einer erhöhten Inzidenz von Urothelkarzinomen des Nierenbeckens ist gesichert. Des Weiteren führt ein langjähriger **Nikotinabusus** von > 20 Zigaretten über einen Zeitraum von 10 Jahren zu einem erhöhten Risiko für die Entwicklung eines Urothelkarzinoms. Eine seltene und sowohl genetisch als auch exogen induzierte erhöhte Inzidenz von Nierenbecken- und Harnleitertumoren besteht bei der endemischen familiären Nephritis, der **Balkannephropathie.**

9.3.2 Histologie und TNM-Stadien

Mehr als 90% der Tumoren des Nierenhohlsystems und Harnleiters gehen vom Urothel aus und werden als **Übergangszellepithelkarzinome** oder **Urothelkarzinome** bezeichnet. Die nachstehende ■ Tabelle 9.16 gibt

einen Überblick über die Häufigkeit des jeweiligen Tumortyps.

Die Beurteilung der Infiltrationstiefe epithelialer Tumoren erfolgt nach der UICC-Klassifikation (■ Tabelle 9.17).

Bei der Tumordifferenzierung, die aufgrund zytologischer und histologischer Kriterien erfolgt, wird die Einteilung analog zu den Blasentumoren vorgenommen (■ Tabelle 9.18, ▶ Kap. 9.4).

❯ Mehr als 94% der Nierenbecken- und Harnleitertumoren sind Urothelkarzinome. Die Tumorstadieneinteilung erfolgt nach der TNM-Klassifikation.

Metastasierungswege. Bei **Nierenbeckentumoren** erfolgt die lymphogene Metastasierung in die paraaortalen und parakavalen Lymphknoten. Die hämatogene Metastasierung der Nierenbeckenkarzinome erfolgt in Lunge, Leber und Skelett, seltener wird eine Metastasierung in Pankreas oder Nebenniere beobachtet.

Bei der lymphogenen Metastasierung der **Harnleitertumoren** ist die Primärtumorlokalisation von Bedeutung. Distale Harnleitertumoren können einen paravesikalen Lymphknotenbefall verursachen; Tumoren des mittleren Harnleiterdrittels metastasieren in die iliakalen Lymphknoten und proximale Harnleitertumoren führen zu einer paraaortalen oder parakavalen Lymphknotenbeteiligung.

❯ Ähnlich wie bei den Blasentumoren besteht in bis zu 45% der Fälle ein multilokuläres Tumorwachstum.

9.3.3 Symptome

Führendes klinisches Symptom ist die **Makrohämaturie.** Sie ist bei mehr als 60% der Patienten feststellbar und initiales Symptom. Spätsymptome sind Flankenschmerzen bei tastbarem Tumor, Appetitlosigkeit, Gewichtsverlust und Leistungsabfall. Die nachstehende

9

◾ **Tabelle 9.17.** Beschreibung des Primärtumors und Infiltrationstiefe bei Nierenbecken- und Harnleiterkarzinomen

TX	Primärtumor kann nicht beurteilt werden
T0	kein Anhalt für Primärtumor
Tis	Carcinoma in situ
Ta	Papilläres nichtinvasives Karzinom
T1	Tumor infiltriert subepitheliales Bindegewebe
T2	Tumor infiltriert Muskularis
T3	Tumor infiltriert jenseits der Muskularis in periureterales oder peripelvines Fettgewebe oder Nierenparenchym
T4	Tumor infiltriert Nachbarorgane oder das perirenale Fett

Lymphknoten- bzw. Fernmetastasen werden wie folgt klassifiziert:

N-Regionäre Lymphknoten

NX	Regionäre LK können nicht beurteilt werden
N0	Kein Anhalt für regionäre LK
N1	Metastase in solitären LK ≤ 2 cm in größter Ausdehnung
N2	Metastase in solitären LK ≤ 2 cm, aber ≤ 5 cm in größter Ausdehnung oder multiple LKs
N3	Metastasen in LKs > 5 cm in größter Ausdehnung

M-Fernmetastasen

MX	Fernmetastasen können nicht beurteilt werden
M0	Kein Anhalt für Fernmetastasen
M1	Fernmetastasen

◾ **Tabelle 9.18.** Differenzierungsgrad von Nierenbecken- und Harnleitertumoren

G0	gutartiges Papillom
G1	hoch differenziertes Karzinom
G2	mäßig differenziertes Karzinom
G3	schlecht differenziertes Karzinom
G4	undifferenziertes Karzinom

◾ **Tabelle 9.19.** Prozentuale Angaben zur klinischen Symptomatik bei Nierenbecken- und Harnleitertumoren

Symptom	Häufigkeit [%]
Makrohämaturie	60
Flankenschmerzen	< 10
Appetitlosigkeit	< 10
Gewichtsverlust	< 10
Leistungsabfall	< 10
tastbarer Tumor	< 10

◾ Tabelle 9.19 gibt einen Überblick über die relative Häufigkeit der Symptome bei Nierenbecken- und Harnleitertumoren.

9.3.4 Diagnostik

Zytologie. Die exfoliative Urinzytologie ist ein wesentlicher Bestandteil in der Diagnostik von Urotheltumoren.

> Zwar ist zytologisch keine Lokalisationsdiagnostik möglich, die Treffsicherheit dieser Untersuchung ist jedoch für undifferenzierte G3- bis G4-Karzinome größer als 90%.

Einschränkend muss für die Urinzytologie festgestellt werden, dass sie nicht als Ausschlussdiagnostikum herangezogen werden kann, da die Treffsicherheit bei gut differenzierten Urotheltumoren vom Differenzierungsgrad G1 nur 50% beträgt.

I.v.-Urogramm.

> Bei den bildgebenden Untersuchungsverfahren gibt das Ausscheidungsurogramm in 50–75% der Fälle eines Nierenbecken- oder Harnleitertumors einen entscheidenden Hinweis.

Einerseits sind Tumoren durch Kontrastmittelfüllungsdefekte im Hohlsystem darstellbar, andererseits kann sich eine tumorbedingte Obstruktion des Harnleiters durch einen, im Urogramm festgestellten Funktionsausfall darstellen.

Retrograde Ureteropyelographie. Von noch größerer Treffsicherheit ist das retrograde Ureteropyelogramm.

> 75–80% der Hohlsystemtumoren des oberen Harntraktes werden durch diese Maßnahme erkannt.

Ureterorenoskopie.

❯ Die Ureterorenoskopie in Kombination mit einer Zytologie und Probeexzision aus dem Tumor ist das Diagnostikum mit der höchsten Sensitivität und Spezifität. Die Zystoskopie dient zum Ausschluss eines Zweittumors in der Harnblase.

Sonographie. Die Sonographie ist kein geeignetes Diagnostikum zur Beurteilung des Nierenbeckens oder Harnleiters. Andererseits ermöglicht die sonographische Untersuchung den Ausschluss differenzialdiagnostisch zu erwägender Steinerkrankung; ebenso ist die Beurteilung parenchymatöser Organe oder der retroperitonealen und iliakalen Lymphknoten im Hinblick auf eine potentielle Metastasierung möglich.

❯ Die Sonographie ermöglicht die Erkennung von Lymphknoten- und Organmetastasen

Von nachgeordneter Bedeutung ist die Computertomographie und Kernspintomographie.

9.3.5 Therapie

❯ Die Standardtherapie des **infiltrativen, nicht metastasierten Urotheltumors** des Nierenbeckens oder Harnleiters ist die Nephroureterektomie unter Mitnahme einer Blasenmanschette um das Harnleiterostium.

Oberflächliche, gut differenzierte Urotheltumoren des Harnleiters oder Nierenbeckens können einer organerhaltenden Behandlung zugeführt werden. Organerhaltende, endourologische Therapieverfahren sind die ureterorenoskopisch durchgeführte Tumorresektion und Laserkoagulation des Tumors. Nach Tumorexzision oder endoskopischer Tumorresektion bzw. Laserkoagulation besteht die Möglichkeit der adjuvanten topischen Therapie. Dabei kommen die aus der topischen Behandlung des Harnblasenkarzinoms angewandten Instillationstherapeutika wie Mitomycin, Adriamycin, Epirubicin und BCG zur Anwendung. Unter der adjuvanten Bestrahlung mit Iridium ist eine Rezidivrate von 23% ermittelt worden, was die Strahlentherapie als nicht sinnvoll erscheinen lässt.

❯ Organerhaltende Maßnahmen können bei solitären, gut differenzierten oberflächlichen Tumoren vor allem in Rest- oder Einzelnieren erwogen werden.

Metastasierte oder lokal weit fortgeschrittene Tumoren können der systemischen, induktiven Chemotherapie mit Gemcitabine oder cisplatin- und methotrexathaltigen Kombinationen zugeführt werden. Nachteil der Chemotherapie mit Cisplatin und Methotrexat ist die Nephrotoxizität beider Substanzen. Aufgrund geringer Fallzahlen und fehlender prospektiv randomisierter Studien lässt sich zum jetzigen Zeitpunkt ein gesicherter Einfluss auf die Überlebensrate der so behandelten Patienten nicht nachweisen. Nicht nephrotoxische Substanzkombinationen wie Paclitaxel und Carboplatin oder Paclitaxel und Gemcitabine befinden sich in klinischer Prüfung.

Die perkutane Hochvoltstrahlentherapie hat keinen gesicherten Einfluss auf die Überlebensrate der Patienten mit Nierenbecken- oder Harnleiterkarzinomen.

In Kürze

Nierenbecken- und Harnleitertumoren
Ätiologie: 5% aller urothelialen Neubildungen. Exogen induzierbar, z. B. durch aromatische Amine, Nikotin- und Phenazetinabusus.
Histologie: 95% sind Urothelkarzinome, Tumorstadieneinteilung nach der TNM-Klassifikation. Lymphogene Metastasierung in die paraaortalen, parakavalen, sowie beim Harnleiterkarzinom in die iliakalen, paravesikalen Lymphknoten. Hämatogene Metastasierung in Skelett, Lunge, Leber, Nebenniere, selten in Pankreas oder Milz.
Symptome: Makrohämaturie in mehr als 60% der Fälle.

Diagnostik:
− Ausscheidungsurogramm, retrograde Ureteropyelogramm, Ureterorenoskopie in Kombination mit Zytologie und PE.
− Bei Nachweis eines Harnleiter- oder Nierenbeckentumors ist die Diagnostik der Harnblase obligat, Wahrscheinlichkeit eines gleichzeitig bestehenden Blasentumors ca. 30%.

Therapie:
− Beim nicht metastasierten Urotheltumor Operation.
− Bei infiltrativ wachsenden Tumoren Nephroureterektomie mit vollständiger Exzision des Harnleiters.
− Bei oberflächlich wachsenden, gut differenzierten Urothelkarzinomen, insbesondere distalen, gut differenzierten Harnleitertumoren organerhaltende Verfahren wie endoskopische Tumorresektion, ureterorenoskopische Laserkoagulation oder Harnleiterteilexzision mit End-zu-End-Anastomose oder Ureterozystoneostomie.

▼

> – Bei lymphogen oder hämatogen metastasierten Urothelkarzinomen systemische, induktive Polychemotherapie, Wahl des Chemotherapeutikums wie bei Therapie des metastasierten Harnblasenkarzinoms unter Verwendung methotrexat- und cisplatinhaltiger bzw. gemcitabinehaltiger Schemata.

> **Prognose:** Tumorstadium unter Berücksichtigung der Infiltrationstiefe, Ausdehnung der Metastasierung sind entscheidend.

9.4 Harnblasenkarzinom

9.4.1 Epidemiologie

Das Harnblasenkarzinom stellt 2% aller malignen Tumoren dar (◘ Tabelle 9.20). Es ist der 5. häufigste Tumor, der 4. häufigste beim Mann (nach Lungen-, Prostata- und Kolonkarzinom) und der 10. häufigste bei der Frau. Die Inzidenz wird beim Mann mit 30 neuen Fällen pro Jahr pro 100 000 Einwohner, bei der Frau mit 8 pro Jahr pro 100 000 angegeben. Das bedeutet rund 16 000 neue Fälle pro Jahr in der Bundesrepublik Deutschland.

Männer sind etwa 3-mal so häufig betroffen wie Frauen. Der Unterschied steigt mit wachsendem Alter. In allen Statistiken wird das mittlere Alter von Harnblasenkarzinomen meist mit 65 bis 70 Jahren angegeben.

> ❯ 75% aller Patienten haben bei der Erstdiagnose ein sogenanntes oberflächliches Harnblasenkarzinom (► unten), 20% ein invasives, 5% ein bereits metastasiertes Harnblasenkarzinom.

◘ Tabelle 9.20. Daten zum Harnblasenkarzinom

2% aller malignen Tumoren
5. häufigster Tumor
– 4. häufigster beim Mann (nach Lunge, Prostata u. Kolon)
– 410. häufigster bei der Frau
30 neue Fälle/Jahr/100 000 – Mann
8 neue Fälle/Jahr/100 000 – Frau
200 neue Fälle/Jahr/1 Mill.
50 Todesfälle/Jahr/1 Mill.
50% Zunahme in den letzten 50 Jahren

Die Inzidenz des Harnblasenkarzinoms ist in industrialisierten Ländern höher als in ländlichen Regionen.

Zwischen den Jahren 1939 und 1971 stieg die Inzidenz um 50% an.

9.4.2 Ätiologie

> ❯ Wie bei kaum einem anderen urologischen Tumor sind Toxine im Hinblick auf die Kanzerogenese des Harnblasenkarzinoms studiert und erkannt worden.

1895 hat der Chirurg Rehn bei Anilinfarbarbeitern gehäuft Harnblasentumoren beobachtet. 1938 gelang tierexperimentell der Nachweis, dass aromatische Amine Blasentumoren verursachen, ein Beweis, der auch heute noch versicherungsrechtlich Anerkennung findet.

Die bekanntesten menschlichen Blasenkarzinogene sind in ◘ Tabelle 9.21 angegeben. Die Latenzzeit zwischen Einwirkung der Noxe und Entwicklung eines Karzinoms beträgt im allgemeinen 10–40 Jahre.

Aromatische Amine. Sie werden dadurch kanzerogen, dass sie in der Leber hydroxyliert und glukoronidiert und so über den Urin ausgeschieden werden. Über die N-Acetyltransferase können sie inaktiviert werden. Menschen, die genetisch bedingt schnell azetylieren, haben ein geringeres Krebsrisiko als sogenannte Langsam-Azetylierer.

Rauchen.

> ❯ Zigarettenraucher haben ein 2:1 bis 6:1 höheres Risiko Harnblasenkarzinome zu entwickeln. Etwa 1/3 der Blasentumorerkrankungen sind mit einem Nikotinabusus assoziiert.

Nach 40 Jahren Zigarettenkonsum ist das Risiko doppelt so groß wie nach 20 Jahren Zigarettenrauchen. Auch hierbei spielt das 2-Napthylamin wohl die entscheidende Rolle.

Ob Süßstoffe, wie Sacharin und Zyklamat, beim Menschen, analog zum Tierversuch Blasentumoren hervorrufen, ist fraglich. In 8 von 9 Fallkontrollstudien wurde bei Süßstoffverwendern kein erhöhtes Harnblasenkarzinom gesichert.

Ebenso widersprüchlich sind die Studien im Hinblick auf erhöhten Kaffeekonsum.

Medikamente. Drei Medikamente konnten eindeutig mit der Bildung von Blasenkarzinomen in Verbindung gebracht werden:
- **Chlornaphazin**, ein Polyzythaemie-Therapeutikum, welches dem Beta-Napthylamin chemisch

🔲 Tabelle 9.21. Kanzerogene beim Urothelzell-karzinom
2-β-Naphthylamin
1-Naphthylamin
Auramin
Fuchsin
Benzidin
Anilin (?)
4-Amino-biphenyl
Dichlorobenzidin
Phenacetin
Cyclophosphamid
Chlornaphazin
Orthotolidin
— Zigarettenkonsum (höheres Risiko von 1 : 2 bis 1 : 6, 2-β-Naphthylamin)
— Chronische Harnwegsinfekte (Nitrosamine)
— Bilharziose
— Endemische (Balkan-)Nephropathie (Mykotoxine)
— Medikamente: Chlornaphazin Phenacetin Cyclophosphamid
— Radiatio Kaffee (?) Süßstoffe (?)

verwandt ist, aber seit 1963 nicht mehr verwendet wird.

- **Phenacetin**, das außerdem zu einer interstitiellen Nephritis (Analgetika-Nephropathie) führt. Urothelkarzinome entstehen dabei bevorzugt im oberen Harntrakt. Das aktive Karzinogen ist ein Stickstoffhydroxylmetabolit des Phenacetins, welches chemisch die Struktur eines aromatischen Amins aufweist.
- **Cyclophosphamid**. Seit Einführung der Cystitisprophylaxe durch Mesna ist auch das Blasentumorrisiko dieses Zytostatikums zu vernachlässigen.

Chronische Harnwegsinfekte. Insbesondere bei Dauerkathetaterträgern führen sie zur Ausbildung von Plat-

tenepithelkarzinomen der Blase. Besonders gefährdet sind somit Patienten mit neurogenen Blasenentleerungsstörungen, die über Jahrzehnte rezidivierende Infekte, Blasensteine und katheterbedingte persistierende Schleimhautirritationen aufweisen.

Bilharziose. Die Bilharziose (▶ Kap. 7.2) ist in weiten Teilen Afrikas und arabischen Ländern endemisch. In der Akutphase der Infektion mit Schistosoma haematobium bilden sich in der Blase granulomatöse Polypen, die zunächst noch therapierbar sind. Kommt es zu einer chronischen Infektion, entstehen ebenfalls Plattenepithelkarzinome.

Ätiologisch wird eine infektbedingte Nitrosaminbildung postuliert.

Balkannephropathie. Ein gehäuftes Auftreten von Urothelkarzinomen wurde aus bestimmten Regionen des Balkans in Verbindung mit der Balkannephropathie beobachtet. 90% der Tumoren treten im oberen Harntrakt auf und 10% bilateral. Ätiologisch scheint ein saprophytisch wachsender Pilz im gelagerten Getreide eine Rolle zu spielen, welcher Nephrotoxine und karzinogene Mycotoxine bildet.

9.4.3 Pathogenese und TNM-Stadien

▶ 92% aller Harnblasenkarzinome sind Übergangsepithelkarzinome oder Transitionalzellkarzinome.

In 7% findet man Plattenepithelkarzinome, die auch als Mischtumoren im Endstadium eines Transitionalzellkarzinoms auftreten können. In 1% gibt es Adenokarzinome der Blase, die u. a. auch am Blasendom an der Einmündungsstelle des Urachus zu finden sind.

Bei über 75% findet man bei der Erstdiagnose sogenannte oberflächliche Harnblasenkarzinome pTa, pT1 (▶ unten). Sie können einzeln (unifokal) oder multipel (multifokal) auftreten.

Histologie. Das normale Urothel der Blase besteht aus 6–7 Zellreihen. Die Schichtdicke des Urothels nimmt zum Nierenbecken hin ab, wo sich nur noch 2–3 Zellreihen finden. Typisch für das Uroepithel sind die lumenwärts liegenden »Umbrella cells«, die sogenannten Schirmzellen oder Deckzellen. Die Schirmzellen selbst werden lumenwärts von einer sialinsäurehaltigen Mukopolysaccharidschicht bedeckt, der Schleimschicht. Auf der muskelzugewandten Seite wird das Epithel durch die Basalmembran bedeckt.

Als gutartig werden sogenannte **Papillome (G-0-Tumoren)** eingestuft. Diese seltene Tumorform ist lichtmikroskopisch von normalem Epithel bedeckt und wächst blumenkohlartig in das Lumen der Blase. Die Zahl der Zelllagen ist etwas erhöht.

Grad-1-Tumore weisen ein zellreiches kerndichtes Epithel mit Schichtungsverlust auf. Die Kerne sind dabei relativ gleichförmig und ähneln den Kernen der basalen Zellschicht. Eine Polymorphie liegt noch nicht vor.

Beim **Grad-III-Tumor** liegt ein anaplastischer, niederdifferenzierter Tumor hohen Malignitätsgrades vor, mit hochgradiger Kernpolymorphie und nicht mehr erkennbarer Schichtung des Epithels.

Dazwischen sind **Grad-II-Tumoren** einzustufen.

Die WHO gibt ein vierstufiges Gradsystem mit Unterteilung von Grad-I- bis Grad-IV-Tumoren an.

Carcinoma in situ. Eine besondere Form ist das **Carcinoma in situ**, bei dem eine flache intraepitheliale Läsion vorliegt, mit einem Malignitätsgrad III.

❯ Morphologische Untersuchungen der gesamten Blase nach Zystektomie (Mappingstudien) haben gezeigt, dass das Harnblasenkarzinom ein **multifokal wachsender Tumor** ist, der bereits prämaligne Veränderungen, wie Dysplasie, in dem normal erscheinenden Urothel um den Tumor herum aufweist.

Studien, die diese normal erscheinende Mukosa mit Durchflusszytometrie oder mit Oberflächenmarkern untersuchen, zeigen, dass auch die histologisch benigne erscheinenden Zellen z. T. bereits maligne transformiert sind.

Metastasierung. Im weiteren Verlauf wachsen Blasenkarzinome lokal durch die Wandschichten der Blase und metastasieren sowohl lymphogen als auch hämatogen. Bei der lymphogenen Metastasierung werden die

Lymphknoten des kleinen Beckens in der Fossa obturatoria, in der präsakralen und iliacalen Region befallen. Die häufigsten hämatogenen Metastasenorte sind Lunge, Knochen und Leber.

❯ T1-Grad-III-Tumoren haben bereits in 10% positive Lymphknoten oder Fernmetastasen, T2-Tumoren in 29 bis 30%, T3a- und T3b-Tumoren in 40 bis 60%.

Stadieneinteilung

Heute werden Blasentumoren wie alle anderen Malignome nach dem UICC TNM-System klassifiziert (◘ Abb. 9.14, ▶ Kap. 18):

TX Primärtumor kann nicht beurteilt werden
TO Kein Anhalt für Primärtumor
Tis Carcinoma in situ
Ta Nicht invasiver, papillärer Tumor
T1 Invasion der Basalmembran (Lamina propria)
T2 **Infiltration der Blasenmuskulatur**
　　T2a **Infiltration der oberflächlichen Blasenmuskulatur (innere Hälfte)**
　　T2b Infiltration der tiefen Blasenmuskulatur (äußere Hälfte)
T3 **Infiltration des perivesikalen Fettgewebes**
　　T3a **mikroskopisch**
　　T3b makroskopisch
T4 **Infiltration von Prostata oder Uterus, Vagina, Becken oder Bauchwand**
　　T4a **Infiltration von Prostata, Uterus, Vagina**
　　T4b Infiltration von Becken- und Bauchwand.

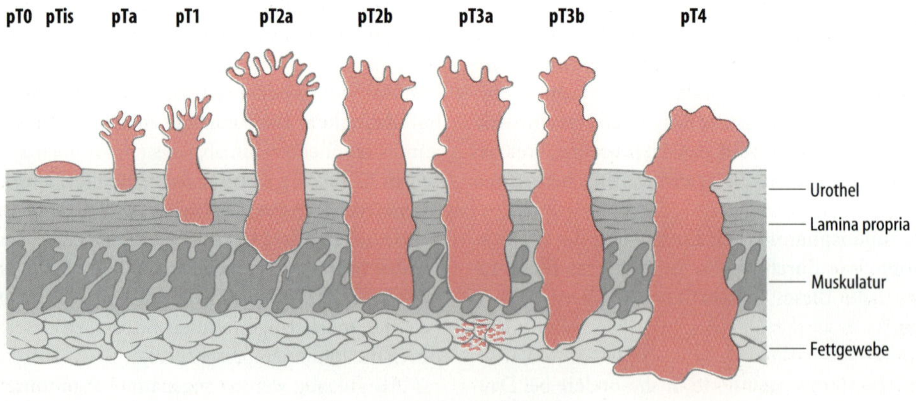

▼

◘ **Abb. 9.14.** Klassifikation des Tumorwachstums beim Harnblasenkarzinom

N	bezieht sich auf den Lymphknotenbefall:
NX	Lymphknotenstatus unbekannt
N0	Keine Lymphknotenmetastasen
N1	Befall eines Lymphknotens, <2 cm,
N2	Befall eines Lymphknotens von 2–5 cm oder mehrerer Lymphknoten <5 cm.
N3	Lymphknoten >5 cm
M	bezieht sich auf Fernmetastasen:
MX	unbekannt
M0	metastasenfrei
M1	**Fernmetastasen vorhanden.**

Ein Zusatz P macht deutlich, dass das exakte Tumorstadium pathologisch (histologisch) überprüft worden ist.

9.4.4 Symptome

Der klinische Fall. Ein 61-jähriger Patient stellt sich mit einer rezidivierenden Makrohämaturie vor. Weitere Miktionsbeschwerden bestehen nicht. Die Urindiagnostik bestätigt eine Hämaturie, ein Harnwegsinfekt wird ausgeschlossen. Die Urinzytologie zeigt atypische Zellen. In der Sonographie zeigen beide Nieren keinen Aufstau, in der Blase ist eine kleine Raumforderung zu erkennen. Eine Zystoskopie wird durchgeführt und sichert die Diagnose eines größeren multifokalen, solide imponierenden Blasentumors. Der Patient wird zur transurethralen Resektion in die korrespondierende urologische Fachabteilung überwiesen. Die histopathologische Aufarbeitung des Resektats ergibt einen pT2, G III Tumor. Eine Biopsie aus der prostatischen Harnröhre ist tumorfrei. Die Klinik empfiehlt die Durchführung einer radikalen Zystoprostatektomie, die aufgrund des Alters des Patienten erektionsschonend durchgeführt werden soll, mit einer ausgedehnten Lymphadenektomie und Anlage einer Ileum-Neoblase.

Klassisches Leitsymptom des Harnblasenkarzinoms ist die schmerzlose Makrohämaturie. Weiterhin wird eine erhebliche Anzahl an Harnblasenkarzinomen durch die Abklärung einer Mikrohämaturie oder auch Leukozyturie diagnostiziert. Abklärungsbedürftig sind auch unklare oder rezidivierende Miktionsbeschwerden. Weitere Symptome, z. B. Flankenschmerzen hervorgerufen durch eine Harnstauungsniere beim muskelinvasiven Karzinom, sind in der Regel erst bei fortgeschrittenen Tumorstadien manifest.

> **Tipp**
>
> Blasentumoren bleiben in ca. 20% zunächst ohne Symptome und werden lediglich anlässlich der Abklärung einer Mikrohämaturie, Makrohämaturie oder Leukozyturie entdeckt.

> Das häufigste Symptom des Harnblasenkarzinoms ist die schmerzlose Makrohämaturie.

Schmerzlose Mikro- oder Makrohämaturie können aber auch durch andere Tumoren des Harntraktes verursacht werden.

> **Tipp**
>
> Im Urinsediment dominieren mikroskopisch nicht verformte (epitheliale oder frische) Erythrozyten im Gegensatz zu den dysmorphen Erythrozyten der Glomerulonephritis, die auf dem Weg durch die Tubuli deformiert werden.

Sowohl das Carcinoma in situ als auch das ausgedehntere Blasentumoren können Miktionsbeschwerden verursachen (Dysurie, Nykturie, Urgesymptomatik und Pollakisurie).

> Für den über 50-jährigen Mann gilt, dass jede Dysurie, die sich nicht durch die benigne Prostatahyperplasie oder durch einen Harnwegsinfekt erklären lässt, auf ein Carcinoma in situ der Harnblase verdächtig ist.

9.4.5 Diagnostik

> Bei schmerzloser Makro- oder Mikrohämaturie ist eine Blasenspiegelung unerlässlich.

Die Blasenspiegelung (Zystoskopie) steht aber nicht an erster Stelle aller Untersuchungsmethoden. Man wird zunächst eine renale Ursache durch nicht invasive Untersuchungsverfahren, wie die Sonographie, ausschließen. Gegebenenfalls macht es Sinn (z. B. zum Ausschluss einer gynäkologischen Ursache) keinen Spontanurin, sondern Katheterurin zu untersuchen.

Zystoskopie. Die Zystoskopie (▶ Kap. 4.5.1) erfolgt mit starren oder mit flexiblen, steuerbaren Fiberglasinstrumenten. Bei der starren Zystoskopie kann die Blase mit einer abgewinkelten Optik, z. B. 70° betrachtet werden (◘ Abb. 9.15). Ist die Blase unauffällig, versucht man zu eruieren, ob eine Blutung aus einem der beiden Ureterostien gesehen wird.. Mit einer geradeaus gerichteten Optik kann die prostatische Harnröhre und die bulbäre wie distale Harnröhre inspiziert werden.

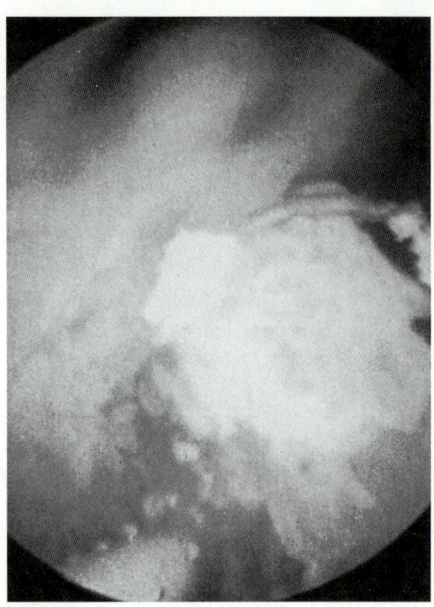

□ Abb. 9.15. Endoskopisches Bild eines papillären Tumors bei Blasenspiegelung

Zur Zeit wird versucht, die Sensitivität der Zystoskopie zu verbessern, wie z. B. durch die Instillation von 5-Aminolevulinsäure, die vor allem malignes Gewebe fluoreszenzmarkiert (bei blauem Licht leuchtet der Tumor rötlich).

> **Tipp**
> Die häufigste Ursache für schmerzlose Makro- oder Mikrohämaturie beim älteren Mann sind nicht bösartige Tumoren des Harntraktes, sondern die vergrößerten Venen im Rahmen einer benignen Prostatahyperplasie.

Exfoliative Urinzytologie. Transitionalepithelzellen, wie auch Karzinomzellen, werden in den Urin abgeschilfert und können in einer Urinprobe oder in einer Blasenspülprobe untersucht werden, wobei ca. 50 ml Kochsalz mehrfach in die Blase ein- und ausgespült werden. Es soll nicht der erste Morgenurin genommen werden, in dem die Zellen durch die lange Einwirkung des Harns zerstört sind.

Die Proben werden sedimentiert oder aber über Mikrofilter abgesaugt. Der Überstand wird fixiert und im Phasenkontrastmikroskop als Nativpräparat beurteilt oder aber nach verschiedenen Färbetechniken (Papanicolaou, Giemsa, May-Grünwald/Giemsa Pappenheim) bzw. Schnellmethoden angefärbt. Die Zellen werden unter dem Mikroskop beurteilt, wobei folgende **Malignitätskriterien** benutzt und graduiert werden:

- Verschiebung der Kernplasmarelation.
- Prominenz und Irregularität der Kernmembran.
- Chromatinvermehrung mit Transparenzverlust des Zellkerns.
- Änderung der Chromatinfeinstruktur.
- Vermehrung und Entrundung der Kernkörperchen.
- Entrundung und Varianz der Zellkerne.

Nach Papanicolaou gibt es 5 Graduierungen, wobei 1 und 2 gutartig sind, 3 atypisch und 4 und 5 eindeutig als maligne bewertet werden.

Die **Sensitivität**, d. h. die Rate der richtig positiven Befunde der Urinzytologie, beträgt bei:

- **Grad-1**-Tumoren 10–30%,
- **Grad-2**-Tumoren 40–60%
- **Grad-3**-Tumoren, incl. des Carcinoma in situ 80–90%.

> **Tipp**
> Falsch positive Befunde erfolgen häufig bei chronischen Entzündungen, insbesondere bei Urolithiasis.

Bildgebende Verfahren. Zur Abklärung einer Mikro- oder Makrohämaturie ist das **Urogramm** obligat. Hierbei können Fremdkörper im Harntrakt (z. B. Urolithiasis) oder Raumforderungen im oberen Harntrakt nachgewiesen werden. Blasentumoren stellen sich im Urogramm wie auch im Zystogramm nur ungenügend dar (□ Abb. 9.16).

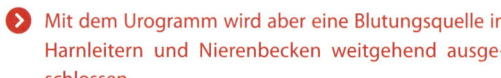 Mit dem Urogramm wird aber eine Blutungsquelle in Harnleitern und Nierenbecken weitgehend ausgeschlossen.

Ferner erhält man Informationen darüber, ob der Blasentumor zu einem Aufstau der Nieren geführt hat.

Bei gefüllter Blase vermag die perkutane **Ultraschalldiagnostik** einen Blasentumor zu identifizieren.

Im **Computertomogramm** kann ein Blasentumor zumeist identifiziert werden. Man bekommt dabei außerdem noch einen Anhalt über die lokale Tumorausbreitung, insbesondere ob Nachbarorgane infiltriert sind (□ Abb. 9.17).

Lymphknoten des Beckens können durch das Computertomogramm, wie auch durch andere bildgebende Verfahren, nur unzureichend erkannt werden, da erst Lymphknotenvergrößerungen über 1 cm erfasst und somit Mikrometastasen übersehen werden.

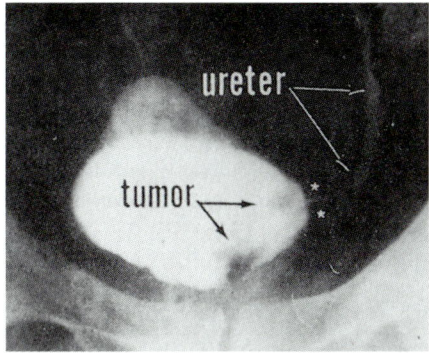

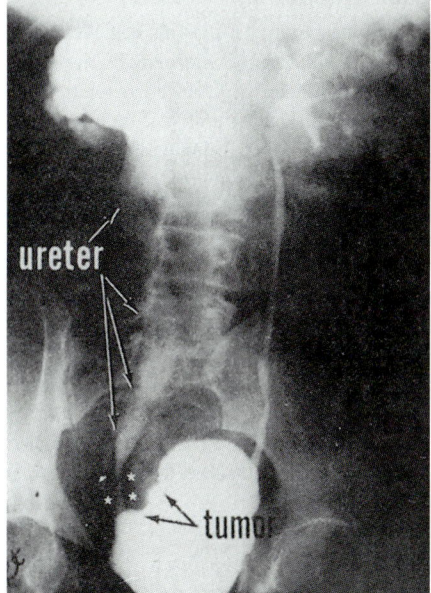

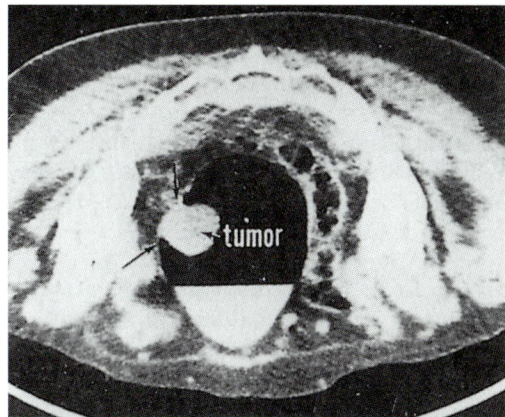

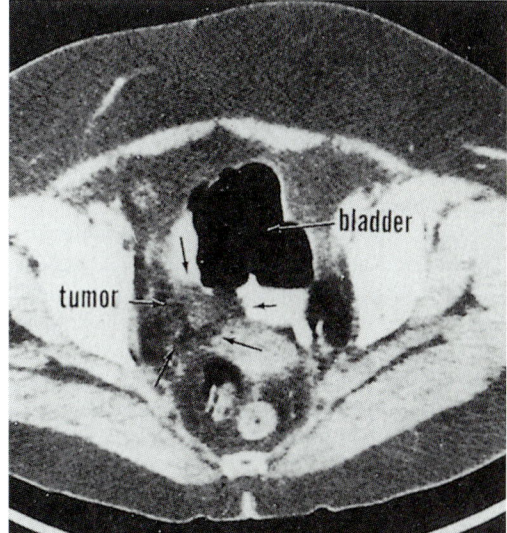

🔲 **Abb. 9.16.** Zystogramm und i.v.-Pyelogramm bei papillären Tumoren der Harnblase

🔲 **Abb. 9.17a, b.** Computertomogramm der Blase mit einem Harnblasentumor

Die **Kernspintomographie** ist hierbei dem Computertomogramm nur geringfügig überlegen, und zwar dann, wenn das Kontrastmittel Gadolinium gegeben wird.

▶ Eine präzisere Unterteilung in T1-, T2-, T3a- und T3b-Tumoren vermag jedoch weder die Ultraschalldiagnostik noch das Computertomogramm sicher zu erstellen, sodass diese bildgebenden Verfahren, wie auch das Zystogramm für die Diagnose des Primärtumors, eine untergeordnete Rolle haben.

Zystoskopie und transurethrale Resektion (TUR). Die endgültige Sicherung der Diagnostik erfolgt in Narkose durch die transurethrale Resektion des Tumors (▶ Kap. 4.5.6). Hierbei wird der Tumor komplett reseziert. Anschließend wird Material vom Tumorgrund und vom Tumorrand getrennt eingeschickt, um eine sichere Auskunft über die Infiltrationstiefe zu bekommen. Das getrennt entnommene Material von Tumorrand und -grund gibt eine sichere Information, ob der Tumor im Gesunden entfernt werden konnte (sog. RO-Resektion). Als Qualitätskontrolle für die Resektionstiefe muss im Resektionsmaterial Muskelgewebe enthalten sein. Im Falle einer tumorbefallenen Biopsie aus Tumorrand oder Tumorgrund, sollte eine Nachresektion erfolgen.

Biopsien aus dem normal erscheinenden Uroepithel der Blase werden entnommen, um Präkanzerosen wie Dysplasie, und Carcinoma in situ zu identifizieren. Schließlich wird bei einer solchen Untersuchung die Blase bimanuell untersucht. Eine sichere Beurteilung ist nur in Narkose bei erschlafften Bauchdecken möglich,

um eine Infiltration des Blasentumors in die Beckenwand oder Nachbarorgane auszuschließen, d. h. die
Differenzierung zwischen einem T3- und T4-Tumor zu
erstellen.

Bei sehr fester und harter, aber mobiler Blasenwand
besteht der dringende Verdacht, dass es sich um einen
muskelinfiltrierenden Tumor handelt und nicht mehr
um einen Ta-T1-Tumor.

Staging. Ist die Diagnose des Primärtumors gesichert,
so wird man bei allen muskelinvasiven Tumoren Staging-Untersuchungen durchführen zum Ausschluss
von Metastasen. Erforderlich ist:

- Computertomogramm des Beckens zur Beurtei-
  lung von Lymphknoten in den Iliakalregionen, der
  Fossa obturatoria, der paraaortalen Region.
- Sonographie des Oberbauchs zur Beurteilung der
  Leber.
- Röntgen-Thorax in zwei Ebenen zum Ausschluss
  von Lungenmetastasen.
- Knochenszintigramm zum Ausschluss von Kno-
  chenmetastasen.

Thorax und Knochenscan haben eine gute Sensitivität. Im Knochenscan fällt eine Metastase als Mehranreicherung des Isotops auf. Dieses Zeichen ist jedoch nicht sehr spezifisch und kann durch Umbauprozesse, bedingt durch chronische Entzündungen,
Heilungsprozesse nach Frakturen etc., bedingt sein.
Eine atypische Mehrbelegung muss deswegen durch
eine gezielte Röntgenuntersuchung spezifiziert werden.

Neue diagnostistische Methoden

Das Epithel der Blasenschleimhaut kann durch eine Analyse
der DNA mit Hilfe der **Flowzytometrie** klassifiziert werden.

Zelloberflächenmarker werden zur Diagnostik und zur
Erfassung der Prognose eingesetzt. Prognostisch bedeutsam
ist z. B. der Verlust der Blutgruppenantigene, die normalerweise auf gesunden Epithelzellen nachzuweisen sind. Mit
monoklonalen Antikörpern kann man tumorassoziiertes
Antigen auf den Zellen immunhistologisch oder immunzyto-
logisch identifizieren. Durch Anwendung solcher monoklonaler Antikörper kann die Sensitivität der Zytologie (Immun-
zytologie) verbessert werden. Monoklonale Antikörper sind
nicht in der Lage, ein spezifisches Tumorantigen zu identifizieren. Tumorassoziierte Antigene werden jedoch quantitativ
unterschiedlich bei benignen und malignen Zellen exprimiert.

Zusätzlich zu diesen zytologischen Untersuchungen gibt
es verschiedene **neue Marker** zur nichtinvasiven Diagnostik
des Harnblasenkarzinoms. Hierzu gehören Schnelltests, wie

der Blasentumorantigen-Test (BTA®-Test), der ein Blasentumor
assoziiertes Antigen detektiert. Ferner gehört dazu ein Test,
der mittels eines Enzym-Immunoassays (ELISA) ebenfalls ein
Blasentumor assoziiertes Protein (nuclear matrix protein,
NMP) nachweist. Weitere vielversprechende Entwicklungen
sind der Nachweis von genetischen Veränderungen (z. B. Verlust von Chromosomenanteilen) mittels molekularbiologischer Techniken.

9.4.6   Therapie

Carcinoma in situ

Carcinoma in situ tritt häufiger als Begleiterscheinung
bei papillären Tumoren, seltener als Primärerkrankung,
auf. Carcinoma in situ wird, soweit sichtbar, transurethral entfernt. Im weiteren Verlauf ist mit einem Tumorprogress bei 3/4 der Patienten, bei einer 5-Jahres-
Mortalität von 60% zu rechnen.

Durch eine zusätzliche intravesikale Chemo- oder
Immunotherapie ist dieser natürliche Verlauf zu beeinflussen. Die besten Erfolge werden dabei mit BCG (Ba-
cillus-Calmette-Guerin) erzielt (❏ Tabelle 9.22). BCG
sind virulente Tuberkelbakterien, die nach Instillation
in der Blase in der Blasenschleimhaut eine intensive
lokale Immunreaktion mit Aktivierung vieler mononu-
kleärer Immunozyten sowie den von ihren produzier-
ten Zytokinen, wie z. B. das Interleukin-2, auslösen.
Nach ein bis zwei Zyklen gibt es langfristige Erfolge bei
2/3 der Patienten.

> Eine Langzeittherapie ist einem oder zwei Zyklen BCG
> signifikant überlegen und stellt heute die Standard-
> therapie beim Carcinoma in situ dar.

Die Urinzytologie ist beim Carcinoma in situ ein guter
Marker zur Therapiekontrolle. Eine vierteljährliche
zystoskopische Kontrolle ist indiziert. Bei Rezidiv und
Tumorprogress ist die Zystektomie angezeigt.

❏ **Tabelle 9.22.** Medikamente zur Rezidivprophylaxe nach TUR von oberflächlichen Harnblasenkarzinomen (können auch zur Therapie oberflächlicher
Harnblasenkarzinome oder des Carcinoma in situ
instilliert werden)

Name	Dosierung pro Instillation
Thiotepa	60 mg/50 ml 1 ×/Woche
Adriamycin	60 mg/30 ml 2wöchentlich
Mitomycin	20 mg/20 ml 1x/Woche bis 1x/Monat
BCG	120 mg/50 ml 1 ×/Woche × 6

Oberflächliche Harnblasenkarzinome Ta/T1

> Die adäquate Therapie oberflächlicher Harnblasenkarzinome ist die komplette operative Entfernung, meist durch die fraktionierte transurethrale Resektion.

Dies beinhaltet die transurethrale Resektion des gesamten Tumors mit der elektrischen Schlinge. In gleicher Sitzung wird davon getrennt der Tumorrand und davon wiederum getrennt der Tumorgrund reseziert und zur histologischen Befundung geschickt. Erst dadurch kann garantiert werden, dass der Tumor komplett entfernt wurde. In dem Resektat sollte Tumormuskulatur enthalten sein. Aus der übrigen gesund erscheinenden Blasenwand werden mindestens 4 sogenannte **randomisierte Biopsien** aus makroskopisch nicht tumorbefallenen Arealen (zufällig ausgewählt) entnommen , ferner eine Biopsie aus der prostatischen Harnröhre.

Zur Behandlung von zirkulierenden während der Resektion abgeschilferten Tumorzellen oder verbliebenen Tumorresten wird heute allgemein eine unmittelbare postoperative Instillation mit einem Chemotherapeutikum (Mitomycin C oder Epirubicin) empfohlen. Weiterhin empfiehlt man der hohen Rezidivrate und der geringen, aber bedrohlichen Progressrate im Rezidiv, Patienten mit Grad-II- und Grad-III-Tumoren, T1-Tumoren und solchen, die Dysplasie und Carcinoma in situ in den randomisierten Biopsien haben, zusätzlich eine **Rezidivprophylaxe**.

Die heute üblichen Medikamente zur Rezidivprophylaxe sind in ◼ Tabelle 9.23 aufgeführt. Sie werden in die Blase instilliert. Mitomycin, das alle 2 Wochen für ein halbes Jahr instilliert werden kann, wird wegen geringer Nebenwirkungen am häufigsten gegeben.

Auch andere Instillationsschemata (z. B. zunächst wöchentlich und später dann lediglich monatlich) können verwendet werden. Eine Langzeitprophylaxe ist einer Kurzzeitprophylaxe überlegen. Alternativ kann auch beim papillären Harnblasenkarzinom (pTa/pT1) das BCG zur Anwendung kommen, auch wenn es aufgrund des höheren Risikopotential nur Medikament der 2. Wahl ist.

◼ **Tabelle 9.23.** WHO-Klassifikation der Hodentumoren 1998 (vereinfacht)

1.	**Keimzelltumoren**		
	1.1	Prämaligne Läsion: Testikuläre intraepitheliale Neoplasie (TIN), auch: intratubuläre Keimzellneoplasie	
	1.2	Keimzelltumoren eines histologischen Typs	
		1.2.1	Seminom
		1.2.2	Spermatozytisches Seminom
		1.2.3	Embryonales Karzinom
		1.2.4	Dottersacktumor
		1.2.5	Polyembryom
		1.2.6	Trophoblastische Tumoren (Chorionkarzinom)
		1.2.7	Teratom
			1.2.7.1 reifes Teratom
			1.2.7.2 Unreifes Teratom
			1.2.7.3 Teratom mit maligner Transformation
	1.3	Mischformen von Keimzelltumoren, u. a. Teratokarzinom (= Teratom + Embryonales Karzinom)	
2.	**maligne Keimstrang-Stroma-Tumoren** maligne Leydigzell-Tumoren maligne Sertolizell-Tumoren u. a.		
3.	**benigne Keimstrang-Stroma-Tumoren** u. a. benigne Leydigzell-Tumoren		
4.–11.	**diverse seltene testikuläre Tumoren und paratestikuläre Tumoren** u. a. Lymphome des Hodens, Adenomatoidtumoren des Nebenhodens, paratestikuläre Sarkome		

Lokalinvasives Harnblasenkarzinom (T2, T3a, T3b)

Mapping-Studien in den 50er-Jahren haben gezeigt, dass bei lokalinvasiven Harnblasenkarzinomen maligne und prämaligne Veränderungen fast in dem gesamten Urothel der Blase vorliegen.

> Bei lokalinvasivem Harnblasenkarzinom ohne nachgewiesener Metastasierung ist die **radikale Zystektomie** als Therapie der Wahl durchzuführen.

Zur **radikalen Zystektomie** gehört die Entfernung:
- Der Harnblase mit distalen Ureteranteilen.

Zusätzlich wird bei der Frau mit entfernt:
- Die vordere Vaginalwand,
- die Adnexen,
- die Gebärmutter,
- ggf. (falls kein Blasenersatz durchgeführt wird) die Urethra.

Beim Mann wird mit entfernt:
- Die Prostata,
- die Samenblase und
- bei Tumorbefall ggf. die Urethra.

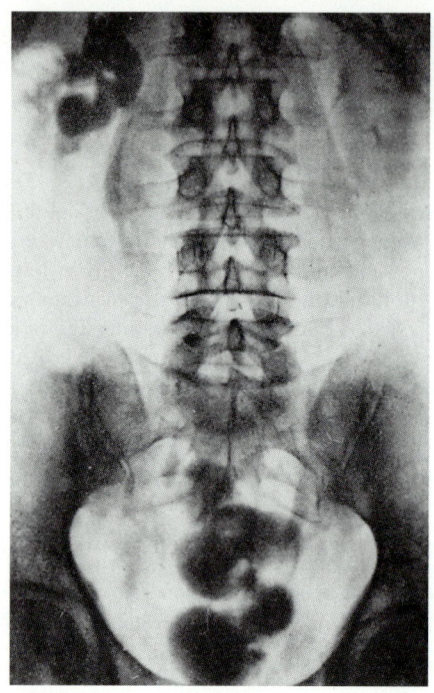

Abb. 9.18. I.v.-Urogramm bei Harnleiter-Darm-Implantation (HDI)

Die Mortalität dieses großen Eingriffs ist im letzten Jahrzehnt von ursprünglich 10% auf 2–3% zurückgegangen.

> Sind die regionalen Lymphknoten nicht betroffen, so ist die 5-Jahres-Überlebensquote nach radikaler Zystektomie bei T2-Tumoren ca. 80%, bei T3a- und T3b-Tumoren 50–60%.

Eine prä- oder postoperative Bestrahlung verbessert diese Überlebenschance nicht.

Neue Daten geben Hinweise dafür, dass durch eine **neoadjuvante**, d. h. präoperative Chemotherapie (► unten) oder eine **adjuvante** Chemotherapie, d. h. nach Entfernung der Blase, die Überlebensquote verbessert werden kann.

Harnableitung. Folgende Möglichkeiten der Harnableitung werden heute angewandt:

- **Harnleiter-Darm-Implantation** (HDI, ◘ Abb. 9.18). Die Ureteren werden antirefluxiv in das Sigma implantiert. Dies ist nur bei intaktem Sphinkter ani möglich. Nachteil sind rezidivierende aszendierende Infektionen, die sich aber durch wirksame Antibiotika-Prophylaxe verhindern lassen, mit Substanzen, die keine Resistenzen in der Darmflora hervorrufen (z. B. Nitrofurantoin, Trimethoprim-Sulfmethoxazol). Ein weiterer Nachteil ist die hyperchlorämische Azidose, die sich heute durch Gaben von Bikarbonat und Zitrat verhindern lässt. Ein dritter Nachteil ist das Auftreten von malignen Tumoren (in 5%) an der Anastomosenregion, nach einer Latenzzeit von etwa 10 Jahren.

- **Ileum-Conduit** (sog. Brickerblase, ◘ Abb. 9.19, ► Kap. 5.2.3). Hierbei wird ein ca. 15 cm langes Stück des terminalen Ileums ausgeschaltet und in den rechten oder linken Unterbauch als Stoma implantiert. Auf der anderen Seite dieses Ileumsegmentes werden die Ureteren eingeleitet. Dieses Conduit ist ein Durchlaufreservoir, um die Stomasituation zu verbessern, weniger eine Blase.

- **Neoblasen.** Aus unterschiedlichen Darmanteilen, vorzugsweise aus dem terminalen Ileum, können Ersatzblasen (◘ Abb. 5.12 a–d) konstruiert werden, indem die Darmrohre antimesenterial eröffnet werden und in Form eines W oder V zu einer Kugel vernäht werden. Es ist heute Standard solche Neoblasen an die Urethra zu anastomosieren, wobei der Sphincter-externus-Mechanismus erhalten bleibt (◘ Abb. 9.20). Diese Harnblasen werden mit der Bauchpresse restharnfrei entleert. Kontinenz wird in einem hohen Prozentsatz erzielt. Auch bei der **Frau** ist der orthotope Harnblasenersatz möglich,

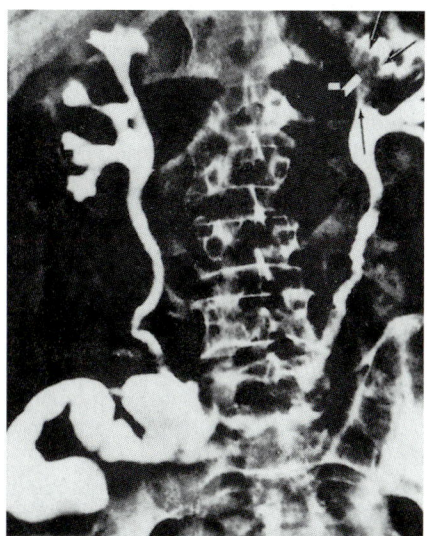

Abb. 9.19. Röntgenbild eines Ileum-Conduit (»Brickerblase«)

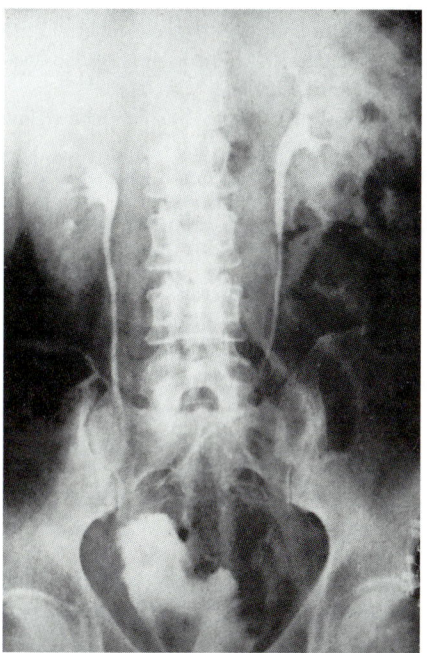

Abb. 9.20. I.v.-Urogramm mit Ileumneoblase

und zwar dann, wenn kein Tumor im Trigonum nachweisbar ist. Im Vergleich zum orthotopen Blasenersatz beim Mann muss man bei einem Drittel der Patientinnen mit Blasenentleerungsstörungen rechnen, sodass eine intermittierende Katheterisierung notwendig wird. Die antimesenteriale Eröff-

nung des Darmrohres dient dabei einerseits der Aufhebung der normalen Peristaltik, die bei entsprechender Füllung des Darmrohres durch ihre Aktivität bei Dehnungsreiz zur Inkontinenz führen würde und andererseits der Vergrößerung des Volumens, wenn aus einem Darmrohr eine »Kugel« konstruiert wird.

Kontinenter Pouch. Im Gegensatz zum orthotopen Blasenersatz handelt es sich beim Pouch (Abb. 5.11, 14.47, 14.48) um eine Form der Harnableitung, bei dem ein Reservoir nicht an die Harnröhre angeschlossen wird, also keine »normale Miktion« möglich ist. Hierbei werden aus Darmanteilen, Dünndarm oder Dickdarm, ähnliche »Kugeln« gebildet wie bei der Neoblase. Es wird ein kontinentes Stoma konstruiert, das an die Bauchdecken anastomosiert wird. Die Entleerung erfolgt durch Eigenkatheterisierung. Ein solcher Pouch wird auch bei Männern angelegt, bei denen wegen Tumorbefall die Harnröhre mit entfernt werden musste. Eine Sonderform ist der **Appendixpouch**, bei dem der Blinddarm antirefluxiv in die Darmwand eingelagert und mit dem Nabel vereinigt wird. Die Patienten, die solche kontinenten Pouches haben, katheterisieren sich mehrfach am Tage selbst. Ein Stomabeutel ist wegen des Kontinenzmechanismus nicht erforderlich.

Organerhaltende Verfahren. Die **Blasenteilresektion** bei muskelinvasiven Tumoren ist nur in weniger als 3% der Fälle indiziert, z. B., wenn ein relativ kleiner invasiver Tumor am Blasendach liegt und wenn randomisierte Biopsien keine präkanzerösen Veränderungen in der übrigen Blase aufzeigen.

Heute werden blasenerhaltende Therapien bei invasiven Tumoren überprüft. Die Langzeit-Überlebensraten rechtfertigen es jedoch nicht, bei Patienten mit ansonsten hoher Lebenserwartung und geringem Operationsrisiko, solche Maßnahmen systematisch einzusetzen.

Hierzu gehören die **Radiatio,** die jedoch nur in 50–60% den Tumor beseitigt. Die Hälfte dieser Patienten muss dann ein Rezidiv erwarten. Die Strahlenblase mit deutlicher Schrumpfung und erheblicher Pollakisurie ist eine gefürchtete Nebenwirkung.

Bei der **Radio-Chemotherapie** werden Zytostatika vom Typ des Cisplatin oder Adriamycin zusätzlich zur Bestrahlung gegeben, in der Hoffnung, dass sich beide Therapeutika potenzieren. Remissionen des Lokalbefundes werden in 60–70% beschrieben. Ob die Langzeit-Überlebensraten mit denen der radikalen Zystektomie zu vergleichen sind, ist fraglich. Sie stellen eine gute alternative Behandlungsform für Patienten dar, die ein zu großes Operationsrisiko oder eine ansonsten nur noch geringe Lebenserwartung haben.

Metastasiertes Harnblasenkarzinom

Noch vor 10 Jahren galt das metastasierte Harnblasenkarzinom als inkurabel. Monochemotherapien haben bestenfalls partielle Remission, sehr selten (unter 5%) komplette Remission und nie Dauerheilungen erzielt.

Die Kombination von Methotrexat und Cisplatin, entweder zusätzlich mit Adriamycin und Vinblastin (**MVAC-Schema**) oder nur in Kombination mit Vinblastin (**CMV-Schema**) haben zu Remissionsraten in der Größenordnung von 50–70% geführt, wobei jeweils die Hälfte davon komplette Remissionen sind. Da diese Chemotherapieschemata mit erheblichen Nebenwirkungen behaftet sind, werden neuere Chemotherapeutika (z. B. Paclitaxel/Carboplatin oder Gemcitabine/Cisplatin) eingesetzt. Als aktuelles Standardschema gilt heute die Kombination aus Gemcitabine und Cisplatin.

> Bezogen auf das Gesamtkollektiv kann man heute hiermit Langzeit-Überlebensraten in bis zu 15–20% erzielen.

Die gleichen Chemotherapie-Kombinationen werden auch zur adjuvanten oder neoadjuvanten Therapie eingesetzt. **Adjuvant** bedeutet nach einer chirurgischen Therapie, **neoadjuvant** bedeutet vor einer chirurgischen Therapie, z. B. der radikalen Zystektomie. Wegen der hohen Toxizität ist die Polychemotherapie nur bei einem Teil der Patienten anwendbar.

Natürlicher Krankheitsverlauf von Harnblasentumoren

Im Hinblick auf die Prognose unterscheidet man zwischen oberflächlichen Harnblasentumoren (Ta-T1, Carcinoma in situ), wandinfiltrierenden Harnblasentumoren, die noch nicht metastasiert sind sowie metastasierten Harnblasentumoren.

> Nach kompletter transurethraler Resektion von oberflächlichen Harnblasentumoren entwickeln oberflächliche Blasentumoren in 60–80% Rezidive, wobei 80% dieser Rezidive im ersten Jahr nach transurethraler Resektion auftreten.

20% dieser Rezidive zeigen einen Tumorprogress, d. h. dann einen muskelinvasiven Tumor. Da die 5-Jahres-Überlebensquote von muskelinvasiven Tumoren, trotz intensiver Therapie, nur ca. 60% beträgt, versterben die Hälfte dieser Patienten mit Tumorprogress, d. h. also 5–10% der ursprünglichen Patienten mit oberflächlichen Harnblasenkarzinomen, innerhalb von 5 Jahren an ihrem Tumor.

Dieser natürliche Krankheitsverlauf ist abhängig vom Tumorgrad und von der T-Kategorie sowie von der Multifokalität des Tumors und der Tumormasse.

> Es bedeutet, dass Patienten mit Ta-Grad-1-Tumoren, die sehr klein und unifokal sind, nur ein geringes Risiko haben, ein Rezidiv oder gar einen Progress zu entwickeln.

Am meisten gefährdet sind Patienten mit T1-Grad-III-Tumoren, die multifokal auftreten und in der umliegenden Schleimhaut bereits Dysplasien oder gar Carcinoma in situ haben.

Unbehandelt überleben Patienten mit muskelinvasiven Tumoren (T2) oder solche mit Infiltration ins perivesikale Fettgewebe (T3) nur in 5–10% länger als 5 Jahre.

Patienten mit Metastasen versterben fast alle innerhalb eines Jahres.

In Kürze

Harnblasenkarzinom

Ätiologie: Zweithäufigster urologischer Tumor. Große Bedeutung kanzerogener Substanzen, z. T. versicherungsrechtlich anerkannt. 92% sind Übergangsepithelkarzinome.

Symptome: Bei 80% der Patienten schmerzlose Mikro- oder Makrohämaturie.

Diagnostik: Zystoskopie und transurethrale Resektion (TUR).

Therapie:

— **Oberflächliche** Harnblasenkarzinome der Mukosa oder Submukosa: Komplette Entfernung durch TUR. Beeinflussung von Rezidiven und Progress durch intravesikale Instillation von Zytostatika oder Immuntherapeutika.

— **Muskelinvasive** Harnblasenkarzinome: Radikale Zystektomie, Urinableitung durch Einpflanzung der Ureteren in das Sigma, über Ersatzblasen aus Darmteilen, über kontinente Pouches aus Darmanteilen oder über ein Ileum-Conduit.

— **Metastasiertes** Harnblasenkarzinom: Sehr schlechte Prognose, ca. 20% der Patienten können durch Polychemotherapie saniert werden.

9.5   Penistumoren

Epidemiologie und Ätiologie. Die Rate der Peniskarzinomneuerkrankung beträgt 0,8 bezogen auf 100.000 Einwohner. Penistumoren finden sich in der Regel in der 6. bis 7. Lebensdekade. Entscheidende ätiologische Faktoren sind die Phimose mit chronischer Irritation, retiniertem Smegma und rezidivierender Balanoposthitis.

9.5.1   Histologie und TNM-Stadien

❯ Mehr als 95% der Penistumoren sind Plattenepithelkarzinome (■ Abb. 9.21).

Seltene Tumorformen sind das Basalzellkarzinom, Adenokarzinom, maligne Melanom und Sarkom.

Am Penis werden diverse Veränderungen beobachtet, die dem Grenzbereich entzündlicher Reaktionen und maligner intraepithelialer Proliferationen zugeordnet werden.

Benigne Tumoren

Riesencondylom/Buschke-Löwensteintumor. Beim Buschke-Löwensteintumor handelt es sich um eine blumenkohlähnliche Veränderung, die sich über die gesamte Oberfläche des Glans penis ausdehnen kann (■ Abb. 9.22). Mit zunehmender Größe ulzeriert der Tumor; eine makroskopische Abgrenzung zum verrukösen Karzinom ist erschwert. Der Tumor weist keine Infiltration auf. Die Gefahr der Metastasierung besteht nicht.

Condyloma acuminatum. Hierbei handelt es sich um eine warzenartige, weiche und rötliche Gewebsmasse (■ Abb. 9.23). Condylomata acuminata werden durch eine **Virusinfektion** verursacht (menschliche Papillomaviren HPV6,11).

❯ Condyloma acuminatum und Buschke-Löwensteintumor sind papilläre, gutartige Tumoren.

Präkanzerosen

Erythroplasie Queyrat. Die Erythroplasie Queyrat ist entweder eine rötlich erhabene oder ulzerierte Hautveränderung (■ Abb. 9.24). Lokalisation ist das Präputium oder die Glans penis. Die Veränderung kann in jedem Alter auftreten, der Gipfel liegt um das 50. Lebensjahr. Etwa 10% dieser Veränderungen entwickeln sich zu einem infiltrierenden Plattenepithelkarzinom.

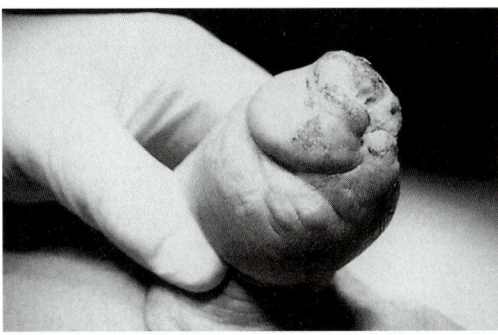

■ **Abb. 9.21.** Peniskarzinom

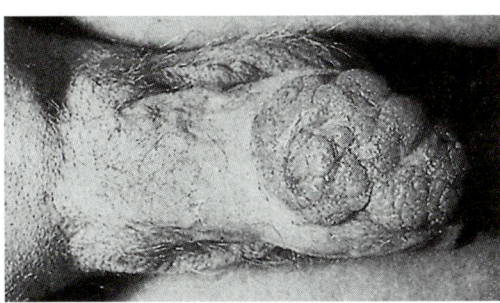

■ **Abb. 9.22.** Riesencondylom/Buschke-Löwenstein-Tumor

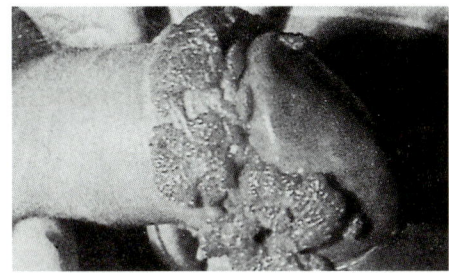

■ **Abb. 9.23.** Condylomata acuminata

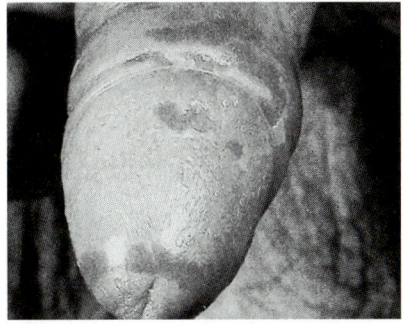

■ **Abb. 9.24.** Erythroplasie Queyrat der Glans Penis und des Sulcus coronarius

9

Morbus Bowen. Beim Morbus Bowen handelt es sich um ein **intraepitheliales Karzinom.** Die Zellen sind wenig differenziert, die Veränderung wird von einer deutlichen Hyperkeratose bedeckt. In etwa 5% der Fälle entwickelt sich aus dem intraepithelialen Karzinom ein infiltrierendes Plattenepithelkarzinom.

Morbus Paget. Klinisch imitiert der Morbus Paget entzündliche, ekzematöse Veränderungen oder psoriatische Herde. Er ist eine **Sonderform des Adenokarzinoms** und geht von den apokrinen Drüsen aus. In seltenen Fällen kommt es zur Entwicklung eines invasiven Peniskarzinoms.

> Erythroplasie Queyrat und Morbus Bowen sind intraepitheliale Neoplasien. In 5 bis 10% der Fälle entstehen infiltrierende Plattenepithelkarzinome.

TNM-Klassifikation

Die **Tumorbeurteilung** erfolgt nach TNM-Klassifikation. Es lassen sich die **oberflächlichen** Tis-, Ta-, T1-Peniskarzinome von den **infiltrierend** wachsenden Peniskarzinomen T2 bis T4 abgrenzen (Abb. 9.25):

- TX   Primärtumor kann nicht beurteilt werden.
- T0   Kein Anhalt für Primärtumor.

oberflächlich

- Tis   Carcinoma in situ.
- Ta   Nichtinvasives verruköses Karzinom.
- T1   Tumor infiltriert subepitheliales Bindegewebe.

infiltrierend

- T2   Tumor infiltriert Corpus spongiosum oder cavernosum.
- T3   Tumor infiltriert Urethra oder Prostata.
- T4   Tumor infiltriert andere Nachbarstrukturen.

Das **histophatologische Grading** der Peniskarzinome gestaltet sich wie folgt:

- Gx   Differenzierungsgrad kann nicht bestimmt werden
- G1   gut differenziert
- G2   mäßig differenziert
- G3–4   schlecht bzw. undifferenziert.

Die **Lymphknotenmetastasierung** ist abhängig von der Infiltrationstiefe des Tumors. Oberflächliche Peniskarzinome führen in weniger als 10% der Fälle zu einer Metastasierung in die regionären Lymphknoten, wo-

hingegen pT1-Tumoren in ca. 60% und pT2-Tumoren in mehr als 75% lymphogen metastasieren.

Regionäre **Lymphknoten** sind die oberflächlichen Leistenlymphknoten, sowie die tiefen Leisten- oder Beckenlymphknoten:

- NX   Regionäre Lymphknoten können nicht beurteilt werden.
- N0   Keine regionären Lymphknotenmetastasen.
- N1   Metastase in solitärem oberflächlichen Leistenlymphknoten.
- N2   Metastasen in multiplen oder bilateralen oberflächlichen Leistenlymphknoten.
- N3   Metastase(n) in tiefen Leisten- oder Beckenlymphknoten (uni- oder bilateral).

Eine **hämatogene Metastasierung** mit Ausbildung von Lungenmetastasen ist in Abhängigkeit von der Infiltrationstiefe und dem Lymphknotenbefall möglich:

- M0   Keine Fernmetastasen
- M1   Vorhandensein von Fernmetastasen (Lunge, Skelett)

Unter Berücksichtigung der TNM-Formel erfolgt die Stadiengruppierung der Peniskarzinome.

> Nichtinvasive Peniskarzinome metastasieren in weniger als 10%, infiltrativ wachsende Peniskarzinome in mehr als 60%.

9.5.2 Diagnostik

Im Vordergrund steht die klinische Diagnostik mit **Inspektion** und **Palpation** der Glans, der Vorhaut und des Penisschaftes sowie der Inguinalregion.

Venerische Affektionen werden **serologisch** (TPI-Test = Treponema-pallidum Immobilisationstest, FTA-Abs-Test = Fluorescent Treponemal Antibody Absorbed Test) oder durch direkten mikroskopischen Nachweis (Dunkelfeldmikroskopie) der Erreger im Abstrichpräparat bewiesen bzw. ausgeschlossen.

Da die Peniskarzinome in der Regel exophytisch wachsende, infizierte Tumoren sind, ist häufig mit einer entzündlichen Lymphknotenschwellung zu rechnen.

> Bildgebende Verfahren sind zur Erfassung einer inguinalen und pelvinen Lymphknotenmetastasierung aufgrund der fehlenden Sensitivität unzureichend. Entscheidendes Diagnostikum zur Klärung der Frage einer Lymphknotenmetastasierung ist die **operative Freilegung** der oberflächlichen inguinalen Region.

🔲 **Abb. 9.25.** T-Stadien der Penistumoren

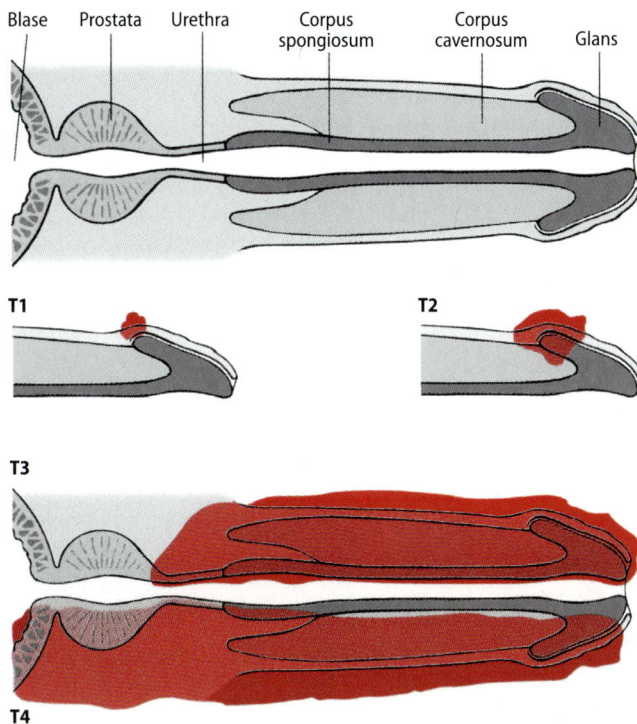

9.5.3 Therapie

Peniskarzinom. Standardbehandlung des Peniskarzinoms ist die **komplette Exzision des Tumors** im Gesunden. Bei Tumoren der Glans und des Penisschaftes erfolgt die Exzision mit einem freien Absetzungsrand von mehr als 2 cm. Lokalisation, Größe und Infiltrationstiefe des Tumors und Größe des Penis beeinflussen die Indikation zur Penisteilamputation oder Amputation mit Bildung eines perinealen Neomeatus. Die organerhaltende Therapie ist bei Tumoren ≤ pT1, G1–2 im Stadium O/I in der Regel möglich.

Der Stellenwert der **inguinalen Lymphadenektomie** wird für das Stadium 1 kontrovers diskutiert. Da bei nicht gut differenzierten T1-Tumoren (T1, G2–3) 12% der Patienten inguinal positive Lymphknoten aufweisen, ist auch hier die Indikation zur inguinalen Lymphadenektomie gegeben. Obligat ist die Indikation zur inguinalen Lymphadenektomie bei Karzinomen ≥ pT2. Die Beschränkung der Lymphadenektomie auf die Lymphknoten im Zuflussgebiet der V. epigastrica superficialis ist unzureichend (25% falschnegative Resultate). Da in Abhängigkeit von der Infiltrationstiefe die Wahrscheinlichkeit einer lymphogenen Metastasierung 10–75% beträgt, entscheidet die beidseitige **inguinale Lymphknotenbiopsie**, mit anschlie-ßender Schnellschnittuntersuchung, über das weitere Vorgehen. Im Falle einer inguinalen Lymphknotenmetastasierung erfolgt die Ausräumung der oberflächlichen und tiefen inguinalen sowie der ipsilateralen, iliakalen Lymphknoten.

Beim exulzerierten Leistenlymphknoten erfolgt in derRegel eine En-bloc-Exzision mit ausgedehnter inguinaler und pelviner Lymphadenektomie. Die plastische Deckung der Defekte kann durch einen Musculus-tensor-fascia-lata-Lappen, alternativ durch einen Musculus-rectus-abdominis-Lappen vorgenommen werden (🔲 Abb. 9.26).

Da der überwiegende Anteil der Peniskarzinome infiziert ist, sollte die diagnostisch oder therapeutisch erfolgte Lymphknotenfreilegung unter antibiotischer Therapie und im Anschluss an die Behandlung des Primärtumors geplant werden.

Die lokale Exzision kann ergänzt, in seltenen Fällen ersetzt werden durch die Tumorabtragung mittels **Neodyn-Yag-Laser** oder **Kryoablation**. Dies trifft in der Regel nur auf Tumoren im klinischen Stadium I, ≤ pT1, G1–2 zu.

□ Abb. 9.26. 72-jähriger Patient mit fortgeschrittenem, lymphogen meastasiertem und kutan infiltriertem, nekrotisch zerfallendem Plattenepithelkarzinom des Penis (pT4, N3, M1 Kutis). Befund nach Tumorresektion und plastischer Deckung des Defektes mittels mehrerer myokutanter Schwenklappen

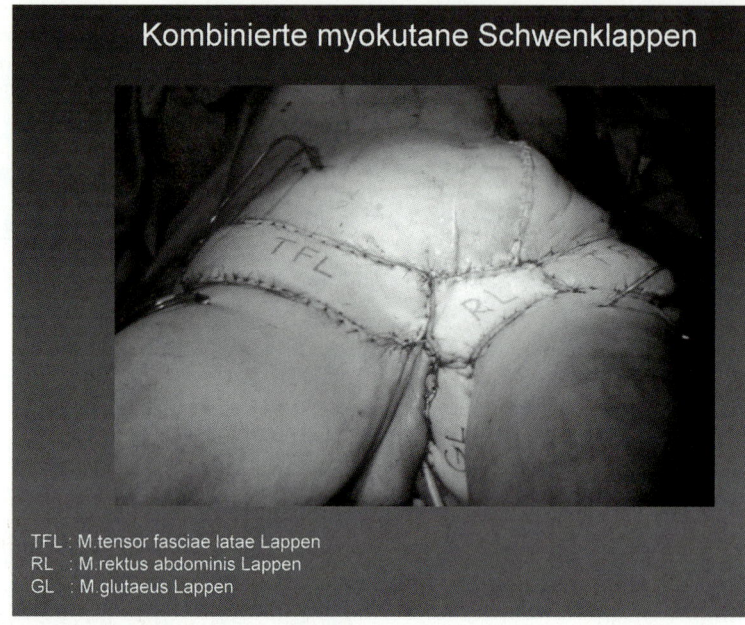

Kombinierte myokutane Schwenklappen

TFL : M.tensor fasciae latae Lappen
RL : M.rektus abdominis Lappen
GL : M.glutaeus Lappen

9

> Standardtherapie des infiltrativ wachsenden Peniskarzinoms ist die Tumorexzision, ggf. als Penis(teil)-Amputation in Kombination mit einer inguinalen Lymphknotenfreilegung. Im Falle der Lymphknotenmetastasierung wird eine tiefinguinale und iliakale Lymphknotendissektion angeschlossen.

Präkanzerosen. Präkanzerosen oder Karzinomfrühformen werden exzidiert oder mittels Laserbestrahlung nach vorheriger Biopsie abgetragen.

Strahlentherapie. Die Strahlentherapie ist eine lokale Behandlungsmaßnahme und wird als perkutane Hochvoltstrahlentherapie oder interstitielle Bestrahlungstechnik angewandt. Die Therapie des Primärtumors erfordert eine Gesamtdosis von 50–65 Gy. Lokale Rezidive nach Strahlentherapie wurden beschrieben. Eine Indikation zur induktiven oder adjuvanten Bestrahlung der regionären Lymphknotenstation besteht nicht.

Chemotherapie. Die Resultate einer induktiven Chemotherapie des metastasierten Peniskarzinoms sind unbefriedigend. Unter Verwendung von Bleomycin, Methotrexat und Cisplatin oder Vincristin, Bleomycin und Methotrexat werden Remissionsraten von maximal 37% ohne Verlängerung der Überlebensrate erreicht. Neue Chemotherapeutikakombinationen wie Paclitaxel und Carboplatin werden geprüft.

> Eine Lebensverlängerung durch induktive Chemotherapie des metastasierten Peniskarzinoms konnte nicht nachgewiesen werden.

In Kürze

Peniskarzinom
Ätiologie: Seltene Erkrankung, ca. 600 Neuerkrankungen in Deutschland pro Jahr. Auftreten in der 6.–7. Lebensdekade.
Histologie: Überwiegend Plattenepithelkarzinom.
Präkanzerosen: Morbus Bowen, Erythroplasie Queyrat und Morbus Paget können in 5–10% zur Entwicklung eines infiltrativ wachsenden Peniskarzinoms führen. Gutartige Tumore sind die Condylomata acuminata und der exophytisch wachsende Buschke-Löwenstein-Tumor. Differenzialdiagnostisch abzugrenzen sind unspezifische Entzündungen der Glans penis und spezifische Entzündungen wie der luetische Primäraffekt oder Condylomata lata.
Symptome: Peniskarzinom wächst häufig verdeckt durch eine Phimose, exophytisch papillär oder infiltrierend ulzerös. Bevorzugte Lokalisation ist Glans penis und Präputium.
Metastasen: Lymphogene Metastasierung in die inguinalen und inneren pelvinen Lymphknoten. Selten hämatogene Metastasen.

▼

Therapie:
- Operative Behandlung mit einem freien Tumorabsetzungsrand von 2 cm ist Standard. Je nach Lokalbefund Indikation zur partiellen oder vollständigen Penisamputation mit Bildung eines Neomeatus.
- Bei infiltrativ wachsendem Peniskarzinom inguinale und bei positivem Befund auch pelvine Lymphknotendissektion.
- Lokale Exzision bei oberflächlich wachsenden Peniskarzinome.
- In seltenen Fällen Lasertherapie oder Strahlentherapie.
- Versuch der Chemotherapie bei metastasierter Erkrankung, die Ergebnisse sind jedoch schlecht.

Prognose: Abhängig von Infiltrationstiefe und Lymphknotenbefall. Bei nachgewiesener Lymphknotenmetastasierung 5-Jahres-Überlebensrate von 10–50%, bei exzidierten oberflächlichen, nicht metastasierten Peniskarzinomen von über 90%.

9.6 Hodentumoren

9.6.1 Intraskrotale Tumoren

Nebenhoden und Samenstrang. Nur knapp 10% aller intraskrotalen Tumoren betreffen den Nebenhoden und Samenstrang (◘ Abb. 9.27).

Der gutartige **Adenomatoidtumor (Mesotheliom),** der sich vom Mesothel ableitet und auch am weiblichen Genitale vorkommt, ist der mit Abstand häufigste Tumor. Er tritt zwischen dem 20. und 50. Lebensjahr auf und befällt vor allem den Nebenhoden. Therapeutisch genügt die lokale Exzision des gewöhnlich bis kirschgroßen Tumors.

Neben einer Vielzahl von anderen gutartigen mesenchymalen Tumoren können Sarkome den Nebenhoden und Samenstrang befallen. Ca. 13% aller intraskrotalen Tumoren des Kindes- und Jugendalters entfallen auf das **paratestikuläre Rhabdomyosarkom,** das aus Fasern des M. cremaster hervorgeht.

Hoden. Von den eigentlichen Hodentumoren entfallen über 90% auf die **Keimzelltumoren.** Im Unterschied dazu wird eine Vielzahl von seltenen Tumoren als **nichtgerminale Tumoren** zusammengefasst.

Die in diese Gruppe gehörenden **Leydigzelltumoren** (3% aller Hodentumoren) sind oft endokrin aktiv. Im Kindesalter führen sie aufgrund ihrer Testosteronproduktion zu einer Pubertas praecox. Im Erwachsenenalter überwiegt die Östrogenproduktion, sodass Libidoverlust und Gynäkomastie häufige Symptome sind. Leydigzelltumoren sind nur ausnahmsweise (5%) maligne, daher genügt therapeutisch die inguinale Ablatio testis oder bei kleinen Tumoren sogar die organerhaltende Tumorexzision.

Die anderen Tumoren des Gonadenstromas wie **Sertolizelltumoren** und die **Granulosazelltumoren** (◘ Tabelle 9.23) sind ausgesprochen selten.

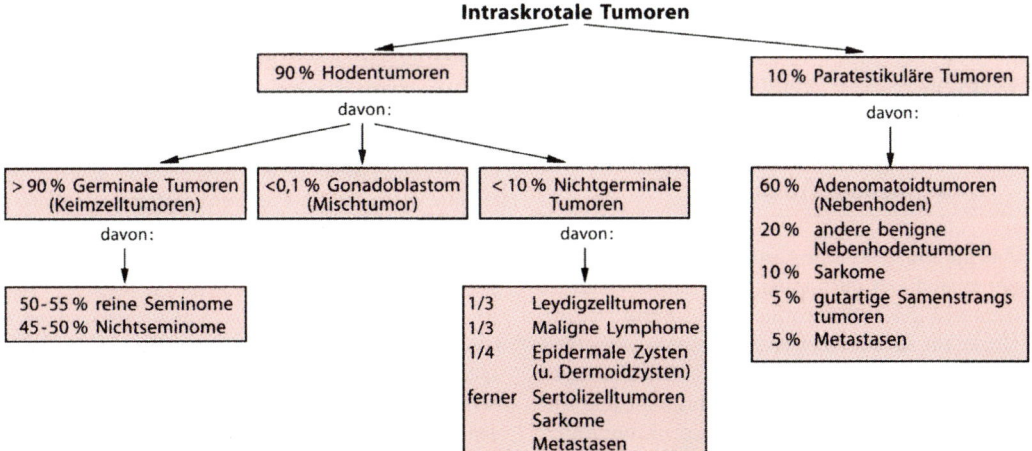

◘ **Abb. 9.27.** Relative Häufigkeit der verschiedenen intraskrotalen Tumoren. Die Keimzelltumoren stellen die mit Abstand größte histologische Gruppe dar

Histogenese der Keimzelltumoren

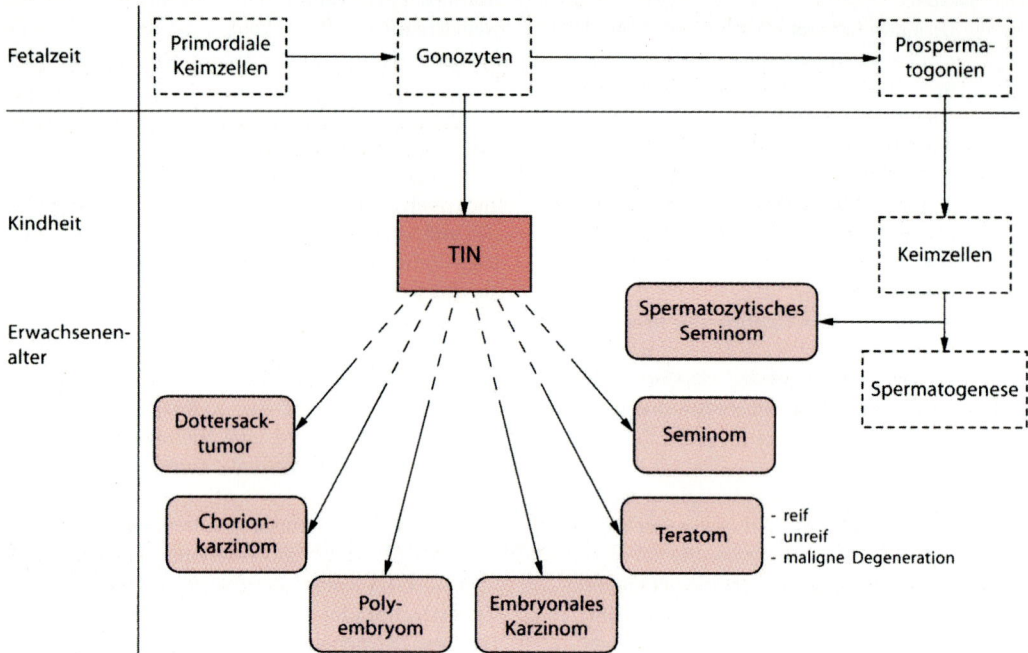

❑ **Abb. 9.28.** Schema der Histogenese der germinalen Hodentumoren. Alle Formen der Keimzelltumoren leiten sich von der Präkanzerose TIN (Testikuläre intraepitheliale Neoplasie) ab. Die TIN stammt ihrerseits von embryonalen Keimzellen ab

Lymphome. Maligne Non-Hodgkin-Lymphome können primär im Hoden entstehen oder als testikuläre Metastasen eines extraskrotalen Lymphoms auftreten. Daher sind sorgfältige Staging-Untersuchungen erforderlich. Das maligne Lymphom ist der typische Hodentumor des älteren Mannes.

Eine Rarität ist das im Kindesalter auftretende **Gonadoblastom**, ein Mischtumor aus germinalen und nichtgerminalen Komponenten.

9.6.2 Histogenese und Klassifikation der Keimzelltumoren

Über die histogenetische Abstammung der Keimzelltumoren sind erst in jüngster Zeit entscheidende Erkenntnisse gewonnen worden. Kontroverse Lehrmeinungen zur Abstammung dieser Tumoren haben in der Vergangenheit zu einer Flut von Klassifikationssystemen und Nomenklaturen geführt (britische und amerikanische Klassifikation, WHO-Nomenklatur u. a.).

Testikuläre intraepitheliale Neoplasie. Alle testikulären Keimzelltumoren mit Ausnahme des seltenen spermatozytären Seminoms gehen von einer gemeinsamen Vorstufe, der **Testikulären intraepithelialen Neoplasie (TIN)** aus. Bei dieser Präkanzerose, die sprachlich nicht korrekt auch Carcinoma in situ genannt wurde, handelt es sich um atypische, neoplastische Spermatogonien, die sich von normalen Spermatogonien morphologisch und immunhistologisch unterscheiden.

TIN

Das Vorhandensein des Isoenzyms Plazentare alkalische Phosphatase in diesen Zellen ermöglicht ihren immunhistologischen Nachweis. Die TIN-Zellen haben große Ähnlichkeit mit den fetalen Keimzellen, den Gonozyten. Man nimmt an, dass die TIN aus diesen Zellen hervorgeht (❑ Abb. 9.28). Ein oder mehrere Gonozyten-Klone werden während der Fetalzeit aus der normalen Entwicklung ausgekoppelt und gehen schon im Hoden des Neugeborenen in die testikuläre intraepitheliale Neoplasie über. Obligate Vorstufen eines späteren Hodentumors sind somit bereits zum Zeitpunkt der Geburt in dem betreffenden Hoden angelegt. Die TIN-Zellen breiten sich in Längsrichtung innerhalb des Keimepithels der Tubuli seminiferi aus. In diesem Stadium kann bioptisch der entste

▼

hende Tumor noch auf der Stufe der Präkanzerose erkannt werden. Durch weitere Stimuli kommt es zum invasiven, zerstörenden Wachstum. Zeitgleich erfolgt die Umstrukturierung der TIN in die eigentlichen Tumorzellen, die entsprechend der WHO-Klassifikation (◘ Tabelle 9.24) sechs verschiedene Differenzierungsmuster aufweisen können. Die Vielfalt der Gewebstypen wird verständlich durch die Verfügungsmöglichkeit der Keimzelle über die gesamte genetische Information zur Bildung eines Embryos. Wenn diese Zelle entartet, kann der Tumor Ähnlichkeiten mit embryonalen Strukturen oder Schwangerschaftsprodukten wie Dottersack oder Plazenta haben. Alle embryonalen Strukturen lassen sich in differenzierter (reifer) oder undifferenzierter (unreifer) Form in diesen Tumoren finden. Die Gewebsmuster kommen in reiner (etwa 55%) oder kombinierter Form vor. Häufigster Kombinationstumor mit knapp 10% aller Keimzelltumoren ist das **Teratokarzinom** (Embryonales Karzinom mit Teratom).

Das sehr seltene **spermatozytische Seminom** leitet sich nicht von der TIN, sondern direkt von den samenbildenden Zellen ab (◘ Abb. 9.28).

❯ Unter klinisch-therapeutischen Gesichtspunkten wird nur zwischen den reinen **Seminomen** und den **Nichtseminomen** unterschieden; beide Tumorgruppen sind anteilsmäßig etwa gleich groß.

Als Nichtseminome werden alle reinen Tumoren außer dem Seminom sowie alle Kombinationstumoren ohne oder mit Einschluss des Seminoms als Kombinationspartner zusammengefasst.

9.6.3 Epidemiologie

Im Vergleich zu anderen Krebserkrankungen ist der Keimzelltumor eher selten.

◘ Tabelle 9.24. TNM-Stadien bei germinalen Hodentumoren (WHO 2002)

pTx	Primärtumor kann nicht beurteilt werden
pT0	Kein Anhalt für Primärtumor
pTis	Intratubulärer Keimzelltumor (TIN)
pT1	Tumor begrenzt auf Hoden und Nebenhoden, ohne Blut- oder Lymphgefäßinvasion
pT2	Tumor begrenzt auf Hoden und Nebenhoden aber mit Blut- oder Lymphgefäßinvasion, oder Befall der Tunica vaginalis
pT3	Tumor infiltriert Samenstrang
pT4	Tumor infiltriert Skrotum
Nx	Lymphknotenstatus kann nicht beurteilt werden
N1	retroperitoneale Lymphknotenmetastase nicht größer als 2 cm im Durchmesser, oder multiple kleinherdig befallene Lymphknoten keiner mehr als 2 cm im Durchmesser
N2	retroperitoneales Lymphknotenkonglomerat oder multiple befallene Lymphknoten, mehr als 2 cm aber nicht größer als 5cm im Durchmesser
N3	Metastasierung in Form eines Lymphknotenkonglomerates, mehr als 5 cm in größter Ausdehnung
Mx	Fernmetastasen können nicht beurteilt werden
M0	Keine Fernmetastasen nachweisbar
M1	Fernmetastasen vorhanden
M1a	Supradiaphragmale Lymphknotenmetastasen oder pulmonale Metastasen
M1b	Andere Fernmetastasen

Der vorangestellt Buchstabe »p«, z. B. pT oder pN bedeutet, dass das betreffende Stadium pathohistologisch gesichert wurde. Da der Primärtumor immer histologisch gesichert wird, wird für den Primärtumor ausschließlich die pT-Klassifikation verwandt. Beispiel: Das Stadium pN0 bedeutet eine durch Operation (RLA) und histologische Untersuchung der resezierten Lymphknoten gesicherte Metastasenfreiheit im Retroperitoneum. Stadium N0 dagegen bedeutet, dass nur aufgrund klinischer Untersuchungen (CT, Marker) ein Zustand der Metastasenfreiheit angenommen wird.

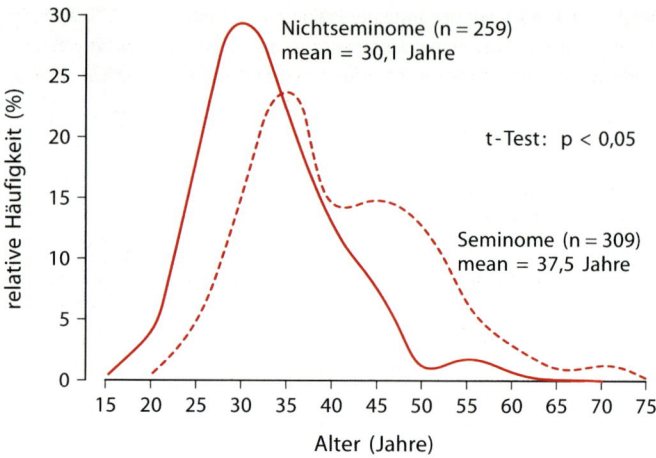

■ **Abb. 9.29.** Altersverteilung der germinalen Hodentumoren. Ergebnis einer retrospektiven Untersuchung an 568 Patienten in Berlin

Nichtseminome (n = 259)
mean = 30,1 Jahre

t-Test: p < 0,05

Seminome (n = 309)
mean = 37,5 Jahre

Nach Angaben des Robert Koch Institutes erkranken jährlich etwa 4100 Männer an Hodenkrebs in Deutschland. Dies entspricht 2,1% aller Tumorerkrankungen beim Mann. Die Inzidenz beträgt zur Zeit etwa 10 Neuerkrankungen pro 100 000 männliche Einwohner und Jahr. Weltweit wird etwa seit 1969 ein stetiger Anstieg der Inzidenz beobachtet. Die Keimzelltumoren treten überwiegend bei der weißen Rasse auf. Schwarzafrikaner und Asiaten werden sehr selten betroffen. Da ethnische Unterschiede auch in multikulturellen Bevölkerungen Amerikas und Europas bestehen, werden genetische Faktoren in der Ätiologie der Keimzelltumoren vermutet.

> Die besondere klinische Bedeutung wird daraus ersichtlich, dass in der Altersgruppe der 20–35-jährigen Männer die Hodentumoren die häufigste Krebserkrankung sind.

Mit dem Altersgipfel der Keimzelltumoren zwischen dem 20. und 40. Lebensjahr (■ Abb. 9.29) sind besondere soziale und psychologische Probleme (Familie, Beruf, Sexualität, Fertilität) verbunden. Die Nichtseminome haben mit 25–30 Jahren einen signifikant früheren Altersgipfel als die Seminome mit 35–40 Jahren.

1–2% aller germinalen Hodentumoren treten im Kindesalter auf. Dabei handelt es sich fast ausschließlich um reine **Dottersacktumoren** oder **Teratome**.

9.6.4 Ätiologie

Es gibt bisher keine gesicherte Ursache der germinalen Hodentumoren. Klinisch und epidemiologisch konnten jedoch **Risikofaktoren** gesichert werden, die als Marker eines erhöhten Erkrankungsrisikos gelten und nicht im pathogenetischen Sinne als wegbereitende Vorerkrankungen.

> Der wichtigste Risikofaktor ist der **vorangegangene Hodentumor**.

Patienten, die bereits einen Hodentumor hatten, besitzen ein ca. 30-fach gegenüber der Normalbevölkerung erhöhtes relatives Risiko, an einem (kontralateralen) Hodentumor zu erkranken.

Der **Maldeszensus testis** ist mit einem etwa 4–8-fach erhöhten relativen Risiko verbunden. Dabei besteht auch für den kontralateralen, normal deszendierten Hoden ein erhöhtes Tumorrisiko. Ein bilateraler Maldeszensus impliziert im Vergleich zum einseitigen Leistenhoden ein etwas höheres Risiko.

> Die operative Korrektur des Leistenhodens reduziert nicht das Entartungsrisiko!

Die **Hodenatrophie** und die **Infertilität** gelten auch als Risikomerkmale, wobei aber mehr den zugrunde liegenden Ursachen die onkogene Disposition zuerkannt wird.

Genetische Faktoren spielen eine gesicherte Rolle in der Ätiologie, denn familiäre Hodenkrebserkrankungen kommen häufiger vor, als statistisch zu erwarten ist. Für Brüder eines Hodentumorpatienten besteht ein 4–8-fach erhöhtes relatives Erkrankungsrisiko.

Skrotales Trauma und Mumpsorchitis gelten im Gegensatz zu früherer Ansicht als ätiologisch bedeutungslos.

Nach Erkennung der Testikulären intraepithelialen Neoplasie (TIN) als Präkanzerose besteht heute vor allem die Frage, welche Stimuli die fetalen Keimzellen zur Umwandlung in die TIN veranlassen und was die TIN zum manifesten Tumor werden lässt. Die moderne Pathogenesetheorie nimmt an, dass ein relativer **Östro-**

genüberschuss während der embryonalen Gonadenentwicklung zu einer Fehlsteuerung der Keimzellenent-
wicklung führt und damit die Entwicklung der
TIN-Zellen bahnt.

9.6.5 Natürlicher Verlauf, Metastasierung, Stadieneinteilung

Pathogenese. Bei der Umwandlung der Präkanzerose
in einen manifesten Keimzelltumor gewinnen die
TIN-Zellen zusätzlich zu ihrer Ausbreitung in Tubu-
lus-Längsrichtung die Fähigkeit zur Proliferation in
Richtung Tubuluslumen, sodass zunächst ein intratu-
buläres Tumorwachstum resultiert. Danach entwickeln
die Tumorzellen die Fähigkeit zur Invasion und durchdringen die Basalmembran des Tubulus seminiferus,
sodass ein verdrängendes und invasives Tumorwachstum im Hoden resultiert. Die Tubuli in der Umge-
bung des Tumors enthalten fast immer TIN-Zellen.
Ein großer Teil des verbleibenden Hodenparenchyms
wird atrophisch. Der Tumor bricht schließlich in Blut-
und Lymphgefäße ein und kann dann Metastasen aussenden.

Lymphatische Metastasierung. Gewöhnlich metastasieren die Keimzelltumoren zunächst in die ipsilateralen **retroperitonealen Lymphknoten** in der Höhe der
Nierengefäße. Diese erste Metastasenlokalisation erklärt sich aufgrund der Embryonalentwicklung, denn
während des Deszensus zieht der Hoden die versorgen-
den Blut- und Lymphgefäße von seiner ursprünglichen
Position mit in das Skrotum. Im weiteren Verlauf
kommt es zu einer progredienten Metastasierung beidseits im Retroperitoneum sowie in die supradiaphrag-
matischen Lymphknoten.

> **Tipp**
>
> Die Absiedlungen können sehr groß mit einem
> Durchmesser von über 5 cm werden (**Bulky
> Disease**) und dann zu Schmerzen sowie Verdrän-
> gungsproblemen, z. B. Harnstauung durch Ureter-
> kompression (■ Abb. 9.30), führen.

Hämatogene Metastasierung. Hämatogene Fernmetastasen treten in der Regel erst nach dem Lymphknotenbefall auf, jedoch metastasieren ca. 10% aller Keimzelltumoren, vor allem das Chorionkarzinom, auch
primär hämatogen. Häufigster Ort der Fernabsiedlung
ist die Lunge. Auch die anderen inneren Organe sowie
das Gehirn und Skelettsystem können sekundär betroffen werden. In diesem Stadium weist die Erkrankung

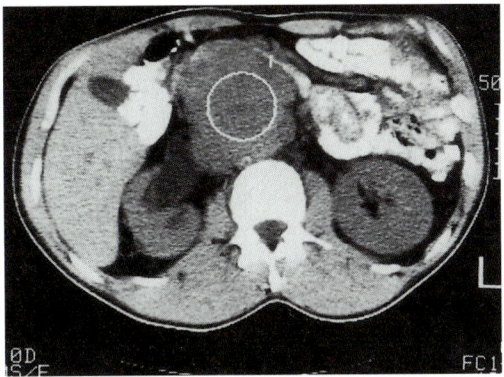

■ **Abb. 9.30.** Keimzelltumor, Stadium IIc (Bulky Disease).
Großvolumige Metastase im Retroperitoneum (mit *Kreis* gekennzeichnet), Harnstauung rechte Niere

zumeist eine rasche Progredienz auf, und nimmt einen
letalen Ausgang im Organversagen.

> ❯ Die Neigung zur Metastasierung besteht vor allem bei
> den Nichtseminomen, die in 50% schon bei der Diag-
> nosestellung lymphogene oder hämatogene Metasta-
> sen aufweisen.

Die Seminome bleiben dagegen oftmals erstaunlich
lange auf den Hoden beschränkt. Nur ca. 25–30% aller
Seminome weisen bei Diagnosestellung Metastasen
auf, wobei es sich überwiegend um lymphogene Ab-
siedlungen handelt. Fernmetastasen treten beim unbehandelten Seminom erst sehr spät auf.

Klassifikation. Die **TNM**-Stadienklassifikation (■ Tabelle 9.24) der Keimzelltumoren hat in der Praxis nur
geringe Bedeutung erlangt.

Gebräuchlicher sind klinische Stadieneinteilungen
(Staging), von denen die »**3-Etagen-Einteilung**« (auch
Lugano-Klassifikation genannt, ■ Abb. 9.31) wegen ihrer engen Beziehung zu Therapie und Prognose die
weiteste Verbreitung gefunden hat:

- Stadium I bezeichnet dabei den ausschließlichen
  Befall des Hodens,
- Stadium II eine lymphogene Metastasierung im
  Retroperitoneum, wobei entsprechend der Tumormasse eine Unterteilung in II a–c vorgenommen
  wird.
- Stadium III bezeichnet eine supradiaphragmati-
  sche Lymphknotenmetastasierung und/oder hämatogene Fernmetastasen.

Für das Stadium III gibt es eine noch weitergehende
prognoseabhängige Subklassifizierung nach dem IGC-
CCG-System (International Germ Cell Cancer Colla-

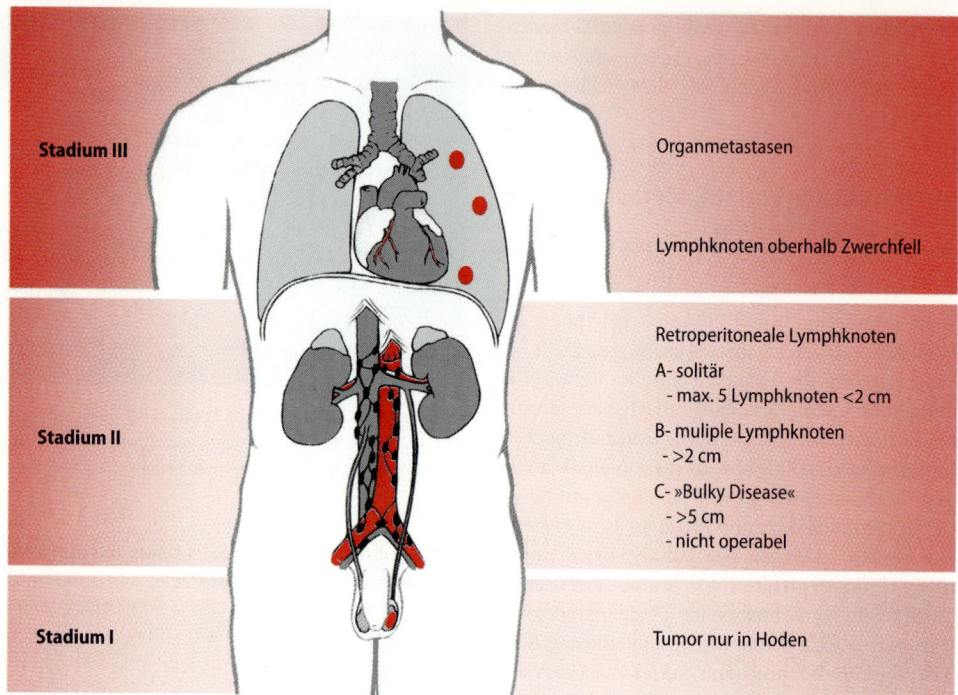

Stadium III   Organmetastasen

                                           Lymphknoten oberhalb Zwerchfell

                                           Retroperitoneale Lymphknoten
                                           A- solitär
                                             - max. 5 Lymphknoten <2 cm

Stadium II   B- muliple Lymphknoten
                                             - >2 cm

                                           C- »Bulky Disease«
                                             - >5 cm
                                             - nicht operabel

Stadium I   Tumor nur in Hoden

Abb. 9.31. Klinische Stadien des Hodentumors

borative Group). Dabei werden drei prognostisch unterschiedliche Gruppen unterschieden, wobei insbesondere die Topographie der Metastasen, die Tumormasse und vor allem die Höhe der Tumormarker als Einteilungskriterien verwandt werden. Die Gruppe mit guter Prognose (good risk) hat eine Überlebenschance von über 95%, die Gruppe mit intermediärer Prognose (intermediate risk) 80% und die Gruppe mit schlechter Prognose (poor risk) nur noch ca. 45–50%.

9.6.6 Symptome, Diagnostik, Differenzialdiagnose

Der klinische Fall. Ein 28-jähriger Mann sucht den Hausarzt auf wegen einer seit drei Wochen bestehenden Verhärtung und Größenzunahme des rechten Hodens. Die Anamneseerhebung ergibt, dass keine Vorerkrankungen am Genitale bestanden haben, insbesondere kein angeborener Hodenhochstand. Schmerzen werden nicht angegeben, auch lassen sich anamnestisch keine Störungen des Allgemeinbefindens eruieren.

Die Inspektion ergibt zunächst keine Auffälligkeiten, allerdings findet sich bei der bimanuellen Unter-

suchung des Skrotalinhaltes eine deutliche kirschgroße, gut abgrenzbare knotige Verhärtung im rechten Hoden, der auch im Seitenvergleich etwas vergrößert erscheint. Entzündliche Zeichen, wie Rötung, Schmerz oder Überwärmung finden sich nicht. Da der Patient bei genauem Befragen jedoch ein gelegentliches Brennen beim Wasserlassen angibt, wird differenzialdiagnostisch eine venerische Infektion mit aszendierender Epididymitis in Erwägung gezogen. Das Urinsediment ist allerdings normal, auch andere Entzündungsparameter, wie Serum-CRP-Wert oder Leukozytenwerte sind im Normbereich.

Der Patient wird daher wegen Tumorverdacht zur fachärztlichen urologischen Untersuchung überwiesen. Dort wird zur weiteren Abklärung eine Ultraschalluntersuchung des Skrotums mit einer hochauflösenden 7,5 Mhz Schallsonde durchgeführt. Dabei findet sich eine herdförmige, unregelmäßig begrenzte hyporeflexive Raumforderung innerhalb des rechten Hodens. In der erweiterten Labordiagnostik finden sich Erhöhungen der Serumspiegel von β-HCG auf 35 U/l sowie der Laktatdehydrogenase (LDH) auf 330 U/l. Das AFP ist mit 8 U/l im Normbereich.

Insgesamt kann damit der ursprünglich vom Hausarzt erhobene Verdacht eines Hodentumors bestätigt werden. Zur definitiven Klärung wird der Patient in die Urologische Klinik eingewiesen. Dort wird durch die operative Freilegung des Hodens mit intraoperativer Inspektion die Diagnose endgültig gesichert.

Leitsymptome.

> Das klassische Leitsymptom des Hodentumors ist die **schmerzlose Größenzunahme** des Hodens mit einer tastbaren Knotenbildung innerhalb des Hodens oder an seiner Oberfläche (◘ Abb. 9.32).

In einem Drittel aller Fälle ist eine **uncharakteristische Schmerzsymptomatik** vorhanden. Gelegentlich wird ein »Schweregefühl« als Hauptsymptom angegeben. Knapp 10% aller Patienten suchen den Arzt auf wegen einer extratestikulären, durch Metastasen bedingten Symptomatik, wie Dyspnoe oder Haemoptoe aufgrund von pulmonalen Filiae (Metastasen) oder Rückenschmerzen infolge einer ausgedehnten retroperitonealen Metastasierung.

In 2–5% aller Patienten kann eine endokrin (β-HCG) bedingte **Gynäkomastie** Leitsymptom sein.

> **Tipp**
>
> Der Informationsstand der jungen Männer bezüglich Hodentumoren ist allgemein gering. Nur 50% aller Patienten werden innerhalb von zwei Monaten nach Auftreten der Symptome diagnostiziert.

Diagnostik. Die Maßnahmen zur Diagnostik umfassen die anamnestische Erhebung sowie die **bimanuelle Pal**-

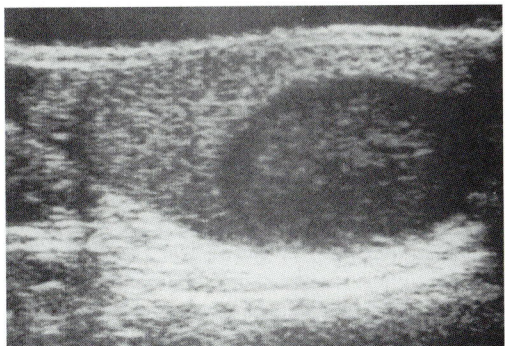

◘ **Abb. 9.32.** Typisches Bild eines Seminoms in der Sonographie: Hyporeflexive intratestikuläre Raumforderung mit deutlicher Abgrenzung zum übrigen Hodenparenchym. Im Unterschied zu den Seminomen weisen die Nichtseminome wegen ihrer verschiedenen Gewebskomponenten in der Regel ein sehr inhomogenes Echomuster auf

pation der Hoden. Die eine Hand fixiert dabei den zu untersuchenden Hoden, während mit der anderen Hand das Organ nach Resistenzen und Unregelmäßigkeiten abgetastet wird. Unerlässlich ist dabei der Vergleich mit dem kontralateralen Organ.

Die **Ultraschalluntersuchung** des Hodens ergänzt die Diagnostik, indem eine Raumforderung innerhalb des Skrotums topographisch zugeordnet werden kann. In Einzelfällen kann somit eine diagnostische Freilegung vermieden werden. Die Sonographie kann in anderen Fällen auch nicht palpable Hodentumoren aufdecken.

> Jede Raumforderung, die eindeutig dem Hoden zugeordnet werden kann, ist tumorverdächtig und muss durch eine inguinale operative Freilegung definitiv abgeklärt werden. Der direkte transskrotale Operationszugang ist bei Tumorverdacht kontraindiziert.

Differenzialdiagnose. Differenzialdiagnostisch muss zunächst als häufigste Fehldiagnose die akute **Epididymitis** ausgeschlossen werden. Fieber, Pollakisurie, positives Urinsediment und hochschmerzhafte Schwellung und Rötung einer Skrotalhälfte sprechen mehr für eine Epididymitis, die wie die Keimzelltumoren zwischen dem 20. und 40. Lebensjahr nicht selten ist.

Weiterhin sind alle anderen intraskrotalen Raumforderungen in Erwägung zu ziehen, wie Skrotalhernie, Hydrozele und Spermatozele sowie die seltenen benignen Tumoren des Nebenhodens und des Hodens und die chronischen, granulomatösen Entzündungen.

> Eine Schmerzsymptomatik schließt niemals einen Hodentumor aus!

Die Tumormarker spielen bei der primären Differenzialdiagnostik nur eine untergeordnete Rolle, denn ein negativer Tumormarker schließt niemals einen Hodentumor aus.

Tumormarker

Eine wichtige Rolle bei Therapieverlauf und Nachsorge von Hodentumoren spielen die onkofetalen Tumormarker α-Fetoprotein (AFP) und β-HCG (Human Chorion Gonadotropin) sowie der tumorsekretorische Marker Laktatdehydrogenase (LDH).

AFP. α-Fetoprotein ist ein Glykoprotein, das physiologisch während der Schwangerschaft vom Dottersack, vom Gastrointestinaltrakt und der Leber gebildet wird. Bei den Keimzelltumoren, die als ein neoplastisches Abbild fetaler Strukturen gesehen werden können, wird das AFP vor allem in den Zellen des **Dottersacktumors** und des **embryonalen Karzinoms** produziert. Beim Seminom kommt es nicht vor. Der Markerspiegel im

Serum (normal 7–10 U/l) korreliert mit der Tumormasse. Die biologische Halbwertszeit beträgt etwa fünf Tage.

Beta-HCG. β-HCG ist ein Glykoprotein, das identisch ist mit dem von den synzytiotrophoblastischen Zellen der Plazenta gebildeten Schwangerschaftsgonadotropin. Es besteht strukturell gesehen wie die Gonadotropine FSH und LH aus zwei Unterheiten, der α- und der β-Kette. Dabei haben die α-Ketten von FSH, LH und HCG eine chemisch identische Struktur; die drei Gonadotropine unterscheiden sich nur in ihrer β-Kette. Beim Hodentumor wird das β-HCG vor allem von den synzytiotrophoblast-ähnlichen Zellen des **Chorionkarzinoms** gebildet und kann dann oft sehr hohe Serumkonzentrationen von über 100 000 U/l erreichen (normal bis 5 U/l). Auch die anderen histologischen Formen der Keimzelltumoren können β-HCG bilden, allerdings werden in diesen Fällen selten extrem hohe Werte erreicht. β-HCG hat eine biologische Halbwertszeit von 24 Stunden.

Markerverlauf. Aufgrund der Korrelation mit der Tumormasse und aufgrund der bekannten Halbwertszeiten kann die Kinetik des Markerverlaufes (AFP oder β-HCG) den Therapieerfolg anzeigen. Persistierende hohe Markerspiegel nach inguinaler Ablatio testis eines markerproduzierenden Tumors deuten darauf hin, dass noch vitale Tumorzellen, also Metastasen vorhanden sein müssen. Ein zu langsamer Abfall der Marker während einer induktiven Chemotherapie kann z. B. frühzeitig eine Resistenz aufdecken. Zu diesem Zweck sind regelmäßige Wiederholungsmessungen erforderlich. In der Nachsorge kann ein ansteigender Tumormarker das Tumorrezidiv signalisieren, bevor es mit den bildgebenden Untersuchungen erkennbar wird.

> **Tipp**
> Häufig sind bei einem nicht seminomatösen Keimzelltumor sowohl AFP als auch β-HCG erhöht, jedoch findet sich andererseits bei etwa 40% aller Nichtseminome keine Markererhöhung.

Anders als das AFP findet sich das β-HCG auch bei etwa 20% aller Seminome. Das »β-HCG-positive Seminom« unterscheidet sich prognostisch nicht vom reinen (markernegativem) Seminom.

AFP und β-HCG sind nicht streng spezifisch für die Keimzelltumoren. Erhöhungen des AFP finden sich auch beim Leberzellkarzinom und anderen Lebererkrankungen. β-HCG kann wenngleich selten und in geringerer Konzentration von Urotheltumoren und vom Nierenzellkarzinom gebildet werden.

LDH. Neben den onkofetalen Markern haben die Laktatdehydrogenase (LDH) und vor allem das Isoenzym 1 der LDH, die Hydroxybutyrat-Dehydrogenase (HBDH) sowie die plazentare alkalische Phosphatase (PLAP) als tumorsekretorische Marker eine gewisse Bedeutung erlangt. Da diese zytoplasmatischen Enzyme jedoch in vielen anderen Zellen vorkommen, besteht keinerlei Spezifität für die Keimzelltumoren. Daher ist die Bestimmung nur sinnvoll, wenn die onkofetalen Marker negativ sind (80% aller Seminome, 40% aller Nichtseminome).

> **Tipp**
> Die onkofetalen Marker (AFP, β-HCG) sind in 80% aller Seminome und 40% aller Nichtseminome negativ.

9.6.7 Staging und Therapie

 Grundsätzlich ist bei allen Hodentumoren die inguinale Ablatio testis mit Absetzen des Samenstranges am inneren Leistenring die erste therapeutische Maßnahme.

Die histologische Untersuchung mit der Charakterisierung als reines Seminom oder als Nichtseminom liefert die erste Weichenstellung für die weitere Therapie.

Wie bei kaum einem anderen Tumorleiden gibt es bei den germinalen Hodentumoren eine stadien- und histologiespezifische Therapie (◘ Tabelle 9.25 und 9.26).

Staging
Nach der histologischen Sicherung der Diagnose erfolgt stets die Ausbreitungsdiagnostik (**Staging**). Einheitlich für alle Keinzelltumoren wird nach der inguinalen Ablatio testis eine Computertomographie von Abdomen und Thorax durchgeführt. Zusätzlich werden die Tumormarker kontrolliert.

Die abdominale **CT** gibt Informationen über die retroperitonealen Lymphknoten und zugleich über die anderen Bauchorgane. Lymphknotenmetastasen können im CT aber erst als solche erkannt werden, wenn sie eine Größe von mindestens 0,5–1 cm erreicht haben. Aus diesem Grunde muss bei der CT-Untersuchung in 20% mit falsch negativen Befunden gerechnet werden. **Lymphographie** und **Sonographie** bringen nur im Ausnahmefall eine Verbesserung der abdominalen Diagnostik.

Tabelle 9.25. Standardtherapie reines Seminom

	Obligate Erstmaßnahme	notwendige Zusatztherapie	Weitere adjuvante Therapie
Stadium I	inguinale Ablatio testis	Retroperitoneale Radiatio 20 Gy Alternativ Carboplatin (2 Zyklen)	–
Stadium IIa	inguinale Ablatio testis	Retroperitoneale u. iliakale Radiatio 30 Gy	–
Stadium IIb	inguinale Ablatio testis	Retroperitoneale u. iliakale Radiatio 36 Gy	–
Stadium IIc	inguinale Ablatio testis	induktive Chemotherapie (3× PEB oder 4× PE)	Nachbeobachtung größerer Residualtumoren
Stadium III	inguinale Ablatio testis	induktive Chemotherapie (3× PEB oder 4× PE)	Nachbeobachtung größerer Residualtumoren

PEB = Chemotherapie mit dem PEB-Schema (Cisplatin, Etoposid, Bleomycin)
PE = Chemotherapie mit PE-Schema (Cisplatin, Etoposid)

Tabelle 9.26. Standardtherapie Nichtseminom

	Obligate Erstmaßnahme	Notwendige Zusatztherapie	Weitere adjuvante Therapie
Stadium I	inguinale Ablatio testis	Adjuvante Chemotherapie, PEB (2 Zyklen); alternativ: RLA (einseitig)*	–
Stadium IIa	inguinale Ablatio testis	radikale RLA (beidseitig)	evtl. adjuvante Chemo- therapie 2x PEB
		Alternativ: primäre Chemo- therapie, 3x PEB	Residualtumorenexzision
Stadium IIb	inguinale Ablatio testis	radikale RLA (beidseitig)	Adjuvante Chemotherapie, 2x PEB
		alternativ: primäre Chemo- therapie, 3x PEB	Residualtumorenexzision
Stadium IIc	inguinale Ablatio testis	induktive Chemotherapie 3x PEB	operative Exzision
			Größerer Residualtumoren; histologisch vitale Tumorreste: → Chemotherapie (Ifosfamid)
Stadium III	inguinale Ablatio testis (oder primäre Chemo- therapie)	induktive Chemotherapie 3–4 × PEB	operative Exzision größerer Residualtumoren (Thorakotomie, RTR)
			histologisch vitale Tumorreste: → Chemotherapie (Ifosfamid)

RLA = retroperitoneale Lymphknotenausräumung;
RTR = Residiualtumorenresektion
PEB = Chemotherapie mit dem PEB-Schema (Cisplatin, Etoposid, Bleomycin)
* weitere Alternative: Risikoadaptierte Strategie, bei vaskulärer Invasion im Primärtumor (pT2), 2 Zyklen adjuvante Chemotherapie. Patienten ohne vaskuläre Invasion: Nur engmaschige Nachbeobachtung.

Die Computertomographie des Thorax zeigt etwaige pulmonale und mediastinale Metastasen. Sind Lungenfiliae vorhanden, werden zusätzlich **Skelettszintigraphie** und **CT** des **Schädels** durchgeführt, um die dann auch möglichen ossären und zerebralen Metastasen zu erkennen.

Die **Tumormarkerkontrolle** etwa 5 Tage nach der Ablatio testis kann anhand des Markerverlaufes signalisieren, ob noch größere Tumorabsiedlungen nach Entfernung des Primärtumors vorhanden sind.

Die **Biopsie** des **kontralateralen Hodens** wird heute von den meisten Kliniken routinemäßig während der inguinalen Ablatio testis durchgeführt, um mit Hilfe der testikulären intraepithelialen Neoplasie einen möglichen kontralateralen Zweittumor auf der Stufe der Präkanzerose zu erkennen. Bei etwa 5% ist die Biopsie TIN-positiv.

Therapie

Nichtseminom. Finden sich bei einem Nichtseminom keine Metastasen in den Staging-Untersuchungen, so wäre die Therapie in diesem **Stadium I** eigentlich schon abgeschlossen.

Wegen der hohen Metastasierungsneigung der Nichtseminome einerseits und der Ungenauigkeit des CT im Retroperitoneum andererseits (20% falsch negative Beurteilung) wird in den meisten Kliniken eine adjuvante Chemotherapie nach dem PEB-Schema (Cis-Platin, Etoposid, Bleomycin) durchgeführt. Damit gelingt es, die potentiell vorhandenen Mikrometastasen zu vernichten. Neuerdings wird diese Chemotherapie

nur noch bei den Risiko-Patienten durchgeführt (sog. »Risiko-adaptierte Strategie«). Dies sind diejenigen Patienten, die im Orchiektomie-Präparat histologisch eine Gefäßinvasion des Tumors aufweisen. Patienten, die dieses Risikomerkmal nicht aufweisen, haben eine nur geringe Metastasierungstendenz und werden lediglich nachbeobachtet.

Eine Alternative im klinischen Stadium I ist die **retroperitoneale Lymphknotenausräumung** (**RLA**, chirurgisches Staging). Dabei wird zunächst eine ipsilaterale Lymphknotendissektion im Retroperitoneum vorgenommen (◘ Abb. 9.33). Die Ausräumungsgrenzen sind nach kranial die Nierengefäße und nach kaudal der Abgang der A. iliaca interna. Beim linksseitigen Hodentumor beschränkt sich die Dissektion zunächst auf die paraaortale Region. Beim rechtsseitigen Tumor muss zunächst parakaval und in der Region zwischen Aorta und V. cava ausgeräumt werden. Finden sich in der Schnellschnittuntersuchung keine Metastasen, so wird die Operation als diagnostischer Eingriff beendet. Bestehen aber Lymphknotenmetastasen, liegt also ein vorher nicht erkanntes **Stadium IIa** oder **IIb** vor, so wird der Eingriff als **radikale** (**bilaterale**) **RLA** mit Ausräumung der jeweils kontralateralen Region fortgesetzt.

> ❯ Die wichtigste Nebenwirkung dieses Radikaleingriffes ist der Verlust der antegraden Ejakulation.

Dies ist die Folge der nahezu zwangsläufigen Durchtrennung der sympathischen Nervenfasern, die aus dem beidseits der Aorta verlaufenden Grenzstrang her-

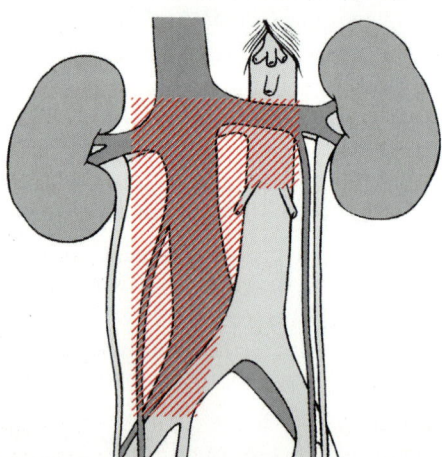 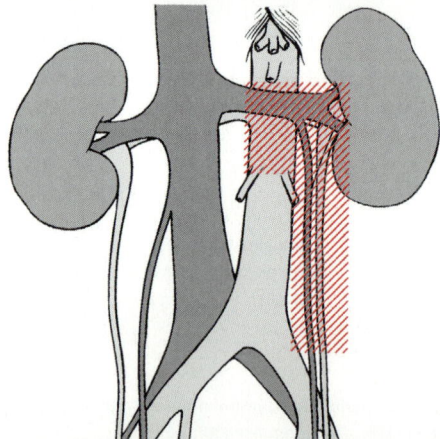

◘ **Abb. 9.33.** Ausräumungsfelder bei der einseitigen (modifizierten) retroperitonealen Lymphadenektomie (RLA) im Stadium I des nichtseminomatösen Hodentumors. Zur Erhaltung der Ejakulation wird das Dissektionsgebiet jeweils einseitig entsprechend der empirisch gefundenen Metastasen-

häufigkeit begrenzt. Damit ist die einseitige Schonung der lumbalen sympathischen Nerven möglich. Liegt ein Stadium II vor, wird das lymphatische Gewebe beidseits der großen Bauchgefäße disseziert

vorgehen und sich im kaudalen präaortalen Bereich zum Plexus aorticus und Pl. hypogastricus vereinigen. Bei der einseitigen (modifizierten) RLA kann dieser Verlust in der Mehrzahl der Fälle vermieden werden. Noch sicherer kann die Ejakulation durch die heute vielfach verwendete nerverhaltende RLA erhalten werden.

In den **Stadien IIa** und **IIb** wird im Anschluss an die RLA eine **adjuvante Chemotherapie** mit zwei Zyklen PEB (Cisplatin, Etoposid, Bleomycin, ◻ Tabelle 9.27) durchgeführt. Eine äqui-effektive Strategie ist in diesem Stadium die primäre Chemotherapie mit drei Zyklen nach dem PEB-Schema, wobei etwaige verbleibenden Residualherde durch anschließende RLA (Residualtumor-Resektion, RTR) entfernt werden müssen.

Im **Stadium IIc** der Nichtseminome besteht eine primär inoperable retroperitoneale Tumormasse, sodass zunächst eine induktive Chemotherapie mit 3 Zyklen PEB durchgeführt wird. Die nach der Chemotherapie verbliebenen Residualtumoren müssen exzidiert werden (**RTR**). In ca. 20% liegt noch vitales Tumorgewebe vor, das eine weitere adjuvante Chemotherapie mit anderer Zytostatikakombination erforderlich macht. In ca. 30% findet sich nach Chemotherapie noch reifes Teratom im Resektat, das als langsam proliferierende Komponente der Mischtumoren nicht auf Zytostatika anspricht und daher chirurgisch saniert werden muss.

Im **Stadium III** der Nichtseminome ist die **induktive Chemotherapie** indiziert, die bei geringerer Metastasenlast 3 PEB-Zyklen und bei hoher Metastasenlast (IGCCCG Gruppe 2: intermediäre Prognose, und IGCCCG, Gruppe 3: schlechte Prognose) mindestens 4 Zyklen umfasst. In diesen fortgeschrittenen Stadien werden große Anstrengungen unternommen, die ungünstige Prognose durch neue Chemotherapiestrategien zu verbessern, wie z. B. primäre Hochdosistherapie mit autologer Stammzelltransfusion oder Hinzunahme neuer Zytostatika wie Paclitaxel.

Während der Therapie sind wöchentliche Bestimmungen der **Tumormarker** erforderlich, um rechtzeitig einer möglichen Resistenz mit einem Zytostatikawechsel begegnen zu können. Nach dem Re-Staging mit bildgebenden Verfahren wird je nach Größe und Zahl der residuellen Metastasen das weitere Vorgehen entschieden. Grundsätzlich muss versucht werden, alle Residuen (auch thorakale Restherde) chirurgisch zu entfernen, soweit dies technisch und anatomisch möglich ist. Sind die Tumormarker nicht in den Normbereich zurückgegangen, so ist die Anwendung einer anderen Zytostatikakombination erforderlich.

> Therapieziel ist immer der Zustand der vollständigen Tumorrückbildung, der als **komplette Remission** (**CR**) bezeichnet wird.

Seminom. Da Seminome eine deutlich geringere Metastasierungsneigung haben, kann auf das aggressive chirurgische Staging durch RLA verzichtet werden.

Wegen der guten Strahlenempfindlichkeit wird im **Stadium I** eine **adjuvante Strahlentherapie** des Retroperitoneums mit 20 Gy durchgeführt. Eine inzwischen anerkannte Alternative ist die Behandlung mit zwei Zyklen Carboplatin. Dies ist ein gut verträgliches Zytostatikum, das bei geringer Toxizität ambulant verabreicht werden kann.

Auch bei kleinvolumigen retroperitonealen Metastasen (**Stadien IIa, b**) ist die kurative Radiatio mit höherer Dosis (30–36 Gy) und unter Einschluss der Iliakalregion indiziert.

Bei großvolumigen retroperitonealen Metastasen des **Stadium IIc** und im **Stadium III** ist primär eine **induktive Chemotherapie** erforderlich. Diese sehr erfolgreiche Therapie kann mit drei Zyklen nach dem PEB-Schema oder mit vier Zyklen der Kombination Cisplatin/Etoposid (PE) durchgeführt werden. Residuelle Herde müssen lediglich nachbeobachtet und nicht exzidiert werden.

Prognose. Die Behandlungsergebnisse (◻ Tabelle 9.28) bei Keimzelltumoren sind außergewöhnlich gut. Vor 1980, d. h. vor der allgemeinen Einführung des Cisplatins galten die Hodentumoren als prognostisch ungünstig.

> Heute dagegen sind bei Patienten mit niedriger Tumormasse (**Stadien I, IIa, IIb**) 5-Jahres-Heilungsraten von fast 100% möglich.

Selbst Patienten mit fortgeschrittener Metastasierung (**Stadium IIc, III**) können in bis zu 95% geheilt werden. Nur Fälle mit extremer Tumorausdehnung bleiben prognostisch ungünstig.

◻ Tabelle 9.27. Standard-Chemotherapie bei Keimzelltumoren: PEB-Schema

Cisplatin	20 mg/m^2	Tag 1–5
Etoposid	100 mg/m^2	Tag 1–5
Bleomycin	30 mg total	Tag 1, 8, 15

Zyklusdauer 21 Tage; Tag 22 = Tag 1 des nächsten Zyklus
Induktive Chemotherapie 3–4 PEB-Zyklen
Adjuvante Chemotherapie 2 PEB-Zyklen

◘ **Tabelle 9.28.** Hodentumoren: 5-Jahres-Überlebensrate bei Standardtherapie

	Seminom	Nichtseminom
Stadium I	100%	100%
Stadium IIa, b	95%	95%
Stadium IIc	bis 95%	bis 95%
Stadium III	bis 95%	45–95% (je nach IGCCCG-Stadium) Grp. 1 (gute Prognose) 95% Grp. 2 (intermediäre Prognose) 80% Grp. 3 (schlechte Prognose) 45–50%

Die Angaben sind Durchschnittswerte, die in Therapiestudien erreicht wurden. Ausnahmen sind in besonders gelagerten Einzelfällen oder beim Abweichen von der Standardtherapie möglich. Im Stadium III wird eine Subklassifizierung nach den IGCCCG-Kriterien vorgenommen.

Wird bei der kontralateralen Hodenbiopsie eine testikuläre intraepitheliale Neoplasie entdeckt, so kann durch eine lokale Radiatio des betroffenen Hodens mit 20 Gy die zu erwartende spätere Tumormanifestation verhindert werden.

> ❯ Diese Therapie erhält die äußere Integrität des betroffenen Hodens sowie die Androgenproduktion, da die Leydigzellen im Gegensatz zu den Keimzellen und den TIN-Zellen von der Radiatio kaum beeinträchtigt werden.

9.6.8 Nachsorge

> ❯ Die Nachsorge hat die Aufgabe, neu auftretende Metastasen (Rezidive), rechtzeitig zu erkennen; denn auch bei der Therapie eines Rezidivs bestehen reelle Heilungschancen.

Die Rezidiv-Wahrscheinlichkeit nach Vollremission hängt vom initialen Tumorstadium und der Therapie ab.

Bei **Seminomen** ist nach Standardtherapie im Stadium I nur in 2–4% mit Rezidiven zu rechnen, im Stadium IIa, IIb mit etwa 5–10%, und in den Stadien IIc und III in etwa 10–15%.

Bei **Nichtseminomen** ist in den Stadien I–IIb nach Standardtherapie in 5–10% mit neu auftretenden Metastasen zu rechnen und im Stadium IIc etwa mit 10%. Die Rezidivrate ist im Stadium III, Untergruppe 1 nach IGCCCG (»gute Prognose«), ebenfalls etwa 10%, dagegen aber deutlich höher bei den weit fortgeschrittenen Stadien nach IGCCCG (»intermediäre« und »schlechte Prognose«).

> **Tipp**
> Das größte Rezidivrisiko besteht in den ersten zwei Jahren nach Erreichen der kompletten Remission.

Daher werden in dieser Zeit je nach Rezidivwahrscheinlichkeit in viertel- bis halbjährlichen Abständen jeweils Staging-Untersuchungen mit CT, Röntgen-Thorax und Tumormarker-Kontrollen durchgeführt. Im dritten bis fünften Jahr genügen dann Halbjahresabstände. Echte Spätrezidive werden in ca. 1–2% beobachtet.

Wegen des hohen Risikos eines kontralateralen Zweittumors ist die klinisch-palpatorische und sonographische Untersuchung des Resthodens ein fester Bestandteil des Nachsorgeprogramms. Im Gegensatz zu neu auftretenden Metastasen ist der kontralaterale Tumor eine neue primäre Neoplasie, die auch nach langer Zeit (10–20 Jahre) noch auftreten kann. Sofern keine Biopsie mit TIN-Diagnostik durchgeführt wurde, sollte dem Patienten die regelmäßige Selbstuntersuchung empfohlen werden.

> **In Kürze**
>
> **Hodentumoren**
> **Histogenese:** 90% sind germinale (Keimzell-)Tumoren, ausgehend von der Präkanzerose Testikuläre Intraepitheliale Neoplasie (TIN), die bereits Jahre vor der klinischen Tumormanifestation nachweisbar ist. Klinisch-therapeutisch werden reine Seminome von nichtseminomatösen Tumoren unterschieden.
>
> ▼

Epidemiologie: Keimzelltumoren sind häufigster Krebs der 20–40-jährigen Männer. Risikofaktoren sind der Maldeszensus testis und vorangegangener (kontralateraler) Hodentumor.

Metastasen: Retroperitoneale Lymphknoten, Lunge.

Tumormarker: α-Fetoprotein und β-HCG, Serumkonzentrationen korrelieren mit Tumormasse.

Symptomatik: Klassisches Leitsymptom ist schmerzlose Hodenschwellung. Aber: Schmerzen schließen einen Hodentumor nicht aus!!

Therapie: Inguinale Ablatio testis. Beim Seminom anschließend Radiatio des Retroperitoneums, beim Nichtseminom adjuvante Chemotherapie oder retroperitoneale Lymphadenektomie. Induktive Chemotherapie (Cisplatin-Kombinationen) bei großvolumigen Lymphknotenmetastasen und hämatogenen Metastasen.

Prognose: Relativ gut. In Stadien mit geringer Metastasenlast wird Heilungsrate von annähernd 100% erreicht, in fortgeschrittenen Stadien noch etwa 80%. Nach Vollremission 2–15% Rezidive, kurativ behandelbar.

9.7 Prostatakarzinom

9.7.1 Epidemiologie

Der klinische Fall. In der urologischen Sprechstunde stellt sich ein 57-jähriger Patient zur Vorsorgeuntersu-
▼

chung vor. Der Patient hat keine Beschwerden, keine bekannten Erkrankungen. Die veranlassten Untersuchungen zeigen keine auffälligen Befunde. Der PSA-Test ergibt einen Wert von 4,3 ng/ml. Aufgrund des leichtgradig erhöhten PSA-Wertes wird dem Patienten die Durchführung einer Stanzbiopsie empfohlen. Diese wird ultraschallgesteuert als systematische 10-fach Biopsie durchgeführt. In 2/10 Stanzzylindern wird ein mittelgradig differenziertes Prostatakarzinom (Gleason 3+3) nachgewiesen. Der behandelnde Urologe überweist den Patienten zur beidseits nervenerhaltenden radikalen retropubischen Prostatektomie in ein urologisches Zentrum.

> Das Prostatakarzinom ist der häufigste urologische Tumor des Mannes, der vornehmlich im höheren Alter diagnostiziert wird.

Inzidenz. Die Inzidenz, d. h. die Neuerkrankungsrate pro Jahr pro 100 000 Einwohner, schwankt zwischen 1,3 (China), 3,4 (Japan), 30 (Bundesrepublik Deutschland), 60 bei weißen und 95 bei farbigen Amerikanern.

Das Prostatakarzinom ist in der BRD die Ursache für ca. 12 000 Krebstodesfälle pro Jahr und ist damit die zweithäufigste Krebstodesursache des Mannes nach dem Lungen- und Bronchialkrebs und liegt etwa gleichauf mit dem durch kolorektale Tumore verursachten Krebstod.

In der Bundesrepublik Deutschland werden etwa 40 000 neue Fälle pro Jahr entdeckt (◻ Abb. 9.34).

Prävalenz. Autopsiestudien haben gezeigt, dass die Prävalenz (Anteil der Bevölkerung, der zu einer gegebenen Zeiteinheit erkrankt ist oder es jemals war) des Prostatakarzinoms weitaus häufiger ist.

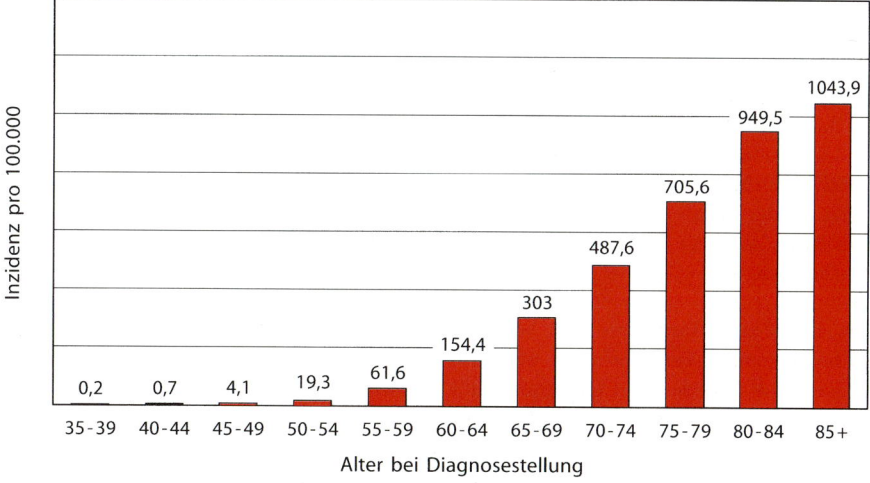

◻ **Abb. 9.34.** Inzidenz des klinisch erkannten Prostatakarzinoms in Abhängigkeit vom Alter

> Zumeist mikroskopisch kleine, gut differenzierte Adenokarzinome der Prostata findet man bei 40% aller 60–70-jährigen, mit weiterer Zunahme in jeder Lebensdekade.

Diese klinisch nicht auffälligen, zufällig bei der Autopsie entdeckten, meist gut differenzierten Prostatakarzinominseln, hat man früher als **latente Prostatakarzinome** bezeichnet.

Da das Prostatakarzinom besonders in den Frühformen langsam wächst (vermutete Tumorverdopplungszeit 2–4 Jahre), muss man nach neueren Erkenntnissen das latente Prostatakarzinom nicht als qualitativ anderen Tumor, sondern als Frühform des klinisch manifesten Prostatakarzinoms ansehen. Da maximal 8% aller Männer das Risiko haben, in ihrem Leben ein klinisch manifestes Prostatakarzinom diagnostiziert zu bekommen, bleiben ca. 9 von 10 dieser latenten Prostatakarzinome unentdeckt.

Die Häufigkeit des latenten Prostatakarzinoms ist in fast allen ethnischen Gruppen gleich groß. Dies steht in Diskrepanz zu den unterschiedlichen Inzidenzzahlen des klinisch manifesten Prostatakarzinoms (▶ oben). Eine Reihe von Thesen wurden zur Erklärung dieser Diskrepanz entwickelt: Es wurden ein erhöhter Testosteronspiegel, eine Beeinflussung des Testosteronspiegels durch Diät, eine unterschiedliche Aktivität der 5-α-Reduktase, eine virale Genese durch aszendierende Infektionen über die Urethra diskutiert.

Für alle diese Thesen liegen aber keine hinreichend sicheren Daten vor.

9.7.2 Ätiologie

Die genaue Ätiologie des Prostatakarzinoms ist nicht bekannt. Folgende Faktoren werden diskutiert:

Genetische Faktoren. Ätiologisch bedeutsam scheint eine genetische Disposition zu sein. Hat ein Verwandter ersten Grades (Bruder, Vater) oder zweiten Grades (Onkel, Großvater) ein klinisch manifestes Prostatakarzinom, so hat der Verwandte ein zwei- bis dreimal höheres Risiko auch ein Prostatakarzinom, und zwar wahrscheinlich 10 bis 20 Jahre früher, zu entwickeln.

10–15% aller Prostatakarzinome sind hereditär bedingt. Chromosomale Veränderungen auf dem 1. Chromosom und auch dem X-Chromosom sind bei diesen Patienten zu finden.

Hormonelle Faktoren. Eunuchen (Kastration vor der Pubertät) entwickeln kein Prostatakarzinom. Das Prostatakarzinom-Wachstum ist androgenabhängig (▶ u.). Im Tierversuch kann ein Prostatakarzinom durch chronische Östrogen- und Androgengaben induziert werden. Auf der anderen Seite weisen Prostatakarzinom-Patienten keine konstante Aberration im Steroidmetabolismus auf. Ob Androgene beim Menschen eine Induktion oder Promotion des Prostatakarzinoms auslösen, ist nicht bekannt.

Diät. Lebensumstände, wie Essgewohnheiten und Umweltfaktoren (Environment), können das Prostatakarzinom-Wachstum beeinflussen. Dies geht aus der Beobachtung hervor, dass Japaner einen Anstieg der niedrigen Prostatakarzinom-Inzidenz erfahren, wenn sie in die USA einwandern. Zu solchen Faktoren gehören Abgase, Luftverschmutzung, landesspezifische Essgewohnheiten, insbesondere tierische Eiweiße und Fette. Das heißt aber keinesfalls, dass einer dieser Faktoren als spezifischer Auslöser für Prostatakarzinom nachgewiesen werden konnte.

Infektionskrankheiten. Die direkte Verbindung der prostatischen Drüsen mit der proximalen Urethra legt nahe, dass virale und venerische Entzündungen der Harnröhre für die Entstehung des Prostatakarzinoms möglich sind. Dieser war in Studien jedoch bisher nicht eindeutig nachweisbar.

9.7.3 Pathologie und Stadieneinteilung

Die Prostata ist ein drüsiges Organ, das in mehrere Zonen aufgeteilt ist (◘ Abb. 9.35 und 9.36). Zur rektalen Seite hin liegt die **periphere Zone**, die Ursprungsort für ca. 90% aller Prostatakarzinome ist.

Selten entstehen Prostatakarzinome aus der zentralen Zone, die um die Ducti ejaculatores liegt, die in der Mitte der Urethra am Colliculus seminalis einmünden.

Um die proximale Harnröhre herum liegt die **Übergangszone**, aus der sich die benigne Prostatahyperplasie (BPH) entwickelt. Auch hier können Prostatakarzinome entstehen (ca. 10% aller Fälle). Bei 10% aller Männer, bei denen die BPH entfernt wird, findet man Prostatakarzinome (**inzidente Prostatakarzinome**), die sich im Wesentlichen so verhalten, wie Karzinome der peripheren Zone.

Alle Zonen der Prostata haben kleine Drüsen und Drüsenausgänge, die mit einem kubischen Epithel ausgekleidet sind. Um die Drüsen liegt das bindegewebige Stroma. Prostatakarzinome entstehen in 98% aus dem **Drüsenepithel**. Selten findet man Plattenepithelkarzinome oder Übergangsepithelkarzinome, die meist von

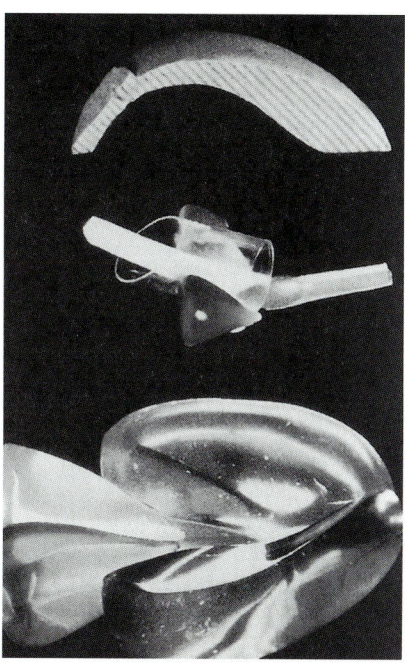

Tabelle 9.29. Klassifikation des Prostatakarzinoms nach Zelltyp

I.	Epitheliale Tumoren
	A Adenokarzinome
	B Übergangszellkarzinome
	C Neuroendokrine Tumoren
	z. B. Karzinoid-Tumoren
II.	Stromale Tumoren
	A Rhabdomyosarkom
	B Leiomyosarkom
III.	Sekundäre Tumoren
	Direktes Wachstum, z. B. von Kolon und Blase
	Metastase, z. B. eines Melanoms

Abb. 9.35. Zonaler Aufbau der Prostata nach McNeal: Oben die fibromuskuläre Platte, *weiß* die um 35° abgewinkelte prostatische Harnröhre, *durchsichtig* der Sphincter internus, darum die Übergangszone, aus der sich später die benigne Prostatahyperplasie entwickelt, unten rechts die periphere Zone, die der rektalen Seite zugewandt ist, unten links die zentrale Zone, in deren Mitte die Ducti ejaculatores verlaufen

der Blasenschleimhaut ausgehen und in die Prostata infiltrieren. Ebenso selten sind Sarkome, die von den nichtepithelialen Anteilen (dem Stroma) der Prostata ausgehen, wie Rhabdomyosarkome, Leiomyosarkome (☐ Tabelle 9.29). Diese Formen sind außerordentlich aggressiv und schwer zu behandeln.

Adenokarzinom. Beim Adenokarzinom, das meist multifokal und nur selten unifokal auftritt, werden je nach Klassifikationsschema 3 oder 4 Malignitätsgrade beschrieben. Bei der Hälfte der Tumoren eines Patienten liegen unterschiedliche Differenzierungsgrade in einzelnen Tumoranteilen vor.

Der Malignitätsgrad wird durch die Ähnlichkeit oder Abweichung von der normalen Drüsenarchitektur bestimmt. Normale Drüsen werden von einer säulenartigen Epithelschicht ausgekleidet und von einer Basalzellschicht begrenzt. Maligne Drüsen sind oft kleiner, haben bei Grad-I-Veränderungen noch deutliche Lumina, aber ein einschichtiges flacheres kubisches Epithel, da die Basalzellschicht fehlt. Von hier gibt es alle Variationen über sogenannte cribriforme Wachstumsmuster (cribriform = siebförmig) bis hin zum anaplastischen Tumor, bei dem die Drüsenarchitektur nicht mehr erkennbar ist.

Abb. 9.36. Querschnitt durch eine Prostata in Höhe des Colliculus seminalis, d. h. in Urethramitte. Man sieht deutlich die periphere Zone (Pfeil unten) in Abgrenzung zur benignen Prostatahyperplasie im Zentrum (Pfeil rechts)

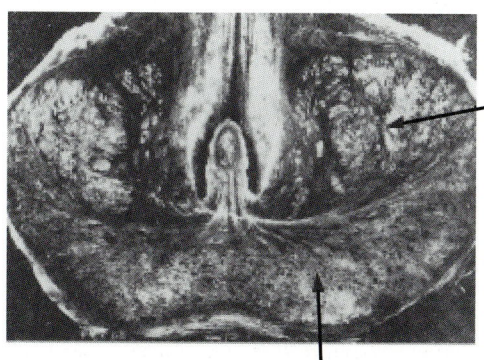

Übergangs-zone

periphere Zone

Das Prostatakarzinom wächst bevorzugt in Richtung Apex der Prostata. Beim weiteren Fortschreiten wird die Prostatakapsel penetriert, wobei bevorzugt die Perineuralspalten der Nervendurchgangsstellen benutzt werden. Kapselpenetration und Samenblaseninfiltration sind Zeichen für lokal fortgeschrittenes Wachstum.

Metastasierung. Die Lymphknoten in der **Fossa obturatoria** sind die erste Station der lymphogenen Streuung und werden beim Lymphknoten-Staging als Indikator für positive oder negative Lymphknotenausbreitung genutzt (die Fossa obturatoria ist der Raum zwischen Symphyse, Arteria und Vena iliaca externa, Arteria iliaca interna und dem Nervus obturatorius).

Das nächste Feld sind die präsakralen und inguinalen Lymphknoten und die Lymphknoten entlang der Vasa iliaca communis und der paraaortalen Region. Erst danach werden die mediastinalen und supraklavikulären Lymphknoten betroffen.

> Bevorzugter Ort der hämatogenen Streuung ist das Skelettsystem (osteoblastische Metastasen). Sie werden bei 85% derPatienten gefunden, die an ihrem Prostatakarzinom versterben.

Am häufigsten sind die Lendenwirbelkörper, der proximale Femur, das Becken, die thorakalen Wirbelkörper, die Rippen, das Sternum, der Schädel und der Humerus betroffen. Zunächst zeigen im Allgemeinen die zentralen, später die peripheren Skelettabschnitte Tumorabsiedlungen. Selten sind viszerale Organe betroffen, wie die Lunge, die Leber, die Nebenniere. Üblicherweise erfolgt zunächst die lymphogene und dann die hämatogene Aussaat.

Stadieneinteilung

Zur Stadieneinteilung der Prostatakarzinome (UICC 2002, 6. Auflage) ▣ Abb. 9.37, Kap. 18:

T - Primärtumor

TX Primärtumor kann nicht beurteilt werden

T0 Kein Anhalt für Primärtumor

T1 Klinisch nicht erkennbarer Tumor, der weder tastbar noch in bildgebenden Verfahren sichtbar ist

T1a Tumor zufälliger histologischer Befund (incidental carcinoma) in 5% oder weniger des resezierten Gewebes

T1b Tumor zufälliger histologischer Befund (incidental carcinoma) in mehr als 5% des resezierten Gewebes

▼

T1c Tumor durch Nadelbiopsie diagnostiziert (z. B. wegen erhöhter PSA)

T2 Tumor begrenzt auf Prostata[1]

T2a Tumor befällt maximal die Hälfte eines Prostatalappens

T2b Tumor befällt mehr als die Hälfte eines Prostatalappens

T2c Tumor befällt beide Prostatalappen

T3 Tumor breitet sich durch die Prostatakapsel in extrakapsuläres Gewebe aus[2]

T3a Einseitige oder beidseitige extrakapsuläre Ausbreitung

T3b Tumor infiltriert Samenblase

T4 Tumor ist fixiert oder infiltriert andere benachbarte Strukturen als Samenblasen: Blasenhals, Sphincter externus, Rektum, Levatormuskel und/oder Beckenwand

[1] Ein Tumor, der durch Nadelbiopsie in einem oder beiden Lappen gefunden wird, aber weder tastbar noch in bildgebenden Verfahren sichtbar ist, wird als T1c klassifiziert.

[2] Invasion in den Apex der Prostata oder in die Prostatakapsel (aber nicht durch diese in extrapasuläres Gewebe) wird als T2 (nicht T3) klassifiziert.

N - Regionäre Lymphknoten

N1 Regionale Lymphknotenmetastasen

NX Vorliegen von Fernmetastasen kann nicht beurteilt werden

M - Fernmetastasen

M0 Keine Fernmetastasen

M1 Fernmetastasen

M1a Nicht regionäre Lymphknoten

M1b Knochen

M1c Andere Lokalisationen

Wenn Metastasen in mehr als einer Lokalisation nachweisbar sind, soll die höchste Kategorie benutzt werden.

Natürlicher Krankheitsverlauf

Das Prostatakarzinom zeichnet sich durch einen regelhaften Wachstumsverlauf aus.

> Wie bei keinem anderen soliden Tumor korreliert das Tumorvolumen mit der Aggressivität des Tumors.

Das bedeutet, dass kleinste Tumoren mit einem Volumen von weniger als 0,1 oder 0,2 cm³ (0,2 cm³ Tumoren haben einen Durchmesser von 0,7 cm und sind gerade

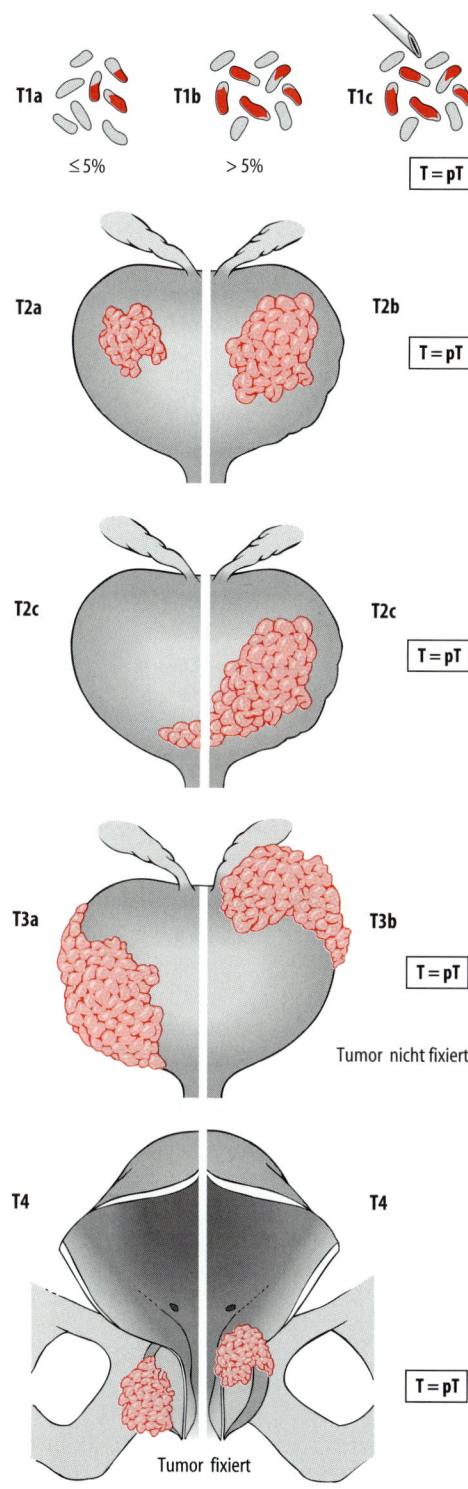

Abb. 9.37. T-Stadien des Prostatakarzinoms

Stadien		Metastasen vorhanden	Mortalität 5–10 Jahre
A1	T1a	0%	2%
A2	T1b	25%	20%
B1	T2a	15%	20%
B2	T2c	35%	70%
C	T3	50%	75%
D1, D2	N1–3, M1	100%	> 50% (3 Jahre)

Tabelle 9.30. Natürlicher Krankheitsverlauf unbehandelter Patienten (nach einer Literaturzusammenstellung von Catalona)

eben bei der rektalen Untersuchung zu tasten) keine Metastasierungsfähigkeit haben. Erst bei Volumina von >4 cm^3 findet man in zunehmendem Maße Kapselpenetration, Samenblaseninfiltration und positive Lymphknoten. Tumoren von mehr als 12 cm^3 sind fast immer metastasiert.

Mehr als 90% aller bei der Autopsie gefundenen Prostatakarzinome (latentes Prostatakarzinom) sind <0,5 cm^3 und klinisch nie in Erscheinung getreten. Wegen ihres extrem langsamen Wachstums bedürfen diese Autopsietumore (z. B. <0,1 cm^3 Tumorvolumen) keiner Therapie.

> Behandlungsbedürftig ist lediglich das klinisch **manifeste Prostatakarzinom**, das mindestens ein Volumen von 0,5 cm hat (Tabelle 9.30).

9.7.4 Diagnostik

Die **klinische Symptomatik** des Prostatakarzinoms ist davon abhängig, in welchem Stadium die Erkrankung diagnostiziert wird. Während die frühen Stadien völlig asymptomatisch sind, kann es in fortgeschrittenen Stadien zu Obstruktionssymptomen durch den lokalen Prozess (obstruktive Miktionsklage, Harnstauungsniere) wie bei einer benignen Prostatahyperplasie kommen. Hämaturie ist ein seltenes Leitsymptom.

Tipp

Häufiges klinisches Bild eines metastasierten Tumors sind das Auftreten von Skelettbeschwerden, die nicht selten primär als degenerativ fehlgedeutet werden.

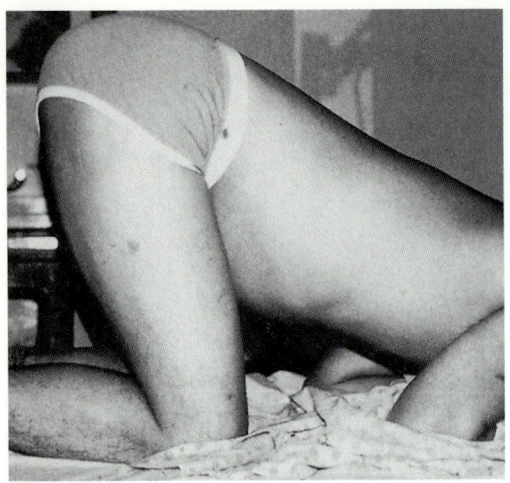

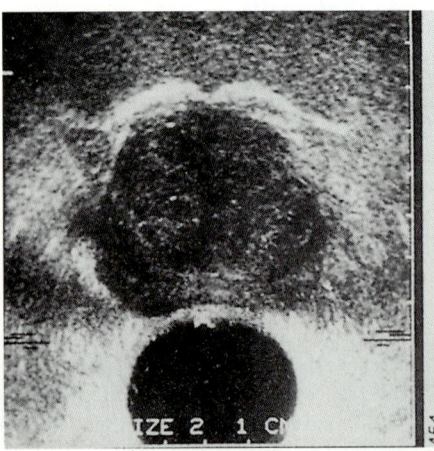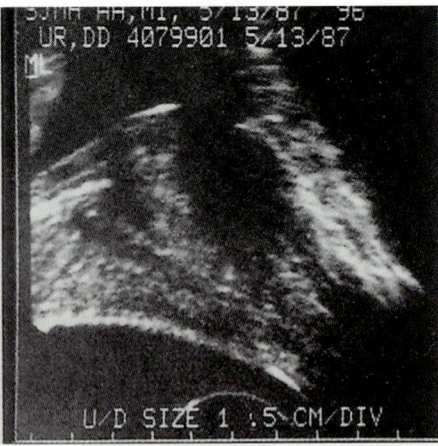

zialdiagnostisch kommen chronische Entzündungen, Prostatakonkremente, Prostatainfarkte, Prostatazysten und die granulomatöse Prostatitis infrage. Fühlt sich eine Seite der Prostata fester an als die andere, so muss auch ein solcher Befund bioptisch abgeklärt werden. Bei systematischen Untersuchungen entdeckt man durch die rektale Untersuchung in 0,8–1,7% der männlichen Bevölkerung der entsprechenden Altersgruppe ein Prostatakarzinom.

> Die Vorsorgeuntersuchung wird ab dem 45. Lebensjahr jährlich empfohlen.

Bei Risikogruppen (Vorliegen von Prostatakarzinom bei Verwandten I. und II. Grades) wird die Vorsorgeuntersuchung schon ab dem 40. Lebensjahr empfohlen.

Transrektale Sonographie. Heute stehen Spezial-Schallköpfe mit 7,5 Mega-Hertz und der Form eines Fingers zur Verfügung, die transrektal eingeführt werden können und die Prostata in Längs- und Querrichtung untersuchen können (▪ Abb. 9.39). Typischerweise stellt sich der Prostatakarzinomknoten als **hyporeflexives Areal** dar. Dieses Zeichen ist jedoch nicht sehr spezifisch, da auch die benigne Prostatahyperplasie, Gefäße, Zysten, Entzündungsprozesse als hyporeflexives Areal imponieren können.

> Ein hyporeflexives Areal in der peripheren Zone sollte aber in jedem Fall biopsiert werden.

Der Hauptvorteil der transrektalen Sonographie ist, dass solche Biopsien auch bei palpierten derben Knoten unter Ultraschallführung durchgeführt werden können (▶ Kap. 4.5.6).

▪ **Abb. 9.38.** Optimale Untersuchungsposition des Patienten in Knie-Ellenbogen-Lage

Rektale Untersuchung. Die rektale Untersuchung erfolgt in Knie-Ellenbogen-Lage (▪ Abb. 9.38), sodass das Herz noch unter dem Niveau der Prostata liegt, um einen ausreichenden venösen Abfluss zu gewährleisten. Die Prostata ist kastaniengroß und hat bei einem jungen Mann ein Gesamtvolumen von ca. 20 g. Man palpiert einen Sulcus in der Mitte der Prostata. Zur rechten und linken Seite sind die beiden Lappen gut abgrenzbar. Die Konsistenz entspricht der der Handinnenfläche.

Beim Vorliegen eines Prostatakarzinoms tastet man einen derben höckrigen Knoten. Ein solcher tastbarer Knoten erfordert die bioptische Abklärung. Differen-

▪ **Abb. 9.39.** Transrektale sonographische Darstellung der Prostata. Man erkennt die periphere Zone sowie die Übergangszone

> Aufgrund der sehr guten Darstellung durch die modernen Ultraschallgeräte werden die ultraschallgesteuerten, transrektalen Prostatabiopsien am häufigsten durchgeführt.

Durch die Anwendung der transrektalen Sonographie und ultraschallgesteuerten transrektalen Stanzung ist die Aufdeckungsrate des Prostatakarzinoms von 0,8–1,7% bei alleiniger rektaler Untersuchung auf ca. 2,5% gestiegen (bei Männern zwischen 55 und 70 Jahren). Jährliche Wiederholungen erhöhen die Aufdeckungsrate.

PSA-Wert. Das prostataspezifische Antigen (PSA) ist ein Glykoprotein mit einem Molekulargewicht von 30 000 Dalton, das ausschließlich im Prostatagewebe gebildet wird. Es dient der Verflüssigung des Samens, der ohne PSA koagulieren würde. Im Serum kann das PSA mit dem Radio- oder Enzymimmunoassay nachgewiesen werden und ist bei benigner Prostatahyperplasie wie auch bei Vorliegen eines Karzinoms erhöht. Letzteres erhöht den PSA-Wert um den Faktor 10 mehr als eine entsprechende Gewebsmenge BPH (etwa 1 g BPH erhöht den Serum-PSA-Wert um 0,3 ng/ml; 1 g PCA um 3 ng/ml).

Wird der Serum-PSA-Wert bei der Vorsorgeuntersuchung eingesetzt, so haben 2% aller Männer über 50 unabhängig vom Rektalbefund eine deutliche PSA-Erhöhung über 10 ng/ml, 60% dieser haben ein behandlungsbedürftiges Prostatakarzinom. 8% der Männer über 50 haben eine leichte PSA-Erhöhung mit Werten zwischen 4 und 10 ng/ml. Jeder 4. von diesen hat ein behandlungsbedürftiges Prostatakarzinom.

Tipp

Auf der anderen Seite haben 20% aller entdeckten Prostatakarzinome einen normalen PSA-Wert.

Die Bestimmung der molekularen Fraktionen des Gesamt-PSA erlauben eine Verbesserung der Karzinomfrüherkennung. Der Quotient des **freien (ungebundenen) PSA** (f-PSA) zum Gesamt-PSA ist bei Patienten mit einem Prostatakarzinom erniedrigt (<15%). Patienten mit einer benignen Prostatahyperplasie hingegen weisen häufig einen erhöhten Quotienten f-PSA zu Gesamt-PSA (%f-PSA) auf.

Eine weitere Möglichkeit, die Spezifität des PSA-Wertes zu verbessern, ist die Bestimmung der **PSA-Anstiegsgeschwindigkeit.** Es konnte gezeigt werden, dass Patienten mit einem Prostatakarzinom eine deutliche Zunahme der PSA-Serumkonzentration pro Jahr aufweisen (> 0.75 ng/ml/Jahr) im Vergleich zu Patienten

mit einer gutartigen Prostataerkrankung. Aufgrund der Schwankungen der einzelnen PSA-Testverfahren sind diese Unterschiede oft jedoch nicht aussagefähig genug.

Eine weitere Verbesserung stellt die Bestimmung der **PSA-Dichte** dar, da mit zunehmender Größe der benignen Prostatahyperplasie der PSA-Wert ebenfalls ansteigt. Der Quotient aus PSA und Prostatavolumen bzw. PSA und Volumen der Übergangszone (▶ oben) ist bei Männern mit einem Prostatakarzinom erhöht. Eine PSA-Dichte von ≥0,15 wird als Indikation für eine Prostatabiopsie bei Männern mit einem Gesamt-PSA im Bereich zwischen 4 ng/ml und 10 ng/ml empfohlen.

Wird nur die rektale Untersuchung bei der Vorsorgeuntersuchung eingesetzt, so entdeckt man bei Männern über 50 Jahren lediglich in 1–2% ein Prostatakarzinom, das nur in 50% auf die Prostata beschränkt ist. Wird lediglich der PSA-Wert eingesetzt, so findet man bei 3–4% aller untersuchten Männer ein Prostatakarzinom, das zu 70% auf die Prostata begrenzt ist.

Werden rektale Untersuchung und PSA-Wert zusammen bei der Vorsorgeuntersuchung eingesetzt, so findet man bei bis zu 5% der untersuchten Männer im Alter über 50 Jahren ein Prostatakarzinom, das ebenfalls zu 70% auf die Prostata begrenzt ist, d. h. durch eine radikale Prostatektomie potentiell zu heilen ist. Jährliche Wiederholungsuntersuchungen entdecken dabei die noch wenigen übersehenen Prostatakarzinome, die dann noch zu 90% auf die Prostata begrenzt sind.

Im Allgemeinen wird ein PSA-Wert von 4 ng/ml als Normalwert angegeben, wenn man den monoklonalen Assay benutzt. Neuerdings wird ein **altersspezifischer Grenzwert** definiert: bis 50 2,5 ng/ml, bis 60 3,5 ng/ml, bis 70 4,5 ng/ml, bis 80 6,5 ng/ml.

> PSA ist zu einem außerordentlich wichtigen Suchtest zur Früherkennung des Prostatakarzinoms geworden.

Tipp

Bei Männern unter 70 sollte eine Gewebsuntersuchung dann erfolgen, wenn bei der digitalen-rektalen Untersuchung ein verdächtiger Befund erhoben worden ist und wenn der PSA-Wert über 10 ng/ml beträgt.

Bei leichter PSA-Erhöhung und unauffälligem rektalen Untersuchungsbefund hat jeder 4. ein Prostatakarzinom. Deswegen sollte auch bei jungen Männern (<70 Jahre) eine Gewebsuntersuchung (Biopsie) empfohlen werden. Hierbei kann auch das Gesamtvolumen der

Prostata mit in Betracht gezogen werden. Handelt es sich um eine große Prostata, bedingt durch eine große benigne Prostatahyperplasie, so ist eine leichte PSA-Erhöhung auch durch diese große, gutartige Wucherung erklärbar.

PSA wird auch zur Stadien-Einteilung des Prostatakarzinoms herangezogen. Der Blutspiegel korreliert mit dem Tumorvolumen. Die Korrelation ist jedoch nicht so eng, dass im Einzelfall genau aus dem PSA-Wert das Tumorstadium abgelesen werden kann. Seine besondere Bedeutung hat er aber zur Therapiekontrolle (▶ unten).

> PSA ist ein wertvoller Marker sowohl beim Screening als auch zur Therapiekontrolle, sodass die saure Phosphatase, die saure Prostata-Phosphatase und auch die alkalische Phosphatase heute nicht mehr beim Prostatakarzinom zur Diagnostik und Therapiekontrolle eingesetzt werden.

Kernspintomographie (NMR). Die Kernspintomographie unter Verwendung endorektaler Spulen erlaubt eine gute Darstellung der zonalen Anatomie der Prostata und des umgebenden Bindegewebes. Kleinere, periprostatisch gelegene Lymphknoten können oft nachgewiesen werden. Dennoch sind die beschriebenen Veränderungen oft nicht spezifisch, sodass der Wert der Kernspintomographie für die Diagnostik und das Staging des Prostatakarzinoms eingeschränkt bleibt.

Computertomographie. Die Computertomographie ist zum Nachweis von Lymphknoten-Mikro- oder auch Makrometastasen **ungeeignet.** Nur bei massivem Lymphknotenbefall mit Lymphknotenvergrößerung von mehr als 1,5 cm kann die Computertomographie diese Lymphknotenvergrößerung nachweisen. Mit Hilfe des CT kann auch die lokale Tumorausbreitung (das T-Stadium) schlecht festgelegt werden.

Knochenszintigraphie. Sie ist die wichtigste Untersuchung zur Entdeckung von Fernmetastasen. Skelettmetastasen werden aufgrund des lokal gesteigerten Mineralstoffwechsels mit Hilfe von knochenaffinen Radionukliden erfasst. Die Knochenszintigraphie ist dabei zum Nachweis von Knochenmetastasen empfindlicher als die röntgenologischen Skelettuntersuchungen. Man benutzt 99-Technetium-Phosphatverbindungen. Die Sensitivität zum Nachweis von Knochenmetastasen ist annähernd 100%, die Spezifität ist jedoch weitaus geringer. Alle Umbauprozesse im Rahmen von Heilungen nach Knochenbrüchen, Heilungen nach Entzündungen können ähnliche Veränderungen verursachen wie osteoblastische Knochenmetastasen. Durch gezielte Röntgenaufnahmen müssen verheilende Knochenbrü-

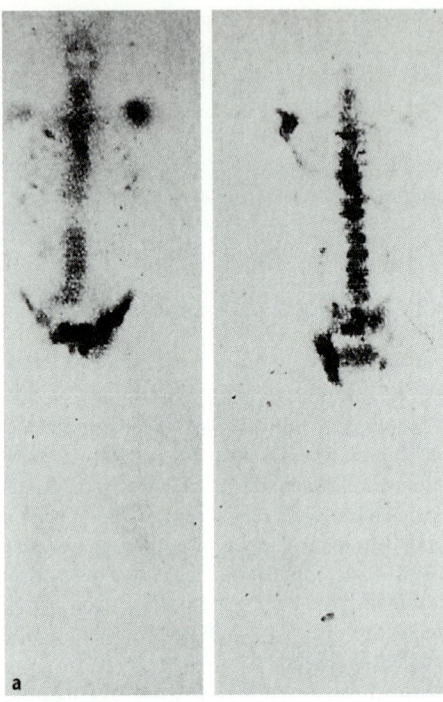

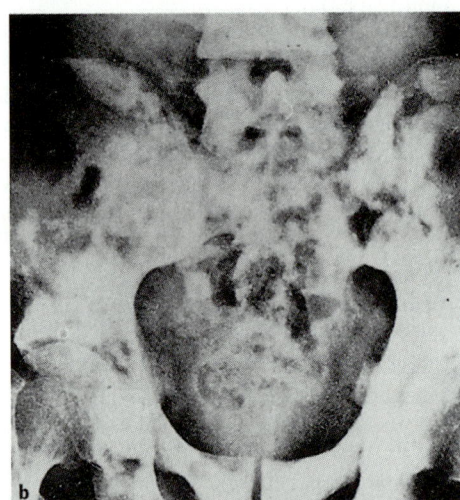

▪ **Abb. 9.40a, b.** **a** Knochenscan eines Technetium-Phosphat-Szintigrammes. **b** Beckenübersicht mit osteoblastischen Metastasen

che, arthritische Prozesse, insbesondere aber der Morbus Paget, ausgeschlossen werden (▪ Abb. 9.40a und 9.40b). Die Knochenszintigraphie ist jedoch nicht notwendig bei Patienten mit gut differenzierten Tumoren und niedrigem PSA (<10 ng/ml), da bei diesen Patienten eine ossäre Metastasierung nicht auftritt.

Weitere diagnostische Maßnahmen. Bei der Erstuntersuchung sind eine **Sonographie** der Nieren sowie ein **intravenöses Urogramm** notwendig, um eine Obstruktion des Harnleiters an der Einmündungsstelle in die Blase durch ein lokalinvasives Prostatakarzinom auszuschließen.

Die wichtigste diagnostische Maßnahme vor einer radikalen Prostatektomie ist die **lokale Lymphadenektomie.** Hier werden Lymphknoten in der Fossa obturatoria entfernt (im Mittel 6–9 Lymphknoten pro Seite). Die theoretische Grundlage hierfür ist die Erkenntnis, dass die lymphogene Aussaat zunächst in dieser Region beginnt. Sind diese Markerlymphknoten unauffällig, kann man mit einer 90%igen Sicherheit davon ausgehen, dass noch keine lymphogene und hämatogene Metastasierung erfolgt ist.

9.7.5 Therapie

Stadium T1a

Hier liegt ein sogenanntes **inzidentes Prostatakarzinom** vor, das z. B. anlässlich einer TUR bei BPH gefunden wird, wobei weniger als 5% des resezierten Materials mit einem Karzinom durchsetzt wird.

Im Stadium T1a ist häufig **keine weitere Therapie** notwendig, insbesondere dann, wenn nur ein Grad-I-Tumor vorliegt.

Nach etwa 10 Jahren werden 15–20% der Patienten mit einem Tumorprogress zu rechnen haben. Deshalb wird gelegentlich bei jungen Patienten, d. h. Patienten, die jünger sind als 60 Jahre, die **radikale Prostatektomie**, auch bei T1a-Tumoren, empfohlen.

Zumindest sollten diese Patienten sehr sorgfältig mit Hilfe wiederholter PSA-Serum-Untersuchungen sowie mit Hilfe der transrektalen Sonographie und Stanzung **nachbeobachtet** werden. Der PSA-Wert sollte immer <2 ng/ml sein.

Man muss sich klar machen, dass bei der transurethralen Resektion lediglich Gewebe der BPH, d. h. aus der Übergangszone, entnommen und untersucht worden ist. Die periphere Zone (Sitz der häufigsten Prostatakarzinome) verbleibt trotz radikaler Entfernung der BPH. Hier können sich auf der einen Seite erneut Tumore bilden, oder aber noch Ausläufer des bei der transurethralen Resektion entfernten Tumors befinden.

> Eine jährliche Vorsorgeuntersuchung ist auch bei jedem Patienten nach transurethraler Entfernung einer BPH notwendig.

◘ Tabelle 9.31. Mittlere Lebenserwartung: 60-–85jährige Männer

Alter	Weitere Lebensjahre
65	14
70	11
75	9
80	7
85	5

Lokalisiertes Prostatakarzinom (T1b, T2, T3, N0, M0)

> Die Therapie der Wahl des lokalisierten Prostatakarzinoms ist die radikale Prostatektomie.

Wegen der langsamen Tumorverdopplungszeit ist es eine wichtige Voraussetzung, dass Patienten, die radikal prostatektomiert werden, eine weitere mittlere Lebenserwartung von mehr als 10 Jahren haben. Dies wird durch skandinavische Untersuchungen unterstrichen, die zeigen, dass ein 70-jähriger mit einem frühzeitig entdeckten, gut differenzierten, lokalisierten Prostatakarzinom, der nicht radikal operiert worden ist, ein ca. 10%iges Risiko hat, innerhalb von 10 Jahren an seinem Tumor zu versterben, jedoch ein 50%iges Risiko hat, an anderen Ursachen als dem Prostatakarzinom zu versterben. Die weitere mittlere Lebenserwartung von Männern, die 60–85 Jahre alt sind und keine Komorbidität haben, geht aus ◘ Tabelle 9.31 hervor.

> Bei der **radikalen Prostatektomie** wird die gesamte Prostata mit den Samenblasen und der darüberliegenden Denonvillierschen Faszie entfernt (◘ Abb. 9.41).

Die radikale Prostatektomie wird meist retropubisch durchgeführt. Der perineale Zugang ist eine Alternative. Nach Entfernung der Prostata muss der Blasenauslass mit dem Harnröhrenstumpf anastomosiert werden. Bei der retropubischen radikalen Prostatektomie werden zunächst die Lymphknoten in der Fossa obturatoria mit Hilfe einer Schnellschnittuntersuchung überprüft (Lymphknoten-Staging). Die radikale Prostatektomie wird dann nur bei unauffälligen Lymphknoten fortgeführt. In einigen Zentren wird die radikale Prostatektomie auch laparoskopisch oder roboter-assistiert durchgeführt. Ob sich diese Techniken in der Zukunft durchsetzen werden bleibt abzuwarten.

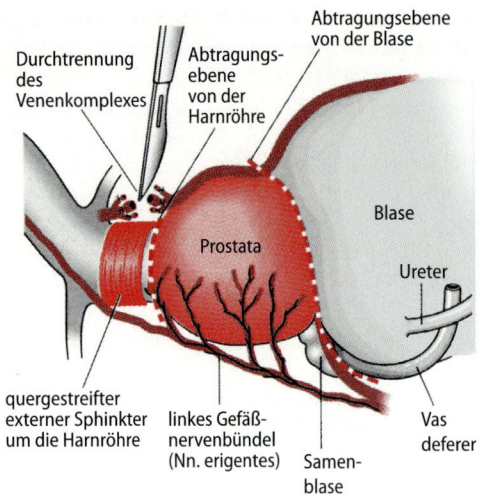

Labels in figure:
- Durchtrennung des Venenkomplexes
- Abtragungsebene von der Harnröhre
- Abtragungsebene von der Blase
- Blase
- Prostata
- Ureter
- quergestreifter externer Sphinkter um die Harnröhre
- linkes Gefäß-nervenbündel (Nn. erigentes)
- Samen-blase
- Vas deferens

■ **Abb. 9.41.** Schema der Prostatavesikuloektomie

Nebenwirkung.

❯ Hauptnebenwirkung der radikalen Prostatektomie sind **erektile Dysfunktion** (bis zu 100%), **Harninkon-tinenz** (5%), **Urethrastriktur** (5%).

An der rektalen Seite, und zwar jeweils lateral der Prostata, verlaufen die Nervi erigentes, die für die Potenz verantwortlich sind. Grundsätzlich ist die nerv- bzw. potenzerhaltende radikale Prostatektomie möglich. Da aber das Prostatakarzinom sehr häufig die Kapsel penetriert (und zwar dort, wo die Nerven die Kapsel penetrieren; das Prostatakarzinom benutzt mit Vorliebe die Perineuralspalten), ist eine Nerverhaltung auf der Seite des palpablen Knotens kontraindiziert.

❯ Bei chirurgisch sicherer, beidseitiger Nerverhaltung ist mit einer Erhaltung der Potenz in 50% der Fälle zu rechnen und zwar umso eher, je jünger die Männer sind. Die Regeneration der Potenz kann bis zu einem Jahr dauern.

Die Inkontinenz kann durch Erhalt des Sphincter externus, der zwischen Apex der Prostata und dem Diaphragma urogenitale liegt, vermieden werden. Es handelt sich um einen quergestreiften Muskel, der typische Stigmata einer Haltefunktion hat.

Nachsorge. Nach radikaler Prostatektomie ist der PSA-Wert ein sicherer und spezifischer Tumormarker. Da alles Prostatagewebe entfernt ist, kann eine PSA-Erhöhung nur durch Residualtumor oder durch eine übersehene Metastasierung bedingt sein. Dem postoperativen PSA-Wert kommt deswegen in der Verlaufsbeobachtung eine große Bedeutung zu. Wegen der Halbwertzeit von 5 Tagen sollte der erste postoperative PSA-Wert nicht vor 3 Wochen nach der Operation abgenommen werden. Bei Residualtumoren kann es allerdings im Einzelfall Jahre dauern, bis ein zunächst negativer PSA-Wert dann doch wieder positiv wird. Ist der PSA-Wert nach 5 Jahren noch unterhalb der Nachweisgrenze (<0,1 mg/ml) ist mit hoher Wahrscheinlichkeit von einer Heilung auszugehen.

❯ pT2-Tumoren werden durch die radikale Prostatektomie in über 90% der Fälle geheilt (PSA-Negativität nach 5 Jahren).

In der Verlaufsbeobachtung brauchen bildgebende Verfahren, wie Knochenszintigramm, Röntgen-Thorax, nur PSA-gesteuert eingesetzt werden, d. h. nur dann, wenn der PSA-Wert ansteigt. Im Mittel dauert es 8 Jahre vom ersten PSA-Wertanstieg bis zum Auftreten von radiologisch nachweisbaren Metastasen.

Strahlentherapie. Die Strahlenbehandlung ist eine therapeutische Alternative, die entweder in Form der **Hochvolt-Radiotherapie** oder der Brachytherapie durchgeführt werden kann.

Die Strahlentherapie wird nach dreidimensionaler Planung als Mehrfelderbestrahlung mit einer Gesamtdosis zwischen 62 Gy und 74 Gy durchgeführt. Üblicherweise werden Einzeldosen von 1,8–2,0 Gy/Tag verabreicht. Nachteile sind Proktitiden, Impotenz in 10–40% und selten Schrumpfblasen und Inkontinenz. Kontrollbiopsien nach externer Bestrahlung haben gezeigt, dass in etwa 50% noch Tumorgewebe nachweisbar ist. Diese Patienten entwickeln häufiger Lokalrezidive, Metastasen und haben einen geringeres tumorspezifisches Überleben als solche Patienten, die keine positiven Biopsien nach Bestrahlung haben.

Bei der **Brachytherapie** werden ultraschallgesteuert radioaktive Jod- bzw. radioaktive Palladium-Seeds direkt in die Prostata gebracht und verbleiben dort. Zusätzlich kann eine perkutane Aufsättigung durch eine weitere externe Bestrahlung erfolgen, um so opimale Gesamtstrahlendosis zu erhalten.

Ein vergleichbares Verfahren stellt die **Afterloading-Behandlung** dar, bei der temporär radioaktives Iridium durch perineale Nadeln ultraschallgesteuert in die Prostata gebracht wird. Auch bei dieser Methode ist eine anschließende, zusätzliche perkutane Aufsättigung notwendig. Es können so sehr hohe Strahlendosen in die Prostata gebracht werden, ohne die umliegenden Gewebe wie Blase und Rektum zu schädigen.

9

Fortgeschrittenes Prostatakarzinom
(T3, T4, N1 bis N4, M1)

> Die Therapie der Wahl im operativ nicht kurablen Stadium des Prostatakarzinoms ist die **antiandrogene Therapie**.

Dies geht zurück auf die Beobachtung von Charles Huggins, 1941, der für diese Entdeckung den Nobelpreis erhielt.

Man muss davon ausgehen, dass 80% der Tumorzellklone hormonsensitiv, jedoch 20% hormonresistent sind. Unter antiandrogener Therapie ist damit zu rechnen, dass 80% der Patienten mit metastasiertem Prostatakarzinom auf eine solche Hormontherapie mit einer Remission über 2–4 Jahre ansprechen und ca. 10% bis zu 10 Jahre überleben.

10–20% zeigen so gut wie kein Ansprechen auf eine Hormontherapie. Bei den übrigen ist eine Remission über mehrere Jahre zu beobachten, die dann gefolgt wird von einem erneuten Wachstum der hormonresistenten Prostatazellklone.

Insgesamt beträgt die 5-Jahres-Überlebensrate bei antiandrogener Therapie in diesem Stadium bestenfalls 50%.

Folgende Formen der **antiandrogenen Therapie** können praktiziert werden:

- Bilaterale subkapsuläre oder radikale Orchiektomie.
- LH-RH-Agonisten (Gn-RH).
- Östrogentherapie (wird wegen der kardiovaskulären Nebenwirkungen und der Mammahyperplasie nicht mehr durchgeführt).
- Gabe von steroidalen und nichtsteroidalen Antiandrogenen, wie Cyproteronacetat und Flutamid.

90% der zirkulierenden Androgene werden von Leydigzellen in den Hoden gebildet. 60% sind an ein sexsteroidbindendes Globulin und knapp 40% an Albumin gebunden. Nur 3% des Gesamt-Testosterons sind freizirkulierend und ungebunden und somit eigentlich wirksam. Dieses freie Testosteron diffundiert passiv durch die Zellmembran in die Prostatazelle und wird im Zytoplasma durch die 5-α-Reduktase in das wirksame **Dihydrotestosteron (DHT)** metabolisiert. Das DHT ist die wirksame Substanz, die sich an einen spezifischen Proteinrezeptor im Zytoplasma bindet. Hier kann es kompetitiv durch die Antiandrogene verdrängt werden. DHT und Rezeptor bilden einen Komplex, der in den Nukleus eindringt und die DNA im Sinne einer Messenger-RNA stimulieren kann, die dann den Metabolismus der Prostatazelle aktiviert. Ohne Testosteron atrophiert die Prostata.

Antiandrogene. **Flutamid** ist ein Antiandrogen, das eine kompetitive Hemmung am Androgenrezeptor im Zytoplasma der Prostatakarzinomzellen, in Konkurrenz zum Dihydrotestosteron hat. Flutamid blockiert aber auch die hypophysären Androgenrezeptoren. Dadurch kommt es zu einem Anstieg des Testosterons, das z. T. über die Aromatase zu Östrogen umgebaut wird. Hierdurch erklären sich die Nebenwirkungen, wie Mammahyperplasie (Gynäkomastie) sowie der große Vorteil dieses Präparates, nämlich die erhaltene Potenz.

Cyproteronacetat wirkt auch über kompetitive Hemmung am Androgenrezeptor, es hat aber zusätzlich noch eine gestagene Wirkung, sodass es auch antigonadotropin wirkt (▶ unten).

LH-RH-Agonisten. Die testikuläre Androgenausschüttung wird durch den Hypophysenvorderlappen, und zwar durch das Luteinisierungshormon (LH), ein Gonadotropin, gesteuert. Die LH-Produktion wird wiederum von dem vorderen Hypothalamus durch ein LH-Releasingshormon (LH-RH) gesteuert (▢ Abb. 9.42). Über einen Rückkopplungsmechanismus kann erhöhtes Testosteron die Ausschüttung im Sinne eines Regelkreises bremsen. Bei Gabe von sogenannten LH-RH-Agonisten kommt es deshalb auch zunächst zu einer Erhöhung des Testosteronspiegels für zwei bis drei Wochen. Da physiologischerweise jedoch LH-RH pulsatil und nicht kontinuierlich ausgeschüttet wird, bewirkt die ständige Einnahme von LH-RH-Agonisten

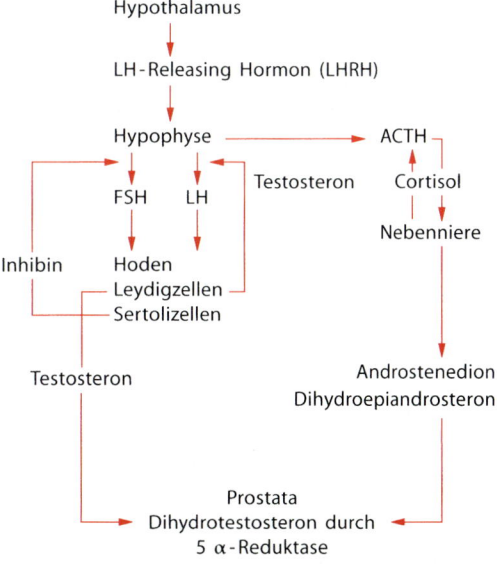

▢ **Abb. 9.42.** Hormonregulation der Androgene

eine Erschöpfung der LH-Ausschüttung und damit ein Sistieren der Testosteronproduktion. Der Serum-Testosteron-Spiegel sinkt auf Kastrationsniveau ab (normal 500–700 ng/dl; Kastrationslevel <50 ng/dl). LH-RH-Agonisten, die praktisch eine pharmakologische Hypophysektomie bewirken, können heute als 4-Wochen-Depot-Spritzen, oder auch als 3-monatige Depotinjektion appliziert werden.

Wegen des initialen Testosteronanstiegs ist zu Beginn eine gleichzeitige Gabe von Androgenrezeptorblockern empfehlenswert, die nach 3 Wochen wieder abgesetzt werden können.

Zusätzlich zu der testikulären Androgenausschüttung, werden androgene auch in der Nebenniere sezerniert. Insgesamt werden weniger als 3% der zirkulierenden Androgene werden in der Nebenniere (Androstendion, Dihydroepiandrosteron) unter der Regulation des ACTH produziert. Beides sind schwache Androgene. Experimentelle Untersuchungen zeigen, dass sie alleine für das Wachstum der Prostata und Prostatakarzinomzellen nicht ausreichend sind.

> In ihrer Wirkung auf das Prostatakarzinom sind alle Formen der antiandrogenen Therapieoptionen (Orchiektomie, subkapsuläre Orchiektomie, Rezeptorblocker mit steroidalen und nichtsteroidalen Antiandrogenen, LH-RH-Agonisten) effektiv wirksam.

Hemmstoffe der Androgensynthese

Untersucht wurde auch die Wirkung von **Hemmstoffen der Androgensynthese**, wie das Antimykotikum Ketoconazol oder das Aminoglutethimid. Letztere haben sich wegen der Nebenwirkungen als Therapeutikum nicht durchgesetzt.

Unklar ist, ob eine sogenannte **komplette Androgenblockade** einen zusätzlichen therapeutischen Effekt hat. Dies bedeutet, dass neben der Ausschaltung der testikulären Androgene auch die Nebennierenandrogene ausgeschaltet werden. In einigen großen internationalen Studien wurde ein zusätzlicher Effekt durch die komplette Androgenblockade nachgewiesen. Dies betrifft insbesondere Patienten mit einer noch geringen Tumorausdehnung. In anderen Studien konnte jedoch ein solcher Effekt nicht eindeutig bestätigt werden.

Nebenwirkung. Der Hauptunterschied der verschiedenen hier genannten Formen der antiandrogenen Therapie liegt in der Nebenwirkungsskala.

Die wenigsten Nebenwirkungen hat die radikale oder subkapsuläre Orchiektomie.

Das steroidale Androgen Cyproteronacetat hat wenig Nebenwirkungen, Flutamid hat zwar den Vorteil der erhaltenen Potenz, jedoch kommt es gelegentlich zu einer Durchfallsymptomatik, außerdem sind Brustvergrößerung und Brustschmerzen zu beobachten. Letztere können durch eine Vorbestrahlung der Brustdrüsen verhindert werden. Alle Formen der antiandrogenen Therapie können Hitzewallungen hervorrufen, die noch am besten über eine geringe Dosis von Cyproteronacetat verhindert werden können.

Hormonrefraktäres Prostatakarzinom

Wegen des fortgeschrittenen Alters der Patienten, wegen der eingeschränkten Nierenfunktion im hohen Alter, und vor allem wegen der langsamen Wachstumsrate des Prostatakarzinoms, ist die **zytostatische Chemotherapie** prinzipiell wenig geeignet. Der Nachweis einer Therapieeffizienz der Zytostatika ist außerdem dadurch erschwert, dass objektive Responsekriterien bei vornehmlich knochenmetastasierten Tumoren außerordentlich schwierig zu evaluieren sind. Speziell beim Prostatakarzinom muss man streng zwischen subjektiver Beschwerdefreiheit und objektiv verifizierbaren Tumorresponsekriterien unterscheiden. Subjektives Ansprechen erzielt man durch niedrig dosierte Adriamycin- oder Methotrexat-Therapie. Hierbei wird einmal pro Woche ambulant eine niedrige Dosis dieser Substanzen appliziert. Heilungen oder vollständige Remissionen sind weder durch Monotherapien noch durch hochdosierte Kombinationstherapien, etwa durch die Kombination 5-Fluorouracil, Adriamycin und Methotrexat oder Mitomycin, bislang erzielt worden.

Neuere chemotherapeutische Konzepte benutzen aktuellere Medikamente. In neueren Studien konnte ein Überlebensvorteil für Patienten nachgewiesen werden, die mit einer Docetaxel basierten Chemotherapie behandelt wurden. Eine Kombination mit Steroiden und ggf. Estramustin erscheint sinnvoll.

Alternativ kann man kann aber bei älteren Patienten mit symptomatischen hormonrefraktärem Prostatakarzinom durchaus erwägen, statt einer belastenden, möglicherweise wenig effektiven Chemotherapie, lediglich eine **Analgetika-Therapie** durchzuführen. Einen kurzzeitigen analgetischen Effekt erzielt man auch durch die neurochirurgische Hypophysektomie, hohe Gaben von Ketoconazol, Fosfestrol oder Estramustinphosphat. Estramustinphosphat hat eine antigonadotrope und eine zytostatische Wirkung. Stets sind solche Maßnahmen im Einzelfall abzuwägen gegenüber den Nebenwirkungen und im Hinblick auf eine alleinige Analgetikatherapie.

Lokale Knochenschmerzen können erfolgreich durch eine umschriebene **Bestrahlung** beseitigt werden. Bei neurologischen Ausfällen ist rechtzeitig eine drohende Wirbelkörperfraktur mit drohender Querschnittslähmung auszuschließen. Hier muss frühzeitig eine orthopädische Stabilisierung durchgeführt werden.

Prostatakarzinom
Epidemiologie: Erkrankung des älteren Mannes. Häufigster bösartiger Tumor der Urologie, zweithäufigste Krebstodesursache des Mannes nach Bronchialkarzinom.
Histologie: Langsam wachsendes Adenokarzinom, in Autopsieserien Frühformen bei fast jedem zweiten 70-jährigen. Tumoraggressivität korreliert eng mit Tumorvolumen. Klinisch relevanter, rektal palpabler Tumor ab 0,5 cm³, bis 4 cm³ fast immer auf die Prostata beschränkt, bei größerem Volumen Penetration durch Kapsel, Metastasierung in Lymphknoten, dann in Knochen.
Früherkennung: Rektale Untersuchung im Rahmen von Vorsorgeuntersuchungen, wesentlich verbessert durch prostataspezifisches Antigen (PSA). Diagnosesicherung durch transrektale Sonographie mit ultraschallgesteuerter Stanze.

Therapie:
- Lokalbegrenztes Prostatakarzinom: Radikale Prostatektomie. Alternativ neue Formen der Bestrahlungstherapie, Langzeitergebnisse über deren Effektivität stehen noch aus.
- Metastasiertes Prostatakarzinom: Verschiedene Formen der antiandrogenen Therapie.
- Hormonrefraktäres Prostatakarzinom: Chemotherapie, Immuntherapie nur begrenzt einsetzbar. Palliative Schmerzbehandlung.

Prostataspezifisches Antigen (PSA): Organspezifischer Marker. Nach radikaler Prostatektomie spezifischer Tumormarker zur Verlaufskontrolle, misst auch Effekt der Strahlentherapie bzw. Hormontherapie

9.8   Nebenniere

Der klinische Fall. Eine 35-jährige Patientin klagt seit einem Jahr über Depressionen und Stammfettsucht. Nach einer »Muskelschwäche« der Patientin kam es zu einer Unterschenkelfraktur rechts, wobei im Röntgenbild zusätzlich eine ausgeprägte Osteoporose festgestellt wurde.
  Abdominal fallen bei der Patientin kleine Striae auf. Das Gesicht zeigt rundliche Züge verbunden mit
▼

einem Fettpolster im Nacken, sowie supraklavikulär beidseits. Die Patientin hat einen Hypertonus, die Elektrolyte sind normwertig. Das Kortisol im 24h-Urin ist erhöht. Der Dexamethason-Suppressionstest zeigt eine 50%ige Supprimierbarkeit für Serum- und Urin-Kortisole. Das ACTH ist mit 50 pg/ml erhöht. Im CT zeigt sich ein 4 mm großes Hypophysenadenom sowie beidseitige Nebennierenvergrößerungen über 3 cm.
  Es erfolgt die operative Entfernung des Hypophysenadenoms. Die weitere Therapie sieht eine prophylaktische Glukokortikoid-Substitution für 7 Monate vor, wobei sich die Kortisol- und Blutdruckwerte, sowie der Habitus normalisieren.

> **Tipp**
> Erkrankungen der Nebenniere werden in der Regel begleitet von charakteristischen Veränderungen des äußeren Erscheinungsbildes.

Daneben spielen auch hormonelle Veränderungen sowie ein erhöhter Abdominaldruck und Schmerzen in der Region der erkrankten Drüsen ein Rolle. Die Diagnose umfasst die Bestimmung der Hormonsituation sowie der Lokalisation des Tumors.
  Zusätzlich zu den **hormonaktiven** Tumoren und Hyperplasien der Nebennierenrinde und des Nebennierenmarks und den **hormoninaktiven malignen** Tumoren gibt es andere, meist benigne Tumore, von denen die Nebenniere mitbetroffen sein kann. Diese sind bei der Differenzialdiagnose von Nebennierenerkrankungen zu berücksichtigen.

9.8.1   Anatomie und Physiologie

Die Nebenniere sitzt als endokrines Organ kappenartig dem Oberpol der Niere auf, wobei die rechte Nebenniere dreieckig erscheint, während sich die linke Nebenniere halbmondförmig über den Nierenoberpol erstreckt. Die Nebenniere projiziert sich in Höhe des Ansatzes der 11. und der 12. Rippe auf die dorsale Rumpfwand, wobei die rechte Nebenniere, entsprechend der rechten Niere, etwas tiefer liegt.
  Die Gefäßversorgung wird aus 3 Anteilen der Nebennierenarterien gewährleistet (◘ Abb. 9.43). Die Arteria phrenica inferior entspringt beiderseits aus der Aorta abdominalis und entsendet die Arteria suprarenalis superior mit 2–3 Ästen zur Nebenniere der entsprechenden Seite. Auf Höhe der Arteria mesenterica superior entspringt direkt aus der Aorta abdominalis die Arteria suprarenalis media zur jeweiligen Neben-

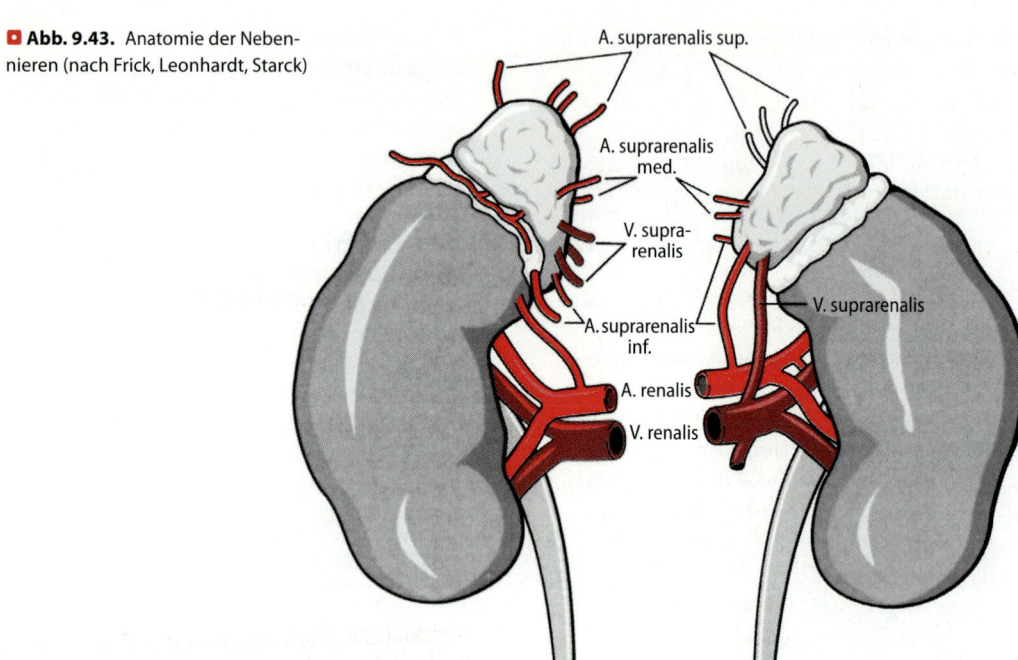

Abb. 9.43. Anatomie der Nebennieren (nach Frick, Leonhardt, Starck)

niere. Des Weiteren entsendet die Arteria renalis mehrere zur Nebenniere aufsteigende Arteriae suprarenalis
inferiores. Die Arterien, sowie feine Nerven dringen an
zahlreichen Stellen in der Nebennierenoberfläche radi-
är in das Organ ein. Aus dem dorsalen Hilus treten die
Venen und Lymphgefäße aus. Die Vena suprarenalis
dextra mündet direkt in die Vena cava inferior, während die Vena suprarenalis sinistra von der linken Nierenvene aufgenommen wird.

Feinbau und Funktion.

> **Nebennierenrinde** und **Nebennierenmark** stellen
> entwicklungsgeschichtlich, morphologisch und funk-
> tionell streng voneinander abzugrenzende Regionen
> der Nebenniere dar.

Die gelbe **Nebennierenrinde** macht 80–90% des Organs aus. Sie ist mesodermalen Ursprungs und gliedert
sich in 3 morphologisch und funktionell definierte Zonen, in denen Steroidhormone aus dem Ausgangsstoff
Cholesterol gebildet werden:

- In der **Zona glomerulosa** werden Mineralkorti-
  koide (Aldosteron) synthetisiert.
- In der **Zona fasciculata** werden Glukokortikoide,
  hauptsächlich Kortison produziert.
- In der **Zona reticularis** werden Geschlechtshor-
  mone wie Androgene, Testosteron und Östrogene,

Östradiol sowie Gestagene beim Umbau der Kortikosteroide gebildet.

Die Nebennierenrinde ist einem übergeordneten Re-
gel- und Steuerungsmechanismus unterworfen. Im Hypothalamus wird das Corticotropin-relasing-Hormon
(**CRH**) gebildet, welches auf die Freisetzung des adrenokortikotropen Hormons (**ACTH**) aus dem Hypophysenvorderlappen wirkt. Das ACTH nimmt Einfluss
auf die unterschiedlichen Zonen der Nebenniere und
bewirkt so in der Zona glomerulosa eine Mineralkorti-
koidbildung, in der Zona fasciculata eine Glukokorti-
koidfreisetzung und eine Androgen- und Östrogenbil-
dung in der Zona reticularis. Bei genügender Hormonbildung wird die weitere Hormonausschüttung durch
einen Feed-back-Mechanismus, vor allem der Glukokortikoide mit Einflussnahme auf die Bildung des CRH
und ACTH, reduziert. Die Sekretion des Aldosterons
wird hauptsächlich durch die Plasmakonzentration von
Kalium und Natrium sowie Angiotensin II, weniger
durch ACTH beeinflusst. Für die Sekretion des CRH ist
ein zirkadianer Rhythmus mit einem Maximum um
6.00 Uhr morgens und einem Minimum um Mitter-
nacht typisch.

Das **Nebennierenmark** als Teil des sympathischen
Nervensystems ist ektodermalen Ursprungs. Hier werden aus der Aminosäure Tyrosin, über die Synthesepro-

dukte Dopa und Dopamin, die Katecholamine **Adrenalin** (80%) und **Noradrenalin** (20%) in hoher Konzentration gebildet. Das in Adrenalin und Noradrenalin enthaltene Granulat des Nebennierenmarks färbt sich bei histologischer Fixierung mit oxidierenden Chromsalzen intensiv an, weshalb man ebenso vom **chromaffinen Zellsystem** spricht.

Während Adrenalin ausschließlich medullären Ursprungs ist, wird Noradrenalin überwiegend an den sympathischen postganglionären Nervenendungen und teilweise an den Synapsen des ZNS, besonders des Hypothalamus, gebildet. Die Wirkung der Katecholamine Adrenalin und Noradrenalin wird durch den Typ der membranständigen Rezeptoren an den Erfolgsorganen bestimmt. Man differenziert α- und β-adrenerge Rezeptoren, die gegensätzliche Wirkungen aufweisen. Eine Stimulation der α-Rezeptoren führt beispielsweise an der glatten Muskulatur der Gefäße zur Kontraktion, eine Stimulation an den β-Rezeptoren zur Erschlaffung derselben.

> Die vermehrte Synthese oder verminderte Produktion der Hormone aufgrund von Enzymdefekten, Dysregulation, iatrogener Einflussnahme oder einer Tumorbildung führt zu spezifischen Krankheitsbildern, wobei im urologischen Bereich nur Funktionsstörungen aufgrund einer Überfunktion der Nebennieren bedeutsam und operabel sind.

9.8.2 Blutungen in der Nebenniere bei Neugeborenen

Nebennierenblutungen sind bei Neugeborenen nicht selten die Folge eines Geburtstraumas; sie können sowohl uni- als auch bilateral auftreten. Typische Merkmale sind eine Verdickung des oberen Bauchraums sowie Gelbsucht und Anämie. In manchen Fällen kann eine Nebenniereninsuffizienz die Folge sein. Es besteht ein Zusammenhang zwischen Nebennierenblutung und Nierenvenenthrombose. Dabei zeigt sich in der Bildgebung (Ausscheidungsurogramm, Sonographie oder CT) eine nach unten verschobene Fehlstellung der ipsilateralen Niere. Die Blutgefäße manifestieren sich als durchscheinende Struktur. Wenn die umgebenden Faszien einen Tamponadeneffekt erzeugen, ist eine konservative Therapie angezeigt; es sei denn, es droht trotz Blutinfusionen eine Exsanguination. Aufgrund des retroperitonealen Hämatoms, welches allmählich absorbiert wird, kann bei Nebenniereninsuffizienz eine Substitutionstherapie angezeigt sein. Die Nebennieren unterliegen dann später oft Verkalkungserscheinungen. Die Prognose ist noch unklar.

9.8.3 Nebennierenzysten

Nebennierenzysten sind im Allgemeinen asymptomatisch, wenngleich eine zystenbedingte Verdrängung der anliegenden Organe Schmerzen verursachen kann. Dementsprechend werden Nebennierenzysten häufig erst im Rahmen einer Untersuchung der anliegenden Organe entdeckt. Die Zyste wird im Ausscheidungsurogramm sichtbar, wobei die ipsilaterale Niere verschoben sein kann. Sowohl Sonographie als auch CT weisen das fragliche Gebilde klar als Zyste aus. Insbesondere wurden Fälle aus der Pädiatrie berichtet, sowie 13 Fälle bei Neugeborenen.

Aufgrund der Adhäsion des Zystengewebes an vitalen Organen erweist sich die chirurgische Entfernung u. U. als schwierig. Kleine und asymptomatische Zysten sollten daher am besten unbehandelt bleiben. Größere und symptomatische Zysten können meist durch perkutane Aspiration unter sonographischer Kontrolle beseitigt werden. Es wurde auch über spontane Infektionen bei Zysten berichtet.

9.8.4 Metastasen durch Krebsbefall anderer Organe

Metastasen, die von malignen Tumoren anderer Organe herstammen, sind häufig. Bei der Autopsie wurden bei 20% der Krebspatienten Metastasen in der Nebenniere festgestellt. In den meisten Fällen handelte es sich beim primären Tumor um Brust-, Lungen- oder Lymphknotenkrebs. Computertomographien (CT) gelten als die beste Methode zur Detektion von Metastasen in der Nebenniere. Stanzbiopsien können je nach Bedarf zusätzlich durchgeführt werden.

9.8.5 Myelolipome

Das Myelolipom ist ein eher seltener, gutartiger Nebennierentumor. In der sonographischen Darstellung oder im CT erscheint er als durchscheinende, auch Knochengewebe enthaltende Masse. In der adrenalen Angiographie stellt er sich als gefäßloses Gewebe dar.

9.8.6 Erkrankungen der Nebennierenrinde

Adrenokortikale Tumoren

> Der **Dexamethason-Suppressionstest** wird verwendet, um zwischen **Hyperplasie** (medizinisch-medikamentös behandelbar) und einem adrenokortikalen **Tumor** (chirurgisch behandelbar) zu unterscheiden.

Es gibt inzwischen mehrere Methoden, um die Dexamethasonsuppression der Plasmalevel von 17-Hydroprogesteron, Dehydroepiandrostendion (DHEAS) sowie Androstendion zu bestimmen. Der am haufigsten angewendete Dexamethason-Suppressionstest beruht auf der Messung des 17-Ketosteroids im Urin.

Durchführung

Das Vorgehen ist wie folgt: Nach Entnahme einer 24h-Urinprobe wird der Gehalt an 17-Ketosteroid in dieser Probe gemessen. Der erwachsene Patient erhält dann Dexamethason, 2 mg oral, 4x/Tag. Am zweiten Tag wird eine weitere 24h-Urinprobe entnommen mit erneuter Messung des 17-Ketosteroids. Wenn die zweite Probe gegenüber der ersten weniger als halb so viel 17-Ketosteroid enthält, ist die Aktivität der Nebenniere unterdrückbar, die Symptome des Patienten gehen auf eine **Nebennierenhyperplasie** zurück. Dagegen manifestieren sich keine Anzeichen einer Suppression, wenn die adrenale Überaktivität auf einen **Tumor** zurückgeht.

Der Tumor kann mit Hilfe der CT-Bildgebung lokalisiert werden. In diesen Fällen liegt keine Atrophie der kontralateralen Nebenniere vor, da die 17-Hydrokortikosteroid-Werte nicht signifikant erhöht sind. Aus diesem Grund kann die präoperative Gabe von Kortisolpräparaten gering ausfallen, z. B. 100 mg Hydrokortison intravenös vor Einleitung der Anästhesie. Der Tumor ist leicht über die Flanke zu entfernen. Im Gegensatz zu Patienten mit Cushing-Syndrom ist die Blutungsstillung leicht zu erzielen und die Wundheilung im Allgemeinen komplikationslos.

> Das **Adenokarzinom** ist ein hochgradig maligner Tumor, der Metastasen in Leber, Lunge und Gehirn bilden kann.

Mehrere, sukzessive vorgenommene Bestimmungen des 17-Ketosteroids als Tumormarker geben Aufschluss über die Vollständigkeit der Resektion sowie das Vorhandensein bzw. die spätere Entwicklung von Metastasen. Falls Metastasen bereits aufgetreten sind, kann die Hyperandrogenizität durch orale Gabe z. B. von DDD-Othopara unterdrückt werden. Leider stoppt diese Substanz das Tumorwachstum nur temporär; Fluorouracil (5-FU) ist dabei ebenso wenig erfolgreich. Hochdosierte Strahlenbehandlung kann den unvermeidlichen Tod dieser Patienten hinauszögern; die kombinierte Gabe von DDD-Othopara und Fluorouracil kann die Behandlung in gewissem Maße unterstützen.

Cushing-Syndrom

Das Cushing-Syndrom, oder »Kleinhirnbrückenwinkelsyndrom«, entsteht durch eine Kortisolüberproduktion (Hydrokortisol, ◘ Abb. 9.44). Die meisten Fälle (85%) gehen auf eine bilaterale Hyperplasie der Nebennierenrinde zurück, welche durch Überproduktion des

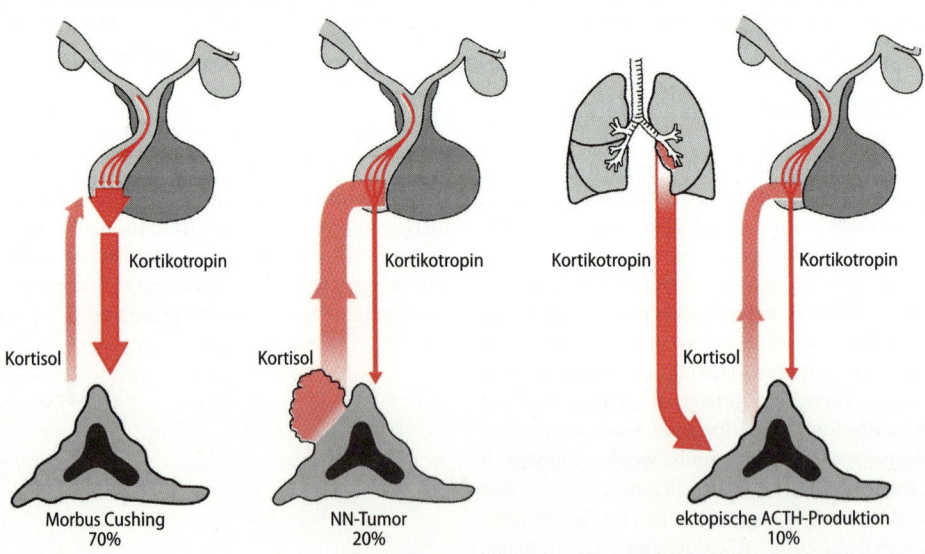

◘ **Abb. 9.44.** Cushing-Syndrom. Regelmechanismen und Ursachen (nach Altwein, Rübben)

adrenokortikotropen Hypophysenhormons (Corticotropin, ACTH) angeregt wird. In einzelnen Fällen liegt aber auch ein undifferenzierter, ektopischer sowie ACTH-produzierender Tumor zugrunde, welcher (mit abnehmender Häufigkeit) in der Lunge, den Bronchien, den Nieren, den Inseln des Pankreas und/oder im Thymus auftreten kann. Nebennierenadenome sind in 10% der Fälle ursächlich, Adenokarzinome in 5%. Bei Kindern sind Tumoren die häufigste Ursache.

Pathophysiologie. Die Überproduktion von Kortisol bzw. der nahe verwandten Glukokortikoide durch das Gewebe der Nebennierenrinde führt zu einem Proteinkatabolismus. Dieser sorgt für eine Freisetzung von Aminosäuren im Muskelgewebe; diese Säuren wiederum werden von der Leber in Glukose und Glykogen umgesetzt (Glukoneogenese). Die daraus resultierenden geschwächten Proteinstrukturen (in den Muskeln und im Bindegewebe) bewirken ein Hervortreten des Abdomens und schlechte Wundheilung sowie allgemeine Muskelschwäche und signifikante Osteoporose, die durch den über die Harnausscheidung erfolgenden exzessiven Kalziumverlust noch verschärft wird und bei Erwachsenen kaum reversibel ist.

Der Proteinkatabolismus führt zu einer Vielzahl sekundärer Veränderungen. Überschüssige Glukose wird überwiegend in Fett umgewandelt und erscheint charakteristischerweise in Form von Fettpolstern im Bereich des Abdomens, an den Schultern bzw. oberhalb des Schlüsselbeins und an den Wangen. Es besteht dabei eine Tendenz zum Diabetes mit einem erhöhten Nüchtern-Plasmaglukose-Wert in 20% der Fälle und diabetischer Glukose in 80%, was in der Mehrheit der Fälle mit Insulinüberschuss/-mangel einher geht.

Die weitgehende Zerstörung des lymphoiden Gewebes führt zu einer Schädigung des Immunapparates; die betroffenen Patienten werden anfällig für häufig wiederkehrende Infektionen. Des Weiteren bewirkt die durch überschüssiges Kortisol bedingte Hemmung der Fibroplasie Störungen der Wundheilung und bei der körpereigenen Abwehr von Infektionen.

> 99% der Patienten leiden zudem unter Hypertonie.

Wenngleich der Aldosteron-Spiegel normalerweise nicht erhöht ist, wirkt das Kortisol in hoher Konzentration selbst hypertensiv auf den Blutdruck; das Gleiche gilt für 11-Deoxykortikosteron, welches beim Cushing-Syndrom in den meisten Fällen ebenfalls erhöht ist.

Aufgrund des Überschusses von Kortisol und des primären Mineralokortikoids 11-Deoxykortikosterons kommt es zu einer mäßigen Erhöhung des Serum-Natriums bei gleichzeitig deutlichem Abfall des Serum-Magnesiums. Infolge der niedrigen Serum-Magne-

sium-Werte kommt es wiederum häufig zu einer Erhöhung des Plasmabikarbonat-Spiegels.

> Das Wachstum des Nebennierenadenoms bzw. hyperplastischer Nebennieren wird durch die Zufuhr von ACTH angeregt. Andererseits ist das Adenokarzinom der Nebenniere unabhängig vom Einfluss der Hypophyse und reagiert nicht auf die Gabe von exogenem ACTH.

Symptome.

Das Vorhandensein von mindestens drei der nachstehend genannten Merkmale ergibt einen starken Verdacht auf das **Cushing-Syndrom:**

1. Ausgesprochene Schwäche, vor allem im Quadriceps femoris, wobei selbstständiges Aufstehen aus der Sitzposition erschwert ist.
2. Fettleibigkeit mit Ausnahme der Extremitäten, Fettablagerungen in den Wangen (Mondgesicht), über dem Schlüsselbein sowie über dem 7. Halswirbel/im Nackenbereich. Die abnormale Verteilung des Fetts ist charakteristischer für diese Krankheit als eine Zunahme des Körpergewichts, wobei die 100 kg-Marke nur selten überschritten wird.
3. Gerötete Furchen (Striae) am Unterleib und den Oberschenkeln bei möglichem Vorhandensein von eitrigen Hautgeschwüren.
4. Reizbarkeit, Schlafstörungen und mitunter psychotische Persönlichkeitsveränderungen.
5. Hypertonie (fast immer vorhanden).
6. Osteoporose (häufig) mit Rückenschmerzen durch Druckfrakturen der Lendenwirbel sowie Rippenfrakturen.
7. Bei 80% existiert eine diabetische Glukosetoleranzkurve, bei 20% ein erhöhter Nüchtern-Plasmaglukose-Spiegel.
8. In unterschiedlichem Ausmaß gehen mit dem Cushing-Syndrom auch Merkmale des **adrenogenitalen Syndroms** einher, am wenigsten ausgeprägt bei Adenomen, am stärksten bei Karzinomen und mittelmäßig stark ausgeprägt bei bilateraler adrenokortikaler Hyperplasie. Diese Merkmale bestehen in fliehendem Haaransatz, Hirsutismus, kleinen Brüsten, Überentwicklung der allgemeinen Muskulatur und Senkung der Stimme. Diese Symptome stehen allgemein in Zusammenhang mit einem Überschuss an Ketosteroiden.

▼

> Eine Unterscheidung zwischen bilateraler adreno-
> kortikaler Hyperplasie, unilateralen Adenomen und
> einem Adenokarzinom ist aufgrund der oben an-
> gegebenen klinischen Symptome allein nicht mög-
> lich.

Das schnellste Auftreten der beschriebenen Symptome ist dann festzustellen, wenn es sich um einen ektopischen, ACTH-produzierenden Tumor mit hoher glukokortikoiden Produktion oder um ein Adenokarzinom der Nebenniere handelt. Beim Adenom oder Adenokarzinom lässt sich der Tumor mitunter oberhalb der Niere ertasten.

Laborbefund. Die Zahl der Leukozyten ist üblicherweise erhöht (12 000–20 000/µl), normalerweise bei weniger als 20% Lymphozyten. Eosinophile sind zahlenmäßig nur gering oder gar nicht vorhanden. Polyzythämie liegt in über 50% der Fälle vor, mit Hämoglobinwerten zwischen 14 und 16 g/dl. Bei ektopischen, ACTH-produzierenden Tumoren in der Lunge, des Pankreas, der Nieren, des Thymus oder anderer Organe findet sich allerdings häufiger eine Anämie.

Blutanalysen zeigen typischerweise eine Erhöhung der Serum-Na^+- und CO_2-Spiegel sowie eine Absenkung des Serum-K^+-Spiegels (metabolische Alkalose). Meist wird zudem eine diabetische Glukosetoleranz-Kurve nachgewiesen.

Folgende **Testverfahren** stehen zur Verfügung, um festzustellen, ob ein Cushing-Syndrom vorliegt oder ob eine Überängstlichkeit beim Patienten zu erhöhten Kortisol-Plasmawerten geführt hat.

1. **Freies Kortisol im 24 h-Urin:** Die Messung des freien Kortisols im 24 h-Urin stellt den spezifischsten und zuverlässigsten Einzeltest für das Cushing-Syndrom dar. Um sicherzustellen, dass die Urinprobe eine vollständige 24h-Probe ist, sollte auch der Kreatininwert bestimmt werden. Wenn der Kreatininwert zwischen 500 und 800 mg liegt, ist die Probe vollständig, wenn nicht, sollte eine weitere Probe entnommen werden. Ein Wert von über 120 µg freien Kortisols im Urin einer adäquaten Probe führt nahezu zweifelsfrei zu einer Cushing-Syndrom-Diagnose. Adipositas und Schilddrüsenüberfunktion sind als Ursache für eine Erhöhung des freien Kortisols im Urin auszuschließen.

2. **Unterdrückung des ACTH- und Plasma-Kortisols durch Dexamethason.** Bei gesunden Personen ist der ACTH-Spiegel in der Nacht doppelt so hoch wie am späten Nachmittag. Bei Patienten mit kortikaler Hyperplasie bestehen diese tageszeit-

abhängigen Unterschiede nicht, da die ACTH-Produktion durch den kortikalen, Hydrokortison erzeugenden Tumor unterdrückt wird. Wenn Dexamethason um 23.00 Uhr verabreicht wird, wird bei gesunden Personen die Produktion von ACTH unterdrückt, nicht aber bei vorliegendem Cushing-Syndrom. Die Gabe von Dexamethason ist sinnvoll, da es gegenüber Hydrokortisol eine 30-fach höhere Wirkung als ACTH-Suppressor besitzt. Es kann daher in solch kleinen Mengen verabreicht werden, dass es keine Auswirkung auf die Bestimmung des zirkulierenden 17-Hydrokortikosteroids hat.

Durchführung des Tests

Der Test sollte folgendermaßen durchgeführt werden: 1–2 mg Dexamethason oral um 23.00 in Kombination mit 0,2 g Pentobarbital, um eine mögliche, als Nebenwirkung auftretende Ängstlichkeit, die die adrenokortikale Aktivität stimulieren könnte, abzuschwächen bzw. zu unterdrücken. Am nächsten Morgen sollte eine Blutabnahme zur Messung des Plasmakortisols erfolgen. Wenn der Wert unter 5 µg/dl liegt (normal ist 5–20 µg/dl), kann das Cushing-Syndrom ausgeschlossen werden. Wenn der Wert über 10 µg/dl, liegt das Cushing-Syndrom vor. Ein Wert im Bereich von 5–10 µg/dl ist uneindeutig; der Test sollte in diesem Fall wiederholt werden.

Antibabypille

Bei Frauen, die die Antibabypille verwenden, ist mit hohen Plasmakortisol-Werten zu rechnen, da das Östrogen die Produktion des kortisolbindenden Globulins stimuliert. Die Pille muss daher mindestens 3 Wochen vor Durchführung des Dexamethason-Suppressionstests ausgesetzt werden; alternativ kann auch ein Baseline-Plasmakortisolwert an einem Morgen kurz vor dem Test ermittelt werden. Normalerweise ist eine Suppression von über 50% zu beobachten, während die Unterdrückung bei vorliegendem Cushing-Syndrom signifikant geringer ausfällt.

3. **17-Hydroxykortikosteroid und 17-Ketosteroid im 24h-Urin.** Diese Werte müssen mit den jeweils normalen Werten in einer exakten 24h-Probe verglichen werden. Wenngleich dieses Vorgehen keine so spezifisch diagnostische Aussagekraft besitzt wie der oben beschriebene Test, zeigt es doch das Ausmaß des androgenen Überschusses gegenüber den Glukokortikoiden, wenn man die Harnausscheidungsprodukte miteinander vergleicht. Beim Cushing-Syndrom sind beide Werte (17-Hydroxykortikosteroid und 17-Ketosteroid) erhöht, wenn eine Hyperplasie der Nebenniere oder ein Adenokarzinom vorliegt. Bei Adenomen dagegen bleibt der 17-Hydroxykortikosteroid-Wert normal oder nied-

rig. Da dieser Wert aber auch je nach Körpergewicht variiert, ist ein hoher Wert bei einem adipösen Patienten nur dann als signifikant zu werten, wenn der Wert (in mg) das Körpergewicht in Kilogramm × 0,03 übersteigt. Bei Schilddrüsenüberfunktion werden hohe Werte bei gleichzeitig normalen Plasmawerten festgestellt.

Die verschiedenen **Ursachen** des Cushing-Syndroms können heute mit großer Genauigkeit bestimmt werden (95% der Fälle).

1. **Plasma ACTH-Wert**. Wenn die Diagnose auf Cushing-Syndrom gestellt wurde, dient der folgende Test der genaueren Unterscheidung zwischen adrenaler Hyperplasie und einem Tumor. Eine Blutprobe wird morgens und mit Hilfe einer heparinisierten Kunststoffkanüle entnommen (Glas absorbiert ACTH). Das Blut muss auf Eis gelagert werden. (Neuere Methoden der Pro-ACTH-Bestimmung, welches stabiler als ACTH ist, werden das Kühlverfahren überflüssig machen.) Die normale Varianz des ACTH-Wertes liegt zwischen 20–100 pg/ml. Ein höherer Wert indiziert Hyperplasie; ein niedrigerer Wert zeigt einen Tumor an. Die höchsten Werte werden beim ektotopischen ACTH-Syndrom gefunden. Die Gabe eines Kortikotropin-ausschüttenden Hormons führt zu einer Erhöhung der Plasma ACTH-Werte bei Patienten mit hypophysären, ACTH-produzierenden Tumoren, aber nicht bei Patienten mit ektotopen, ACTH-produzierenden Tumoren, wie z. B. in der Lunge oder dem Pankreas.

2. **ACTH-Gabe**. Subkutane Gabe von 0,25–0,5 mg ACTH zur Bestimmung des Tumors, welcher das Cushing-Syndrom auslöst. Blutentnahme im Intervall von 1–2 Stunden zur Plasma-Hydroxykortikosteroid-Bestimmung. Bei Adenomen liegt normalerweise ein Anstieg vor, bei Karzinomen dagegen nicht.

Röntgenbefund und zusätzliche Untersuchungsbefunde.

1. **Lokalisation des Ursprungs des ACTH-Überschusses.** Wenn die Tests einen Verdacht auf bilateral adrenokortikale Überaktivität ergeben und ein erhöhter ACTH-Plasma-Level vorliegt, muss der Ursprung des ACTHs genauer bestimmt werden. Eine mögliche Quelle kann ein Mikroadenom der Hypophyse sein. Ein Adenom entzieht sich nur selten der radiologischen Darstellung. Wenn dennoch kein Adenom der Hypophyse gefunden wird, sollte nach einem ektopischen Ursprung des ACTHs gesucht werden.

2. **Lokalisation des Tumors.** Nach gründlicher Säuberung, aber ohne Darmspülung, könnte ein CT des suprarenalen Bereichs eine Gewebeansammlung auf der einen Seite bei gleichzeitiger adrenaler Atrophie auf der anderen Seite zeigen. Dieser Befund ist typisch für einen Tumor der Nebenniere. Bei bilateraler Hyperplasie sind zwei vergrößerte adrenale Schatten sichtbar. Allerdings ist dieser Befund nicht sicher diagnostisch verwertbar, da auch perirenales Fett zu einer Scheinvergrößerung der Nebenniere führen könnte.

Der CT-, oder besser noch MRT-Befund der Sella turcica kann einen kleinen Low-Density-Defekt gegenüber dem Kontrastmittel und dem die Sella umgebenden Blut zeigen. Dieses würde einen starken Verdacht auf ein Mikroadenom der Hypophyse ergeben. ACTH-Tumore haben normalerweise einen Durchmesser von nur 3–5 mm; größere Tumore sind rar.

Differenzialdiagnose. Eine **adrenale Zyste**, die sich als suprarenales Gewebe bei Verdrängung der Niere zeigt, kann mit Hilfe der Ultraschallsonographie zuverlässig differenziert werden. Häufig findet sich eine Verkalkung in der Kapsel der Zyste. Sie besitzt keine endokrinologische Funktion.

Ein **Zystentumor** am oberen Pol der Niere kann zwar als suprarenale Masse erscheinen, das Ausscheidungsurogramm zeigt jedoch eine Verformung einer raumfordernden Läsion, während die renale Angiographie die intrinsischen Eigenschaften des Tumors zeigt.

Flüssigkeit im kardialateralen Bereich des Magens kann sich auf einer Abdomenübersicht im Liegen als runde Trübung in der linken suprarenalen Region zeigen. Sie verschwindet auf einer Abdomenübersicht im Stehen.

CT-Befunde gelten als konklusiv. Selten wird ein splenogener Schatten für den scheinbaren Befund einer linksseitigen adrenale Masse verantwortlich sein. Eine Vergrößerung der Leber oder der Milz könnte die Niere nach unten verdrängen. Dieser Tatbestand wäre durch eine körperliche Untersuchung und den CT-Befund abzuklären.

Komplikationen. Hypertonie kann zu Herzversagen oder einem Schlaganfall führen. Diabetes kann ebenfalls ein Problem darstellen, ist aber normalerweise schwach ausgeprägt. Nicht näher diagnostizierbare Hauterkrankungen oder systemische Infektionen sind häufig. Kompressionsfrakturen der osteoporotischen Wirbelkörper sowie Rippenbrüche (oft auffällig schmerzlos) können auftreten. Nierensteine sind aufgrund des aus den Knochen ausgespülten Kalziums

9

keine Seltenheit. Psychosen sind ebenfalls nicht selten, verschwinden jedoch im Allgemeinen nach erfolgreichem operativen Eingriff.

Therapie.

1. **Bilaterale adrenokortikale Hyperplasie**: Mikroadenome der Hypophyse, welche die häufigste Ursache der bilateralen adrenokortikalen Hyperplasie darstellen, müssen lokalisiert und operativ entfernt werden. Die **transsphenoidale Resektion** durch einen erfahrenen Neurochirurgen stellt die Methode der Wahl dar. Es werden Erfolgsraten von über 90% berichtet; in den meisten Fällen bleiben die endokrinen Funktionen der Hypophyse erhalten. Eine **totale bilaterale Adrenalektomie** ist bei Patienten mit Verdacht auf Hypophysentumor oder einem ektopischem Karzinom dann indiziert, wenn der Ursprung des ACTH-Überschusses nicht beseitigt werden kann und/oder meist auch dann, wenn während der Operation kein Hypophysenadenom gefunden wird. Aufgrund des beständigen sowie schlecht präjudizierbaren Nachwachsens des adrenalen Gewebes wird eine vollständige Entfernung des adrenokortikalen Materials dem subtotalen Vorgehen im Allgemeinen vorgezogen. In 5% der Fälle nach totaler Adrenalektomie führt verbliebenes ektopisches Material zu einem Rezidiv des Cushing-Syndroms. Ein unerwünschter Nebeneffekt der totalen Adrenalektomie besteht in einem rasanten Wachstum der chromophoben Hypophysenadenome in bis 25% der Fälle, was zu einer exzessiven Ausschüttung von ACTH führt (**Nelson-Syndrom**). Diese Tumore können durch Bestrahlung der Hypophyse oder durch operative Intervention behandelt werden, sind aber häufig bösartig und schwer auszuräumen. Eine völlige Entfernung der vorderen Hypophyse kann bei Patienten, die nicht mehr im gebärfähigen Alter sind, angezeigt sein.
Präoperative Vorbereitung: Die Entfernung der Quelle des Kortisolüberschusses führt unweigerlich zu temporärer oder permanenter Nebenniereninsuffizienz. Es ist daher von höchster Bedeutung Kortisol präoperativ zuzuführen und die Substitutionstherapie postoperativ fortzusetzen, um den möglichen Ausbruch der Addison-Krankheit zu unterdrücken. Postoperativ sollte die Dosis stetig verringert werden, bis eine orale Medikation ausreichenden Schutz verspricht.
Postoperative Therapie: Nach Entfernung der Quelle des Exzess-ACTHs bzw. einer Adrenalektomie bzw. während der Gabe von hochdosiertem Hydrokortison zusätzlich zum täglichen Output von 20 mg, fühlt sich der Patient einigermaßen

wohl. Wenn die Dosis das Maximum des normalen physiologischen Outputs erreicht, kommt es vor, dass der Patient über Schwindel, Schmerzen im Bereich des Abdomens (ähnlich wie bei Pankreatitis, die in der Tat auch auftreten kann) und extreme Schwäche mit adrenokortikalen Entzugsymptomen klagt. Daher ist es wichtig die Steroidsubstitution allmählich und über 7 Tage verteilt zu reduzieren. Am Tage der Operation wird 200 mg Kortisol verabreicht; die Dosis wird an den nachfolgenden Tagen sukzessive verringert (150, 100, 80, 60 und 40 mg) bis eine Dauerdosis von 20–30 mg Kortisol kombiniert mit 0,1 mg Fludrokortison erreicht wird.
Follow-up: Der Status der adrenokortikalen Ausschüttung kann während der Substitutionstherapie nicht ermittelt werden, da ein Drittel des verabreichten Kortisols im Urin erscheint. Um eine valide Messung des 17-Hydroxykortikosteroid-Werts im 24h-Urin zu erhalten, muss die Kortisolsubstitutionsgabe für 2 Tage ausgesetzt und durch Gabe von Natriumchlorid ersetzt werden.

Das 17-Hydroxykortikosteroid und 17-Ketosteroid sollte in Abständen von 3–6 Monaten gemessen werden. Der Patient sollte die Einnahme von Kortisol vorübergehend einstellen und am Tage vor der Urinprobe sowie am selben Tag jeweils 1 mg Dexamethason bei gleichzeitiger hoher Natriumzufuhr (oral) einnehmen. Dieses Vorgehen dient der Entdeckung der Reaktivierung des Kortikalgewebes der verbliebenen Nebenniere.

Falls sich postoperativ ein Nelson-Syndrom herausbilden sollte, ist damit zu rechnen, dass die ACTH-Werte, die ohnehin durch die adrenokortikale Standard-Substitutionstherapie etwas erhöht sind, progressiv ansteigen. Der Teint des Patienten wird signifikant dunkler. Ein CT der Sella turcica zeigt ggfs. einen expandierenden chromophoben Tumor an. Insbesondere wenn eine erhöhte Melaninpigmentation wegen überhöhtem ACTH-Ausschuss sichtbar wird, sollte die CT-Untersuchung alle 6 Monate durchgeführt werden, so lange bis der Patient mindestens 1 Jahr asymptomatisch ist.

2. **Adenome der Nebenniere und Adenokarzinome:** Abhängig von der Größe des Tumors und der Körperfülle des Patienten wird ein operativer Zugang im seitlichen Brustkorbbereich gewählt, mit Resektion der elften oder zwölften Rippe. Bei großen Tumoren bietet eine transthorakal-transdiaphragmale Inzision den optimalen Zugriff auf das Tumorgewebe.
Präoperative Vorbereitung: Genauso wie bei der bilateralen Hyperplasie (► o.), da die Entfernung

einer Nebenniere und die damit einhergehende Atrophie der kontralateralen Nebenniere zwangsläufig eine unmittelbare Unterversorgung mit Kortisol zur Folge haben.

Postoperative Versorgung und Follow-up: Mit Blick auf die Atrophie der kontralateralen Nebenniere muss die postoperative Substitutionstherapie mit dem Ziel eingesetzt werden, eine Funktionswiederaufnahme der atrophischen Nebenniere herbeizuführen. Beginnend mit der oralen Gabe von Hydrokortison 10 mg 3x/Tag sollte die Dosis im Verlauf der ersten 2–3 Wochen auf 10 mg/Tag (Einnahme zwischen 7.00 und 8.00 morgens) reduziert werden. Eine Substitutionstherapie kann 1–2 Monate lang nötig sein, abhängig von der Geschwindigkeit der Rehabilitation der verbliebenen Nebenniere. Eine zusätzliche Gabe von Natrium ist nur selten notwendig, da die atrophe Nebenniere normalerweise genügend Aldosteron produziert. Wiederholte Bestimmungen des Urinkortisols sowie des 17-Hydroxykortikosteroid- und des 17-Ketosteroid-Wertes gelten als Tumormarker.

Prognose. Die Behandlung der Kortisolunterversorgung führt normalerweise innerhalb von Tagen oder Wochen zum Verschwinden der Symptome; allerdings persistiert bei den erwachsenen Patienten die Osteoporose, während Hypertonie und Diabetes meist abklingen.

Eine durch operative Resektion des Hypophysenadenoms behandelte bilaterale Hyperplasie hat eine exzellente kurzfristige Prognose, das langfristige Follow-up zeigt eine Rezidivrate von ca. 10% (▶ Fallbeispiel). Mit der Entfernung des adrenalen Adenoms ist ebenfalls eine hervorragende Prognose verbunden.

Die Aussichten für Patienten mit Adenokarzinomen sind dagegen eher schlecht. Orale Gabe der antineoplastischen Substanz Ketokonazol reduziert die äußeren Symptome des Cushing-Syndroms, leistet aber kaum einen Beitrag zur Verlängerung des Überlebens und führt zu störenden Schwindelanfällen. Kürzlich ist gezeigt worden, dass diese Substanz in Kombination mit Fluorouracil die Metastasierung zum Halten bringen kann.

Hypertensives hypokaliämisches Syndrom (Primärer Aldosteronismus)

Eine Überschussproduktion von Aldosteron (◘ Abb. 9.45), die meistens auf ein **Aldosteronom** oder eine spontane **bilaterale noduläre Hyperplasie der Zona glomerulosa** des adrenalen Kortex zurückgeht, führt zu kombinierten Symptomen von Bluthochdruck, Hypokaliämie, Nykturie und, seltener Diabetes insipidus. In seltenen Fällen können auch andere Ursachen für diese Symptome verantwortlich sein: ein adrenokortikaler, Aldosteron-produzierender Tumor, ein glukokortikoidal behandelbares ACTH-Überschuss-Syndrom oder aber ein undeterminierbarer Aldosteronismus, der zumindest teilweise auf eine Adenomhyperplasie zurückgeht.

Der niedrige Magnesium-Serumspiegel kann aufgrund einer Lähmung der Barorezeptoren, mit an-

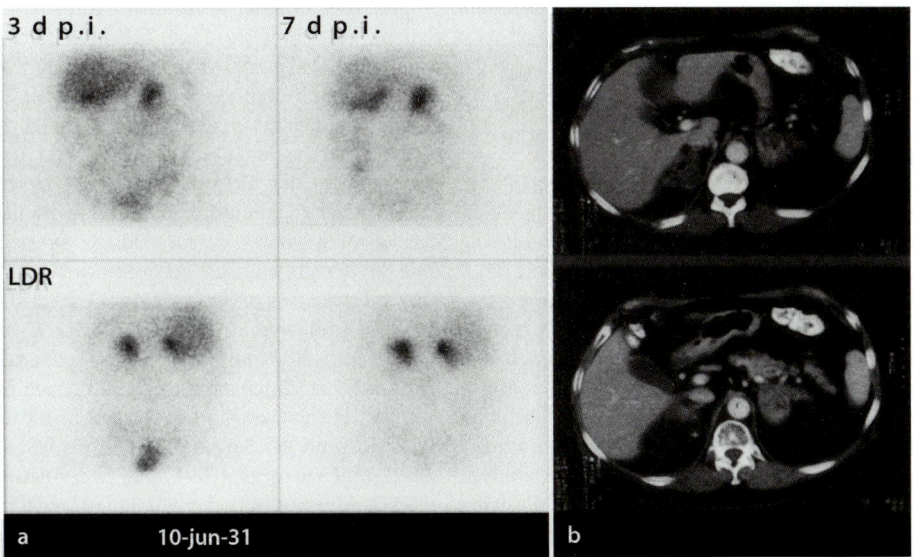

◘ **Abb. 9.45a, b.** Hyperaldosteronismus (Conn-Tumoren) in beiden Nebennieren. **a** Szintigraphie. **b** CT

schließender Synkope zu Muskelschwäche bis hin zum Zusammenbruch bei vollem Bewusstsein und posturaler Hypotension führen. Ein dem Diabetes insipidus ähnelndes Syndrom kann infolge eines reversiblen Schadens an den Tubuli renales auftreten. Die Alkalose kann zu einer Tetanuslähmung/Tetanie führen.

Pathophysiologie. Überschüssiges Aldosteron, welches auf die meisten Zellmembranen im Körper einwirkt, erzeugt typische Veränderungen in den distalen Tubuli renales und im kleinen Becken, welches zur Magnesiumausscheidung über den Urin sowie vermehrter renaler Natriumreabsorption und Wasserstoffionen-Sekretion führt. Auf diese Weise entstehen Magnesiummangel, metabolische Alkalose, eine erhöhte Plasma-Natriumkonzentration sowie Hypervolämie. Der Magnesiummangel beeinträchtigt die Barorezeptoren mit dem Ergebnis, dass der posturale Abfall des Blutdrucks nicht mehr zum reflexmäßigen Herzrasen führt. Durch den niedrigen Magnesiumspiegel ist die Konzentrationsfähigkeit der Niere gesenkt. Die Tubuli reagieren auf Gabe von Vasopressin nicht mehr mit einer Steigerung der Wasserreabsorption. Zusätzlich verschärft die infolge der Magnesiumarmut eingeschränkte Insulinausschüttung die Kohlenhydratintoleranz in 50% der Fälle.

Die Plasmareninaktivität, und sekundär das Angiotensin, werden durch den Aldosteronüberschuss gesenkt, vermutlich infolge der Ausdehnung des Blutvolumens. Im frühen Stadium der Aldosteron-Überschussproduktion kann Bluthochdruck auftreten bei normalen Serum-Magnesiumwerten. Später ist der Magnesiumspiegel gesenkt, was dann die Diagnose nahe legt.

Symptome.

> **Tipp**
> Während Adenome vorwiegend bei Frauen vorkommen, treten bilaterale, nodulär adrenale Hyperplasien hauptsächlich bei jungen Männern auf.

Kopfschmerzen sind eine häufige Begleiterscheinung. Nykturie ist immer vorhanden. Seltener treten bei sehr niedrigen Serum-Magnesiumwerten Lähmungserscheinungen hinzu. Taubheitsgefühle und Kribbeln in den Gliedmaßen hängen mit der Alkalose zusammen, mit einem erhöhten Risiko an Tetanus zu erkranken. Bluthochdrucksymptome variieren in ihrer Intensität. Orthostatischer Hochdruck ist häufig.

Normalerweise lässt sich auch eine unzureichende Kontrolle über den Vasomotorentonus nachweisen, in-

dem man den Puls des Patienten im Stehen misst. Der Patient wird aufgefordert sich hinzuknien und wiederaufzustehen und der Puls wird erneut gemessen. Bei einer gesunden Person wäre der Puls beim zweiten Messen langsamer, bei einer Person mit Hyperaldosteronismus nicht.

Eine ophthalmologische Untersuchung zeigt in den meisten Fällen normale Blutgefäße, was nicht im Einklang mit dem bestehenden Bluthochdruck zu stehen scheint. Wenn nicht ein akutes Herzversagen vorliegt, gibt es keine Ödeme. Das Chvostek-Zeichen ist häufig positiv.

Laborbefund.

> **Tipp**
> Bevor die nachfolgenden Tests ausgeführt werden, muss sichergestellt werden, dass der Patient bzw. die Patientin keine oralen Kontrazeptiva oder andere Östrogenpräparate nimmt, da diese die Renin- und Angiotensionwerte und somit den Aldosteronspiegel und den Blutdruck künstlich anheben können.

Die Absetzung dieser Medikamente über mindestens eine Woche ist unerlässlich. Eine diuretische Therapie muss ebenfalls ausgesetzt werden, da sie das Blutvolumen senkt und sekundären Aldosteronismus sowie Hyperkaliämie induziert. Wenn der Patient eine salzarme Diät hält, ist das Aldosteron normalerweise erhöht.

Vor Messung der **Serum-Elektrolyte** erhält der Patient eine Einstiegsdosis Natriumchlorid über mindestens 2 Tage. Dadurch wird Natrium in den distalen Tubuli abgelagert und der Austausch zwischen dem Magnesium und Natrium ermöglicht. Der niedrige Serum-Magnesium-Spiegel und das Ungleichgewicht der Elektrolyte wird auf diese Weise offenkundig. Später muss das Serum-Magnesium wieder aufgefüllt werden, da ein niedriger Spiegel dieses Ions die Sekretmenge des Aldosterons künstlich absenken kann.

Bei signifikantem Aldosteron-Überschuss ist mit einer leichten Erhöhung des Natriums sowie des Kohlendioxids zu rechnen, wohingegen das Serum-Magnesium erheblich abgesenkt sein wird. Die **Bestimmung des Urin- und des Serum-Magnesiums** bildet einen zuverlässigen Screening-Test, solange der Patient eine gute Natriumsubstitution erhält. Eine Magnesiumauswaschung über den Urin liegt dann vor, wenn der Magnesiumspiegel im Urin höher als 5 mmol/l/24h ist (Norm 3–5 mmol/24h), während der Serum-Magnesium-Spiegel niedrig ist (0,7 mmol/l oder weniger, Norm 0,7–1,1 mmol/l).

Eine konklusive Diagnose beruht auf der Demonstration eines erhöhten **Urin- oder Plasma-Aldosteronspiegels** oder einem positiven **Desoxykortikosteron-Acetat-Test**. Bevor das Aldosteron gemessen wird, sollte der Patient eine Initialdosis Natriumchlorid (6 g/Tag) erhalten, um eine Absenkung des Plasmavolumens zu vermeiden, wodurch der Aldosteronspiegel sonst automatisch erhöht werden würde. Beim Hyperaldosteronismus liegt der Wert bei über 10 μg/Tag nach Suppression mit Desoxykortikosteron-Acetat oder Fludrokortison.

Lokalisation. Tomogramme sind normalerweise nicht in der Lage kleine Adenome zwischen 1–2 cm Durchmesser zu diagnostizieren. CTs können den Tumor mitunter lokalisieren. Der I-19-Nor-Cholesterol-Scan ist die nichtinvasive Methode der Wahl.

Differenzialdiagnose. Der sekundäre Hyperaldosteronismus kann eine Begleiterscheinung eines renovaskulären Überdrucks sein. Abdominale Geräusche können ein erster Hinweis auf diesen Zustand sein, der auch mit hypokaliämischer Alkalose assoziiert ist. Die Differenzierung erfordert eine Abschätzung des Blutvolumens und des Serum-Natriums. Beim primären Aldosteronismus sind meist beide Werte erhöht, bei der sekundären Form können beide auch niedrig sein.

Hypertonie an sich bewirkt keine Veränderungen im Elektrolytmuster. Tests auf Hyperaldosteronismus zeigen negative Ergebnisse.

Die Diagnose von Phäochromozytomen (▶ unten) basiert auf Katecholamin-Messungen. Bei Patienten mit paroxysmaler Hypertonie sind die Katecholaminwerte in den normotensiven Intervallen nicht erhöht. Intravenöse Gabe von 1 mg Glukagon bewirkt einen Anstieg des Blutdrucks und der Katecholaminwerte. Der Aldosteronspiegel verbleibt hingegen im Normbereich.

Das Cushing-Syndrom geht zwar mit Hypertonie einher, die Diagnose beruht aber auf der umfassenden physischen Anamnese und der Erhebung des Hormonstatus.

Therapie.
1. **Aldosteronome:** Wenn der Tumor lokalisiert worden ist, braucht nur die befallene Nebenniere entfernt zu werden. Eine Flankeninzision mit Resektion der elften und zwölften Rippe ermöglicht eine gute Darstellung des OP-Gebiets. Zwei Drittel der Adenome befinden sich in der linken Nebenniere. Sie treten fast nie bilateral auf.

2. **Bilaterale noduläre Hyperplasie:** Die meisten Institute und Richtlinien empfehlen **nicht** die Resektion beider Nebennieren, da der Abfall des Blutdrucks nur temporär wäre und das elektrolytische Ungleichgewicht persistieren kann. Im Allgemeinen wird eine medikamentöse Therapie empfohlen.

3. **Medikamentöse Therapie:** Wenn die operative Behandlung hinausgeschoben werden muss, wenn bei einem älteren Patient/einer älteren Patientin nur eine geringfügig ausgeprägt Hypertonie vorliegt, oder wenn eine bilaterale Hyperplasie zugrunde liegt, kann eine oral-medikamentöse Behandlung mit Spironolakton , 25–50 mg 4x/Tag, verschrieben werden.

Prognose. In seltenen Fällen kann die Hypertonie bis zu Jahre nach Resektion der Nebenniere andauern; diesem Umstand ist durch vermehrte Einnahme von Natrium zu begegnen.

> Nach Entfernung der adenomatösen Nebennieren werden 60% der Patienten normotensiv, 40% zeigen eine Besserung der Hypertonie.

Eine bilaterale noduläre Hyperplasie ist chirurgisch nicht therapierbar; auch die Ergebnisse einer medikamentösen Therapie sind meistens nur mäßig.

9.8.7 Erkrankungen der adrenalen Medulla

Phäochromozytom

Phäochromozytome (☐ Abb. 9.46) aus der Neuralleiste gehören zu den chirurgisch therapierbaren hypertensiven Syndromen. Ob es sich um einen Patienten oder eine Patientin handelt, spielt dabei keine Rolle. Phäochromozytome zeichnen sich für weniger als 1% aller Fälle von Hypertonie verantwortlich, sind aber gut diagnostizierbar, wenn man sie als mögliche Diagnoseoption im Hinterkopf behält.

Das Syndrom der Phäochromozytome tritt normalerweise spontan auf, kann aber aus einer genetisch bedingten Krankheit resultieren, die als Multiple endokrine Neoplasie Typ II bekannt ist und sich autosomaldominant vererbt. In bis zu 5% der Patienten treten Phäochromozytome als Bestandteil eines pluriglandulären Syndroms auf, z. B. eines medullären Karzinoms der Schilddrüse, einer Nebenschilddrüsenüberfunktion (Adenome oder Hyperplasien), des Cushing-Syndroms mit ACTH-Überschuss oder eines oralmukosalen Neuroms mit neuroektodermalen Dysplasien, einschließlich Neurofibromatose.

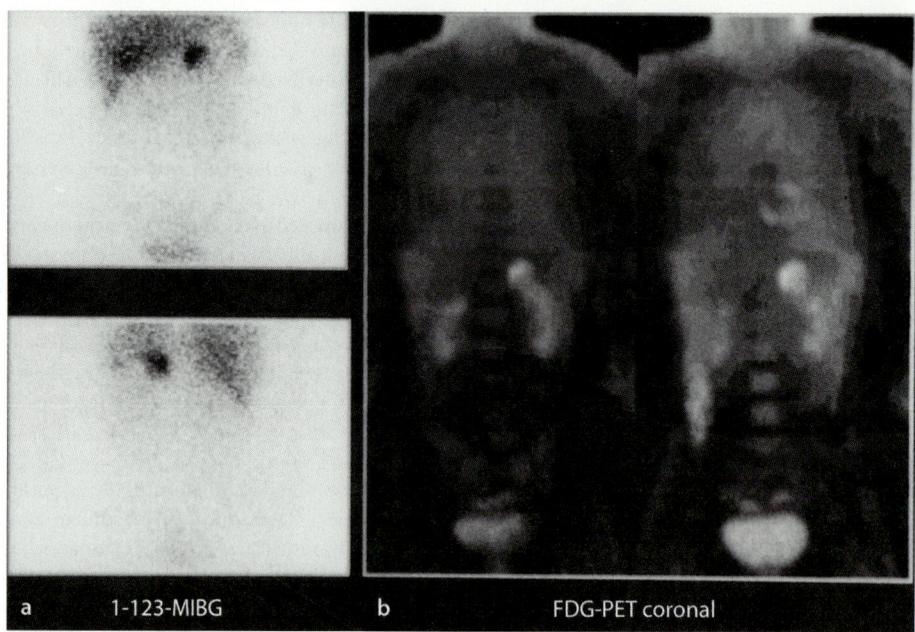

□ Abb. 9.46a, b. Phäochromozytom in der linken Nebenniere. **a** Jod123-MIBG-Szintigraphie. **b** Positronen-Emissions-Tomographie

Der Tumor kann bei 5% der erwachsenen Patienten, bei Kindern noch häufiger, bilateral oder auch extraadrenal auftreten. In diesen Fällen liegt fast immer eine erbliche Ursache vor.

Symptome. Die Hypertonie ist sowohl systolisch als auch diastolisch ausgeprägt. Das Erscheinen von retinalen Blutgefäßen in der ophthalmoskopischen Untersuchung steht in Relation zur Stärke der Hypertonie und der Dauer des krankheitsbedingten Zustands.

> Die Hypertonie kann entweder ein permanentes Symptom und damit kaum von normalem erhöhten Blutdruck zu unterscheiden sein, oder aber in krampfartigen Schüben von unterschiedlicher Dauer auftreten und zwischenzeitlich wieder in den Normbereich zurückkehren.

Solche Attacken können durch unterschiedliche Trigger ausgelöst werden, z. B. durch emotionale Aufregung oder durch Pressen beim Toilettengang.

Kopfschmerzen sind eine häufig beklagte Begleiterscheinung und entsprechen in ihrer Intensität der Schwere der Hypertonie. Erhöhtes Schwitzen ohne erkennbaren Grund wie Anstrengung oder äußere Hitze ähnelt dem Syndrom der Menopause und wird häufig von roten oder weißen Flecken im Gesicht begleitet. Eine Tachykardie mit Herzrhythmusstörungen tritt eher als Resultat eines Adrenalin-, als eines Noradrena-

lin-Überschusses auf. Posturale Hypotonie ist ein häufiger Befund, z. T. aufgrund des verringerten Plasmavolumens und der ganglionischen Blockierung der normalen Pressorwege durch Exzess-Katecholamine. Nach einer hypertonische Attacke kann es zu einem ausgeprägten Schwächegefühl kommen.

Gewichtsverlust ist häufig, da die erhöhten Blutglukose- und Fettsäurewerte zu Anorexie führen: Die Glukosewerte steigen durch vermehrte Glykogenolyse, die Fettsäuren durch vermehrte Lipolyse, welche durch die erhöhten Katecholaminwerte induziert wird. Außerdem kommt es zu einer verringerten gastrointestinalen Tätigkeit, die (insbesondere bei Kindern) zu Schwindel und Erbrechen sowie zu Verstopfung führen kann. Dieser Effekt ist eine unmittelbare pharmakologische Konsequenz der überschüssigen, zirkulierenden Katecholamine.

Zudem treten häufig Episoden psychischer Instabilität bis hin zur Hysterie auf, die wahrscheinlich das Ergebnis der hohen Konzentration von Katecholaminen und anderer Neurotransmitter im Gehirn sind, wenngleich zirkulierende Katecholamine, anders als einige Vorstufen, die Blut-Hirn-Schranke nur begrenzt passieren können.

Bei den 5% der Patienten mit assoziierter neuroektodermaler Erkrankung sind Café-au-lait-Flecken mit glatten Umrissen zu finden, Flecken mit zerklüfteten Umrissen treten nur in Zusammenhang mit einer fibrösen Knochendysplasie auf. Telangiektasie, selten auch mit zerebellarer Beteiligung, kann mit der neuroektodermalen Erkrankung einhergehen.

Bei einigen wenigen Patienten ist der Tumor palpabel.

> Auch wenn er nicht palpabel ist, kann die Ausübung von Druck über dem Tumor zu einer Verschärfung der Hypertonie führen.

Daher steigt der Blutdruck zum Beispiel auch bei der Miktion an, wenn ein Tumor in der Blase lokalisiert ist.

Laborbefund. Der Hämatokrit ist normalerweise erhöht; der Leukozyten-Count ist hoch, mit nur wenig Lymphozyten. Die Serum-Proteinwerte sind erhöht. Der Nüchtern-Plasmaglukose-Spiegel ist oft erhöht und von einer diabetischen Glukosetoleranz-Kurve begleitet.

Die Katecholaminwerte im Urin müssen gemessen werden. Der Patient muss dazu alle Medikation außer Diuretika, Digitalis und Barbituraten für mindestens 2 Tage unterbrechen. Dann wird ein exakter 24h-Urin in einer Flasche mit 15 ml 6N-Hydrochlorid-Säure gesammelt. Der Test muss innerhalb von 48 Stunden durchgeführt werden.

In Einzelfällen können Adrenalin oder Noradrenalin (oder beide) erhöht sein, aber eine alleinige Erhöhung des Adrenalins deutet darauf hin, dass sich der Tumor in der adrenalen Medulla befindet, entweder im ektopischen medullären Gewebe oder im Zuckerkandl-Organ (Paraganglion aorticum abdominale), da das methylierende Enzym, welches nötig ist, um Noradrenalin in Adrenalin zu verwandeln, nur im medullären Gewebe vorhanden ist. Normetanephrin, Metanephrin und Vanillinmandelsäure (VMS) im Harn sind Zerfallsprodukte von Adrenalin und Noradrenalin.

Tipp

Während weniger als 5% der abgegebenen Katecholamine als solche im Urin erscheinen, manifestieren sich über 50% in Form von Metaboliten wie Metanephrin oder Normetanephrin, abhängig von der Medikation, die der Patient einnimmt.

Vor Entnahme der Urinprobe zur VMS-Messung darf der Patient über mindestens 48 Stunden kein Vanilleeis, keine Schokolade, keinen Kaffee, Tee oder Zitrusfrüchte zu sich genommen haben.

> Die Bestimmung der Katecholamin-Werte und der VMS im Urin führt zu einer diagnostischen Genauigkeit von 98%.

Durchführung

Bei Patienten mit paroxysmaler Hypertonie muss der Urin während einer hypertonischen Episode entnommen werden. Ein Urintropfen, der während einer kurzen paroxysmalen Attacke entnommen wurde, reicht zur Bestimmung der Katecholamine und der VMS, welches mit dem Wert des gleichzeitig entnommenen Kreatinins verglichen werden sollte. Da die durchschnittliche Ausscheidung von Kreatinin über 24 Stunden bei 1,4 g liegt, bedeutet ein Befund von 0,2 g Kreatinin im Aliquot, dass die Menge von Katecholaminen und VMS mit 7 multipliziert werden muss, um eine grobe Schätzung der 24h-Ausscheidung dieser Substanzen zu erhalten.

In der Regel indiziert ein hoher Quotient von VMS zu Katecholaminen einen großen Tumor, ein niedriger Quotient deutet auf einen kleinen Tumor hin.

Glukagon-Test: Wenn Phäochromozytome als Ursache der Hypertonie bei einem Patienten vermutet werden, der sich in einer normotensiven Zwischenphase befindet, so ist es sinnvoll 1 mg Glukagen intravenös zu verabreichen. Sind Phäochromozytome vorhanden, ist ein signifikanter Anstieg des Blutdrucks und der Katecholaminwerte innerhalb von 2 min zu erwarten. In dieser Phase kann der Hormonstatus erhoben werden. Es ist außerdem ratsam auch das Plasmakalzitonin zu bestimmen, welches bei einem begleitenden medullären Karzinom der Schilddrüse erhöht wäre.

Röntgenbefund. Man kann eine präoperative Lokalisation des Tumors im Röntgenbildgebungsverfahren versuchen, sie ist aber nur von begrenztem Nutzen, da bis zu 7% der Tumore multilokulär sind und 13% extraadrenal liegen und somit eine direkte Exploration des Operationsgebietes erfordern. Wenn der Tumor relativ groß ist, so ist er in der Tomographie, mit oder ohne Ausscheidungsurogramm, in den meisten Fällen gut darstellbar. Das CT kann außerdem Aufschluss darüber geben, ob mehr als ein Tumor vorliegt.

Im retrograden Arteriogramm werden kleine und multiple Tumore sichtbar. Die Bestimmung der Plasma-Katecholaminkonzentrationen auf verschiedenen Ebenen während Katheterisierung der Vena cava ist hilfreich, um ektope Tumoren zu lokalisieren.

Das radioaktiv markierte Meta-Jod-Benzyl-Guandidin (MBIG)-Scan hat sich als nützlich bei der strukturellen und funktionellen Lokalisation von Phäochromozytoms und dessen Metastasen erwiesen, insbesondere da es nicht von dem normalen medullären Gewebe der Nebenniere aufgenommen wird.

Differenzialdiagnose. Ausgeprägter Hypermetabolismus, Nervosität und Gewichtsverlust könnten einen Hinweis auf eine Schilddrüsenüberfunktion ergeben.

Allerdings schließen normale Schilddrüsenwerte, eine Tendenz zu Verstopfung und ein niedriger Lymphozyten-Count (wie bei den Phäochromozytomen) eine Schilddrüsenüberfunktion aus.

Ein Verdacht auf Diabetes mellitus besteht immer aufgrund des erhöhten Nüchtern-Plasmaglukose-Spiegels. Bei Phäochromozytomen hemmt das Adrenalin die Insulinausschüttung aus den B-Zellen, während es das Leberglykogen in Glukose umwandelt, indem es den Prozess der Glykogenolyse anregt. Nur eine persistierende Hyperglykämie nach Entfernung des Phäochromozytoms zeigt eindeutig, ob ein dauerhafter Diabetes mellitus besteht.

Bei vielen Patienten mit Phäochromozytomen erscheinen außerdem Symptome einer organischen Herzerkrankung, wie zum Beispiel der Hypertonie-Befund, Herzgeräusche sowie ventrikuläre Hypertrophie. Diese Symptome verschwinden bei den meisten Patienten nach Korrektur des Katecholamin-Überschusses. Ein Persistieren weist dagegen sicher auf eine primäre Herzerkrankung hin.

Therapie.

> Je eher die Hypertonie geheilt werden kann, desto besser für den Patienten. Vaskuläre Zwischenfälle treten häufig auf und je länger die Hypertonie besteht, umso größer ist das Risiko, dass sie irreversibel ist.

1. **Präoperative Vorbereitung:** Hypovolämie ist in 80% der Fälle beobachtet worden und kann zu einem fatalen postoperativen vaskulären Zusammenbruch führen. Blut- und Plasmavolumen müssen kontrolliert werden; ggfs. muss präoperativ ein normales Volumen hergestellt werden. Orale Gabe eines α-adrenergen Blockers wie Phenoxybenzamin, 40–200 mg/Tag in 2 Dosen bringt den Blutdruck in den Normbereich. Wenn diese Therapie mindestens 3 Wochen vor der OP begonnen wird, kann die Hypovolämie korrigiert werden. Vor und nach der Induktion der Anästhesie, wenn das Risiko einer hypertensiven Krise am höchsten ist, kann eine Feinjustierung des Blutdrucks durch kontrollierte intravenöse Gabe des α-adrenergen Blockers Phentolamin, 5 mg in 200 ml 5%iger Dextrose in Wasserlösung erzielt werden, um den Blutdruck im Normbereich zu halten.
2. **Anästhesie**: Etomidate und Propofol in Kombination werden zusammen mit Esmeron oder anderen Muskelrelaxantien verwendet, um eine Muskelrelaxation herbeizuführen, da sie die Katecholaminausschüttung nicht anregen, wie es einige andere Stoffkombinationen tun.
3. **Operatives Vorgehen:** Da 10% der Tumore (und noch mehr bei Kindern) von multiplem und ektotopischem Charakter sind, wird ein transperitonealer Ansatz empfohlen. Eine vordere, transversive Inzision (subkostal) sorgt für die beste Darstellung. Wenn ein adrenaler Tumor gefunden wird, sollte eine frühzeitige Ligation der adrenalen Vene vorgenommen werden, um eine plötzliche Erhöhung des Blutdrucks durch Berühren des Tumors zu vermeiden. Intravenöses Phentolamin während des Eingriffs hilft den Blutdruck zu kontrollieren. Nach Entfernung des Tumors gibt es immer einen Abfall des systemischen Blutdrucks von variierender Intensität und Dauer. Dieses Risiko kann minimiert werden durch präoperative Anpassung des Blutvolumens (s. o.). Hypotonie sollte mittels Infusion von Noradrenalin oder ähnlichen Blutdruckagenten behandelt werden. Wenn die Hypotonie persistiert, kann die Gabe von 100 mg Hydrokortison intravenös den Blutdruck wieder normalisieren helfen. Nur wenn beide Nebennieren entfernt werden, ist eine Kortisolsubstitution unbedingt angezeigt.

 Die Laparoskopie der Nebenniere wird durchgeführt bei Aldosteron-sezernierenden Adenomen (20%), Phäochromozytomen (24%), Kortisol-sezernierenden Adenomen (11.5%), Inzidentalomen (26.9%), multiplen endokrinen Neoplasien (MEN), Typ II A (2.8%), adrenalen Metastasen bei Lungenkarzinom (3.8%), adrenalen Zysten (6.7%), und Angiomyolipomen (3.8%).

 Die laparoskopische Entfernung von Nebennierenkarzinomen wird zur Zeit noch diskutiert.
4. **Postoperative Nachsorge:** Zwei bis drei Tage nach dem operativen Eingriff, sollte der VMS-Spiegel im 24h-Urin erhoben werden. Wenn dieser Wert in den Normbereich fällt, braucht der Test nur bei solchen Patienten im Abstand von jeweils 6 Monaten wiederholt zu werden, die eine Vorgeschichte von Fällen mit Phäochromozytomen in der Familie aufweisen. Falls der Wert unmittelbar postoperativ noch erhöht ist, muss man davon ausgehen, dass sich noch an anderer Stelle Phäochromozytome befinden. Bösartige/infiltrative Tumoren (und somit funktionelle Metastasen) sind aber sehr selten.
5. **Medikamentöse Therapie**: Wenngleich manche Medikamente die Katecholaminproduktion wirksam eindämmen, werden sie nicht standardmäßig eingesetzt, da sie das Tumorwachstum nicht hemmen und über zahlreiche Nebenwirkungen wie Beklemmungsgefühl, Sedierung, Durchfall, Laktation und Tremor berichtet wurde. Antineoplastische Medikamente zur Hemmung des Metastasen-

wachstums haben sich bisher nur mäßig wirksam erwiesen.

Prognose. Im Allgemeinen sind die Therapieprognosen günstig. Bessere Kenntnisse über diese Erkrankungen haben dazu geführt, dass es nur noch sehr selten zum Todesfall während der OP kommt. Der Blutdruck fällt bei 70% der Patienten ab und kehrt in den Normbereich zurück. Bei den meisten anderen bleibt der Blutdruck etwas erhöht. In seltenen Fällen tritt aber auch eine Verschlechterung aufgrund von sekundären vaskulären Veränderungen ein, die verschiedene Drucksysteme irreversibel aktivieren. Wenngleich eine persistierende Hypertonie mittels einer antihypertensiven Therapie kontrolliert werden kann, ist eine frühzeitige Diagnose und operative Lösung vorzuziehen.

Neuroblastom

Das Neuroblastom stammt aus der Neuralleiste und kann sich daher aus jedem Teil der Sympathikuskette entwickeln. Die meisten treten im Retroperitoneum auf, 45% involvieren die Nebenniere. Letztere bieten dabei die ungünstigsten Heilungsprognosen.

> Bei Kindern stellen Neuroblastome die dritthäufigste neoplastische Erkrankung dar, nach Leukämie und Gehirntumoren.

Die meisten werden während der ersten 2,5 Lebensjahre entdeckt, einzelne jedoch erst im Zeitraum bis zum 60. Lebensjahr. Zu diesem späten Zeitpunkt scheinen die Neuroblastome jedoch weniger aggressiv geworden zu sein. Die meisten dieser Patienten haben Lymphozyten, die sich in der Zellkultur zytotoxisch gegenüber den Neuroblastomzellen verhalten. Viele Familienmitglieder eines solchen Patienten zeigen dieselbe lymphozytische Reaktion. Beobachtungen haben gezeigt, dass die Prognose umso günstiger ist, je mehr Lymphozyten sich im peripheren Blut bzw. im Tumor selbst befinden. Eine familiäre Häufung wird beschrieben. Bilaterale Tumore bei eineiigen Zwillingen werden gefunden, was den genetisch erblichen Charakter dieser Erkrankung unterstreicht. In Assoziation mit Neuroblastomen treten häufiger auch Anomalien der Muskulatur und des Herzens sowie Hemihypertrophien auf.

Metastasen werden sowohl über die Blutbahnen als auch über die Lymphwege gestreut. Typische Stellen für Metastasen bei Kindern sind der Schädel und die langen Knochen der Extremitäten, die anliegenden Lymphknoten, Leber und Lunge. Ein lokale Invasion ist häufig. Bei Säuglingen und Kleinkindern, welche die beste Prognose haben, sind Metastasen normalerweise auf die Leber und das subkutane Fett begrenzt.

Staging für Neuroblastome:
- Stadium **A**: Lokal begrenzte Tumoren.
- Stadium **B**: Tumoren, die sich über das Organ hinaus ausdehnen, aber ohne die Mittellinie zu überschreiten. Ipsilaterale Lymphknoten können beteiligt sein.
- Stadium **C**: Tumoren, die sich in Kontinuität über das Organ hinaus ausdehnen und dabei die Mittellinie überschreiten. Regionale Lymphknoten können beteiligt sein.
- Stadium **D**: Metastasierung des Tumors mit Bildung von Metastasen im Skelett, im Bindegewebe und/oder in den weiter entfernten Lymphknoten.
- Stadium **E**: Lokale Stadium A oder B-Tumoren aber mit weiter entfernten Metastasen.

Symptome. Normalerweise wird der abdominale Gewebeknoten von den Eltern, dem Hausarzt oder dem Patienten selbst entdeckt. Der in der Flanke sitzende Knoten ist meist palpabel und unter Umständen sogar sichtbar; in manchen Fällen erstreckt er sich über die Mittellinie hinaus. Der Tumor ist überwiegend knotig und an einer Stelle fixiert, da er in der Tendenz lokal invasiv ist.

> 70% der Patienten haben bereits Metastasen, wenn sie sich das erste Mal vorstellen.

Metastasenbezogene Symptome sind Fieber, Übelkeit, Knochenschmerzen, Wachstumsstörungen und Verstopfung oder Durchfall. Hinweise auf Metastasen können sein: Exophthalmus durch Schädelmetastasen, eine vergrößerte, knotige Leber oder Gewebeverdichtungen in den Knochen.

Laborbefund. Anämie ist ein häufiger Befund, während der Urinbefund und die Nierenfunktion im Normbereich liegen.

> Da 70% der Neuroblastome erhöhte Adrenalin- und Noradrenalinwerte erzeugen, sollten die Vanillinmandelsäure (VMS) sowie die Homovanillinsäure (HVS) gemessen werden.

Eine längere Verlaufsbeobachtung dieser Werte ermöglicht es, sie als Tumormarker einzusetzen. Eine Rückkehr dieser Werte in den Normbereich ist ermutigend, während steigende Werte verbliebene Tumoranteile signalisieren. Tumorzellen können (u. a.) mittels Knochenmarksaspiration nachgewiesen werden.

> Patienten mit fortgeschrittenem Lokalkarzinom haben eine signifikant bessere Prognose als jene mit weit gestreuten Metastasen.

Die Inzidenz spontaner Tumorrückbildung ist hoch bei Patienten ohne Involvierung des Knochenapparates, nicht so bei jenen mit Knochenmetastasen. Die Serum-Ferritin-Werte sind bei fast allen Patienten mit Knochenmetastasen erhöht, wohingegen sie bei Patienten ohne ossäre Metastasen im Normbereich liegen. Die Abgrenzung einiger Neuroblastome vom Ewings Sarkom, lymphoider Leukämie und Lymphomen bereitet gewisse Schwierigkeiten. Es wurde ein Katecholamin-Fluoreszenz-Schnelltest entwickelt und Biopsieproben einer Gewebekultur unterzogen. Bei Neuroblastomen fällt der Test auf Katecholamine positiv aus. Kleine, runde Zelltumore sprechen nicht auf den Test an.

Röntgenbefund. Ausscheidungsurogramme zeigen meist einen großen grauen Bereich in einem der oberen abdominalen Quadranten. Mindestens 50% dieser Tumore zeigen punktförmige Kalkablagerungen. Darmgas wird durch den Tumor umgeleitet oder verdrängt. Die ipsilaterale Niere, die meist normal arbeitet, wird durch das suprarenale Gebilde ebenfalls verdrängt.

Eine Kavographie der unteren Vena cava kann eine Okklusion durch die Tumorinvasion aufdecken. Bei solch einem Befund ist eine Radiotherapie indiziert, bevor die operative Sanierung versucht wird. Andere zu fordernde Tests umfassen eine radiologische Darstellung des Brustkorbs, eine Skelettszintigraphie sowie einen Leberscan.

Computertomographische Verfahren zeigen nicht nur die Umrisse des Tumors, sondern geben ggfs. auch Aufschluss über eine mögliche Invasion der anliegenden Gewebe und Organe.

Differenzialdiagnose. Nephroblastome (Wilms-Tumoren) sind Erkrankungen des Kindesalters. Intravenöse Urogramme zeigen die nierenkelchverformenden Eigenschaften dieses intrinsischen Nierentumors. Keine Verformung dieser Art ist bei Neuroblastomen festzustellen, die die Niere lediglich verdrängen. Katecholamine im Harn sind bei Nephroblastomen zwar üblich; aber nur bei Neuroblastomen sind die Werte signifikant erhöht. Die Laktatdehydrogenase im Urin kann beim Nephroblastom erhöht sein, ist beim Neuroblastom aber im Normbereich. Ein Aortogramm zeigt die Stelle der Läsion. Sonographie und CT-Befunde sind ebenfalls hilfreich.

Harnwegsinfektionen sind häufig. **Hydronephrose** tritt häufig bilateral auf, in welchem Fall die Nierenfunktion eingeschränkt ist. Im Ausscheidungsurogramm zeigt sich das dilatierte Becken und die Nierenkelche sowie der Ort der Obstruktion.

Polyzystische Nierenerkrankungen manifestieren sich im Allgemeinen mit palpablen Knoten in beiden Flanken. Die Nierenfunktion ist gestört; Urogramme, Nierenscans und Angiographien sichern die Diagnose ab.

Neonatale adrenale Blutungen können fälschlich für Neuroblastome gehalten werden. Diese Säuglinge haben palpierbare Verdickungen in beiden Flanken, eine Tendenz zur Gelbsucht, erhöhtes Serum-Bilirubin sowie niedriges Hämatokrit. Ausscheidungsurogramme zeigen einen Graubereich im fraglichen Areal mit delokalisiertem Darmgas. Die ipsilaterale Niere ist nach unten verschoben. Das fragliche Gebilde ist beim Ultraschall gut zu erkennen. Neuroblastome führen zur Ausscheidung großer Mengen von Katecholaminen im Urin.

Therapie. Der operativen Entfernung des Tumors sollte eine Radiotherapie im Bereich des Turmorbetts folgen. Wenn der Tumor sehr groß ist oder als nicht resezierbar eingestuft wird, sollte eine Radiotherapie vor der chirurgischen Resektion durchgeführt werden. Bei einem bereits disseminierten Tumor muss eine Chemotherapie, am sinnvollsten mit Zyklophosphamid und Vincristin durchgeführt werden.

Prognose. Ca. 90% der Patienten, bei denen diese Krankheit zum Tod führt, sterben innerhalb von 14 Monaten nach Einleitung der Therapie. Säuglinge haben die besten Überlebenschancen; die 2-Jahres-Überlebensrate liegt annähernd bei 60% und wenn der Tumor lokal begrenzt ist, mit oder ohne Ausdehnung in benachbarte Areale, liegt die Heilungsrate bei 80%. Wenn der Tumor aber disseminiert ist, gibt es kaum erfolgreiche Heilungsmethoden.

Bei einigen Säuglingen ist eine spontane Ausreifung der Neuroblastome in Ganglioneurome beobachtet worden. Es wird vermutet, dass auch Röntgenbestrahlung oder Chemotherapie zu dieser Veränderung führen können.

Eine regelmäßige Beobachtung der Harn-Katecholaminwerte weist normalerweise auf das Vorhandensein von Resttumoranteilen hin.

In Kürze	

Adrenokortikale Tumoren
Symptomatik: Cushing-Syndrom, Conn-Syndrom, adrenogenitales Syndrom.
Therapie: Unilaterale oder bilaterale Adrenalektomie unter medikamentöser Abdeckung.

Cushing-Syndrom
Ätiologie: Kortisolüberproduktion aufgrund von Nebennierenrindenhyperplasie, ektopischem ACTH-produzierendem Tumor, Nebennierenrindenadenom, -karzinom.
Symptomatik: Fettleibigkeit mit typischer Verteilung, Striae, schlechte Wundheilung, Muskelschwäche, Osteoporose, Diabetes, geschwächtes Immunsystem, Hypertonie, Veränderung der Persönlichkeit, Symptome des adrenogenitalen Syndroms.
Diagnostik: spezielle Labor-Testverfahren.
Therapie: Operativ offen oder auch laparoskopisch.
Prognose: Rezidivrate von 10% bei Hypophysenadenom, Prognose sehr gut bei Nebennierenrindenadenom, eher schlecht bei -karzinom.

Hypertensives hypokaliämisches Syndrom
Ätiologie: Überproduktion von Aldosteron.
Symptomatik: Hypertonie, Hypokaliämie, Magnesiummangel, metabolische Alkalose, Nykturie.

Therapie: Operativ bei Aldosteronom, medikamentös bei bilateraler nodulärer Hyperplasie.

Phäochromozytom
Katecholaminproduzierender Nebennierenmarktumor
Symptomatik: Hypertonie permanent oder anfallsartig, Kopfschmerzen, Gewichtsverlust
Diagnostik: Bestimmung der Katecholamine, VMS im Urin.
Therapie: Operativ, Risiko der perioperativen hypertensiven Krise.

Neuroblastom
Tumor des sympathischen Systems, meist retroperitoneal, dritthäufigste Neoplasie bei Kindern.
Symptomatik: Palpabler Flankentumor, 70% der Patienten haben bereits Metastasen bei Diagnosestellung.
Therapie: Operativ mit Radiotherapie, bei Dissemination Chemotherapie.
Prognose: Am besten bei Säuglingen, Heilungsrate bei lokal begrenztem Tumor bei 80%, bei disseminiertem Tumor kaum Heilungschancen.

Urolithiasis-Harnsteinerkrankung

Michael Straub und Richard E. Hautmann

10.1 Epidemiologie

Die Harnsteinerkrankung ist im Zunehmen begriffen. In Deutschland liegt die **Prävalenz**, d. h. die Häufigkeit im Laufe des Lebens einen oder mehrere Harnsteine zu bilden, aktuell bei 4,7%. Die jährliche Neuerkrankungsrate, also die **Inzidenz** des ersten Steines beträgt 1,47% (Tab. 10.1).

Zu Beginn des 21. Jahrhunderts gibt es demnach rund 4 Millionen Bundesbürger, die Harnsteine bilden.

> Damit ist die Harnsteinerkrankung anderen Volkskrankheiten, wie dem Diabetes mellitus oder dem Rheuma vergleichbar. Grundsätzlich findet man in westlich orientierten Wohlstandsgesellschaften mit hohem sozioökonomischen Standard eine hohe Prävalenz, in den USA beispielsweise von bis zu 18%.

Die Harnsteinbildung wird neben einer kochsalz- und eiweißreichen Ernährung durch die häufige Bewegungsarmut in den westlich orientierten Gesellschaften gefördert. Neuerdings gibt es Hinweise, dass auch kardiovaskuläre Risikofaktoren zu einem erhöhten Harnsteinbildungsrisiko beitragen. Demgegenüber treten in Entwicklungsländern bevorzugt infektassoziierte Harnsteine auf, was vor allem mit dem schlechteren medizinischen Versorgungsstandard dort und der verbreiteten Mangelernährung zusammenhängt.

Je nach Harnsteinart beträgt das **Rezidivrisiko** einer unbehandelten Harnsteinerkrankung 50–100%, bei entsprechender Sekundärprävention lässt sich das Risiko auf 10–15% senken.

In den vergangenen 20 Jahren hat sich das Geschlechterverhältnis nahezu angeglichen. Das Ersterkrankungsalter rückte im Durchschnitt von der 5. in die 2. Lebensdekade. Die Gründe hierfür sind vielfältig.

Ursachen für das frühere Ersterkrankungsalter bei Urolithiasis
Unter anderem wird vermutet, dass der Einsatz von Antibiotika (▶ Kap.2) zur Behandlung von Infekten bereits in jungen Jahren zu einer Veränderung der Darmflora führt. Zumindest
▼

Tabelle 10.1. Epidemiologische Entwicklung der Harnsteinerkrankung in Deutschland. **Gegenüberstellung der INFAS-Studien**

Jahr	Prävalenz	Inzidenz
1979	4,0%	0,54%
1984	4,0%	0,40%
2000	4,7%	1,47%

beim Kalziumoxalatharnstein konnte ein Zusammenhang zwischen der Darmkolonisierung mit Oxalobacter formigenes und dem Harnsteinbildungsrisikos gezeigt werden. Bei der Harnsäuresteinbildung wird die »Fast-Food-Ernährung« als mögliche Ursache angesehen.

Die Harnsteininzidenz im **Kindesalter** wird mit 0,01% angegeben.

10.2 Pathogenese und Risikofaktoren

10.2.1 Formale Pathogenese

> Voraussetzung der Harnsteinbildung ist eine **Übersättigung des Urins** mit steinbildender Substanz.

Das Löslichkeitsdiagramm (Abb. 10.1) kann hierzu einen ersten Einblick geben:

Beim Löslichkeitsdiagramm eines beliebigen Harnsteins wird die Konzentration der steinbildenden Substanz (Ordinate) gegen den pH-Wert des Urins (Abszisse) aufgetragen. Unterhalb der Sättigungskurve findet sich die lithogene Substanz in ihrer flüssigen, nicht kristallinen Phase. Zwischen der Sättigungskurve und der Übersättigungskurve entsteht ein Feld, das dem Bereich der metastabilen Übersättigung entspricht. Im Übersättigungsbereich kommt es zur spontanen Kristallbildung.

Beim Konzept der **homogenen Nukleation** liegt die übersättigte Lösung einer steinbildenden Substanz vor. Aus mehreren Kristallen kann sich innerhalb kürzester Zeit ein Nukleus bilden, der durch weitere Anlagerung von gleichartigen Kristallen zum Kristallaggregat und schließlich zum Harnstein heranwächst. Die Bildung von Harnsäure- und Zystinsteinen erfolgt nach diesem Muster.

Die Entstehung von Infektsteinen und kalziumhaltigen Steinen hingegen beruht auf dem Prinzip der **heterogenen Nukleation**. Hierbei befindet sich die Lösung der steinbildenden Substanz im Bereich der metastabilen Übersättigung. Die Kristallisation erfolgt nicht spontan, sondern wird durch andere Kristallkeime oder Zelldetritus ausgelöst. Neben der Übersättigung des Urins mit steinbildender Substanz spielt bei diesem Konzept der »cristal cell interaction« eine wesentliche Rolle (Abb. 10.2).

»Cristal cell interaction«
Der Begriff »cristal cell interaction« beschreibt die direkte Einwirkung eines spontan gebildeten Harnsteinkristalls auf die Nierentubuluszelle. Durch den Kontakt des Kristalls mit der Zellmembran wird ein Transzytoseprozess von luminal nach basolateral im Tubulusepithel ausgelöst. Da Kristalle wie Kal-
▼

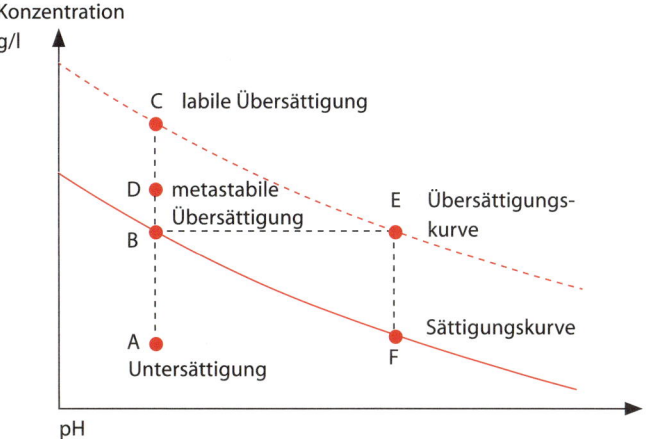

■ **Abb. 10.1.** Löslichkeitsdiagramm für einen beliebigen Harnstein. Die Sättigungskurve und die Übersättigungskurve grenzen ein Gebiet der metastabilen Übersättigung ab. Konzentriert man eine untersättigte Lösung, so setzt eine spontane oder eine homogene Kristallbildung nicht beim Schnittpunkt der Verdampfungslinie mit der Sättigungskurve (also in Punkt B), sondern erst bei einer erheblich höheren Konzentration (also einer größeren Übersättigung in Punkt C) auf der Übersättigungskurve ein. Die Übersätti-gungskurve verbindet die Punkte der spontanen Kristallbildung. Zwischen der Übersättigungskurve und der Sättigungskurve befindet sich der Harn in einem Zustand der unterschiedlichen Übersättigung; hier kann ein z. B. in Punkt D eingebrachter Kristall bis zum völligen Abbau der Übersättigung (Punkt B) zwar einerseits wachsen, andererseits kann aber keine neue Kristallbildung einsetzen. Die Sättigungskurve ist also eine Gleichgewichtskurve zwischen kristalliner und flüssiger Phase. (nach Hautmann 1985)

■ **Abb. 10.2.** Modell der »cristal cell interaction« bei der Harnsteinbildung

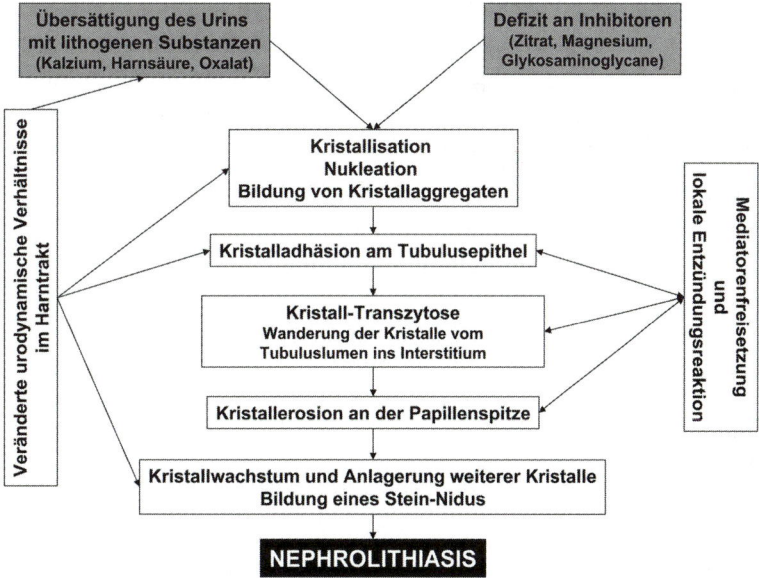

ziumoxalat zytotoxische Wirkung haben, kann es zum Untergang der Tubuluszelle bzw. zur Auslösung einer lokalen Entzündungsreaktion kommen. Die durch diesen Prozess frei werdenden Membran- und Zellfragmente wirken ihrerseits als Nukleatoren und können nun im Interstitium die Kristallbildung vorantreiben.

Der Grad der Urinsättigung lithogener Substanzen wird bestimmt durch deren freie Ionenkonzentration. Diese ist stark abhängig vom **Urin-pH**, jedoch stoffspezifisch in unterschiedlicher Art und Weise.

So nimmt die Löslichkeit von Phosphat ab, je höher der Urin-pH steigt. Harnsäure, Xanthin und Zystin hingegen fallen im sauren Milieu aus und werden umso besser in Lösung gehalten, je alkalischer der Urin ist.

Verursacht wird die Harnsäuerung durch verminderte Ammoniakbildung, azidotische Stoffwechsellagen und Medikamente. Neutralisiert bzw. alkalisiert wird der Urin bei Hyperparathyreoidismus, renal-tubulärer Azidose, Hypophosphaturie, Harnwegsinfekten, Immobilisation, durch Nahrungsmittel (Zitrusfrüchte, bikarbonathaltige Mineralwässer) und Medikamente (Ammoniumchlorid, L-Methionin, Alkalicitrate, Acetacolamid, Diuretika).

Physiologische Kristallurie und pathologische Konkrementbildung

Kristallurie bedeutet jedoch nicht zwangsläufig Harnsteinbildung, sie kommt im Übrigen auch beim Gesunden vor. Der entscheidende Faktor ist das Gleichgewicht zwischen lithogenen (Kalzium, Phosphat, Oxalat, Harnsäure, Ammonium, Zystin) und inhibitorischen (Zitrat, Magnesium, Glycosaminoglykane) Harnbestandteilen. Wird dieses empfindliche Gleichgewicht gestört, entweder durch ein Überwiegen der lithogenen Substanzen oder durch einen Mangel an Inhibitoren, so mündet der Kristallisationsprozess über die Bildung von Kristallaggregaten in der Konkrementbildung. Die heute zur Verfügung stehenden pharmakologischen Prinzipien beruhen im Wesentlichen auf dem Ausgleich eines inhibitorischen Defizits oder versuchen die Menge an lithogener Substanz zu vermindern. Direkte Kristallisationshemmer sind derzeit für den klinischen Gebrauch nicht verfügbar.

10.2.2 Kausale Pathogenese und Risikofaktoren

Neben der Sättigung des Urins mit steinbildender Substanz wirken weitere Faktoren auf die Harnsteinbildung ein.

Ernährung

> In den sogenannten westlichen Wohlstandsgesellschaften treten zunehmend häufiger Kalziumoxalat- und Harnsäuresteine auf. Ursache hierfür ist die dort vorherrschende **kochsalz- und proteinreiche Ernährung**, insbesondere die hohe Zufuhr an tierischem Eiweiß.

Nachgewiesenermaßen korreliert auch die in Wohlstandsgesellschaften verbreitete **Adipositas** stark mit dem Auftreten von Harnsteinen. Ein Bodymass-Index >25 kg/m² ist mit einem signifikant erhöhten Steinbildungsrisiko verknüpft. Letzten Endes nehmen bestimmte Ernährungsgewohnheiten direkten Einfluss auf die Urinzusammensetzung und können kritische Konzentrationen lithogener Substanzen wie Kalzium, Oxalat, Harnsäure oder Zitrat bedingen.

Zu den bekannten Ernährungsfehlern zählt auch eine zu geringe tägliche Flüssigkeitsaufnahme. Bei zu **geringer Trinkmenge** wird der Harn stark konzentriert und mit lithogenen Substanzen übersättigt.

Medikamente

Vermutlich beeinflusst neben den typischen Ernährungsgewohnheiten westlicher Wohlstandsgesellschaften auch der dort hohe **Antibiotikaverbrauch** die Harnsteinbildung.

Mechanismen der Harnsteinbildung verschiedener Medikamente

Antibiotika können Veränderungen der Darmflora in der Art bedingen, dass beispielsweise vermehrt lithogenes Oxalat im Darm resorbiert wird und anschließend über die Niere wieder ausgeschieden werden muss.

Neben dieser indirekten Wirkung gibt es aber auch Medikamente mit direkter Wirkung auf die Zusammensetzung der lithogenen Substanzen.

Die **Ascorbinsäure** (Vitamin C) trägt in höheren Mengen zu einer Hyperoxalurie bei, weil diese Substanz in der Leber unter anderem zu Oxalat metabolisiert wird.

Bei der **Vitamin-D**-Substitution kann es zu einem erhöhten Kalziumumsatz mit nachfolgender Hyperkalzurie kommen.

Harnalkalisierende Substanzen wie die **Alkalicitrate** und das **Bikarbonat** verbessern die Ausscheidung des inhibitorisch wirksamen Zitrats in den Harn und wirken daher in der Regel kristallisations- und steinprotektiv. Dies ist jedoch nicht bei Infektsteinbildung der Fall. Hier fördern alkalisierende Substanzen das Steinwachstum.

Bei den Diuretika muss zwischen den Schleifen- und Thiazid-Diuretika unterschieden werden. Die **Schleifen-Diuretika** bergen die Gefahr, durch pH-Verschiebung und vermehrte Kalziumausscheidung eine Nephrokalzinose zu induzieren. Bei den **Thiazid-Diurektika** kommt es zu einer erhöhten Harnsäureausscheidung, mit entsprechendem Risiko der Harnsäuresteinbildung; dagegen senken sie die Kalziumausscheidung und wirken daher protektiv im Hinblick auf eine Kalziumoxalatkristallisation und -steinbildung.

Selten kann die Kristallbildung einer Medikamentensubstanz zur Urolithiasis führen.

Immobilisation

Längere Immobilisation setzt **Knochenumbauprozesse** in Gang, in deren Verlauf vermehrt Kalzium und Phosphat im Urin ausgeschieden werden.

Harnwegsinfekte

Infektionen mit sogenannten **ureasepositiven Keimen** führen im Verlauf zu einer Alkalisierung des Urins. Im alkalischen Urin liegt jedoch eine Übersättigung an Magnesiumammoniumphosphat und Kalziumphosphat vor, die eine Kristallisation begünstigt.

Störungen der Urodynamik

Eine Harntraktobstruktion mit behindertem Harnfluss prädisponiert zur Harnsteinbildung. Dies wird bei der subpelvinen Stenose, bei Harnleiterengen, aber auch bei einer subvesikalen Obstruktion durch ein Prostataadenom oder eine Harnröhrenstriktur beobachtet. Auch bei neurogener Blasenentleerungsstörung besteht ein erhöhtes Harnsteinrisiko. Im Allgemeinen treten bei gestörter Urodynamik des Harntrakts bevorzugt Infektsteine auf (▶ oben).

Hyperparathyreoidismus

Der Hyperparathyreoidismus (HPT) ist bei etwa 3–5% der Patienten für die Harnsteinbildung verantwortlich. Aufgrund eines Nebenschilddrüsenadenoms wird beim primären Hyperparathyreoidismus verstärkt Parathormon produziert.

> Ein vermehrter Knochenumbau führt zu erhöhtem Kalziumumsatz. Auffällig ist die gleichzeitige Erhöhung der Serum- und Urinkalziumwerte.

Differentialdiagnostisch ist dringend an die multiple endokrine Neoplasie (MEN) zu denken. Bei MEN I ist der Hyperparathyreoidismus kombiniert mit Tumoren der Hypophyse und des Pankreas, bei MEN II mit einem Phäochromozytom und einem C-Zellkarzinom der Schilddrüse.

Renale tubuläre Azidose

Epidemiologie. Die renale tubuläre Azidose (RTA) wird bei etwa 5% aller Harnsteinpatienten gesehen, die komplette Form der RTA ist allerdings selten und betrifft nur 0,5% der Patienten.

Pathophysiologie und Symptomatik. Pathophysiologische Grundlage bildet die aktive Protonenausscheidung der Nierentubuluszelle im Rahmen der Carboanhydrasereaktion. Zur Kompensation einer metabolischen Azidose werden in der gesunden Niere im distalen Tubulus vermehrt saure Valenzen gegen Natrium ausgetauscht. Die vermehrte Protonensekretion führt zur Ansäuerung des Urins. Der saure Urin wiederum erschwert die Nukleation von Phosphaten und Carbonaten.

> Pathogenetisch liegt bei der renal-tubulären Azidose eine ungenügende Protonensekretion im Nephron vor, sodass trotz metabolischer Azidose im Organismus der Urin-pH nie unter 5,8 fällt.

Man unterscheidet bei der RTA zwei klinisch relevante Typen:

- **Typ I, distale tubuläre Azidose.** Hier kann der Urin trotz metabolischer hyperchlorämischer Azidose nicht auf einen pH unter 5,8 gesenkt werden. Die Azidose ist mit einer Hypokaliämie, Hypokalzämie, Hypophosphaturie und Hypovolämie sowie einer Hyposthenurie verbunden. Zudem findet sich häufig eine starke Hyperkalzurie, die zur Kalziumphosphatkristallisation und Ablagerung von Kalziumphosphatkristallen im Interstitium (Nephrokalzinose) führt. Dieser Prozess wird durch die begleitende Hypozitraturie noch verstärkt. Klinisch kommt es deshalb insbesondere zum Auftreten einer Nephrokalzinose oder Markschwammniere, aber auch zur Harnsteinbildung.
- **Typ II, proximale tubuläre Azidose.** Diese Form ist durch eine Störung der Bikarbonatrückresorption (Bikarbonat-Verlustazidose) gekennzeichnet. Hierbei tritt keine Osteomalazie und keine Harnsteinbildung auf.

Die **Erwachsenenform** der RTA verläuft milder und protrahierter als die kindliche. Prinzipiell treten aber die gleichen metabolischen Veränderungen auf. So liegt bei 60–80% der Patienten mit Nephrokalzinose eine RTA vor.

> Deshalb muss beim radiologischen Nachweis einer Nephrokalzinose oder Markschwammniere eine RTA unbedingt abgeklärt werden.

Kindliche Verlaufsform der RTA

In der **kindlichen Verlaufsform** tritt die RTA als stark ausgeprägte Stoffwechselstörung mit einer schweren metabolischen hyperchlorämischen Azidose auf. Möglich sind Wachstumsverzögerungen, Osteomalazie und Nephrokalzinose. Kinder, bei denen diese Erkrankung nicht erkannt wird, versterben an der Urämie.

Sekundärsymptomatische RTA

Symptome der renalen tubulären Azidose können mit denen anderer Erkrankungen oder Mangelerscheinungen einhergehen. Erkrankungen, die zu einer **sekundärsymptomatischen** RTA führen, sind Hyperparathyreoidismus, Dysproteinämie, Vitamin D- und Amphotericin B-Intoxikation, Carboanhydraseinhibitoren und Ureterosigmoideostomie.

Differenzialdiagnostisch muss bei der proximalen RTA ein Fanconi- oder Loewe-Syndrom abgegrenzt werden. Bei pädi-

▼

atrischen Patienten muss nach entsprechenden Syndromen gescreent werden.

Allgemein führt der Kaliummangel bei der RTA zu einer oftmals neurologischen Symptomatik. Außerdem werden Arthralgien und Myalgien, aber auch Knochenschmerzen beobachtet.

> ❗ **Cave**
>
> Von einer allgemeinen Adynamie bis hin zum schweren paralytischen Ileus werden verschieden schwere Stufen beobachtet.

Aufgrund der alkalischen Urin-pH-Werte treten häufig Harnwegsinfekte auf.

Diagnostik. Die Diagnostik der renal-tubulären Azidose erfolgt nach dem in ❏ Abb. 10.3 dargestellten Algorithmus. Bei einem Urin-pH stets größer 5,8 im Tagesverlauf, muss an das Vorliegen einer renal-tubulären Azidose gedacht werden. Unter Ammoniumchlorid-Belastung (0,1 g/kgKörpergewicht) sollte es zu einem Absenken des Urin-pH unter 5,4 kommen (▶ Kap. 10.4). Bleibt diese Reaktion aus, so liegt eine renal-tubuläre Azidose vor.

Metabolisches Syndrom

In neuerer Zeit wird das metabolische Syndrom als mögliche Ursache bzw. prädisponierender Risikofaktor für eine Harnsteinerkrankung diskutiert. Zum metabolischen Syndrom zählen arterielle Hypertonie, Diabetes mellitus Typ II, Adipositas, Gicht und Harnsteinbildung. Es wird vermutet, dass diese Symptome einen gemeinsamen metabolischen Ursprung haben. Neueste Untersuchungen machen eine erhöhte Insulinresistenz dafür verantwortlich.

Angeborene Stoffwechselstörungen

Einige, in der Regel autosomal-rezessiv vererbte Erkrankungen führen zu einer verstärkten Ausscheidung beispielsweise

von Zystin. Xanthin, Oxalsäure oder 2,8-Dihydroxyadenin im Harn. In diesen übersättigten Lösungen bilden sich rasch Kristalle und Konkremente.

10.2.3 Harnsteinarten

> **Klassifikation von Harnsteinen:**
> − Steinlage
> − Röntgenverhalten
> − Ätiologie
> − chemische Zusammensetzung

Abhängig von der **Lage** des Steines (❏ Abb. 10.4) werden Nieren-, Harnleiter oder Blasensteine unterschieden. Nierensteine können als Parenchymsteine, Papillensteine, Kelchsteine, Nierenbeckensteine, als partielle oder komplette Ausgusssteine (staghorn calculi) vorliegen.

> ❯ Alle Harnsteine entstehen in der Niere und entwickeln sich gegebenenfalls im Harntrakt weiter. In Deutschland sind 97% aller Steine in den Nieren und im Harnleiter lokalisiert. Nur 3% der Harnsteine befinden sich in Blase und Harnröhre.

Eine weitere Unterscheidung der Harnsteine ist nach ihrem **Röntgenverhalten** in röntgennegative (nicht schattengebende) und röntgenpositive (schattengebende) Konkremente möglich (❏ Tab. 10.2).

Weitere Klassifikationssysteme unterscheiden nach der **Ätiologie**, differenzieren beispielsweise Infektsteine von genetisch bedingten, metabolisch verursachten oder medikamenteninduzierten Steinen.

> ❯ Die moderne Klassifikation der Harnsteine erfolgt nach ihrer kristallinen Analyse bzw. ihrer **chemischen Zusammensetzung**.

❏ **Abb. 10.3.** Abklärungsschema bei Verdacht auf renal-tubuläre Azidose (modifiziert nach Sommerkamp). Bei der Urin-pH-Wertmessung muss ein Harnwegsinfekt als Alkalisierungsursache sowie eine medikamentös bedingte Alkalisierung ausgeschlossen sein

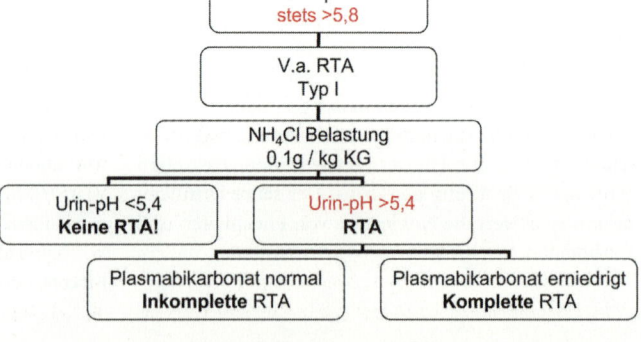

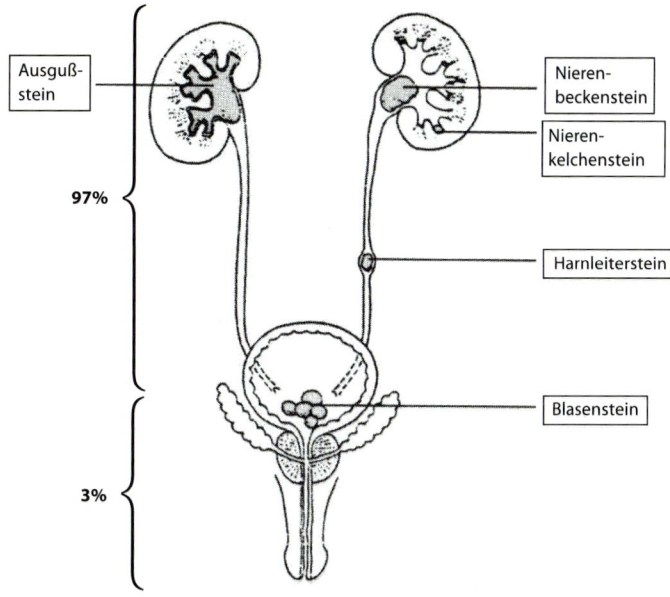

☐ **Abb. 10.4.** Harnsteinlokalisationen im Harntrakt (modifiziert nach Hesse und Tiselius)

Ausguß-stein

Nieren-beckenstein

Nieren-kelchenstein

Harnleiterstein

Blasenstein

97%

3%

☐ **Tabelle 10.2.** Röntgenverhalten der verschiedenen Harnsteinarten

Harnsteinart	Röntgenverhalten		
	schattengebend	schwach schattengebend	nicht schattengebend
Harnsteinart	Kalziumoxalat (Whewellit/Weddellit)	Magnesiumammoniumphosphat (Struvit)	Harnsäure (Uricit)
			Urate
	Kalziumphosphat (Karbonatapatit, Brushit)	Zystin	Xanthin
			2,8-Dihydroxyadenin
			»Drug-Stones«

Hiernach werden Oxalate, Phosphate, Harnsäure und Urate, Zystin, 2,8-Dihydroxyadenin, Xanthin und andere Inhaltsstoffe unterschieden. Einen Überblick über die Harnsteinarten und deren Häufigkeit gibt ☐ Tabelle 10.3.

Kalziumoxalatstein

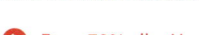 Etwa 70% aller Harnsteine Erwachsener enthalten Kalziumoxalat. Dabei gelten 60–70% dieser Patienten als **idiopathische Kalziumoxalatsteinbildner**.

Harnanalyse bei idiopathischen Kalziumoxalat-Harnsteinbildnern
Bei den idiopathischen Kalziumoxalat-Harnsteinbildnern findet man in 31%–61% eine Hyperkalzurie, in 26%–67% eine Hyperoxalurie, in 15%–46% eine Hyperurikusurie, in 7%–23% eine Hypomagnesiurie und in 5%–29% eine Hypozitraturie als metabolische Ursache der Harnsteinbildung. Bei einer Viel-

zahl idiopatischer Harnsteinbildner treten mehrere dieser Harnveränderungen gleichzeitig auf. Grundlage für die Beurteilung ist die Laboranalyse von zwei 24-Stunden-Sammelurinen (☐ Abb. 10.5).

Bei den idiopathischen Steinbildnern liegen keine Stoffwechseldefekte im Sinne einer renalen tubulären Azidose, eines Hyperparathyreoidismus, eines Malabsorptionssyndroms oder ähnlichem vor.

Ein Hyperparathyreoidismus wird bei höchstens 5% der Patienten nachgewiesen. Die renale tubuläre Azidose wird in ihrer kompletten Form bei 0,5% aller Kalziumoxalatsteinbildnern gefunden, inkomplette Formen treten bei 3–5% der Patienten auf.

Bei wenigen Patienten liegt der Kalziumoxalatstein-bildung eine primäre Hyperoxalurie, ein autosomal-rezessiv vererbter Enzymdefekt mit erhöhter endogener Oxalsäureproduktion zugrunde. Die enterale Hyper-

◼ **Tabelle 10.3.** Klassifikation und Häufigkeit der verschiedenen Harnsteinarten

Harnsteinart	Chemische Zusammensetzung	Mineral	Hauptkomponente in % der Fälle	monomineralisch in % der Fälle
Oxalate	Kalziumoxalat Monohydrat Kalziumoxalat Dihydrat	Whewellit Weddellit	70,4	20,8
Harnsäure und Urate	Harnsäure Monoammoniumurat	Uricit	11,0 0,5	8,0 0,1
Phosphate	Magnesiumammoniumphosphat Hexahydrat Karbonatapatit Kalziumhydrogenphosphat Dihydrat	Struvit Dahllite Brushit	6,0 4,8 1,0	2,1 1,1 1,0
Genetisch determinierte Steine	Zystin Xanthin 2,8-Dihydroxyadenin		0,4	0,4
Iatrogene Steine	Indinavir Silikate Sulfonamide			

10

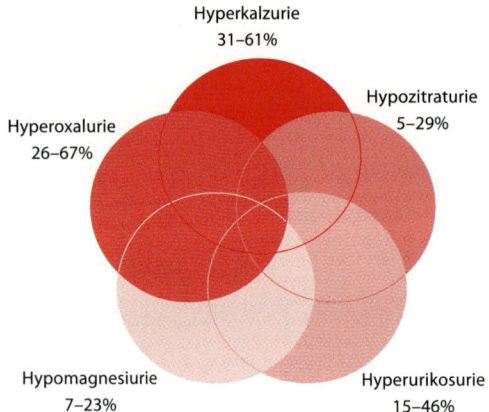

◼ **Abb. 10.5.** Die chemischen Risikofaktoren der idiopathischen Kalziumoxalat-Harnsteinbildung im Urin.
Diese Risikofaktoren können separat oder in Kombination auftreten. Angaben nach der 1st International Consultation on Stone Disease, Paris 2001

Hyperkalzurie
31–61%

Hypozitraturie
5–29%

Hyperoxalurie
26–67%

Hypomagnesiurie
7–23%

Hyperurikosurie
15–46%

❯ In den vergangenen 30 Jahren konnte weltweit eine Zunahme kalziumoxalathaltiger Harnsteine, insbesondere in den entwickelten westlichen Gesellschaften beobachtet werden. Auffällig ist, dass diese Steine in der sozialen Oberklasse signifikant häufiger auftreten als in Unterklassen. Neben kochsalz- und proteinreicher Ernährung werden Stressfaktoren und der verbreitete Einsatz von Antibiotika für die Zunahme dieser Harnsteine verantwortlich gemacht.

Neuere Untersuchungen
Ob eine Veränderung der Darmflora aufgrund der gewandelten Ernährungssituation eine Rolle spielt, wird derzeit intensiv geprüft. Untersuchungen zeigten, dass der oxalatmetabolisierende Keim, Oxalobacter formigines, in der Lage ist Oxalat wirksam abzubauen. Dieser streng anaerobe Keim verschwindet allerdings bei westlichen, nicht vegetabilen Ernährungsgewohnheiten bzw. Antibiotikagebrauch.

Kalziumphosphatstein
Die Kalziumphophatsteine sind eine sehr inhomogene Gruppe. Etwa 50% aller Harnsteine enthalten Kalziumphosphat, 4,8% sind monomineralische Karbonatapatitkonkremente und 1,5% monomineralische Brushitsteine.

Karbonatapatitsteine entstehen bevorzugt in alkalischem Urin (pH >6,8) mit hoher Kalzium- und niedriger Zitratkonzentration. Karbonatapatitsteine entstehen bevorzugt bei Vorliegen einer renal-tubulären Azidose oder bei Harnwegsinfekten.

Brushitsteine hingegen bevorzugen einen Urin-pH zwischen 6,5 und 6,8 mit hohen Konzentrationen

oxalurie wird durch Malabsorptionssyndrome bedingt oder ist Folge von Darmresektionen.

Im Vergleich ist die Kalziumoxalatsteinbildung im **Kindesalter** mit 48% etwas seltener. Nur 14% dieser kindlichen Steine entstehen idiopathisch, bei 34% sind schwerere metabolische Defekte bzw. pädiatrische Syndrome für die Harnsteinbildung verantwortlich.

Über die **prädisponierenden Risikofaktoren** der Kalziumoxalatsteinbildung gibt ◼ Abb. 10.6 Auskunft.

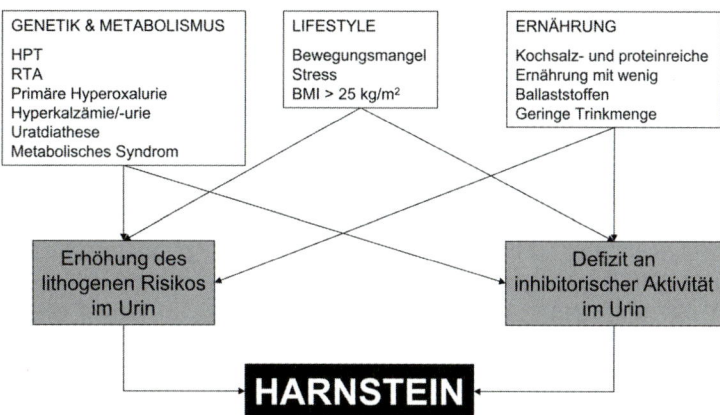

■ Abb. 10.6. Prädisponierende Risikofaktoren der Kalziumoxalat-Harnsteinbildung

an Kalzium und Phosphat. Steigt der Urin-pH über 6,8 an, können Brushitsteine in Karbonatapatitsteine konvertieren. Infektionen spielen bei der Brushitsteinbildung keine Rolle. Aufgrund ihres raschen Wachstums müssen Brushitsteine als »maligne« angesehen werden. Sie sind sehr hart und lassen sich daher nur schwer lithotripsieren.

Infektstein

Zu den Infektsteinen zählen **Struvitsteine** (Magnesiumammoniumphoshat) mit einer Häufigkeit von 4–9%, sowie unter speziellen Umgebungsbedingungen **Ammoniumuratsteine** mit einer Häufigkeit von 0,5%. Die Infektsteinbildung tritt bei Frauen 3–5-mal häufiger auf als bei Männern. Als prädisponierend wird die kürzere weibliche Harnröhre angesehen, die eine schlechtere Infektbarriere im Vergleich zur männlichen darstellt. Im Urin des Gesunden kristallisiert Struvit nicht aus. Im Rahmen von Harnwegsinfekten mit sogenannten **ureasepositiven Keimen** wie Proteus, wird der Urinharnstoff in Ammoniak und Bikarbonat gespalten. Der Urin reagiert nun alkalisch, es tritt eine Übersättigung mit Magnesiumammoniumphosphat und Kalziumphosphat auf. Häufig kommt es so zur Bildung von Struvit und Karbonatapatit in Kombination. Bei gleichzeitig hoher Harnsäureausscheidung kann Ammoniumurat hinzutreten.

Das Prinzip der Infektsteinbildung ist in ■ Abb. 10.7 dargestellt.

> **❯** Der wichtigste Harnwegsinfektkeim Escherichia coli besitzt keine Ureaseaktivität und ist damit nicht in direktem Zusammenhang mit einer Infektsteinbildung zu sehen!

Die prädisponierenden ureasespaltenden Infektkeime sind in ■ Tabelle 10.4 aufgeführt.

Die Infektsteinbildung ist in industrialisierten Ländern auf dem Rückzug, da Harnwegsinfekte frühzeitig diagnostiziert und behandelt werden.

Harnsäurestein und Urate

Die Häufigkeit der Harnsäuresteine beträgt bis zu 15% aller Harnsteine. Dabei sind gewisse geographische Regionen traditionsgemäß verstärkt betroffen (z. B. Franken in Deutschland mit 20–25%). Ähnlich wie Kalziumoxalatsteine gelten Harnsäuresteine in den industrialisierten Ländern als Wohlstandssteine. Dies begründet sich aus der hohen Zufuhr an tierischem Eiweiß und der damit verbundenen hohen Purinaufnahme.

Eine Harnsäureerhöhung im Serum oder im Urin kann prinzipiell bedingt sein durch:

- Verminderten Abbau der Harnsäure,
- endogene Überproduktion (Zellzerfall) oder vermehrte exogene Zufuhr der Harnsäure,
- renale Ausscheidungsstörungen.

Die Harnsäure ist bei Menschen ein Stoffwechselendprodukt und kann nicht weiter metabolisiert werden. Als Ursache einer Hyperurikämie können eine vermehrte exogene Zufuhr durch Nahrungsmittel, die weiter zu Harnsäure metabolisiert werden oder ein vermehrtes endogenes Angebot an Purinen und Purinabbauprodukten angeführt werden.

Unterschiede der Pathophysiologie von Harnsäure- und Ammonium-Uratsteinen

Pathophysiologisch bedeutsam ist die Unterscheidung zwischen Harnsäure- und Ammonium-Uratsteinen. Harnsäuresteine entstehen bei niedrigem Urin-pH (Säurestarre, Urin-pH stets <6) und gleichzeitig hoher Harnsäurekonzentration. Ammonium-Uratsteine hingegen benötigen für ihre Bildung ein alkalisches Milieu (Urin-pH 6,5–9) sowie eine hohe Konzentration an Urat und einem Kation.

◘ Abb. 10.7. Modell zur Entstehung von Infektsteinen

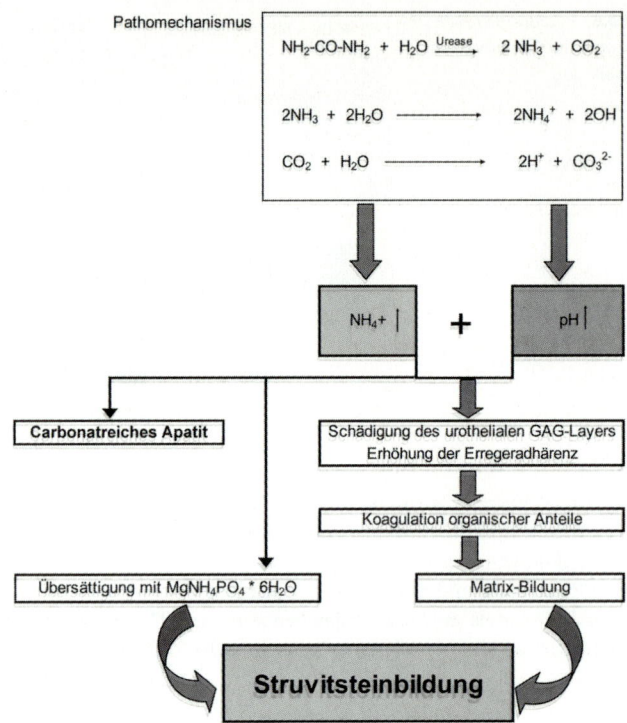

◘ Tabelle 10.4. Die wichtigsten harnstoffspaltenden Bakterien. Diese Keime prädisponieren für eine Infektsteinbildung. Sie können durch ihre Ureaseaktivität den Kristallisationsprozess auslösen

Harnstoffspaltende Bakterien (Ureasebildner)
Enterobacter aerogenes
Haemophilus influenzae
Klebsiella
Proteus mirabilis und Proteus vulgaris
Providencia
Pseudomonas
Serratia
Staphylococcus aureus
Ureoplasma urealyticum

❯ Für die Bildung von Harnsäure- und Uratsteinen ist eine Hyperurikämie nicht zwingend erforderlich!

Zystinstein

Die Häufigkeit der Zystinsteine wird mit 1–2% angegeben. Zur Zystinsteinbildung kommt es aufgrund eines autosomal-rezessiv vererbten, enteralen und renalen Transportdefektes. Im Bereich des Nierentubulus können die dibasischen Aminosäuren Zystin, Ornitin, Lysin und Arginin nicht adäquat rückresorbiert werden. Infolge der extrem schlechten Löslichkeit von Zystin kommt es zum raschen Auskristallisieren und zur Steinbildung. Die pH-abhängige Löslichkeit des Zystins ist in ◘ Abb. 10.8 dargestellt.

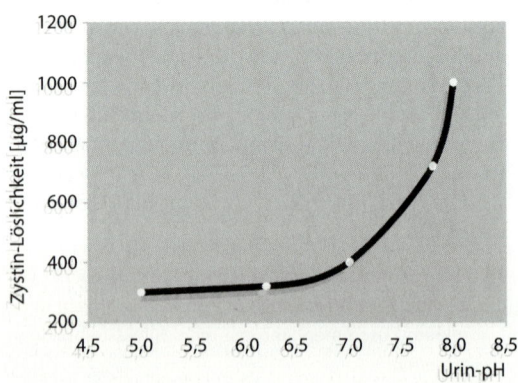

◘ Abb. 10.8. Abhängigkeit der Zystinlöslichkeit im Urin vom Urin-pH

■ **Tabelle 10.5.** Die wichtigsten Medikamente, die mit der Harnsteinbildung assoziiert sein können	
Iatrogene Harnsteine »Drug Stones«	
Substanzen, aus denen sich Steine bilden können	**Substanzen, die die lithogenen Faktoren im Urin erhöhen**
Allopurinol/Oxypurinol	Acetazolamid
Amoxicillin/Ampicillin	Allopurinol
Ceftriaxon	Aluminium-Magnesium-Hydroxid
Ciprofloxacin	Ascorbinsäure
Ephedrin	Kalzium
Indinavir	Furosemid
Magnesiumtrisilikat	Laxantien
Sulfonamide	Methoxyflurane
Triamteren	Vitamin D

Genetik

Durch die moderne Genetik können heute bei der Cystinurie ein Typ I (autosomal-rezessiv) von den Typen II und III (inkomplett-rezessiv) unterschieden werden.

Exkretionsrate von Zystin

Im Normalfall liegt die Tagesexkretionsrate von Zystin bei 0,17–0,33 mmol/Tag. Homozygote Zystinsteinbildner scheiden Mengen von 3–4,16 mmol/Tag und mehr aus. Die Löslichkeitsgrenze von Zystin ist bei 1,33 mmol/l bei einem pH von 6,0 erreicht. Daher wird heute eine Behandlung der Zystinurie ab 0,8 mmol/24 h dringend empfohlen.

Weitere, selten auftretende Harnsteinarten
2,8-Dihydroxiadeninstein

Das Vorkommen dieser Harnsteinart ist ausnehmend selten. Zugrunde liegt ein autosomal-rezessiv vererbter Defekt des Enzyms Adeninphosphoribosyltransferase. Hierdurch kommt es zu einer vermehrten Bildung und damit renalen Ausscheidung von 2,8-Dihydroxiadenin, was bei entsprechend schlechter Löslichkeit im Urin kristallisiert.

Die Adeninphosphoribosyltransferase-Aktivität kann bei den betroffenen Patienten in den Erythrozyten gemessen werden und bestätigt neben der Tagesexkretionsrate von 2,8-Dihydroxiadenin die Diagnose. Eine lebenslange Metaphylaxe ist erforderlich.

Xanthinstein

Pathophysiologische Grundlage ist ein autosomal-rezessiv vererbter Defekt der Xanthinoxidase, in dessen Folge es zur erhöhten Exkretion von Xanthin kommt. Pathognomonisch findet man eine stark erniedrigte Serumharnsäure bei stark erhöhter Xanthinurinausscheidung. Auch diese Steine gelten als Rarität.

In sehr seltenen Fällen beobachtet man die Xanthinsteinbildung unter Therapie mit dem Xanthinoxidasehemmer Allopurinol®. Dies ist ausschließlich bei Patienten mit komplettem Mangel an Hypoxanthin-Guanin-Phosphoribosyltransferase (Lesch-Nyhan-Syndrom) oder Störungen der Markproliferation (Lymphosarkom, Burkitt-Tumor) zu erwarten.

Iatrogene und andere Harnsteine

Iatrogene Harnsteine können unter Einnahme eines bestimmten, lithogen wirksamen Medikaments entstehen.

Man unterscheidet hier die Steinbildung aufgrund des Auskristallisierens der Medikamentensubstanz (z. B. Indinaviroder Silikatsteine) von der Steinbildung, die durch die metabolischen Effekte der Substanz ausgelöst wird (Acetazolamid oder Tolumerase). Insgesamt sind diese Harnsteine sehr selten.

Ein Überblick zu dieser Steinentität wird durch ■ Tabelle 10.5 gegeben.

10.3 Symptomatik

10.3.1 Kolik

Der klinische Fall. Ein 50-jähriger Patient wird vom Notarzt wegen stärkster Schmerzen in der rechten Flanke, mit Ausstrahlung in die Leiste zur Klinik gebracht. Die Schmerzen hatten wenige Stunden zuvor schlagartig begonnen und waren langsam aus der Nierenregion in Richtung Leiste gewandert. Der Patient ist blass und kaltschweißig, er klagt über Übelkeit und hat auf dem Weg in die Klinik bereits erbrochen. Er läuft im Notaufnahmezimmer auf und ab und lässt sich nur schwer dazu bewegen, auf der Untersu-

▼

chungsliege Platz zu nehmen. An Untersuchungsbe-
funden finden sich ein klopfschmerzhaftes rechtes
Nierenlager, ein auskultatorisch stilles, aber schmerz-
freies Abdomen, im Urinstatus eine Mikrohämaturie,
im Blutlabor ein erhöhter Kreatininwert mit 140 µmol/
l, sowie sonographisch ein II° gestautes Nierenhohlsystem. Anhand der klinischen Befunde wird die Verdachtsdiagnose eines Harnleitersteins gestellt und
die adäquate Schmerzbehandlung mit Novalgin® und
Tamsulosin eingeleitet. Wenig später ist der Patient
schmerzfrei..

> Eine Kolik tritt dann auf, wenn der in der Niere gebilde-
> te Stein in den Harnleiter eintritt. Gleichwohl ist das
> klinische Bild der Harnsteinerkrankung nicht zwangs-
> läufig mit Koliken verbunden. Parenchymsteine, ruhen-
> de Nierenkelchsteine und große Nierenbeckenkelch-
> ausgusssteine können ohne Beschwerden entstehen!

Die typische Nierenkolik beginnt plötzlich in Form
krampfartiger, anfallsweise auftretender, wehenartiger
Schmerzen im Nierenlager. Die Ausstrahlung des
Schmerzes entlang des Harnleiters in die Region der
Blase, des Genitales oder der Oberschenkelinnenseite
ist typisch. Bezeichnend ist der »**wandernde Schmerz**«
(Abb. 10.9). Je nach Steinlokalisation empfinden die
Patienten Flankenschmerzen (Niere), Mittel- oder
Unterbauchbeschwerden (Harnleiter) bis hin zu Geni-
talschmerzen (prävesikaler oder intramuraler Harn-
leiter).

Tipp

Patienten sind während einer Kolik unruhig, häufig
wälzen sie sich auf der Untersuchungsliege umher.
Damit lassen sie sich gut von Patienten mit peritonitischen Beschwerden, wie bei akutem Abdomen
unterscheiden. Diese liegen still, weil sie jegliche
Bewegung im Bauch schmerzt.

Allerdings kann der Bauch infolge der begleitenden
Darmatonie aufgetrieben sein.

Tipp

Je kleiner das Konkrement ist, desto heftiger ist die
Schmerzsymptomatik.

Prävesikale Harnleitersteine führen zu imperativem
Harndrang und extremer Pollakisurie.

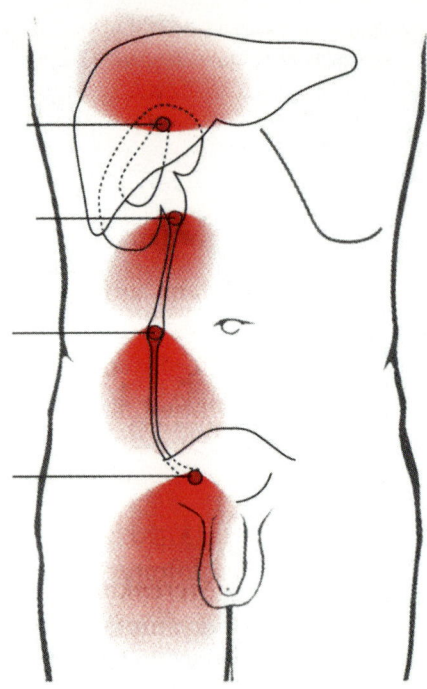

■ **Abb. 10.9.** Schmerzprojektion beim Nieren- oder Harnleiterstein und beim Gallenstein (nach Alken und Soekeland
1982)

**Für den Kolikschmerz sind zweierlei Dinge
verantwortlich:**

—   Dilatation des obstruierten Hohlsystems mit
nachfolgender Dehnung der Schmerzrezepto-
ren im Nierenbecken und in den Nierenkelchen.
—   Lokale Irritation der Harnleiterwand bzw. des
Nierenbeckens, die zur Ödembildung und zur
Ausschüttung von Schmerzmediatoren führt.
Die freigesetzten Mediatoren bedingen eine
Tonuserhöhung des Harnleiters ohne aller-
dings eine Hyperperistaltik auszulösen.

Analog den Wehen dauern Koliken Minuten bis Stunden.

Fieber, Schüttelfrost, Brennen beim Wasserlassen
sowie Oligourie oderAnurie deuten auf eine Harnwegsinfektion hin. Durch Verletzungen der Schleimhaut
kann es zur Makrohämaturie kommen. Allerdings tritt
nur bei einem Viertel der Patienten die Makrohämaturie kombiniert mit Schmerzen auf.

❗ **Cave**

Eine schmerzfreie Makrohämaturie muss als Indiz für
einen Blasentumor gewertet werden!

┌─ **Tipp** ──────────────────────────────
│ Kolikpatienten müssen bei jeder Steinepisode ihren
│ Urin sieben, um den Harnstein aufzufangen.
│   Asservierte Steine müssen der Harnsteinanaly-
│ se zugeführt werden.
└──

10.3.2 Obstruktive Pyelonephritis

💊 **Der klinische Fall.** Eine 70-jährige Patientin wird vom
Notarzt mit hohem Fieber bis 40°C, Schüttelfrost, Tachykardie und hypotonen Blutdruckwerten in die
Notaufnahme gebracht. Es zeigt sich ein übelriechen-
der Urin, im Urinstatus pH 8,0, Leukos 500, Erys 200,
Nitrit 3-fach positiv. Im Blutlabor findet sich eine Leukozytose mit 20.000 sowie ein CRP mit 50 mg/l, das
Kreatinin ist auf 210 µmol/l erhöht. Bei der klinischen
Untersuchung zeigen sich eine hochdruckschmerz-
hafte linke Flanke sowie ein suprapubischer Druckschmerz. Die Patientin gibt an, in den letzten Tagen
pollakisurisch-dysurische Beschwerden mit brennen-
der Algurie verspürt zu haben. Außerdem wäre seit
vielen Jahren ein rezidivierendes Kalziumsteinleiden
bekannt. Sonographisch findet sich ein III° dilatierter
Harntrakt links, mit mehreren kleinen intrarenalen
Konkrementen. Außerdem fallen Binnenechos auf.
Die Patientin erhält notfallmäßig eine innere Harnableitung per Pigtailkatheter und eine flankierende intravenöse Antibiose. Zwei Tage später haben sich die
Entzündungsparameter normalisiert, der Kreatininwert liegt nun bei 140 µmol/l, sonographisch ist die
Harnstauung verschwunden.

❗ **Cave**
Nicht immer ist eine steinbedingte Harnstauung mit
Koliken verbunden!

Die Kombination von Flankenschmerzen und Fieber,
evtl. auch Schüttelfrost sind Alarmzeichen! Findet sich
eine Leukozyturie und im Ultraschall eine Harnstauung, so muss unbedingt für die sofortige perkutane
oder transurethrale Entlastung des Hohlsystems ge-
sorgt werden.

❗ **Cave**
Bei kompletter Obstruktion und bzw. oder bereits ein-
geleiteter antibiotischer Therapie kann die Leukozyturie fehlen!

┌──
│ **Primärsymptome der obstruktiven**
│ **Pyelonephritis:**
│ − Infektion
│ − Sepsis
│ − Oligourie bzw. Anurie (fakultativ)
└──

Das klinische Bild wird von einem reduzierten Allgemeinzustand, bei Sepsis sogar einer reduzierten Bewusstseinslage dominiert. Angesichts der mediatoren-
induzierten Urosepsis zeigt der Untersuchungsbefund
einen Blutdruckabfall, einen geblähten Bauch sowie
spärliche, hochgestellte Darmgeräusche. Das Nierenlager ist klopfschmerzhaft, häufig bestehen jedoch auch
nur diffuse Bauchschmerzen bzw. unklare Rückenschmerzen. Als Begleitsymptome findet man Fieber,
Brechreiz und Erbrechen.

❗ **Cave**
Die alleinige antibiotische Behandlung bei obstruktiver Pyelonephritis ist nicht ausreichend!

Bei Fortschreiten der Entzündung kommt es durch die
septisch freigesetzten Mediatoren auch zum Versagen
der kontralateralen Niere bis hin zur dialysepflichtigen
Anurie. Die zu späte Entlastung der gestauten Niere
bei Urosepsis hat auch heute noch eine Letalität von
ca. 50%.

10.4 Diagnostik

┌──
│ **Prinzipiell dient die Diagnostik bei Urolithiasis:**
│ − der Diagnose der Harnsteinerkrankung,
│ − der Diagnose der Harnsteinart durch Stein-
│   analyse,
│ − der Diagnose einer metabolischen Grunder-
│   krankung, die zur Steinbildung geführt hat.
└──

10.4.1 Notfalldiagnostik

Häufig steht für den Patienten das Auftreten einer hoch
schmerzhaften Kolik (▶ Kap. 10.3.1) am Anfang. Als
Notfallpatient erfolgt die Einlieferung in eine Klinik.
Ziel der dort durchzuführenden Diagnostik (◨ Tabelle 10.6) ist es zunächst das vermutete Harnsteinleiden
differenzialdiagnostisch von anderen Erkrankungen abzugrenzen, um umgehend eine sinnvolle Akuttherapie
einleiten zu können.

Tabelle 10.6. Notfalldiagnostik beim Kolikpatienten	
Anamnese	Steinanamnese Ernährungsanamnese Medikamentenanamnese
Klinische Untersuchung	Körperliche Untersuchung

Blut	Kreatinin
	Natrium, Kalium, Chlorid
	Kalzium
	(ionisiertes Kalzium
	    oder Gesamtkalzium
	    + Albumin)
	Harnsäure
	ALT, AST, GGT, LDH
	Kleines Blutbild
	CRP

Bildgebung	Sonographie Natives Spiral-CT des Abdomen alternativ Abdomenübersicht Ausscheidungsurogramm
Urin	Urinstatus Leuko/Ery/Nitrit/Eiweiß/pH/ spezifisches Gewicht falls positiv Urinkultur
Nach Akut- therapie	Sieben des Urins nach Konkrementen Obligate Harnsteinanalyse aufgefangener Konkremente

10

> Jede Harnleiterkolik sollte zur Harnsteindiagnostik veranlassen. Eine rasche Diagnose ermöglicht heutzutage eine umgehende Behandlung des Harnsteines.

! **Cave**
Bei jeder Kolik kann es zur Obstruktion des Harnleiters kommen. Eine langanhaltende unbemerkte Obstruktionssituation führt zum Funktionsverlust der Niere. Im schlimmsten Fall kann längeres Abwarten bei falscher Diagnose Lebensgefahr bedeuten.

Anamnese

Zunächst müssen Erkenntnisse über Häufigkeit und Rezidivcharakter der Kolik gewonnen werden. Daneben sollten eine familiäre Steindisposition, frühere Steinabgänge, Operationen an Niere und ableitenden Harnwegen, frühere ESWL-Behandlungen, perkutane oder endourologische Interventionen erfragt werden. Wichtig sind Informationen über Stoffwechselstörun-

gen und genetische Erkrankungen mit der Disposition zur Steinbildung (Gicht, Zystinurie, primärer Hyperparathyreoidismus).

Ernährungsgewohnheiten müssen gründlich hinterfragt werden.

Eine ausführliche Medikamentenanamnese (Vitamin-C-Medikation, Vitamin-D-Medikation, Alkalisierungspräparate, Diuretika, Antibiotika) ist obligat.

Körperliche Untersuchung

Bei der körperlichen Untersuchung finden sich typischerweise:

- Extreme Unruhe mit einer sich stets ändernden Körperhaltung, um die sehr starken Schmerzen besser zu ertragen.
- Vernichtungsangst.
- Ein blasses Hautkolorit wird von einer kalten und nassen Haut mit erniedrigtem Puls begleitet.
- Über der kranken Nierenregion und im Unterbauch bestehen Klopf- und Druckschmerzhaftigkeit.
- Die Schmerzen können in die Genitalregion bzw. Oberschenkelinnenfläche ausstrahlen.
- Auftreten kann ein Hodenhochstand der betroffenen Seite und ein Zugschmerz an diesem Hoden.
- Brechreiz und Erbrechen sind häufig.
- Reflektorisch besteht ein Meteorismus mit abgeschwächten Darmgeräuschen.
- Besteht bereits seit längerer Zeit eine obstruierte Niere, kann man im Bereich der Nieren eine Resistenz fühlen oder bei bimanueller Untersuchung tasten.

Tipp
Während im schmerzfreien Intervall größere Chancen bestehen, die Anamnese zu erheben, ist der körperliche Untersuchungsbefund im Intervall dagegen wenig ergiebig.

Differenzialdiagnose der Harnsteinkolik.

Der klinische Fall. Eine 22-jährige Studentin kommt in die Notaufnahme mit stärksten Schmerzen im rechten Unterbauch. Sie gibt an, dass sich die Schmerzen im Laufe des Tages langsam entwickelt hätten. Die Patientin ist kaltschweißig, blass, hypoton und tachykard, es besteht ein erheblicher Druckschmerz im rechten Unterbauch, mit Ausstrahlung in die Flanke. Im Blutlabor finden sich leichtgradig erhöhte Entzündungswerte, der Urinstatus enthält Leukozyten und Erythrozyten, jedoch kein Nitrit. Sonographisch fällt eine I° gestaute rechte Niere sowie ein leichter Flüssigkeitssaum im

▼

Douglas-Raum auf. Der übrige sonographische Befund bleibt unauffällig. Vor Anfertigung einer Abdomenübersichtsaufnahme wird ein Schwangerschaftstest durchgeführt, der positiv ist. Die Vorstellung beim Gynäkologen ergibt schließlich die Diagnose einer Extrauteringravidität.

Die häufigste Ursache von Koliken sind zwar Harnsteine, aber auch andere Krankheiten verursachen ähnliche Beschwerden:

- Die **Gallenkolik** ist im Gegensatz zur Nierenkolik vorwiegend im rechten Oberbauch unter den Rippen lokalisiert. Schmerzausstrahlung in die rechte Schulter und Ikterus sprechen für ein Gallenleiden. Der Urin kann infolge der Gallenfarbstoffe auch rot und der Stuhl weiß gefärbt sein. Eine Hämaturie besteht in der Regel nicht.
- **Gynäkologische Erkrankungen** (stielgedrehte Ovarialzyste, Tubargravidität) zeichnen sich im Gegensatz zur Nierenkolik durch ein akutes intraabdominelles Geschehen aus. Zu den Symptomen zählen Druckschmerz im Unterbauch, Abwehrspannung, druckschmerzhafter Douglas'scher Punkt sowie Zeichen der Peritonitis.
- Für die **Appendizitis** sprechen Abwehrspannung, Loslassschmerz, Leukozytose und Temperaturerhöhung. Typischerweise liegt der Patient bei intraabdominellen Erkrankungen ruhig im Bett, weil ihm dies Linderung bringt. Im Gegensatz dazu ist der Steinkranke während der Kolik extrem unruhig. Er versucht den heftigen Schmerzen durch permanente Änderung der Körperlage zu begegnen, d. h. er liegt, kniet, sitzt, steht, läuft. Die Haut ist blass, kalt und schweißnass. Die Nierenregion ist klopfschmerzhaft und im Verlauf des Harnleiters ist der Bauch druckschmerzhaft. Meteorismus, Erbrechen, Hodenschmerzen und imperativer Harndrang sind für eine Uretersteinkolik typisch. Eine Mikrohämaturie findet man bei der Urolithiasis. Vereinzelte Erythrozyten können jedoch auch bei der Appendizitis im Urin erscheinen. Ein sonographisch nachgewiesener Stau des Harntraktes spricht für ein Steinleiden und gegen die Appendizitis.
- Ein blockierender Harnstein kann das Bild eines **akuten Abdomens** vortäuschen. Reflektorisch kommt es zu Meteorismus. Das Abdomen
▼

ist aufgetrieben, die Darmgeräusche sind spärlich. Beim Ileus hingegen finden sich klingende, metallische Darmgeräusche. Das Erbrechen setzt bei der Kolik auf der Höhe, bei der Peritonitis und dem akuten Abdomen nach dem Schmerzanfall ein.
- Dem **Herpes zoster** gehen ziehende Flankenschmerzen voraus, die zu dem Bild einer Harnsteinkolik passen würden. Der unauffällige urologische Röntgenbefund und der unauffällige Urinbefund lassen an den Zoster denken, der erst Tage später aufblühen kann.
- **Andere Nierenerkrankungen**, wie chronische Pyelonephritis, Nierentumor, Urotuberkulose, Papillennekrose bei Diabetes können durch Koagel oder Detritusabgang in den Harnleiter Koliken produzieren. Mit Hilfe von Urinbefund, Urogramm, Sonographie, Urinkultur und laborchemischen Befunden lassen sich diese Nierenerkrankungen jedoch abgrenzen.
- Letztlich können **thorakale und abdominelle Schmerzzustände** nahezu jeglicher Art kolikähnliche Beschwerden produzieren. Aus der Fülle dieser Erkrankungen seien der Herzinfarkt, die Endometriose, die Extrauteringravidität, der Psoas-Abszess, Intoxikationen, Phäochromozytom, M. Addison und Ulcera duodeni et ventriculi sowie die Pankreatitis genannt.

Labor

Blutuntersuchung.
Im Rahmen der Notfalldiagnostik werden die in ◨ Tabelle 10.6 aufgezählten Parameter untersucht. Bei Urolithiasis finden sich üblicherweise keine spezifischen Veränderungen. Eine Leukozytose und CRP-Erhöhung weisen allerdings auf eine begleitende Harnwegsinfektion hin. Kreatinin und Harnstoff sind bei komplikationsloser Steinerkrankung unverändert. Sie können jedoch bei steinbedingter Obstruktion ansteigen. Als Folge einer postrenalen Niereninsuffizienz findet sich bei urämischer Stoffwechsellage eine Anämie.

Urinuntersuchung.

> Klassischerweise zeigt das **Urinsediment** in fast 100% der Fälle eine Mikrohämaturie, aber nur in 25% der Fälle eine Makrohämaturie.

Häufig findet sich eine Leukozyturie.
Positives Nitrit im Urin-Schnelltest, bzw. Bakterien im Urinsediment verlangen eine **Urinkultur** mit bakteriologischer Differenzierung des Keimes und seiner

Resistenzlage. Die Urinkultur bildet die Grundlage für die gezielte antibiotische Therapie bei Infekten. Trüber, eitriger Urin, Fieber und Schüttelfrost deuten auf eine gleichzeitige Begleitinfektion und somit auf eine Komplikation des Steinleidens hin.

> ❗ **Cave**
> Große Nierenbeckenausgusssteine verraten sich oft nur durch trüben Urin oder Fieber und können komplett schmerzfrei bleiben.

Die Prüfung des **Urin-pH** ist einfach und kann außerdem frühzeitig Hinweise auf die Harnsteinart geben.

Bildgebende Verfahren

Sonographie.

> ❯ Die Sonographie ist heute das Primärdiagnostikum bei Steinverdacht.

Sie wird komplementär zur Röntgendiagnostik eingesetzt, kann diese allerdings aufgrund technischer Limitationen nicht komplett ersetzen. Die Einführung der Sonographie hat die Strahlen- und Kontrastmittelbelastung für die Patienten deutlich minimiert.

Steine bis zu einer Größe von 2–3 mm sind sonographisch zu erkennen. Nierensteine und prävesikale Harnleiterkonkremente stellen sich ideal dar, Harnleitersteine können mit großer Erfahrung allenfalls bei Kindern nachgewiesen werden.

> ❯ Hervorzuheben ist, dass der Ultraschall auch röntgennegative Steine zur Darstellung bringt.

Weiterhin lassen sich sonographisch wichtige Komplikationen eines Harnsteins, wie eine Harnstauungsniere, eine Pyonephrose oder eine stauungsbedingte Reduzierung desNierenparenchyms leicht erkennen. Eine radiologisch stumme Niere kann durch Ultraschall von einer Nierenaplasie unterschieden werden. Außerdem eignet sich der Ultraschall hervorragend zur Verlaufskontrolle nach spontanem Steinabgang, instrumenteller oder operative Steinentfernung.

Wichtige Sonderindikationen für die Sonographie bestehen:
- Bei Koliken in der Gradivität,
- bei Vorliegen einer Jod- oder Kontrastmittelallergie,
- in der Differenzialdiagnose röntgennegativer Stein gegen Urotheltumor.

Native Spiralcomputertomographie (Spiral-CT).

> ❯ In den letzten 10 Jahren hat sich das native Spiral-CT in der Harnsteindiagnostik als gleichwertige, oft bessere Alternative zum Ausscheidungsurogramm entwickelt.

Je nach apparativer Verfügbarkeit empfiehlt es sich heute bei Steinverdacht in der Sonographie ein natives Spi-

ral-CT anzuschließen. Neben der Steindiagnose und – lokalisation ermöglicht es die differenzialdiagnostische Abgrenzung zu Tumoren der Niere, des Harnleiters sowie der Harnblase. Durch die Bestimmung der Houndsfield-Einheiten gelingt es Harnsäuresteine von kalziumhaltigen Konkrementen zu unterscheiden. Der Meteorismus der Kolikpatienten, insbesondere bei begleitender Darmparalyse beeinträchtigt das Spiral-CT nicht.

Abdomenübersichtsaufnahme/Röntgenleeraufnahme.

> **Tipp**
> Besteht nicht die Möglichkeit das native Spiral-CT diagnostisch einzusetzen, so wird alternativ eine Abdomenübersichtsaufnahme und beim kolikschmerzfreiem Patienten anschließend eine Ausscheidungsurografie (❯ unten) durchgeführt.

In der Abdomenübersicht können radiologisch Steine von weniger als 3 mm Durchmesser sicher nachgewiesen werden. Allerdings muss der Patient dafür optimal antimeteoristisch vorbereitet sein, was bei begleitender Darmparalyse in der Notfallsituation schwierig sein kann.

Die Abdomenübersichtsaufnahme im Liegen sollte die Region vom Oberpol der Nieren bis zur Symphyse komplett abbilden. Röntgendichte Konkremente lassen sich hier erkennen. Schwierigkeiten treten bei sehr kleinen Steinen auf oder bei Steinen, die in Knochendeckung liegen.

Differenzialdiagnose des Kalkschattens.

> Für jeden Arzt, nicht nur für den Urologen, sind die **10 Differenzialdiagnosen** eines Kalkschattens auf der Abdomenübersichtsaufnahme (❏ Abb. 10.10) von hoher Wichtigkeit:
> - Stein,
> - Tumor (bis zu 30% der Nierenzellkarzinome zeigen klassische Verkalkungen!),
> - Phlebolithen,
> - verkalkter Mesenteriallymphknoten,
> - Aneurysma (Aorta, Milzarterie etc.),
> - Gallensteine,
> - verkalkte Myome,
> - eingenommene Tabletten und Pillen (!),
> - Nebennierenverkalkungen,
> - verkalkte Zyste.
> - Erkrankungen, bei denen **multiple Verkalkungen** gefunden werden, sind die Urotuberkulose, die Markschwammniere und die Nephrokalzinose.

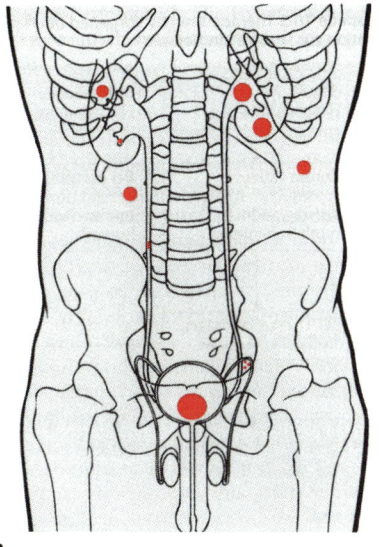
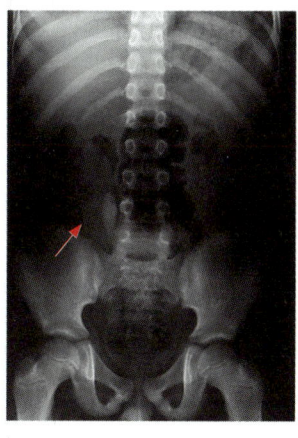
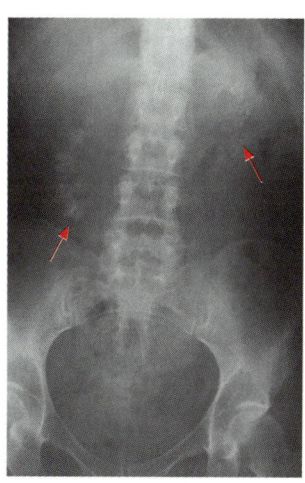

a   b   c

 Abb. 10.10 a,b,c. a Projektionsmöglichkeiten verschiedener Kalkschatten auf den Harntrakt. **b** Mittleres Bild: Großer Zystinstein (Pfeil) im rechten Harnleiter. **c** Rechtes Bild: Bilaterale Nephrokalzinose (Pfeile)

Ausscheidungsurogramm.

🚫 Cave

> Das Ausscheidungsurogramm darf als Notfalldiagnostikum beim Kolikpatienten wegen der Gefahr einer Fornixruptur (▶ unten) nur nach erfolgreicher Analgesie durchgeführt werden.

Durch intravenöse Gabe eines Kontrastmittels kann die Ausscheidungsleistung der Niere sowie der Abfluss über beide Harnleiter in die Blase beurteilt werden. Das Urogramm wird insbesondere zur Lokalisation von Harnleiterkonkrementen bzw. zur Differenzialdiagnose der Harnstauungsniere durchgeführt.

Röntgennegative Harnsteine können im Ausscheidungsurogramm als **Kontrastmittelaussparung** bzw. im Harnleiter als **Kontrastmittelstopp** diagnostiziert werden. Die akute und komplette Obstruktion einer vorher funktionstüchtigen Niere stellt sich im Urogramm durch die Anreicherung des Kontrastmittels im Nierenparenchym (**nephrographischer Effekt**) dar. Oftmals sind aufgrund des verzögerten Kontrastmittelabflusses Spätaufnahmen von bis zu 24 Stunden notwendig, um den Harnleiter bis zum blockierten Abschnitt darzustellen.

🚫 Cave

> Kontraindikationen der Kontrastmitteldarstellung sind:
> - Akute Harnleiterkolik wegen der erhöhten Gefahr der Fornixruptur,
> - Niereninsuffizienz,
> - bekannte Kontrastmittelallergie.
> - Metformin-Einnahme, Exsikhose, Plasmozytoon

Bei der **Fornixruptur** kommt es durch eine kolikbedingte Druckerhöhung im Hohlsystem zum Riss des Nierenbeckens. Dies tritt bevorzugt dann auf, wenn ein Ausscheidungsurogramm bei nicht völlig kolikschmerzfreiem Patienten durchgeführt wird. Auslöser ist der diuretische Effekt des Kontrastmittels, der zu einer kurzfristig massiven Erhöhung der Druckverhältnisse unter Kolikbedingungen führt. Das Auftreten einer Fornixruptur kann durch eine adäquate Analgesie des Kolikpatienten verhindert werden.

 Nur absolut schmerzfreie Kolikpatienten dürfen ein Ausscheidungsurogramm erhalten.

Beim Auftreten einer Fornixruptur muss der Patient mit einer antibiotischen Behandlung, sowie einer Harnleiterschienung zur optimalen Harnableitung versorgt werden.

Differenzialdiagnose der Kontrastmittelaussparung im Ausscheidungsurogramm.

Der klinische Fall. Ein 65-jähriger Patient wird mit kolikartigen linksseitigen Flankenschmerzen in die Klinik aufgenommen. Im Urinstatus zeigt sich eine Mikrohämaturie mit 200 Erythrozyten/µl. Sonographisch fällt eine II° dilatierte linke Niere auf. Aufgrund der Adipositas wird zur weiteren Abklärung, bei Verdacht auf einen Harnleiterstein, ein Ausscheidungsurogramm veranlasst. Hier zeigt sich über eine Strecke von 1,5 cm eine unregelmäßige Kontrastmittelaussparung. Im Leerbild kann an dieser Stelle keine Verkalkung nachgewiesen werden. Außerdem scheidet die Niere mit erheblicher Verzögerung von 3 Stunden aus. Zur weiteren Abklärung erfolgt am darauf folgenden Tag eine diagnostische Ureterorenoskopie in Narkose, bei der sich ein Harnleitertumor als Ursache der Kontrastmittelaussparung sichern lässt. In der Biopsie aus dem Tumor wird ein Urothelkarzinom nachgewiesen, sodass der Patient wenige Tage später nephroureterektomiert wird.

> Von besonderer Wichtigkeit ist im Ausscheidungsurogramm die Differenzialdiagnose der Kontrastmittelaussparung (Kontrastmitteldefekt, Umfließungsfigur, schattennegative Raumforderung):
> - Röntgennegativer Stein,
> - urothelialer Tumor,
> - Blutkoagel,
> - Luftblase,
> - Harnleiterkompression durch ein Aortenaneurysma,
> - vaskuläre Impressionen,
> - Lymphknotenimpressionen,
> - Fremdkörper.

Weitere bildgebende Verfahren

Bei speziellen Fragestellungen oder zur operativen Vorbereitung stehen weitere Untersuchungsmöglichkeiten zur Verfügung:

Magnetresonanzurographie (MR-Urographie): Als weitere Entwicklung hat sich insbesondere bei Kindern die MR-Urographie als nützlich erwiesen. Sie kann auch bei niereninsuffizienten Patienten mit Steinverdacht angewandt werden, ebenso bei Patienten mit Kontrastmittelallergie. Die moderne MR-Urographie erlaubt neben der Darstellung der Harntraktmorphologie (statisches MR-Urogramm) auch eine Aussage über die Nierenfunktion (dynamisches MR-Urogramm).

Retrograde Pyelographie: Die retrograde Pyelographie wird unter spezieller Indikationsstellung bei Versagen der anderen bildgebenden Diagnostik, bei geplanter Harnleiterschienung oder bei geplanter Steinextraktion oder Biopsie durchgeführt. Bei Männern erfordert die Untersuchung aufgrund der notwendigen Urethrozystoskopie zumeist eine Narkose.

> Die retrograde Pyelographie darf nur unter aseptischen Bedingungen bei strenger Indikationsstellung durchgeführt werden. Hauptgefahr der retrograden Pyelographie liegt in einer möglichen Keimaszension mit nachfolgender Pyelonephritis.

Isotopennephrographie: Eine nuklearmedizinische Untersuchung ist zur Steindiagnose selbst nicht notwendig. Geht es jedoch um die Klärung der Nephrektomieindikation bei steintragender Niere, werden Erkenntnisse über die seitengetrennte Nierenfunktion als Entscheidungshilfe herangezogen. Ferner findet das Isotopennephrogramm in der Verlaufsbeobachtung der Nierenfunktion nach offener Steinoperation Anwendung.

Harnsteinanalyse

Einige der in der Notfallsituation durchgeführten Untersuchungen können bereits frühzeitig Hinweise auf die Harnsteinart geben. Die Prüfung des **Urin-pH** ist beispielsweise einfach und kann wegweisend sein:
- Anhaltend tiefe pH-Werte <5,8 sprechen für eine Säurestarre und damit für einen Harnsäurestein.
- Bei pH-Werten stets >5,8 muss an eine renale tubuläre Azidose (RTA) gedacht werden.
- pH-Werte >7 sprechen für einen Harnwegsinfekt und können auf eine Infektsteinbildung hindeuten.

Im Anschluss an die Akuttherapie (▶ Kap. 10.5) des Kolikpatienten bei Urolithiasis muss jeder Patient dazu angehalten werden seinen Urin zu sieben, um Konkremente gewinnen zu können.

> Jedes asservierte Konkrement muss der Harnsteinanalyse zugeführt werden.

Als heutige Standardmethoden gelten die **Röntgendiffraktometrie** und die **Infrarotspektrometrie**. Beide Methoden erlauben eine Analysegenauigkeit der Harnsteinkomponenten bis etwa 5%. Nasschemische Analyseverfahren sind obsolet. Die **Polarisationsmikroskopie** ist für die Steinartdiagnose hilfreich, wird jedoch nur an wenigen Zentren qualitativ verlässlich durchgeführt.

10.4.2 Metabolische Diagnostik zur Abklärung der Harnsteinbildungsursache

Im klinischen Alltag wird heute zwischen Niedrigrisiko- und Hochrisiko-Harnsteinbildnern unterschieden. Der Umfang der diagnostischen Maßnahmen, die ergriffen werden, richtet sich danach zu welcher Risikogruppe der Patient (◻ Abb. 10.11) gehört.

Für eine aussagekräftige metabolische Diagnostik sollte der Harntrakt in idealer Weise steinfrei sein. Ist dies nicht zu erreichen, so sollte die letzte interventionelle Behandlung zumindest 4 Wochen zurückliegen.

Niedrigrisikogruppe

Die **Niedrigrisikogruppe** (Low-Risk-Patienten) umfasst Erststeinbildner, die keine der weiter unten genannten Risikofaktoren aufweisen, sowie Rezidivsteinbildner mit geringer Erkrankungsaktivität. Die Erkrankungsaktivität wird durch die Harnsteinbildung innerhalb der letzten 3 Jahre definiert. Treten weniger als 3 unabhängige Steinereignisse innerhalb von 3 Jahren auf, so gilt die Erkrankungsakitivität als gering.

Häufig wird die Diagnose Urolithiasis im Rahmen einer Notfallsituation (▸ oben) gestellt.

Gelingt es nach der Akuttherapie Konkremente zu asservieren und erfolgreich zu analysieren, ist die Harnsteinart bekannt.

❯ Alle Harnsteinbildner sollten unabhängig von dem Risikoprofil, der Erkrankungshäufigkeit und der Steinart einer **Basisdiagnostik** (◻ Tab. 10.7) zu geführt werden.

Dazu gehört die Anamnese (Stein-, Ernährungs- und Medikamentenanamnese), die körperliche Untersu-

chung, die Durchführung einer Sonographie, eine Blutuntersuchung mit Bestimmung von Kreatinin, ionisiertem Kalzium (alternativ Gesamtkalzium mit Albumin) und Harnsäure, ein Urinstatus mit Urin-pH, spezifischem Gewicht, Leukozyten, Erythrozyten, Nitrit und Eiweiß sowie die Urinkultur.

Ist die Harnsteinart unbekannt, wird die Basisdiagnostik erweitert (◻ Tab. 10.8).

Eine orientierende Aussage über die Steinzusammensetzung kann durch das **Röntgenverhalten** (◻ Tab. 10.2) des unbekannten Konkrements in der

◻ **Tabelle 10.7.** Harnsteinabklärung – Basisdiagnostik im Rahmen der metabolischen Abklärung

Basisdiagnostik bei metabolischer Abklärung eines bekannten Harnsteinleidens	
Anamnese	Steinanamnese Ernährungsanamnese Medikamentenanamnese
Klinische Untersuchung	Körperliche Untersuchung Sonographie
Blut	Kreatinin Kalzium (ionisiertes Kalzium oder Gesamtkalzium + Albumin) Harnsäure
Urin	Urinstatus Leuko/Ery/Nitrit/Eiweiß/pH/spezifisches Gewicht Urinkultur

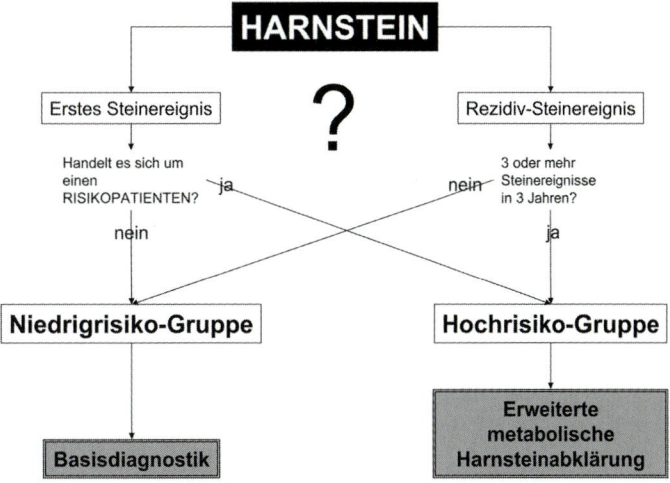

◻ **Abb. 10.11.** Algorithmus zur angemessenen metabolischen Diagnostik nach einem Harnsteinereignis

◘ Tabelle 10.8. Empfohlene Diagnostik bei primär unbekannter Harnsteinart

Unbekannte Steinart	
Anamnese	Steinanamnese Ernährungsanamnese Medikamentenanamnese
Bildge-bung	Orientierende Aussage über Harn-steinzusammensetzung durch — orientierende Aussage über Harnsteinzusammensetzung durch ein natives Spiral-CT (Mes-sung der Houndsfield-Einheiten) — Natives Spiral-CT
Blut	Kreatinin Kalzium (ionisiertes Kalzium oder Gesamt-kalzium + Albumin) Harnsäure
Urin	Urin-pH-Tagesprofil (bei jeder Miktion, mind. 4 zirkadiane Einzelmessungen) Urinstatus Leuko/Ery/Nitrit/Eiweiß/pH/spezifi-sches Gewicht Urinkultur Kristallines Urinsediment (im Morgen-urin) Zystin-Schnelltest (bei Kindern und Jugendlichen)

Röntgenleeraufnahme bzw. dem Nativ-Spiral-CT ge-wonnen werden.

Ein **Urin-pH-Tagesprofil** (bei jeder Miktion, min-destens 4 zirkadiane Einzelmessungen) gibt Aufschluss über eine Säurestarre (Harnsäuresteinbildung), einen Ansäuerungsdefekt (renale tubuläre Azidose) oder ei-nen stets alkalischen Urin (Infektsteinbildung).

Im **kristallinen Urinsediment** können Zystin oder Struvit als pathognomonische Kristalle diagnostiziert werden.

Bei zusätzlichem Nachweis ureasebildender Keime in der **Urinkultur** liegt eine Infektsteinbildung nahe.

Der **Zystin-Schnelltest** gibt Hinweise auf das Vor-liegen einer Zystinurie.

Hochrisikogruppe

Zur Hochrisikogruppe (High-Risk-Patienten) der Harnsteinbildner gehören:

— Rezidivsteinbildner mit hoher Erkrankungsakti-vität (≥3 Steine in 3 Jahren),
— Patienten mit Infektsteinbildung,
— Patienten mit Harnsäure- und Uratsteinbil-dung (Gicht),
— Kinder und Jugendliche,
— Patienten mit genetisch determinierter Stein-bildung (Zystinurie, primäre Hyperoxalurie, RTA Typ 1, 2,8-Dihydroxyadenin-Ausscheidung, Xanthinurie),
— Patienten mit Brushitsteinbildung,
— Patienten mit Hyperparathyreoidismus,
— Patienten mit gastrointestinalen Erkrankungen (Colitis, Morbus Crohn, Malabsorption),
— Patienten mit Einzelnierensituation,
— Patienten mit Nephrokalzinose,
— Patienten mit bilateral großen Steinmassen so-wie
— Patienten mit positiver Familienanamnese.

Bei diesen Patienten muss eine erweiterte steinspezifi-sche Diagnostik durchgeführt werden, d. h. die typi-schen Risikoparameter der verschiedenen Harnsteinar-ten müssen abgeklärt werden. Die zusätzlich durchzu-führenden Untersuchungen werden für die jeweiligen Harnsteine in den ◘ Tabellen 10.9–10.13 wiedergegeben.

Als allgemeiner Qualitätsstandard gilt die Auswer-tung von zwei 24-Stunden-Sammelurinen (◘ Tab. 10.14). Die Konservierung erfolgt entweder mit 5% Thymolisopropanol (30 ml/2 l-Sammelbehälter) oder alternativ durch Kühlung des Urins auf unter 8°C.

Additive Spezialtests sind nur bei wenigen Patien-ten indiziert.

Beim radiologischen Nachweis einer Nephrokalzi-nose oder Markschwammniere muss eine **renal-tubu-läre Azidose (RTA)** ungedingt abgeklärt werden. Die metabolische Diagnostik erfolgt durch den Ammoni-umchlorid-Belastungstest.

Ammoniumchlorid-Belastungstest

Hier werden die Patienten mit 0,1 g/kgKG Ammoniumchlorid geloadet. Patienten, die unter dieser Säurebelastung ihren Urin-pH nicht unter 5,4 senken können, haben eine RTA. Bei gleichzeitigem Abfall des Plasmabikarbonats liegt eine kom-plette Form vor, die inkomplette Form geht mit normalen Plasmabikarbonatwerten einher.

◼ **Tabelle 10.9.** Steinspezifische metabolische Diagnostik beim Kalziumoxalatstein

Kalziumoxalat

Basisdiagnostik
+

Blut	Intaktes Parathormon (bei erhöhtem Kalzium) Natrium Kalium Chlorid
Urin	Urin-pH-Tagesprofil (4 zirkadiane Einzelmessungen) 2 24-Stunden-Sammelurine — Volumen — Urin-pH — Dichte — Kalzium — Oxalat — Harnsäure — Zitrat — Magnesium

◼ **Tabelle 10.10.** Steinspezifische metabolische Diagnostik beim Kalziumphosphatstein

Kalziumphosphat
Karbonatapatit / Brushit

Basisdiagnostik
+

Blut	Intaktes Parathormon (bei erhöhtem Kalzium) Natrium Kalium Chlorid
Urin	Urin-pH-Tagesprofil (4 zirkadiane Einzelmessungen) 2 24-Stunden-Sammelurine — Volumen — Urin-pH — Dichte — Kalzium — Phosphat — Zitrat

◼ **Tabelle 10.11.** Steinspezifische metabolische Diagnostik beim Infektstein

Infektsteine
Struvit

Basisdiagnostik
+

Urin	Urin-pH-Tagesprofil (4 zirkadiane Einzelmessungen)

◼ **Tabelle 10.12.** Steinspezifische metabolische Diagnostik bei Harnsäure-, Urat-, 2,8-Dihydroxyadenin- und Xanthinsteinen

Harnsäure und Urate
2,8-Dihydroxiadenin
Xanthin

Basisdiagnostik
+

Urin	Urin-pH-Tagesprofil (4 zirkadiane Einzelmessungen) 2 24-Stunden-Sammelurine — Volumen — Urin-pH — Dichte — Harnsäure

◼ **Tabelle 10.13.** Steinspezifische metabolische Diagnostik beim Zystinstein

Zystin

Basisdiagnostik
+

Urin	Urin-pH-Tagesprofil (4 zirkadiane Einzelmessungen) 2 24-Stunden-Sammelurine — Volumen — Urin-pH — Dichte — Zystin

□ Tabelle 10.14. Norm- und Grenzwerte der Urinparameter.
Zugrunde liegt der Qualitätsstandard von 2 vollständig ausgewerteten 24-Stunden-Sammelurinen. Wegen der zirkadianen Schwankung der einzelnen Urinparameter geben Spontanurinproben das lithogene Risiko des Urins nur eingeschränkt wieder

Urinparameter	Grenzwerte	Hinweis auf
Spezifisches Gewicht	> 1010 g/cm³	geringe Trinkmenge
pH - Wert	konstant >5,8 konstant >7,0 konstant ≤5,8	V. a. RTA V. a. Harnwegsinfekt Säurestarre
Kreatinin	7–13 mmol/d Frauen 13–18 mmol/d Männer	Nierenfunktion Sammelfehler
Kalzium	>5.0 mmol/d ≥8,0 mmol/d	Therapiebeginn manifeste Hyperkalzurie
Oxalsäure	> 0.5 mmol/d 0,45–0,85 mmol/d ≥ 1,0 mmol/l	Hyperoxalurie milde Hyperoxalurie V. a. primäre Hyperxalurie
Harnsäure	> 4.0 mmol/d	Hyperurikosurie
Zitronensäure	< 2,5 mmol/d	Hypozitraturie
Magnesium	< 3.0 mmol/d	Hypomagnesiurie
Anorganisches Phosphat	> 35 mmol/d	Hyperphosphaturie
Ammonium	> 50 mmol/d	Hyperammonurie
Zystin	> 0,8 mmol/d	Zystinurie

□ Tabelle 10.15. Normbereiche der Blutparameter für Erwachsene

Blutparameter		Normbereiche
Kreatinin		25–100 µmol/l
Kalzium	Gesamtkalzium	2,0–2,5 mmol/l
	ionisiertes Kalzium	1,12–1,32 mmol/l
Harnsäure		119–380 µmol/l
Phosphat		0,81–1,29 mmol/l
BGA	pH	7,35–7,45
	pO$_2$	80–90 mmHg
	pCO$_2$	35–45 mmHg
	HCO$_3^-$	22–26 mmol/l
	BE	± 2 mmol/l

Bei Verdacht auf **Hyperparathyreoidismus** muss das intakte Parathormon im Serum (□ Tab. 10.9) gemessen werden. Geringes Serumphosphat und eine hohe alkalische Phosphatase sind weitere Hinweise auf den gestörten Stoffwechsel unter hohem Parathormon (□ Tab. 10.15). Zum Ausschluss von Nebenschilddrüsenadenomen wird eine Halssonographie empfohlen.

Besteht die Notwendigkeit eine enterale Hyperoxalurie weiter abzuklären, so steht der ^{13}C Oxalatabsorptionstest in spezialisierten Zentren zur Verfügung.

10.5 Therapie und Harnstein-metaphylaxe

Die Therapie der Urolithiasis beginnt zunächst mit einer ausreichenden Schmerzbehandlung bei **Harnsteinkolik.**

> Liegt bereits eine obstruktive Pyelonephritis vor, muss die gestaute Niere sobald als möglich entlastet werden.

◼ Tabelle 10.16. Behandlungsoptionen beim Harnstein. Zusammenfassung der Literatur

Optionen der Harnsteintherapie		
Therapieverfahren	**Klassische Indikation**	**Erfolgsrate [%]**
Konservative Maßnahmen und Spasmoanalgesie	Harnleitersteine <8 mm	60–80
ESWL (◼ Tabelle 17)	Nephrolithiasis bis zu einer Steingröße von 20 mm Nierenkelchsteine Nierenbeckensteine Harnleitersteine	14–85 bis 90
Ureterorenoskopie	Harnleitersteine — proximal — distal	 60–97 90–98
PCNL	Partielle und komplette Ausgusssteine Nierensteine ab 15 mm	90
Offene Steinoperation	Große intrarenale Steinmasse Steine bei subpelviner Stenose Harnleitersteine nach erfolgloser URS	hoch

Im **schmerzfreien Intervall** wird bei kleinen Harnsteinen zunächst eine konservative Steinaustreibung versucht.

Die Indikationsstellung der einzelnen Verfahren zur **Extraktion der Steine** hängt von deren Lokalisation und dem zu behandelnden Patienten ab:

— Harnsteine bis zu einer Größe von 2 cm in der Niere und im oberen Harnleiter sind die Domäne der extrakorporalen Stoßwellenlithotripsie (ESWL).

— Für größere Steine in diesem Bereich steht alternativ die perkutane Nephrolitholapaxie (PCNL) bzw. die antegrade Ureterorenoskopie (URS) zur Verfügung.

— Harnsteine im mittleren und distalen Harnleiter können sowohl durch ESWL als auch durch URS behandelt werden. Für die Entscheidung zur Ureterorenoskopie ist der Wunsch nach rascher Steinfreiheit des Patienten bzw. das Versagen der ESWL-Behandlung im Vorfeld maßgeblich.

— Die Indikation zur Schnittoperation muss heute nur noch in wenigen Fällen gestellt werden. Ihre Durchführung sollte deshalb entsprechenden Zentren vorbehalten bleiben.

In ◼ Tab. 10.16 sind die bevorzugten Indikationsgebiete der einzelnen Behandlungsverfahren mit ihren Erfolgsraten gegenüber gestellt.

10.5.1 Akuttherapie der Kolik

Der Kolikschmerz bei Urolithiasis gehört zu den schwersten Schmerzzuständen, die symptomatisch behandelt werden. Wichtigste Voraussetzung ist die Abklärung anderer Schmerzursachen.

❗ **Cave**
Ein abdomineller Prozess muss ausgeschlossen sein!

➤ Sofortmaßnahmen zur **Schmerzbehandlung** sind ein intravenöses Spasmoanalgetikum (Metamizol®), gegebenenfalls unterstützt durch nichtsteroidale Antiphlogistika (Diclophenac®).

Die Akutanalgesie muss durch eine kontinuierliche Analgesie fortgesetzt werden. Das derzeit modernste Therapieschema besteht in der 2–3-mal täglichen Gabe von Diclophenac® und in der 1-mal täglichen Gabe eines Alpha-1-Rezeptorenblockers (z. B. Tamsulosin), der zu einer Tonusminderung des sympathisch innervierten Ureters führt. Bei nicht zu kontrollierenden Koliken muss auf zentral wirkende Analgetika, wie Pentazocin, Pethidine, Piritramid oder Buprenorphin zurückgegriffen werden.

Die früher empfohlene Gabe von Butylscopolamin ist heute weitgehend überholt.

Aufgrund der Pathophysiologie der Kolik können therapierefraktäre Koliken mit einer Harnableitung (Doppel-J-Ureterkatheter oder perkutane Nephrostomie) behandelt werden. Bei Schwangeren sollte diese Indikation großzügig gestellt werden.

10.5.2 Akuttherapie der obstruktiven Pyelonephritis

Für die Entlastung der Niere bei obstruktiver Pyelonephritis steht zum einen die **perkutane Nephrostomie**, zum anderen die Einlage einer **Harnleiterschiene** zur Verfügung. Beide Harnableitungen sichern den Abfluss des obstruierten Hohlsystems, sie mindern den Druck und ermöglichen damit eine Wiederaufnahme der Nierenfunktion. Unabhängig vom Entlastungsverfahren muss die Pyelonephritis durch eine **i. v.-antibiotische Therapie** behandelt werden. Nach Entlastung kann die Nierenfunktion durch **forcierte Diurese** unterstützt werden.

10.5.3 Konservative Steinaustreibung und Extraktion

Konservative Steinaustreibung

> Etwa 80% aller Harnsteine bis zu 5 mm sind spontan abgangsfähig, ebenso Harnsteine mit glatter Oberfläche bis zu einem Durchmesser von maximal 10 mm.

Die optimale konservative Steintherapie mit kontinuierlicher Analgesie (z. B. Diclophenac) und Tonusminderung des Harnleiters (Alpha-1-Rezeptorenblocker, z. B. Tamsulosin), einer begleitenden Diurese von 2–3 l/Tag sowie einer unterstützenden physikalischen Mobilisation sollte für etwa 1 Woche versucht werden. Danach sind interventionelle Maßnahmen erforderlich.

Kontraindikationen.

> **Als Kontraindikation für eine konservative Steinaustreibung gelten**
> - Eine Harnstauungssituation mit begleitendem Harnwegsinfekt,
> - eine unter Harnstauung eingetretene Funktionsminderung,
> - eine längere Verweildauer des Steins an seiner Lokalisation sowie
> - eine Steingröße über 8 mm.

Extrakorporale Stoßwellenlithotripsie (ESWL)

> Die **extrakorporale Stoßwellenlithotripsie (ESWL)** zählt zu den Meilensteinen der modernen Medizin. Die bis dahin übliche Steinoperation zur Erzielung der Steinfreiheit konnte so durch ein schnittfreies rein maschinelles Behandlungsverfahren ersetzt werden.

Seit Einführung der ESWL in die moderne Urologie Mitte der 80er-Jahre ist nicht nur die Verbreitung sprunghaft angestiegen, sondern es hat sich auch ein technischer Wandel vollzogen.

In den Anfangsjahren wurde die Indikation zur Stoßwellenbehandlung bei 30% der Harnsteine gestellt. Heute gilt die ESWL bei bis zu 95% der Harnsteine als Therapie der Wahl. Mit den modernen Viertgenerationsgeräten ist eine zumeist narkosefreie Zertrümmerung von Harnsteinen in der Niere und in allen Harnleiterabschnitten möglich.

Weiterentwicklung der ESWL-Geräte

Bei den ersten ESWL-Geräten (Dornier HM 3, »Badewanne«) wurde die Stoßwelle durch elektrische Entladung elektrohydraulisch erzeugt. Es folgten weitere Geräte, deren Stoßwellengenerator durch piezoelektrische Elemente arbeitete. Die heute weit verbreiteten Dritt- und Viertgenerationsgeräte sind mit weiterentwickelten und verbesserten Stoßköpfen ausgestattet, die je nach Gerätehersteller auf dem elektromagnetischen, elektrohydraulischen oder piezoelektrischen Stoßwellengenerierungsprinzip beruhen.

Während es sich bei den Drittgenerationsgeräten um fest installierte Einheiten mit multifunktionalem Durchleuchtungstisch handelt, unterscheiden sich die Viertgenerationsgeräte durch ihren beweglichen und modularen Aufbau. Bei diesen Maschinen ist eine komplette Einzelnutzung der Röntgeneinheit, der Sonographieeinheit sowie der Stoßwelleneinheit mit dem dafür erforderlichen Behandlungstisch möglich.

Prinzip der ESWL

Prinzipiell zeichnet sich die Stoßwelle im Gegensatz zur Ultraschallwelle mit linearen Druck- und Zugimpulsen durch einen nicht linearen Hochdruckimpuls mit rascher Anstiegsflanke aus. Für die Ausbreitung der Stoßwelle gelten die Gesetze der Akustik. Die Stoßwelle breitet sich unbehindert durch Flüssigkeiten aus und entfaltet ihre Wirkung an Grenzflächen unterschiedlicher Impendanz, an denen es zu Druckdifferenzen kommt. Bei den moderneren Geräten (◘ Abb. 10.12) mit elektromagnetischer Stoßwellenerzeugung wird die Stoßwelle durch ein akustisches Fokussierungssystem in den Fokus projiziert. Im Stoßwellenfokus liegt die größte Kraftentwicklung der Stoßwelle, daher ist dies der Punkt, in den der zu behandelnde Stein positioniert werden muss.

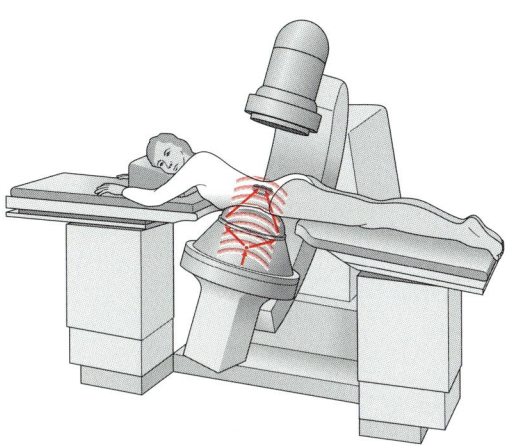

Abb. 10.12. Schematische Darstellung der Patientenlagerung auf einem modernen Lithotriptor

Tabelle 10.17. Steinfreiheit nach ESWL in den einzelnen Harntraktabschnitten. (aktueller Literaturstand)		
Harnsteintherapie durch ESWL-Überblick		
Stein-lokalisation im Harntrakt	**Stein-freiheitsrate [%]**	**Wiederbe-handlungsrate (Re-ESWL) [%]**
Nierenbecken	56–94	4–29
Oberer/ mittlerer Kelch	79–85	31–41
Unterer Kelch	14–85,5	9–66
Oberer Harnleiter	75–91	33–40
Unterer Harnleiter	86–100	bis 58

Zur Steinortung steht bei allen modernen Geräten sowohl eine zweidimensionale Röntgenortungseinheit (C-Bogen) als auch eine Ultraschallortung zur Verfügung. Hierdurch lässt sich der Stein genau in den 3 Raumebenen in den Fokus der Stoßwelle positionieren.

Indikationen.

❯ Die Komplikationsarmut, der Komfort für die Patienten und die breite Verfügbarkeit haben das Indikationsspektrum der ESWL bis an die Grenzen dessen, was machbar ist, erweitert.

Dort, wo früher ein konservatives Vorgehen obligat war (z. B. bei Harnleitersteinen mit einem Durchmesser von 5–8 mm) wird heute häufig mit der ESWL frühzeitig behandelt. Gleiches gilt bei Harnleitersteinen mit schweren, rezidivierenden Koliken.

Bis zu einer Größe von 2 cm ist die ESWL heute Therapie der Wahl für Nierensteine.

Komplikationen.

❯ Der Einsatz der ESWL hat andererseits auch zu neuen Problemen geführt, den **clinically insignificant residual fragments.**

Anfangs wurden Desintegrate <5 mm als spontan abgangsfähige, und damit nicht weiter behandlungsbedürftige Fragmente angesehen. Zwischenzeitlich hat sich gezeigt, dass sich auf dem Boden dieser Residualsteinmasse ein **Steinrezidiv** ausbilden kann.

Bei der Zertrümmerung größerer Steinmassen im Nierenbecken oder Nierenkelchsystem kann es beim Transit des Desintegrates zur Ansammlung von Desin-

tegratmaterial im Bereich des Harnleiters bzw. des prävesikalen Harnleiterabschnittes kommen. Das Schicksal einer derartigen **Steinstraße** hängt vom distalsten Fragment ab. Ist dieses blockierend, so muss für den weiteren Steintransit das distale Fragment entweder zerkleinert oder entfernt werden.

Häufig sind Konkremente mit einer Stoßwellenbehandlung nicht komplett zu zertrümmern, **Mehrfachbehandlungen** sind daher durchaus üblich. Die Indikationsstellung hierzu muss streng erfolgen.

Über die Steinfreiheitsraten der ESWL in den einzelnen Harntraktabschnitten gibt Tabelle 10.17 Auskunft.

Grundsätzlich hängt das Ausmaß der stoßwelleninduzierten **Gewebeschädigung** von der Summe der applizierten Stoßwellen und dem Energieniveau ab. Ältere Geräte hatten einen größeren Fokus, das heißt die Energiedichte war geringer als bei den modernen Lithotriptoren.

Potenzielle klinische Nebenwirkungen der ESWL sind:

− Schmerzen,
− Hautpetechien,
− Nierentrauma mit Makrohämaturie bis hin zu intra- und perirenalen Hämatomen,
− Herzrhythmusstörungen.

Patienten mit Herzrhythmusstörungen bzw. Herzschrittmachern bedürfen der vorherigen kardiologischen Abklärung.

Eine chronische Nierenschädigung durch die ESWL ist bislang nicht bekannt.

Kontraindikationen.

> **Als Kontraindikationen der Stoßwellenthera-**
> **pie sind zu nennen:**
> — Korrekturbedürftige Obstruktionen distal des
>   Konkrements, z. B. Kelchhalsstenose, Harnleiter-
>   abgangsstenose, Harnleiterstenose,
> — unbehandelter Harnwegsinfekt,
> — unbehandelte Gerinnungsstörungen,
> — Thrombozytenaggregationshemmer und
>   Cumarinderivate,
> — Schwangerschaft.

Bei ausgeprägter, gegebenenfalls infizierter Harnstauung oder stummer Niere mit postrenaler Obstruktion muss zunächst der obere Harntrakt mittels einer inneren Harnleiterschienung oder perkutanen Nephrostomie entlastet werden. Die ESWL ist dann sekundär, nach entsprechender Ableitung und adäquater antibiotischer Behandlung möglich.

Ureterorenoskopie (URS)

Definition

> Die **Ureterorenoskopie (URS)** hat sich in den vergangenen 10 Jahren durch Miniaturisierung und Flexibilisierung des endourologischen Instrumentariums revolutionär verbessert.

Es stehen heute rigide, semirigide und flexible Ureterorenoskope zur Verfügung. Für die Behandlung von Kindern wurden speziell dünne Geräte entwickelt.

Die Ureterorenoskopie (❑ Abb. 10.13) erlaubt die endoskopische Exploration des Harnleiters zur Diagnostik und Steinmanipulation auf retrogradem Wege über die Harnröhre und Blase oder antegrad über eine zuvor angelegte perkutane Nephrostomie.

Durchführung. Nach diagnostischer Urethrozystoskopie wird das Ureterorenoskop entweder direkt oder über einen zuvor eingelegten Draht in den Harnleiter eingeführt.

Eine normale Ostienkonfiguration ermöglicht bei über 50% der Fälle eine primäre Passage des Instruments, andernfalls ist eine Dilatation erforderlich. Bei moderner Ausstattung kann ein sogenannter **Access Sheath** den Zugang zum Harnleiter erleichtern.

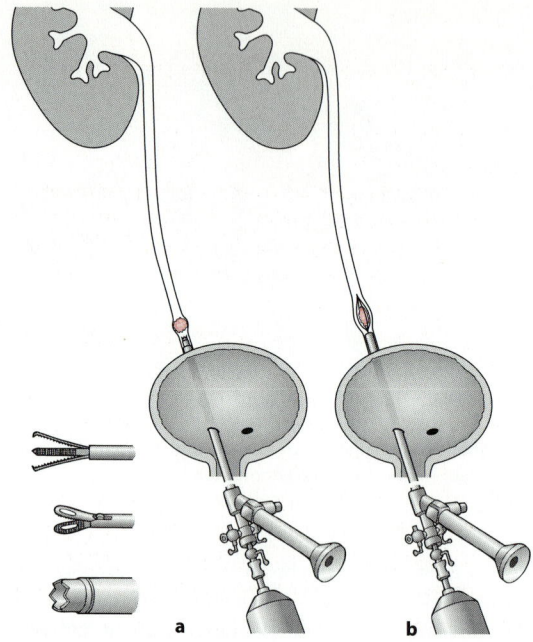

❑ **Abb. 10.13 a,b.** Schematische Darstellung der Ureterorenoskopie sowie der Möglichkeiten zur Steinextraktion

Access Sheath

Bei einem Access Sheath handelt es sich um einen zentral offenen Kunststoffschaft, der mittels Dilatator über einen liegenden Draht durch die Harnröhre bis in den Harnleiter eingeführt werden kann. Ist der Access Sheath optimal plaziert, ermöglicht er den direkten Zugang zum Harnleiter mit dem Ureterorenoskop ohne wiederholte Traumatisierung der Harnröhre und des Harnleiterostiums. Insbesondere bei der Bergung einer größeren Steinmasse haben sich die Access Sheaths bewährt, da sie eine beliebig häufige Passage mit dem Ureterorenoskop und der geborgenen Steinmasse ermöglichen, ohne Harnleiter oder Harnröhre durch die zum Teil spitzkantigen Fragmente zu verletzen.

Schwierigkeiten treten bei Harnleiterstrikturen und Abknickungen sowie nach Harnleiter-Neuimplantation auf. Eine große Prostata oder eine Harnröhrenstriktur können ebenfalls behindern.

Indikationen.

> **Klassische Indikationen für eine Ureteroreno-skopie sind:**
> - Der distale und mittlere Harnleiterstein,
> - die persistierende Steinstraße nach ESWL,
> - endoureterale Diagnostik bei radiologisch nicht abklärbaren Erkrankungen von Harnleiter und Nierenhohlsystem.

Durch die moderne Technologie mit entsprechend flexiblem Instrumentarium und Lasersonden ist es möglich ureterorenoskopisch nicht nur Konkremente im Harnleiter, sondern auch in der Niere, sogar im unteren Kelch, zu erreichen.

❯ Insbesondere die flexible Ureterorenoskopie bietet die Möglichkeit einer endoskopisch intrarenalen Steinbehandlung. Daher befindet sich die Indikation zur Ureterorenoskopie im Fluss und wird zukünftig deutlich erweitert.

Komplikationen.

> **Als Sofortkomplikationen während einer Ureterorenoskopie, Steinmanipulation oder Steinextraktion können auftreten:**
> - Abscherung der Uretermukosa, Perforation des Harnleiters (2–4%),
> - Harnleiterabriss (2%),
> - Instrumentenabbruch,
> - Urosepsis (<1%).

Als **Spätkomplikationen** der Ureterorenoskopie sind Harnleiterstenosen sowie ein vesikoureteraler Reflux zu nennen.

Kontraindikationen. Absolute Kontraindikationen für die Durchführung einer URS sind der unbehandelte Harnwegsinfekt sowie die unbehandelte Gerinnungsstörung.

Eine **relative** Kontraindikation besteht bei Schwangerschaft.

Perkutane Nephrolitholapaxie (PCNL)/Mini-Perc

Definition

Zur Behandlung einer größeren intrarenalen Steinmasse, die durch ESWL nicht mehr zufriedenstellend behandelbar ist, steht heute die perkutane Nephrolitholapaxie (PCNL, ◻ Abb. 10.14) zur Verfügung.

Die Mini-Perc wurde für die Behandlung von Kindern bzw. schlanken Patienten bei entsprechend kleiner Steinmasse entwickelt. Zur Anwendung kommt ein miniaturisiertes Instrumentarium bei gleicher Funktionalität.

Durchführung. Zur PCNL wird der Patient in Narkose in Bauchlage gelagert. Bei gestautem Harntrakt bzw. gut darstellbarer Steinmasse kann primär ein sonographischer Punktionsversuch unternommen werden, ansonsten empfiehlt sich zuvor die Einlage eines Ballonureterenkatheters mit retrograder Füllung des Hohlsystems. Nach sonographisch oder radiologisch kontrollierter Punktion eines Nierenkelchs kann über Bougierung des Zugangs das Nephroskop eingeführt

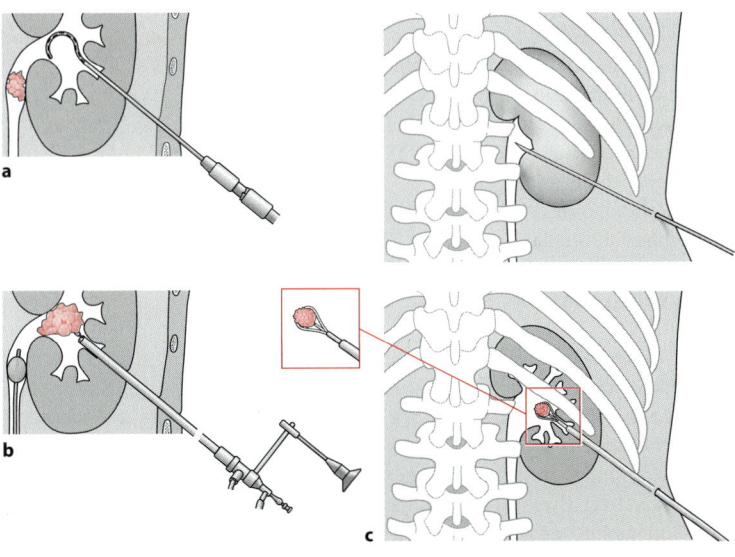

◻ **Abb. 10.14 a,b,c.** Schematische Darstellung der perkutanen Nephrolitholapaxie (nach Eisenberger und Miller 1987)

werden. Unter nephroskopischer Kontrolle wird der Stein entweder extrahiert oder zunächst lithotripsiert und anschließend entfernt. Der Zugang wird während des gesamten Eingriffs über einen Sicherungsdraht gesichert. Am Ende des Eingriffs verbleibt eine perkutane Nephrostomie im Hohlsystem für einen second look bzw. für eine möglicherweise erforderliche Harndrainage. Bei radiologisch oder nephroskopisch nachgewiesener Steinfreiheit kann die Nephrostomie nach ein paar Tagen entfernt werden.

Indikationen. Die klassische Indikation besteht bei Nierensteinen oder auch bei proximalen Harnleitersteinen mit einem Durchmesser von mehr als 2–2,5 cm.

Die PCNL eignet sich ebenfalls für die Entfernung von nicht weiter desintegrierbaren Fragmenten nach ESWL, in Kombination mit der ESWL bei Ausgusssteinen und im Falle einer distalen Obstruktion des ableitenden Hohlsystems bei großer proximaler Steinmasse.

Komplikationen.

> Neben dem Vorteil der raschen Steinfreiheit auch bei größerer Steinmasse muss bei der PCNL allerdings das Risiko der Traumatisierung der Niere bis hin zum Nierenverlust als maximale Komplikation dieser Behandlungsform gesehen werden. Die Indikation zur PCNL erfordert eine ausführliche Aufklärung des Patienten, die alle Behandlungsalternativen beleuchten muss.

Kontraindikation. Hierzu zählen: Nierenanamomalien, eine unbehandelte Gerinnungsstörung sowie Nierenzysten.

Schnittoperationen

Vor 50 Jahren galt die Schnittoperation noch als Standardbehandlung beim nicht spontan abgangsfähigen Harnstein. Heute werden weniger als 1% der Harnsteine offen operativ entfernt.
Die möglichen Eingriffe sind:
— Pyelolithotomie,
— Nephrolithotomie,
— Ureterolithotomie,
— partielle Nephrektomie.

Indikationen. Die Indikation für eine Nephrolithotomie besteht heute, wenn gleichzeitig ein Nierenstein und eine Obstruktion, beispielsweise bei subpelviner Stenose behandelt werden muss. Das Versagen anderer Therapieoptionen, insbesondere bei sich entwickelnder obstruktiver Pyelonephritis oder bei der Entfernung von kompletten Ausgusssteinen des Nierenhohl-

systems kann eine Schnittoperation notwendig werden lassen.

> Aufgrund der immer seltener werdenden Indikationsstellung für die Schnittoperation sollte dieses Verfahren nur noch an speziellen Zentren durchgeführt werden. Die Schnittoperation bedarf einer speziellen Logistik, die eine intraoperative Sonographie mit umfasst.

10.5.4 Metabolische Therapie und Sekundärprävention

Für die adäquate Weiterbehandlung des Steinpatienten ist seine Eingruppierung als Niedrig- oder Hochrisiko-Steinpatient notwendig. ▶ Kap. 10.4.2

> Für alle Steinpatienten gleichermaßen gelten die Empfehlungen der allgemeinen Harnsteinmetaphylaxe. Hochrisikosteinpatienten bedürfen einer weiteren spezifischen metabolischen Therapie bzw. Sekundärprävention.

Bei schweren Stoffwechseldefekten wie der renalen tubulären Azidose, der Zystinurie, der 2,8-Dihydroxiadeninsteinbildung sowie dem Lesch-Nyhan-Syndrom gelingt in Ausnahmefällen eine Manifestationsprophylaxe (Primärprävention).

Allgemeine Harnsteinmetaphylaxe

Die allgemeine Harnsteinmetaphylaxe (□ Tab. 10.18) basiert auf 3 Punkten
— Erhöhung der Diurese,
— ausgewogene, ballaststoffreiche und vegetabile Ernährung,
— Normalisierung allgemeiner Risikofaktoren.

Trinkprophylaxe.

> Als adäquat hat sich eine tägliche Flüssigkeitsaufnahme von >2,5 l erwiesen. Es sollte ein Harnvolumen >2 l/Tag angestrebt werden. Dabei ist wichtig, dass die Flüssigkeitsmenge über den gesamten Tag verteilt wird, d. h. auch eine abendliche und nächtliche Portion aufgenommen wird.

In idealer Weise müssen Harnsteinpatienten einmal nachts zum Wasserlassen aufstehen.

Als besonders empfehlenswert gelten harnneutrale Getränke. Die Restriktion von Bohnenkaffee, schwarzem Tee, Bier oder Wein wird heute nicht mehr aufrechterhalten, sofern es sich um einen kleinen Bestandteil der Gesamttagestrinkmenge handelt.

▣ Tabelle 10.18. Maßnahmen zur allgemeinen Harnsteinmetaphylaxe

Allgemeine Harnsteinmetaphylaxe	
Diureseerhöhung »Trinkprophylaxe«	Flüssigkeitszufuhr: 2,5–3,0 l/d Diurese: 2,0–2,5 l/d Harndichte < 1,010 harnneutrale Getränke zirkadianes Trinken
Ernährung	ausgewogen ballaststoffreich vegetabil Kochsalzgehalt: 4–5 g/d Eiweißzufuhr: 0,8–1,0 g/kgKG/d
Normalisierung allgemeiner Risikofaktoren	BMI zwischen 18 und 25 kg/m² (Richtwert) Stressbegrenzung

Während Harnsäure-, Zystin- und Kalziumoxalatsteinbildner von Getränken mit hohem Bikarbonatgehalt (>1500 mg/l) profitieren, sollten Infekt- und Brushitsteinbildner eher harnsäuernde Getränke, z. B. Preiselbeer- oder Apfelsaft zu sich nehmen.

Arbeitsbereiche mit hohen Flüssigkeitsverlusten, beispielsweise durch Transpiration, sollten entweder gemieden werden oder zu einer adäquaten Steigerung der Tagestrinkmenge führen.

Eine Erfolgsbeurteilung ist durch die Messung des spezifischen Gewichts (<1010 g/qcm) möglich.

Ernährung. Die Diätempfehlungen der letzten Jahre können aufgrund neuerer wissenschaftlicher Erkenntnisse nicht mehr aufrechterhalten werden.

❯ Den Steinpatienten wird heute eine ausgewogene kochsalzarme (4–6 g/Tag), eiweißkontrollierte (0,8 g/kg Körpergewicht/Tag), vitamin- und ballaststoffreiche Kost mit normalem Kalziumgehalt (800–1.000 mg) empfohlen. Prinzipiell ist es günstig tierische gegen pflanzliche Eiweiße zu ersetzen. Ein hoher Kaliumgehalt der Nahrung gilt als steinprotektiv und kann durch Gemüse und Obst erzielt werden.

Normalisierung allgemeiner Risikofaktoren. Ein erhöhtes Steinbildungsrisiko liegt ab einem **Body-mass-Index** (BMI) >25 kg/qm vor. Daher sollten Harnsteinpatienten einen BMI zwischen 18 und 25 anstreben.

Gleichzeitig gilt es **Stressfaktoren** zu normalisieren.

Als weitere unspezifische Risikofaktoren im Hinblick auf eine Rezidivsteinbildung werden heute ein frühes Erstmanifestationsalter, das männliche Ge-

schlecht, multiple Steine im Harntrakt, Komplikationen bei einer vorangegangenen Steinbehandlung, Steine der unteren Kelchgruppen, Störungen der Urodynamik, eine positive Familienanamnese sowie Malabsorptionssyndrome angesehen.

Steinspezifische metabolische Therapie und pharmakologische Metaphylaxe

Die folgenden Maßnahmen sind bei etwa 15% aller Harnsteinpatienten erforderlich, die der **Hochrisikogruppe** zugeordnet werden.

❯ Das Rezidivrisiko lässt sich durch die Durchführung dieser Maßnahmen von 50–100% bei unbehandelten Patienten auf 10–15% senken.

Kalziumoxalatsteine. Allgemeine Erläuterungen zur Metaphylaxe bei Kalziumoxalatsteinen finden sich in ▣ Tab. 10.19.

Bei Patienten mit **primärem Hyperparathyreoidismus** ist eine Nebenschilddrüsenexploration, gegebenenfalls mit anschließender Parathyreoidektomie und Autotransplantation von Nebenschilddrüsengewebe in den Unterarm als definitive Therapie erforderlich.

Patienten mit **renaler tubulärer Azidose, Typ I** (▣ Tabelle 10.20) erhalten Alkalizitrate bzw. Natriumbikarbonat zum Ausgleich der metabolischen Stoffwechselsituation.

Therapiemonitoring

Zum Therapiemonitoring empfiehlt sich die Durchführung einer venösen Blutgasanalyse. Die Base-Excess-Werte sollten zwischen +/–2 liegen. Anhaltende Hyperkalzurien können zusätzlich mit Thiaziden (z.B. Esidrix®) behandelt werden.

Patienten mit **primärer Hyperoxalurie** brauchen neben einer adäquaten Alkalisubstitution mittels Alkalizitrat oder Natriumbikarbonat eine hochdosierte Vitamin-B$_6$(Pyridoxin)-Therapie. Diese macht längerfristig jedoch nur bei klinischem Erfolg Sinn, da pyridoxinresistente Hyperoxalurieformen bekannt sind. Auf Dauer hilft diesen Patienten nur eine Simultantransplantation von Leber und Niere.

Bei der **enteralen Hypoxalurie,** bedingt durch Malabsorptionssyndrome oder durch Darmresektionen, steht eine adäquate Kalzium- und Magnesiumsupplementation im Vordergrund. Manche Patienten profitieren von einer Alkalizitratgabe.

Patienten mit einer **idiopathischen Kalziumoxalatsteinbildung** werden bei milderen Formen zunächst mit Alkalizitraten bzw. Bikarbonaten behandelt. Bei Hyperkalzurien >8 mmol/Tag ist die Hinzunahme von Thiaziden (Esidrix) erforderlich.

◻ Tabelle 10.19. Steinspezifische Metaphylaxe beim Kalziumoxalatstein

Harnsteinart	Lithogene Risikofaktoren	Indikation zur metabolischen Therapie oder Sekundär-prävention	Spezifisches Therapie- oder Präventionskonzept	Rezidivrisiko ohne Sekundär-prävention
Kalziumoxalat (Whewellit, Weddellit)	Hyperkalzurie	Kalziumausscheidung 5– 8 mmol/d	Alkalizitrate alternativ *Natriumbikarbonat*	30–40%
		Kalziumausscheidung >8 mmol/d	Hydrochlorothiazid	
	Hypozitraturie	Zitratausscheidung <2,5 mmol/d	Alkalizitrate	
	Hyperoxalurie	Oxalatausscheidung >0,5 mmol/d	Kalzium jeweils zu den Mahlzeiten Cave: Kalziumexkretion!!! *Magnesium*	
	Hyperoxalurie	Primäre Hyperoxalurie	Pyridoxin (Vitamin B6) Cave: Regelmäßige Oxalatkontrollen im Urin *Magnesium* *Alkalizitrate* Normale *Kazciumzufuhr!*	
	Hyper-urikosurie	Harnsäureausscheidung >4 mmol/d	Alkalizitrate alternativ *Natriumbikarbonat* plus *Allopurionol*	
		Hyperurikosurie und Hyperurikämie >380 µmol	*Alkalizitrate* wie oben plus *Allopurionol*	
	Hypo-magnesiurie	Magnesiumausscheidung <3,0 mmol/d	*Magnesium* Cave: Kontraindiziert bei Niereninsuffizienz	

◻ Tabelle 10.20. Spezifische metabolische Therapie bei renal-tubulärer Azidose

Harnsteinart	Lithogene Risikofaktoren	Indikation zur metabolischen Therapie oder Sekundär-prävention	Spezifisches Therapie- oder Präventionskonzept	Rezidivrisiko ohne Sekundär-prävention
Renal tubulä-re Azidose (distaler Typ)	Hyperkalzurie	Kalziumausscheidung >5 mmol/d	Alkalizitrate alternativ *Natriumbikarbonat*	bis zu 100%
inkomplett	alkalischer Urin–pH	Normalisierung des Säure-Basen-Equilibriums		
komplett	Hyper-phosphaturie	Cave: Die Zitratindikation ist *unabhängig* vom Urin-pH-Wert!!!		

🔲 Tabelle 10.21. Steinspezifische Harnsteinmetaphylaxe beim Kalziumphosphatstein

Harnsteinart	Lithogene Risikofaktoren	Indikation zur metabolischen Therapie oder Sekundärprävention	Spezifisches Therapie- oder Präventionskonzept	Rezidivrisiko ohne Sekundärprävention
Kalziumphosphat (Karbonatapatit, Whitlockit, Brushit)	Ausschluss einer renal-tubulären Azidose und eines Hyperparathyreoidismus!!!			bis zu 100%
	alkalischer Urin-pH	Urin-pH konstant >6,2	*L-Methionin* Ziel-Urin-pH 5,8–6,2	
	Hyperkalzurie	Kalziumausscheidung >8 mmol/d	*Hydrochlorothiazid*	
	Hyperphosphaturie	Phosphatausscheidung >35 mmol/d	*Ernährungsumstellung*	

🔲 Tabelle 10.22. Steinspezifische Metaphylaxe beim Infektstein

Harnsteinart	Lithogene Risikofaktoren	Indikation zur metabolischen Therapie oder Sekundärprävention	Spezifisches Therapie- oder Präventionskonzept	Rezidivrisiko ohne Sekundärprävention
Infektsteine (Struvit)	Harnwegsinfekt mit harnstoffspaltenden Bakterien	Harnwegsinfekt	Testgerechtes *Antibiotikum*	bis zu 100%
		Urin-pH > 7,0	*L-Methionin* Ziel-Urin-pH 5,8–6,2	
		Phosphatausscheidung > 35 mmol/d	*Ernährungsumstellung*	

Kalziumphosphatsteine. Die Therapie der Karbonatapatitsteine (🔲 Tabelle 10.21) orientiert sich an der Grunderkrankung, dem Hyperparathyreoidismus oder der renal-tubulären Azidose. Sind diese ausgeschlossen, so können diese Patienten von einer leichten Harnsäuerung bzw. der Thiazidgabe bei Hyperkalziurie >8 mmol profitieren.

Infektsteine. Aufgrund der engen Verbindung zwischen Bakterien und Steinmaterial erfordert eine erfolgreiche Infektsteinbehandlung (🔲 Tab. 10.22) die komplette **Entfernung der Steinmasse**, der Harntrakt muss möglichst steinfrei werden.

Dringend müssen **Störungen des Harnabflusses** beseitigt werden.

Nach einer **testgerechten Infektbehandlung** kann eine antibiotische Langzeitprophylaxe sinnvoll sein. Zur Harnansäuerung erhalten die Patienten L-Methionin. Sowohl die Zufuhr von tierischem Eiweiß als auch die Phosphataufnahme sollten begrenzt werden.

Harnsäuresteine und Ammoniumurate. Zur Normalisierung der **Hyperurikosurie** (🔲 Tab. 10.23) steht zunächst eine entsprechende Anpassung der Ernährung

im Vordergrund. Danach können Alkalizitrate die Löslichkeit der Harnsäure im Urin verbessern. Die Indikation für die Gabe von Allopurinol ist gegeben bei einer gleichzeitig bestehenden Hyperurikämie bzw. bei therapierefraktärer hoher Harnsäureausscheidung.

Eine **Akutlitholyse** ist bei Harnsäuresteine möglich. Hierzu muss der Urin-pH zwischen 7,0 und 7,2 gehalten werden.

Akutlitholyse

Die Akutlitholyse von Harnsäuresteinen erfordert einen Urin-pH zwischen 7,0 und 7,2. Dadurch lässt sich die Harnsäure in ihre dissoziierte Form überführen und ist so bedeutend besser löslich. Ein reiner Harnsäurestein kann unter optimalen pH-Bedingungen wieder aufgelöst werden.

Ammoniumurate dürfen keinesfalls durch eine Alkalisierungsbehandlung angegangen werden. Neben einer adäquaten Infektbehandlung muss hier auf die Gabe von Allopurinol zurückgegriffen werden.

Zystinsteine. Für Zystinsteinbildner (🔲 Tab. 10.24) ist eine hohe Harndilution von besonderer Wichtigkeit. In Abwandlung der allgemeinen Metaphylaxe sollte hier

□ Tabelle 10.23. Steinspezifische Therapie bei Harnsäure- und Uratsteinen

Harnsteinart	Lithogene Risikofaktoren	Indikation zur metabolischen Therapie oder Sekundär-prävention	Spezifisches Therapie- oder Präventionskonzept	Rezidivrisiko ohne Sekundär-prävention
Harnsäure	Urin-pH konstant ≤6,0	Harnalkalisierung zur Löslichkeits-verbesserung der Harnsäure *Metaphylaxe:* Ziel-Urin-pH 6,2– 6,8 *Akutlitholyse:* Ziel-Urin-pH 7,0–7,2	*Alkalizitrate* alternativ *Natriumbikarbonat*	50–70 %
	Hyperurikosurie	Harnsäureausscheidung >4 mmol/d	*Allopurionol*	
		Hyperurikosurie und Hyper-urikämie >380 µmol	*Allopurionol*	
Ammo-niumurat	Harnwegsinfekt mit harnstoff-spaltenden Bakterien	Harnwegsinfekt Urin-pH stets >6,5	Testgerechtes *Antibiotikum* *L-Methionin* Ziel-Urin-pH 5,8– 6,2	bis zu 100%
	Hyperurikosurie	Harnsäureausscheidung >4 mmol/d	*Allopurionol*	
		Hyperurikosurie und Hyper-urikämie >380 µmol	*Allopurionol*	

□ Tabelle 10.24. Steinspezifische Therapie beim Zystinstein

Harn-steinart	Lithogene Risikofaktoren	Indikation zur metabolischen Therapie oder Sekundärprävention	Spezifisches Therapie- oder Präventionskonzept	Rezidivrisiko ohne Sekundär-prävention
Zystin	pH-abhängige extrem schlech-te Löslichkeit von Zystin	Harnalkalisierung zur Löslichkeits-verbesserung des Zystins Urin-pH – Optimum 7,5–8,5	*Harndilution* Tagestrinkmenge 3,5–4 l *Alkalizitrate* Dos.: nach Urin-pH alternativ *Natriumbikarbonat* Dos.: nach Urin-pH	70–100%
		Zystinausscheidung <3,0–3,5 mmol/d	*Ascorbinsäure*	
		Zystinausscheidung >3,0–3,5 mmol/d	*Tiopronin* Cave: Tachyphylaxie!!!	

die Tagestrinkmenge zwischen 3 und 3,5 l liegen und vor allem auch eine nächtliche Flüssigkeitszufuhr umfassen. »Der Cystin-Steinbildner trinkt um seine Steinfreiheit.«

Als nächster Therapieschritt ist die Harnalkalisierung mittels Alkalizitraten bzw. Natriumbikarbonat zu nennen. Harnsäureexkretionen <3 mmol/Tag können mit Ascorbinsäure behandelt werden. Höhere Exkretionsraten erfordern die Gabe von Tiopronin. Captopril gilt derzeit als Reservemedikament, auf D-Penicillamin sollte heute nicht mehr zurückgegriffen werden.

Die Ernährung der Zystinsteinbildner sollte ausgewogen sein. Eine Proteinrestriktion, wie früher empfohlen gilt als nicht sinnvoll.

In Kürze

Urolithiasis

Pathogenese: Übersättigung des Urins mit steinbildender Substanz abhängig vom Urin-pH. Risikofaktoren sind kochsalz- und proteinreiche Ernährung, Adipositas, geringe tägliche Flüssigkeitsaufnahme, Immobilisation, Stoffwechselstörungen wie Hyperparathyreoidismus, renal-tubuläre Azidose, Uratdiathese (Gicht), Harnwegsinfekte, angeborene Enzymdefekte, z. B. Zystinurie, Medikamente, z. B. Antibiotika.

Harnsteinarten: Kalziumoxalatstein, Harnsäure- und Uratstein, Kalziumphosphatstein, Struvitstein (bei Infekten), Zystinstein, iatrogener Stein u. a.

Symptomatik: Kolikschmerz; bei obstruktiver Pyelonephritis Fieber, Leukozyturie, abhängig von der Steinlokalisation auch schmerzfrei.

Komplikationen: Bei Obstruktion Gefahr des Nierenversagens, Urosepsis (mit 50% Letatlität!).

Diagnostik: Als **Notfalldiagnostik** beim Kolikpatienten Anamnese, körperliche Untersuchung, Blutlabor mit Kreatinin, Natrium, Kalium, Chlorid, Kalzium, Harnsäure, ALT, AST, GGT; LDH, kleines Blutbild und CRP, Sono, natives Spiral-CT bzw. alternativ Abdomenübersicht, Ausscheidungsurogramm, Urinstatus mit Urin-pH, spezifischem Gewicht, Leukos, Erys, Nitrit, Eiweiß, evtl. Urinkultur.

Nach Akuttherapie **Harnsteinanalyse**, wenn Konkremente gesichert werden können.

Als **Basisdiagnostik zur metabolischen Abklärung** Anamnese, körperliche Untersuchung, Sono, Blutlabor mit Kreatinin, Kalzium, Harnsäure, Urinstatus mit Urin-pH, spezifischem Gewicht, Leukos, Erys, Nitrit, Eiweiß, evtl. Urinkultur.

Bei Hochrisikopatienten steinartspezifische **erweiterte metabolische Diagnostik** im Falle einer bekannten Harnsteinanalyse. Die Grundlage der metabolischen Diagnostik ist die Auswertung von 2 konsekutiven 24-Stunden Sammelurinen. In Einzelfällen sind Spezialtests wie der Ammoniumchlorid-Belastungstest oder der ^{13}C-Oxalatabsorptionstest erforderlich.

Im Falle eines Hochrisikopatienten mit unbekannter Harnsteinanalyse erfolgt die Abklärung nach ◘ Tabelle 10.8.

Differenzialdiagnose: Differenzialdiagnostische Abgrenzung des Kolikschmerzes, des Kalkschattens im Röntgenbild und der Kontrastmittelausparung im Urogramm.

Therapie: Symptomatische Schmerzbehandlung, ggf. bei Obstruktion Entlastung, Antibiotika, Versuch der konservativen Steinaustreibung, ESWL (extrakorporale Stoßwellenlithotripsie), URS (Ureterorenoskopie), PCNL (perkutane Nephritholapaxie)/Mini-Perc, Schnittoperationen.

Sekundärprophylaxe: Steigerung der Diurese, Ernährungsumstellung, Gewichtsabbau bei Adipositas, Stressvermeidung, Infektbehandlung und ggf. Verbesserung des Harnabflusses, ggf. spezielle Therapie der vorliegenden Stoffwechselstörungen.

Verletzungen

Th. Zwergel, S. Siemer, M. Uder, U. Zwergel

Verletzungsarten

Die Traumaursachen variieren nach sozioökonomischen und geographischen Besonderheiten. So sind in der Bundesrepublik Deutschland beispielsweise mehr als 70% der stumpfen Urogenitalverletzungen mittel- oder unmittelbar auf den Straßenverkehr zurückzuführen (□ Abb. 11.1). Etwa 3/4 aller urogenitalen Verletzungen entstehen im Rahmen von Polytraumata. Die Gewalteinwirkung ist in Mitteleuropa überwiegend stumpf. In Ländern mit liberaler Waffengesetzgebung oder in Kriegsgebieten stehen penetrierende Schuss- und Stichverletzungen im Vordergrund.

10% aller Patienten mit penetrierenden und 50% der Patienten mit stumpfen Bauchtraumata haben Verletzungen von Nieren und ableitenden Harnwegen. 10% dieser Traumata sind für die Verletzten lebensbedrohlich. Die Letalität beträgt bei diesen Patienten zwischen 1 und 2%.

Die pathomechanischen Ursachen bei **stumpfen Verletzungen** sind:

- Dezelerationen, seltener Akzelerationen, die zu Gefäß-, Harnleiter- und Harnröhrenein- bzw. -abrissen führen (□ Abb. 11.2 a,b),
- stumpfe, quetschende Einwirkungen (z. B. Autolenkrad, Verschüttungen), die zu Zerreißungen und Rupturen von Hohlorganen führen (□ Abb. 11.14 und 11.15),
- sogenannte Aufreittraumen (»Straddle«-Mechanismen) in der Dammregion (□ Abb. 11.3). Diese können häufig mit offenen Pfählungsverletzungen im Bereich des unteren Urogenitalsystems kombiniert und mit weiteren Organverletzungen (z. B. Rektum, Beckengefäße, knöcherner Beckenring) vergesellschaftet sein.

Verletzungsmechanismen

Beim **Dezelerationstrauma** beruht die Verletzung auf der unmittelbaren Unterbrechung einer sehr schnellen Bewegung, z. B. beim Aufprall des Auffahrunfalls.

Akzelerationsverletzungen hingegen entstehen bei plötzlichen Beschleunigungen, wie sie ebenfalls beim Auffahrunfall auftreten, wenn der Oberkörper nach dem Zusammenprall wieder zurückschnellt.

Beim **Aufreittrauma** entsteht das Trauma dadurch, dass der Verletzte mit großer Kraft im Schritt (d. h. zwischen den Oberschenkeln) z. B. über eine Leitplanke oder einen Balken rutscht.

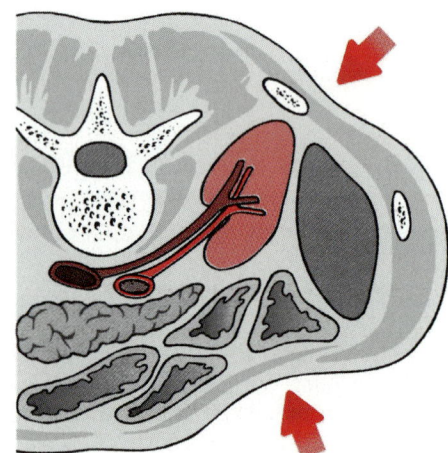

a

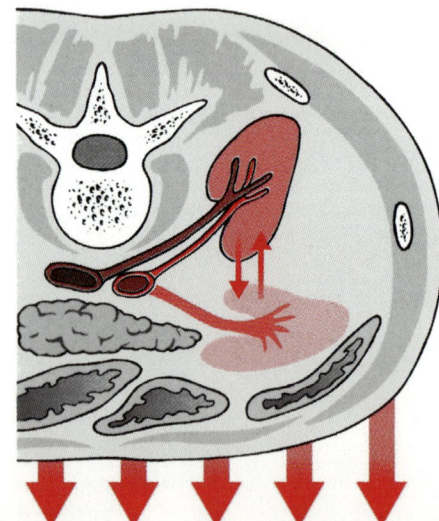

b

□ **Abb. 11.2a, b.** Verletzungsmechanismen. **a** Gewalteinwirkung beim stumpfen Nierentrauma. **b** De- und Akzelerationsverletzungen an der Niere: Mechanismus für Gefäß- und Harnleiterläsionen (nach Bandhauer u. Frohmüller 1986)

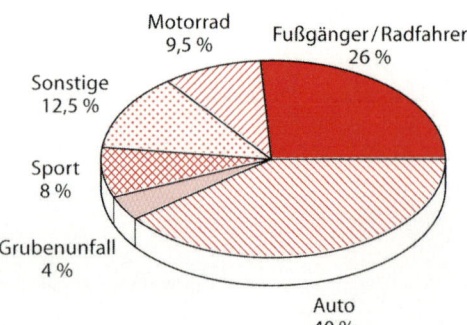

□ **Abb. 11.1.** Ätiologie der Nierenverletzungen, Patienten der Urologischen Universitätsklinik Homburg/Saar

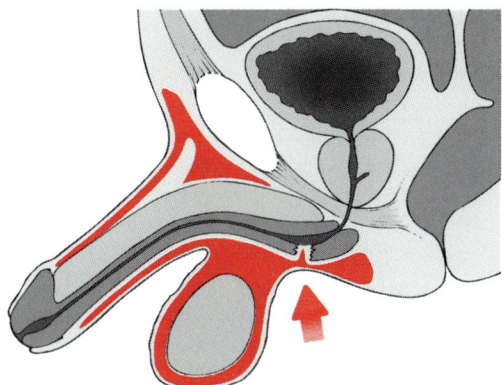

☐ Abb. 11.3. »Straddle«-Verletzung im Dammbereich: Läsion des Corpus spongiosum und der Harnröhre (subdiaphragmale Verletzung)

❯ Bei den **offenen Verletzungen** führen Hochgeschwindigkeitsgeschosse zu thermischen (lokalisierten) Schädigungen und Nekrosen, wohingegen Geschosse mit niedriger Geschwindigkeit oder Granatsplitter ausgedehnte Gewebszerreißungen verursachen.

Bereits die pathomechanischen Ursachen der Harntraktverletzungen machen deutlich, dass es sich weniger um isolierte Systemverletzungen (nur in rund 25%) handeln kann. Betrachtet man umgekehrt die Gruppe aller polytraumatisierten Patienten, so ist in 16 bis 22% der Fälle mit einer Beteiligung des Urogenitalsystems zu rechnen (☐ Tabelle 11.1).

11.1 Management des Polytraumas

Das Polytrauma, sowohl mit stumpfer als auch mit perforierender Gewalteinwirkung, stellt, unabhängig von der Beteiligung des urogenitalen Systems, eine Herausforderung für die interdisziplinäre Kooperation dar. Das Polytrauma-Management erfordert eine fachübergreifende Zusammenarbeit mit einem straffen Reglement und einer von vorneherein festgelegten arbeitsteiligen Beziehung der Fachdisziplinen untereinander.

❯ Es ist wichtig, beim Polytrauma eine »Urologisierung« ebenso zu vermeiden wie das Übersehen von urologischen Organverletzungen, die zeitlich verzögert den Patienten erheblich gefährden können.

Zur **Triage** und **Versorgung** von polytraumatisierten Patienten mit Verletzungen des Urogenitalsystems lassen sich vier Gruppen bilden:
– Patienten mit **penetrierenden** Verletzungen, die in jedem Falle die **operative** Exploration und Versorgung benötigen,
– Patienten mit **stumpfen** Verletzungen und Indikationen zur **dringlichen operativen Intervention**,
– Patienten mit **stumpfen** Verletzungen und Indikationen zur **operativen Intervention mit aufgeschobener Dringlichkeit**,
– Patienten mit **stumpfen** Traumata und Indikationen zur **konservativen** Therapie.

Der entscheidende Schritt bei der Behandlung des Polytrauma-Patienten ist das schematisierte, arbeitsteilige Vorgehen im Rahmen festorganisierter interdisziplinärer Arbeitsgruppen in der Regel unter Federführung des Traumatologen.

❯ Generell ist festzuhalten, dass bei Polytraumata **selten urologische Verletzungen** im Vordergrund stehen, welche **unmittelbar** lebensbedrohlich für den Patienten sind.

☐ Tabelle 11.1. Organbezogene Häufigkeit der Verletzungen des Urogenitaltraktes sowie Verteilung als Solitäroder beim Polytrauma in Europa (n = 427) (nach Zink 1990)

	Häufigkeit	Solitärtrauma	Polytrauma
Niere	51,0%	19,4%	80,6%
Nebenniere	0,5%	–	100%
Harnleiter	0,3%	25,5%	74,5%
Retroperitoneum	7,2%	10,5%	89,5%
Blase	11,0%	2,4%	97,6%
Harnröhre	10,0%	36,7%	63,6%
Genitale	20,0%	57,5%	42,5%

> **Tipp**
>
> Selbst große Nierenparenchymeinrisse oder gar Nierengefäßstielabrisse sind nur selten **unmittelbar vital gefährdend**, solange sie sich im geschlossenen Retroperitoneum ausbreiten und selbst tamponieren.

In der Regel stellen Verletzungen des zentralen Nervensystems, Zerreißungen intraperitonealer Organe, Verletzungen peripherer Gefäße, auch beispielsweise im Rahmen von Beckenring- und Extremitätenfrakturen, diejenigen Faktoren und Blutungsquellen dar, die den Patienten **unmittelbar vital gefährden**. Bei solchen Patienten ist die bereits zitierte »Urologisierung« der interdisziplinären Diagnostik und Therapie unbedingt zu vermeiden.

> **Tipp**
>
> Umgekehrt können übersehene, vermeintlich kleine Verletzungen des harnableitenden Systems mit konsekutiver **Urinextravasation** zu Urinphlegmone und generalisierter Sepsis führen. Ebenso können übersehene Intima-Einrisse der Arteria renalis mit konsekutiver Thrombosierung letztendlich die Ursache eines Organverlustes sein.

Aus diesem Dilemma vermag nur ein klares Schema interdisziplinärer, abgestimmter diagnostischer und therapeutischer Maßnahmen führen. Das diagnostisch-therapeutische Vorgehen bei Polytraumatisierten kann dabei in Modifikation eines Schemas von Wolff nach einem Stufenplan erfolgen (◻ Tabelle 11.2). Darüber hinaus geben unfallchirurgische Scoring Systeme Leitlinien vor.

Reanimationsphase

In der Reanimationsphase werden als erstes nach notärztlichen Kriterien **Atmung und Kreislauf stabilisiert** sowie sichtbare **externe Blutungen kontrolliert**. Nahtlos erfolgt in dieser Phase die **Akutdiagnostik** des Polytraumatisierten (◻ Tabelle 11.3). Bereits in dieser Phase gehen diagnostische und therapeutische Maßnahmen verzahnend ineinander über. Bei stabilen Herz- und Kreislaufverhältnissen kann im **Rahmen der Gesamtabklärung** (Sonographie, Ganzkörpercomputertomographie) ohne weiteres eine **urologische Akutdiagnostik mit** durchgeführt werden (◻ Tabelle 11.4).

> Es muss streng darauf geachtet werden, männlichen Patienten **keinen transurethralen Blasenkatheter** einzulegen, solange eine Verletzung des Beckenbo-

◻ **Tabelle 11.2.** Stufenplan beim polytraumatisierten Patienten

1. Reanimationsphase
   - Atmung und Kreislauf stabilisieren
   - sichtbare Blutung kontrollieren
   - **keine transurethrale Kathetereinlage** ohne Ausschluss einer Becken- oder Harnröhrenverletzung

2. Erste Operationsphase
   - Versorgung von foudroyanten Verletzungen und Blutungen zur Lebenserhaltung

3. Stabilisierungsphase
   - erweiterte Diagnostik (Sono, CT, ggf. Urethrogramm)

4. Zweite Operationsphase
   - Versorgung weiterer Verletzungen (zeitliche Verschiebung nicht sinnvoll)

5. Erholungsphase
   - Sicherung des Harnabflusses
   - Drainage von Urinextravasaten
   - (Second-look-Operationen)

6. Dritte Operationsphase
   - Versorgung von Verletzungen mit aufgeschobener Dringlichkeit
   - ggf. rekonstruktive Maßnahmen

◻ **Tabelle 11.3.** Akutdiagnostik beim Mehrfachverletzten

Akutdiagnostik – Polytrauma

- Klinische Untersuchung
- RR, Puls, AF
- ZVD
- arterieller Katheter
- Blasenkatheter
- Sonographie
- Röntgen: Thorax, Abdomen, Becken
- CT (Schädel, Thorax, Becken)
- Lavage
- Infusionsurogramm

dens und der Harnröhre nicht ausgeschlossen ist. Durch transurethrale Kathetermanipulationen können erhebliche Läsionen mit Spätschäden induziert werden.

In der Reanimationsphase ist eine Ausscheidungsbilanzierung (und damit die frühzeitige Katheterisierung) nicht erforderlich.

▼

> ☒ **Tabelle 11.4.** Hinweise auf urologische Verletzungen bei Mehrfachverletzten
>
> Prellmarken
> Flankentumor
> Perineale Hämatome
> Penishämatom
> Hämaturie
> Blutiger Meatus urethrae
> Anurie
>
> Beckenringfrakturen
> Thoraxverletzungen
> Wirbelsäulenverletzungen
> Schuss-, offene Verletzungen

Nur bei stabilen Kreislaufverhältnissen wird in dieser Phase, bei Verdacht auf eine Beckenboden-Harnröhrenverletzung (Hämaturie), eine retrograde Darstellung der Harnröhre und Harnblase durchgeführt und zweckmäßigerweise eine **suprapubische Zystostomie** zur Harnableitung und Urinbilanzierung eingelegt.

Erste Operationsphase

Sind im Schockraum trotz intensiver Maßnahmen keine stabilen Kreislaufverhältnisse zu erreichen, so werden in der ersten Operationsphase **foudroyante Blutungen und Verletzungen** versorgt. Der Urologe ist hierbei nur sehr selten gefragt. Eine perakute urologische Therapie beinhaltet dann fast ausschließlich die **Nephrektomie**.

Stabilisierungsphase

Ist die erste kritische Reanimationsphase ggf. mit Notfalleingriffen zur Hämostase und zur Versorgung von Schädel-Hirn-Traumata beendet, so schließt sich die Stabilisierungsphase an, in der eine erweiterte differenzierte **urologische Organdiagnostik** mit den bekannten bildgebenden Verfahren (Sonographie, Röntgendiagnostik) durchgeführt wird. In dieser Phase der Versorgung des Polytraumatisierten geht es darum, einerseits das Konzentrieren auf bestimmte Organe oder Fachgebiete zu vermeiden und das Gesamtbild des Patienten im Auge zu behalten, andererseits aber **auch bis dahin nicht erkannte Verletzungen vollständig zu diagnostizieren** und zu erfassen. Dies trifft urologischerseits speziell für Verletzungen des harnableitenden Systems mit konsekutiver **Urinextravasation** zu. Beispiele für durch differenzierte Diagnostik entdeckte urologische Verletzungen im Rahmen von Polytraumata sind **Nierenarterienstielabrisse** und **extraperitoneale Blasenrupturen**.

▼

Zweite Operationsphase

Von Seiten der Urologie werden in der zweiten Operationsphase diejenigen Verletzungen des Urogenitalsystems versorgt, die entweder bereits in der Reanimationsphase diagnostiziert wurden, jedoch nicht zu einer vitalen Gefährdung des Patienten führten (z. B. komplette Nierenzertrümmerung mit retroperitonealem Hämatom und selbst-tamponierender Blutung im Retroperitoneum) oder diejenigen Verletzungen, die erst mit der differenzierten Diagnostik in der Stabilisierungsphase erkannt wurden.

Erholungsphase

In der darauffolgenden Erholungsphase kann eine weitere urologische Verlaufs- und Funktionsdiagnostik erfolgen. Wesentliche Grundlagen der urologischen Therapie sind die **Sicherung des Harnabflusses** und die **Drainage von Urinextravasationen**. In der Erholungsphase wird eine wesentliche Stabilisierung vitaler körperlicher Funktionen angestrebt.

Dritte Operationsphase

In der konsekutiven dritten Operationsphase werden urologischerseits Verletzungen durch »**verzögerte**« **Eingriffe mit aufgeschobener Dringlichkeit** versorgt. Beispiele hierfür sind rekonstruktive urologische Maßnahmen am oberen Harntrakt (z. B. Versorgung eines Harnleiterabrisses, der in der initial kritischen Polytraumaphase lediglich durch Harndrainage therapiert wurde), Drainagen ausgeprägter retroperitonealer Hämatome und rekonstruktive Maßnahmen im Bereich der hinteren Harnröhre im Rahmen von operativen knöchernen Beckenringstabilisierungen. Diese dritte operative Phase, die initial noch zeitlich eng mit dem Traumaereignis verbunden sein kann, geht nahtlos in eine weitere **rekonstruktive Phase** über, in welcher Folgezustände des Unfallereignisses, in der Regel mit plastisch rekonstruktiven Maßnahmen versorgt werden. Ein gängiges Beispiel ist die operativ-plastische Versorgung von supra- oder infradiaphragmalen Harnröhrendefekten oder -strikturen.

> ❯ Mit dieser Behandlungsstrategie kann ein hoher Prozentsatz der Patienten mit schweren Nierenverletzungen **organerhaltend** operiert oder urologisch-konservativ behandelt werden, wobei der **verzögerten urologisch-operativen Intervention** zwischen dem zweiten und zehnten posttraumatischen Tag, also nach der sog. Stabilisierungsphase oder gar nach der Erholungsphase, die entscheidende Bedeutung zukommt.

In Kürze

Polytrauma: Versorgung stellt hohe Anforderungen an interdisziplinäre Kooperation, fachübergreifende Zusammenarbeit ist erforderlich mit optimaler Organisation aller Notfallmaßnahmen nach fest vereinbarten Schemata.

Urologische Verletzungen: Selten unmittelbar lebensbedrohlich, nach Stabilisierung der Vitalfunktionen generell differenzierte Diagnostik und Therapie der Verletzungen, besonders auch im Urogenitalbereich.

- Eine **transurethrale Katheterisierung** ist erst dann zu empfehlen, wenn eine **Harnröhrenverletzung**, am besten durch ein Urethrozystogramm **ausgeschlossen** wurde.
- Die **verzögerte urologisch-operative Intervention** zwischen dem zweiten und zehnten Tag gewährleistet in hohem Maße eine organerhaltende Therapie (z. B. bei Nierenverletzungen) und optimale funktionelle Resultate (z. B. bei Harnröhrenverletzungen).
- Urologische Verletzungen des harnableitenden Systems sind **selten primär lebensbedrohlich**, bei inadäquater Therapie besteht jedoch eine erhebliche Morbidität und **Verschlechterung der Gesamtprognose** des Patienten.

11.2 Nierenverletzungen

Symptome

Grundsätzlich ist bei allen stumpfen und penetrierenden Verletzungen des Abdomens an eine Mitbeteiligung der Nieren zu denken. Besonders bei Stürzen aus großer Höhe, unmittelbarer Krafteinwirkung auf die Flanke (Fußballduell) oder auch bei Thoraxtraumen (Fahrzeuglenkrad) muss an eine **Verletzung der Nieren** gedacht werden.

Bei einem polytraumatisierten Patienten werden Verletzungen der Nieren mit bis zu 15% angegeben.

Flankenprellmarken, **Flankenschwellungen** oder posttraumatische **Flankenschmerzen** sind Hinweise auf mögliche Nierenbeteiligungen.

Eine **Makrohämaturie** und/oder Blutkoagelabgänge aus der Harnröhre (-blase) weisen auf Verletzungen, jedoch aus dem gesamten Harntrakt hin und sind bei Nierenverletzungen in der Regel dann zu erwarten, wenn das Hohlraumsystem tangiert ist.

> Eine **Makrohämaturie** ist nicht bei jedem Nierentrauma zu verzeichnen, insbesondere dann nicht, wenn ein Nierengefäßstielabriss vorliegt, ein (zusätzlicher) Harnleiterabriss vorhanden ist oder die Läsion keinen Anschluss an das Hohlraumsystem gewinnt. Sogar eine Mikrohämaturie kann, wenn überhaupt, erst verzögert nachweisbar sein.

❗ Cave

Daher ist die **Hämaturie** ein **unsicheres Symptom** einer möglichen Nierenverletzung. Das Ausmaß einer Hämaturie lässt keine Rückschlüsse auf den Grad der Nierenverletzung zu.

> Da sichere und/oder charakteristische Symptome bei Nierenverletzungen nicht unbedingt zu verzeichnen sind, muss bei bestimmten **Verletzungsarten (Thoraxtrauma, Flankenprellung, Schussverletzungen im Oberbauch und Flankenbereich, Messerstichen)** generell an eine Nierenbeteiligung gedacht und diese im weiteren Verlauf der Diagnostik sicher erfasst oder ausgeschlossen werden.

Häufig kommt erschwerend hinzu, dass der Patient, speziell der Polytraumatisierte, keine anamnestischen Angaben zum Hergang der Verletzung und zu seinen Beschwerden machen kann.

Diagnostik

Neben der **Anamnese**, sofern es möglich ist diese zu erheben, der **klinischen Untersuchung** und den **Laborparametern** (Urin, Blutbild, Serum-Retentionswerte) kommt den **bildgebenden Verfahren** bei der Diagnostik des Nierentraumas eine überragende Bedeutung zu (◘ Tabelle 11.5).

Sonographie. An erster Stelle steht hier, wie in vielen Bereichen der Urologie bzw. der medizinischen Diagnostik überhaupt, die Sonographie als »erweiterte klinisch körperliche Untersuchung«. **Nierenparenchymläsionen**, **Hämatome** und größere **Urinextravasationen** lassen sich rasch und sicher beurteilen. Insbesondere ist die sonographische Beurteilung der Größe bzw. der Größenzunahme der **retroperitonealen Raumforderungen** von Bedeutung.

I.v.-Urogramm. Bei weniger dramatischer Allgemeinsituation des Patienten bzw. bei singulären Urogenitalverletzungen **ohne** Anhaltspunkte für weitere Organverletzungen ist zunächst nach der Sonographie die Durchführung eines Ausscheidungsurogrammes indiziert. Die Schnittbildverfahren mit dreidimensionaler Rekonstruktion (**Uroscan**) kommen allerdings zunehmend in die Routinediagnostik (► u.).

◼ Tabelle 11.5. Röntgenologische Verfahren beim Nierentrauma

Röntgendiagnostik

− Leeraufnahme:
  Nieren- u. Psoasschatten,
  Skelettsystem (Frakturen, Fehlhaltung)

− i. v. Urogramm:
  KM-Austritte, Deformierung des Nierenhohlsystems, Organveränderung (auch der kontralateralen Niere), Fehlbildung

− (Ganzkörper-) CT

− Aortographie und selektive Nierenangiographie:
  Gefäßrarefizierung, Gefäßabbrüche, KM-Austritte, Parenchymversorgung

− retrograde Pyelographie:
  Verdacht auf Harnleiterabriß, Ausschluss postrenaler Anurie

− Urethrogramm/Zystogramm

Die Untersuchung sollte mit größeren Kontrastmitteldosen als in der Routinediagnostik üblich durchgeführt werden. Damit wird gewährleistet, dass auch bei Patienten, die im Rahmen der Notfallversorgung mit hohen Mengen Infusionslösungen behandelt werden, eine ausreichende Darstellung der Nieren und der Nierenbeckenkelchsysteme erzielt wird.

Das Urogramm gibt in der nephrographischen Phase Aufschluss über renale Parenchymverletzungen. Verletzungen des Nierenhohlraumsystems, einschließlich Harnleiterabrisse lassen sich durch die Extravasation des Kontrastmittels sicher diagnostizieren. Darüber hinaus ist durch eine urographische Anfärbung einer Niere, ein Nierenstielabriss, **nicht** aber eine Intimaverletzung mit zunächst **inkomplettem** thrombotischem **Gefäßverschluss** ausgeschlossen. Auch bietet das Ausscheidungsurogramm im Rahmen der allgemeinen Traumaabklärung den Vorteil, dass durch eine relativ rasche Füllung der Blase ein **Miktionszysturethrogramm** durchgeführt werden kann und durch Aufnahmen in zwei Ebenen Blasenverletzungen und/oder Verletzungen der Harnröhre diagnostiziert werden können. Dies ist jedoch nur bei wachen Patienten mit gutem Allgemeinzustand und eher solitären Verletzungen möglich.

Das Ausscheidungsurogramm ist auch von Bedeutung (u. a. aus forensischen Gründen) bei der Operationsplanung (zur Abklärung über eine vorhandene funktionsfähige kontralaterale Niere bei möglicher Nephrektomie, bzw. traumaunabhängige Fehlbildungen und/oder Formvarianten).

Computertomographie.

Tipp

Bei polytraumatisierten Patienten wird nicht zuletzt aufgrund der traumatischen Gesamtsituation die Indikation zur Computertomographie (CT) großzügig gestellt.

Hiermit werden nach Bolusinjektion von Kontrastmittel auch im Bereich der Nieren exzellente Bilder geliefert, die Ausmaß, Lokalisation und Umfang der Verletzung ebenso wie die Identifikation von Hämatomen und Urinextravasationen zu differenzieren gestatten. Darüber hinaus kann eine topologische Zuordnung von Hämatomen und Extravasationen subkapsulär, perirenal und retroperitoneal exakt erfolgen. So ist eine Klassifikation des Nierentraumas möglich und damit das weitere urologisch-therapeutische Vorgehen im Rahmen des Polytraumas vorgegeben (◼ Abb. 11.4).

❯ Die Schnittbildverfahren mit digitalen, dreidimensionalen Rekonstruktionen haben auch in der urologischen Traumatologie zu einer steigenden Präzision und einer größeren diagnostischen Sicherheit geführt und können zunehmend die Ausscheidungsurographie ersetzen, nicht zuletzt auch deshalb, weil mittels Schnittbildtechniken eine Vielzahl von Organen in **einem** Untersuchungsverfahren abgeklärt werden können.

Zudem sind die sehr kurzen Daten-/Bilderakquisitionszeiten mit mehrzeiligen Scannern und immer höheren Rechenleistungen der Bildverarbeitungssysteme, die eine hervorragende Darstellung in kurzen Zeiten mit wenig Kontrastmittel erlauben, ein großer Fortschritt. Unter anderem können auch die Gefäßsysteme ohne weitere Maßnahmen rechentechnisch dargestellt werden. Die modernen CT-Verfahren treten damit in unmittelbare Konkurrenz zu den klassischen Verfahren der röntgenologischen Gefäßdarstellung.

DSA.

Tipp

Wird sowohl bei der Urographie als auch bei der Computertomographie ein- oder beidseitig kein Kontrastmittel ausgeschieden, so besteht der Verdacht auf eine Nierenstielverletzung, die durch **Renovasographie (digitale Subtraktionsangiographie, in der postakuten Phase)** mit selektiver Nierengefäßdarstellung diagnostisch abgeklärt werden muss.

11

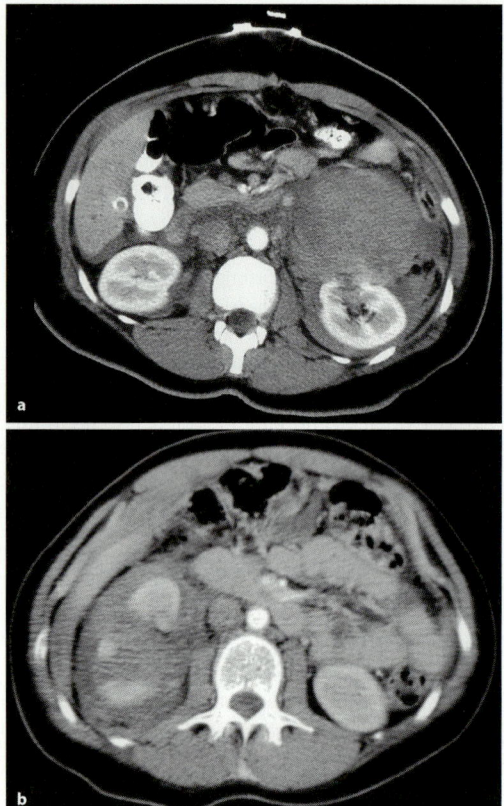

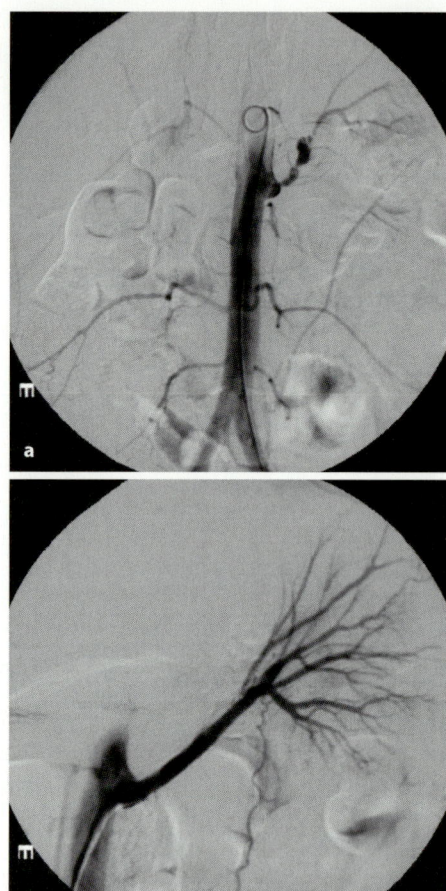

🔴 **Abb. 11.4a, b.** Stumpfes Nierentrauma links nach Sturz bei einer 32-jährigen Patientin. **a** CT mit Nachweis einer Nierenruptur links mit großem perirenalem Hämatom. **b** Kontrastmittelverstärkte Spiralcomputertomographie bei stumpfem Abdominaltrauma nach einem Autounfall. Neben einem Blutsaum um die Leber ist ein perirenales Hämatom mit Zerreißung der unteren Nierenanteile rechts erkennbar. Nierenparenchym und Hämatom können durch das Kontrastmittel leicht voneinander abgegrenzt werden

🔴 **Abb. 11.5a, b.** 20-jährige Patientin, die bei einem Autounfall zahlreiche Organ-, Extremitäten- und Schädelverletzungen erlitten hat. **a** Die 24 Stunden nach dem Trauma wegen einer Anurie durchgeführte Angiographie zeigt einen Verschluss der rechten und eine hochgradige Einengung der linken Nierenarterie durch Intimaverletzungen. **b** Die linke Nierenarterie konnte interventionell-radiologisch rekanalisiert und mit einer Gefäßendoprothese (Stent) behandelt werden. Trotz wiederhergestellter Durchblutung der linken Niere hat sich deren Nierenfunktion nicht vollständig erholt

Mit Hilfe der Renovasographie können ebenfalls Endothelläsionen nachgewiesen werden. Gegebenenfalls kann an die Gefäßdiagnostik eine interventionelle-radiologische Behandlung zur Rekanalisation angeschlossen werden (🔴 Abb. 11.5). Diese therapeutische Option ist der einzige Vorteil gegenüber der MRT-Angiographie.

Abgesehen von dieser Ausnahme ist die Bedeutung der invasiven Gefäßdarstellung durch die nicht invasiven, digitalen, computergestützten Schnittbildtechniken stark zurückgegangen.

Die Computertomographie des Körperstammes mit dreidimensionalen Rekonstruktionen wird mittlerweile vielfach als Screeningmethode zur Untersuchung polytraumatisierter Patienten propagiert. Insbesondere als Spiral-CT mit konkurrenzlos kurzer Untersuchungszeit ist sie gut geeignet Traumafolgen im Retroperitoneum und an der Niere nachzuweisen. Die Computertomographie unter Kontrastmittelgabe kann para- und perirenale Hämatome genauso nachweisen wie Kontusionen, Parenchymverletzungen und segmentale Infarkte der Niere. In der Ausscheidungsphase können auch Verletzungen des Hohlraumsystems erfasst werden.

> Bei **penetrierenden** Verletzungen ist die **Sensitivität** der Urographie **nicht ausreichend**, da 30–70% der Patienten in dieser Gruppe trotz fehlender Pathologie in der Ausscheidungsurographie schwere, z. T. interventionsbedürftige Verletzungen der Niere aufweisen.

Die Bedeutung der Urographie in der Traumatologie ist eher rückläufig.

Kernspintomographie.

> Die Kernspintomographie hat bei mehrfach verletzten Patienten in der Akutphase nur einen geringen Stellenwert.

Wegen der Anfälligkeit für **Bewegungsartefakte** setzt diese Methode darüber hinaus bei der Untersuchung atemverschieblicher Organe eine hohe Kooperationsbereitschaft der Patienten voraus. Somit ist sie in der Akutdiagnostik nur bei isolierten Verletzungen der Nieren, insbesondere bei jungen Patienten (zur Strahlenreduktion), indiziert. Komplikationen nach Nierenverletzungen können jedoch durch die multiplanare Schnittführung und die Möglichkeit im gleichen Arbeitsgang auch Darstellungen des Gefäßsystems erzeugen zu können, sehr gut kernspintomographisch erfasst und beurteilt werden. Der technische Fortschritt ermöglicht auch hier immer kürzere Akquisitionszeiten, d. h. die Organbeweglichkeit spielt eine immer untergeordnetere Bedeutung.

Klassifikation. In der Literatur werden unterschiedliche Grad-Einteilungen der Nierenverletzungen, so z. B. die älteren nach Küster, Lutzeyer und Hodges beschrieben. Anhand der klinischen und bildgebenden Diagnostik (Sonographie, Ausscheidungsurographie und/oder Computertomographie) erfolgt die morphologische, formale Einteilung der Nierentraumata (■ Abb. 11.6). Die moderne Einteilung nach der Ame-

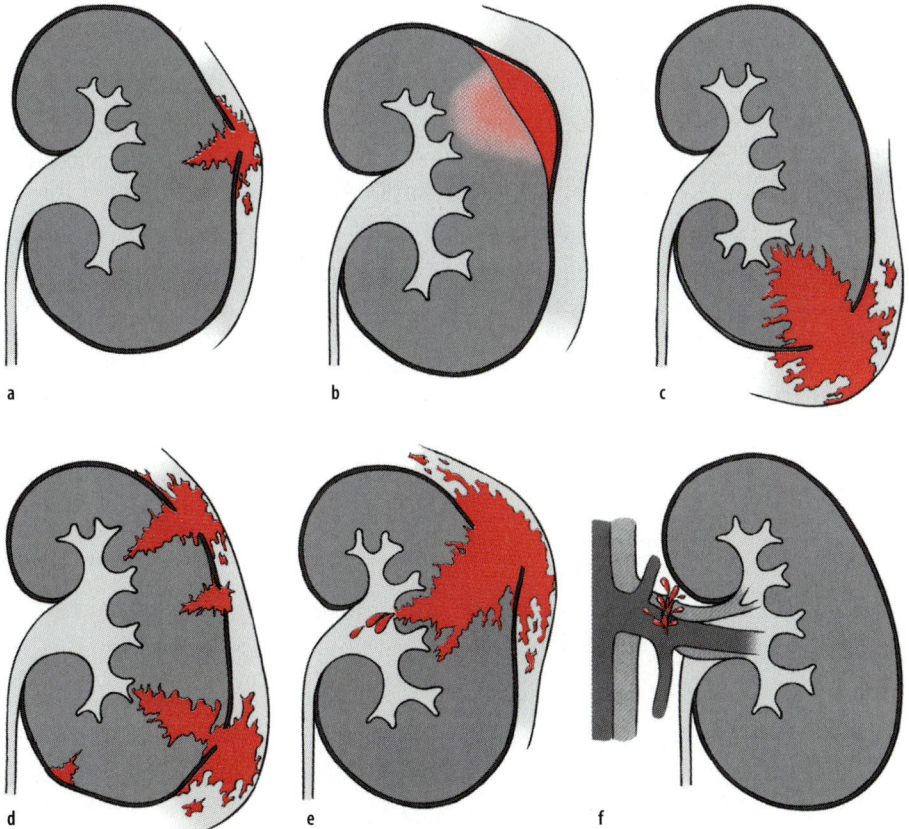

a   b   c

d   e   f

■ Abb. 11.6a–f. Morphologische, formale Einteilung des Nierentraumas. **a** Kleiner Parenchymeinriss. **b** Subkapsuläres Hämatom. **c** Einzelne Parenchymverletzung. **d** Multiple, große Parenchymverletzungen. **e** Beteiligung des Hohlraumsystems. **f** Nierenstielverletzung

Grad	Pathologisch-anatomisch/radiologischer Befund
	Tabelle 11.6. Klassifikation des Nierentraumas (American Association of the Surgery of Trauma, nach Moore EE et al. 1989)
1	Kontusion oder sich nicht ausdehnendes **subkapsuläres** Hämatom. **Keine** Parenchymläsion (**kein** Einriss)
2	Sich nicht ausdehnendes **perirenales** Hämatom. Kortikaler Parenchymeinriss <1 cm tief, **keine** Extravasation
3	Kortikaler Parenchymeinriss >1 cm tief, **keine** Extravasation
4	Parenchymverletzung: Über die kortiko-medulläre Grenze in das Hohlraumsystem oder Gefäßverletzung eines Segmentes (arteriell und/oder venös) mit Hämatom
5	Parenchymverletzung: Zertrümmerung oder Gefäßverletzung des Nierenstieles, Massenblutung

rican Association of the Surgery of Trauma und den Leitlinien der European Urological Association sieht fünf Schweregrade vor (▪ Tabelle 11.6). Damit sind wichtige Anhaltspunkte für das therapeutische Vorgehen vorgegeben.

> Nur bei etwa 10% der Nierenverletzungen, den sogenannten schweren Verletzungen, ist das therapeutische Vorgehen umstritten und wird kontrovers diskutiert (▪ Abb. 11.7).

Therapie

Das therapeutische Vorgehen, konservativ, operativ-organerhaltend, operativ-organablativ, hängt entscheidend vom Umfang, d. h. dem **Grad der Nierenverletzung** ab. Dementsprechend sollte die Therapieplanung aufgrund einer möglichst exakten Stadieneinteilung erfolgen.

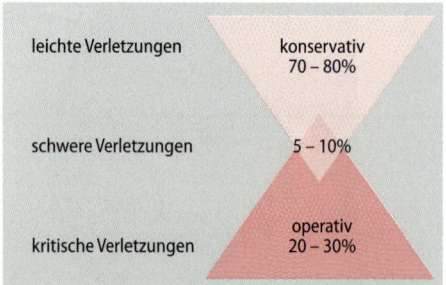

Abb. 11.7. Prozentuale Verteilung des therapeutischen Vorgehens bei Nierenverletzungen

Konservative Therapie.

> Mindestens 3/4 aller Patienten mit **stumpfem** Nierentrauma können ohne operative Intervention therapiert werden.

Dies ist bei **leichten** Kontusionen mit (geringen) Nierenparenchymeinblutungen der Fall, wo mittels bildgebender Verfahren größere Kontrastmittelextravasate oder Hämatome ausgeschlossen wurden. Die Therapie umfasst dabei strenge Bettruhe mit zunächst prophylaktischer Antibiotikagabe (Schwerpunkt gram-negative Keime), die später nach Antibiogramm gegebenenfalls angepasst werden muss. Regelmäßige Kontrollen von Puls, Blutdruck, Temperatur und Laborparametern (insbesondere Blutbild und Serum-Retentionswerte) sollten erfolgen. Gegebenenfalls ist bei multiplen kleinen Läsionen eine Sicherung der Urindrainage durch Ureterenkatheter indiziert.

Operative Therapie.

> Sie ist grundsätzlich bei allen **offenen** Nierenverletzungen einschließlich Schuss- und Stichverletzungen indiziert. Die **stumpfen** Nierenverletzungen bedürfen bei Nierenstielläsionen und bei kompletten Nierenrupturen und -zertrümmerungen (Grad 5) gleichfalls der operativen Intervention.

Große retroperitoneale Hämatome und/oder Harnextravasate sind oft Indikationen zur operativen Drainage. Generell sind aber auch hier eventuell endoskopische Urindrainagen und konservatives Vorgehen erfolgreich möglich.

11

> **Tipp**
>
> Meist führen retroperitoneale Hämatome **nur bei Eröffnen** des Retroperitoneums aus nicht urologischer Indikation zur zwangsweisen urologisch-operativen Intervention: Retroperitoneale, urologisch bedingte Hämatome sind häufig selbsttamponierend.

Der operative Interventionszeitpunkt ist abhängig vom Allgemeinzustand des Patienten (▶ Kap. 11.1). Nur ausnahmsweise muss die urologische Operation, meist die Nephrektomie, perakut erfolgen, wenn eine urologische Verletzung unmittelbar lebensgefährdend im Vordergrund steht.

Der operative Zugangsweg ist, im Rahmen eines Polytraumas, meist die mediane Laparotomie (**transperitonealer Zugang**, ◨ Abb. 11.8). Neben der Niere ist eine ausführliche Exploration der benachbarten Organe und Gefäße möglich und indiziert. Bei gesicherten singulären Nierenverletzungen bietet sich der suprakostale oder thorakoabdominale Zugang mittels Flankenschnitt über der 11. oder 12. Rippe an. Bei dem Suprakostalschnitt kommt es zu einem rein **retroperito-**

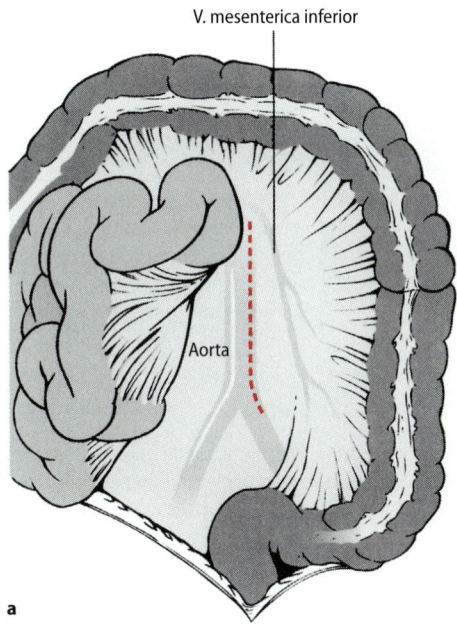

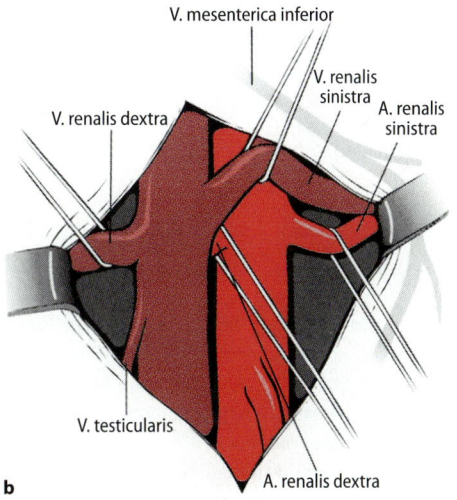

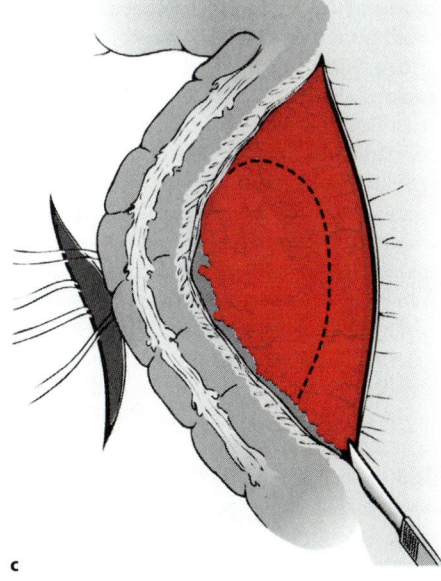

◨ **Abb. 11.8a–c.** Transperitonealer Zugangsweg bei operativer Behandlung eines Nierentraumas beim polytraumatisierten Patienten. **a** Inzision des Retroperitoneums über der Aorta. **b** Freipräparation und Anzügeln der Nierengefäße. **c** Anschließend retroperitoneale, laterokolische Inzision mit Entlastung des Hämatoms und Versorgung der Ruptur, ggf. unter Abklemmung der Hilusgefäße (nach Jocham u. Miller 1994)

nealen Zugang mit optimaler Darstellung der Niere, Nierenstielgefäße und der Nebenniere.

Das operative Prinzip beinhaltet die Ausräumung von Hämatomen, die Rekonstruktion der verletzten Niere, ggf. der Hauptnierengefäße und die Drainage von Urinomen. Nur komplett zerstörte Nieren werden entfernt. Eher und besser machbar, d. h. dann auch erfolgversprechender ist der Organerhalt in der Regel bei den verzögerten Eingriffen mit aufgeschobener Dringlichkeit.

Beim Abklemmen der Nierengefäße sollte die **warme Ischämiezeit** 30 Minuten nicht überschreiten. Werden längere operative Zeiträume benötigt, ist ein operatives Vorgehen in **kalter Ischämie** (in-situ-Perfusion oder ex vivo als work bench surgery) möglich (■ Abb. 11.9 und Abb. 11.10), insbesondere bei Einzelnieren. Diese Art Eingriffe sind im Rahmen von Polytraumata und ihrer Akutversorgung nur in Ausnahmefällen, bei singulären Nierenverletzungen aber sehr wohl machbar.

> ❯ Kontrovers werden Therapieformen bei schweren Nierenverletzungen diskutiert, die mit mittelgroßen subkapsulären und/oder perirenalen Hämatomen einhergehen.

Insbesondere früher tendierte man zur operativen Intervention (Hämatomausräumung, Drainage). Hiermit verfolgte man das Ziel, sekundären Funktions-(Organ-)verlusten, Schrumpfnierenbildung oder renaler Hypertonie vorzubeugen.

Frühkomplikationen. Neben **perakuten Blutungen** und deren allgemeinen Folgezuständen sind retroperitoneale **Urinphlegmonen** und/oder **infizierte Hämatome** in der frühen posttraumatischen Phase, speziell bei unzureichend diagnostizierten oder übersehenen Nierenverletzungen zu finden. **Septische Krankheitsbilder** können besonders bei polytraumatisierten Patienten auftreten, auch nach operativer Therapie und/oder korrekter Urin- und Wunddrainage.

Spätkomplikationen. Sekundäre **Funktions- oder Organverluste** der Nieren entstehen seltener durch parenchymale Schrumpfung und Fibrosierung, sondern meist auf dem Boden unterschiedlich ausgedehnter, zunächst unerkannter **renaler Gefäßläsionen**. **Vernarbungen** im Bereich des Hohlraumsystems können zu **Harnabflussstörungen** aus Kelchen, Kelchgruppen und/oder Nierenbecken führen und ihrerseits einen hydronephrotischen Organverlust verursachen. Aufgrund lokaler Abflussstörungen können **Harnwegsinfektionen**, **Urolithiasis** (besonders beim Vorhandensein von ureasepositiven Keimen nach posttraumatischen Interventionen) und Spätabszesse entstehen oder unterhalten werden.

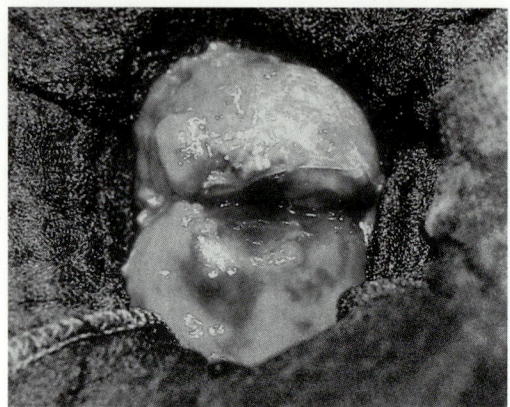

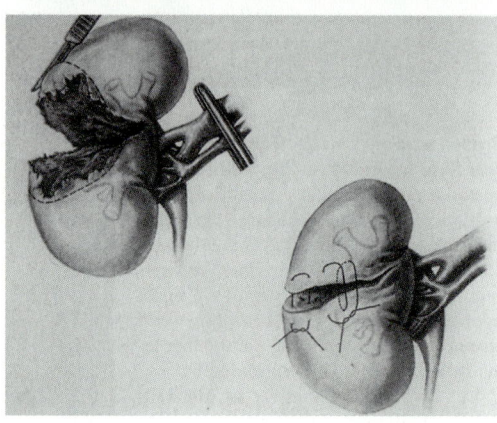

■ **Abb. 11.9a, b.** Intraoperative Befunde einer Nierenverletzung. **a** Querruptur. **b** Schema der Versorgung der verletzten Niere

Die **renale Hypertonie** ist Folge segmentaler Schrumpfungen aufgrund ischämischer Infarzierungen oder inkompletter segmentaler Gefäßläsionen (■ Abb. 11.11). Ein subkapsuläres oder perirenales Hämatom kann, speziell nach bindegewebiger Organisation, zur Page-Niere mit renalem Hochdruck führen.

> ❯ Alle aufgeführten Komplikationen (■ Tabelle 11.7) sollten Anlass zur exakten Diagnostik des Nierentraumas sein und sind, bei einer Gesamthäufigkeit bis zu 20%, Argumente für ein operatives Vorgehen mit exakter Versorgung und Rekonstruktion.

Urinom- und Hämatomdrainagen sind unter diesen Gesichtspunkten auch bei solchen Nierenverletzungen kritisch in Erwägung zu ziehen, die nur relativ geringe Parenchym- oder Hohlraumläsionen haben (Cave: Page-Niere!). Trotzdem ist ein Trend zur konservativen Therapie zu beobachten.

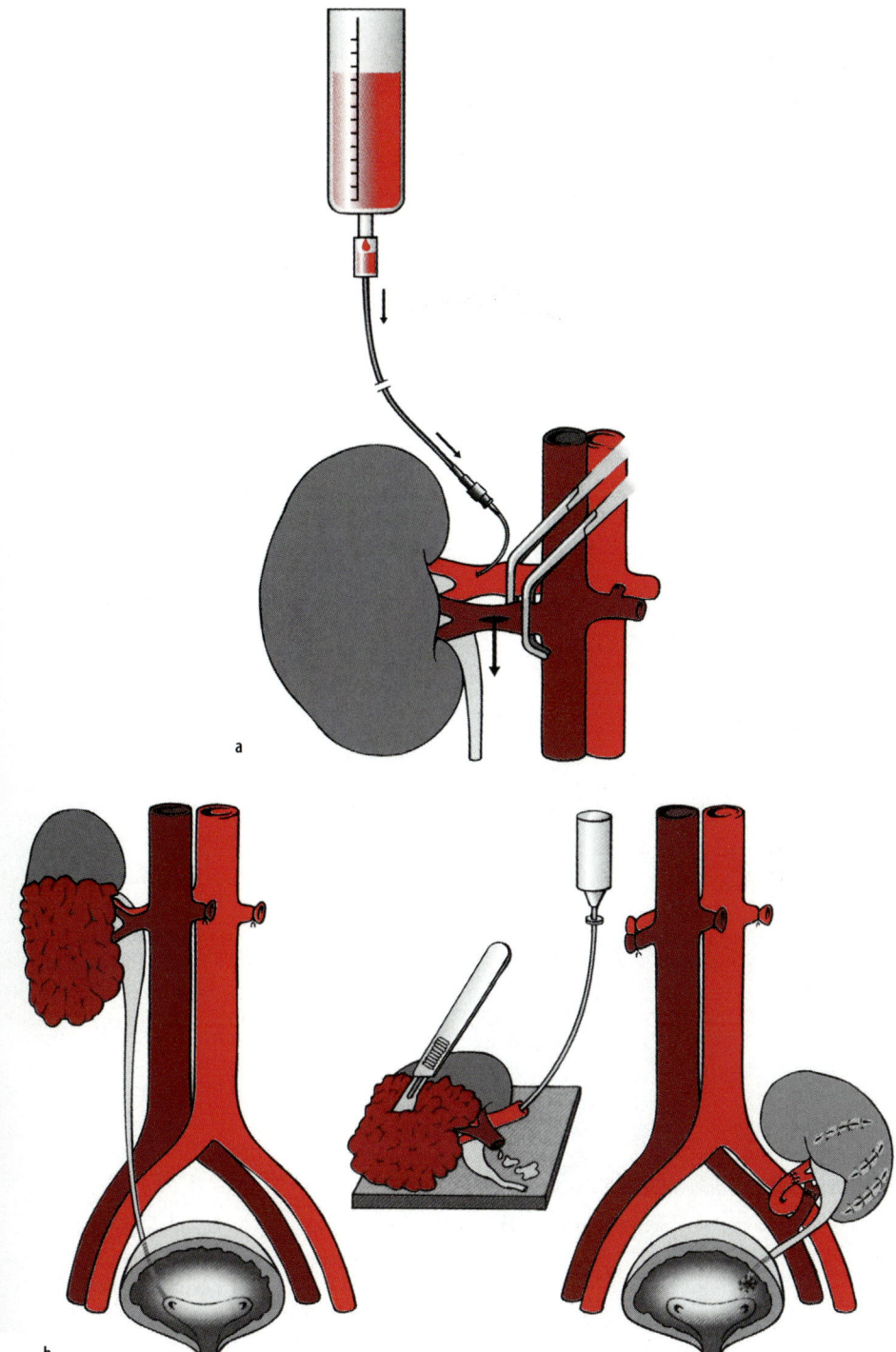

🔲 **Abb. 11.10a, b.** Operatives Vorgehen bei Niereneingriffen in kalter Ischämie. **a** In-situ-Perfusion. **b** Ex-situ-Perfusion auf der Arbeitsbank (work bench surgery) mit anschließender Autotransplantation in die kontralaterale Fossa iliaca. Dieses Vorgehen ist nur bei sehr ausgedehnten Parenchymverletzungen mit Beteiligung der Gefäße indiziert

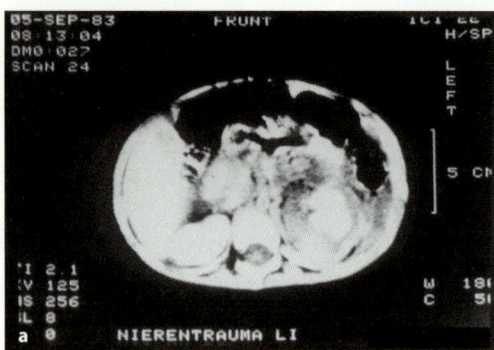

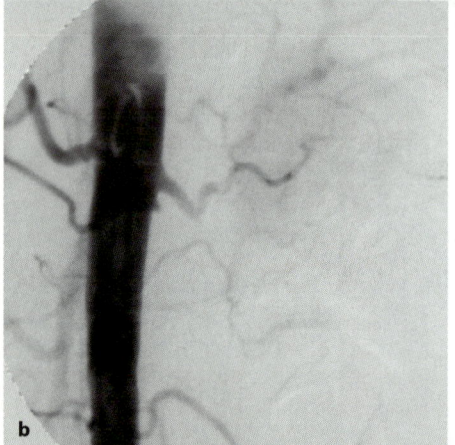

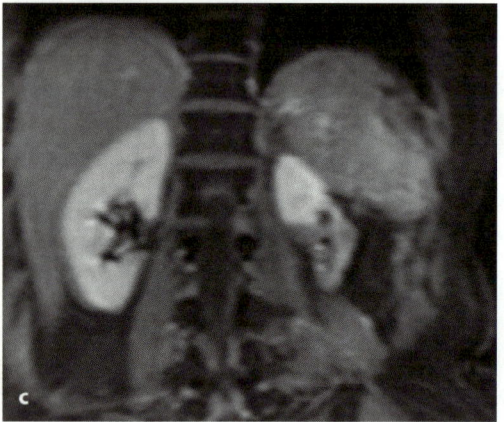

◘ **Abb. 11.11a–c.** Patientin mit schwerem Flankentrauma. **a** Die Computertomographie unmittelbar nach dem Unfall zeigt, dass ein Teil des Nierenparenchyms links kein Kontrastmittel aufnimmt. **b** In der Aortographie kann ein Verschluss der unteren von zwei linken Nierenarterien durch einen Intimaeinriss nachgewiesen werden. **c** Die Patientin hat nach dem Unfall eine nur schwer einstellbare Hypertonie entwickelt. Die T$_1$-gewichtete Kernspintomographie (ein Jahr nach dem Ereignis) weist eine Schrumpfung der unteren 2/3 der linken Niere auf, nur der obere Pol zeigt noch eine Kontrastmittelaufnahme

◘ **Tabelle 11.7.** Komplikationen nach Nierentrauma (nach Rassweiler)

Komplikation	Häufigkeit
Funktionsverlust	10%
Renale Hypertonie	1–5%
Schrumpfniere	1%
Nephrolithiasis	2%
Persistierender HWI	1–8%

Nachsorge. Bei der **posttraumatischen Langzeitnachsorge** müssen die möglichen Komplikationen gezielt ausgeschlossen werden. Urinuntersuchungen mit Bakteriologie, Blutdruckkontrollen und Ultraschalluntersuchungen sind in regelmäßigen Abständen erforderlich. Bei dem Verdacht auf eine posttraumatische renale Hypertonie sollte zudem eine Nierenfunktionsprüfung und ggf. eine MRT-Angiographie erfolgen.

In Kürze

Nierenverletzung
Symptome: Keine sicheren !! Makro- oder Mikrohämaturie nicht ausreichend sensibel und spezifisch, bei Verletzungen wie Thoraxtrauma, Flankenprellung, Schuss- und Messerstichverletzungen immer Nierenbeteiligung erwägen bzw. ausschließen.
Diagnostik: Sonographie, ggf. i.v.-Urogramm, wegweisend Spiral-CT-Untersuchung, ggf mit 3D-Rekonstruktion und digitaler Gefäßdarstellung.

Therapie:
– **Stumpfe Nierentraumata:** Überwiegend konservativ (Bettruhe, prophylaktische Antibiotikagabe), nur bei Nierenstielläsion oder ausgedehnten Nierenparenchymschäden operative Intervention.
– **Offene Nierenverletzungen, Schuss- und Messerstichverletzungen:** Operativ. Bei Mehrfachverletzungen (Polytrauma) mediane Laparotomie mit transperitonealem Zugang, bei singulärer Nierenverletzung Zugang mittels Flankenschnitt über der 11. oder 12. Rippe.

Komplikationen:
– **Akut:** Urinphlegmone, infizierte Hämatome, Urosepsis.
▼

– **Spät**: Sekundärer Organverlust durch Schrumpfung und Fibrosierung des Nierenparenchyms als Folge von Gefäßläsion oder Gewebezertrümmerung, renaler Hypertonus, Harnabflussstörung mit rezidivierenden Harnwegsinfekten, Urolithiasis.

11.3 Harnleiterverletzungen

❯ Die häufigsten (isolierten) Verletzungen des Harnleiters entstehen **iatrogen**, z. B. durch ureterorenoskopische Eingriffe im gesamten Harnleiterverlauf oder nach Operationen (offen, endoskopisch) im kleinen Becken, bevorzugt im distalen Harnleiter (◼ Abb. 11.12).

Bei **penetrierenden Verletzungen** des Abdomens, insbesondere Stich- und Schussverletzungen, wird eine (meist unilaterale) Beteiligung des Ureters mit 2,3–17% angegeben, wobei kein Abschnitt des Harnleiters bevorzugt betroffen ist. In mehr als 90% werden Begleitverletzungen wie Dünndarm (bis zu 62%), Kolon (bis zu 45%) oder Iliakal-Gefäße (bis zu 40%) gefunden. Bei **stumpfen Traumata** kann durch extreme Akzeleration des Rumpfes ein Harnleiterabriss am ehesten im oberen Harnleiterdrittel resultieren, meist vergesellschaftet mit Wirbelsäulenverletzungen. Bei **Quetschungen** und

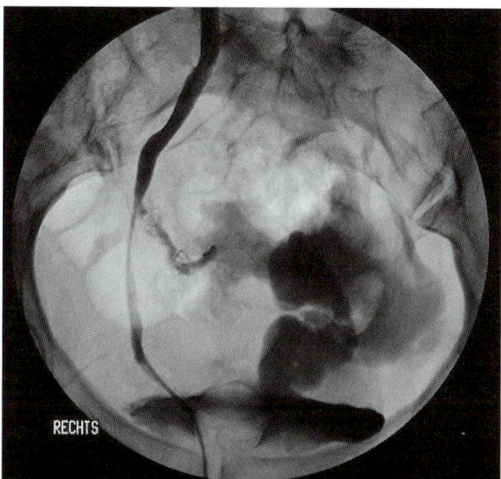

RECHTS

◼ **Abb. 11.12.** Harnleiterverletzung bei einer 35-jährigen Frau nach gynäkologischem Eingriff mit Mobilisation des rechten Ovars. Retrograde Darstellung mit Nachweis einer distalen Harnleiter-Darmfistel rechts

Überfahrungen können die distalen Harnleiterteile im Rahmen schwerer Beckentraumata betroffen sein.

Symptome. Bei isolierten Harnleiterverletzungen mit Urinextravasation kann zunächst ein typisches Beschwerdebild fehlen. Die Symptome mit kolikartigen Flankenschmerzen, Fieber, Druckschmerz, tastbarer Resistenz sind unspezifisch.

❯ Nicht selten werden Harnleiterverletzungen **verzögert** durch septische Komplikationen oder eine stumme Niere **erkannt**. Bei Polytraumata muss durch systematische Diagnostik eine Harnleiterverletzung ausgeschlossen werden.

> **Tipp**
> Die Hämaturie ist, wie bei den Nierenverletzungen, ein unsicheres Symptom und in 20–45% nicht vorhanden.

Diagnostik. Neben der **Anamnese**, der **klinischen Untersuchung** und den **Laborparametern** kann die **Sonographie** allenfalls Anhaltspunkte für Harnleiterverletzungen geben.

Urinextravasate und Hämatome können initial kaum ausgeprägt oder sonographisch schwer erkennbar sein, sodass eine **Infusionsurographie**, u. U. unter Bildwandlerkontrolle, durchgeführt werden sollte. Ureterverletzungen können sich im Ausscheidungsurogramm als Extravasate oder Obstruktion mit Harnleiterdeviation, Dilatation oder fehlender Ausscheidung darstellen.

> **Tipp**
> Ein **normales Urogramm** schließt jedoch (in bis zu 75%) eine Harnleiterverletzung nicht aus, da sich kleine Verletzungen nicht durch Extravasate zu erkennen geben müssen.

In Interventionsbereitschaft ist bei isolierten Harnleiterverletzungen eine **retrograde Ureteropyelographie** indiziert, mit der eine exakte topologische Zuordnung der Verletzung möglich wird.

> **Tipp**
> Letzteres ist beim Polytraumatisierten in kritischem Allgemeinzustand nicht möglich. Bei diesen Patienten erfolgt meist eine Laparotomie.

In diesem Rahmen sollte die Exploration des Harnleiters mit durchgeführt werden. Die direkte Exploration des Harnleiters stellt die sicherste Methode zur Diagnostik von Ureterverletzungen dar. Unterstützend kann die gleichzeitige, intraoperative Applikation des Farbstoffes Indigocarmin (direkt in den Ureter) eingesetzt werden. Hiermit lassen sich selbst kleinste Harnleiterläsionen nachweisen.

Hinweise auf gleichzeitige Blasenverletzungen finden sich bei Mehrfachverletzten häufig auch im CT.

> Die modernen Schnittbildverfahren mit digitalen Nachbearbeitungen und Online-3D-Rekonstruktionen ersetzen zunehmend bei Polytraumata und iatrogenen Harnleiterverletzungen das Urogramm.

Die Einteilung der American Association of the Surgery of Trauma (AAST) und der European Urological Association (EAU) zeigt ▫ Tabelle 11.8.

Therapie.

> Bei Harnleiterverletzungen muss für eine **Urindrainage** gesorgt werden, allerdings bei Polytraumatisierten erst nach Stabilisierung der vitalen Funktionen.

Bei Polytrauma-Patienten bietet sich die ultraschallgesteuerte Einlage einer **perkutanen Nephrostomie** an, da sie gegenüber **endoskopischen transureteralen Katheterschienungen** den Vorteil der einfacheren Applikation in dieser Situation darstellt.

Bei isolierten Harnleiterverletzungen, stabilem Allgemeinzustand des Patienten sollte demgegenüber der **Ureterenkatheterschienung** der Vorrang gegeben werden. Dies gilt jedoch lediglich für **inkomplette** Läsionen, die hierdurch ausheilen können. Bei **kompletten** Abrissen ist zunächst durch **Nephrostomie** für eine Urindrainage zu sorgen.

Primäre operative **Rekonstruktionen** des Ureters sind selten indiziert, komplikationsbehaftet (Nahtinsuffizienzen, Nekrosen, Stenosen) und zudem bei Polytraumata nahezu unmöglich, mit Ausnahme einer

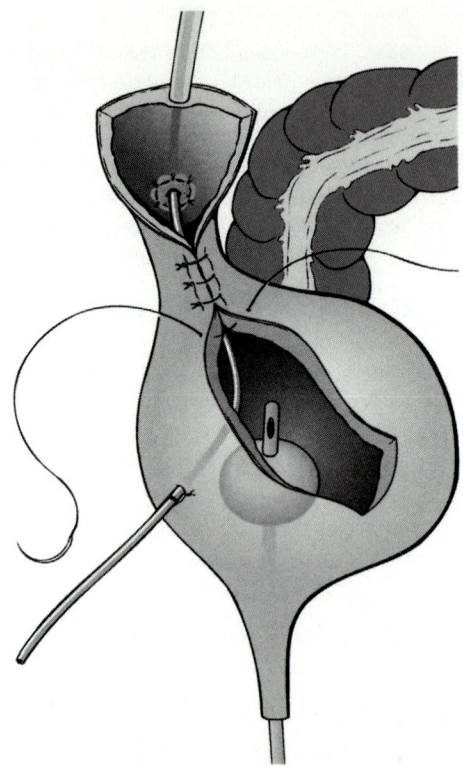

▫ **Abb. 11.13.** Nahezu 2/3 des Harnleiters kann mit Hilfe eines gestielten Boari-Blasenlappens und zusätzlicher Hörner-Blasen-Plastik (sog. Psoas-Hitch-Technik) ersetzt werden. Hierbei wird der aus der Harnblase gebildete sog. Boari-Lappen zu einem Rohr geformt und der Harnleiter im Sinne einer Ureterozystoneostomie und Fixation des Blasenhornes am Musculus psoas implantiert

primären End-zu-End-Anastomosierung im Rahmen der Versorgung anderer Organverletzungen. Auch hier ist die Stenoserate hoch. Zweiteingriffe zur plastischen Rekonstruktion zu späteren Zeitpunkten sind häufig.

> Die **plastisch-rekonstruktive Versorgung** von Harnleiterdefekten und -läsionen geschieht, bei suffizienter interkurrenter Urindrainage, als **Elektiveingriff.**

Auch große **distale Ureterdefekte** sind praktisch bis subpelvin durch Kombinationen einer Boari-Lappen- (▫ Abb. 11.13) und Hörner-Blasen-Plastik zu versorgen.

Im **oberen Harnleiterbereich** ist die Versorgung schwieriger. Durch eine Kombination von Psoas-Hitch- und spiralförmiger Boari-Lappen-Plastik ist in erfahrenen Händen ein Ersatz des Harnleiters bis subpelvin möglich. Auf eine Transuretero-Ureterostomie sollte wegen der häufigen zusätzlichen Schädigung des ge-

▫ **Tabelle 11.8.** Klassifikation der Ureterverletzung (nach European Association of Urology, Februar 2003)

Grad	Pathologisch-anatomisch/radiologischer Befund
I	Nur Hämatom
II	Einriss weniger als 50% des Umfanges
III	Einriss mehr als 50% des Umfanges
IV	Abriss, weniger als 2 cm Devaskularisation
V	Abriss, mehr als 2 cm Devaskularisation

sunden Harnleiters mit konsekutiver Harnstauungsniere eher verzichtet werden. Die Niere kann in besonderen Fällen auch mittels Gefäßtransposition der Vena renalis (limitierender Faktor) kaudal verlagert oder durch Autotransplantation in die Fossa iliaca gesetzt werden, um dann den vorhandenen Restharnleiter neu in die Blase zu implantieren. Geeigneter alloplastischer Ureterenersatz steht nicht zur Verfügung (fehlende Uretermotilität), dagegen bilden Interponate aus Darmsegmenten in Ausnahmen eine alternative Harnleiterersatzmöglichkeit.

Komplikationen. Werden Harnleiterverletzungen initial diagnostiziert, liegt die Komplikationsrate nach Therapie bei 9–15%. Im Vordergrund stehen **Urinome**, **Abszesse** oder **Fistelbildungen** und **Harnleiterstenosen** mit **Harnstauungsnieren**.

🚫 **Cave**

In 50–70% wird die Diagnose einer Ureterverletzung allerdings verzögert gestellt, was zu schwerwiegenden Komplikationen wie Verlust der Nierenfunktion, bis hin zur letalen Sepsis des Patienten führen kann.

In Kürze

Harnleiterverletzungen
Ätiologie: Meist **iatrogen** (Ureterorenoskopie, Operationen und Radiatio im Beckenbereich), traumatische Verletzungen (Stich- und Schussverletzungen, Akzelerationstraumata) sind oft mit Verletzungen anderer Organe vergesellschaftet.
Symptomatik: Unspezifisch.
Diagnostik: Sonographie, CT, i.v.-Urogramm, evtl. retrograde Pyelographie.
Therapie:
- Vorrangig **Urinableitung**, Harnleiterschienung
- Bei **inkompletten** Läsionen endoskopisch transurethrale Katheterschienung, bei **kompletten** Abrissen perkutane Nephrostomie zur Harnableitung, später als Elektiveingriff eine Reanastomosierung (End zu End, Psoas-Hitch-Technik, Boarilappen-Plastik).
- Die **primäre** operative Rekonstruktion des Ureters erfolgt selten und dann im Rahmen der Versorgung anderer Organverletzungen.

Komplikationen: Bei rechtzeitiger Therapie selten, Stenosierung, Urinome und Fistelbildung. Verzögerte Diagnosestellung kann zu schwerwiegenden Folgen wie Organverlust und Sepsis führen.

11.4 Blasenverletzungen

Aufgrund der anatomischen Lage der Harnblase kann sowohl bei stumpfen als auch bei penetrierenden Verletzungen eine **extra-** oder **intraperitoneale** Läsion entstehen. Zusammen mit Unterbauchtraumata (Beckenring-, Straddle-Verletzungen) handelt es sich meist um extraperitoneale Verletzungen (Abb. 11.3). Beckenringfrakturen sind in 10–15% mit Blasenverletzungen assoziiert, wobei es sich in 85% um extra- und in 15% um intraperitoneale Blasenverletzungen handelt. In ca. 50% der Fälle gehen Blasentraumata mit Harnröhrenverletzungen einher. Solitäre Blasenverletzungen (ca. 15%) entstehen bei direkter Einwirkung auf die gefüllte Blase, die häufig am Scheitel intraperitoneal ruptiert (**Locus minoris resistentiae**). Penetrierende Verletzungen weisen meist kombinierte intra-/extraperitoneale Verletzungen auf. Sonderfälle sind **iatrogene** Blasenverletzungen im Rahmen operativer Eingriffe (Tumorchirurgie im kleinen Becken, endoskopische Operationen bei Blasentumoren oder bei Prostatavergrößerungen).

Symptome. Das **Ausmaß** der Blutung korreliert **nicht** mit dem **Schweregrad** der Verletzung, häufiger ist lediglich eine **Mikrohämaturie** nachzuweisen. **Lokaler Schmerz** sowie unterschiedliche **Miktionsstörungen** sind uncharakteristisch. Bei intraperitonealen Blasenverletzungen kommt es zum **Übertritt von Urin** in den Peritonealraum (peritonitische Zeichen).

Aufgrund der Resorptionseigenschaften des Peritoneums ist ein signifikanter **Anstieg des Serumharnstoffs** bei intraperitonealer Verletzung nachzuweisen. Bei Patienten ohne Niereninsuffizienz kann daher der Serumharnstoff in der weiteren Abklärung eine Hilfe sein. Nach endoskopischen Perforationen im Rahmen transurethraler Eingriffe ist die Extravasation der Spülflüssigkeit mit Bauchumfangszunahme neben dem endoskopischen Befund wegweisend.

▶ Die **Hämaturie** ist bei Blasenverletzungen ein sicheres, aber kein spezifisches Symptom. Neben uncharakteristischen peritonitischen Zeichen kann es zu einer Anurie kommen.

Diagnostik. Neben **Inspektion** (Prellmarken, Wunden), **klinischer Untersuchung** (Abwehrspannung) und den **Laborparametern** (insb. Serumharnstoff) bietet die **Sonographie** bei nicht zu kleinen paraveskalen oder intraperitonealen Extravasaten weitere Anhaltspunkte.

Entscheidend für Verletzungen der unteren Harnwege ist die unter sterilen Bedingungen durchgeführte **retrograde Urethrozystographie** unter Bildwandler-

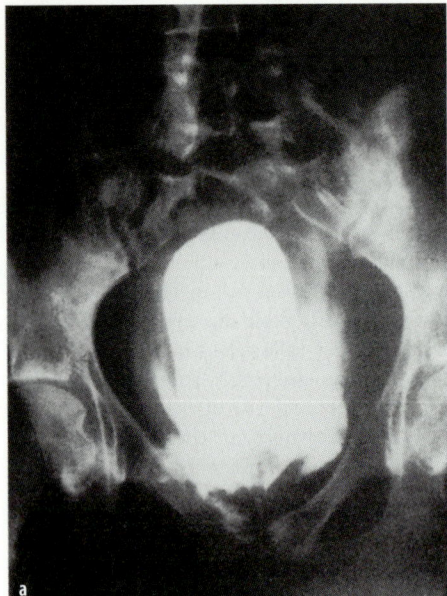

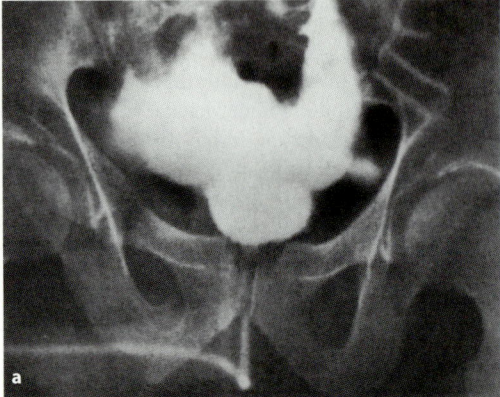

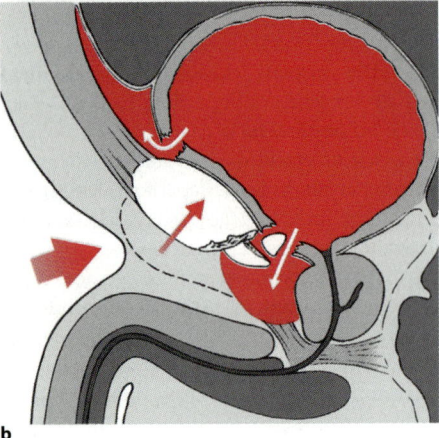

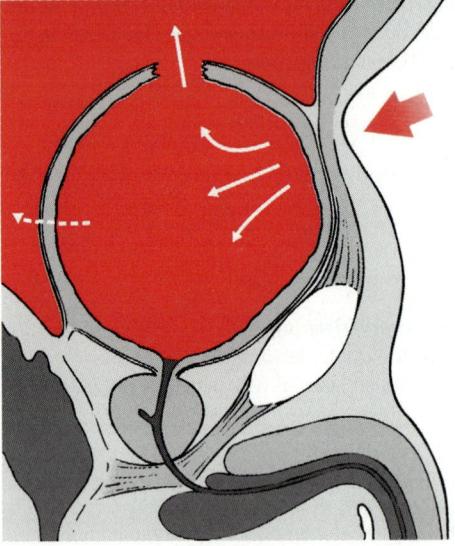

b

◘ **Abb. 11.15a, b.** Intraperitoneale Blasenverletzung, ebenfalls bei Beckenfraktur. **a** Zystogramm (von vorne). **b** Verletzung schematisch (von der Seite)

b

◘ **Abb. 11.14a, b.** Extraperitoneale Blasenverletzung bei Beckenringfraktur. **a** Zystogramm mit Extravasat. **b** Verletzung schematisch

kontrolle, die Harnröhren- und Blasenverletzungen sicher erfasst (◘ Abb. 11.14 und Abb. 11.15). Erst nach Ausschluss einer Harnröhrenverletzung kann eine für die Diagnostik ausreichende Füllung der Blase mit Kontrastmittel (**Zystogramm**) erfolgen, um Blasenverletzungen mit Aufnahmen nach Drehung des Patienten in zwei Ebenen korrekt festzulegen.

Bei einer Blasenfüllung von in der Regel 300–400 ml können somit bis zu 100% der Harnblasenverletzungen diagnostiziert werden.

Das **Urogramm** bietet in der Diagnostik der Blasenverletzungen **keine** ausreichende **Sicherheit**, sollte aber im Rahmen der weiteren Abklärung der Niere und des Ureters durchgeführt werden.

Auch hier hat die CT-Untersuchung zunehmende Bedeutung. Das CT kann jedoch **nicht** die diagnostische **Sicherheit** des Urethrozystogramms erreichen.

Therapie. Die Versorgung von Blasenverletzungen wird durch deren Lokalisation bzw. die weiteren Verletzungen mitbestimmt.

Solitäre extraperitoneale Blasenverletzungen, auch solche nach endoskopischen Operationen, heilen durch konsequente suprapubische oder transurethrale **Harndrainage** aus.

Intraperitoneale Verletzungen erfordern eine **operative Übernähung** der Blasenwand mit Revision des Bauchraumes. Die operative Exploration ist auch bei allen offenen, perforierenden Blasenverletzungen obligat, nicht zuletzt im Hinblick auf andere Organverletzungen. Dies gilt gleichfalls für intraperitoneale Perforationen im Rahmen endoskopischer Eingriffe.

Komplikationen. Diese resultieren aus **übersehenen** Blasenverletzungen mit konsekutiver **Urinphlegmone**. Bei ausgedehnten offenen (Pfählungs-)Verletzungen und Beckenzertrümmerung können **Blasendenervationen** mit konsekutiven Blasenentleerungsstörungen auftreten. Weitere seltene Komplikationen sind Blasendivertikel und Schrumpfblasenbildung.

In Kürze

Blasenverletzungen
Ätiologie: Häufig iatrogen, wenn traumatisch in 10–15% mit knöchernen Beckenverletzungen assoziiert, 50% werden von einer Harnröhrenverletzung begleitet.
Symptomatik: Typischerweise Hämaturie, aber nicht zwingend, bei Harnröhrenabriss auch Anurie möglich.
Diagnostik: Retrogrades Urethrozystogramm mit Differenzierung in extra- oder intraperitoneale Verletzung.
Therapie: Extraperitoneale Verletzungen heilen mit konsequenter suprapubischer (evtl. transurethraler) Harnableitung spontan. Intraperitoneale Verletzungen werden operativ übernäht.
Komplikationen. Ausbildung einer Urinphlegmone bei übersehener Blasenverletzung.

11.5 Verletzungen der männlichen Harnröhre

Unterschieden werden vordere (penile) und hintere bulbäre, d. h. subdiaphragmale von supradiaphragmalen Harnröhrenverletzungen.

Häufigste solitäre Harnröhrenverletzungen sind solche nach **unsachgemäßen Katheterisierungen** bzw. iatrogen nach **instrumentellen Eingriffen**. Eine Besonderheit sind die Verletzungen, welche durch in **masturbatorischer Absicht** eingeführte Gegenstände herbeigeführt werden (☐ Abb. 11.16). Im Rahmen von **Beckenringfrakturen** ist in etwa der Hälfte der Fälle, bei Malgaigne-Frakturen fast immer, mit einer hinteren Harnröhrenverletzung aufgrund der einwirkenden Scherkräfte zu rechnen, teilweise auch durch Knochen-

fragmente selbst. Diese Verletzungen sind oberhalb des Diaphragma urogenitale, d. h. supradiaphragmal (☐ Abb. 11.17 und Abb. 11.18). Unterhalb des Beckenbodens (subdiaphragmal) werden Verletzungen der Harnröhre häufig durch Aufreit- oder Pfählungsverletzungen verursacht (☐ Abb. 11.3).

Die Klassifikation und Einteilung der Harnröhrenverletzung durch die European Urological Association (EAU, 2003) zeigt ☐ Tabelle 11.9.

Symptome. Verletzungsmechanismus, Begleitverletzungen und **blutiger Meatus** sind wesentliche Hinweise in der frühen Verletzungsphase. Bei bulbären Verletzungen ist eine charakteristische **Hämatom- bzw. Urinomausbreitung** im subdiaphragmalen Perineum und Skrotum zu verzeichnen. Bei supradiaphragmalen Harnröhrenverletzungen oder -abrissen erfolgt eine Hämatom-Urinomausbreitung im kleinen Becken (»hochstehende« Prostata bei der rektal-digitalen Untersuchung).

Sonographisch und röntgenologisch ist die abgetrennte Blase (gefüllt) oberhalb der Symphyse zu erfassen, manchmal sogar tastbar. Sofern weitere Becken- oder Penisverletzungen vorliegen, kann diese Situation durch weitere Hämatome und Prellmarken kompliziert werden.

Diagnostik. Neben der Traumaanamnese, der Inspektion und Palpation ist das **retrograde Urethrozystogramm** mit **Beckenleeraufnahme** das entscheidende bildgebende Verfahren (☐ Abb. 11.14 a), um Frakturfragmente, Fremdkörper und Verletzungen von Blase und Harnröhre zu erkennen. **Sonographisch** sind die hochstehende Blase und Extravasate im Becken zu erkennen, bei der rektalen Untersuchung ist eine »hochstehende« Prostata zu tasten.

> Bei geringstem Verdacht auf Verletzungen der unteren Harnwege muss ein **retrogrades Urethrozystogramm vor Katheterisierungsversuchen** erfolgen, um Keimverschleppungen (Phlegmone, Osteomyelitis), Verschlimmerung von inkompletten Abrissen der Harnröhre und zusätzliche Spätläsionen (Strikturen, evtl. erektile Dysfunktion, Harninkontinenz) zu vermeiden.

Wegen der weitreichenden Komplikationen, besonders auch wegen der posttraumatischen Harnröhrenstriktur, ist eine äußerst vorsichtige, nicht invasive Diagnostik erforderlich. Die CT-Untersuchung ist **nicht** ausreichend sensitiv und aussagekräftig, analog zu den Blasenverletzungen.

Therapie. Alle kompletten supradiaphragmalen Harnröhrenabrisse müssen operativ versorgt werden. Über

11

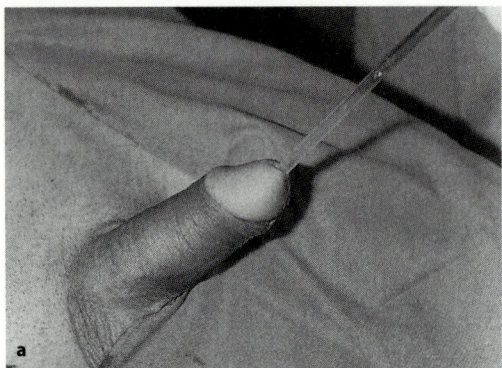

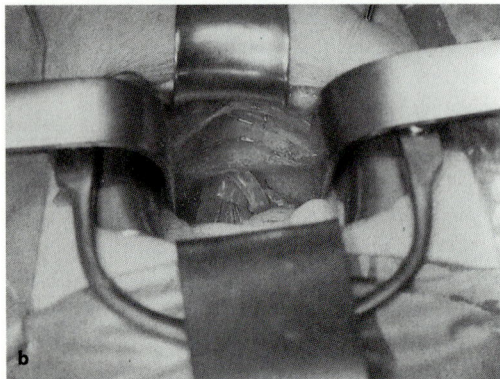

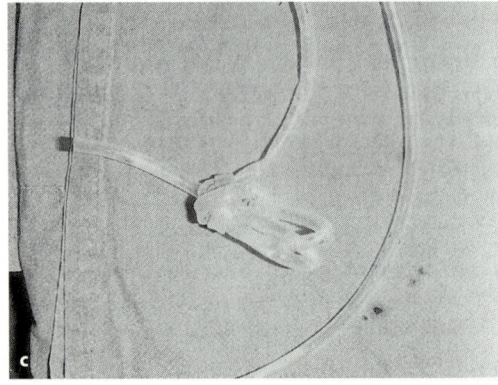

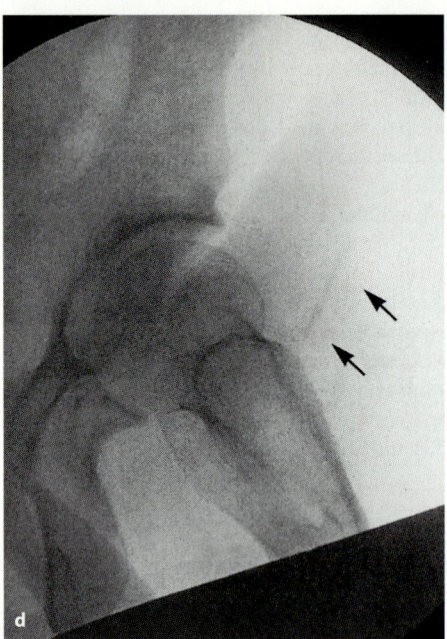

🔴 **Abb. 11.16a–d.** Fremdkörper in der Harnröhre und Harnblase. Aquariumschlauch, der in masturbatorischer Absicht eingeführt wurde (a-c), im Bereich der Harnblase und Harnröhre. **a** Präoperativer Befund mit dem herausragenden Schlauchanteil. Der Schlauch ließ sich nicht entfernen. **b** Intraoperativer Befund mit Nachweis eines Knotens im Bereich der Blase. **c** Fremdkörper nach Entfernung. **d** Röntgenbild eines weiteren Falles, mit Darstellung eines Entenknochens, der transurethral eingeführt worden war

die unterschiedlichen Operationszeitpunkte wird kontrovers diskutiert.

Mit der **primären End-zu-End-Anastomose** der Harnröhre können zusätzliche intraoperative Traumen (Gefäß-, Nervenläsionen) gesetzt werden. Der Eingriff wird immer unter suboptimalen Bedingungen in stark traumatisierten Regionen (Blutungen, Hämatomen, Beckenringverletzungen) durchgeführt, insbesondere, da meist weitere nicht urologische Traumen zunächst dringend versorgt werden müssen.

Die Alternative ist die **verzögerte, sekundäre Operation,** die mehrere Wochen posttraumatisch erfolgt.

Zwischenzeitlich wird der Urin suprapubisch abgeleitet. Operativ wird dann der Harnröhrendefekt überbrückt, eine ausgebildete Striktur reseziert und die Harnröhrenkontinuität wieder hergestellt.

Der Operateur muss bei den verzögerten, sekundären Eingriffen das gesamte Spektrum der modernen Harnröhrenchirurgie beherrschen. Muss der Patient aus Gründen weiterer Verletzungen akut, meist wegen einer Beckenstabilisierung, laparotomiert werden, kann unter Sicht eine **Durchzugsschienung** durch Harnröhre und Blase oder die Einlage eines Katheters mit Zug (Approximierung der beiden »Enden«) erfolgen (🔴 Abb. 11.19).

Sind Strikturen oder Defekte so langstreckig, dass mit Mobilisierung keine End-zu-End-Anastomose erzielt werden kann, muss u. U. ein ein- oder mehrzeitiger **plastischer Ersatz** erfolgen.

In den letzten Jahren wurden neben den offenen Operationen (transperineal, suprapubisch) **endoskopisch-urethroplastische** Verfahren vorgestellt.

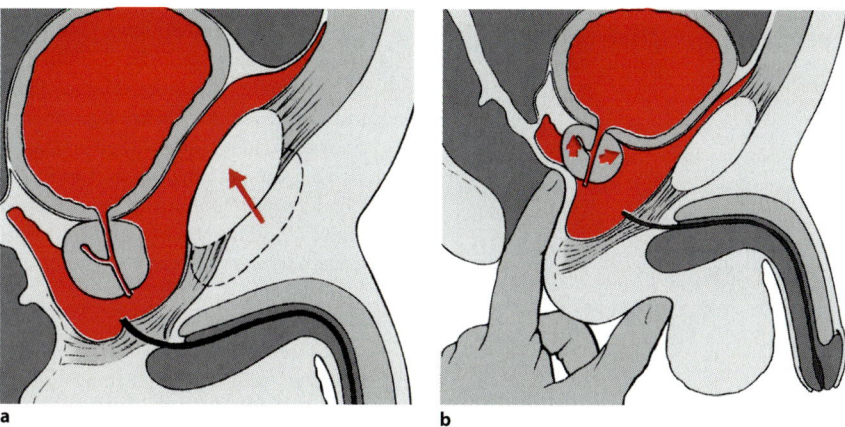

◘ Abb. 11.17a, b. Supradiaphragmaler Harnröhrenabriss. **a** Schema, Verteilung des Hämatoms und Urinoms. **b** Hochstehende Prostata bei rektaler Untersuchung

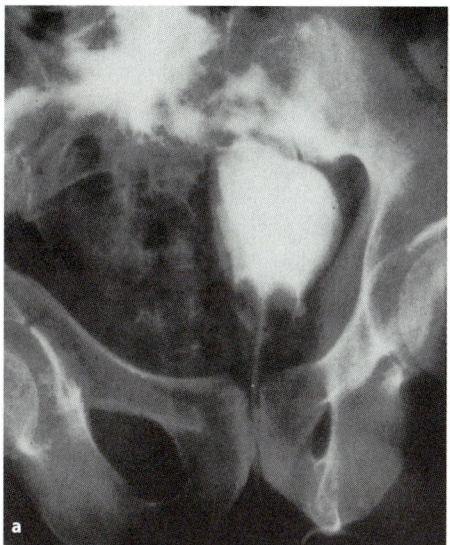

◘ Abb. 11.18a, b. a Intraperitoneale Blasenverletzung und kompletter Harnröhrenabriss (gefüllte Blase nach Infusionsurogramm, kein Urinextravasat extraperitoneal nachweis- bar). **b** Retrogrades Urethrozystogramm nach verzögerter plastischer Korrektur (End-zu-End-Anastomose)

◘ Tabelle 11.9. Klassifikation der Urethraverletzungen (nach European Association of Urology, Februar 2003)	
Grad	**Pathologisch-anatomisch/radiologischer Befund**
I	Dehnungsverletzung **ohne** radiologische Extravasation mit Elongation
II	Kontusion mit blutigem Meatus **ohne** radiologische Extravasation
III	Partielle Ruptur der vorderen oder hinteren Harnröhre **mit** Kontrastmitteldarstellung der proximalen Harnröhre oder der Blase
IV	Kompletter Abriss der vorderen Harnröhre **ohne** Kontrastmitteldarstellung der proximalen Harnröhre oder Blase
V	Kompletter oder teilweiser Abriss der hinteren Harnröhre **mit** Beteiligung des Blasenhalses

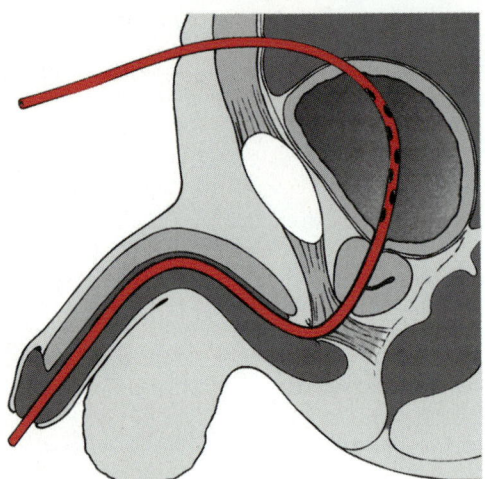

Abb. 11.19. Durchzugskatheter nach operativer Auffädelung der Harnröhre

Endoskopisch-urethroplastisches Verfahren.
Nach intravenöser Antibiotika-Applikation wird antegrad die Harnröhre transvesikal mit einem flexiblen Zystoskop entriert und dieses in die prostatische Harnröhre vorgeschoben. Ein starres Urethrozystoskop wird retrograd in die anteriore Harnröhre eingeführt und unter Sicht erfolgt eine retrograde Urethrotomie und die anschließende Dilatation der Urethra.
Bei vermindertem Blutfluss (offene Operation ~2000 ml, endoskopisch ~250 ml), kürzerem Krankenhausaufenthalt (~22 Tage gegenüber ~6 Tage) werden geringere postoperative Komplikationen wie Inkontinenz und Impotenz beschrieben. Die Langzeitergebnisse bleiben abzuwarten.

Spätergebnisse. Die Spätresultate sind oft unbefriedigend wegen der **hohen Rate an rezidivierenden Harnröhrenstrikturen,** die häufig die Patienten zu urologischen Dauerkranken machen. Die günstigeren Resultate werden mit der **verzögerten End-zu-End-Anastomosierung** nach Strikturresektion erzielt. Bei korrekter Indikation werden, postoperativ bei bis zu 96% der Patienten zufriedenstellende Ergebnisse erzielt, nach 5 Jahren liegt die Rate bei 89%.

Komplikationen. Wesentliche Folgezustände sind die **Harnröhrenstriktur, erektile Dysfunktion** (Impotenz) und **Harninkontinenz,** Komplikationen, die in bis zu 2/3 der Fälle vorkommen können.
Atraumatische, **verzögerte** plastisch-rekonstruktive Operationen können nach zwischenzeitlicher suprapubischer Harnableitung die negativen Folgen für den Patienten minimieren, die durch primäre direkt posttraumatisch, unkontrolliert gelegte transurethrale Katheter aggraviert werden würden.

Seltenere Komplikationen subdiaphragmaler Harnröhrenverletzungen, meist im Rahmen unerkannter iatrogener oder masturbatorischer Läsionen, vermögen zu ausgedehnten **Urinphlegmonen,** bis hin zur sog. **Fournierschen Gangrän,** einer akut rasch fortschreitenden Gangrän im Skrotal-Genital-Bereich mit begleitender Sepsis, führen, die umgehend der intensivmedizinischen, antibiotischen und chirurgischen Therapie zugeführt werden muss.

In Kürze

Harnröhrenverletzungen
Ursachen: Meist iatrogen (Katheterisierung), bei der Hälfte der Beckenringverletzungen ist die hintere Harnröhre mit verletzt, subdiaphragmale Verletzungen der Harnröhre können beim sog. Straddle-Trauma auftreten.

Symptomatik:
- Blutiger Meatus: Typisch, aber nicht zwingend.
- Subdiaphragmale Harnröhrenverletzung mit perinealem/skrotalem Hämatom.
- Supradiaphragmale Harnröhrenverletzung mit Hämatomausbreitung im kleinen Becken, rektal kann eine hochstehende Prostata getastet werden.

Diagnostik: Retrogrades Urethrozystogramm, sicheres bildgebendes Verfahren, muss bei geringstem Verdacht auf eine Harnröhrenverletzung **vor jeglicher transurethraler Katheterisierung** erfolgen.

Therapie:
- Operativ, Zeitpunkt und Technik abhängig von Begleitverletzungen, werden unterschiedlich gehandhabt.
- Spätresultate sind bei allen Verfahren wegen hoher Komplikationsraten unbefriedigend.

Komplikationen: Harnröhrenstikturen, erektile Dysfunktion, Harninkontinenz.

11.6 Verletzungen des männlichen Genitale

11.6.1 Penisverletzungen

Drei unterschiedliche Formen des **Penistraumas** sind als singuläre Verletzungen zu beobachten:

- Die **Ablederungsverletzung** mit »Entkleidung« des Penis (»Degloving«) tritt auf, wenn (Vor-)Hautteile samt Kleidungsstücken z. B. in drehende Maschinen geraten.
- Die **Penisfraktur** mit Einriss der Corpora cavernosa, u. U. kombiniert mit Harnröhrenbeteiligung, entsteht bei gewaltsamen Abknickungen des erigierten Gliedes während des Koitus.
- Die **Penisamputation,** mit Durchtrennung der Harnröhre, Gefäße und Nervenbündel wird im Rahmen eines Traumas oder Selbstabtrennung durch z. B. psychiatrische Patienten gefunden.

Kombinierte Verletzungen (Haut, Schwellkörper und Harnröhre) treten häufig bei Masturbationsverletzungen auf, wobei meist einschnürende, ringförmige Utensilien oder Staubsaugerrohre (Vakuumeffekt) verwendet werden. Bei letzteren entstehen nicht nur rein mechanische Läsionen, sondern bei bestimmten Staubsaugermodellen ohne Schutzgitter vor dem motorgetriebenen Ventilator, zusätzlich verstümmelnde Zerkleinerungen des Membrums (Abb. 11.20).

Bisswunden sind meist mit weiteren (Genital-) Verletzungen vergesellschaftet.

Bei stumpfen perinealen oder penetrierenden penilen Traumata kann es zu Verletzungen der Arterie im Corpus cavernosum kommen. Bei anschließender AV-Fistelbildung zeigt sich eine persistierende Erektion, die als **High- flow-Priapismus** bezeichnet wird.

Symptome und Diagnostik. Bei geschlossenen Verletzungen finden sich in erster Linie **Hämatome,** teilweise in grotesker Ausformung (»Saxophon«-förmiger Penis bei Korporafraktur), und bei Harnröhrenbeteiligung **Harnverhalte.** Diese ebenso wie die offenen Verletzungen lassen sich leicht durch Inspektion und Palpation, aber auch durch hochauflösenden **Ultraschall** in ihrem Ausmaß erfassen. Zur Objektivierung der Verletzungen sind das nicht invasive **MRT** und in speziellen Fällen (vor operativer Therapie) das **Kavernosogramm** bzw. das **retrograde Urethrogramm,** die unter absolut sterilen Kautelen durchgeführt werden müssen (Abb. 11.21 a) geeignet.

Das Ausmaß der Penisverletzungen kann mittels **Kernspintomographie** meist exakter diagnostiziert werden als in der Kavernosographie (Abb. 11.21 b). Zudem können Mitverletzungen der Harnröhre und des Corpus spongiosum dargestellt werden.

Bei dem seltenen, posttraumatisch bedingten High-flow-Priapismus sichert die **Angiographie** die Diagnose. Die Farb-Doppler-Sonographie ist für die Unterscheidung zu anderen Formen des Priapismus nicht ausreichend.

Therapie. Die Therapie offener Verletzungen des Penis erfolgt nach den Kriterien der allgemeinen Wundversorgung durch Debridement, Blutstillung und ggf. sekundäre plastische Deckung der Defekte. Bei ausgedehnten Ablederungen kann eine vorübergehende Verlagerung des denudierten Penis in Hauttaschen (Bauchdecke, Skrotum) notwendig werden. Die plastische Hautdeckung des Penis sollte bevorzugt mit Meshcraft-Transplantaten erfolgen. Ausgedehntere Schwellkörper- und Harnröhrenverletzungen (Penisfrakturen) bedürfen der operativen Freilegung, der Hämatomdrainage und der Rekonstruktion bei gleichzeitiger supra-

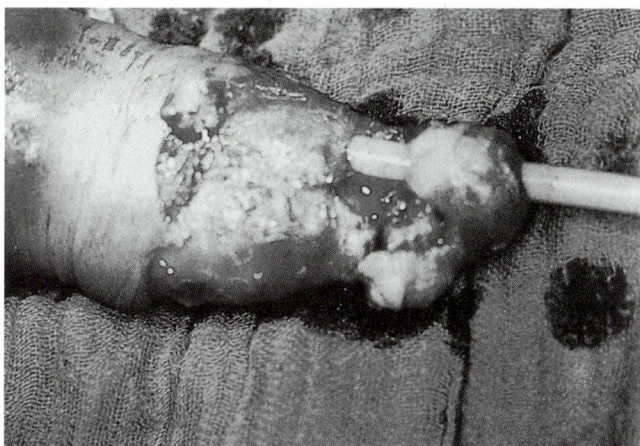

 Abb. 11.20. Masturbationsverletzung des Penis durch Staubsauger, mit liegendem Blasenkatheter

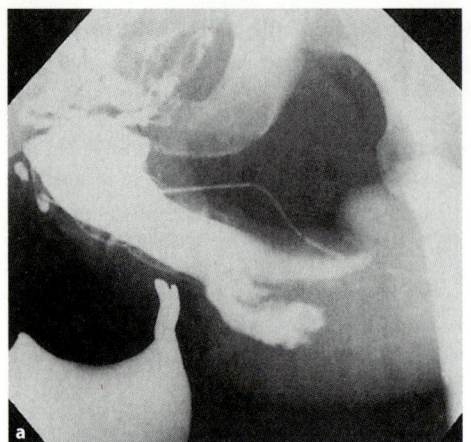

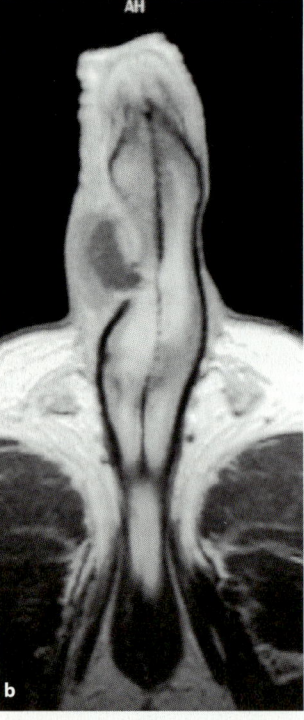

Abb. 11.21a, b. a Kavernosographie bei frischer Penisfraktur mit Extravasat im vorderen Penisdrittel und gut erkennbarer Weichteilschwellung des vorderen Penis (Saxophonphänomen) (aus Derouet H. 1992). **b** 25-jähriger Mann, der beim exzessiven Geschlechtsverkehr eine Penisverletzung mit heftigem Schmerz, Erektionsverlust und Schwellung erlitten hat. Die kontrastmittelverstärkte, T_1-gewichtete Kernspintomographie kann einen Einriss der Tunica albuginea des rechten Corpus cavernosum (sog. Penisfraktur) mit einem großen subkutanen Hämatom nachweisen. Der Tunicadefekt liegt unmittelbar am Übergang der Pars fixa zur Pars pendulans des Penis. Das linke Corpus cavernosum ist unverletzt

pubischer Harnableitung. Bei stark verschmutzten, fetzigen Wunden sowie bei Bisswunden darf **kein primärer Wundverschluss erfolgen.**

Bei Amputation des Penis ist eine erfolgreiche Replantation abhängig vom Zustand des amputierten Penis und des Amputationsstumpfes. Zur Verbesserung der Replantations-Chance mit guten kosmetischen und funktionellen Ergebnissen ist eine **rasche Revaskularisierung** des amputierten Penis notwendig. Mit mikrochirurgischen Techniken kann die Dorsalarterie anastomosiert oder können Gefäßinterponate zwischengeschaltet werden. In einigen Fällen kommt es bei Abtrennung des Penis zu ausgedehnten Verletzungen und Infektionen im Skrotal- und Perineal-Bereich, sodass eine direkte Replantation nicht möglich ist. Es erfolgt eine **temporäre ektope Implantation** des amputierten Penis, zum Beispiel an den Unterarm. Nach Anastomosierung der penilen Gefäße mit der Arteria und Vena radialis kann der Amputationsstumpf abheilen. Eine Replantation erfolgt sekundär. Neben Hautnekrosen, sensorischen Störungen, Erektionsstörungen, Anastomosenengen der Gefäße und Harnröhre gehören AV-Fistelbildungen zu den häufigsten Komplikationen.

Eine effektive Therapie des High-flow-Priapismus stellt die radiologische, superselektive Katheter-Embolisation oder die offene Ligatur des betroffenen Arterienabschnittes dar. Medikamentöse Therapien mit intrakavernöser Gabe von α-adrenergen Agonisten oder die mechanische Kompression sind in den meisten Fällen nicht ausreichend. Wichtig ist die präoperative Abgrenzung des Priapismus, mit Hilfe der Angiographie, zu anderen Formen der verlängerten Erektion.

Komplikationen. Infektionen, zusätzliche operative Gefäß-/Nervenläsionen und Folgen der Harnröhrenverletzungen (Kap. 11.5) sind neben Fibrosierungen der Corpora mit konsekutiver Impotentia coeundi (Erektionsverlust, Penisdeviation) die häufigsten Komplikationen der Penisverletzungen.

11.6.2 Hoden- und Skrotalverletzungen

Skrotalhautablederungen kommen im Rahmen von Dammverletzungen besonders bei Zweiradfahrern, seltener durch rotierende Maschinen vor. Sie sind häufig bei Pfählungsverletzungen im Perinealbereich. Hoden und Skrotum können bei (Kampf-) Sportausübungen und Schlägereien verletzt werden.

Traumatisch bedingte Dislokationen des Hodens sind seltene Verletzungen und werden vor allem bei Motorradunfällen beobachtet. Abhängig von ihrer Lo-

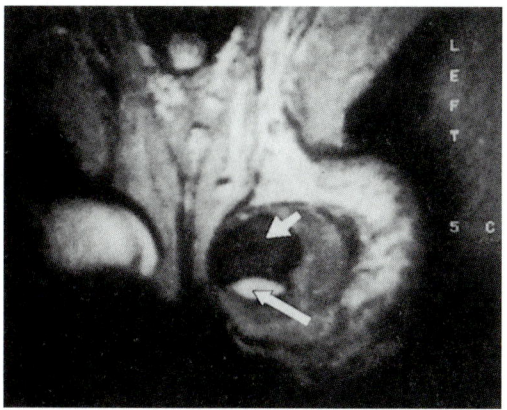

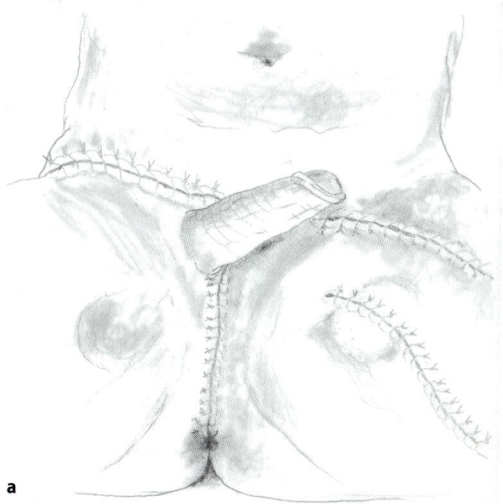

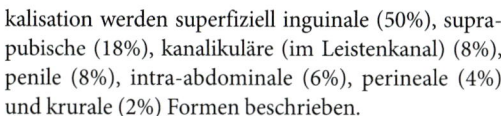

Abb. 11.22. Kernspintomographie eines älteren Hodentraumas links (Koronar, protonengewichtet: Signalintensives Hämatom kranial und kaudal im Hodensack), die *Pfeile* zeigen auf eine Ruptur der Tunica albuginea (aus Derouet H. 1993)

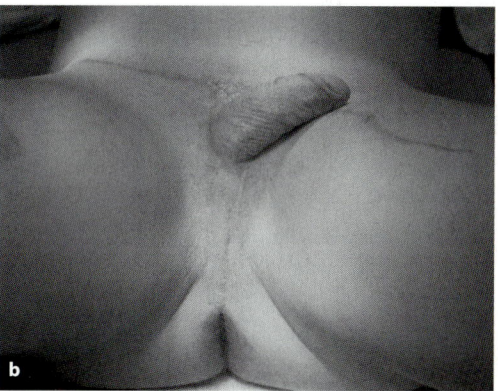

kalisation werden superfiziell inguinale (50%), suprapubische (18%), kanalikuläre (im Leistenkanal) (8%), penile (8%), intra-abdominale (6%), perineale (4%) und krurale (2%) Formen beschrieben.

Symptome und Diagnostik. Bei stumpfen Hoden- und Skrotalverletzungen sind z. T. große Hämatome anzutreffen, die **sonographisch,** in unklaren Situationen (bei z. B. zweiseitigen Hodenverletzungen) auch durch **Kernspintomographie** als Hodenrupturen (bis zur -zertrümmerung) oder als mehr oder minder große intratestikuläre Hämatome klassifiziert werden können (**Abb. 11.22**).

Die Diagnostik der Hodendislokation wird in vielen Fällen durch ein Skrotalhämatom erschwert. Sonographie und Farbdoppler-Untersuchung, evtl. Kernspintomographie sollten in der weiteren Abklärung durchgeführt werden.

Therapie. Geringfügige Hodenverletzungen können konservativ therapiert werden. Große skrotale und/oder testikuläre Blutansammlungen müssen operativ, möglichst unter Hodenerhalt (Teilresektion) bei ausgiebiger Skrotaldrainage versorgt werden.

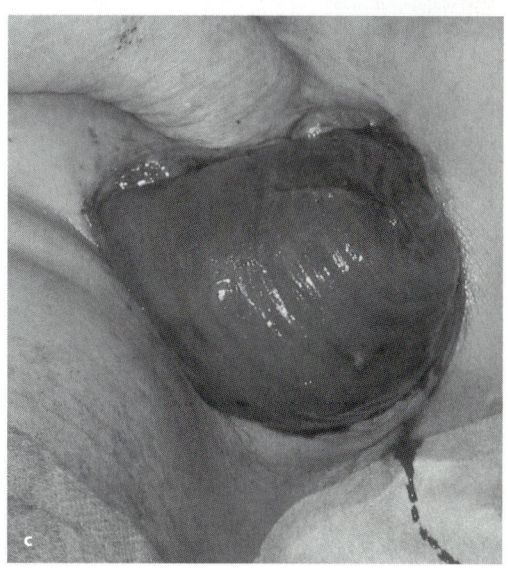

Abb. 11.23a–c. a, b Zustand nach Decollement durch eine Traktorantriebswelle (Berufsunfall) nach primärer Versorgung und Hautdefektdeckung mit Verlagerung beider Hoden in die Oberschenkel. **c** Nach 3 Monaten Rückverlagerung der Hoden, Bildung eines Neoskrotums aus dem linken Musculus gracilis des Oberschenkels.

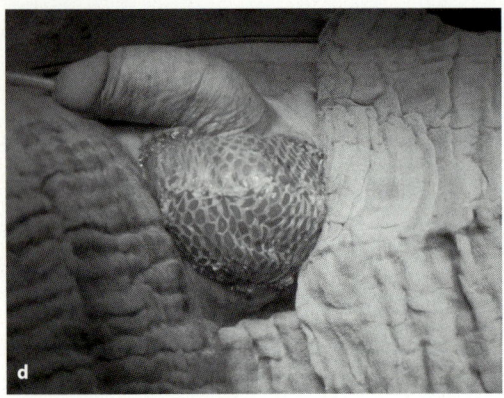

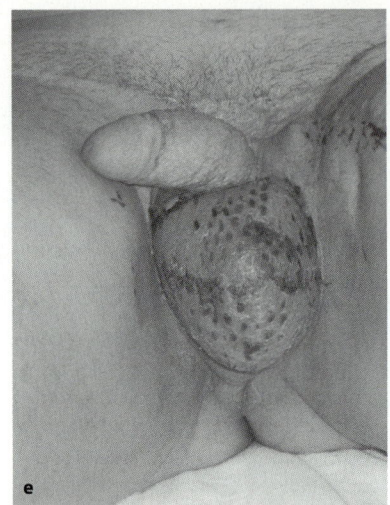

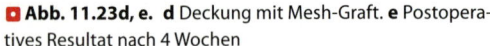

Abb. 11.23d, e. d Deckung mit Mesh-Graft. **e** Postoperatives Resultat nach 4 Wochen

Die Versorgung offener Verletzungen erfolgt nach o. g. Kriterien. Vorübergehend können hierbei die Hoden in die Oberschenkelsubkutis plaziert werden, bevor eine plastische Neubildung des Skrotums in zweiter Sitzung erfolgt (■ Abb. 11.23). Therapie der Wahl der Hodendislokation ist die operative Freilegung und Zurückverlagerung des Hodens in das Skrotalfach mit anschließender Fixierung.

In Kürze

Verletzungen am äußeren Genitale
Ursachen: Traumata, (auto-)erotische Manipulationen.
Symptomatik: Große Hämatome, bei Harnröhrenbeteiligung auch Harnverhalt, Penisfraktur beruht auf Einriss der Corpora cavernosa durch Abknickung des erigierten Penis.
Diagnostik: Sonographie, Kavernosographie, retrograde Urethrozystographie.

Therapie:
- Allgemeine Wundversorgung, bei Hämatomen suffiziente Drainage.
- Operativ bei Schwellkörper- und Harnröhrenverletzung.
- Ausgiebige Skrotaldrainage bei Hoden- und Skrotalverletzungen, evtl. in besonders schweren Fällen vorübergehende Transposition der Hoden in die Oberschenkelsubkutis, nachfolgend plastische Neubildung des Skrotums.

Andrologie, Infertilität und erektile Dysfunktion

12.1 Fertilitätsstörungen

Die Andrologie ist die Lehre von der Fruchtbarkeit des Mannes.

> **Tipp**
>
> Mittlerweile bleibt jede 6. Ehe ungewollt kinderlos, wobei in ca. 40% der Fälle eine alleinige männliche Infertilität bzw. in 10% die Ursache bei beiden Partnern zu suchen ist.

◨ **Tabelle 12.1.** Klinefelter-Syndrom

Ursache:	chromosomale Störung, 47 XXY
Häufigkeit:	1/400 männlicher Geburten
Hoden:	klein, derb – Azoospermie
Habitus:	Großwuchs, Gynäkomastie, unterschiedliche Virilisierung
Hormone:	FSH und LH ↑, T ↓ →

In der Bundesrepublik Deutschland betrifft die ungewollte Kinderlosigkeit ca. 1,5 Millionen Paare. Aufgrund der einfacheren und gering invasiven Untersuchungsmöglichkeiten sollte beim Mann mit der Abklärung begonnen werden.

❯ Von Infertilität oder Sterilität wird dann gesprochen, wenn trotz regelmäßigen Geschlechtsverkehrs ohne Kontrazeption nach 1 Jahr keine Schwangerschaft eingetreten ist (WHO-Definition).

12.1.1 Ätiologie der Fertilitätsstörungen

❯ Die andrologische Untersuchung dient der Aufdeckung einer spezifischen Ursache einer Fertilitätsstörung, jedoch kann in bis zu 50% kein ursächlicher Zusammenhang (idiopathische Formen) gefunden werden.

Genetische Ursachen

Chromosomale Anomalien. Mittels neuerer, hochdifferenzierter genetischer Untersuchungen werden an infertilen Paaren chromosomale Störungen in ihrer gesamten Bandbreite immer häufiger als mögliche Ursachen der Infertilität erkannt. Die Häufigkeit chromosomaler Aberrationen liegt bei kinderlosen Paaren bei 10–15%.

> **Tipp**
>
> Daher sollte bei Paaren mit mehrfach erfolglosen Fertilisationsversuchen und bei Patienten mit Azoospermie eine genetische Untersuchung erfolgen.

Häufigste Ursache ist hier das Klinefelter-Syndrom mit der klassischen Trisomie (47 XXY) und verschiedenen Mosaikmöglichkeiten (48 XXXY; 48 XXYY; 49 XXXXY). Die Inzidenz unter Männern mit Azoospermie wird auf 2–3% geschätzt. Das klassische Klinefelter-Syndrom ist therapeutisch nicht beeinflussbar (◨ Tabelle 12.1.).

Eine weitere hereditäre Erkrankung mit andrologischer Bedeutung ist die kongenitale bilaterale Aplasie der Vas deferens (CBAVD), die man in 1–2% der infertilen Männern findet. Dabei zeigt sich im Ejakulat ein verminderter Fructosegehalt und ein pH <7. Aufgrund der häufigen Vergesellschaftung mit einer milden Form der zystischen Fibrose empfiehlt sich ein genetisches Screening der Partner vor einer möglichen assistierten Fertilisation. Auch abgeklärt werden sollte das Young-Syndrom (obstruktive Azoospermie und chronische Lungeninfektionen), welches bei ca. 3% der infertilen Männer vorkommt (◨ Tabelle 12.1).

Angeborene hormonelle Störungen. Störungen der Hypothalamus-Hypophysen-Gonadenachse spielen bei der männlichen Infertilität mit ca. 3% nur eine untergeordnete Rolle. Die komplexe Hodenfunktion wird durch dieses übergeordnete rückgekoppeltes Regelsystem gesteuert. Der Hypothalamus bewirkt eine pulsatile Freisetzung von Gonadotropin-releasing-Hormon (GnRH) mit konsekutiver fortlaufender Sekretion von luteinisierendem Hormon (LH) und follikelstimulierendem Hormon (FSH) durch die Hypophyse. LH induziert die Testosteronsynthese und -freisetzung in den Leydig-Zwischenzellen des Hodens. Über ein negatives Biofeedback steuert Testosteron direkt die LH-Sekretion. Ein ausreichender Testosteronspiegel ist für die Spermatogenese unabdingbar. Die Sertoli-Zellen im Hoden regulieren über das Peptid Inhibin die FSH-Sekretion. Bei Schädigungen der Sertoli-Zellen kommt es zu einen Anstieg des FSH im Serum. Bei Störung der Pulsatilität der Hormonachse kann es zum totalen Ausfall der Gonadenfunktion kommen. Die einzelnen Stufen der Hormonachse sind in ◨ Abbildung 12.1 dargestellt.

Die häufigste Erkrankung dieses Formenkreises ist der **idiopathische hypogonadotrope Hypogonadismus (IHH)** mit der Ausbildung eines Gonadotropinmangels und dadurch bedingten Ausfall der Hoden-

Tabelle 12.2. Leitsymptome für die Differenzial-diagnostik andrologisch relevanter Syndrome, nach Mesche & Horst 2000	
Art der körperlichen Anomalie	**Typisch für**
Adipositas	Bardet-Biedl-Syndrom
Anosmie	Kallmann-Syndrom
Ataxie	Bardet-Biedl-Syndrom
	Boucher-Neuhäuser-Syndrom
Bronchopulmonale Probleme	CBAVD, CF, Young-Syndrom
	Kartagener-Syndrom
Faziale Dysmorphie	Aarskog-Syndrom
	Noonan-Syndrom
Gliedmaßenanomalien	Aarskog-Syndrom
	Bardet-Biedl-Syndrom
	Hand-Fuß-Uterus-Syndrom
	HOXD-Deletion
	McKusick-Kaufman-Syndrom
	Robinow-Syndrom
Herz-Gefäßvitien	Noonan-Syndrom
Muskelschwäche	Boucher-Neuhäuser-Syndrom
	Myotonische Dystrophie
	Spinobulbäre Muskelatrophie Kennedy
Niedriger IQ/geistige Behinderung	Bardet-Biedl-Syndrom
	Myotonische Dystrophie
	Noonan-Syndrom
Nierenplasie	CBAVD, CUAVD
	Kallmann-Syndrom (X-gekopp. Form)
	MURCS-Assoziation beim Mann
Polyzistische Nieren (PN)	PN mit atonischen Megasamenblasen
	PN mit ›9 + 0‹-Axonemdefekt
Retinopathie	Bardet-Biedl-Syndrom
	Boucher-Neuhäuser-Syndrom
Situs inversus	Kartagener-Syndrom
Sternumanomalie	Noonan-Syndrom
Wirbelkörperperfusionen	MURCS-Assoziation beim Mann

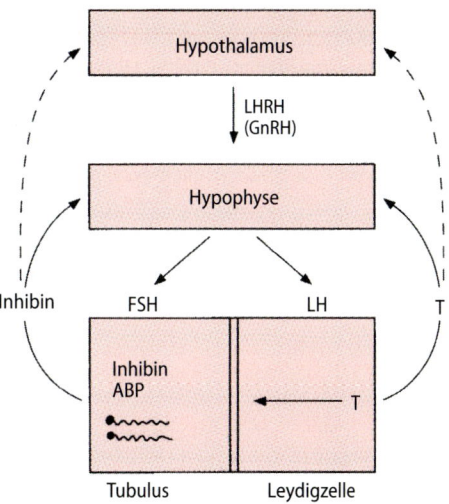

Abb. 12.1. Hypothalamus-Hypophysen-Gonadenachse. Schematische Darstellung der Hormonachse beim Mann beginnend im Hypothalamus bis hinunter zu den Hoden. *LHRH* wird aus dem Hypothalamus pulsatil sezerniert (12–24 Pulse/24 h), was wiederum zu einer pulsatilen Freisetzung von *LH* und *FSH* führt. LH stimuliert die Leydig-Zelle zur Testosteronsynthese, FSH die Sertoli-Zelle im tubulären Kompartiment zur Sekretion von Inhibin und androgenbindendem Protein *(ABP)*. Der Rückkoppelungsmechanismus geht über Testosteron *(T)* und Inhibin

funktion (Inzidenz: 1:3000, ◘ Tabelle 12.3). Als Hypogonadismus wird jede unzureichende exo- oder inkretorische Hodenfunktion bezeichnet. Ursächlich verantwortlich ist dafür ein Anlagedefekt des Hypothalamus mit der Unfähigkeit zur GnRH-Synthese. Das Erscheinungsbild zeigt eunuchoide Körperproportionen, verzögerte Knochenalterung, Hypogenitalismus und laborchemisch ein Gonadotropinmangel sowie Testosteronmangel (hypogonadotroper Hypogonadismus). Kommt noch eine Anosmie aufgrund eines Defektes der Nn. olfactorii dazu, spricht man vom **Kallmann-Syndrom** (Inzidenz 1:7500). Eine weitere Sonderform ist die **Pubertas tarda**, bei der es ebenfalls durch einen anlagebedingten Gonadotropinmangel zu einer verzögert einsetzenden Pubertät mit nachfolgender Beeinträchtigung der Fertilität kommt. Die Therapieziele bei nachgewiesener Erkrankung sind die Entwicklung der sekundären Geschlechtsmerkmale sowie die Induktion und Erhaltung der Spermatogenese. Dieses kann nach initialer Testosterongabe zur raschen Virilisierung und Initiierung einer Spermatogenese, nachfolgend mittels Zufuhr der Gonadotropine in Form von hMG-hCG (humanes Menopausen- bzw. Choriongonadotropin) oder besser, weil physiologi-

⬛ **Tabelle 12.3.** IHH (Idiopathischer hypogonadotroper Hypogonadismus), Pubertas tarda, Kallman-Syndrom	
Ursache:	gestörte Pulsatilität der Hormonachse
Häufigkeit:	ca. 8% der fertilitätsgestörten Männer
Habitus:	eher Großwuchs, fehlende Virilisierung; Riechstörung und gelegentlich Farbenblindheit bei Kallman-Syndrom
Hoden:	klein; Volumen < 5 ml
Hormone:	LH, FSH und Testosteron ↓

scher, in Form einer pulsatilen GnRH-Gabe erfolgen. Weitere Syndrome mit GnRH-Sekretionsstörungen sind das **Prader-Labhart-Willi-Syndrom** und die **kongenitale Nebennierenrindenhypoplasie mit hypogonadotropem Hypogonadismus.**

Weiterhin gehören in die Gruppe der angeborenen Hormonstörungen alle Formen der **pathologischen Geschlechtsdifferenzierung/Intersexualität** angefangen vom Agonadismus, der Gonadendysgenesie bis zum adrenogenitalem Syndrom (AGS), ⬛ Tabelle 12.4. Hervorzuheben sind aus dieser Gruppe die **Androgenrezeptorendefekte**, deren Ursache in einer angeborenen Androgenresistenz und/oder einem Fehlen bzw. in einer Minderqualität der Androgenrezeptoren liegt

(= Pseudohermaphroditismus masculinus: Reifenstein-Syndrom, Gilber-Dreyfuß-Syndrom, ⬛ Tabelle 12.5). Zu den weiteren nennenswerten Erkrankungen mit einer möglichen hormonellen Beeinträchtigung der Fertilität gehört auch die **Hyperprolaktinämie**, die durch ein Prolaktinom, wie in ⬛ Tabelle 12.6 ausgeführt, verursacht wird.

Primäre Störungen des Keimepithels

Unterschiedlich schwere Veränderungen der Spermatozoenanzahl bis zur Azoospermie können auf einer Insuffizienz des tubulären Kompartments des Hodens basieren. Dabei ist typischerweise ein Hypogonadismus vorhanden. Darunter versteht man eine Minderfunktion der Hoden, zumeist mit einer Volumenabnahme der Hoden (normale Hodenvolumina: 8–20 ml, Durchschnitt: 15–18 ml) vergesellschaftet. Da die Störung primär im Hoden lokalisiert ist, wird sie auch als primärer Hypogonadismus bezeichnet. Ist die Hodeninsuffizienz Folge einer Funktionsstörung der Hypophyse oder des Hypothalamus spricht man von einem sekundären bzw. tertiären Hypogonadismus.

Idiopathische Ursachen. In 50% der Fälle sind keine Ursachen erkennbar. Am häufigsten ist die **idiopathische Oligo-Astheno-Teratozoospermie** (OAT-Syndrom) als Fertilitätsstörung zu nennen (⬛Tabelle 12.7). Wesentlich seltener und mit einer Azoospermie verbunden ist das **Sertoli-cell-only-Syndrom (Germinal-**

12

⬛ **Tabelle 12.4.** Adrenogenitales Syndrom (AGS) durch Nebennieren-Hyperplasie-Enzymstörung (mehrere Defekte möglich), autosomal-rezessiv vererbbar				
Enzymdefekt	**vermehrt Urin**	**Hormone vermindert Plasma**	**Exzess Plasma**	**Erscheinungsbild Klinik und Labor**
17-Hydroxylase	Pregnandiol	Androgene	Kortikosteron	Unreife, weiblich,
		Östrogene		arterielle Hypertonie
		Kortisol		Alkalose, Kalium ↓
		Aldosteron		
21-Hydroxylase (häufigster Defekt)	Pregnandiol	Aldosteron	Androgene	▬ Pseudopubertas praecox
	Pregnantriol	Kortikoide		▬ Pseudohermaphroditismus femininus mit großer Klitoris und starker Muskelentwicklung
11-Hydroxylase	Deoxy	Kortikoide	Androgene	art. Hypertonie
	Kortikosteron	Aldosteron		Maskulinisierung
Therapeutische Anmerkung: Die kryptischen Formen des AGS bedürfen keiner Therapie. Bei ausgeprägten Enzymdefekten Behandlung mit Kortikosteroiden; wenn notwendig chirurgische Korrektur der penisartigen Klitoris; beim 17-Hydroxylase-Defekt zusätzliche Therapie mit Östrogenen, um die sexuelle Reifung herbeizuführen.				

Tabelle 12.5. Reifenstein-Syndrom (Gilbert-Dreyfus, Infertile male syndrome)

Ursache:	Androgenrezeptor-Defekt, 46 XY
Häufigkeit:	sehr selten
Genitale:	unterschiedliche Penisgröße, Hypospadie, kleine Hoden, oft kryptorch, Azoospermie
Habitus:	Gynäkomastie; unterschiedliche Grade von Virilisierung
Hormone:	LH und Testosteron ↑, FSH ↓
Fibroblasten-kultur:	Androgenrezeptoren fehlen, sind zuwenig oder qualitativ schlecht

Tabelle 12.6. Prolaktinom (Hyperprolaktinämie)

Häufigkeit:	Eher seltene Störungen, die eine Azoospermie bedingen; Panhypopituitarismus!
Habitus:	Verminderte Virilität, Bartwuchs und Schambehaarung reduziert
Sexualverhalten:	Libidoverlust, erektile Dysfunktion
Hoden:	Volumen kaum reduziert
Hormone:	Prolaktin ↑; LH, FSH und Testosteron ↓

Tabelle 12.7. Ursachen des OAT-Syndroms

Primäre tubuläre Insuffizienz:
- Genetische Ursachen
- Maldescensus
- Orchitis (Mumps)
- Durchblutungsstörungen
- Physikalische Ursachen (Varikozele, Traumen, Wärmeschädigung)
- Intoxikationen
- Medikamente
- Stress

Sekundäre tubuläre Insuffizienz:
- hypothalamisch-hypophysäre Störungen

Extratestikuläre Störungen:
- Adnexitis, Epididymitis
- Transport- und Entleerungsstörungen

Idiopathisch:
- Ursache der Störung nicht eruierbar

Tabelle 12.8. Sertoli-cell-only-Syndrom (del Castillo-Syndrom)

Ursache:	Kongenitaler Defekt; sekundär durch Medikamente, 46 XY
Häufigkeit:	2,5%–3% der fertilitätsgestörten Männer
Hoden:	Annähernd normales Hoden-volumen
Hormone:	LH, Testosteron und Virilisierung normal; FSH ↑

zellaplasie). Histologisch zeigt sich eine Aplasie der Germinalzellen, die Hodentubuli bestehen nur aus intakten Sertoli-Zellen. Zur Unterscheidung zum erworbenen Sertoli-cell-only-Syndrom, wie es nach Bestrahlung oder Chemotherapie auftritt, spricht man bei der angeborenen Germinalzellaplasie nach dem Erstbeschreiber vom **Del-Castillo-Syndrom**. Die Patienten haben einen normalen männlichen Habitus, Hypovolämie und normokonsistente Hoden. FSH ist im Blutserum mäßig erhöht. Die bestehende Infertilität ist nicht therapierbar (Tabelle 12.8).

Entzündungen und Dysfunktionen des Hodens, des Nebenhodens und der akzessorischen Geschlechtsdrüsen. Aufgrund von rezidivierenden Epididymitiden kann es zu erheblichen Transportstörungen der Spermatozoen und zu einer Viskopathie kommen. In 30% der Fälle kann sich eine unilaterale bzw. in 10% eine beidseitige Begleitorchitis mit Beeinträchtigung der Spermatogenese (**Epididymoorchitis**) entwickeln.

Eine spezifische granulomatöse Orchitis tritt im Rahmen einer Urogenitaltuberkulose auf. Eine Gumma des Hodens bildet sich bei einer syphilitischen Orchitis aus. Nach Virusinfekten, wie z. B. Influenzagrippe, Varizellen, Masern und Mumpsorchitis (Tabelle 12.9) kann ebenfalls eine temporäre Spermatogenesestörung bis hin zur Azoospermie auftreten. Die **Prostatovesikulitis** als häufigste Entzündung der männlichen Adnexe entsteht zumeist durch kanalikuläre Aszension von Keimen aus der Harnröhre in die Samenleiter.

> **Tipp**
> Die Hälfte der Patienten mit chronischer Prostatitis zeigen Spermatogenesestörungen.

Weitere mögliche Ursachen sind urogenitale Infektionen mit Mykoplasmen und Chlamydien.

▢ **Tabelle 12.9.** Post-Mumps-Orchitis	
Ursache:	Parotitis epidemica nach Pubertät
Häufigkeit:	18%, beidseitig 10%
Einseitig:	Prognose hinsichtlich Fertilität gut
Beidseitig:	Irreversible Sterilität
Hodenvolumen:	Nur wenig reduziert
Hormone:	FSH ↑; LH und Testosteron normal; normaler männlicher Habitus

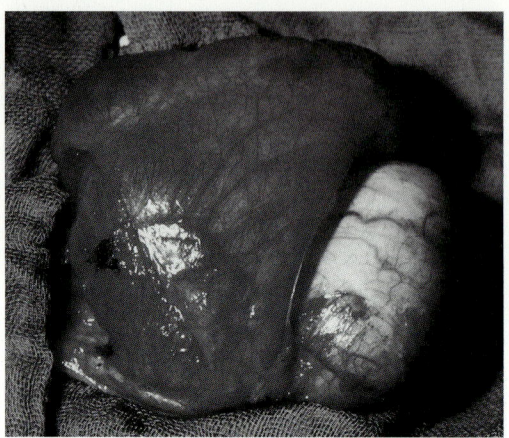

▢ **Abb. 12.3.** Ausgeprägte Spermatozele

Ein postentzündlich aufgetretener Nebenhoden- und Samenleiterverschluss wird als sekundäre (= erworbene) **Verschlussazoospermie** bezeichnet. Bei ausgeprägten Infektspermiogrammen zeigt sich ebenfalls häufig ein pathologisches Spermiogramm. Hier kann eine antibiogrammgerechte Antibiose zu einer Besserung der Spermiogrammparameter führen.

Pathologisch-anatomische Störungen im Bereich der ableitenden Samenwege und des Hodens. Hierher gehört die angeborene beidseitige Bläschendrüsen-, Samenleiter- und Nebenhodenaplasie, sowie Missbildungen aller dieser Strukturen, die nicht selten mit einer Nierenaplasie kombiniert sind. Wunschvasektomien führen ebenfalls zu einer Azoospermie. Subtotale Obstruktionen wie sie u. a. bei Nebenhoden-, Hoden und Prostatazysten (▢ Abb. 12.2), Spermatozelen

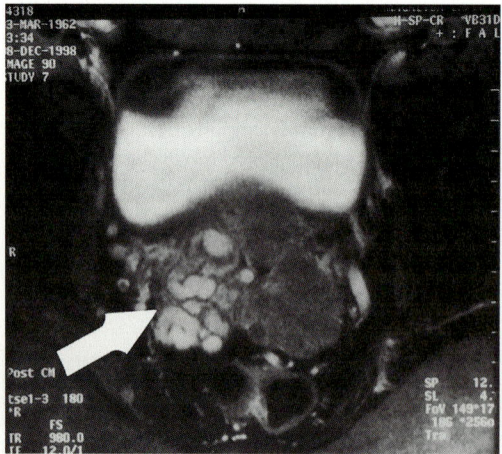

▢ **Abb. 12.2.** Angeborene Prostatazysten mit Ausbildung eines OAT-Syndrom

(▢ Abb. 12.3), Nebenhoden- und Samenstrangstumoren auftreten, können zu einer Kryptozoospermie oder zum Oligo-Astheno-Teratozoospermie-Syndrom (OAT-Syndrom) führen. Seltenere Gründe für eine sekundäre Verschlussazoospermie sind iatrogene Samenleiterunterbindungen bei Herniotomien bzw. Beckenoperationen und Genitaltraumen mit Hämatozelenbildung oder Hodentorsionen. Auch ein Hodentumor kann zu einer Spermatogenesestörung führen. Daher sollte vor der operativen Sanierung ein Kinderwunsch abgeklärt und entsprechende Maßnahmen getroffen werden. Aspermie, d. h. das völlige Fehlen von Ejakulat findet sich bei einer retrograden Ejakulation oder bei angeborenen Malformationen im Blasenhalsbereich (▢ Abb. 12.4).

Pathologisch-anatomische Störungen im Deszensus der Hoden. Die männlichen Keimdrüsen wandern während der Fetalphase in das Skrotalfach. Die damit verbundene Temperaturerniedrigung der Hoden ist für eine regelrechte Spermatogenese unabdingbar. Deszensusstörungen werden als **Maldeszensus testis** oder **Kryptorchismus** bezeichnet. Bei ca. 5% der Neugeborenen sind beide oder ein Hoden nicht deszendiert. Bei 70% kommt es innerhalb eines Jahres zur Verlagerung ins Skrotalfach. Bei beidseitigem Maldeszensus und spät durchgeführter operativer Korrektur ist von einer ausgeprägten Fertilitätsstörung auszugehen. Dabei finden sich ein erhöhter FSH-Wert als Zeichen der Schädigung der Spermatogenese.

Auch aufgrund der mit Maldeszensus testis einhergehenden Entartungsgefahr der Hoden mit Entwicklung eines Hodenmalignoms, sollte die »fertilitäts-protektive« operative Korrektur bis zum 2. Lebensjahr stattfinden.

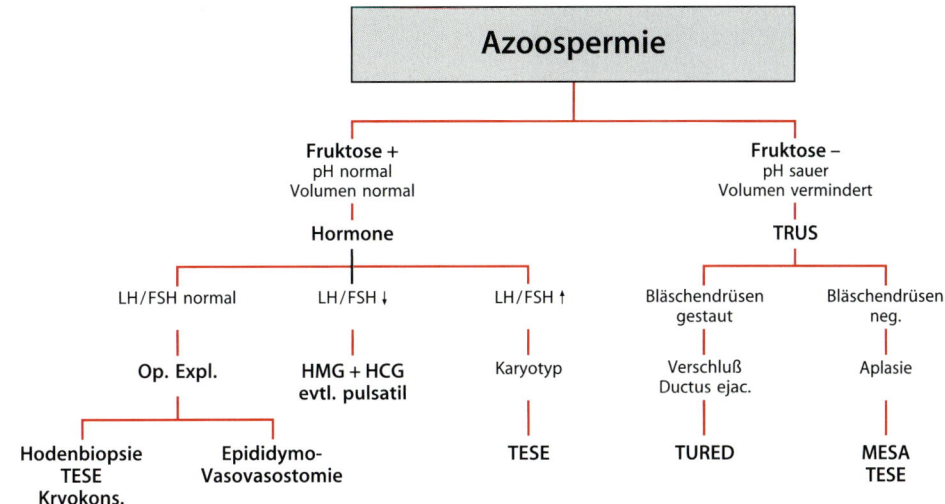

Abb. 12.4. Algorithmisches Schema zum Vorgehen bei einer Azoospermie (n. Popken et al. 1998)

> Bei ca. 10% der Patienten mit einem Hodentumor findet sich anamnestisch ein Maldeszensus testis. Für die spätere Fertilität ist die Beseitigung (»Fertilitätsprotektion«) eines Maldeszensus testis vor dem 2. Lebensjahr essentiell.

Angeborene und erworbene Störungen des Erektions- und Ejakulationsmechanismus sowie Veränderungen im Bereich des äußeren Genitale.

- Phimosen,
- Harnröhrenstrikturen,
- Hypo- und Epispadien,
- Induratio penis plastica (M. Peyronie),
- Peniskarzinom,
- Riesenkondylomata,
- Hämangiome,
- Schwellkörperverletzungen,
- Priapismus,
- Innervationsstörungen,
- Querschnittstörungen,
- Multiple Sklerose,
- Diabetes mellitus und
- erektile Dysfunktion

sind zumeist nicht Ursache einer Spermatogenesestörung, können aber aufgrund des Unvermögens einer Immissio penis bzw. der Kohabitation reproduktionsmedizinische Maßnahmen notwendig machen.

Immunologische Störungen. Die Blut-Hoden-Schranke verhindert, dass die sich in der Pubertät bildenden Spermatozoen mit dem Immunsystem in Kontakt kommen. Bei Verletzung der Blut-Hoden-Schranke oder bei direktem Kontakt von Spermatozoen mit dem Immunsystem kommt es zu einer Immunantwort.

> Bekannt ist das Auftreten von Spermatozoenantikörpern nach Vasektomien.

Der Erfolg einer Refertilisation kann durch diese Antikörper in Frage gestellt werden. Die Bildung von Autoantikörpern kann ebenfalls auch spontan entstehen.

Störungen im Bereich des Blutgefäßsystems

> Als häufigste Ursache muss hier die Varikozele aufgeführt werden, die bei etwa bei 15–40% der fertilitätsgestörten Männer gefunden wird (Abb. 12.5).

In Reihenuntersuchungen fanden sich sogar bei bis zu 10–20% aller Männer Varikozelen. Somit kommt der Varikozele eine große Bedeutung in der andrologischen Sprechstunde zu. Diese entstehen durch einen pathologischen Rückfluss aus der V. spermatica interna mit konsekutiver Erweiterung des Plexus pampiniformis. In 70–80% ist die linke Seite, aufgrund der rechtwinkeligen Einmündung der V. testicularis in die V. renalis und den dadurch bedingten schlechteren hämodynamischen Verhältnissen, betroffen. In 20–30% der Fälle kommen sie beidseitig vor, in weniger als 9% findet man eine rechtsseitige Varikozele vor.

Tipp

Bei ausgeprägten Varikozelen ergibt sich makroskopisch und palpatorisch das Bild »eines Sackes voller Würmer«.

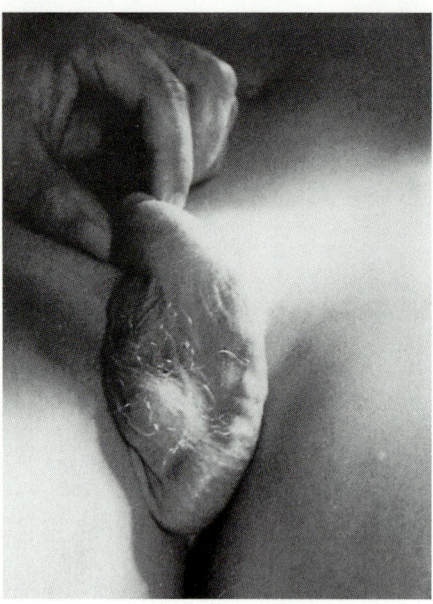

■ Abb. 12.5. Varikozele links bei einem Jugendlichen

Diagnostisch lässt sich im ipsilateralen Hoden eine Volumenabnahme nachweisen. Als Faktoren für eine Spermatogenesestörung bis hin zur Azoospermie werden eine varikozelenbedingte Hormonstörung, Hyperthermie, Hypoxie aufgrund der Blutstase und eine Katecholaminerhöhung verantwortlich gemacht.

> Neuere Untersuchungen zeigen, dass auch bei Männern mit Azoospermie und Varikozelen nach operativer Beseitigung der Varikozelen in bis zu 25% der Fälle Spermatozoen im Nativ-Ejakulat festgestellt werden können.

Exogene Faktoren

Genussgifte und Arzneimittel.

> In neueren Untersuchungen ist der bisher kontrovers diskutierte Einfluss des Rauchens als schädigende Noxe der Spermatogenese eindeutig identifiziert worden.

Weitere Noxen sind Alkohol (Mengen ab 60 g/d) und andere Drogen wie Marihuana etc. Daneben haben eine ganze Reihe von Arzneimittelgruppen eine **gonadotoxische** Wirkung:
- Zytostatika,
- Hormonpräparate,
- Psychopharmaka,
- Antiandrogene,
- Antiepileptika,

- Antihypertensiva,
- Steroide und
- eine Reihe von Antibiotika.

Als besonders schädigend für die **Spermiogenese** sind folgende Medikamente hervorzuheben:
- Zyklophosphamid,
- Zyklosporin,
- Cimetidin,
- Sulfosalazin,
- Spironolacton,
- Colchizin,
- Phenyltoin,
- Ketokonazol und
- Allopurinol (■ Tabelle 12.10).

In diesem Zusammenhang sind die jungem Patienten mit Hodentumoren zu erwähnen, die oftmals im Rahmen der Therapie auch chemotherapeutisch mit **Zytostatika** (Bleomycin, Cisplatin und Etoposid) behandelt werden. Hier ist im Vorfeld ein möglicher Kinderwunsch zu eruieren und ggf. eine Kryokonservierung aus Nativ-Ejakulat vorzunehmen. Liegt eine Azoospermie vor ist auch ein TESE-Mapping des entfernten betroffenen Hodens bzw. des kontralateralen Hodens zu erwägen.

Berufsnoxen und Umweltfaktoren.
- Sauerstoffmangel,
- Pestizide,
- Herbizide,
- Schwermetalle (Blei, Cadmium, Quecksilber),
- Fluorkohlenwasserstoffverbindungen,
- Dibromochlorpropan (DBCP),
- Dioxin und
- ionisierende Strahlen (ab einer Gesamtdosis von 4 Gray)

haben einen nachgewiesenen schädigenden Einfluss auf die Spermatogenese (■ Tabelle 12.11).

> Die Anwendung von Röntgenstrahlung zur medizinischen Diagnostik hat keinen schädigenden Einfluss, wenn die vorgeschriebenen Schutzmaßnahmen eingehalten werden.

Immer wieder gibt es Berichte, die darauf hinweisen, dass sich die männliche Fertilität kontinuierlich vermindert. Dabei wird die verminderte Anzahl der Spermatozoen mit einer herabgesetzten Fertilität unkritisch gleichgesetzt. Tatsache ist, dass der Normalwert für Spermatozoen/ml in den letzten 50 Jahren von 60 Mill./ml auf 20 Mill./ml reduziert wurde.

◼ **Tabelle 12.10.** Pharmaka, die zu einer Beeinträchtigung der Spermatogenese führen können (modifiziert n. Schill 1986)

Hormonell aktive Pharmaka	Antiandrogene, Östrogene, Gestagene, Anabolika Pharmaka mit geringer antiandrogener Wirkung wie Spironolacton, Cimetidin
Antibiotika	Nitrofurantoin, Cotrimoxazol, Tetrazykline, Gentamicin, Chloramphenicol
Antimykotika	Ketoconazol, Imidazolderivate
Antihypertensiva	Methyldopa, Clonidin, Reserpin
Anticholinergika	Atropin, Benztropinmesylat
Rezeptorenblocker	Phentolamin, Phenoxybenzamin
Rezeptorenblocker	Propranolol
Ganglienblocker	Hexamethonium, Mecamylamin
Immunsuppressiva	Azathioprin, Glukokortikoide
Psychopharmaka	Antidepressiva, Antiemetika, Antiepileptika, Hypnotika, Tranquilizer
Sulfonamide	Azulfidine
Zytostatika	Cyclophosphamid, Chlorambucil, Kolchizin, Methotrexat, Actinomycin D, Mitomycin, Bleomycin

◼ **Tabelle 12.11.** Exogene Noxen, die zur Beeinträchtigung der männlichen Fertilität führen können (modifiziert n. Schuppe et al. 1999)

Genussmittel	**Alkohol, Tabak, Rauschgifte**
Berufsstoffe, Umweltchemikalien	Pestizide (z.B. DDT, Kepon, DBCP), Herbizide, Fungizide
	Schwermetalle (Blei, Quecksilber, Kadmium)
	Lösungsmittel, Feuerschutzmittel
	Kühl-, Isolierungsmittel; Desinfektionsmittel
	Weichmacher (PCB, Phtalate, Dioxine)
	synthetische Östrogene
Physikalische Faktoren	Hitze, ionisierende Strahlung, Lärm, elektromagnetische Felder (?)

Tierversuche zeigen, dass es bei einer Exposition mit östrogenhaltigen Chemikalien zu einer Reduktion des Hodenvolumens und der Sertoli-Zellen kommt.

Störung der Thermoregulation im Skrotalbereich.

❯ Arbeiten in großer Hitze oder das Tragen zu enger Unterwäsche mit einer schlechten Thermoregulation, die zu einer Temperaturzunahme führen, können zu Störungen der Spermatogenese führen.

Ebenso können Verbrennungen und großflächige Hautverletzungen im Skrotalbereich zur Beeinträchtigung der Spermatozoenproduktion führen.

Chirurgie im Unterbauch und Genitalbereich. Bei Herniotomien oder Orchidopexien, wie bei Eingriffen im kleinem Becken, kann es zu einer versehentlichen Unterbindung der Samenleiter bzw. Schädigung der begleitenden Blutgefäße mit fibrotischer Degeneration des Samenleiters kommen. Eingriffe am Blasenhals (suprapubische und transurethrale Prostataresektion) mit Verletzungen des inneren Sphinkters, Rektumextirpationen, aortoiliakalen Eingriffe oder die retroperitoneale Lymphadenektomie können zu einer Verletzung oder Zerstörung des Plexus hypogastricus führen, über den die sympathisch gesteuerte Kontraktion des Blasenhalses vermittelt wird.

❯ Als Folge daraus entwickelt sich ein Verlust der regelrechten Ejakulationsfähigkeit mit Ausbildung einer retrograden Ejakulation.

Dabei gelangt das Ejakulat durch mangelnde Kontraktionen des inneren Sphinkters nicht mehr in die distale Urethra (antegrade Ejakulation), sondern retrograd in die Blase und kann somit ebenfalls eine assistierte Fertilisation erforderlich machen.

Psychogene Störungen.

❯ Stress und Leistungsdruck können zur Beeinträchtigung der Hormonachse und somit auch zur Beeinträchtigung des tubulären Kompartments mit einer unterschiedlich ausgeprägten Spermatogenesestörung führen.

12.1.2 Diagnostik

Die andrologische Abklärung gliedert sich in mehrere Abschnitte, wie aus ❑ Tabelle 12.12 ersichtlich wird.

Anamnese. Die Familienanamnese, die Entwicklungsanamnese (Eintritt der Pubertät), die medizinische Vorgeschichte mit relevanten Infektionen (insbesondere Geschlechtserkrankungen), Genitaltraumen, Voroperationen und Medikamenteneinnahmen sowie die Berufsanamnese mit Erfassung möglicher Noxen sind zu erheben. Schließlich sind noch die Sexualanamnese mit Erfassung der Kohabitationsfrequenz entsprechend des weiblichen Zyklus, möglicher Potenz-/Ejakulationsstörungen oder eines Libidoverlustes sowie Erkrankungen der Ehefrau und deren gynäkologischer Status (Aborte, Zahl vorausgegangener Geburten) zu eruieren. Gezielte Fragen sind zu richten nach Operationen im Genitalbereich, verspätetem Deszensus testis, Dauer des Kinderwunsches bzw. des ungeschützten Geschlechtsverkehrs, mögliche Kinder aus anderen Beziehungen oder postpubertär abgelaufener Mumpsorchitis.

Klinische Untersuchung.

> **Tipp**
> Die **körperliche Untersuchung** darf sich nicht auf das Genitale beschränken, sondern muss immer den Gesamthabitus mit einschließen.

— Auf Wachstumsproportionen, Fettverteilung, Stimmlage und Behaarungsmuster, insbesondere die sekundären Geschlechtsmerkmale, ist zu achten.
— Weiblicher Habitus mit ausgeprägten Fettpolstern im Hüftbereich sind ein Hinweis auf ein Androgendefizit.
— Eine Gynäkomastie findet sich bei Klinefelter-Patienten oder bei einem Hodentumor, physiologisch jedoch in der Pubertät (Pubertätsgynäkomastie).
— Bei einem Hyperprolaktinom kann gelegentlich eine Galaktorrhoe beobachtet werden.

Die spezielle **andrologische Untersuchung** konzentriert sich auf das äußere Genitale, mögliche Bruchpforten und Palpation der Prostata und der Samenblasen (diese sind nur bei einer Stauung palpabel). Das Normalvolumen der Hoden beträgt 12–18 ml. Die normale Konsistenz ist prall-elastisch. Bei Störungen der Spermatogenese nimmt die Konsistenz ab. Bei der Palpation des Skrotums und des Nebenhodens sollte auf Venenektasien, Narbengranulome, Zysten, Hydrozelen und Spermatozelen geachtet werden. Die Samenleiter soll-

---

❑ **Tabelle 12.12.** Andrologische Abklärung

— Anamnese und klinische Untersuchung

— Basislaboruntersuchungen mit 2–3 Ausgangsspermiogrammen, Basishormone; (LH, FSH, Testosteron, Prolaktin).

— Zusatzuntersuchungen mit weiterführender Diagnostik: mikrobiologische und immunologische Abklärung der Spermaflüssigkeit, Funktionstests der Hormonachse mit Antiöstrogen, Tamoxifen, Clomiphen, GnRH und hCG. In speziellen Fällen Hodenbiopsie im Semidünnschnittverfahren.

Chromosomenanalyse.

— Spezialuntersuchungen und Meliorationstests: Akrosomreaktion, heterologer Ovum-Penetrationstest (HOP-Test), hypoosmotischer Schwelltest (HOS-Test), Swim-up-Test zur Trennung der schlechten und guten Spermatozoen.

— Durchführung spezieller psychologischer Tests zur Abklärung psychosomatischer Komponenten.

ten beidseitig bis zum äußerem Leistenring nachweisbar sein. Die Diagnostik sollte mittels einer Hoden- und Nebenhodensonographie bzw. -duplex ggf. der transrektalen Sonographie vervollständigt werden. Insbesondere das Hodenvolumen, mögliche Hodentumoren und Varikozelen (Valsalva-Pressversuch) können so einfach ermittelt werden.

Spermiogramm

❯ Das **Spermiogramm** stellt die wichtigste Basisuntersuchung zur Abklärung einer Fertilitätsstörung dar (◻ Tabelle 12.13).

Dem Untersucher des Ejakulats sollte zu jedem Zeitpunkt klar sein, dass ein potentiell infektiöses Material vorliegt (Hepatitis, Tuberkulose, HIV). Entsprechende Vorsichtsmaßnahmen, um eine Selbstinfektion zu vermeiden sind zu ergreifen.

Voraussetzungen. Eine sexuelle Karenz von 4–6 Tagen ist einzuhalten. Vor der Samengewinnung ist das äußere Genitale und die Hände sorgfältig zu reinigen. Die Samengewinnung erfolgt zumeist durch Masturbation. Kondome sind aufgrund ihrer spermaziden Beschichtung ungeeignet. Die Probengefäße müssen sauber, verschließbar und frei von Waschmittelrückständen sein. Proben, die nicht im Labor gewonnen werden können, sollen innerhalb von 30 Min. zur Bearbeitung ins Labor gebracht werden. Grundsätzlich sollten 2 besser 3 Samenanalysen durchgeführt werden.

Zusätzlich zur Spermienanalyse sollte eine Spermiogrammkultur mit entsprechendem Antibiogramm

◻ **Tabelle 12.13.** Andrologische Nomenklatur und Normwerte zur Beurteilung des Ejakulats

Spermatozoen	Samenzellen
singular: Spermatozoon	Samenzelle
Aspermie	kein Sperma
Hämatospermie/Hämospermie	blutiges Sperma
Pyospermie	eitriges Sperma
Azoospermie	Sperma ohne Spermatozoen
-zoospermie	Sperma mit Spermatozoen
Oligozoospermie	< 20 Mio Spematozoen/ml
Asthenozoospermie	herabgesetzte Motilität
Teratozoospermie	> 50% abnorm geformte Spermatozoen
Nekrozoospermie	nur tote Spermatozoen
Kryptozoospermie	sehr wenige erst nach Sedimentation entdeckte Spermatozoen (< 1 Mio/ml)
OAT-Syndrom	Oligo-Asthenoteratozoospermie-Syndrom
Volumen	2–6 ml
pH	7,2–8,0
Verflüssigung	10–30 min
Spermatozoenzahl	> 20 Mio/ml Ejakulat
Spermatozoenmotilität	normal beweglich > 30%
	mäßig beweglich > 20%
	unbeweglich < 50%
Vitalität	> 50% lebende Spermatozoen
Spermatozoenmorphologie	> 50% morphologisch normale Spermatozoen
	< 50% pathologische Spermatozoen Rundzellenzahl
	< 2 Mio/ml Ejakulat

zur Diagnose einer häufig inapparenten Bakteriospermie angelegt werden.

Farbe, Geruch, Konsistenz.
Das Ejakulat hat eine weißlich-milchige bis grau-gelbe Farbe und einen kastanienartigen Geruch. Beimengungen von Blut zeigen sich in einer rötlichen bis braunen Anfärbung des Spermas (Hämospermie). Bei einer Pyospermie, aufgrund vermehrter Leukozytenbeimengung zeigt sich ein gelblicher Farbton.

Normalerweise verflüssigt sich das zunächst koagulierte Ejakulat innerhalb von 10–30 Minuten. Die **Viskosität** des Ejakulats wird nach vollständiger Verflüssigung mittels eines Glasstabes geprüft. Ein hängender Tropfen lässt sich normalerweise fadenartig ausziehen (Spinnbarkeit). Der sich ziehende Samenfaden sollte nicht länger als 1 cm sein.

Der **pH-Wert** liegt bei 7.0-7.8. Bei akuten Prostata- oder Samenblasenentzündungen liegt der pH-Wert deutlich über 8.0. Bei Verschluss der Ductus ejaculatorii und einer Samenbläschenaplasie zeigt sich neben einer Azoospermie, ein erniedrigter Fructosewert sowie ein pH-Wert unter 7.0.

Das **Volumen** beträgt im Normalfall 2–6 ml. Ein Volumen unter 2 ml deutet auf eine Störung der Prostata oder Samenblasen bzw. auf eine partielle retrograde Ejakulation hin.

Motilität, Agglutination.

❯ Die **Motilität** korreliert am besten mit der Fertilität und ist somit der wichtigste Parameter des Spermiogramms.

Zur Bestimmung der Motilität werden unmittelbar nach der Verflüssigung mikroskopisch die beweglichen und unbeweglichen Spermatozoen pro Gesichtsfeld ausgezählt. Von den beweglichen wird die Zahl der progressiv schnellen, der progressiv langsamen und der ortsbeweglichen Spermatozoen ermittelt und zur Gesamtzahl in Relation gesetzt. Vereinzelt werden in größeren Labors objektive Meßmethoden wie die computerassistierte Spermienanalyse (**C**omputer-**A**ided-**S**emen-**A**nalysis, **CASA**) mittels Videomikrographie einsetzt. Mögliche Vorteile werden kontrovers diskutiert.

> **Tipp**
> Für die andrologische Routine ist die konventionelle Ejakulatanalyse trotz ihrer indiskutablen Subjektivität völlig ausreichend.

Zusätzlich können mikroskopisch im Nativpräparat auch **Agglutinationen** im Kopf- oder/und Schwanzbe-

reich als mögliche Ursache einer Infertilität ausgemacht werden.

Bei guter Beweglichkeit der Spermatozoen sollte nachfolgend ein **Penetrationstest** durchgeführt werden. Mit diesem Test kann die Fähigkeit der Spermatozoen, in den Zervikalschleim zu penetrieren und ihre Beweglichkeit in diesem Milieu überprüft werden.

Bestimmung der Dichte. Zur genauen Bestimmung der Spermatozoenzahl in 1 ml Ejakulat müssen die Spermatozoen durch Fixierungsmedien immobilisiert werden. Die Spermatozoendichte wird in Konzentration/ml angegeben. Gezählt wird mit Hilfe einer geeichten Zählkammer. Finden sich neben den Spermatozoen weitere Zellen im Nativpräparat, werden diese als Rundzellen bezeichnet.

Vitalität. Störungen im Komplex der Enzymsysteme oder Anomalien des Bewegungsapparates können Ursachen für die Unbeweglichkeit lebender Spermatozoen sein. Zur Unterscheidung der lebenden aber unbeweglichen Spermatozoen von toten Zellen, wird am Ausstrichpräparat ein Eosintest durchgeführt. Während sich die Köpfe abgestorbener Spermatozoen rot färben, bleiben die lebenden Spermatozoen ungefärbt.

Morphologie.

❯ Die **Morphologie** ist neben der Motalität und der Anzahl, ein weiteres wichtiges Kriterium zur Beurteilung der Fertilität.

Die normalen, ausgereiften Spermatozoen (◘ Abb. 12.6) gliedern sich in:
- Einen ovalen Kopf mit dem Chromatinmaterial im Kern und dem Akromosom,
- in ein Hals- und Mittelstück mit dem Basalkörper für den Geißelansatz und der Mitochondrienkette, deren Energieumsatz die Bewegung der Geißel und damit die Fortbewegung der Samenzellen steuert und
- in ein Schwanzstück, dessen axialer Komplex durch zusätzliche Fibrillen verstärkt ist.

In jedem Ejakulat findet man neben normal geformten Zellen auch eine bestimmte Anzahl missgebildeter und unreifer Zellen. Entsprechend der oben angeführten Gliederung einer Samenzelle unterscheidet man morphologische Veränderungen am Kopf, Mittelstück und Schwanzteil. Neben ausdifferenzierten Spermatozoen findet man im Ejakulat Zellcluster aus dem Hodentubulus, Leukozyten und Lymphozyten. Mit Hilfe der Peroxidasereaktion lassen sich die braungefärbten Leu-

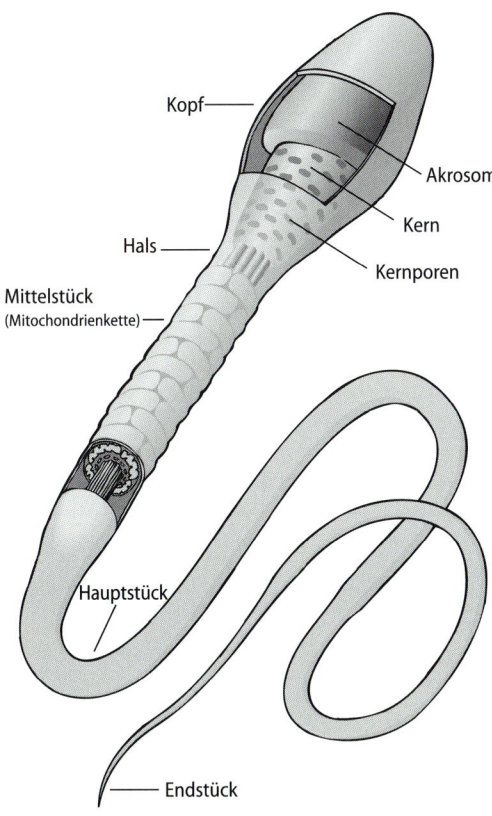

Kopf

Akrosom

Kern

Hals

Kernporen

Mittelstück
(Mitochondrienkette)

Hauptstück

Endstück

■ **Abb. 12.6.** Spermatozoon

kozyten von den rosa gefärbten Hodenzellen unterscheiden. Lymphozyten reagieren negativ (weiß). Sie sind aufgrund ihrer Größe und ihrer charakteristischen Kern-Plasma-Relation leicht von Zellen des Hodentubulus zu unterscheiden.

Weitere Testuntersuchungen, neben den obengenannten klassischen Untersuchungsverfahren, bieten oft nur wenig therapeutisch umsetzbare Informationen. Daher bleiben sie speziellen Fragestellungen vorbehalten und sind teilweise in ihrer Bedeutung nicht unumstritten (z. B. Nachweis von Spermatozoenantikörpern). Als eine der wenigen biochemischen Tests, hat heutzutage die Fructosebestimmung einen relativen Aussagewert für die normale Samenblasenfunktion. Aufgrund zunehmender molekularbiologischer Kenntnisse lassen sich vermehrt Defekte in der Expression von Proteinen und Gendepletionen nachweisen, die den Reifungsprozess der Spermatozoen im Nebenhoden negativ beeinflussen. Somit wird ersichtlich, dass die andrologische Diagnostik der Zukunft sich in größeren Rahmen ausgereifter molekularbiologischer Methoden bedienen wird.

Endokrine Diagnostik

❯ Zu jeder andrologischen Infertilitätsabklärung gehört die Bestimmung der Basishormone Testosteron, FSH, LH und Prolaktin im Serum als Funktionsparameter der Hypothalamus-Hypophysen-Gonaden-Achse und zur Beurteilung der exo- und endokrinen Hodenfunktion.

Die FSH-Bestimmung erlaubt den Nachweis einer hypergonadotropen Stoffwechsellage.

> **Tipp**
>
> Bei einer **Erhöhung des FSH** ist von einem irreparablen testikulären Schaden auszugehen, hormonell substituierende Maßnahmen sind somit fraglich.

Weitere Untersuchungen zeigen das **Inhibin B** (Peptidhormon) ein sehr aussagekräftiger humoraler Marker der exokrinen Hodenfunktion ist, da es besser mit der Spermatogenese korreliert. Inhibin B wird von den Sertoli-Zellen gebildet, wobei FSH die Sekretion steuert. Durch negative Rückkopplung kann Inhibin B die FSH-Sekretion unterdrücken. Da die Sertoli-Zellen sehr eng mit den Keimzellen interagieren, steigt bei einer Störung der Spermatogenese die FSH-Konzentration bei gleichzeitiger Abnahme des Inhibin B.

Bei einem signifikant erhöhten **Prolaktinwert** (>200 ng/ml), kombiniert mit erektiler Dysfunktion und Libidoverlust, sollte ein Prolaktinom mittels bildgebender Verfahren ausgeschlossen werden.

Eine **Östradiolbestimmung** ist bei einer Gynäkomastie indiziert (Leydigzelltumor der Hoden).

Bei speziellen Fragestellungen sind HCG-Test (Anorchie), Tamoxifen- und Clomifen-Test (Hypothalamusfunktion) und GnRH-Test (Hypophysenfunktion) als zusätzliche Untersuchungen notwendig.

Die endokrine Diagnostik erlaubt eine Einteilung in hypogonadotrope (IHH, Pubertas tarda), normogonadotrope (idiopathisches OAT-Syndrom) und hypergonadotrope (Anorchie, FSH-Erhöhung) Störungen der Spermatogenese.

> **Tipp**
>
> Aufgrund der zirkadianen Ausschüttung der Hormone ist die Blutentnahme am Morgen am aussagekräftigsten.

Bildgebende Diagnostik

Die transskrotale (Hodenvolumenbestimmung, Hodentumor) und die transrektale (Prostatitis und -zysten, Samenblasenveränderungen) **Sonographie** sind wert-

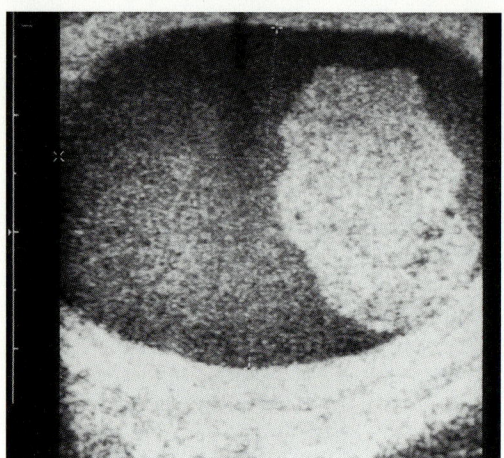

◨ Abb. 12.7. Im Rahmen der Infertilitätabklärung inzidentiell diagnostizierter Hodentumor

volle Ergänzungen zur klinischen Untersuchung (◨ Abb. 12.7). Die **farbkodierte Duplexsonographie** erlaubt eine gute Darstellung möglicher Varikozelen. Beim Maldeszensus testis mit dem Verdacht eines Abdominalhodens sollte eine **Kernspintomographie** zur Hodensuche durchgeführt werden, gegebenenfalls ist eine laparoskopische Hodensuche notwendig.

❯ Eine **Vesikulographie** ist heutzutage aufgrund der Gefahr eines iatrogenen Samenleiterverschlusses obsolet.

Die Überprüfung der Durchgängigkeit der Samenleiter sollte stattdessen mit Kochsalz erfolgen und nur im Rahmen mikrochirurgischer Refertilisationsoperationen durchgeführt werden.

Tipp

Die diagnostische **Hodenbiopsie** sollte heute nur im Rahmen einer skrotalen Exploration mit der Möglichkeit der mikrochirurgischen Rekonstruktion und der Kryokonservierung des gewonnenen Materials für eine spätere assistierte Reproduktion, durchgeführt werden.

Damit erspart man dem Patienten Wiederholungseingriffe und minimiert so mögliche Risiken mit Funktionsbeeinträchtigung des Hoden- und Nebenhodengewebes.

Vielmehr hat die Hodenbiopsie die Zielsetzung einer symptomatischen Therapie erlangt. Daher ist es sinnvoll die Hodenbiopsie mit der **te**stikulären **S**permienextraktion (**TESE**) zu kombinieren. Bei ausreichenden Hodenvolumen empfiehlt sich ein TESE-

Mapping an 6 verschiedenen Lokalisationen des Hodens, um mögliche Spermatogeneseherde für eine **intra**cytoplasmatische **S**permie**ni**njektion (**ICSI**) aufzufinden (fokale Spermiogenese). Dabei wird das Gewebe atraumatisch (»non-touch-Technik«) gewonnen und in verschiedene Portionen für die histologische Aufarbeitung bzw. mögliche Kryokonservierung mit späterer Spermienextraktion unterteilt. Postoperativ, insbesondere bei hypovolämen Hoden, sollte eine Testosteronkontrolle durchgeführt werden.

❯ Untersuchungen zeigen, daß es durch die TESE zu einer Beeinträchtigung der Leydigzellen mit einem temporären Testosteronabfall bis hin zur notwendigen Substitution kommen kann.

12.1.3 Therapie

Der wichtigste Beurteilungsparameter eines Therapieerfolges bei männlicher Subfertilität ist die Schwangerschaftsrate bzw. die »baby-take-home-rate«. Ein wesentlicher Faktor sind auch die Therapiekosten, die zum Teil von den gesetzlichen Kassen nicht übernommen werden und somit von den Patienten getragen werden müssen. Zusätzlich sollte den Patienten ein realistisches Bild der Therapiedauer übermittelt werden, da oft ein erheblicher Leidensdruck und eine frustrierende, lange medizinische Vorgeschichte dem ersten Termin in der andrologischen Sprechstunde vorausgehen. So muss bei jeder Therapie einer Fertilisationsstörung die Länge eines Spermatogenesezyklus mit 70–90 Tagen berücksichtigt werden. Ein Therapieeffekt kann frühestens erst nach diesem Zeitpunkt erwartet werden.

Konservative Therapie

❯ Die Therapie der männlichen Infertilität ist immer noch mit erheblichen Problemen behaftet.

Ein erheblicher Teil der Patienten hat eine Hodenparenchymschädigung, die nicht therapierbar ist. Liegt die Ursache in einer Störung der Hypothalamus-Hypophysen-Gonadenachse kann hier zum Teil erfolgreich mit Hormonpräparaten therapiert werden. Massiver Keimbefall des Ejakulats, beispielsweise bei einer Infektion der Samenwege häufig jedoch inapparent verlaufend, kann zu einem ausgeprägten OAT-Syndrom führen. Hier kann eine resistenzgerechte Antibiose (mindestens 4 bis 8 Wochen) kombiniert mit einer antiphlogistischen Therapie zu einer Besserung der Spermiogrammparameter führen. Bei einer Infektion mit Clamydien und Mykoplasmen ist eine Partnerbehandlung obligat.

Kausale Therapiemöglichkeiten.

❯ Der Schwerpunkt der medikamentösen Therapie liegt in der Hormonbehandlung.

Bei Fertilitätsstörungen die durch ein Prolaktinom bedingt sind, empfiehlt sich die Dauertherapie mit Bromocriptin mit täglich 2,5–5 mg per os oder ggf. eine operative Sanierung. Liegt ein Hypogonadotropismus vor, dann sollte eine Therapie mit einer GnRH-Zyklomat-Pumpe bzw. hCG/hMG-Gabe nach initialer Testosterongabe erfolgen. Beim normogonadotropen Hypogonadismus kann über die Stimulierung des Hypothalamus mittels Tamoxifen oder bei normaler Hypophysenfunktion über die pulsatile Gabe von LH-RH (Luteinizing hormon releasing hormon = GnRH) mit nachfolgenden LH/FSH-Anstieg eine Freisetzung von Testosteron erreicht werden.

❯ Eine Dauersubstitutionstherapie mit Depot-Testosteron ist bis heute umstritten.

Keinesfalls sollte eine Testosterongabe bei normogonader Stoffwechsellage erfolgen, einzig ein Hypogonadismus gilt als ausreichende Indikation zur Substitution. Eine Kontraindikation besteht bei Mamma- und Prostatakarzinom. Die Applikation kann transkutan über Pflaster oder Creme, oral und als Depotinjektion (bis zu 3 Monaten) erfolgen.

Die partielle oder komplette retrograde Ejakulation, bei der das Ejakulat in die Blase entleert wird, kann mit Midodrin (α-Sympathomimetikum), Brompheniramin und Imipramin therapiert werden. Jedoch sind mögliche Nebenwirkungen wie eine Hypertonie oder Bradykardie zu beachteten. Gelingt eine medikamentöse Therapie mit orthograder Ejakulation nicht, muss nach Masturbation der Blaseninhalt gewonnen und anschließend die Spermatozoen für eine Insemination aufgearbeitet werden.

Bei einer Störung der Verflüssigung des Ejakulats bleiben die Spermatozoen im Koagulum gefangen. Therapeutisch besteht die Möglichkeit dem Ejakulat zur Verflüssigung 5 mg α-Chymotrypsin pro ml zuzugeben. Anschließend erfolgen reproduktionsmedizinische Maßnahmen.

Empirische Therapiemaßnahmen.

> **Tipp**
>
> Da in etwa der Hälfte der Patienten die Pathomechanismen ihrer Infertilität nicht eruiert werden können, sind empirische Therapiemaßnahmen immer kritisch zu bewerten.

Zum großen Teil liegen nur wenige nachprüfbare und kontrollierte Studien mit widersprüchlichen Ergebnissen vor. Zusätzlich haben moderne Methoden der assistierten Reproduktion empirische Therapieversuche in den Hintergrund treten lassen. So können diese Heilversuche nur nach ausdrücklicher Aufklärung empfohlen werden. Beim Ausbleiben eines Erfolges sollte nach maximal einem Jahr der Therapieversuch abgebrochen und falls möglich, operative Maßnahmen ergriffen werden. Die einzige nicht-hormonelle Substanz mit Zulassung zur Behandlung männlicher Infertilität ist **Kallikrein**. Dieses Mittel soll zu einer Zunahme der Motilität der Spermatozoen führen. Jedoch ist seine eindeutige Wirksamkeit bisher nicht nachgewiesen worden. Andere Medikamente mit möglicher fertilitätssteigernder Wirksamkeit sind Pentoxifyllin, Captopril, Vitamin E, Ketoprofen, Indometacin, Interferon-α und Zinksalze.

Rektale Elektrostimulation. Bei Querschnittsgelähmten kann abhängig von der Art und Höhe der Rückenmarksläsion, in etwa 50–75% durch Vibratorstimulation des Penis oder durch rektale Elektrostimulation ein Samenerguss für eine spätere assistierte Fertilisation erzeugt werden.

Operative Therapie

Varikozele. Die Therapie der Varikozele hat zum Ziel, den venösen Reflux im Bereich der V. spermatica interna zu unterbrechen, der die variköse Erweiterung im Plexus pampiniformis verursacht.

Als Therapieverfahren kommen mehrere operative Verfahren in Frage:
- Hohe retroperitoneale (n. Benardi-Ivanissevich) oder inguinale (n. Palomo) Ligatur der Vena spermatica interna,
- die laparoskopische und mikrochirurgische Venenresektion sowie
- die selten durchgeführte retrograde und die wesentlich häufiger angewandte antegrade Sklerosierung nach Tauber (Sklerotherapie).

Vorteile der angiographischen Techniken sind die ambulante Durchführbarkeit, das fehlende Risiko der Intubationsnarkose und der geringeren Kosten. Die Indikation zur Therapie besteht bei symptomatischen Varikozelen, bei normabweichenden Spermiogrammen und infertiler Partnerschaft sowie bei ipsilateraler Hodenverkleinerung nach Ausschluss anderer potentieller Ursachen. Entgegen der bisherigen Lehrmeinung zeigen neuere Untersuchungen, dass sowohl die Therapie bilateraler Varikozelen als auch bei einer nichtobstruktiven Azoospermie mit leicht erhöhten FSH-Werten

⚫ **Tabelle 12.14.** Empfehlung zum Management bei Varikozele (n. Schreiber & Wilmer, 1998)

- Beseitigung des venösen Refluxes
  – bei unerfülltem Kinderwunsch
  – bei pathologischem Spermiogramm
  – behandlungsfähiger Befund als Voraussetzung

- Kontrolliertes Zuwarten
  – Spermiogramm normal
  – FHS normal

- Allgemeine Berücksichtigung
  – Kofaktoren der Spermatogenesestörungen
  – fertilitätsmindernder Faktor bei der Partnerin

- Varikozele bei Knaben und Adoleszenten
  – Progredienz des Befunds
  – Hodenvolumen bleibt deutlich zurück
  – frühe spermatologische Befunde subnormal

(z. B. Parenchymschädigung mit Spermiogenesearrest) mit gleichzeitig vorhandenen Varikozelen eine Therapie sinnvoll sein kann. Postoperativ besteht dann die Möglichkeit eines OAT-Syndroms mit der Option für eine assistierte Fertilisation. Bei Jungen und Adoleszenten mit Varikozele ist eine Therapie bei Progredienz des Befundes, deutlichem Zurückbleiben des Hodenwachstums, Symptomatik und bei frühen subpathologischen Spermiogrammwerten anzustreben (⚫ Tabelle 12.14).

Verschlussazoospermie.

❯ Jede mechanische Obstruktionen zwischen dem Rete testis und dem Colliculus seminalis wird als Verschlusszoospermie definiert.

Eine Vielzahl möglicher Ursachen wie Zustand nach Vasektomie, unspezifischen Entzündungen von Sa-

menleiter und/oder Nebenhoden, iatrogene Samenleiterverletzungen und die kongenitale partielle oder komplette Aplasie der ableitenden Samenwege kann für eine Azoospermie bei erhaltener normaler Spermatogenese verantwortlich sein. Dementsprechend unterschiedlich sind die therapeutischen Optionen.

Durch die Einführung **mikrochirurgischer Operationstechniken** konnten die Erfolgsraten deutlich gebessert werden. Voraussetzung für den Versuch einer mikrochirurgischen Rekonstruktion ist der Nachweis ausreichend beweglicher Spermatozoen im intraoperativ angelegten Abklatschpräparat. Dazu wird mikrochirurgisch ein Nebenhodentubulus freipräpariert und inzidiert oder nach Durchtrennung des Samenleiter das Exprimat aus dem distalen Ende untersucht. Zusätzlich wird ebenfalls intraoperativ mittels Methylenblau und physiologischer Kochsalzlösung die Durchgängigkeit der Samenleiter dargestellt werden. Wird als Ursache eine Obstruktion der Samenleiter vorgefunden, besteht die Möglichkeit der zweischichtigen mikrochirurgischen End-zu-End-Anastomose der Samenleiterendstücke (Vaso-Vasostomie nach Silber, ⚫ Abb. 12.8).

Bei Verschlüssen im Bereich des Nebenhodens wird eine Epididymo- (Tubulo-) vasostomie durchgeführt (⚫ Abb. 12.9). Mikrochirurgisch werden, beginnend am Nebenhodenschwanz aufsteigend bis zum Nebenhodenkopf, Inzisionen durchgeführt bis Spermatozoen vorgefunden werden. Sämtliche Anastomosen sollten spannungsfrei angelegt werden. Die Erfolgschancen sind von der Verschlussdauer, vom Alter des Patienten und von der Rekonstruktionsmethode abhängig. Abhängig vom Autor liegen die durchschnittlichen Durchgängigkeitsraten bei 60%–80% und die Schwangerschaftsraten bei 20%–40% bei jedoch großen Schwankungen. Gleichzeitig sollten bei den Inzisionen der Nebenhodenkanäle Spermatozoen aspiriert und für reproduktionsmedizinische Maßnahmen verwendet werden. Hier spricht man von **m**ikrochirurgi-

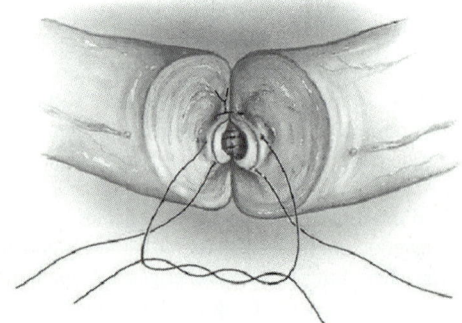
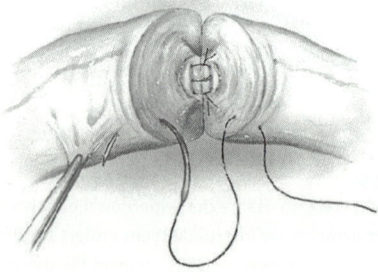

⚫ **Abb. 12.8.** Zweischichtige Vasovasostomie n. Silber (aus Bürger et al. 1996)

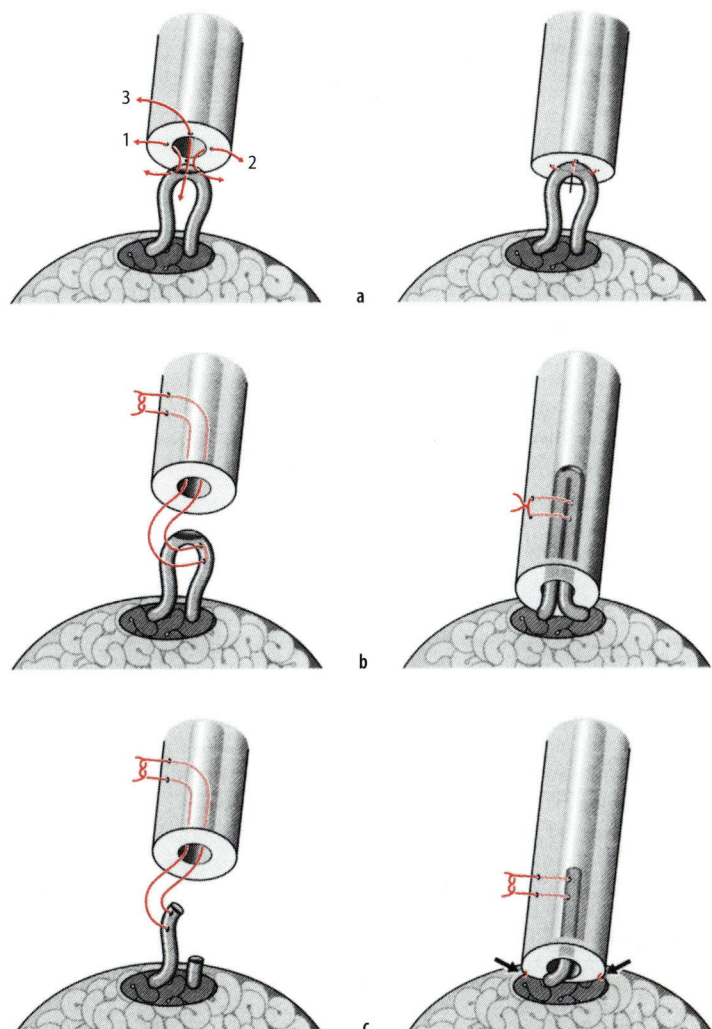

☐ **Abb. 12.9a–c.** Verschiedene Techniken der Epididymovasostomie (n. Popken et al. 1998) **a** Epididymovasostomie End-zu-Seit nicht invaginiert **b** Epididymovasostomie End-zu-Seit invaginiert **c** Epididymovasostomie End-zu-End invaginiert

scher epididymaler Spermienaspiration (**MESA**). Um eine mögliche Nebenhodenpassage zu erhalten und Vernarbungstendenzen möglichst gering zu halten, sollte neben einer möglichst atraumatischen Operationstechnik ein mikrochirurgischer Verschluss der Nebenhodentubuli erfolgen.

Liegt ein postinfektiöser Verschluss der Ductus ejaculatorius (ca. 4%) oder im Bereich des Colliculus seminalis vor, so kann als Therapieoption eine transurethrale Resektion der zentralen Samenwege (TURED) durchgeführt werden.

Spermatozelen sind Zysten, die mit einem Nebenhodenkanal Verbindung haben. Die Diagnose kann mittels Palpation und Ultraschall gestellt werden. Eine Operation ist nur bei Schmerzsymptomatik gegeben. Im fortpflanzungsfähigen Alter sollte der Patient über eine mögliche postoperative iatrogene Infertilität aufgeklärt werden, da es zu einer Unterbrechung der Nebenhodenpassage kommen kann. Bei Azoospermie kann die Spermatozele als Spermatozoenreservoir operativ für eine Spermienextraktion zur anschließenden assistierten Fertilisation genutzt werden. Die Implantation einer alloplastischen Spermatozele zur Spermiengewinnung zeigte bisher nur in Einzelfällen einen positiven Effekt.

12.1.4 Reproduktionsmedizinische Verfahren

Seit der Geburt des ersten Kindes nach In-vitro-Fertilisation und Embryonentransfer im Jahre 1978 haben die

Reproduktionsmedizin und ihr wissenschaftliches Umfeld große Fortschritte in den Möglichkeiten der Behandlung ungewollter Kinderlosigkeit gemacht.

> ❯ Moderne reproduktionsmedizinische Verfahren sind heutzutage oftmals die aussichtsreichsten Behandlungsmethoden der männlichen Subfertilität, insbesondere bei der nichtobstruktiven Azoospermie.

Neben der Zusammenarbeit mit einem spezialisierten Gynäkologen, sind für den andrologisch tätigen Urologen Kenntnisse reproduktionsmedizinischer Verfahren notwendig.

Das Prinzip all dieser Verfahren ist, Spermatozoen und Oozyten in einem physiologischen Milieu näherzubringen bzw. zu verschmelzen (extrakorporale Befruchtung). Anschließend wird die befruchtete Eizelle in den Uterus der Frau implantiert (Embryonentransfer). Immer wieder wurde in der Vergangenheit die Gesundheit der nach künstlicher Befruchtung geborenen Kinder kritisch hinterfragt. Insbesondere die Frage nach einer theoretisch denkbaren Zunahme von Missbildungen durch die Manipulationen an der Samen- und Eizelle wurden heftig diskutiert.

> ❯ Jedoch weisen mehrere große Untersuchungen an künstlich gezeugten Kindern auf, dass weder die Fehlbildungsrate erhöht ist, noch die nachgeburtliche Entwicklung Auffälligkeiten zeigt.

Jedoch zeigen Pränataluntersuchungen, dass der Anteil von De-novo-Chromosomenanomalien bei Schwangerschaftsraten nach einer ICSI-Therapie mit Spermatozoen von Männern mit einer Spermatozoenkonzentration von weniger als 20 Mio/ml signifikant höher ist als mit Spermatozoen von Männern mit einer normalen Spermatozoenkonzentration. Inwieweit dieses zu vermehrten Störungen des **genomischen Imprinting** führen kann ist bisher unklar.

Insgesamt gilt es die Kinderwunschbehandlung zu optimieren, mit dem Ziel, die Effizienz der Behandlung zu steigern, die Mehrlingsrate zu senken, die Risiken der Eierstockstimulation zu minimieren, sowie die Behandlungskosten zu senken.

Bei der **In-Vitro-Fertilisation (IVF)** wird eine Eizelle im Reagenzglas mit Spermatozoen des Partners (homolog) oder Spendersspermien (heterolog) befruchtet. Zuvor werden der Frau nach Hormonstimulation durch transvaginale oder transperitoneale Punktion Eizellen aus dem Ovar entnommen.

Bei der **intrauterinen Insemination (IUI)** werden aufbereitete Spermatozoen transvaginal zum Zeitpunkt der Ovulation in den Uterus eingebracht. Diese einfache Form der assistierten Fertilisation erfolgt bei geringer Subfertilität im Spermiogramm.

Bei ausgeprägtem OAT-Syndrom hat die Entwicklung der **intrazytoplasmatischen Spermieninjektion (ICSI)** einen großen Fortschritt gebracht. Selbst bei Kryptozoospermien ist diese Methode erfolgreich. Hierbei wird ein immobilisiertes Spermium mittels Mikroskop und Mikropipette direkt in das Zytoplasma der Eizelle injiziert wird. Mit dieser Methode werden klinische Schwangerschaftsraten von 25% bis 30% pro Behandlungszyklus erreicht, wobei die Embryonentransfer-Rate 95% ist. Das Verfahren ist insbesondere für kryokonservierte Spermatozoen bzw. für die TESE aus Hodenbiopsaten oder aus MESA gewonnenen Spermatozoen zu empfehlen. So wurden im Jahre 2002 776 ICSI-Zyklen mit Spermatozoen nach TESE durchgeführt. 21,9% der Behandlungszyklen führten zu einer klinischen Schwangerschaft. Weltweit wurden bisher mehr als 100.000 Kinder mit dieser Methode gezeugt. In Deutschland wurden im Jahre 2002 37692 ICSI-Behandlungszyklen durchgeführt (◘ Abb. 12.10).

Mittels **Kryokonservierung** kann Ejakulat vor geplanten operativen Eingriffen, vor Einnahme gonadotoxischer Medikamente (z. B. Chemotherapie bei Hodenmalignomen) oder vor einer Strahlentherapie, also vor Maßnahmen, die mit dem potentiellem Verlust der Spermatogenese oder der Ejakulationsfähigkeit einhergehen, für eine spätere assistierte Fertilisation aufbewahrt werden. Somit erlaubt die Kryokonservierung eine erhebliche logistische Vereinfachung, Steigerung der Effizienz und die Aufhebung der zeitlichen Beschränkungen reproduktionsmedizinischer Maßnahmen (z. B. ICSI). Zusätzlich wird so eine zeitliche Trennung zwischen Spermatozoengewinnung und Hormonstimulation bzw. Oozytengewinnung bei der Frau möglich. Der Lagerungszeitraum stellt nach derzeitigen Wissenstand keine entscheidende Einflussgröße bei der

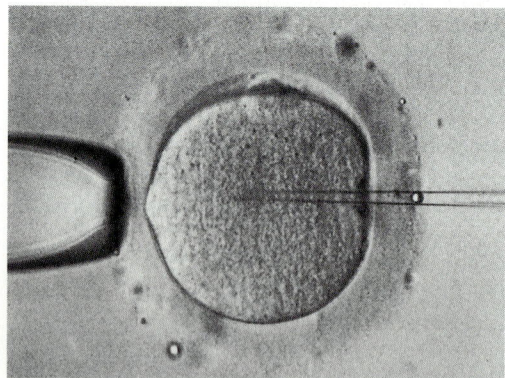

◘ Abb. 12.10. Intrazytoplasmatische Spermieninjektion (ICSI) (überlassen von: Drs. Katzorke, Propping, Willms)

späteren Verwendung der kryokonservierten Spermatozoen dar. Im Regelfall wird das Ejakulat für die Kryokonservierung mittels Masturbation, TESE oder MESA gewonnen.

Spermatideninjektion. In 30%-40% der Hodenbiopsien von Patienten mit nichtobstruktiver Azoospermie findet sich ein Reifungsarrest auf der Stufe der Spermatiden. Vereinzelt wird von Schwangerschaften durch fertilisierte Oozyten nach Injektion von Rundzellspermatiden berichtet (**R**ound **S**permatid **I**njection - **ROSI**). Jedoch muss betont werden, dass diese Versuche bisher einen experimentellen Charakter haben und eine breite Anwendung aktuell noch nicht möglich ist.

Neuere Entwicklungen im Bereich der Reproduktionsmedizin wie die **In-vitro-Maturation (IVM)** von Eizellen durch eine mehrwöchige Follikelkultur haben die tierexperimentelle Phase mit Erfolg durchlaufen, sodass mittlerweile mit menschlichen Gewebe gearbeitet wird. Auch die **Polkörperdiagnostik (PKD)**, also die genetische Untersuchung des ersten und ggf. zweiten Polkörperchens vor der Entstehung des Embryos wird zunehmend von IVF-Zentren angeboten. Grundsätzlich eignet sich die PKD zum Nachweis chromosomaler Fehlverteilungen. Eine weitere neue Technik stellt die **Blastozystenkultur** dar, bei der die verlängerte In-vitro-Kultur von Embryonen bis zu fünf Tagen nach Eizellgewinnung, um das Blastozystenstadium der embryonalen Entwicklung zu erreichen. So können möglichst vitale Embryonen mit guter Teilungsrate transferiert werden.

12.1.5 Fertilitätskontrolle

Folgende Anforderungen muss heutzutage eine Methode zur Fertilitätskontrolle bei Mann und Frau erfüllen:
- Hohe Effektivität,
- einfache Verabreichung,
- nach Möglichkeit sollte sie reversibel sein,
- geringe Kosten,
- keine Beeinträchtigung der Sexualität und schließlich
- hohe Akzeptanz.

Vasoresektion. Alle diese Anforderungen werden von der Vasoresektion in hohem Maße erfüllt. Die Vasoresektion ist ein einfacher chirurgischer Eingriff, der ambulant und in Lokalanästhesie durchgeführt werden

> **▫ Tabelle 12.15.** Methoden zur Vasektomie
>
> — Konventionelle Methode: Exposition des Vas durch eine oder zwei kleine Inzisionen im Bereich der Skrotalwurzel
>
> — »Non-Scalpel«-Vasektomie: mit einer speziellen Klemme wird die Skrotalhaut punktförmig eröffnet, wodurch das Vas exponiert werden kann
>
> — Perkutane Vasektomie: Okklusion des Vas deferens durch Chemikalien (Verbindung aus Cyanacrylat und Phenol)

kann (▫ Tabelle 12.15, ▫ Abb. 12.11). Deren Komplikationsrate und Nebenwirkungen sind minimal und die Effektivität bei regelrechter Ausführung ist 100%. Die häufigste Akutkomplikation ist die Hämatombildung mit 2%, lokale Infektionen finden sich subakut in 3.4%. Schmerzen in Verbindung mit Granulomen finden sich in 1.5% der Fälle. Langzeitfolgen umfassen chronische Hodenschmerzen und bei unsachgemäßer Ausführung Nebenhodenobstruktionen.

> **Tipp**
> Eine immer wieder postulierte Korrelationen mit Minderung der Libido, Minderung der Orgasmusfähigkeit, Prostata- und Hodenmalignomen bedürfen weiterhin einer rationalen Grundlage und sind eher als unbegründete »männliche« Vorurteile zu bewerten.

Auch eine Verbindung zwischen Spermatozoenantikörper nach vasektomiebedingter Aufhebung der Blut-Hoden-Schranke und Autoimmunerkrankungen wie Lupus erythematodes, rheumatische Arthritis oder Myasthenia gravis konnte bisher nicht bewiesen werden.

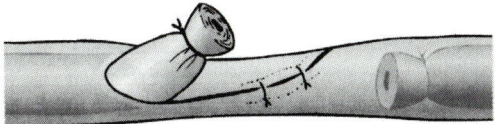
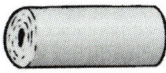

▫ Abb. 12.11. Vasoresektion. Entfernung eines Stückes vom Vas deferens und Verschluss der Faszie über einen Stumpf

> **Tipp**
>
> Notwendige Voraussetzung für eine Vasoresektion ist eine ausführliche Aufklärung über eine bis zu 6 Monate postoperativ fortbestehende Fertilität durch weiterhin in den Samenwegen befindliche Spermatozoen.

Erst der mehrmalige, in verschiedenen Zeitabständen erbrachte Nachweis einer Azoospermie im Ejakulat bestätigt die erfolgreiche Resektion. Die entfernten Samenleiteranteile werden als Nachweis einer lege artis durchgeführten Vasoresektion histologisch untersucht. Zusätzlich sollte auf eine sehr seltene spontane Rekanalisation, die bis zu Jahren nach Vasektomie vorkommen kann, hingewiesen werden. Die immer wiederkehrenden Prozesse um ungewollte Schwangerschaften nach Vasektomien, sollten jeden Urologen veranlassen präoperativ eine extrem gewissenhafte und ausführliche schriftliche Aufklärung beider Partner mit abgegebener Patientenzustimmung für den Eingriff, durchführen zu lassen. Spätuntersuchungen zur Patientenzufriedenheit nach Vasektomie zeigten, daß 95% der Männer mit dem Eingriff zufrieden waren.

> ❯ Nach der Vasektomie kann erst nach 3 negativen Spermiogrammen auf kontrazeptive Maßnahmen verzichtet werden.

Refertilisierung. Da 6–10% der vasektomierten Männer in Laufe der Zeit eine Refertilisation wünschen, empfiehlt sich heute eine Vasektomietechnik anzuwenden, die zwar die gewünschte Sterilität garantiert, aber auch die Möglichkeit einer späteren Refertilisationsoperation offen hält. So sollte nur soviel Gewebe wie notwendig entfernt und die Samenleiterenden in zwei verschiedenen Schichten der Hodenhüllen (Faszieninterposition) verschlossen werden. Diese Technik verhindert auch eine Spätrekanalisation. Die mikrochirurgische Vaso-Vasostomie ist hier die Therapiemethode der Wahl (❏ Abb. 12.8). Die Operationsergebnisse werden vor allem vom Intervall zwischen Vasektomie und Refertilisation bestimmt, wobei ein Abstand von über 8 Jahren prognostisch ungünstig ist. Technische Probleme mit schlechten Operationsergebnissen kann die Überbrückung eines Samenleiterabschnittes von mehr als 7 cm bereiten. Auch hohe Antikörpertiter gegen Spermatozoen schränken die Erfolge ein. Postoperativ findet sich in 90–98% ein positives Spermiogramm. Spätobstruktionen nach anfänglicher Durchgängigkeit finden sich in 5–10%.

Aufgrund der geringeren Kosten und Nebenwirkungen, insbesondere für die Partnerin, sollte der Vaso-Vasostomie gegenüber anderen reproduktionsmedizinischen Verfahren (z. B. ICSI) der Vorzug gegeben werden.

> ❯ Um so kürzer das Intervall zwischen der Vasektomie und der Vaso-Vasostomie, desto höher sind die Chancen einer erfolgreichen Refertilisation mit nachfolgender Schwangerschaft

Ausblick. Wissenschaftliche Untersuchungen haben gezeigt das hormonelle Methoden zur männlichen Kontrazeption am nächsten an der klinischen Anwendung sind (❏ Tabelle 11.15). Klinische Studien zeigen, dass die Anwendung von Testosteron bisher am effektivsten und nebenwirkungsärmsten ist.

Mittlerweile ist die **Klonung** von **menschlichen Genom** möglich, sodass sich hier neue Möglichkeiten für die Reproduktionsmedizin ergeben. Ob dieses jedoch auch ethisch ein gangbarer Weg ist und ob es sinnvoll ist alles zu bewerkstelligen, was technisch möglich ist wird zur Zeit kontrovers diskutiert.

In Kürze

Männliche Infertilität

Ursachen: Vielfältig, in nahezu der Hälfte der Fälle nicht eruierbar. Faktoren, die mit einer Einschränkung der Fertilität einhergehen sind kongenitale oder erworbene Störungen, die sich im Bereich der Hormonachse oder im Bereich des Urogenitaltraktes auswirken.

Diagnostik: In den meisten Fällen werden diese Störungen in einem pathologischen Spermiogrammbefund und/oder abweichenden Hormonwerten evident. Bei einigen Patienten besteht zwingender Zusammenhang zwischen fertilitätsmindernder Ursache und Ejakulatbefund. Zusätzlich zu Spermiogrammbefunden und Hormonwerten ist Anamnese und körperliche Untersuchung unabdingbar, um eine Basis für eine eventuell notwendige Therapie zu erhalten. Die diagnostische Hodenbiopsie in mikrochirurgischer Bereitschaft mit der Möglichkeit der Kryokonservierung sollte heute Standard sein.

Therapie: Mit Hilfe reproduktionsmedizinischer Verfahren bestehen heutzutage gute Chancen eine assistierte Fertilisation mit anschließender erfolgreicher Schwangerschaft durchführen zu können, sollten mikrochirurgisch-rekonstruktive Maßnahmen nicht möglich sein. Voraussetzung bleibt aber immer das Vorhandensein von Spermatozoen oder, wenn auch z. Zt. noch eingeschränkt, das Vorfinden von Spermatozoenvorstufen.

▼

Fertilitätakontrolle
Vasoresektion: Einfache, kostengünstige, sichere und nebenwirkungsarme männliche Kontrazeptionsmethode, ungeschützter Geschlechtsverkehr jedoch erst nach mehrfachem Nachweis einer Azoospermie im postoperativen Kontrollspermiogramm empfehlbar.

12.2 Erektile Dysfunktion

> Die erektile Dysfunktion (Impotentia coeundi) ist definiert als anhaltende oder immer wiederkehrende Unfähigkeit, eine für die Kohabitation ausreichende Erektion zu erreichen oder aufrecht zu erhalten.

Der exponentielle Kenntnisgewinn der letzten Jahre über die Physiologie der Erektion und über die Pathomechanismen der Erektionsstörungen machen heute eine abgestufte Diagnostik und effiziente Therapie möglich.

12.2.1 Ätiologie und Pathogenese der erektilen Dysfunktion

Anatomie. Der Penis wird aus den beiden Schwellkörpern (Corpora cavernosa), die durch ein inkomplettes Septum miteinander verbunden sind, und dem die Harnröhre umfassenden sowie mit der Glans penis verbundenen Corpus spongiosum gebildet (◨ Abb. 12.12). Die Corpora cavernosa bestehen aus einem dreidimensionalem Netzwerk aus glatter Muskulatur und Bindegewebe, die blutgefüllte Hohlräume umschließen. Über einen Muskelbandapparat (M. ischiocavernosus und M. bulbospongiosus) wird die Penisbasis (Crura penis) an der Symphyse und Bauchwand verankert. Alle drei Schwellkörper werden von der Tunica dartos, der äußeren Haut, der darunterliegenden oberflächlichen Penisfaszie (Fascia penis superficialis) und der tiefen Penisfaszie (Fascia penis profunda), auch Buck'sche Faszie genannt, umgeben. Zusätzlich werden die Schwellkörper separat von der rigiden und derben Tunica albuginea umgrenzt. Diese besteht aus maschenartig angelegten kollagenen Fasern. Zwischen der Buck'schen Faszie und der Tunica albuginea verlaufen auf der Dorsalseite die V. dorsalis penis profunda mit ihren Vv. circumflexae und die paarig angelegten Aa. et Nn. dorsalis penis.

Die **arterielle Blutversorgung** der Schwellkörper entspringt aus der A. pudenda interna, die sich beidseitig in 3 Äste aufteilt:
- in die Harnröhre, das Corpus spongiosum und die Glans penis nutritierende A. bulbourethralis,
- in die A. dorsalis penis und
- in die A. profunda penis.

Die Versorgung der Corpora cavernosa erfolgt über die paarig angelegten tiefen Penisarterien, die dort streng ipsilateral verlaufen und vereinzelt Querverbindungen

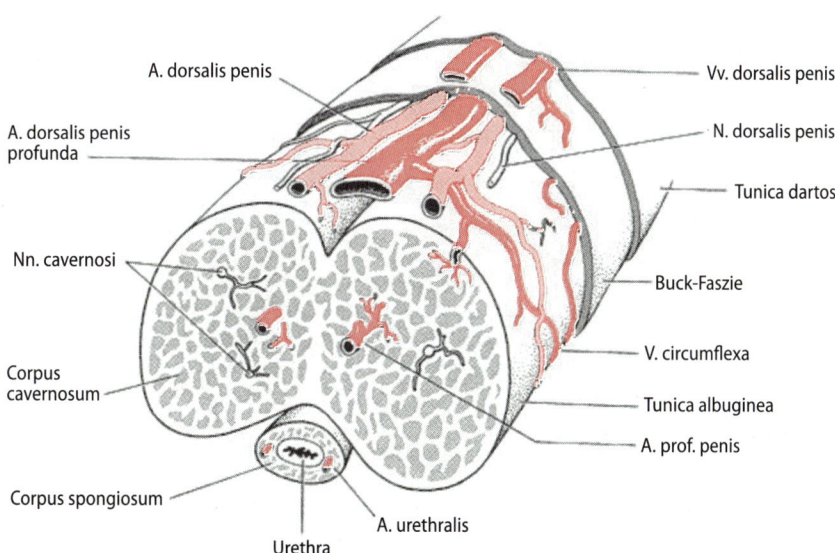

◨ **Abb. 12.12.** Stufenschnittbild durch den Penis (mit freundlicher Genehmigung des Chapman & Hall Verlages)

aufweisen, sich dann weiter in Arteriolen verzweigen und als Rankenarterien (Aa. helicinae) die kavernösen Hohlräume erreichen.

Der **venöse Abfluss** aus den kavernösen Hohlräumen erfolgt an der Penisbasis über die Vv. cavernosae und über ein dichtes, distal-subtunikal gelegenes Venengeflecht, das zwischen der Oberfläche der glatten Schwellkörpermuskulatur und der rigiden Tunica albuginea verläuft und über die Emissaervenen in die Vv. circumflexae drainiert. Von den Zirkumflexvenen gelangt das Blut in die tiefen und oberflächlichen Penisvenen und von dort in die V. pudenda interna.

Die **Innervation** des erektilen Gewebes erfolgt über autonome parasympathische/sympathische sowie über somatische (sensorisch und motorisch) Nervenfasern. Aus dem sakralem Erektionszentrum (S2-S4) entspringen die parasympathischen Nn. cavernosi et planchnici pelvici. Diese verlaufen dann dorsolateral der Prostata zur Basis des Penis. Von dort gelangen die Nerven entlang der Harnröhre bei 3 und 9 Uhr zur Glans penis.

> **Tipp**
>
> Die topographische Nähe der Nerven zur Prostatakapsel erklärt die häufig nach Prostataeingriffen oder nach tiefen Rektumresektionen eintretende Erektionsproblematik.

Die sympathischen Fasern des Plexus hypogastricus entspringen thorakolumbal in Höhe Th11-L2. Die somatische Innervation erfolgt über Anteile des N. pudendus. Dem supraspinalen, kortikalen System kommt ebenfalls bei der Erektion eine wichtige Funktion zu.

Grob kann gesagt werden, dass das zentrale Nervensystem kontrolliert, das Rückenmark koordiniert und das periphere Nervensystem reagiert. Wobei die Erektion vor allem parasympathisch und die Detumeszenz sympathisch gesteuert wird. Über die Nn. penis dorsales werden afferente Impulse von der Glans penis und vom Penisschaft über Interneurone zum Erektionszentrum im Sakralmark geleitet.

> **Tipp**
>
> Das komplexe Wechselspiel zwischen lokalen und zentralen Faktoren verdeutlicht die hohe Störanfälligkeit des gesamten Systems, wie sie z. B. durch Stressoren, Ängste, endokrine, neurologische vaskuläre und glattmuskuläre Erkrankungen der Schwellkörper ausgelöst werden.

Physiologie der Erektion. Die Erektion (◻ Abb. 12.13, ► Kap. 1.2.4) resultiert aus dem komplexen Zusammenspiel zentralnervöser, psychischer, hormoneller, vaskulärer und kavernöser Faktoren. Im erschlafften Zustand besteht nur eine geringe arterielle Blutzufuhr. Die kavernösen Hohlräume sind kleinvolumig und die glatte

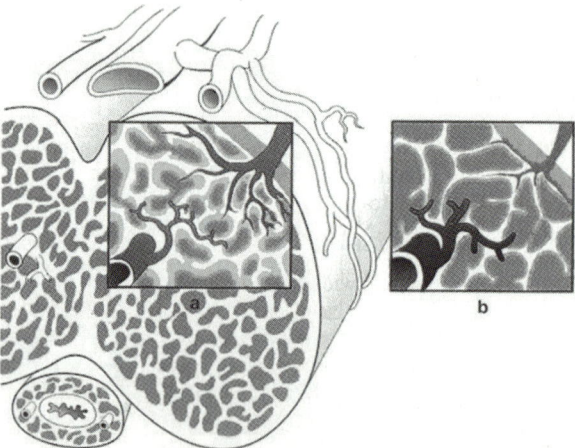

◻ **Abb. 12.13.** Schematische Darstellung des Erektionsmechanismus **a** Im nichterigierten Zustand sind die intrakavernösen Arterien und Arteriolen englumig, die glatte Schwellkörpermuskulatur ist kontrahiert, so kann ein Blutabstrom in die Zirkumflexvenen des Penis über das subtunikal gelegene Venengeflecht erfolgen. **b** Bei der Erektionsauslösung kommt es zu einer parasympathisch vermittelten maximalen arteriellen Dilatation bei gleichzeitiger Relaxation der glatten Schwellkörpermuskulatur. Die intrakavernöse Volumenzunahme durch den erhöhten Bluteinstrom führt zu einer Kompression des subtunikalen Venengeflechtes und damit zu einem verminderten Blutabstrom mit konsekutiver Zunahme der penilen Rigidität (mit freundlicher Genehmigung des Chapman & Hall Verlages)

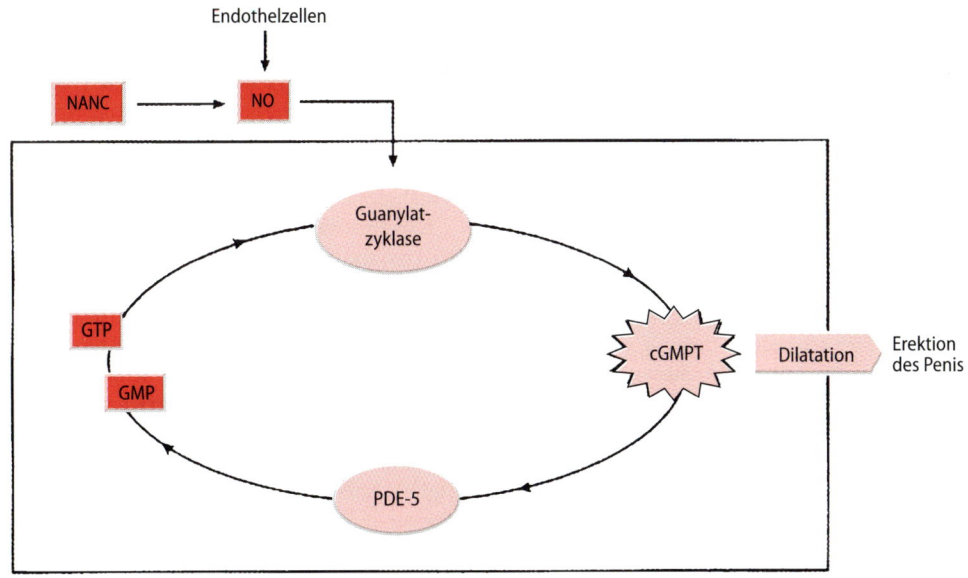

Abb. 12.14. Molekulare Grundlagen der Erektion (nach Schopohl et al. 2000)

Muskulatur ist kontrahiert. Der venöse Abfluss ist ungehindert. Durch die Interaktion taktiler, visueller, olfaktorischer und psychogener Reize kommt es zu einer Relaxation der glatten Muskulatur der Schwellkörper mit Erweiterung der kavernösen Hohlräume und Abnahme des arteriellen Widerstandes. Begleitet wird dieser Prozess von einer Dilatation des arteriellen Gefäßsystems mit konsekutiver Zunahme (20-40-fache des normalen Blutflusses) des arteriellen Einstroms. Dabei kommt es zu einem raschen Füllen der sinusualen Hohlräume, das Volumen der Corpora cavernosa nimmt um das 3-4-Fache zu (**Tumeszenzphase**). Die Ausdehnung der Sinusoide führt zu einer Kompression des venösen Abflusssystems (subtunikales Venengeflecht) gegen die Tunica albuginea (veno-okklusiver Mechanismus) mit Zunahme der Rigidität. Dabei können intrakavernöse Drucke über 120 mmHg gemessen werden. Erst die kurz vor dem Orgasmus eintretende Kompression der eregierten Schwellkörper durch die Mm. ischiocavernosi führt zur vollständigen Rigidität mit Druckwerten, die über 400 mmHg liegen. Sympathische Einflüsse und das Versiegen parasympathischer Impulse führen zur **Detumeszenz**.

Molekulare Grundlagen der Erektion, Neurotransmitter
Ausschlaggebend für die Erektion ist der Tonus der glatten Schwellkörpermuskulatur mit seinen trabekulierten Hohlräumen und die glatte Muskulatur der Gefäßwände (□ Abb. 12.14) der Aa. helicinae. Dieser wird über den intrazellulären Kalziumspiegel der glatten Muskelzellen gesteuert. Verschie-

▼

dene Neurotransmitter und Abkömmlinge des Endotheliums sind in der Lage, den intrazellulären Kalziumspiegel zu beeinflussen und damit die Erektion bzw. die Detumeszenz zu steuern. Das von Acetylcholin freigesetzte Stickstoffoxid (NO) ist hierbei der wichtigste Neurotransmitter. Nach Diffusion des NOs in die glatten Muskelzellen wird dort die Guanylatzyklase aktiviert, die wiederum GPT in cGMP umwandelt. cGMP reguliert als second messsenger durch Öffnen der Kaliumkanäle den Kalziumgehalt der Zelle. Eine Verminderung des Kalziumspiegels führt zur Relaxation der glatten Schwellkörper- und Gefäßmuskulatur mit konsekutiver Ausbildung einer Erektion. Die Wirkung von cGMP und damit die Beendigung der Erektion wird überwiegend von der Phosphodiesterase 5 in den Schwellkörpern reguliert. Parallel existieren noch andere vasodilatatorische Mechanismen. Das vasoaktive intestinale Polypeptid (VIP), das **c**alcitoni **g**enerelated **p**eptide (CGRP) und Prostaglandin E1 (PGE1) stimulieren die Produktion von cAMP aus ATP. Genau wie cCMP reduziert cAMP das intrazelluläre Kalzium mit nachfolgender Relaxation der glatten Muskelzelle. Das NANC, ein **n**icht **a**drenerger, **n**icht **c**holinerger Neurotransmitter, führt ebenfalls über eine Relaxation der glatten Schwellkörpermuskulatur zur Erektion.

Die Tumeszenz wird über den Vasokonstriktor Noradrenalin (NA) vermittelt. NA wird von den parasympathischen Nervenendigungen in die Schwellkörper ausgeschüttet. Dort aktiviert es die α-Adrenorezeptoren an den Zellmembranen der glatten Muskelzellen, die einen vermehrten intrazellulären Kalziumeinstrom vermitteln mit nachfolgender peniler Detumeszenz. Ähnlich wirksam sind Endothelin-1 und Prostaglandin F2.

12.2.2 Pathogenese und Diagnostik

Erektionsstörungen können sich in jedem Alter manifestieren. Bei Untersuchungen geben 52% der 40–70-jährigen Männer eine Erektionsproblematik an. Der vollständige Erektionsverlust nimmt mit steigendem Alter zu und so sind bereits 4% der 40-Jährigen, 9% der 50-Jährigen, 12% der 60-Jährigen und 15% der 70-Jährigen davon betroffen.

> **Tipp**
>
> Jedoch leiden nach neueren Untersuchungsergebnissen nur ca. 8%–10% der Betroffenen unter ihrer Potenzstörung und nur jeder zweite will eine ärztliche Untersuchung und Therapie.

Insgesamt handelt es sich um ein häufiges Problem des alternden Mannes mit bis zu 6 Millionen betroffenen Männern allein in Deutschland. Ging man noch in den 80-iger Jahren in ca. 80% der Fälle von einer psychopathogenen Ätiologie der Potenzstörungen aus, hat man heute, nach Einführung neuer moderner diagnostischer Methoden, ein sehr viel dezidierteres Bild der Ätiopathologie. So sind 50%-80% organischen Ursprungs, in bis zu 30% ist eine rein psychogene Ursache anzunehmen und in ca. 20% liegt eine Mischform vor. Innerhalb der Gruppe organischer Störungen unterteilt man eine vaskuläre und eine nichtvaskuläre Ursache.

Psychogene Ursachen. Insbesondere jüngere Patienten sind von psychogen bedingten Potenzstörungen betroffen. Die Diagnose ergibt sich durch eine psychosexuelle Exploration und den Ausschluss organischer Ursachen. Typischerweise sind die nächtlichen unwillkürlichen Tumeszenzen und die morgendliche Erektion unverändert erhalten.

Rein endokrine Ursachen. Diese sind eher selten. Trotzdem sollte bei jedem Patienten mit erektiler Dysfunktion eine Kontrolle des Testosteronwertes im Serum obligat sein und bei Bedarf eine Substitutionstherapie erfolgen.

Organische Ursachen. Hier unterscheidet man Ursachen vaskulärer, neurogener, iatrogener und traumatischer Genese. Bei vaskulärbedingten Erektionsstörungen unterscheidet man zwischen solchen, die arteriogenen Ursprungs sind, und denen, die auf einer sog. kavernös-venösen Insuffizienz beruhen.

Arteriell bedingte Potenzstörungen. Fettstoffwechselstörungen, Diabetes mellitus, Hypertonie und Nikotinabusus mit den daraus resultierenden ateriosklerotischen Gefäßveränderungen und Durchblutungsstörungen sind Ursache einer **arteriell bedingten Erektionsstörung**, die bis zu 20% der Potenzstörungen organischen Ursprungs ausgemacht. Typischerweise zeigt sich eine über Jahre langsam abnehmende Erektionsfähigkeit.

Kavernös-venöse Dysfunktionen sind in mehr als 70% Ursache der Erektionsstörungen. Anamnestisch lässt sich eine langsame voranschreitende Zunahme der Erektionsschwäche mit vorzeitigem oder komplettem Erektionsverlust erfragen. Durch eine fibrotische Umwandlung bzw. Degeneration der Schwellkörpermuskulatur mit daraus folgender unzureichender glattmuskulöser kavernöser Relaxation kommt es zur vorzeitigen Tumeszenzabnahme. Die früher häufig festgestellte Diagnose eines »venösen Lecks« ist heute überholt und sollte nur in Ausnahmefällen und bei kavernosographischen Nachweis gestellt werden. Vielmehr wird heute von einer kavernös-venösen Okklusionsstörung bzw. kavernös-venösen Insuffizienz gesprochen. Hierbei liegt eine Fehlfunktion der kavernösen Myozyten vor, die zu einer ungenügenden kavernösen Relaxation mit konsekutiv mangelnder Kompression des venösen subtunikalen Verschlusssystems führt. Somit kann trotz eines ausreichenden arteriellen Einstroms aufgrund des mangelnden venösen Verschlusses keine ausreichende Rigidität erreicht werden. Ein echtes venöses Leck wird bei ektopen Venen vorgefunden. Typischerweise findet sich diese Ursache bei jungen Patienten mit primärer erektiler Dysfunktion.

Neurogene Ursachen. Neurologische Erkrankungen (Bandscheibenvorfälle, Enzephalomyelitis disseminata), operationsbedingte iatrogene Nervenläsionen (transurethrale Prostataresektionen, radikale Prostatavesikulektomien und Zystektomien, Rektumextirpationen), Traumen mit Nervenläsionen, durch Alkoholabusus und Diabetes mellitus verursachte Polyneuropathien können Auslöser einer neurogenbedingten Erektionsstörung sein. Insbesondere der Diabetes mellitus als Ursache der diabetischen Polyneuropathie und Mikroangiopathie führt häufig zur Manifestation einer Erektionsstörung.

> **Tipp**
>
> Mehr als die Hälfte aller Patienten mit einem insulinpflichtigen Diabetes mellitus erleiden im Laufe der Zeit eine Störung ihrer Erektionsfähigkeit.

Mögliche endokrinologische Ursachen sollten insbesondere beim älteren Mann immer abgeklärt werden.

Zu einer Beeinträchtigung der Erektion können ein Hypogonadismus, ein Hypo- oder Hyperthyreoidismus und ein Prolaktinom führen. Vor allem der physiologisch abnehmende Testosteronwert in der Andropause, also ab den 50. Lebensjahr kann eine Ursache der Erektionsstörung sein, oft mit Libidoverlust, depressiver Verstimmung, Antriebslosigkeit, schneller Ermüdbarkeit, abnehmender Leistungsfähigkeit sowie Hitzewallungen vergesellschaftet (aging male). Bei einem Testosteronmangel sollte, nach Ausschluss eines möglichen okkulten Prostatakarzinoms, eine Testosteronsubstitution mit regelmäßigen Kontrollen erfolgen.

Andere mögliche Ursachen wie endogene und exogene Depressionen und andere psychiatrische Erkrankungen, Alkohol- und Drogenabusus, Übergewicht, Herzerkrankungen wie KHK kommen als Ursache einer Erektionsstörung in Frage und müssen daher abgeklärt werden.

❯ Risikofaktoren für eine erektile Dysfunktion sind Nikotinabusus, arterielle Hypertonie, Diabetes mellitus und Fettstoffwechselstörungen mit den daraus resultierenden arteriosklerotischen Gefäßveränderungen und myogenen Veränderungen an der glatten Schwellkörpermuskulatur in Analogie zur KHK und den Koronararterien. Beim Vorhandensein 3 dieser 4 Faktoren ist in mehr als 70% die bestehende Erektionsproblematik organisch bedingt.

Zur rationellen Abklärung der erektilen Dysfunktion hat sich die Unterteilung in ein abgestuftes Vorgehen bewährt (◻ Tabelle12.16).

Initial erfolgen die **Basisuntersuchungen** oder **nicht invasiven** Untersuchungen (Allgemein- und Sexualanamnese, körperliche Untersuchung, Hormonparameter, psychosexuelle Abklärung), gefolgt von **gering**

invasiven diagnostischen Maßnahmen (Messungen der nächtlichen Tumeszenz-NPT, Schwellkörperinjektionstestung, Duplex- und Dopplersonographie). Im Anschluss können die meisten Patienten bereits konservativen Therapiemaßnahmen oder einer psychosexuellen Abklärung zugeführt werden.

Die **invasive** Diagnostik (Kavernosometrie und -graphie, Penisangiographie) bleibt speziellen Fragestellungen vorbehalten oder dient zur Vorbereitung operativ-rekonstruktiver Maßnahmen.

Kontrovers wird die direkte orale Medikamententherapie ohne vorhergehende Abklärung der Ursache der erektilen Dysfunktion diskutiert.

❯ Auch im Zeitalter ausgezeichneter therapeutischer Behandlungsmöglichkeiten der Erektionsstörungen gilt immer noch der Grundsatz, dass vor der Therapie die Diagnose stehen sollte.

Außerdem besteht die Gefahr, dass die Erektionsstörung als Erstmanifestation einer Erkrankung wie z. B. beim Diabetes mellitus oder der multiplen Sklerose übersehen werden könnte, mit fatalen Folgen für die Patienten. Anderseits kann man den Patienten nach umfassender Aufklärung der möglichen Diagnoseschritte (nicht invasiv vs. gering invasiv) zumindest über die oralen Therapiemöglichkeiten ohne vorherige Abklärung informieren und dann selbst die Entscheidung treffen lassen.

Nicht invasive Diagnostik (Stufe I)

Anamnese. Hier sollte das Hauptaugenmerk auf Vor- und Begleiterkrankungen, Medikamenteneinnahme, Nikotin- und Alkoholabusus, Gefäßerkrankungen und -operationen, Stoffwechselstörungen insbesondere Diabetes mellitus und Hyperlipidämie, Operationen an Becken, der Prostata und Genitale gelegt werden

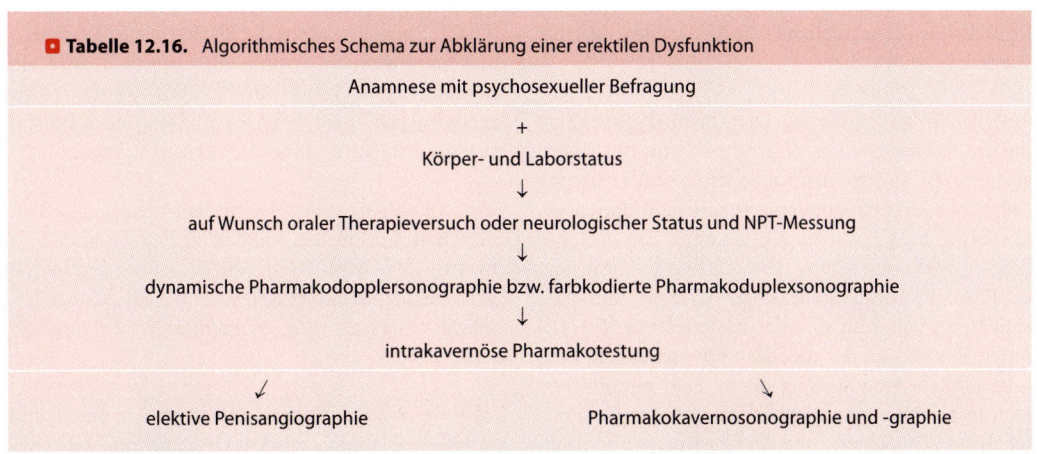

◻ **Tabelle 12.16.** Algorithmisches Schema zur Abklärung einer erektilen Dysfunktion

Anamnese mit psychosexueller Befragung

+

Körper- und Laborstatus

↓

auf Wunsch oraler Therapieversuch oder neurologischer Status und NPT-Messung

↓

dynamische Pharmakodopplersonographie bzw. farbkodierte Pharmakoduplexsonographie

↓

intrakavernöse Pharmakotestung

↙   ↘

elektive Penisangiographie   Pharmakokavernosonographie und -graphie

▣ Tabelle 12.17. Anamnese und Sexualanamnese der Erektionsstörungen (n. Hauck et al. 1998)

Anamnese	umfassende Allgemeinanamnese Diabetes mellitus Fettstoffwechselstörungen (Hypercholesterinämie, Hypertriglyzeridämie) Hypertonie Nikotin- und Alkoholabusus Medikamente Durchblutungsstörungen (AVK) Operationen und Traumen im kleinen Becken degenerative Wirbelsäulenerkrankungen neurologische Erkrankungen psychiatrische Erkrankungen
Sexualanamnese	zeitliche Dimension der Erkrankung maximaler Errektionsgrad (E0–E5) vorzeitige Detumeszenz morgendliche und nächtliche Erektionen Frequenz des Geschlechtsverkehrs (früher/jetzt) Geschlechtsverkehr noch möglich/unmöglich Libido Ursachen aus Sicht des Patienten Ejaculatio praecox Erektion bei Masturbation situationsbedingte Störung (Urlaub, Partnerabhängigkeit)

(▣ Tabelle 12.17, 12.18). Weiterhin sollte eine Sexualanamnese mit Selbstbeschreibung der Funktionsstörung erfolgen (z. B. vollständiger Erektionsverlust, ungenügende Rigidität, unzureichende Erektionsdauer, situations-, zeit- und/oder partnerabhängige Erektionsstörung). Mögliche nächtliche und morgendliche Tumeszenzen, Art, Beginn (plötzlich oder allmählich) und Dauer der Erektionsstörung, eine Ejaculatio praocox und sonstige sexuelle Störungen wie Orgasmus- und Libidostörungen sollten ebenfalls eruiert werden. Schlussendlich müssen mögliche Partnerschaftskonflikte, Stressfaktoren und auffällige Persönlichkeitsstörungen exploriert und notfalls eine weitere psychologische bzw. sexualmedizinische Abklärung eingeleitet werden.

Körperliche Untersuchung. Diese beinhaltet vor allem die Evaluierung des neurologischen Status mit Untersuchung des allgemeinen Reflexstatus und Eruierung möglicher Miktionsprobleme (neurogene Blasenentleerungsstörung) zum Ausschluss einer neurogen bedingten Erektionsstörung. Die regelrechte Auslösung des Bulbocavernosus-Reflexes (S3-S4) durch Kompression der Glans und des Kremasterreflexes (L1-L2) durch Bestreichen der medialen Oberschenkelinnenseite schließt eine Störung der somato-motorischen neurogenen Versorgung aus. Weiterhin sollte die Sensibilität des Penisschaftes und der Glans penis überprüft,

sowie ein Reithosenphänomen ausgeschlossen werden. Obligat ist auch die eingehende Untersuchung des äußeren Genitale zum Ausschluss kongenitaler Fehlbildungen, Phimosen, einer Induratio penis plastica mit dadurch bedingter Penisverkrümmung oder Penisneoplasien, die Ursache einer Erektionsstörung sein könnten.

Hormonelle Abklärung. Die hormonelle Abklärung, insbesondere bei herabgesetzter Libido, beinhaltet die Bestimmung von Testosteron, LH und Prolaktin. Bei Verdacht auf eine durch die Schilddrüse bedingte Stoffwechselstörung müssen T3, T4 und TSH mit überprüft werden. Ebenfalls sollten die Blutfettwerte (Triglyceride, Cholesterin) im Serum mit untersucht und ein Tagesblutzuckerspiegel durchgeführt werden. Eine antiandrogene Therapie zur Behandlung eines Prostatakarzinom sollte anamnestisch eruiert werden.

Psychosexuelle Exploration. Bei entsprechendem Verdacht bzw. im Idealfall sollte jeder Patient einer psychosexuellen Exploration durch einen geschulten Sexualmediziner unterzogen und eine psychogene Ursache der Potenzstörung ausgeschlossen oder gesichert werden.

Orale Medikation. Nach ausführlicher Anamnese und körperlicher, laborchemischer Untersuchung steht heu-

Tabelle 12.18. Erektionsstörungen verursachende Medikamente

Antihypertensiva	Clonidin
	Guanethidin
	Dihydralazin
	Methyldopa
	Reserpin
	β-Blocker
Antiepileptika	Phenytoin
Diuretika	Chlortalidon
	Hydrochlorothiazide
	Spironolacton
Kardiaka	Digitalispräparate
	Disopyramid
Lipidsenker	Clofibrinsäure und Derivate
Magen-Darmmittel	H_2-Blocker (Cimetidin, Ranitidin)
Psychopharmaka	Neuroleptika (Butyrophenone, Phenothiazine, Thioantene)
	Antidepressiva (trizyklische Antidepressiva, Lithiumsalze)
	Tranquilizer (Benzodiazepine)
	Hypnotika (Barbiturate)
Migränemittel	Dihydroergotamin
Diverse	Allopurinol
	Opiate
	Glukokortikoide
	Östrogene
	Gestagene

Tabelle 12.19. Klassifikation der Erektionsstörungen n. Bähren (1988)

E0	= keine Erektion
E1	= geringe Tumeszenz, keine Rigidität
E2	= mittlere Tumeszenz, keine Rigidität
E3	= volle Tumeszenz, keine Rigidität
E4	= volle Tumeszenz, mittlere Rigidität
E5	= volle Tumeszenz, volle Rigidität

ner Nacht (8 Stunden), wobei eine mindestens 70% Rigidität (ausreichend für eine vaginale Penetration) erreicht werden sollte. Zur Erhöhung der Validität sollten die Messungen an drei nachfolgenden Nächten durchgeführt werden. Die so ermittelten Werte erlauben die Unterscheidung zwischen einer organisch und einer psychisch bedingten Erektionsstörung.

> Die **Elektromyographie der Schwellkörpermuskulatur** (CC-EMG) misst die extrazellulär ableitbaren glattmuskulären-kavernösen elektrischen Impulse, die z. B. bei Kontraktionen auftreten.

Das CC-EMG ermöglicht somit die Diagnostik von neurogenen und myopathisch bedingten Erektionsstörungen. Jedoch hat bisher aufgrund der zeitaufwendigen Interpretation und der komplizierten Vergleichbarkeit der Ergebnisse eine größere Verbreitung dieser Methode nicht stattgefunden.

Die Durchführung weiterer neurophysiologischer Untersuchungen sollten aufgrund des nicht unerheblichen Aufwandes und der limitierten Aussagekraft nur bei speziellen gutachterlichen oder therapeutischen Fragestellungen durchgeführt werden.

> Die NPTR- Messung sowie die neurophysiologischen Tests haben als Instrumente zur Qualitätskontrolle nach potenzerhaltender radikaler Prostatachirurgie bzw. Operationen im kleinen Becken eine neue Wertigkeit erlangt.

Mit dem **Schwellkörperinjektionstest** steht eine einfache Methode zur globalen Diagnostik der Schwellkörperfunktion zur Verfügung. Nach intrakavernöser Applikation einer vasoaktiven Substanz unter aufsteigender Dosierung wird das Erektionsverhalten (Tabelle 12.19) überprüft und so die optimale Dosis bzw. das optimale Medikament zum Erzielen einer zum Geschlechtsakt ausreichenden Erektion ermittelt (Pharmakotestung). Die Injektion von Papaverin, Phentolamin und Prostaglandin (PGE1) führt zur kavernösen Relaxation und arteriellen Dilatation, ver-

te an erster Stelle zunächst ein medikamentöser Selbstversuch mittels eines der drei verfügbaren PDE-5-Hemmer. Wichtig ist es hierbei, den Patienten ausführlich über die Einnahmemodalitäten der PDE-5-Hemmer zu informieren, um eine optimale Wirkung zu gewährleisten.

Gering invasive Diagnostik (Stufe II)

> Bei der **nächtlichen penilen Tumeszenz- und Rigiditätsmessung** (NPTR-Messung) werden die in den REM-Schlafphasen auftretenden unwillkürlichen Erektionen aufgezeichnet und die Erektionsdauer und Rigidität gemessen.

Als normale NPTR-Messungswerte gelten 3-6-malige Erektionen von mindestens 10-minütiger Dauer in ei-

bunden mit einer Zunahme des arteriellen Einstroms. In der klinische Praxis haben sich die Kombinationspräparate Phentolamin (0.5 mg–15 mg pro ml)/Papaverin (0.25 ml–3 ml) in der Dosierung und die Standardmedikation PGE1 in der Dosierung 5 μg–20 μg (40 μg) bis hin zur Kombination aller 3 Pharmaka (Tripple-Mix) bewährt.

> **Tipp**
>
> Wenn der Patient unter der Testung eine volle Erektion über 15 Minuten erreicht, kann mit großer Wahrscheinlichkeit eine signifikante arterielle oder venöse Insuffizienz bzw. eine Störung der kavernösen Muskelzellen oder der autonom-motorischen Versorgung der Schwellkörper ausgeschlossen werden.

Ein falsch-negatives Ergebnis kann durch Stress, Ängstlichkeit und vorherigen Nikotingenuss hervorgerufen werden und sollte möglichst vermieden werden.

Zusätzlich zur Pharmakotestung kann in derselben Untersuchung eine **pharmakodynamische Doppler- oder Farbduplexsonographie** durchgeführt werden. Insbesondere mit der farbkodierten Duplexsonographie kann die Zunahme der arteriellen Blutflussgeschwindigkeit audiovisuell dargestellt und die Funktion der penilen arteriellen Versorgung beurteilt werden. Initial werden die Ruheflusswerte der penilen Gefäße, insbesondere die proximalen Anteile der Aa. dorsalis penis und Aa. profundae penis, im nicht erigierten Zustand ermittelt. Nach Applikation einer vasoaktiven Substanz (vorzugsweise 5 μg bis 10 μg PGE1) schließt

sich eine erneute Messung der arteriellen Blutflussgeschwindigkeit im tumeszierten Zustand an. Bestimmt werden der arterielle Spitzenfluss (PSV), der enddiastolische Fluss und daraus der kavernöse Widerstand (RI) errechnet (Abb 12.15).

Mittels dieser Untersuchung kann eine arterielle Genese bzw. Durchblutungsstörung nach Gefäßstenosen oder eine arterio-venöse Shuntbildung als Ursache einer erektilen Dysfunktion erkannt werden.

> ❯ Vor der Anwendung vasodilatatorischer Medikamente ist eine strikte Überprüfung der Kontraindikationen (Herzkreislauferkrankungen) und eine umfassende schriftliche Patientenaufklärung über die möglichen Nebenwirkungen erforderlich.

Invasive Diagnostik (Stufe III)

Kavernosographie und -metrie, penile Angiographie. Kann eine kavernöse Insuffizienz, bzw. können ektope Venen nicht ausgeschlossen werden oder ist in diesem Rahmen ein operativer Eingriff geplant (Induratio penis plastica, Revaskularisierung), erfolgt als nächster diagnostischer invasiver Schritt die **dynamische Infusionskavernosometrie**. Dabei wird, nach Punktion der Schwellkörper, der intrakavernöse Druck im Penis im flakziden Zustand sowie nach Pharmakotestung mittels Kochsalzperfusion messtechnisch erfasst. Kann bei einem Maximal-Flow keine ausreichende Erektion erreicht werden oder liegt ein sehr hoher Erhaltungs-Flow vor, so kann mit großer Wahrscheinlichkeit von einer pathologischen Abflussstörung ausgegangen werden. Anschließend erfolgt die bildgebende Darstellung der kavernösen Abflussverhältnisse

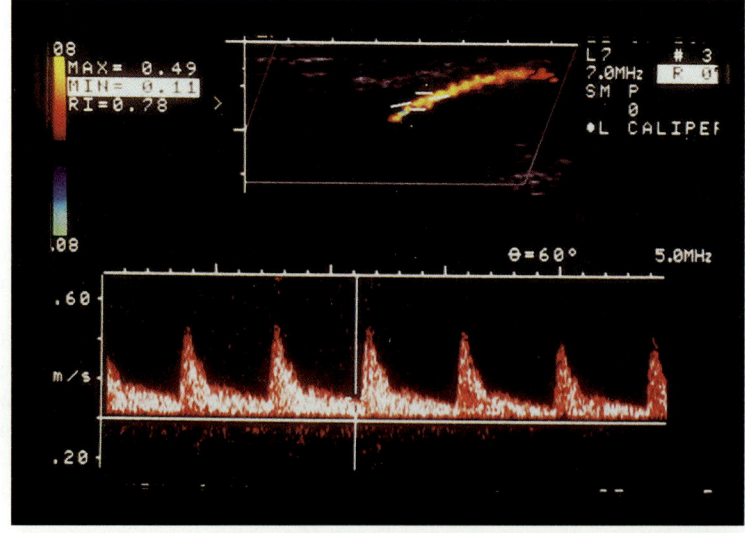

■ **Abb. 12.15.** Farbduplexsonographie mit Blutflussmessung der A. profunda penis (Messbereich durch zwei weiße Horizontallinien ausgewählt). Der Blutfluss wird in m/sec angegeben. Im oberen linken Bildanteil werden der maximale systolische (MAX) und enddiastolische Blutfluss (MIN) und Widerstandsindex (RI) angegeben

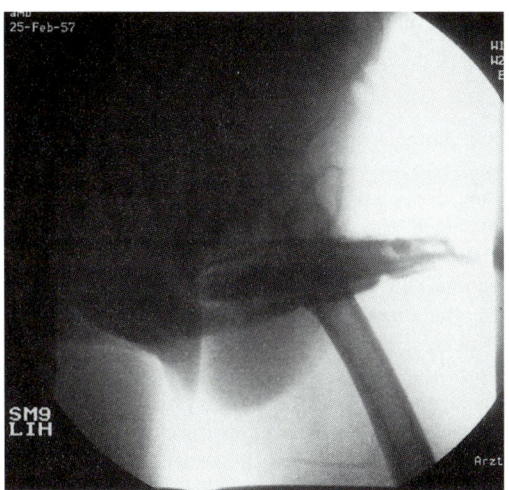

☐ Abb. 12.16. Kavernosographie mit Darstellung eines traumatisch bedingten kavernoglandulären Shunts

durch Kontrastmittelperfusion (☐ Abb. 12.16). Die Röntgendarstellung erlaubt die anatomischer Zuordnung der abnormal drainierenden Venen oder möglicher Shunts.

Die selektive **penile Angiographie** dient der Darstellung des arteriellen Gefäßstatus. Damit können z. B. Stenosen, abnorme Gefäßverläufe, kongenitale Gefäßaplasien, Minderperfusionen oder erworbene Gefäßabbrüche dargestellt werden. Zusätzlich wird sie zur Operationsplanung bei einer Revakularisierungsoperation benötigt.

12.2.3 Therapie

Zum Erreichen eines optimalen Behandlungserfolges sollte die Therapie immer patientenangepasst erfolgen. Dazu kann die Therapie auch unabhängig von der Ätiologie den Bedürfnissen und Wünschen des betroffenen Paares bedarfsangepasst werden. Sie sollte aber einem abgestuften Behandlungsschema nach der Invasivität, Effektivität sowie den Kosten, die oftmals vom Patienten getragen werden müssen, folgen.

Konservative Therapie

Phosphodiesterasehemmer. Zur oralen Therapie stehen drei überaus potente Wirksubstanzen aus der Klasse der PDE-5-Hemmer (**Sildenafil, Tadalafil** und **Vardenafil**) zur Verfügung. Der Einsatz dieser Hemmstoffe führt dazu, dass das bei vielen erektilen Dysfunktionsformen prinzipiell zu wenig gebildete cGMP verzögert abgebaut wird, sodass die für den Eintritt und die

Aufrechterhaltung einer Erektion notwendigen intrazellulären cGMP-Konzentrationen erreicht werden.

Im Wirkmechanismus vergleichbar sind für die drei Wirkstoffe einige Unterschiede zu nennen. Sildenafil zeigt einen Wirkeintritt zwischen 15–30 Minuten, während Tadalafil ein längeres Intervall von bis zu 2 Stunden benötigt. Am schnellsten wirkt derzeit Vardenafil mit einem Wirkeintritt von 10–25 Minuten.

Die Wirkdauer von Sildenafil und Vardenafil beträgt etwa 8–12 Stunden, von Tadalafil etwa 36 Stunden. Mit diesem breiten Wirkzeitfenster nimmt Tadalafil eine Sonderstellung unter den drei verfügbaren PDE-5-Hemmern ein.

Hinsichtlich der Wirkeffizienz werden mit Sildenafil die härtesten Erektionen von Patientenseite beschrieben, gefolgt von Vardenafil und Tadalafil.

Unterschiede zeigt auch das Nebenwirkungsspektrum: Während Farb-Sehstörungen aufgrund der größeren Affinität auf Zapfen und Stäbchen (beides PDE 6) bei Sildenafil beschrieben werden, führt die Einnahme von Tadalafil gelegentlich zu Myalgien und Rückenschmerzen. Vardenafil scheint vom Nebenwirkungsprofil etwas günstiger zu sein und zeigt am ehesten die allen PDE-5-Hemmern charakteristischen Nebenwirkungen wie Kopfschmerzen, Dyspepsie oder Gesichtsröte. Für alle 3 Substanzen ist jedoch eine hohe Therapiezufriedenheit der Männer und Partnerinnen von bis über 80 % belegt.

Die Kontraindikationen gelten für alle drei Substanzen. Unbedingt vermieden werden sollte die gleichzeitige Einnahme von Phosphodiesterasehemmer mit Nitraten und Stickstoffmonoxid-Donatoren. Ebenfalls vermieden werden sollte die Gabe von Sildenafil bei bekannter Retinitis pigmentosa. Ebenso sind die klassischen Kontraindikationen wie Herzinfarkt oder Schlaganfall innerhalb der letzten sechs Wochen, instabile Angina pectoris, Herzrhythmusstörungen als Ausschlusskriterien für PDE-5-Hemmer zu beachten.

❯ Die anfängliche Anschuldigung Sildenafil als ursächlich für letale kardiovaskuläre Ereignisse zu sehen, wurde in unzähligen Studien widerlegt.

Dadurch ist Sildenafil heutzutage eines der am besten erforschten Medikamente in der Medizin mit hohem Sicherheits- und Wirksamkeitsstandard.

❯ Zusammenfassend können alle drei PDE-5-Hemmer als wirksam und gut verträglich eingestuft werden.

Die klinische Erfahrung zeigt, dass der meist gut informierte Patient selbst bestimmen will, welchen PDE-5-Hemmer er einnehmen möchte. Als Gründe für die Entscheidung Tadalafil einzunehmen, werden von den Patienten beispielsweise eine längere Wirkdauer, für die

Bevorzugung von Sildenafil die gute Wirksamkeit (Rigidität) und der schnellere Wirkeintritt von Vardenafil genannt.

In Praxis hat sich die Verordnung von 4 Tabletten pro Packungseinheit eines der drei zur Zeit erhältlichen Phosphodiesteraseinhibitoren bewährt. Bei der initialen Einnahme sollte zunächst eine mittlere Dosis verschrieben werden. Nach Bedarf kann diese Dosis erhöht oder erniedrigt werden kann.

Zusätzlich empfiehlt sich bei Patienten ohne Erfahrung in der Einnahme von Phosphodiesterasehemmern die Gabe eines Präparates mit kürzerer Wirkdauer, um gegebenenfalls bei Nebenwirkungen entsprechend handeln zu können. Insbesondere bei älteren Patienten mit Nierenfunktionsstörungen oder bei gleichzeitiger Einnahme von Medikamenten, die den Cytrochrom-P450-Metabolismus in der Leber hemmen, ist dieses Vorgehen anzuraten. Anschließend kann, wenn keine Nebenwirkungen auftreten, auf ein länger wirkendes Präparat gewechselt werden. War die Wirkung des PDE-5-Inhibitors zufriedenstellend, werden sich die Patienten über eine weitere orale Therapie entscheiden, wobei den Patienten die Wahl des bevorzugten Präparates überlassen bleiben sollte.

Non-Responder. Etwa 15–25% aller betroffenen Patienten sprechen auf eine PDE-5-Hemmer-Therapie nicht an. Bevor jedoch ein Patient als Non-Responder klassifiziert wird, sollte er mindestens 8 Anwendungsversuche durchgeführt haben. Die Patienten und ihre Partnerinnen sollten nochmals genau über die Einnahmemodalitäten wie Dauer bis Wirkungseintritt bzw. sexuelle Stimulation bzw. Notwendigkeit des Vorspiels aufgeklärt werden, um von dieser Therapieform profitieren zu können.

Yohimbim. Bereits 1896 wurde das Alkaloid Yohimbin aus der Rinde des afrikanischen Yohimbebe-Baum isoliert und aufgrund seiner zentralen α2-Adrenozeptor-Antagonist-Effektivität nachfolgend zur Behandlung von Erektionsstörungen in Europa eingesetzt. Allgemein anerkannt ist eine Dauermedikation über einen längeren Zeitraum (mindesten 4–6 Wochen) in einer Dosierung von 3×10 mg/die bzw. 3×5-15 mg/die.

> In verschiedenen Studien wird nur eine Wirksamkeit von Yohimbin bei einfachen psychogenen Ursachen der erektilen Dysfunktionen wie beispielsweise Versagensängsten nachgewiesen.

Daher wird von der DGU (Deutsche Gesellschaft der Urologen) ein Therapieversuch bei dieser Indikation derzeit noch befürwortet. Unter Yohimbin-Einnahme

wurden vereinzelt Unruhe, Schlafstörungen, Tachykardien und Blutdruckschwankungen beschrieben.

Apomorphin. Hier handelt es sich um einen Dopamin-Rezeptorantagonisten, der seit Juni 2001 in einer Dosierung von 2 mg und 3 mg für die sublinguale Behandlung der erektilen Dysfunktonen zugelassen ist. Die maximale Wirksamkeit ist bereits nach 15–20 Minuten erreicht und hält für wenige Stunden an. Für die Einnahme von Apomorphin bestehen praktisch keine Kontraindikationen, auch nicht für kardial vorbelastete Patienten. Die klinisch relevanteste, und damit die Einnahme limitierende Nebenwirkung ist die dosisabhängige Übelkeit. Das Wirkungsprofil liegt bei den zugelassenen Dosierungen deutlich unter denen der PDE-5-Hemmer, sodass die Behandlungsindikation vorwiegend bei leichten bis mäßigen Erektionsstörungen gegeben ist.

Intraurethrale Applikation von PGE1. Ein Fortschritt in der medikamentösen Therapie war die Einführung der intraurethralen Applikation von PGE1 (◘ Abb. 12.17). Insbesondere Patienten, die eine Selbstinjektionstherapie in den Schwellkörper ablehnen, können auf die intraurethrale Applikationsform zurückgreifen. Beschriebene Nebenwirkungen sind Makrohämaturien, lokale allergische Reaktionen und in 20% der Fälle urethrale Schmerzen. Die Wirksamkeit liegt deutlich unter der intrakavernösen Pharmakotherapie.

Intrakavernöse Pharmakotherapie. Ein Meilenstein in der Therapie und Diagnostik war die erstmals

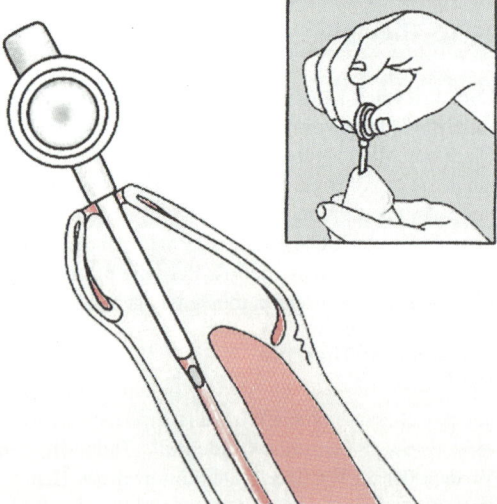

◘ **Abb. 12.17.** Intraurethrale Applikation von Prostaglandin E1 (mit freundlicher Genehmigung des Health Press, Oxford)

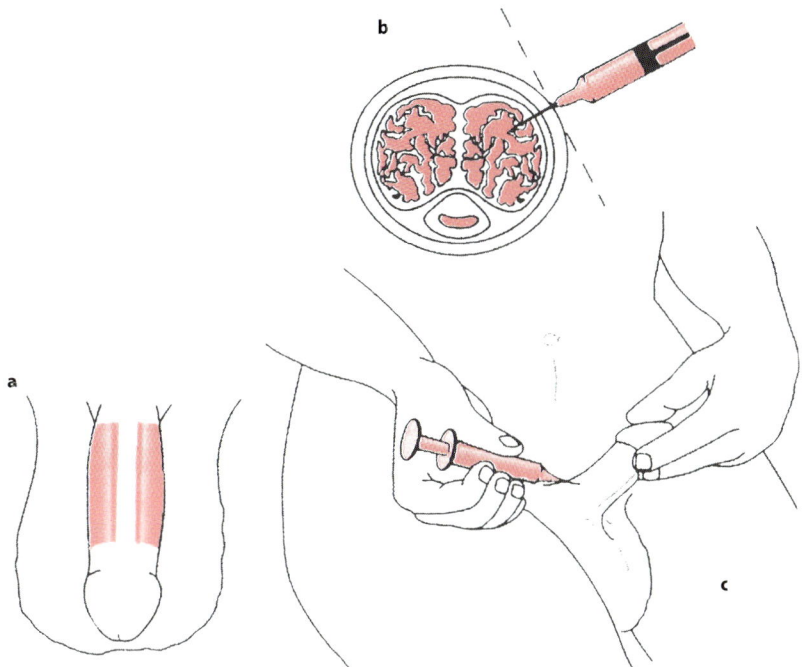

■ **Abb. 12.18a–c.** Schwellkörperautoinjektionstherapie (mit freundlicher Genehmigung des Health Press, Oxford)

1982 von Virag eingeführte **S**chwell**k**örper**i**njektions-**t**herapie **(SKIT)** mit Papaverin. Nachfolgend wurde auch die vasodilatorische Wirkung von Phentolamin und Prostaglandin E1 beschrieben und an großen Patientenkollektiven angewendet. Verschiedene Untersuchungen zeigen eine hohe Ansprechrate (>90%) der intrakavernösen Injektionstherapie, abhängig von der verwendeten Substanz und der Ursache der erektilen Dysfunktion. Substanz der ersten Wahl zur intrakavernösen Pharmakotherapie ist heute Prostaglandin E1. Die Kombination von Papaverin/Phentolamin hat einen superadditiven Effekt im Vergleich zu der Wirkung der Einzelsubstanzen bei Verringerung der Nebenwirkungen. Wird mittels klinischer Pharmakotestung die individuelle, dem Patienten angepasste Dosis ermittelt, kann nun der Patient, nach ärztlicher Unterweisung und Aufklärung, selbst zu Haus die **S**chwell**k**örper**a**utoinjektions**t**herapie **(SKAT)** durchführen (■ Abb. 12.18). Lokale Nebenwirkungen sind subkutane Hämatome am Injektionsort, Blutungen aus dem Schwellkörper, brennende Schmerzen und anhaltender peniler Schmerz nach Injektion, Makrohämaturie nach versehentlicher Punktion der Urethra, Kavernitiden, Schwellkörperfibrosen mit Ausbildung einer Penisdeviation und die prolongierte Erektion (Priapismus). Zu den systemischen Nebenwirkungen gehört die Hypotonie, allergische Reaktionen und Kreislaufdysregulationen.

Vakuumerektionssysteme. Ebenfalls zur konservativen Therapie gehören die Vakuumerektionshilfesysteme (■ Abb.12.19). Durch ein über den Penis gestülpten Zylinder wird mittels einer Pumpe ein Vakuum erzeugt, das zu einem vermehrten Bluteinstrom in die Schwellkörper mit Ausbildung einer Erektion führt. Ein an der Penisbasis angelegter Konstriktionsring verhindert den Blutabfluss nach Entfernen des Vakuumzylinders. Die Akzeptanz dieser Methode liegt bei knapp 50%. Wichtigste Nebenwirkung ist die retrograde Ejakulation aufgrund der Kompression der Harnröhre durch den Gummiring.

Operative Verfahren

Arterielle Revaskularisierung. Arterioarterielle und arteriovenöse Anastomosen sind bei arterieller Minderversorgung oder kavernöser Insuffizienz der Schwellkörper indiziert. Jedoch wird die operative Indikation im klinischen Alltag aufgrund des hochselektiven Patientenguts nur selten gestellt. Das Ziel der Revaskularisierung ist, die Schwellkörper wieder mit ausreichend Blut zu versorgen. Hierzu wird eine Gefäßanastomose der Penisgefäße (A. dorsalis penis) mit der A. epigastrica inferior mikrochirurgisch durchgeführt.

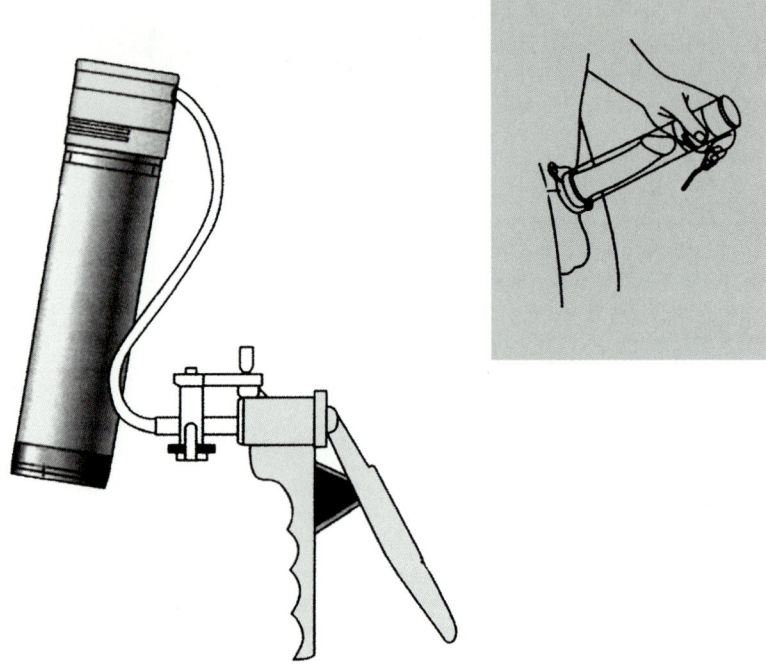

■ **Abb. 12.19.** Vakuumerektionshilfesystem (mit freundlicher Genehmigung des Health Press, Oxford)

Zuvor wird zur Verringerung der postoperativen Stenosierung, zur Minderung eines thrombotischen Verschlusses im Anastomosenbereich und zur Verringerung der Priapismusgefahr eine arteriovenöse Shuntbildung zwischen A. dorsalis penis und V. profunda penis vorgeschaltet. Die Langzeiterfolge dieser Operationstechnik liegen nach 2 bis 3 Jahren bei 55%, abhängig vom Patientenalter und von den Risikofaktoren.

❯ Bei strenger und korrekter Patientenauswahl stellt die Revaskularisationschirurgie eine valide Option mit guten Langzeiterergebnissen dar, die jedoch mit der Einführung der oralen Therapie (PDE-5-Hemmer) kaum noch zum Einsatz kommt.

Penisvenenchirurgie. Die Penisvenenchirurgie wird heute, aufgrund der schlechten Langzeitresultate durch wiederauftretende venöse Abflüsse, nur noch bei strenger Indikation, z. B. kavernosographisch nachgewiesenen ektopen Venen mit pathologisch vermehrtem Blutabstrom, durchgeführt (z. B. nach einem Penisschafttrauma). Operationstechnisch erfolgt dabei eine Ligatur der tiefen Penisvenen, der Zirkumflexvenen, der Vv. cavernosae sowie möglicher ektoper Venen. Mögliche Komplikationen sind Wundinfektion und Sensibilitätsstörungen des Penis.

Schwellkörperimplantationsprothesen. Hier unterscheidet man rigide, semirigide und hydraulische **Penisimplantate**. Allen gemeinsam ist eine operationsbedingte Beeinträchtigung des Schwellkörpergewebes.

❯ Sie ist heute als Ultimo Ratio nach Versagen anderer Therapieoptionen anzusehen.

Rigide und semirigide Implantate haben Vorteile in der Anwendung, in der wenig komplikationsträchtigen Implantantionstechnik sowie in den geringeren Kosten. Kosmetisch ansprechender und näher an der physiologischen Realität ist die hydraulische Prothese mit daraus resultierender hoher Patienten- und Partnerakzeptanz (■ Abb. 12.20). Dieses Implantat besteht aus zwei Zylindern, die in die Schwellkörper implantiert werden, einem Flüssigkeitsreservoir sowie einer hydraulischen Pumpe. Die Pumpe wird im Skrotum platziert und kann dort leicht betätigt werden. Die Hauptkomplikation ist das Auftreten von Früh- und Spätinfekten, insbesondere bei Diabetikern oder immunsupprimierten Männern. Die Erfolgs- und Akzeptanzraten sind ausgesprochen gut, mehr als 85% der Partnerinnen würden erneut einer Implantation zustimmen.

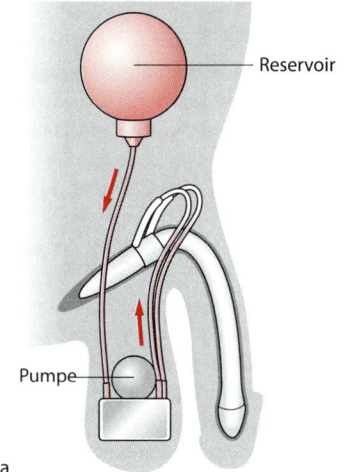

a

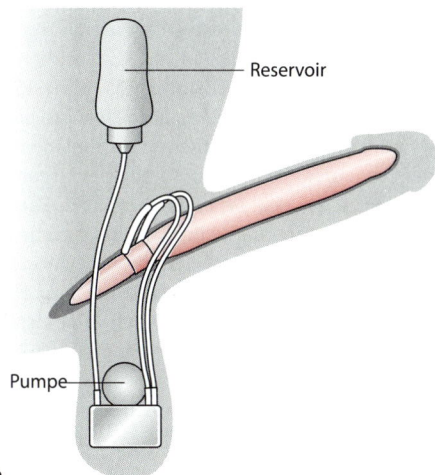

b

Abb. 12.20a, b. **a** Hydraulische Penisprothese. Durch Betätigung einer im Skrotalfach untergebrachten Pumpe wird die Flüssigkeit aus dem Reservoir in die beiden implantierten Prothesenzylinder gepumpt. Dadurch entsteht eine Zunahme des Penisumfangs und der Penissteife. **b** Durch manuelle Aktivierung eines Ventilmechanismus an der Pumpe wird die Flüssigkeit zurück in das Reservoir geleitet und somit die Penisprothese inaktiviert

12.2.4 Induratio penis plastica (IPP, Peyronie-Krankheit)

Von der IPP abzugrenzen ist die **kongenitale Penisdeviation**. Bei dieser angeborenen Penisverkrümmung, die durch das unterschiedliche Längenwachstum der Schwellkörper bedingt wird, zeigt sich nur bei Erektion eine zumeist nach ventral und lateral weisende Krümmung des Penis. Die Erektionfähigkeit ist ungestört und das äußere Genitale im flakziden Zustand völlig normal. Das eigentliche Problem der kongenitalen Deviation ist vor allem, neben der psychischen und kosmetischen Komponente, die Beeinträchtigung der Kohabitationsfähigkeit. Insbesondere kann es bei einer starken Verkrümmung zu erheblichen Kohabitationsschmerzen bei der Partnerin kommen oder eine Immissio penis unmöglich sein.

Die **Induratio penis plastica** ist eine erworbene Krankheit, die sich vor allem ab dem 40. Lebensjahr manifestiert. Häufig kommt es neben der Schmerzsymptomatik zu einer Beeinträchtigung der Erektions- und Beischlaffähigkeit bis hin zum kompletten Erektionsverlust. Die Inzidenzrate liegt bei 22 pro 100.000 männlicher Einwohner. Die Assoziation mit anderen lokalfibrotischen Vorgängen, wie der Dupuytren-Kontraktur, dem fibrotischen Umbau der Plantarfaszie (Morbus Ledderhose) oder der Tympanosklerose ist statistisch signifikant. Die Ätiogenese dieser Erkrankung ist bis heute nicht geklärt

Diagnostik.

> **Tipp**
>
> Markantestes Symptom der IPP ist die Penisdeviation, die in ca. 35% vorliegt und fast immer nach dorsal und in unterschiedlichem Maße nach lateral ausgebildet ist.

Diese entsteht aufgrund eines lokalisierten Narbenprozesses der Tunica albuginea mit Ausbildung kalzifizierender Plaques. Über Schmerzen bei der Erektion berichten 13% der Patienten, bei weiteren 10% kommt es zu einer Beeinträchtigung der Erektionsfähigkeit. Im Laufe der Erkrankung nimmt die Anzahl der Patienten mit einer erektilen Dysfunktion deutlich zu. Die Ursache des Erektionsverlustes ist die ungenügende Elastizität der Tunica albuginea, sodass die subtunikal gelegenen Venen nicht mehr komprimiert werden können. Daraus resultiert eine kavernösvenöse Insuffizienz. Bei der Palpation des Dorsum penis findet man die typischen Narbenbildungen und Plaques, die sich auch sonographisch darstellen.

Therapie. Die Ergebnisse in der Behandlung der IPP sind enttäuschend.

> Bis heute ist keine kausale Therapieoption etabliert.

In den letzten Jahren hat vermehrt die sog. **elektromotive drug administration** (EMDA) in der klinischen

Anwendung zu einer Abnahme der Plaquegröße, Schmerzzustände als auch der Deviation geführt.

Die orale Einahme von **Potassium paraaminobenzoat** (POTABA) zeigt im Vergleich zu Placebo eine signifikante Stabilisierung der Erkrankung.

Bei fortbestehender IPP kann dann im progressionsfreien Intervall in den Fällen mit leichterer Deviation eine Raffung der Tunica albuginea auf der Gegenseite erfolgen. Bei ausgeprägteren Verkrümmungen müssen die Plaques aus der Tunica albuginea entfernt werden. Der dabei entstehende Defekt wird mit einem Patch gedeckt. Diese Op-Techniken können zu einer **iatrogenen Erektionsstörung** oder **signifikanten Penisverkürzung** führen, sodass hier eine ausführliche präoperative Aufklärung notwendig ist.

Besteht bereits präoperativ eine erektile Dysfunktion, kann mit Hilfe eines **Schwellkörperimplantates** der Plaque aufgebrochen werden. So erhält der Penis ausreichende Streckung bei gleichzeitiger Therapie der erektilen Dysfunktion.

12.2.5 Therapiebedingte Erektionsstörungen

Erektionsstörung und radikale Prostatektomie

Die radikale Prostatektomie stellt derzeit als Standardverfahren des lokal begrenzten Prostatakarzinoms den größten Anteil der definitiv invasiven Therapieformen dar. Es eilt ihr jedoch der Ruf voraus, eine therapiebedingte erektile Dysfunktion hervorzurufen.

Bis heute sind die pathophysiologischen Erklärungsmodelle der postoperativen erektilen Dysfunktion für die nerverhaltende radikale Prostatektomie nicht abschließend geklärt, wobei primär von einem neuro-

---

> **Tipp**
>
> Diese Nebenwirkung stellt einen wesentlichen Faktor der aufkommenden Ängste und Überlegungen der betroffenen Männer sowie deren Partnerinnen dar und ist mitentscheidend für die Therapieauswahl.

---

genen Schaden auszugehen ist. Jedoch ist trotz beidseitigem Erhalt der Gefäßnervenbündel im Mittel in 50% der Fälle mit einer postoperativen Erektionsstörung zu rechnen. Erst im Verlauf der ersten zwei Jahre nach dem operativen Eingriff (der sog. Rehabilitationsphase) kann mit einer signifikanten Erholung der Erektionsfähigkeit gerechnet werden (■ Abb. 12.21).

Wesentlich erscheint es, frühzeitig mit einer Rehabilitationstherapie des erektilen Gewebes zu beginnen, um so einen unwiederbringlichen Erektionsverlust zu vermeiden. Bei einer Einschränkung der Erektionskraft und der damit einhergehenden Reduktion der spontanen nächtlichen Erektionen muss im frühen postoperativen Zeitraum medikamentös unterstützend therapiert werden. Man geht heute davon aus, das eine Einschränkung der nächtlichen und spontanen Erektionen zu einer oxydativen Minderversorgung des funktionellen Schwellkörpergewebes führt. Dies wiederum resultiert in einer Abnahme des funktionellen Gewebes und führt so über einen Circulus vitiosus zum unwiederbringlichen Funktionsverlust. Der Einsatz sowohl von PDE-5-Hemmern als auch von Prostaglandinen, Phentolamin oder Papaverin kann durch Induktion oder Unterstützung der erektionsbedingten Durchblutung und Oxygenierung zum funktionellen und strukturellen Erhalt der Schwellkörpermuskulatur beitragen.

■ **Abb. 12.21.** In der oberen Graphik stellt sich der postoperative Verlauf der Erektionsfähigkeit nach nervenschonender radikaler Prostatektomie dar (nsRPx). Nach einem durch das operative Trauma bedingten »Drop« kommt es im Verlauf zu einer Rehabilitation der Erektion. Der untere Graph veranschaulicht den Verlauf der strahlenbedingten Schädigung des erektilen Gewebes. Nach initialer Bestrahlung kommt es erst im weiteren Verlauf zu einer Abnahme der Erektionsfähigkeit.

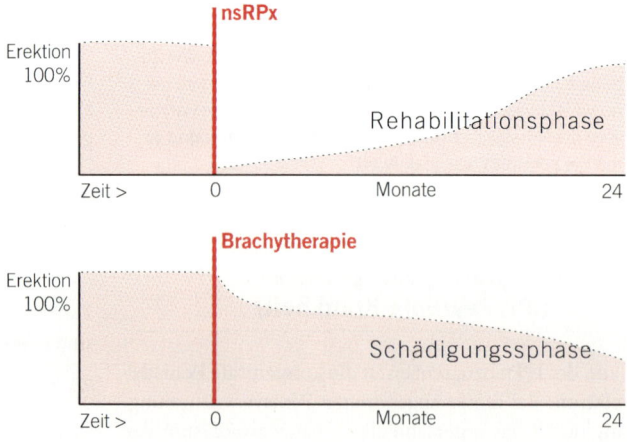

(van der Horst und Jünemann 2004)

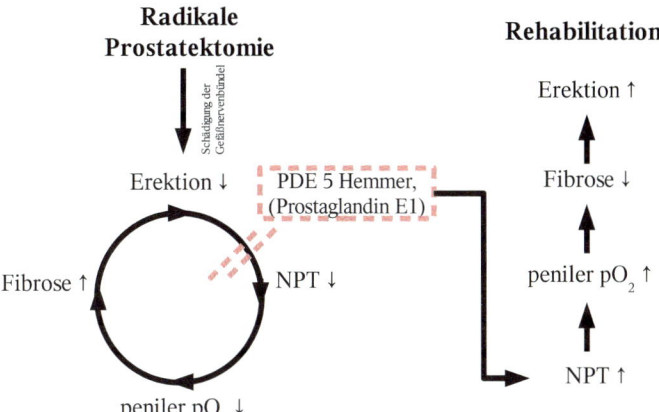

Radikale Prostatektomie

Rehabilitation

Schädigung der Gefäßnervenbündel

Erektion ↓

PDE 5 Hemmer, (Prostaglandin E1)

Fibrose ↑

NPT ↓

peniler pO$_2$ ↓

Erektion ↑

Fibrose ↓

peniler pO$_2$ ↑

NPT ↑

🔲 **Abb. 12.22.** Die operative Schädigung der Erektionsnerven führt zu einer Einschränkung der nächtlichen Erektionen (NPT), was über eine gedrosselte Oxygenierung zu einer nutritiven Minderversorgung des funktionellen Schwellkörpergewebes führt. Dies wiederum resultiert in einer struktturellen Umbildung mit einem weitergehenden funktionellen Verlust, was zu einem Circulus vitiosus mit nachfolgendem langfristigem Funktionsverlust der Schwellkörper führt. Durch medikamentöse Unterstützung der NPT-Phasen soll nun die Oxygenierung der Schwellkörpermuskulatur sichergestellt und einer fibrotischen Umbildung entgegenwirkt werden. Auf diese Weise kann eine Rehabilitation der funktionellen Einheit von Nervensystem und Schwellkörper erreicht werden. (van der Horst et al. Urologe A, 2005)

> Ziel muss es sein, die postoperative Erektionsfähigkeit nach bilateraler oder unilateraler nerverhaltender Prostatektomie auf dem präoperativen Ausgangsniveau zu halten (🔲 Abb. 12.22).

Intrakavernöse Injektion. Durch regelmäßige postoperativ durchgeführte intrakavernöse Injektionen von Alprostadil (PGE-1) kann an nerverhaltend prostatektomierten Männern eine Verbesserung der erektilen Funktion erreicht werden. Nach entsprechender Dosisfindung (Beginn mit 5 μg Alprostadil) sollte dreimal wöchentlich, unabhängig von sexueller Aktivität, eine intrakavernöse Selbstinjektion durchgeführt werden. Ähnliche Verbesserungen der Erektionsfähigkeit zeigen die Daten aus Langzeitbehandlungen mit Alprostadil an Patienten mit arteriogen bedingten Erektionsstörungen.

Orale Phosphodiesterase-5-Hemmer. Ein weiterer Ansatzpunkt ist der Einsatz von Phosphodiesterase-5-Hemmern in der Rehabilitationstherapie oder Prophylaxe der operationsbedingten erektilen Dysfunktion. Bei nerverhaltendem Vorgehen hat heute der Einsatz von PDE-5-Hemmern als Mittel der ersten Wahl breite Akzeptanz gefunden. Für den Wirkmechanismus ist jedoch die neuronale und endotheliale Freisetzung von NO notwendig, was den Erhalt von kavernösen Nervenbahnen voraussetzt.

Grundsätzlich ist davon auszugehen, dass die regelmäßige tägliche Einnahme eines PDE-5-Hemmers vor dem Zubettgehen eine Verbesserung der nächtlichen unwillkürlichen Erektionen bewirkt. Dieses Phänomen konnte für Sildenafil bei Patienten mit Erektionsstörungen unterschiedlichster Ätiologie gezeigt werden. Um diesen Effekt bei der iatrogen verursachten erektilen Dysfunktion nach nerverhaltender radikaler Prostatektomie nutzen zu können, sollte jedoch die kavernöse Integrität gegeben sein. Eigene Untersuchungen konnten bei Männern in der akuten postoperativen Phase nach Entfernung des transurethralen Dauerkatheters spontane nächtliche erektile Aktivität und damit die potentielle Wirksamkeit einer abendlichen Sildenafil-Einnahme nachweisen (🔲 Abb. 12.23). Beim Ausbleiben dieser frühen Erektionen muss von einer schwerwiegenderen neuronalen Schädigung ausgegangen und zunächst auf eine intrakavernöse Injektionstherapie mit Alprostadil ausgewichen werden. Später, nach ausreichendem Rehabilitationszeitraum, kann dann auf eine orale Prophylaxe umgestellt werden. Durch diese prophylaktische Therapie kommt es zu einer Unterbrechung des Circulus vitiosus der oxidativen Schwellkörperunterversorgung mit fortschreitender Fibrosierung. Die abendliche Medikamenteneinnahme führt über eine Verbesserung der nächtlichen Erektionen in Dauer und Ausprägung zu einer verbesserten Sauerstoffversorgung und vermindert somit die Fibrosierung der Schwellkörper.

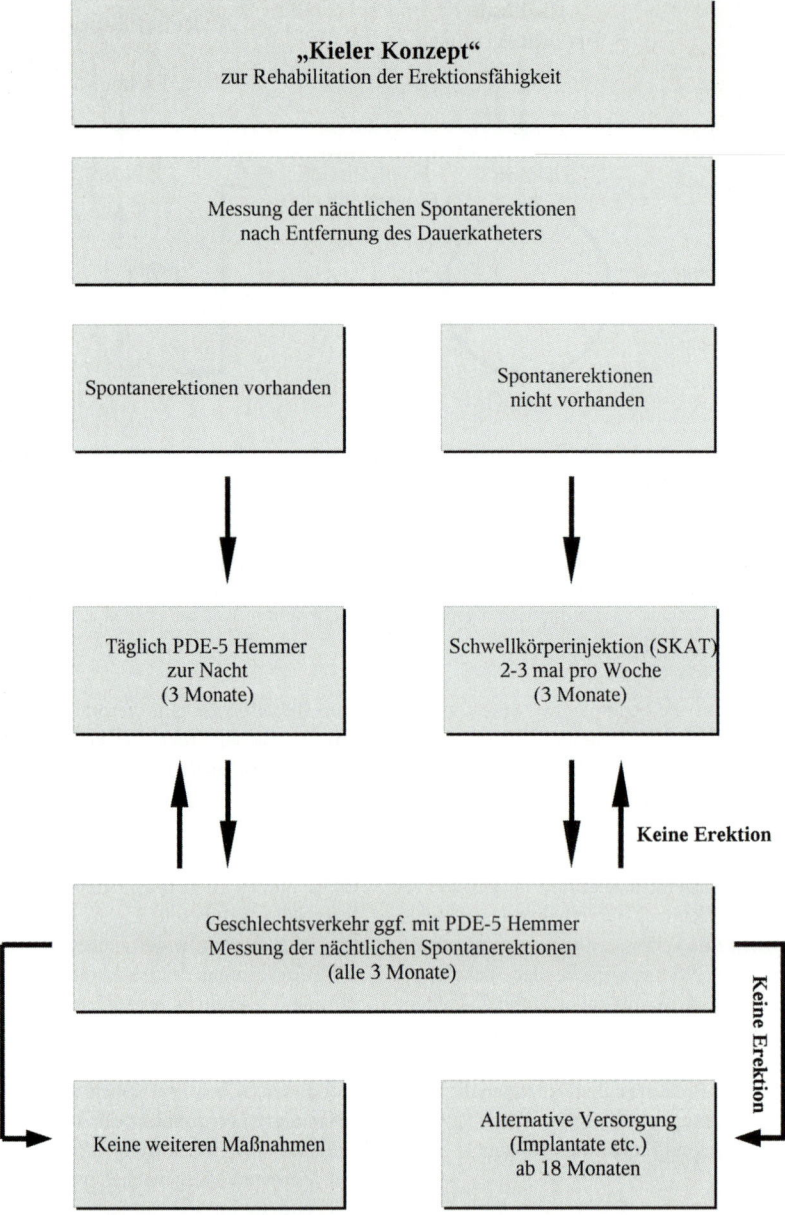

■ Abb. 12.23.   Kieler Konzept zur Erektionsrehabilitation. Ausgehend von der ersten orientierenden nächtlichen Erektionsmessung wird entschieden, ob mit einem PDE-5-Hemmer oder mit der Spritzentherapie (SKAT) begonnen wird. Nach 12 Wochen wird die Erektionsfähigkeit bei Geschlechtsverkehr mit Einnahme eines PDE-5-Hemmers beurteilt. Stellen sich Spontanerektionen ein, wird auf den Bedarfsarm geschwenkt. Bleiben sie aus, Fortführen der Injektionstherapie. Die Spontanerektionen werden alle 3 Monate evaluiert. Bleiben sie auch nach 1,5 – 2 Jahren aus, sollten alternative Behandlungsverfahren angesprochen bzw. gewählt werden.

Erektionsstörung nach Bestrahlungstherapie der Prostata

Die Ursache der Erektionsstörung nach Strahlentherapie der Prostata ist vielfältig. Vom Grundsatz her ist der Mechanismus der Schädigung unabhängig von der gewählten Bestrahlungstechnik, jedoch abhängig von der applizierten Strahlendosis. Am weitesten akzeptiert ist die Hypothese einer Schädigung der penilen Gefäßversorgung der Gefäßnervenbündel und der Schwellkörpermuskulatur selbst. Sowohl ein direkter, durch die Bestrahlung bedingter Schaden, als auch langfristige Veränderungen führen zu einem Funktionsverlust der männlichen Potenz. Bleibt die Erektion nach der Brachytherapie zunächst erhalten, nimmt diese im Verlauf von 1–3 Jahren kontinuierlich ab und liegt bei ca. 35%–40% nach 2,5 Jahren. Kommt eine perkutane Bestrahlung hinzu, fallen die Potenzraten um weitere 25–30% (◘ Abb. 12.21).

Zusammenfassend ist die Erektionsstörung nach Strahlentherapie als ein multifaktorielles Geschehen zu werten. Am ehesten ist aber von einem strahlenbedingten Endothelschaden als Ursache auszugehen.

> **Tipp**
>
> Im Gegensatz zur radikalen Prostataoperation, wo es im Verlauf bei entsprechender Behandlung zu einer Wiederherstellung der Erektionsqualität kommt, nimmt die erektile Funktion im Laufe der Zeit als Folgeerscheinung der Bestrahlung kontinuierlich ab.

In Kürze

Erektile Dysfunktion

Diagnostik: Im klinischen Alltag hat sich eine abgestufte diagnostische Abklärung von nicht invasiven über gering invasive zu invasiven Maßnahmen bewährt, wobei die letzte Stufe nur noch selten benötigt wird. Bereits nach einer Basisabklärung gibt primär ein oraler Therapieversuch weitreichende erste Informationen.

Therapie: Zur Verfügung steht den Urologen heute die gesamte Bandbreite therapeutischer Möglichkeiten, von der oralen Tabletteneinnahme über direkt in das Zielorgan zu applizierender Medikation bis hin zu technisch ausgereifter Prothetik. Die Zunahme der Berichterstattung in der Laienpresse über die therapeutischen Behandlungsmöglichkeiten der erektilen Dysfunktion hat zu einer Enttabuisierung des Themas Erektionsstörungen geführt. An oral wirksamen Substanzen stehen heute mit dem Sildenafil, dem Vardenafil und dem Tadalafil drei wirksame und gut verträgliche Medikamente zur Therapie der Erektionsstörung zur Verfügung.

Mit der Entwicklung der nervenschonenden radikalen Prostatektomie haben Behandlungsansätze zur Rehabilitation einer iatrogenen Erektionsstörung erste erfolgreiche Ergebnisse erzielt.

Urologie der Frau

R. Hofmann, Z. Varga

13.1 Inkontinenz

> Gemäß der International Continence Society wird **Harninkontinenz** als unwillkürlicher Urinverlust bezeichnet, der objektivierbar ist und ein soziales oder hygienisches Problem darstellt.

> Die Prävalenz beträgt bei Frauen zwischen dem 30. und 60. Lebensjahr ca. 30%. Die Inzidenz nimmt ab dem 35. Lebensjahr deutlich zu.

Kosten der Inkontinenzbehandlung.
Angesichts der zunehmenden Lebenserwartung stellt die Inkontinenz auch volkswirtschaftlich ein großes Problem dar. 1995 wurden in den Vereinigten Staaten 26,3 Milliarden US Dollar bzw. 3.565 US Dollar pro Patient zur Inkontinenzbehandlung ausgegeben. Die Ausgaben übersteigen damit die Kosten zur Behandlung des Diabetes mellitus. In Deutschland belaufen sich die Ausgaben für sämtliche Inkontinenzmittel jährlich auf 1,2 Milliarden DM.

Tipp

Wegen Schamgefühl und aus Angst vor gesellschaftlicher Isolation wird das Thema Inkontinenz von den meisten Patientinnen tabuisiert.

Durchschnittlich vergehen 1–2 Jahre, bis ein Arzt aufgesucht wird.

13.1.1 Urethrale Inkontinenz

Man unterscheidet die **urethrale** und die **extraurethrale** Inkontinenz.

Folgende Formen der **urethralen Inkontinenz** lassen sich abgrenzen:
- Stressinkontinenz
- Urge- oder Dranginkontinenz
- Reflexinkontinenz
- Überlaufinkontinenz

In diesem Kapitel (▶ Kap. 6.2.1) werden unter dem Aspekt urologischer Erkrankungen der Frau lediglich die Stress- und Urge- sowie die extraurethrale Inkontinenz abgehandelt.

Stressinkontinenz

> Unter **Stressinkontinenz** versteht man den unwillkürlichen Urinverlust infolge einer abdominellen Druck-(Stress)-steigerung aufgrund eines insuffizienten Sphinktermechanismus.

Es werden konstitutionelle und urogynäkologische Risikofaktoren der Stressinkontinenz unterschieden. Zu den **konstitutionellen** Faktoren zählen Bindegewebsschwäche, Adipositas, weiße Rasse und das Alter. An **urogynäkologischen** Faktoren sind Schwangerschaft, insbesondere mit vaginaler Entbindung und Geburtstraumata, Zystozele, Genitalprolaps, Hysterektomie und Östrogenmangel zu nennen.

Nach Ingelmann-Sundberg und Stamey werden **anamnestisch drei Schweregrade** unterschieden:
- Grad 1: Harnverlust beim Husten, Niesen, Heben
- Grad 2: Harnverlust beim Gehen, Treppensteigen, Aufstehen
- Grad 3: Harnverlust im Liegen

Pathophysiologie.

> Zur Aufrechterhaltung der Kontinenz tragen die anatomische Lage von Blasenhals und Urethra, der intrinsische Sphinktermechanismus sowie hormonelle Faktoren bei (▶ Kap. 6.2.1).

Passive Drucktransmission
Durch eine intraabdominelle Druckerhöhung (Heben, Niesen) steigt normalerweise der Druck in der Blase und auch in der Urethra an. Der über die Bauchmuskulatur verursachte Druck wird dabei passiv über das perivesikale und periurethrale Gewebe auf die Urethra übertragen. Man spricht daher auch von **passiver Drucktransmission**. Diese ist notwendig, damit der Harnröhrendruck den Vesikaldruck übersteigt und die Kontinenz gewährleistet ist. Die passive Drucktransmission kann reduziert sein, wenn aufgrund einer Beckenbodenschwäche der Blasenhals unter Belastung oder in Ruhe absinkt und somit aus dem Druckübertragungsbereich verlagert wird. Insofern ist die korrekte anatomische Lage von Blasenhals und Urethra eine wichtige Voraussetzung für die Kontinenzerhaltung. Eine Beckenbodenschwäche führt häufig auch zu einem Descensus vesicae.

Aktive Drucktransmission
Der Sphinkterapparat der Frau besteht aus dem inneren glattmuskulären und dem quergestreiften äußeren Sphinkter. Der äußere Sphinkter wiederum lässt sich in einen quergestreiften intramuralen und periurethralen Anteil untergliedern. Im intramuralen Anteil sind vornehmlich sog. Slow-twitch-Fasern enthalten, die für die Kontinenz in Ruhe von Bedeutung sind.

▼

Die sog. Fast-twitch-Fasern im periurethralen Anteil sorgen für die Kontinenz unter Stressbedingungen. Diese Reflexkontraktion des externen Sphinkters wird auch als **aktive Drucktransmission** bezeichnet.

Zu einem suffizienten Kontinenzmechanismus tragen auch die funktionelle Länge und der Ruhetonus der Urethra bei. Die glatte Muskulatur im Bereich der proximalen Harnröhre wird über α-adrenerge Rezeptoren tonisiert. Wenn im Rahmen einer urodynamischen Untersuchung der Ruhetonus der Harnröhre weniger als 20 cm H_2O beträgt, spricht man von einer **hypotonen Urethra.**

Der Kontinenzapparat ist auch von **hormonellen Faktoren** abhängig. Ein postmenopausaler Hormonmangel kann zu einer Schleimhautatrophie und einer verminderten Kongestion des submukösen Venenplexus führen, wodurch ein Verlust des Urethraltonus und der Abdichtfunktion bedingt sein kann.

Urgeinkontinenz

> Bei der **Urgeinkontinenz** kommt es unter imperativem Harndrang zu unwillkürlichem Urinverlust.

Die Ätiologie der Urgesymptomatik ist nicht vollständig geklärt (▸ Kap. 6.2.1). Durch eine erniedrigte Reizschwelle des Detrusors oder aber durch vermehrte afferente Impulse wird der Harndrang verfrüht, d. h. bei geringen Füllungsvolumina, wahrgenommen. Durch eine urodynamische Untersuchung kann eine **sensorische** Urge mit lediglich hypersensitivem Detrusor von einer **motorischen** Urge mit gleichzeitig auftretender Detrusorkontraktion getrennt werden (▸ Kap. 6.3).

> Typischerweise tritt die Urge oder der Drang schon bei geringer Harnblasenfüllung auf. Die miktionierten Portionen und die funktionelle Blasenkapazität sind klein.

Differenzialdiagnose. Differenzialdiagnostisch müssen bei der **sensorischen** Urgeinkontinenz ein Östrogenmangel, Harnwegsinfekte und das Carcinoma in situ von einander abgegrenzt werden. Bei der **motorischen** Urgeinkontinenz kommen als Ursache Harnwegsinfekte, funktionelle oder anatomisch bedingte Obstruktionen oder auch vesikale Fremdkörper in Betracht.

Häufig lässt sich keine der genannten Gründe eruieren, sodass das Krankheitsbild dem psychosomatischen Formenkreis zuzuschreiben ist oder als idiopathisch (Reizblase) eingestuft werden muss.

Inkontinenzdiagnostik

Anamnese.

> Die Diagnostik der Inkontinenz stützt sich zunächst auf eine gründliche Anamnese, die einen großen Zeitaufwand, viel Erfahrung und das nötige Einfühlungsvermögen für die Patientin erfordert.

Häufig haben die Patientinnen einen langen Leidensweg hinter sich und unter Umständen bereits viele Ärzte konsultiert. Es sollten erfragt werden:
- Miktionsanamnese (Frequenz, Dysurie, Makrohämaturie, Pollakisurie, Nykturie), Miktionsgewohnheiten (sitzende, stehende Miktion),
- rezidivierende Harnwegsinfekte und Pyelonephritiden,
- die genauen Umstände der Inkontinenz (Stress, Urge),
- der Verbrauch von Vorlagen oder Windeln,
- Dauer der Harninkontinenz,
- Stuhlgewohnheiten (Obstipation, Diarrhö, Stuhlinkontinenz),
- der persönliche Leidensdruck,
- Medikamente (Psychopharmaka),
- Schwangerschaften und Entbindungen (vaginal, Sectio caesarea, Geburtstraumata),
- Voroperationen (Darmoperationen, Hysterektomie),
- neurologische Begleiterkrankungen (Multiple Sklerose, Morbus Parkinson, Diskusprolaps, Meningomyelozele),
- internistische Erkrankungen (Diabetes mellitus),
- eine genaue Sozial- und Sexualanamnese (Dyspareunie, Kontrazeption).

> **Tipp**
>
> Es empfiehlt sich, ein **Miktionsprotokoll** von der Patientin durchführen zu lassen, in dem jede Miktion, jeder unwillkürliche Urinverlust, die Begleitumstände, bei denen die Inkontinenz aufgetreten ist (z. B. beim Heben oder beim Händewaschen) erfasst werden.

Labor und bildgebende Verfahren.

> **Tipp**
>
> Vor jeder urodynamischen Untersuchung muss ein **Harnwegsinfekt** ausgeschlossen werden, da die Blasensensitivität durch eine Entzündung gestört sein kann und daher Fehlinterpretationen möglich sind.

Durch einen **Abstrich aus der Urethra** sollte bei Frauen in der Postmenopause der karyopyknotische Index (KPI) bestimmt werden. Er gibt Auskunft über das prozentuale Verhältnis von Oberflächen-, Intermediär- und Basalzellen. Eine Verminderung des Anteils der Oberflächenzellen ist hinweisend für eine Atrophie der Urethralschleimhaut und kann Ursache für die Inkontinenz sein.

Die **körperliche Untersuchung** umfasst den Allgemeinstatus, die Inspektion und Palpation des äußeren Genitale (Altersatrophie, Kraurosis, Meatusstenose) und eine Überprüfung des Anal- und Bulbokavernosusreflexes sowie Sensibilitätsausfälle (Reithosenanästhesie).

Der **Vorlagen-(Pad-)Test** ist eine einfache Methode, um das Ausmaß der Inkontinenz zu bestimmen. Hierzu wird das Trocken- und Nassgewicht einer Vorlage vor und nach Absolvieren eines definierten Programmes gemessen. Dieses umfasst Bewegungen, die eine Stressinkontinenz bewirken (springen, Treppen steigen) oder aber eine Urgeinkontinenz auslösen können (Hände unter fließendem Wasser waschen).

Gelegentlich wird eine Drangsymptomatik durch ein Harnröhrendivertikel verursacht, das entweder mit einem **Doppelballon** oder aber mit der **transvaginalen Sonographie** nachgewiesen werden kann.

Doppelballonkatheter

Der **Doppelballonkatheter** ist ein spezieller Katheter mit einem Ballon am Meatus urethrae und einem am Blasenhals. Im Katheter zwischen den beiden Ballonen befinden sich Öffnungen. Durch Aufpumpen beider Ballone wird die Harnröhre am Meatus und am Blasenhals abgedichtet. Das Kontrastmittel tritt durch die Öffnungen in die Harnröhre und bringt das Divertikel zur Darstellung.

In der **vaginalen Einstellung** kann ein Descensus vesicae oder eine zusätzlich bestehende Rektozele festgestellt werden.

Durch den **Stresstest** lässt sich eine Stressinkontinenz simulieren. Dabei wird die Patientin in Steinschnittlage gelagert. Der Test ist positiv, wenn es durch Husten zu Urinabgang kommt. Der **paraurethrale Elevationstest** (oder **Bonney-Test**) ist positiv, wenn der Urinabgang beim Hustenstoß nach beidseitiger paraurethraler Elevation des Blasenhalses durch die Vagina ausbleibt.

Da eine Urgesymptomatik auch durch eine Obstruktion (z. B. durch eine Meatusstenose) verursacht sein kann, sollte eine **Harnröhrenkalibrierung** mit Bougie à Boule durchgeführt werden ▶ Kap. 13.5).

Zum Ausschluss eines Carcinoma in situ, das ebenfalls eine Urgesymptomatik hervorrufen kann, muss die Blase **endoskopiert** werden.

Urodynamische Untersuchungen. In der urodynamischen Abklärung der Inkontinenz wird durch die **Manometrie** u. a. die Harnblasensensitivät, das Blasenvolumen und die Stabilität des Detrusors bestimmt. Die **Profilometrie** ermöglicht Aussagen über die Kompetenz des Sphinkterapparates (▶ Kap. 6.3).

Durch **perineale** oder **transvaginale Sonographie** der Harnröhre, des Blasenhalses und der Harnblase in Ruhe, beim Pressen und bei der Miktion lässt sich ein Deszensus und eine hypermobile Harnröhre nachweisen.

Auch durch das **laterale Kettchenzystogramm** kann ein Descensus vesicae nachgewiesen werden. Zur genaueren Beurteilung der Beckenanatomie, insbesondere dem Vorhandensein einer Rektozele oder Enterozele empfiehlt sich die Durchführung eines sogenannten **Kettchenkolpozystorektogrammes (KKCRG)** (◗ Abb. 13.1 und 13.2). Hierbei wird die Blase, die Vagina und das Rektum mit Kontrastmittel gefüllt. Ein in die Blase eingeführtes Kettchen markiert die Harnröhre. Das erste Röntgenbild wird unter Ruhebedingungen und ein weiteres beim Pressen angefertigt.

Vertikaler und rotatorischer Deszensus

Es wird ein vertikaler und ein rotatorischer Deszensus unterschieden. Beim rotatorischen Deszensus kommt es durch Insuffizienz der pubourethralen Bänder zum rotatorischen Abkippen der Blase (◗ Abb. 13.3 und 13.4). Hingegen verlagert sich der Blasenhals beim vertikalen Deszensus aufgrund der Beckenbodenschwäche nach kaudal. Häufig liegen Mischformen vor.

Therapie der Inkontinenz
Stressinkontinenz.

> Durch eine gezielte **Beckenbodengymnastik** können in der Behandlung der geringgradigen Stressinkontinenz Erfolgsraten zwischen 50 und 60% erreicht werden.

Ergänzt werden kann die Beckenbodengymnastik durch eine medikamentöse Therapie mit dem Serotonin-Re-Uptakehemmer Duloxetin, der zentral auf den Nucleus Onuf einwirkt. Als Nebenwirkung dieses zentral wirksamen Antidepressivums kann allerdings Übelkeit auftreten, die zum Therapieabbruch zwingen kann.

Als ergänzende physiotherapeutische Maßnahme steht die vaginale oder rektale **Reizstromtherapie** mit oder ohne Biofeedback zu Verfügung. Das Prinzip des **Biofeedback** besteht darin, dass die Patientin eine visuelle oder akustische Rückmeldung während der Kontraktion oder Relaxation des Schließmuskels

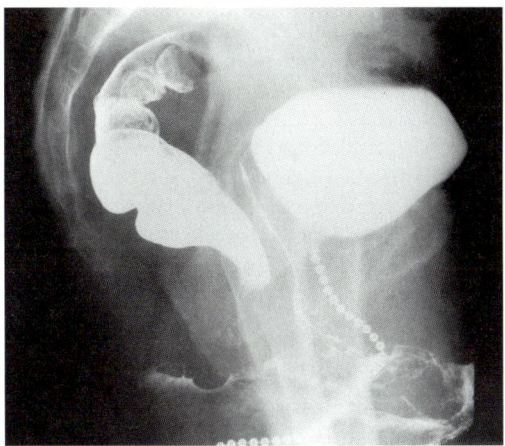

🔲 **Abb. 13.1.** Normales Kettchenkolpozystorektogramm in Ruhe

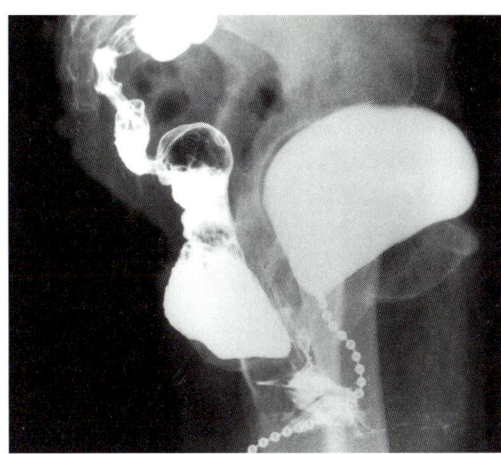

🔲 **Abb. 13.3.** Kettchenkolpozystorektogramm bei rotatorischem Descensus vesicae in Ruhe

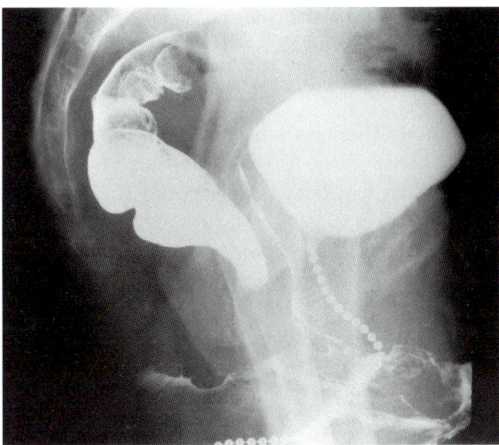

🔲 **Abb. 13.2.** Normales Kettchenkolpozystorektogramm beim Pressen

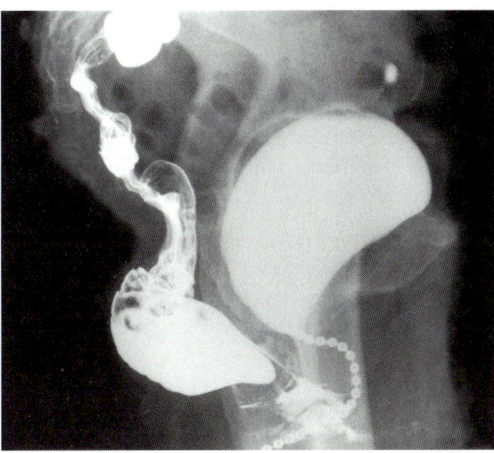

🔲 **Abb. 13.4.** Kettchenkolpozystorektogramm bei rotatorischem Descensus vesicae beim Pressen

bzw. des Beckenbodens erhält und somit den Effekt der krankengymnastischen Übungen überprüfen kann. Weitere **Hilfsmittel** sind Pessare und Urethralstöpsel.

Bei nachgewiesenem Östrogenmangel mit seniler Urethralatrophie sollte zur besseren Tonisierung einer hypotonen Urethra probatorisch eine **lokale Hormonsubstitution** erfolgen, um den Ruheverschlussdruck der Harnröhre zu erhöhen.

> ❯ Die Indikation zur **operativen Therapie** ist bei Versagen oder Unverträglichkeit der genannten Methoden, insbesondere bei Vorliegen eines Descensus vesicae gegeben.

Hierfür existiert eine Vielzahl verschiedener Techniken. Generell kann man abdominelle Suspensionsplastiken **von vaginalen Eingriffen** unterscheiden.

> ❯ Das Prinzip der **Suspensionsplastiken** besteht darin, die abgesenkte Blase einschließlich der proximalen Urethra möglichst in die anatomische Ausgangsposition zu bringen, um die Drucktransmission zu verbessern.

Suspensionsplastiken

Gängige abdominelle Verfahren sind die Operation nach Marchall-Marchetti-Kranz und die Kolposuspension nach Burch, bei denen das paravaginale Gewebe am Periost der Symphyse
▼

bzw. am Ligamentum iliopectineum (Cooper‹sches Band) fixiert wird. Retropubische Urethrasuspensionsplastiken werden meist nur noch bei Rezidivoperationen oder in Kombination mit vaginalen Suspensionsplastiken (z. B. Kolposakropexie) durchgeführt.

> ❯ Methode der Wahl bei Inkontinenz und geringer Zystozele sind sogenannte **spannungsfreie Vaginalschlingen**, die um die mittlere Harnröhre gelegt werden.

Vaginalschlingen
Ein Polypropylenband, das selbst im Gewebe haften bleibt, wird beidseits nach suprapubisch oder durch das Foramen obturatorium platziert. Die Schlinge wirkt wie eine Art Hängematte unter der Harnröhre (❏ Abb. 13.5). Bei einer Faszienzügelplastik wird autologe Rektusfaszie verwendet, um die Harnröhre geschlungen und an der Rektusfaszie auf beiden Seiten fixiert.

Eine im Kettchenkolpozystorektogramm nachgewiesene Rektozele sollte in gleicher Sitzung mit einer Kolporrhaphia posterior versorgt werden, da auch eine primär nicht symptomatische Rektozele nach Korrektur des Deszensus zunehmen und dann symptomatisch werden kann. Die früher oft durchgeführte Kolporrhaphia anterior ist als Inkontinenzoperation ungeeignet.

> ❯ Die Langzeitergebnisse der retropubischen (abdominellen) Suspensionsplastiken und der weniger invasiven Schlingenverfahren (spannungsfreie Vaginalschlinge) sind der Kolporrhaphia anterior deutlich überlegen.

13

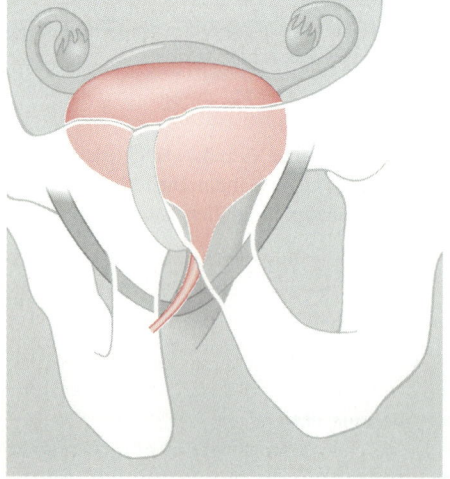

❏ **Abb. 13.5.** Prinzip der spannungsfreien Vaginalschlinge (transobturatorisches Band, Monarc)

Durch die transurethrale periurethrale **Injektion von Kollagen, Teflon, Fett oder Silikon** kann der Verschlussdruck verbessert werden. Allerdings sind die Langzeitergebnisse nicht sehr überzeugend.

Schließlich bleibt als Ultima ratio die **Implantation eines artifiziellen Sphinkters**. Dabei wird operativ eine mit Kontrastmittel gefüllte Manschette um die Harnröhre geschlungen. Für die Miktion kann die Manschette per Knopfdruck leergepumpt werden. Nach kurzer Zeit füllt sich die Schlinge mit dem Kontrastmittel und die Kontinenz ist wieder hergestellt.

Urgeinkontinenz. Die Therapie der Urgeinkontinenz ist vielseitig und erfordert zuvor eine sorgfältige diagnostische Abklärung.

> **Tipp**
> Nicht selten wird die eigentliche Ätiologie der Drangsymtomatik verkannt und ein Carcinoma in situ oder eine Meatusenge für längere Zeit mit Antibiotika behandelt.

Die **kausale Therapie** ist bei Nachweis eines unspezifischen Harnwegsinfektes (❯ Kap. 13.4) oder einer spezifischen Blasenentzündung (Bilharziose, Tbc, ❯ Kap. 7.2, 7.5) möglich.

Intravesikale Fremdkörper werden im Allgemeinen **zystoskopisch** entfernt. Nur selten ist eine Operation notwendig.

Das Carcinoma in situ muss transurethral reseziert (**TUR-B,** ❯ Kap. 4.5.7) werden.

Die interstitielle Zystitis als Ursache der Urgeinkontinenz wird als eigenständiges Krankheitsbild erläutert (❯ Kap. 13.3).

Wenn im karyopyknotischen Index weniger als 70% Oberflächenzellen vorhanden sind, ist die Indikation zur **lokalen Hormonsubstitution** gegeben.

Die Meatusstenose als Ursache einer mechanischen Obstruktion muss einer **Meatoplastik** zugeführt werden.

Neben der Beseitigung der die Urgeinkontinenz auslösenden Ursache ist häufig meistens zusätzlich eine **medikamentöse Therapie** notwendig. Sie umfasst cholinerge und adrenerge Rezeptorinhibitoren sowie Kalzium und Kaliumkanalblocker. Die medikamentöse Therapie kann mit Blasentraining, Reizstrom, Beckenbodentraining und Biofeedback kombiniert werden (❯ Kap. 13.2).

13.1.2 Extraurethrale Inkontinenz

Die extraurethrale Inkontinenz ist selten und kann ätiologisch in angeborene und erworbene Formen unterteilt werden. Beispielhaft für die **kongenitale** Ätiologie ist der ektop mündende Harnleiter. Die **erworbene** extraurethrale Inkontinenz kann durch vesikovaginale, ureterovaginale, vaginorektale oder urethrovaginale Fisteln entstehen (▶ Kap. 13.9).

❯ Das klinische Erscheinungsbild der extraurethralen Inkontinenz ist durch **ständigen Urinabgang** sowohl tags als auch nachts gekennzeichnet.

> **Tipp**
>
> Der ununterbrochene Harnverlust, der durch einen ektopen Harnleiter verursacht ist, wird im Kindesalter häufig als Enuresis (▶ Kap. 14.7) fehlinterpretiert.

Bei den erworbenen Formen steht das Auftreten der extraurethralen Inkontinenz häufig in zeitlichem Zusammenhang mit Bestrahlungen, Entbindung oder gynäkologischen Operationen. Zur Therapie ▶ Kapitel 13.9.

13.2 Reizblase

Klinik.

❯ Zu dem Symptomenkomplex der Reizblase zählen **Pollakisurie** (Frequency), **Urgesymptomatik** (Urgency) und **Urgeinkontinenz**.

Häufig verwendete Synonyma sind Blasenschwäche, Urgency-frequency-Syndrom, Urethralsyndrom oder neuerdings Overactive bladder.. Da auch psychische oder sexuelle Traumata zu diesen Symptomen führen können, sollte im Einzelfall eine psychosomatische Abklärung erfolgen.

Die Diagnose wird gestellt, wenn sämtliche organische Ursachen ausgeschlossen werden konnten.

Diagnostik. Eine wichtige Differenzialdiagnose ist die **interstitielle Zystitis** (▶ Kap. 13.3). Durch eine **urodynamische Untersuchung** kann eine gesteigerte Blasensensitivität mit (motorische Urge) und ohne (sensorische Urge) autonomer Detrusorkontraktion unterschieden werden.

Therapie. Ein einheitliches Therapieschema existiert nicht. Es sollte immer individuell auf die Patientin abgestimmt werden. Empfehlenswert ist folgendes Vorgehen:

— Initial ist eine sechswöchige **medikamentöse Therapie** mit Anticholinergika sinnvoll. Diese kann mit dem sogenannten **Blasentraining** kombiniert werden, bei dem die Patientinnen üben sollen, die Miktion hinauszuzögern. Zusätzlich können die Beschwerden auch durch **Beckenbodengymnastik** und/oder **Biofeedback** gelindert werden, da die gestörte Sensitivität der Blase häufig mit einer Überaktivität des Beckenbodens vergesellschaftet ist. Wenn diese Therapie nach 6 Wochen erfolgreich war, sollte durchaus deren Fortführung erwogen werden, nachdem zuvor geprüft wurde, ob nach einer Therapiepause die Symptome wieder in Erscheinung treten.

— Alternativ sollte für weitere 3–6 Monate die vaginale oder rektale **Reizstromtherapie** versucht werden, wenn die anticholinerge Therapie aufgrund von Mundtrockenheit oder Sehstörungen abgesetzt werden musste oder eben zu keiner Verbesserung geführt hat.

— Persistieren weiterhin die Beschwerden, kann die Indikation zur **Neuromodulation** gestellt werden. Das Prinzip der Neuromodulation besteht darin, dass elektrische Stimulation des sakralen Nervenplexus eine inhibitorische Wirkung auf die Blase hat. Dabei wird der sakrale Nervenplexus perkutan meistens über das 3. Foramen sacrale punktiert und zunächst über einen externen Impulsgeber moduliert. Wenn die Beschwerden in dieser Testphase signifikant abnehmen, sollte die Indikation zur **Implantation eines Blasenschrittmachers** gestellt werden. Dabei kann eine anhaltende Besserung oder Beschwerdefreiheit der Urgesymptomatik bzw. Urgeinkontinenz bei 50–70% der Patientinnen erreicht werden.

— Als **Ultima Ratio** nach Versagen aller genannten Methoden ist die **Blasenaugmentation** oder die **Zystektomie** mit Harnableitung anzusehen.

13.3 Interstitielle Zystitis

Ätiologie. Die interstitielle Zystitis ist eine komplexe entzündliche Erkrankung der Blase, die nicht nur bei Frauen sondern auch bei Männern und Kindern auftritt.

In einer Untersuchung an 60 Männern, bei denen eine abakterielle Prostatitis oder eine Prostatodynie diagnostiziert wurde, fanden sich bei 35 (58%) Petechien in der Blasenschleimhaut wie sie für die interstitielle Zystitis typisch sind. Die Prävalenz bei Frauen beträgt zwischen 0,52–0,67%. Häufig ist sie mit Allergien, Autoimmunerkrankungen, Fibromyalgien oder anderen rheumatischen Erkrankungen sowie mit einem Colon irritabile assoziiert.

Pathophysiologie
Die Pathophysiologie ist nur unvollständig verstanden. Veränderungen der epithelialen Permeabilität, der Mastzellaktivierung, des Beckenbodens und der Beckenorgane sowie der sensorischen Afferenzen der Blase scheinen von Bedeutung zu sein.

Durch eine veränderte Permeabilität der Blasenmukosa können Allergene, chemische Noxen, Medikamente, Toxine, Kalium oder Bakterien penetrieren und eine Aktivierung der Mastzellen hervorrufen. Diese setzen vasoaktive und inflammatorische Substanzen frei, wodurch Zytokine und Tachykine wie zum Beispiel die Substanz P ausgeschüttet werden. Substanz P wie auch Östradiol und psychischer Stress führen wiederum zu einer Aktivierung der Mastzellen.

Klinik und Diagnostik.

❯ Das **klinische Erscheinungsbild** ist, ähnlich der idiopathischen Reizblase, durch Pollakisurie, Nykturie, Urge und Urgeinkontinenz geprägt.

Die Diagnose kann **zystoskopisch** gestellt werden. Typisch für die Frühform sind petechiale Blutungen aus der blassen, etwas glasigen Schleimhaut, die sich nach Hydrotension der Blase in Narkose nachweisen lassen. Nur selten sind ausgeprägte Ulzera, das sogenannte Hunnersche Ulkus, sichtbar. Im Endstadium kommt es zu einer Schrumpfblase.

Therapie. Die **medikamentöse Behandlung** der interstitiellen Zystitis ist ausgesprochen schwierig. Die orale oder intravesikale Applikation von Anticholinergika ist meist nur von geringem Erfolg. Basierend auf neuen Erkenntnissen über die Pathomechanismen der interstitiellen Zystitis sind eine Reihe von Substanzen erprobt worden.

Hierzu zählen u. a. das Antihistaminikum Hydroxyzin, das Immunsuppressivum Ciclosporin, BCG, das Prostaglandinanalogon Misoprostol, der Nitritdonator L-Arginin, Heparin oder Natriumpentosanpolysulfat, Orgotein (Peroxinorm), Lidocain, Dexamethason sowie der Extrakt des roten Pfeffers Capsaicin.

Führt keine der Maßnahmen zum Erfolg, bleibt am Ende der Therapieoptionen nur noch die **Blasenaugmentation** oder die **Zystektomie** mit Harnableitung.

13.4 Harnwegsinfekte

❯ Die **Zystitis** ist die häufigste urologische Erkrankung der Frau. Die Klinik ist typischerweise durch Pollakisurie, Dysurie, Urge und Makrohämaturie geprägt (▶ Kap. 7.1).

Man unterscheidet die akute (unkomplizierte), die hämorrhagische und die eitrige Zystitis. Aufgrund der kürzeren Harnröhre und der Mündung im Bereich des Introitus vaginae sind in erster Linie Frauen betroffen. Das Auftreten nach Geschlechtsverkehr ist häufig (Flitterwochenzystitis). Die Infektion verläuft aszendierend. Das Keimspektrum umfasst im Wesentlichen die Kolibakterien der Darmflora. Prä- oder postmenopausaler Östrogenmangel ist infektionsfördernd.

Wenn es durch Infektion der Harnwege zu einer akuten Pyelonephritis kommt, klagen die Patientinnen über dumpfe teilweise heftige Flankenschmerzen mit Fieber und Schüttelfrost. Klinisch findet sich neben klopf- und druckdolenten Nierenlagern ein oft sehr reduzierter Allgemeinzustand.

Die Diagnose wird anhand der Anamnese, der klinischen Untersuchung und des Urinbefundes gestellt. Die Therapie besteht in schmerzlindernden, fiebersenkenden Maßnahmen sowie in der Verabreichung eines Antibiotikums.

13.5 Erkrankungen der Harnröhre

Akute Urethritis
Schmerzen im Bereich der Harnröhre, häufig verknüpft mit Symptomen der Zystitis wie Pollakisurie und Dysurie weisen auf eine Urethritis (▶ Kap. 7.4) hin. Durch Harnröhrenabstrich und Urinkulturen lässt sich die Diagnose erhärten. Die Therapie erfolgt durch Gabe von Antibiotika.

Chronische Urethritis

❯ Die Chronische Urethritis ist eines der häufigsten urologischen Probleme bei der Frau.

Pathogene Keime, die sich normalerweise nur in der vorderen Harnröhre befinden, führen zu einer Infektion der gesamten Harnröhre. Häufig treten diese Infekte nach Geschlechtsverkehr auf. Bakterien (E. coli, Streptococcus faecalis) und Ureaplasma urealytikum sind die wichtigsten Erreger. Nach Ausschluss anatomischer Veränderungen (Meatusstenose, Divertikel) wird die antibiotische Therapie sowie eine Änderung der Vaginalflora mit Milchsäuresuppositorien durchgeführt.

> Bei der **senilen Urethritis** kommt es ähnlich wie in der Vagina durch einen Östrogenmangel zum Austrocknen der Harnröhre, der zu Juckreiz, Brennen, Pollakisurie und Harndrang führt.

Urin und Harnröhrenabstrich sind meist keimfrei. Durch eine **lokale Östrogentherapie** (Creme oder Vaginalsuppositorien) für einige Wochen kommt es zu einer Verbesserung der Vaginal- und Urethralschleimhaut.

Harnröhrenkarunkel

> Das **Harnröhrenkarunkel** ist ein gutartiger, rötlich gefärbter, leicht blutender Tumor, der meist von der dorsalen Lippe des Urethralmeatus aus der Harnröhre herausprolabiert.

Er tritt postmenopausal auf und führt häufig zu Schmierblutungen und Blutungen bei Geschlechtsverkehr.

> Differenzialdiagnostisch ist ein Urethralkarzinom der distalen Harnröhre auszuschließen (im Zweifelsfalle immer Biopsie!).

Eine Exzision des Karunkels ist bei Beschwerden indiziert.

Prolaps der Harnröhre

> **! Cave**
> Bei Kindern und gelegentlich bei Paraplegikern kommt es zu einem Vorfall der Urethralschleimhaut, die gangränös werden kann, wenn sie nicht baldmöglichst reponiert wird.

Differenzialdiagnostisch kommt bei kleinen Mädchen auch der Prolaps einer Ureterozele in Betracht. Durch Zystoskopie und Kathetereinlage lässt sich der Prolaps gut reponieren.

> Ist die Urethralschleimhaut bereits nekrotisch geworden, muss dieses Gewebe reseziert werden.

Harnröhrendivertikel

Entleert sich eitriger Ausfluss aus der Harnröhre, treten Schmerzen und Ausfluss während des Geschlechtsverkehrs auf oder bestehen rezidivierende Zystitiden, ist an ein Harnröhrendivertikel zu denken.

Größere Divertikel können als rundlicher zystischer Tumor an der vorderen Scheidenwand getastet werden. Auf Druck entleert sich eitriges Sekret aus dem Meatus urethrae. Mehrere Divertikel können auch gleichzeitig auftreten. Die Bildung eines Steines in einem großen Divertikel ist möglich.

> **Tipp**
> Der zystoskopische Nachweis der Fistelöffnung zur Harnröhre hin gelingt selten, da der Ausführungskanal meist sehr klein ist.

Bildgebende Untersuchungen wie vaginaler Ultraschall, Miktionszysturethrogramm, Doppelballonkatheter (► Kap. 13.1) oder eventuell ein Kernspintomogramm führen zur Diagnose.

> Bei der von vaginal durchgeführten Abtragung des Divertikels muss sorgfältig die Harnröhre geschont und vernäht werden, um eine Harnröhrenscheidenfistel oder Harninkontinenz postoperativ zu vermeiden.

Harnröhrenstriktur und Meatusstenose

Die normale Harnröhrenweite der Frau beträgt mehr als 20 Charr. Bei Kindern entspricht sie etwa dem Alter plus 10 Charr.

Die organisch bedingte Striktur der erwachsenen Frau ist eher selten. Häufiger kommt es durch Beckenbodenspasmus zu einer funktionalen urethralen Obstruktion. Ursachen für die relative Meatusstenose können rezidivierende Entzündungen, Radiatio oder Traumata sein. Ältere Frauen entwickeln auf Grund einer senilen Urethritis eine Meatusstenose.

> Schwacher Harnstrahl, verzögerter Miktionsbeginn, Brennen, Pollakisurie und Nykturie deuten auf eine Stenose hin.

Eine sekundäre Zystitis als Folge der relativen Stenose ist häufig. Mit Hilfe eines Bougie à Boule (☐ Abb. 13.6 und Abb. 13.7) lässt sich der distale Schleimhautring darstellen.

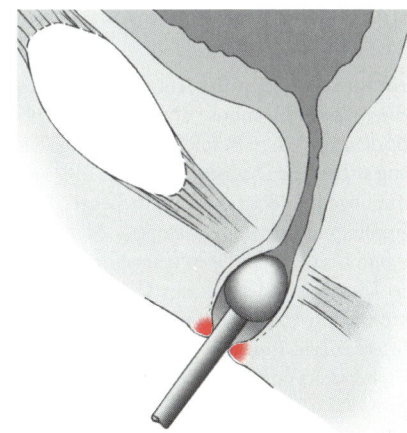

☐ **Abb. 13.6.** Bougie à Boule zum Nachweis einer Meatusstenose

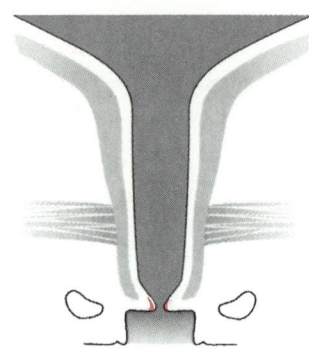

■ **Abb. 13.7.** Meatusstenose

Harnröhrenkalibrierung mit Bougie à Boule
Die Harnröhre wird dabei mit anfangs dünnen und später dickeren Kathetern bougiert, bis kein weiterer Katheter in die Harnröhre eingeführt werden kann. Auf diese Weise wird der maximale Umfang der Harnröhre bestimmt und eine Meatusstenose nachgewiesen.

Die Therapie besteht in einer Inzision der Meatusenge über dem Bougie und Vernähen der Schleimhauträn-der, sodass die Harnröhre eine Weite von mindestens 20–24 Charr erreicht.

Urethralkarzinom

Das Harnröhrenkarzinom kann in allen Teilen der Harnröhre entstehen. Das Karzinom ist urothelialen Ursprunges und meist mittel- bis entdifferenziert.

> **Tipp**
> Wenn es im Frühstadium nicht zu obstruktiven Symptomen, zu Hämaturie oder Schmierblutungen kommt, wird der Tumor häufig spät diagnostiziert.

Im Meatusbereich kann der Tumor einem Karunkel oder einer Venenthrombose ähneln. Eine Probeexzision aus dem suspekten Bereich zur histologischen Beurteilung sichert die Diagnose.
  Lymphogene Metastasierung in Leisten- und Beckenlymphknoten sowie hämatogene Metastasierung treten beim Urethralkarzinom frühzeitig auf.
  Die Therapie besteht in der **Urethrektomie** und **Zystektomie** mit Harnableitung. Kleinere, distale und hochdifferenzierte Tumoren können in seltenen Fällen lediglich exzidiert oder lokal bestrahlt werden.

13.6   Endometriose

 Unter **Endometriose** versteht man das Auftreten von endometrialen Drüsen und Stroma an unphysiologi-schen, d. h. extrauterinen Lokalisationen.

Sie ist ein typisches gynäkologisches Krankheitsbild. Im folgenden Abschnitt werden die Manifestationen an urologischen Organen und Strukturen, die Klinik sowie die Therapie erläutert.
  Die terminologische Einteilung unterscheidet die **Endometriosis genitalis externa** mit Manifestationen im Bereich der Ovarien, der Sakrouterinligamenta, der Serosa des Douglas-Raumes und des Blasendaches und des Uterus von der **Endometriosis extragenitalis** mit Herden außerhalb des Beckens auf dem Darm, in den Nieren, Harnleitern, der Harnblase, in der Lunge, der Leber, der Milz und anderen seltenen Lokalisationen.

Ätiologie. Die Pathophysiologie der Endometriose ist komplex und in vielen Bereichen nicht geklärt. Zu den zahlreichen Entstehungstheorien zählen die Implantationstheorie, die Metastasierungstheorie und die Metaplasietheorie.
  Die Prävalenz der Endometriose beträgt ca. 2% und steigt auf 10–20% an, wenn nur die prämenopausalen Frauen betrachtet werden. Typischerweise ist die Patientin zwischen 20 und 40 Jahre alt. Das Auftreten der Endometriose vor der Pubertät ist bislang nicht beobachtet worden. Hingegen kann sich die Endometriose auch in der Postmenopause manifestieren.
  Ureter und Blase können in bis zu 24% bei den Frauen mitbetroffen sein, bei denen eine Endometriose nachgewiesen wurde. Die Blase ist etwa zehnmal häufiger als der Harnleiter involviert, wobei eine intrinsische und eine extrinsische Form der Harnleiterendometriose unterschieden wird. Der Ursprungsort der intrinsischen Form ist die Harnleiterwand, von der der Endometrioseherd in das Harnleiterlumen wachsen kann. Die extrinsische Form entsteht durch Kompression von außen auf den Harnleiter durch Narbenbildung, Fibrosierungen und Adhäsionen der Endometrioseherde.

Klinik. Das klinische Erscheinungsbild bei intravesikaler Endometriose ist durch zyklusabhängige Hämaturie und Dysurie geprägt. Endometrioseherde an Harnleitern können ebenso zu Hämaturie oder durch Koagelbildung zu Harnabflussstörungen mit Flankenschmerzen, Nierenbeckenkelchektasie und Anstieg der Retentionswerten führen.

Diagnostik. Die Diagnose der Endometriose stützt sich auf die **Anamnese** und die bimanuelle **Untersuchung mit Spekulumeinstellung**.

Der Verdacht einer Endometriose sollte durch **Zystoskopie**, insbesondere bei ureteraler Manifestation durch **Sonographie**, ggf. **retrograde Pyelographie**, **Computertomogramm** oder **Kernspintomogramm** erhärtet werden. Zum Nachweis der pelvinen Endometriose eignet sich die **Pelviskopie**.

Bei leichten Formen finden sich stecknadelgroße rote, braune oder blauschwarze Herde. Im fortgeschrittenen Stadium werden zystische Formationen beobachtet, die eine zähflüssige, dunkelbraune Masse enthalten und daher als **Schokoladenzyste** bezeichnet werden.

Therapie. Die Symptome der Endometriose können **medikamentös** durch Östrogen-Gestagen-Kombinationspräparate (orale Kontrazeptiva, Danazol, Vinobanin), Gestagendauertherapie (Medroxiprogesteronacetat) sowie GnRH-Agonisten gelindert werden. Die Beseitigung der Flankenschmerzen infolge ureteraler Obstruktion gelingt dadurch allerdings nur selten.

Die **chirurgische Therapie** ist immer individuell auf die Patientin abzustimmen und vom Ausprägungsgrad, den Beschwerden und vom Kinderwunsch abhängig.

> Die maligne Entartung wird nur bei 5% aller Endometriosefälle beobachtet und stellt somit **kein** primäres Indikationskriterium dar.

Mittel der Wahl bei Frauen ohne Kinderwunsch ist die beidseitige Ovarektomie mit totaler abdomineller Hysterektomie und Ureterolyse. Ziel der konservativchirurgischen Behandlung bei Frauen mit Kinderwunsch ist die Entfernung oder Zerstörung von Endometriumimplantaten, die atraumatische Lösung von Verwachsungen und die Ureterolyse. Wenn nach Exploration des Harnleiters der Verdacht auf eine sekundäre Striktur besteht, muss ggf. eine partielle Ureterotomie mit Harnleiterrekonstruktion durch End-zu-Endanastomose durchgeführt werden. Die Indikation zur Nephrektomie ist bei hochgradiger Hydronephrose zu stellen, insbesondere dann, wenn sie zur Urosepsis geführt hat.

13.7 Urologische Komplikationen bei gynäkologischen Erkrankungen oder Tumoren

Tumoren

Tumoren des Uterus und der Adnexe führen häufig aufgrund der räumlichen Nähe zu einer Mitbeteiligung des Harntraktes.

> Benigne Tumoren (Uterus myomatosus, Ovarialzyste) führen ebenso wie maligne Tumoren (Uterus-, Zervix-, Ovarialkarzinom) zu Verdrängungserscheinungen der Harnorgane und Aufstau des oberen Harntraktes.

Klinik. Flankenschmerzen, Koliken und Rückenschmerzen sind Leitsymptome einer Obstruktion.

Diagnostik. Durch Sonographie lässt sich ein erweitertes Nierenbeckenkelchsystem darstellen. Durch **Sonographie**, **CT** oder **NMR** wird die Diagnose eines extraluminalen Tumorgeschehens erhärtet. Lymphknotenmetastasen, teilweise von Magen- oder Mammakarzinom, finden sich oft diffus im Retroperitonealraum und engen die Harnleiter von außen ein.

Therapie. Harnstauungsnieren bedürfen der Entlastung durch eine von der Blase aus eingeführten **Harnleiterschiene** (D-J-Katheter, ▶ Kap. 4.5.9) oder eine **perkutane Nephrostomie**. Lassen sich der gynäkologische Primärtumor oder die Lymphknotenmetastasen nicht chirurgisch entfernen oder durch Strahlen- oder Chemotherapie beseitigen, so ist eine dauerhafte Harnableitung durch innere Schienung (Tumorstent) indiziert (**palliative Harnableitung**).

> Ist eine Zystektomie mit Harnableitung erforderlich, so ist Ziel dieser Maßnahmen, die Lebensqualität der Patienten zu verbessern sowie die Nierenfunktion ausreichend zu erhalten.

Als Harnableitungen (▶ Kap. 9.4.6, 14.6) bieten sich **Pouches** mit kontinentem katheterisierbaren Auslass oder **Ileum**- oder **Kolon-Conduit** an.

Eine kontinente Harnableitung mit Ersatzblasen-Harnröhrenanastomose (**Ileumneoblase**) ist im Allgemeinen nur bei chirurgischer Tumorfreiheit im kleinen Becken indiziert, da sonst mit einem erneuten Tumorwachstum in der Ersatzblase zu rechnen ist oder eine baldmöglichst indizierte Radiatio im kleinen Becken nicht möglich ist.

Verletzungen bei operativen Eingriffen

> Verletzungen des Harnleiters und der Blase, die bei gynäkologischen Eingriffen (Hysterektomie) oder chirurgischer Therapie (Rektum- oder Sigmaresektion) auftreten, sind meist durch direkte Läsion, Denudierung und Devaskularisierung sowie Koagulation des Harnleiters bedingt.

Tiefe Harnleiterverletzungen werden durch **Harnleiterneueinpflanzung** in die Blase (Psoas hitch oder Boarilappen) versorgt. Verletzungen in Harnleitermitte oder kranial sind seltener, jedoch schwieriger zu versorgen (**End-zu-End-Anastomose des Harnleiters, Darm-interponat**).

Wird die Harnleiterläsion intraoperativ nicht erkannt, so kommt es zur **Urinombildung**, meist mit Infektion, was eine Entlastung des Urinoms durch eine Drainage sowie eine perkutane Nephrostomie erforderlich macht. Sekundär wird die Harnleiterverletzung mit der oben beschriebenen Blasenplastik versorgt.

Radiozystitis

Eine typische Komplikation nach Bestrahlung von Genitalkarzinomen stellt die radiogene Zystitis dar.

> Strahlenbedingte Veränderungen in der Blase treten häufig erst 15–20 Jahre nach der Radiatio auf.

Klinik. Anfänglich kommt es nach Strahlentherapie zu Ödembildung, petechialen Blutungen und Teleangiektasien. Rezidivierende Makrohämaturien, bakteriell bedingte Zystitis und Pollakisurie sind Symptome der radiogenen Zystitis.

Therapie. Unter symptomatischer Therapie klingen die Beschwerden meist nach wenigen Wochen ab. Therapeutisch kommen bei akuter Blutung eine **Harnblasendauerspülung**, Koagulation oder Resektion der strahlenveränderten Bereiche in Frage.

Als radiogene Spätfolge können Fisteln, Schrumpfblase, Stenosen (Urethra, Harnleiter) sowie eine Tumorneubildung auftreten. Bei beginnender Schrumpfblase kann eventuell noch eine **Blasenaugmentation** mit subtotaler Blasenteilresektion, bei ausgeprägter Schrumpfblase meist nur noch die **Zystektomie** erfolgen.

13.8 Urologische Probleme während der Schwangerschaft

Physiologie. Während der Schwangerschaft kommt es zu erheblichen Veränderungen der kardiovaskulären, hämatologischen, gastrointestinalen und renalen Physiologie. Bereits im ersten Trimenon erweitern sich das Nierenbeckenkelchsystem und der Harnleiter. Diese Veränderungen sind sowohl humoral als auch mechanisch durch den vergrößerten Uterus (Abb. 13.8) bedingt. Vor allem das rechte harnableitende System ist vermehrt ektatisch.

> Die relative Urinstase kann die erhöhte Inzidenz der Pyelonephritis bei Schwangeren erklären.

Während der Schwangerschaft tritt eine 30–50% Steigerung der glomerulären Filtrationsrate und des renalen Plasmaflows auf.

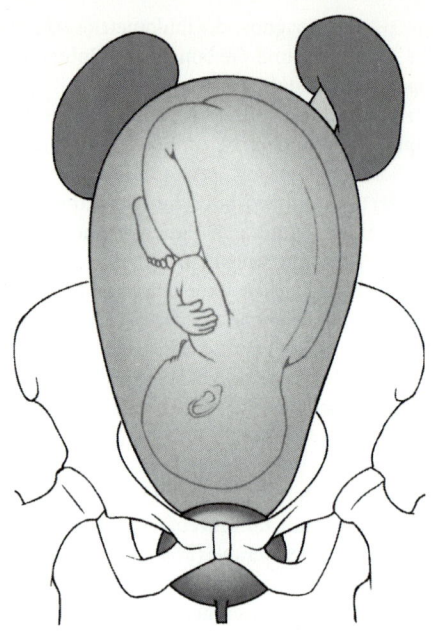

Abb. 13.8. Schema der intrauterinen Lage des Feten in Beziehung zum unteren Harntrakt

---

Tipp

Deshalb sind während der Schwangerschaft die Normalwerte für Harnstoff und Kreatinin um etwa 25% erniedrigt.

Durch das Höhertreten der Appendix während der Schwangerschaft kann es gelegentlich differenzialdiagnostisch schwierig sein, Cholezystitis, rechtsseitige Pyelonephritis und Appendizitis zu differenzieren.

Harnwegsinfektionen während der Schwangerschaft

> Bei allen schwangeren Frauen sollte eine regelmäßige Harnuntersuchung durchgeführt werden, um Komplikationen, die mit einer Bakteriurie einhergehen, zu vermeiden.

Die Prävalenz einer Bakteriurie während der Schwangerschaft beträgt 4–7%, wobei 20–40% der unbehandelten Frauen eine Pyelonephritis entwickeln.

! Cave
Frauen mit Pyelonephritis haben ein erhöhtes Abortrisiko.

Die antibiotische Therapie sollte für 7–10 Tage, bevorzugt mit Penizillinen, Cephalosporinen oder Erythromycin erfolgen (Tabelle 13.1).

◘ Tabelle 13.1. Medikamentöse Therapie der Bakteriurie in der Schwangerschaft

Medikament	Toxizität	
	fetal	maternal
Penicillin	–	Allergie
Cephalosporin	–	Allergie
Erythromycin	–	Allergie
Sulfonamide	Kernikterus, Hämolyse	Allergie
Nitrofurantoin	Hämolyse	Neuropathie, interst. Pneumonie
Aminoglykoside	ZNS-, Ototoxizität	
Isoniazid	Neuropathie, Krämpfe	Hepatotoxizität
Tetrazykline	Zahndysplasie	Hepatotoxizität
	Knochenwachstumshemmung	Nierenversagen
Chloramphenicol	Gray-Syndrom	Knochenmarkstoxizität
Trimethoprim		
Sulfamethoxacol	Folantagonist	Vaskulitis
Quinolone	Knochenwachstumshemmung	Allergie

Hydronephrose und Nierenruptur

Während der Schwangerschaft kommt es zu einer »physiologischen« Erweiterung des Nierenbeckenkelchsystems und des Harnleiters. Eine Ruptur des Nierenbeckenkelchsystems ist selten, kann jedoch spontan auf Grund der Stauung, durch einen Stein oder durch Tumorwachstum (Angiomyolipom) bedingt sein.

Nierensteine

Harnsteine (▶ Kap. 10) treten etwa in 1:1500 Schwangerschaften auf.

Tipp

50–70% der Steine gehen dabei spontan ab, sodass lediglich eine konservative, spasmolytische Therapie erforderlich ist.

Kommt es zu rezidivierenden unbeherrschbaren Koliken, starker Harnstauungsniere oder Fieber, so sollte eine Harnableitung mit einer **inneren Schiene** (D-J-Katheter, ▶ Kap. 4.5.9), die unter Ultraschallkontrolle in das Nierenbecken eingelegt wird, erfolgen. Ist dies nicht möglich, so kann eine **Nephrostomie** ebenfalls unter Ultraschallkontrolle angelegt werden.

❯ Eine Röntgendarstellung des Harntraktes sollte vermieden werden. ESWL ist während der Schwangerschaft kontraindiziert, Ureteroskopie mit Steinentfer-
▼

nung oder Lithotripsie grundsätzlich möglich, jedoch schwierig und selten indiziert.

13.9 Fisteln

❯ Fisteln können zwischen Harnleiter, Blase oder Harnröhre und der Scheide auftreten (◘ Abb. 13.9).

Ätiologie. In Entwicklungsländern ist das Geburtstrauma die häufigste Ursache für eine urethrovaginale Fistel, während in den hochentwickelten Ländern vorausgegangene chirurgische Eingriffe wie Hysterektomie oder transvaginale Operationen oder auch eine Vorbestrahlung des kleinen Beckens zu Fisteln führen. Nicht-iatrogene Ursachen können Infektionen, Fremdkörper oder fortgeschrittene Karzinome im kleinen Becken sein.

Möglichkeiten der Fistelbildung:
— Ureterscheidenfistel (nach Hysterektomie)
— Blasenzervixfistel (nach Sectio)
— Blasenscheidenfistel (radiogen, nach Hysterektomie)
— Harnröhrenscheidenfistel (nach vaginaler Chirurgie)
— Blasenscheidenrektumfistel (»Kloake«, radiogen)

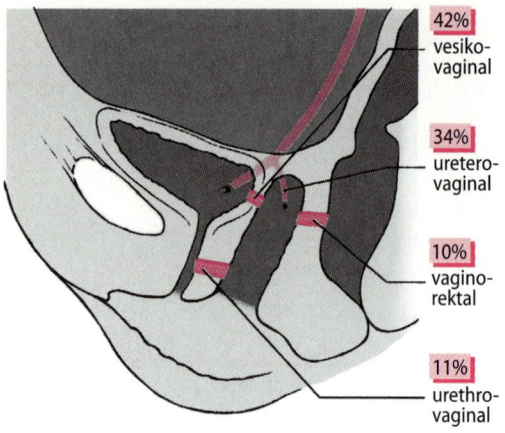

42% vesiko-vaginal

34% uretero-vaginal

10% vagino-rektal

11% urethro-vaginal

⬛ **Abb. 13.9.** Fisteln des unteren Harntraktes und deren Häufigkeit

Klinik. Klassisches Symptom für eine Fistel ist eine konstante **Urinleckage** aus der Scheide, vor allem nach Entfernung eines Harnblasenkatheters. Hämaturie, irritative Miktionsbeschwerden oder vaginaler Ausfluss können ebenfalls auf eine Fistel hinweisen.

> Typisch für radiogene Fisteln ist, dass sie Jahre oder Jahrzehnte nach Radiotherapie auftreten können. In diesen Fällen muss eine durch Tumorrezidiv bedingte Fistel ausgeschlossen werden.

Diagnostik. Die Diagnose lässt sich durch ein **Ausscheidungsurogramm**, eventuell **retrograde Harnleiterdarstellung** bei Harnleitervaginalfisteln, durch **Zystogramm** und **Miktionszysturethrogramm** (MCUG) bei Blasen- oder Urethralfisteln stellen.

Therapie. Unkomplizierte Fisteln werden entweder vaginal oder, wenn sie weit in der hinteren Scheide gelegen sind, transvesikal verschlossen. Dabei ist es wichtig, dass ein Interponat aus gut vaskularisiertem gesunden Gewebe (Fett-, Peritoneallappen) zwischen die Nahtreihen der Blase und des Scheidenverschlusses gebracht wird. Radiogen bedingte Fisteln können operativ im Intervall (nach 6–12 Monaten) versorgt werden, wenn zu erwarten ist, dass die entzündliche Reaktion abklingt. Liegt allerdings eine erhebliche Strahlenblase vor, muss die Zystektomie und Urethrektomie durchgeführt werden.

13.10 Vena-ovarica-Syndrom

Die rechte Vena ovarica überkreuzt normalerweise in Höhe von LWK 3–5 den Harnleiter ventral und mündet kranial in die Vena cava.

> Klappeninsuffizienz in der Schwangerschaft oder Thrombosen der Vene können zu einer Erweiterung des venösen Plexus führen und den Harnleiter relativ einengen.

Druckschmerzen in der Flanke im Sinne einer Harnstauung oder auch kolikartige Schmerzen werden von der Patientin angegeben.

Im **Ausscheidungsurogramm** zeigt sich eine Nierenbecken- und Harnleitererweiterung des rechten oberen Harntraktes bis in den Lumbalbereich. Durch gleichzeitige **phlebographische Darstellung** der Vena ovarica (retrograde Kanülierung von der V. cava aus) lässt sich die Stenose am Harnleiter darstellen. Bei erheblichen Beschwerden während der Schwangerschaft sollte lediglich eine sonographisch gesteuerte Nephrostomie eingelegt werden und die Diagnostik post partum durchgeführt werden. Bei gesicherter Diagnose erfolgt eine Ligatur der Vena ovarica.

In Kürze

Urologie der Frau
Inkontinenz: Wichtigste Formen sind Stressinkontinenz, Urgeinkontinenz. Behandlungsmöglichkeiten beider Formen Beckenbodengymnastik, Reizstrom, Biofeedback und Medikamente (Serotonin-Re-Uptakehemmer bei Stress, Anticholinergika bei Urge, Hormonsubstitution bei beiden). Korrektur des Descensus vesicae als Ursache der Stressinkontinenz mittels zahlreicher (abdominaler und vaginaler) Operationstechniken. Urgesymptomatik, wenn nicht medikamentös einzustellen, behandelbar mit Neuromodulation.
▼

Entzündliche Erkrankungen von Harnröhre, Blase und Niere: Antibiotische Behandlung.
Interstitielle Zystitis: Relativ selten, komplexe, multifaktorielle Blasenentzündung, trotz Vielzahl verschiedener Substanzen oft nur unzureichend therapierbar.
Nichtentzündliche Harnröhrenerkrankungen: Harnröhrendivertikel, -striktur, -stenose sowie das Harnröhrenkarzinom, chirurgische Therapie.
Endometriose: Auftreten prinzipiell an allen Stellen des Harntraktes, kann zu zyklusabhängigen Beschwer-

13

den mit Makrohämaturie, Flankenschmerzen und Harnaufstau führen, Therapie mit Östrogen-Gestagen-Kombinationspräparaten, Gestagendauertherapie, GnRH-Analoga oder chirurgisch.

Radiozystitis: Nach Bestrahlung von Genitalkarzinomen auftretend, Symptome: rezidivierende Makrohämaturien, Zystitiden und Pollakisurie, Therapie: symptomatisch, Harnblasendauerspülung oder transurethrale Resektion.

Schwangerschaft: Erhebliche physiologische Veränderungen, Bakteriurie und Pyelonephritis sollten konsequent antibiotisch behandelt werden.

Fisteln: In hochentwickelten Ländern häufig verursacht durch vaginale oder abdominale Operationen sowie Bestrahlungen. Je nach Lokalisation und Ausdehnung Versorgung von vaginal oder abdominal, bei ausgeprägten, radiogen bedingten Fisteln muss gelegentlich eine Zystektomie bzw. Urethrektomie erfolgen.

Fehlbildungen des Urogenitaltraktes und Kinderurologie

14.1 Diagnostik und Prognose kongenitaler Fehlbildungen

💰 *Der klinische Fall.* Eine 32-jährige Schwangere stellt sich in der 22. Schwangerschaftswoche zur Beratung in der kinderurologischen Sprechstunde vor, nachdem in der Screening-Ultraschalluntersuchung beim Gynäkologen einige Tage zuvor bei ihrem Kind eine Dilatation des linken Nierenbeckenkelchsystems aufgefallen ist. Die rechte Niere erschien dabei unauffällig, die Blase war nicht gefüllt, weitere Fehlbildungen hatten sich nicht gezeigt, die Fruchtwassermenge war normal. Kinderurologe und Pädiater raten zur Kontrolle des Verlaufes in einer weiteren pränatalen Sonographie. Für eine intrauterine Intervention oder gar einen Schwangerschaftsabbruch ergibt sich keine Indikation, da eine wesentliche Beeinträchtigung der Gesamtnierenfunktion und damit der fetalen Entwicklung nicht zu erwarten ist. Die Verlaufskontrolle ergibt dann einen unveränderten Befund.

Nach Entbindung in der 39. Schwangerschaftswoche wird am 4. Lebenstag die Nierensonographie wiederholt, die eine erhebliche Dilatation des Nierenbeckenkelchsystems bei noch gutem Parenchym links und normaler Niere rechts zeigt. Im Miktionszystourethrogramm zwei Tage später kann ein vesikoureteraler Reflux ausgeschlossen werden. Im 2. Lebensmonat erfolgt dann ein Furosemid-Isotopennephrogramm. Diese zeigt eine Partialfunktion der betroffenen Niere von 46% der Gesamtfunktion und einen verzögerten Abfluss des Radionuklids nach Furosemid.

Die Diagnose lautet daher: Ureterabgangsstenose links. Bei normaler Funktion wird auf eine sofortige operative Therapie verzichtet und eine Verlaufskontrolle durch Sonographie und Isotopennephrographie vereinbart.

Diagnostik kongenitaler Fehlbildungen

❯ Die Anwendung der **fetalen Ultraschalluntersuchung** als Routinediagnostikum in der Schwangerschaft hat zu revolutionären Veränderungen in der Frühdiagnostik kongenitaler urologischer Fehlbildungen geführt.

Nierenparenchymfehlbildungen wie multizystische Dysplasie und polyzystische Nierendegeneration lassen sich heute ebenso wie Harntransportstörungen bei Ureterabgangsstenose, Uretermündungsstenose oder subvesikaler Stenose (z. B. bei Harnröhrenklappen) sonographisch erkennen. Die Diagnose gelingt darüber hinaus gelegentlich auch beim Prune-belly-Syndrom oder bei der Blasenekstrophie. Genitale Fehlbildungen dagegen werden bislang eher selten sonographisch pränatal erfasst.

Welche Änderung die fetale Sonographie mit gleichzeitiger stetiger Verbesserung der Bildqualität bewirkt hat, wird an folgenden Zahlen deutlich: Noch in den späten 70er-Jahren wurde die Häufigkeit von Dilatationen der oberen Harnwege mit etwa 0,02% aller Neugeborenen angegeben. Heute, nur 20 Jahre später schätzt man diese Zahl auf etwa 0,2–0,5%. Dies erlaubt auf der einen Seite eine frühzeitige postnatale Diagnostik und Intervention bei betroffenen Kindern. Andererseits müssen in Anbetracht der bis vor kurzem hohen Dunkelziffer asymptomatischer Fehlbildungen, die offensichtlich zeitlebens zu keinerlei Problemen geführt haben, die Behandlungskonzepte für entdeckte Fehlbildungen neu überdacht werden (❯ Kap. 14.3.3). In einzelnen Fällen zwingt auch die frühzeitige Diagnostik schwerer beidseitiger Nierenveränderungen zur Diskussion der Frage, ob in solchen Fällen eine Beendigung der Schwangerschaft sinnvoll ist. Hierfür werden prognostische Parameter für die Nierenfunktion im späteren Leben des ungeborenen Kindes benötigt.

> **Tipp**
>
> Als prognostisch schlechtes Zeichen wird heute allgemein eine zu geringe Fruchtwassermenge, ein sog. **Oligohydramnion**, gesehen.

Das Fruchtwasser besteht normalerweise zu über 90% aus fetalem Urin. Ist die fetale Nierenfunktion so eingeschränkt, dass die Fruchtwassermenge unzureichend ist, muss von einer erheblichen Nierenfunktionsstörung ausgegangen werden.

Untersuchung fetalen Urins

Eine weiterere Möglichkeit sonographisch erkennbare Veränderungen der Niere prognostisch zu differenzieren, besteht in versuchter **Aspiration fetalen Urins** durch eine intrauterine Punktion. Eine verminderte Natriumkonzentration im fetalen Urin spricht dabei für eine gestörte Konzentrationsfähigkeit der dilatierten Nieren und damit für einen besonders schlechten Verlauf. Solche Untersuchungen sind aber bislang rein experimentell.

> **Tipp**
>
> Der **Kreatininwert** direkt nach der Geburt lässt keine Rückschlüsse auf die Nierenfunktion des Neugeborenen zu.

Über die Plazenta findet nämlich ein freier Austausch der harnpflichtigen Substanzen in den mütterlichen Kreislauf statt, sodass selbst Kinder mit beidseitiger Nierenagenesie intrauterin überleben. Bei Geburt entspricht das kindliche Kreatinin somit dem mütterlichen. Erst nach einigen Tagen ist dann das kindliche Serumkreatinin ein geeigneter Parameter für die Nierenfunktion.

Chromosomale Aberrationen des Feten lassen sich heute mühelos durch **Amniozentese** feststellen. Die wichtigsten chromosomalen Aberrationen, die zu urogenitalen Missbildungen führen, nämlich das Klinefelter- (47, XXY) und Turner-Syndrom (45, XO), können auf diese Weise diagnostiziert werden. Im Gegensatz zum Down-Syndrom ist jedoch die Definition einer Risikogruppe schwierig und die routinemäßige Amniozentese aller Schwangeren aufgrund der geringen Inzidenz nicht angezeigt. Somit ist eine Amniozentese nur in den seltenen Fällen einer bekannten familiären Mosaikbildung, z. B. bei gemischter Gonadendysgenesie indiziert.

Spätfolgen und Komplikationen im Erwachsenenalter

Nur schwerste urogenitale Missbildungen sind bereits bei Geburt mit dem Leben nicht vereinbar. Andere angeborene Fehlbildungen werden regelhaft erst in der Adoleszenz (z. B. komplette Androgenrezeptordefekte) oder im Erwachsenenalter (autosomal dominante polyzystische Nierendegeneration) erkannt. Nur ein kleinerer Teil der möglichen Fehlbildungen ist bereits durch Inspektion in der nachgeburtlichen Untersuchung erkennbar (Blasenekstrophie, Epispadie, Hypospadie, Prune-belly-Syndrom, Intersex-Fehlbildungen). Sofern sie nicht als prä- oder postnatale sonographische Zufallsbefunde auffallen, werden urologische Fehlbildungen durch Komplikationen wie progrediente Niereninsuffizienz, Infekte, renaler Hypertonus u. a. entdeckt.

Progrediente Niereninsuffizienz. Kinder mit Niereninsuffizienz fallen durch verlangsamtes Wachstum und Appetitlosigkeit (Gedeihstörungen), Knochenfehlbildungen, Anämie, Hypertonus, Pubertas tarda und präterminal durch Dyspnoe und Ödeme auf. Nur ein sehr geringer Teil aller Kinder mit urologischen Fehlbildungen wird niereninsuffizient. Am größten ist die Wahrscheinlichkeit eines solchen unglücklichen Verlaufes, wenn bereits intrauterin ein Oligohydramnion vorgelegen hat, beide Nieren bei Geburt bereits strukturell erheblich geschädigt sind und weitere schädigende Faktoren, z. B. Harnwegsinfekte den Verlauf postnatal komplizieren.

Harnwegsinfekte. In den meisten Fällen sind Harnwegsinfekte nicht durch die bestehende urologische Fehlbildung bedingt. Jedoch komplizieren Anomalien wie Harnstauung und Reflux den Verlauf von Harnwegsinfekten, begünstigen das Entstehen einer Urosepsis und machen Narbenbildung mit nachfolgender Einschränkung der Nierenfunktion wesentlich wahrscheinlicher. Aus diesem Grunde muss bei rezidivierenden Harnwegsinfekten eine Abklärung möglicher Fehlbildungen erfolgen. Liegen Fehlbildungen vor, so ist eine konsequente Infektprophylaxe essentiell.

Renaler Hypertonus. Erkrankungen, die zu einer renalen Minderperfusion führen, können den Renin-Angiotensin-Mechanismus aktivieren und damit zum Hypertonus führen. Verglichen mit der Vielzahl kongenitaler Fehlbildungen von Nieren und oberen Harnwegen ist der renale Hypertonus im Kindesalter selten. Man findet ihn bis auf wenige Ausnahmen nur bei doppelseitig schwerer Nierenerkrankung im Rahmen einer bereits manifesten Niereninsuffizienz.

Steinbildung. Die Stase des Urins bei dilatierten oberen Harnwegen, insbesondere bei Ureterabgangsstenosen führt dazu, dass sich größere Steinaggregate formen können, die dann durch den stenotischen Ureterabschnitt nicht spontan abgehen und weiter wachsen können. Trotz dieser theoretischen Möglichkeit der Steinbildung finden sich maximal in 3%, wahrscheinlich in weniger als 1% aller Patienten mit Obstruktion der oberen Harnwege tatsächlich im Laufe des Lebens Steine.

Schmerzen. Verglichen mit den oft grotesken Veränderungen der Harnwege bei Harnabflussstörungen werden den Schmerzen im Kindesalter extrem selten beobachtet oder beklagt.

> **Tipp**
> Erst im späteren Schulkindesalter und in der Adoleszenz wird der Flankenschmerz unter **Diurese** ein häufigeres Leitsymptom auch bei kongenitalen Obstruktionen der oberen Harnwege.

> Insgesamt muss hier noch einmal darauf hingewiesen werden, dass der weitaus größte Teil der nicht durch die Inspektion sofort erkennbaren urogenitalen Fehlbildungen zeitlebens wahrscheinlich asymptomatisch und oft unerkannt bleibt.

In Kürze

- **Fetale Sonographie:** Effektivste Screening-Methode zur pränatalen Diagnostik urogenitaler Fehlbildungen.
- **Oligohydramnion:** Weist mit sehr großer Wahrscheinlichkeit auf eine schwere Nierenfunktionsstörung hin.
- **Serumkreatinin:** Entspricht direkt nach der Geburt dem der Mutter, deshalb kein Parameter für die kindliche Nierenfunktion.
- **Spätfolgen** kongenitaler Fehlbildungen können progrediente Niereninsuffizienz, Komplikationen rezidivierender Harnwegsinfekte, renaler Hypertonus und Schmerzen sein. Wahrscheinlich bleibt der größte Teil aller Fehlbildungen jedoch zeitlebens asymptomatisch.
- Konsequenzen **genitaler Fehlentwicklungen** im Erwachsenenalter sind vielschichtig und abhängig vom zugrunde liegenden Krankheitsbild. Möglich sind schwere Störungen der psychosozialen Geschlechtsidentifikation bei Intersex-Fehlbildungen bis zu Infertilität sowie erhöhte Tumorinzidenz bei beidseitigem Maldescensus testis.

14.2 Nierenfehlbildungen

Nach heutigen Vorstellungen ist das zentrale Ereignis in der Entwicklung der Nieren das Zusammentreffen der **Ureterknospe** mit dem **nephrogenen Strang** (▶ Kap. 1.2).

> Viele Anomalien beruhen darauf, dass die Ureterknospe keinen regelrechten Kontakt mit dem nephrogenen Strang aufnimmt und damit die weitere Differenzierung des Nierengewebes nicht regelrecht abläuft. Störungen der Verschluss- und Wiedereröffnungsprozesse des Harnleiters erklären später manifeste Stenosen der Harnwege.

14.2.1 Nierenagenesie

> Erreicht die Ureterknospe nicht den nephrogenen Strang, so wird auf der betroffenen Seite keine Nierenentwicklung induziert. Hieraus resultiert die **Nierenagenesie**, d h. das komplette Fehlen einer Nierenanlage.

Als Ursache für eine Nierenagenesie kommt sowohl das primäre Fehlen des kaudalen nephrogenen Stranges, ein Wachstumsstillstand der Ureterknospe als auch eine Fehlanlage des gleichseitigen Wolffschen Ganges, aus dem die Ureterknospe aussprießt, infrage (▶ Kap. 1.2).

In den beiden erstgenannten Fällen wird ein Ureter ipsilateral nachweisbar sein. Ein solcher Nachweis gelingt bei etwa der Hälfte aller Nierenagenesien. Fehlt der Ureter vollständig, so ist auch das **Trigonum,** die dreiecksförmige Struktur des Blasenbodens, nur halb ausgebildet, man spricht dann von einem **Hemitrigonum.**

> Die ipsilaterale **Nebenniere** fehlt nur in 8% der Fälle, aber bei 25–40% der betroffenen Kinder sind Fehlbildungen in anderen Organsystemen zu erwarten:

- **Jungen:** Genitale Anomalien aufgrund von Störungen des Wolffschen Ganges bestehen bei 10–15% aller männlichen Patienten mit Nierenagenesie. Während beide Gonaden in der Regel normal sind, ist der Ductus deferens und die Samenblase auf der betroffenen Seite in diesen Fällen oft nicht ausgebildet.
- **Mädchen:** Analog kommt es bei Mädchen in 25–50% durch gleichzeitige Störungen der Differenzierung des Müllerschen Ganges (▶ Kap. 1.5) zu genitalen Anomalien. Es findet sich häufig ein Uterus unicornus und eine Agenesie der ipsilateralen Tube.

> Von einer **Aplasie** spricht man, wenn histologisch etwas rudimentäres Nierengewebe nachweisbar ist.

Praktisch spielt dies in der Unterscheidung zur Nierenagenesie keine Rolle.

Bilaterale Nierenagenesie

Diese schwere Fehlbildung ist mit einer Häufigkeit von ca. 1 : 10 000 selten und betrifft dreimal mehr männliche als weibliche Neugeborene.

! Cave
Bilaterale Nierenagenesie und resultierende Niereninsuffizienz führen dazu, dass 40% der betroffenen Kinder tot geboren werden und bislang kein Kind länger als 6 Wochen überlebt hat.

Pränatal findet sich fast immer ein **Oligohydramnion**. Die betroffenen Kinder zeigen das Vollbild des Potter-Syndroms.

Potter-Syndrom. Das Oligohydramnion führt durch Kompression des Feten zu charakteristischen Veränderungen des Schädels mit Ohrmuschelfehlbildungen, die als Potter-Syndrom bezeichnet werden. Diese Kinder zeigen oft auch bei Geburt eine Lungenunreife.

Ursache der Lungenunreife beim Potter-Syndrom
Initial hat man vermutet, dass die Thoraxkompression durch fehlendes Fruchtwasser eine Lungenentwicklung verhindert. Ultrastrukturelle Untersuchungen haben jedoch gezeigt, dass die Lungenhypoplasie durch Störungen der Verästelungen der Bronchioli hervorgerufen wird. Dieser Prozess findet zu einem Zeitpunkt statt, zu dem die fetale Urinproduktion noch minimal ist und demnach noch kein Oligohydramnion vorliegt. Andererseits zeigen Kinder mit Oligohydramnion aufgrund einer chronischen Leckage von Fruchtwasser ohne Nierenerkrankungen keine Lungenhypoplasie. Eine heute vielfach gebrauchte Hypothese zur Erklärung der Verbindung von Lungenhypoplasie und hochgradiger Nierenfunktionsstörung ist die Annahme, dass die Aminosäure Prolin, die für den Kollagenstoffwechsel notwendig ist, in der Embryonalzeit überwiegend in den Nieren synthetisiert wird. Fehlt funktionsfähiges Nierenparenchym, so sinkt der Prolinspiegel und die Kollagenbildung bei der Verzweigung der Bronchiolusanlagen verläuft gestört.

Unilaterale Nierenagenesie

Im Gegensatz zu der bilateralen Form ist diese Missbildung mit einer Inzidenz von 1:1000–1500 häufig. Jungen sind knapp doppelt so oft betroffen wie Mädchen. Die unilaterale Nierenagenesie wird in der Regel zufällig sonographisch oder im i. v.-Urogramm diagnostiziert.

> Die kontralaterale Niere zeigt dabei bereits bei Geburt eine ausgeprägte **kompensatorische Hypertrophie.**

Durch Untersuchungen von Brenner wissen wir, dass erst nach Verlust von mindestens 75% des Nierengewebes das zurückbleibende Gewebe eine progrediente Schädigung erfährt.

Die stark verminderte Gesamtzahl der Nephrone führt in diesem Fall zu einer vermehrten Perfusion und Filtration jedes einzelnen Glomerulums. Es kommt zum »Abpressen« von Proteinen, die sich in der Basalmembran des Glomerulums einlagern und ihr Gefüge verändern. Dies führt einerseits zur Proteinurie und andererseits zur zunehmenden Sklerosierung der Glomerula (**fokale Glomerulosklerose**) mit kontinuierlicher Abnahme der Restnierenfunktion.

Derartige Veränderungen hat man an Nierenbiopsien und indirekt durch Proteinurie auch bei Nierenagenesie nachgewiesen. Ein zunehmender Funktionsverlust oder ein renaler Hypertonus treten hierbei jedoch nicht auf, sodass die fokale Glomerulosklerose bei Nierenagenesie klinisch ohne Bedeutung ist.

In der Regel ist eine weitere Abklärung der durch die genannten Untersuchungsverfahren vermuteten Nierenagenesie nicht notwendig. Muss aufgrund einer klinischen Symptomatik **ektopes Nierengewebe** ausgeschlossen werden, so stellt die DMSA-Szintigraphie die sensibelste Methodik zum Beweis einer Nierenagenesie dar.

14.2.2 Nierenhypoplasie

> Eine Niere, die zu klein, aber strukturell normal aufgebaut ist und eine normale Nephronendichte aufweist, wird als hypoplastische Niere bezeichnet.

Man nimmt an, dass sich die Ureterknospe weniger stark verzweigt und dadurch die Bildung von weniger Nierengewebe veranlasst wird.

> Pathognomonisch in der Abgrenzung zu erworbenen Schrumpfnieren ist deshalb der Nachweis einer **reduzierten Zahl von Nierenkelchen** (in der Regel <5, normal sind etwa 10–12) bei kräftigem Parenchym und guter Ausscheidung im Infusionsurogramm.

Klinisch ist diese echte Hypoplasie nur bei bilateralem Auftreten oder Störung der kontralateralen Funktion bedeutsam.

Ask-Upmark-Niere
Eine **segmentale Hypoplasie**, die nach ihrem Erstbeschreiber Ask-Upmark-Niere genannt wird, wird heute nicht mehr als angeborene Fehlbildung, sondern als Atrophie infolge kindlicher Harnwegsinfekte bei Reflux angesehen.

Eine gestörte Differenzierung des nephrogenen Stranges führt nicht nur zu einer zu kleinen Niere mit zu wenigen Kelchen, wie bei der Hypoplasie:

> Bei der **Hypodysplasie**, werden auch dysplastische Veränderungen, d. h. fehlgebildete Tubuli und Glomeruli ausgebildet.

Diese Störung kann primär isoliert oder im Rahmen komplexer Fehlbildungssyndrome (z. B. Prune-belly-Syndrom, ▸ Kap. 14.4.4) auftreten oder sekundäre Folge von früh einsetzenden hochgradigen Abflussstörungen bei Ureterektopie oder Harnröhrenklappen (▸ Kap. 14.3.3) sein.

Oligomeganephronie
Die Oligomeganephronie ist eine seltene kongenitale Erkrankung, die ebenfalls zu kleinen Nieren führt. Im Gegensatz zur echten Hypoplasie findet sich jedoch eine deutlich reduzierte

▼

14

Nephronendichte mit einer histologisch erkennbaren typischen Hypertrophie der einzelnen Nephrone. Diese Störung führt zu einer Polyurie und einer Niereninsuffizienz, die in der Regel in der Adoleszenz dekompensiert.

14.2.3 Multizystische Nierendysplasie

Ätiologie. Die multizystische Nierendysplasie muss als eigenständiges Krankheitsbild aufgrund der ähnlich klingenden Bezeichnung insbesondere von der **polyzystischen Nierendegeneration** (▶ Tabelle 14.1) und der **Hypodysplasie** (▶ Kap. 14.2.2) abgegrenzt werden. Ätiologisch nimmt man an, dass die Ureterknospe nach Kontaktaufnahme mit dem nephrogenem Strang ihre Teilung frühzeitig einstellt und damit die weitere Differenzierung des Nierengewebes verhindert wird.

❯ Diese nicht erbliche Erkrankung ist die häufigste zystische Fehlbildung der Niere.

Die Niere ist gekennzeichnet durch das Auftreten multipler Zysten von unterschiedlicher Größe, die durch Anteile soliden dysplastischen Gewebes miteinander verbunden sind und dem Organ das typische trauben-förmige Aussehen verleihen (◘ Abb. 14.1 a). Die Größe der dysplastischen Niere ist dabei sehr variabel. Ein Nierenbeckenkelchsystem fehlt oft völlig. Der dazugehörige Ureter ist meist atretisch (ohne Lumen ausgebildet) oder nicht nachweisbar. Histologisch sind die Zysten mit einem primitiven kuboidalen Epithel ausgekleidet. Das Stroma ist durchsetzt mit primitiven Glomeruli und Tubuli sowie typischerweise hyalinem Knorpel. Funktionsfähige Nephrone finden sich nicht.

Die **beidseitige Nierendysplasie,** die in Einzelfällen beschrieben ist, hat für den betroffenen Feten dieselbe Konsequenz wie eine beidseitige Nierenagenesie und führt zu der gleichen Symptomatik wie diese.

Diagnostik.

> **Tipp**
> Klinisch können multizystische Nieren als palpable Tumoren oder durch eine Verdrängungssymptomatik auffallen. In solchen Fällen muss differenzialdiagnostisch eine Hydronephrose und ein Wilms-Tumor ausgeschlossen werden.

◘ **Tabelle 14.1** Differenzialdiagnostik zystischer Nierenerkrankungen

Diagnose	multizyst. Nierendysplasie	polyzystische Nierendegeneration autosomal-rezessiv	polyzystische Nierendegeneration autosomal-dominant	einfache Nierenzysten
Genetik	nicht erblich, kongenital	autosomal-rezessiv vererbt	autosomal-dominant vererbt	nicht erblich, kongenital oder erworben
Alter bei Präsentation	oft asymptomatisch, sonst Geburt oder frühe Kindheit	Geburt oder frühe Kindheit	Erwachsenenalter 4.–6. Dekade	meist asymptomatisch, sonst Erwachsenenalter
Auftreten	meist einseitig	doppelseitig	doppelseitig	einseitig oder doppelseitig
Leitsymptome	asymptomatisch oder palpabler Tumor, Verdrängungssymptome	palpabler Tumor u. progred. Niereninsuffizienz im Säuglings- oder Kleinkindalter, oft: portale Hypertension	Verdrängungssymptome, palpabler Tumor, Hämaturie, Hypertonus, progred. Niereninsuffizienz im Erwachsenenalter	asymptomatisch, selten: Verdrängungssymptome, Hämaturie
Funktion der betroffenen Seite	keine	reduziert, rasch rückläufig	lange normal, langsam rückläufig	normal
Hohlsystem	oft atretisch	normal	normal	normal
Verlauf	meist Involution, sehr selten maligne Entartung	frühzeitige Dialysepflicht, evtl. zusätzl. Leberinsuffizienz	oft Dialysepflicht im Erwachsenenalter	meist stabil, gelegentl. Größenzunahme, selten Ruptur oder Einblutung

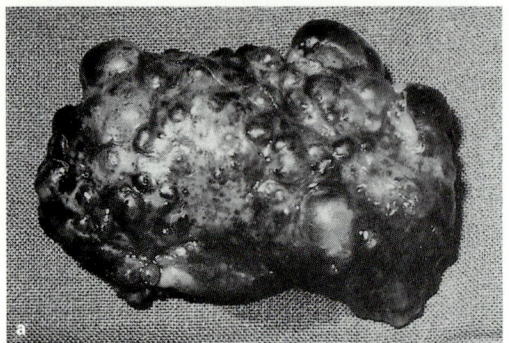

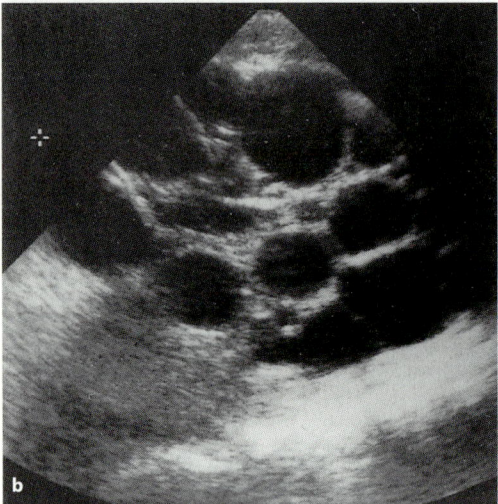

Abb. 14.1a,b. Multizystische Nierendysplasie. **a** Nephrektomiepräparat mit multiplen Zysten und dazwischenliegendem Stroma. **b** Sonographisch zeigen sich ebenfalls multiple Zysten unterschiedlicher Größe verbunden durch solides Gewebe (Prof. Dr. E. Richter, Kinderradiologie, Universitätskinderklinik Hamburg-Eppendorf)

abnehmen. Trotzdem wird häufig noch die operative Entfernung multizystisch dysplastischer Nieren vorgeschlagen. Der Grund hierfür liegt in der **Möglichkeit einer malignen Entartung** (sowohl Wilms-Tumoren als auch Nierenzellkarzinome). Die geringe Inzidenz maligner Tumore (nur 8 sind in der Weltliteratur beschrieben) rechtfertigt allerdings die mit der Operation verbundene Morbidität wahrscheinlich nicht.

> In den meisten kinderurologischen Zentren werden zystisch-dysplastische Nieren nur noch im Falle erheblicher Verdrängungssymptomatiken entfernt und ansonsten sonographisch im Verlauf kontrolliert.

Multilokuläres zystisches Nephrom

Eine wichtige Differenzialdiagnose zur multizystischen Nierendysplasie ist das viel seltenere multilokuläre zystische Nephrom. Unklar ist, ob es sich hierbei um eine segmentale Form der Dysplasie oder um ein angeborenes Neoplasma handelt.

Man findet einen fokalen Befall eines mit einer Kapsel umgebenen primitiven stromalen Gewebes mit Ausformung unterschiedlich großer Zysten. Das übrige Nierengewebe ist normal entwickelt, sodass eine **erhaltene Nierenfunktion** im i. v.-Urogramm und in der DMSA-Szintigraphie ein wichtiges differenzialdiagnostisches Kriterium ist. Wichtig ist, dass sich innerhalb des Stromas häufig Inseln von unreifem Blastem oder Wilms-Tumorknoten befinden, sodass die Gefahr einer **malignen Entartung** beim multilokulären zystischen Nephrom gegeben ist.

> Bei unauffälliger Gegenniere ist beim multilokulären zystischen Nephrom im Gegensatz zur multizystischen Dysplasie eine operative Entfernung, je nach Ausdehnung durch Teilresektion oder Nephrektomie, indiziert.

In der Mehrzahl der Fälle wird die Diagnose heute jedoch bereits in der **pränatalen Sonographie** gestellt und postnatal bestätigt (Abb. 14.1 b). Die Abgrenzung zur Hydronephrose einerseits und zum multilokulären zystischen Nephrom (► unten) andererseits kann jedoch in der Sonographie gelegentlich schwierig sein. Beweisend ist dann eine **DMSA-Szintigraphie**. Hierbei findet sich keinerlei Anreicherung des Radionuklids auf der betroffenen Seite, während selbst bei schwerster hydronephrotischer Atrophie in der Regel noch eine geringe Restaktivität nachweisbar ist.

Therapie. Seitdem Ultraschall-Verlaufskontrollen möglich sind wissen wir, dass die Mehrzahl der zystisch-dysplastischen Nieren unbehandelt an Volumen

14.2.4 Polyzystische Nierendegeneration

Die polyzystische Nierendegeneration, auch als »Zystennieren« bezeichnet ist ein genetisch bedingtes Krankheitsbild. Trotz der Ähnlichkeit des Namens muss die multizystische Nierendysplasie einerseits und das Vorliegen multipler einfacher Nierenzysten andererseits klar abgegrenzt werden. Die wichtigsten Unterschiede zwischen den genannten Erkrankungen sind in Tabelle 14.1 aufgezeigt. Abhängig vom Erbgang lässt sich eine autosomal-rezessive Form von der autosomal-dominanten Nierendegeneration unterscheiden.

14

Autosomal-rezessive polyzystische Nierendegeneration

Die Erkrankung wird auch als **polyzystische Nierendegeneration vom infantilen Typ** bezeichnet, da sie sich stets in der Kindheit und oft bereits bei Geburt manifestiert. Diese Bezeichnung ist jedoch nicht ganz exakt, da sich auch die autosomal dominante Form bereits im Kindesalter nachweisen lässt, allerdings selten zu diesem Zeitpunkt symptomatisch wird. Die Inzidenz dieses seltenen Krankheitsbildes beträgt etwa 1:40 000.

Genetik. Ursächlich für die rezessive Form der polyzystischen Nierendegeneration ist eine Mutation im PKHD1-Gen auf dem Chromosom 6p21.

Pathogenese. Die Ursache der Erkrankung, so nimmt man an, ist sowohl für die rezessive als auch für die dominante Form gleich.

Im Rahmen der Tubulogenese hyperplasieren Tubulusepithelien und formen intraluminäre Pseudopolypen, die den Abfluss der betroffenen Nephrone stören und zu einer zystischen Dilatation der Tubuli führen. Diese Dilatation führt dann zur Kompression und Stenosierung initial nicht betroffener Tubuli, sodass der Krankheitsverlauf stets progredient ist. Bei der autosomal-rezessiven Form findet sich regelhaft auch eine Missbildung der Periportalfelder in der Leber mit einer periportalen Fibrose sowie einer Proliferation, Dilatation und frustranen Verzweigung von Gallenkanälchen.

Beide Missbildungen bestimmen in unterschiedlich ausgeprägter Weise das klinische Bild der Erkrankung: Kinder mit einem hohen Prozentsatz befallener Nephrone zeigen die früheste Manifestation bei gleichzeitig nur geringer Leberbeteiligung, während am anderen Ende des Spektrums eine Beteiligung von weniger als 10% der Nephrone zumeist zu einer ausgeprägten Lebersymptomatik mit portalem Hypertonus führt.

Symptomatik. Bei der Mehrzahl der Kinder fällt bereits bei Geburt die massive bilaterale abdominelle Raumforderung auf, die den zystisch vergrößerten Nieren entspricht. Oft besteht bereits intrauterin ein Oligohydramnion, verbunden mit den typischen Potter-Stigmata und einer Lungenhypoplasie (▶ Kap. 14.2.1). Die Mehrzahl der Kinder entwickelt direkt nach der Geburt oder in den ersten Lebensmonaten eine progressive Niereninsuffizienz.

Diagnostik. In der Sonographie lassen sich **beidseits riesige Nieren** nachweisen, die diffus hyperechogen

erscheinen (◻ Abb. 14.2 a). Da bei der autosomal-rezessiven Form die Zysten sehr klein sind, sind diese oft nicht als echofreie Strukturen zu erkennen. Die diffuse Hyperreflexität kommt durch die enorme Zahl von Grenzflächen zwischen Zysten und Nierenparenchym

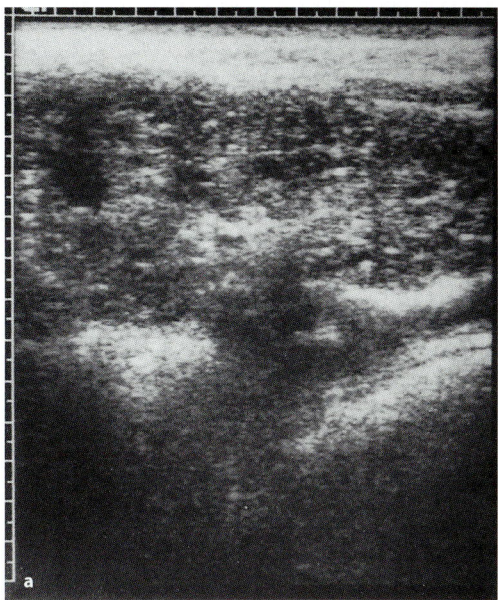

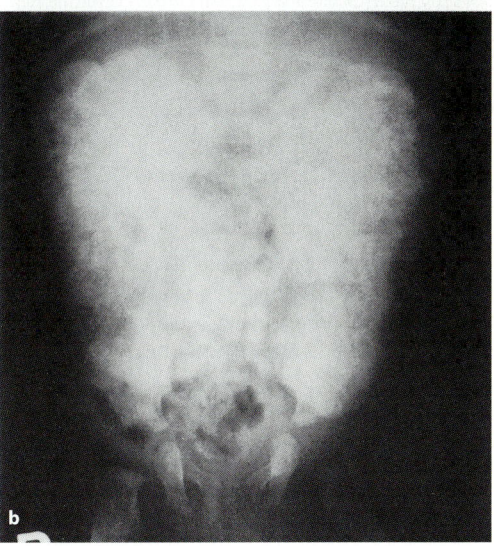

◻ **Abb. 14.2a, b.** Autosomal-rezessive polyzystische Nierendegeneration. **a** Sonographisch riesige Niere mit diffus vermehrten Binnenreflexen, typische zystische Strukturen nicht nachweisbar. **b** Im Urogramm füllen die Nieren das gesamte Retroperitoneum aus. Die Kontrastmittelanreicherung ist flau und fleckförmig (Prof. Dr. E. Richter, Kinderradiologie, Universitätskinderklinik Hamburg-Eppendorf)

mit entsprechender Reflexion zustande. Damit lässt sich das Bild gut von der autosomal-dominanten Form abgrenzen. Wird, sofern es die Nierenfunktion zulässt, ein i. v.-Urogramm durchgeführt, so zeigt bereits die Leeraufnahme eine massive Verdrängung des Intestinums durch die vergrößerten Nieren. Die Kontrastmittelanfärbung ist flau und fleckförmig und zeigt ein diffus verzogenes Hohlsystem (◾ Abb. 14.2 b).

> ⊘ **Cave**
> Die Prognose der polyzystischen Nierendegeneration vom infantilen Typ ist sehr schlecht. Die Kombination aus Lungenhypoplasie, chronischer, meist dialysepflichtiger Niereninsuffizienz und portalem Hypertonus führt oft bereits in den ersten Lebensmonaten zum Tode.

Über nur wenige Patienten wird berichtet, die das Erwachsenenalter erreicht haben. Eine kausale Therapie gibt es nicht. Die Möglichkeit beschränkt sich auf die an anderer Stelle erörterten Behandlungsmöglichkeiten der chronischen Niereninsuffizienz, des Pfortaderhochdruckes und der Lungenhypoplasie.

Autosomal-dominante polyzystische Nierendegeneration

Dieses Krankheitsbild, das sich oft erst im Erwachsenenalter manifestiert, aber bereits in der Kindheit asymptomatisch nachweisbar ist, wird oft vereinfachend **polyzystische Nierendegeneration vom Erwachsenentyp** genannt.

Genetik. Für die autosomal-dominante Form der polyzystischen Nierendegeneration sind zur Zeit verschiedene Mutationen an zwei unterschiedlichen Genen beschrieben, nämlich PKD-1 auf Chromosom 16p13.3 und PKD-2 auf Chromosom 4q21-23. Da die Penetranz 100% beträgt, ist klar, dass jeder Träger einer der beschriebenen Mutationen dieser Gene auch erkranken wird. Die Pathogenese dieser Fehlbildung entspricht jener bei autosomal-rezessiver zystischer Nierendegeneration. Die Inzidenz ist jedoch mit 1:400 bis 1:1000 wesentlich höher.

Symptomatik. Obwohl die Erkrankung bereits im Kindesalter nachweisbar ist, treten Symptome in der Regel nicht vor dem 30. Lebensjahr auf. Zu dieser Zeit haben sich dann in beiden Nieren, oft aber auch in Leber, Pankreas, Milz und Lungen multiple Zysten gebildet, die zu einer tastbaren Vergrößerung der genannten Organe führen. Bis zu 1/3 der Patienten hat durch die Verdrängung intraabdominelle oder Flankenbeschwerden. Nicht selten führt auch die Abklärung eines renalen Hypertonus, der in 20–80% bei autosomal-dominanter

zystischer Nierendegeneration beobachtet wird, zur Diagnose des Krankheitsbildes. Weitere Leitsymptome sind Makrohämaturie, Nephrolithiasis und symptomatische Harnwegsinfektionen bei jeweils etwa 20% der Betroffenen. Aneurysmen der Hirnbasisarterien sind bei diesen Patienten häufig und führen immerhin in 9% durch Subarachnoidalblutungen zum Tode. Zum Zeitpunkt der Erstdiagnostik aufgrund der genannten Symptome ist die Nierenfunktion oft nur mäßig eingeschränkt. Mit 50 Jahren ist ca. 1/4, mit 70 Jahren die Hälfte der Patienten dialysepflichtig.

> ❯ Patienten mit polyzystischer Nierendegeneration stellen etwa 10% aller Patienten mit terminaler Niereninsuffizienz und Dialysepflicht dar.

Diagnostik. Die Sonographie zeigt, im Gegensatz zur autosomal-rezessiven Form eine Durchsetzung der Nieren mit multiplen echofreien Zysten unterschiedlicher Größe bei starker Vergrößerung des gesamten Organs (◾ Abb. 14.3 a). Ebenso wie in der Sonographie lässt sich auch im CT die Mitbeteiligung anderer Organe wie Leber und Pankreas nachweisen (◾ Abb. 14.3 b).

Therapie. Eine kausale Therapie ist hier nicht möglich. Die Eröffnung multipler Zysten unter der Vorstellung einer Dekompression mit Verbesserung der Nierenfunktion hat sich als erfolglos herausgestellt.

> **Tipp**
> Eine operative Therapie ist nur bei schmerzhafter Kompressionssymptomatik, persistierendem Infekt in einer Zyste oder bei rezidivierenden Blutungen notwendig.

Offensichtlich lassen sich **Harnsteine** in Zystennieren ohne erhöhte Risiken mit der ESWL behandeln. Essentiell ist die nephrologische Therapie des Hypertonus, um sekundäre Hochdruckschäden an den Nieren und damit eine schnellere Progredienz der Niereninsuffizienz zu vermeiden.

Genetische Beratung. Aufgrund der autosomalen Dominanz mit 100%iger Penetranz beträgt das Risiko, dass ein Kind eines erkrankten Elternteils ebenfalls erkranken wird, 50%.

> ❯ Eine genetische Beratung ist deshalb dringlich indiziert und wird dadurch erleichtert, dass der oben beschriebene zytogenetische Nachweis der Erbanlage bereits im Fruchtwasser nach Amniozentese gelingt.

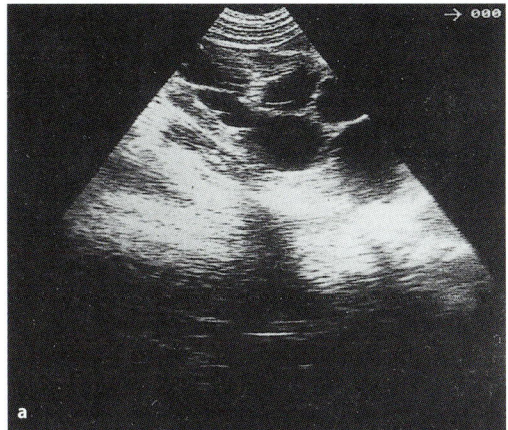

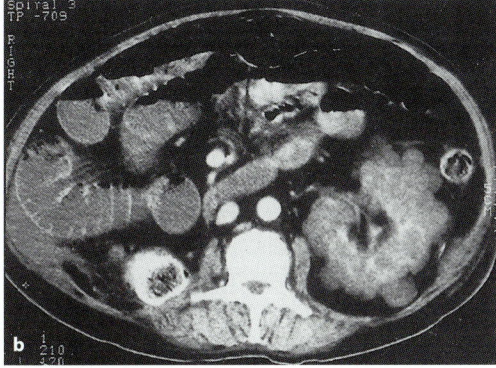

🔲 **Abb. 14.3a, b.** Autosomal-dominante polyzystische Nierendegeneration. **a** Sonographisch typische Zysten unterschiedlicher Größe, die das gesamte Organ durchsetzen. **b** In der Computertomographie erkennt man die multiplen Zysten in der linken Niere besonders gut. Zustand nach Nephrektomie rechts

Weitere erbliche zystische Nierenerkrankungen
Hierzu gehören die sehr seltene **juvenile Nephronophtise**, die mit Ausbildung von Zysten an der Markrindengrenze und einer interstitiellen Nephritis einhergeht, und die **kongenitale Nephrose**, deren finnischer Typ in diesem skandinavischen Land eine häufige Ursache der Niereninsuffizienz ist. Genetisch bedingte Nierenzysten finden sich zusammen mit Angiomyolipomen häufig bei der **tuberösen Sklerose** sowie in Verbindung mit Nierenkarzinomen beim **Morbus von Hippel-Lindau**.

14.2.5 Einfache Nierenzysten

> Einfache Nierenzysten sind mit Abstand die häufigsten Nierenfehlbildungen.

Eine angeborene oder erworbene Abflussstörung eines Nephrons führt bei fortgesetzter Urinproduktion zur langsamen Dilatation und zur Ausbildung einer Zyste. Ihre Inzidenz nimmt mit dem Alter zu und beträgt in Autopsieserien im Alter von 50 Jahren etwa 50%. Mit bildgebenden Verfahren sind bei etwa 20% der 40-Jährigen und 33% der 60-Jährigen Zysten nachweisbar, während im Kindesalter einfache Zysten eine Rarität darstellen. Die weitaus größte Zahl aller Zysten sind geringer als 2 cm im Durchmesser, jedoch können einfache Zysten Durchmesser von über 20 cm erreichen. Histologisch sind sie mit einem einreihigen Epithel ausgekleidet und haben eine fibröse Zystenwand.

Symptomatik. Beschwerden können bei sehr großen Zysten durch intestinale Verdrängung hervorgerufen werden. Spontane oder traumatische Zystenrupturen nach extrarenal oder mit Anschluss ans Hohlsystem sind beschrieben, im Vergleich zur Häufigkeit dieser Fehlbildung jedoch rar. Ebenfalls selten sind eine Abflussbehinderung durch Kompression von Ureterabgang oder Infundibula, eine Hämaturie oder ein renaler Hypertonus.

> Die überwältigende Zahl aller einfachen Nierenzysten, auch wenn sie bilateral oder multipel vorkommen, ist asymptomatisch.

Differenzialdiagnose. Klinisch liegt die größte Bedeutung einfacher Nierenzysten jedoch nicht in ihrer Symptomatik, sondern in der problematischen Differenzialdiagnose zu anderen, ebenfalls oft initial asymptomatischen Raumforderungen der Niere, insbesondere dem Nierenzellkarzinom.

Im **Urogramm** findet sich bei beiden Erkrankungen eine Veränderung der Nierenkontur oder eine Verdrängung des Hohlsystems, ohne dass hier eine sichere Differenzialdiagnostik möglich wäre (🔲 Abb. 14.4).

Die **Sonographie** zeigt jedoch bei einer Zyste eine typische echofreie Struktur mit dorsaler Schallverstärkung, während ein Nierenkarzinom in der Regel solide imponiert. Da jedoch auch Nierenkarzinome zystisch zerfallen und andererseits in Einzelfällen sich Karzinome in der Zystenwand entwickeln können, ist es nur erlaubt, die Diagnose einer einfachen (»unkomplizierten«) Nierenzyste sonographisch zu stellen, wenn folgende Kriterien erfüllt sind:

Diagnose einer einfachen (»unkomplizierten«)
Nierenzyste:
- Fehlen von Binnenechos,
- scharf abgrenzbare, dünne und glatte Zystenwand,
- gute Schalldurchlässigkeit mit dorsaler Schallverstärkung,
- runde oder gering ovale Form.

> Zysten, die nicht diesen Kriterien entsprechen, müssen
> zunächst als **zystisch veränderte Nierentumoren** an-
> gesehen werden.

Im Zweifelsfall kann eine **Computertomographie** zur
weiteren Differenzialdiagnostik beitragen. Hierbei sollte die Dichte der Zystenflüssigkeit zwischen –10 und
+20 Hounsfield-Einheiten liegen. Eiweißreiche Zysten
können sich im CT auch dichter darstellen, dann ist
jedoch die Abgrenzung zum Nierentumor nicht mehr
sicher. Eine Kontrastmittelanreicherung schließt eine
einfache Zyste im CT aus. Durch die hohe Qualität der
heutigen Sonographie- und Computertomographie-
Geräte ist die Differenzialdiagnostik zwischen Zyste
und Tumor deutlich erleichtert.

> Kann jedoch ein Tumorverdacht nicht vollständig aus-
> geräumt werden, so ist stets die **operative Freilegung**
> und ggf. eine **intraoperative Schnellschnittuntersu-
> chung** angezeigt.

Eine diagnostische **Zystenpunktion,** die beim Vorliegen eines zystischen Tumors maligne Zellen in der Zytologie, einen erhöhten Eiweiß- und Lipidgehalt sowie
eine erhöhte LDH-Aktivität aufweisen kann, ist diagnostisch insgesamt unsicher und deshalb allenfalls bei
Hochrisikopatienten zur Klärung der Differenzialdiagnose indiziert.

Von den kongenitalen Nierenzysten ebenso wie
von der polyzystischen Nierendegeneration abzugrenzen sind die **sekundären Zystenformationen** bei chronischer Niereninsuffizienz.

Tipp

Etwa ein Drittel aller Patienten unter Langzeit-
hämodialyse weisen **multiple Zystenbildungen**
in ihren Nieren auf.

Diese entstehen offensichtlich unter der chronischen
Wirkung urämischer Toxine.

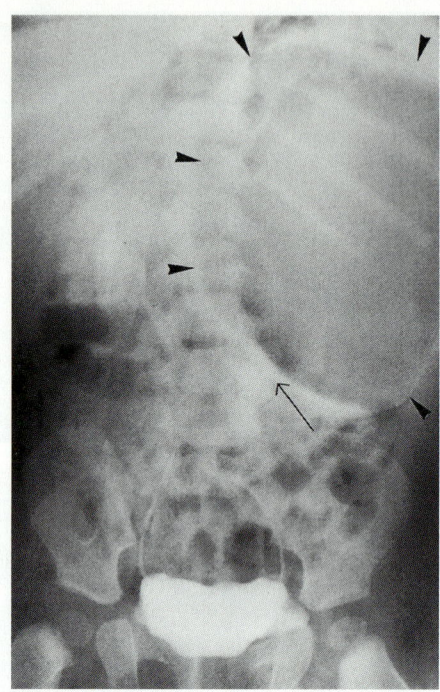

□ **Abb. 14.4.** Einfache Nierenzyste. Im Infusionsurogramm
riesige homogene Raumforderung am oberen Nierenpol
(Pfeilspitzen) mit Verdrängung des Hohlsystems *(Pfeil)* (Prof.
Dr. E. Richter, Kinderradiologie, Universitätskinderklinik
Hamburg-Eppendorf)

> Diese Zysten sind mit einem hyperplastischen Epithel
> ausgekleidet, was papilläre Veränderungen aufweisen
> kann, die in ein Nierenzellkarzinom übergehen kön-
> nen.

Klinisch können diese sekundären Zystenformationen
ähnlich einfacher Zysten durch Blutung, Infektion oder
Ruptur auffällig werden, bleiben aber zumeist asymptomatisch.

Therapie. Eine Therapieindikation für einfache Zysten
ergibt sich nur beim Auftreten einer der oben genannten Komplikationen. Das klassische Verfahren ist die
offene Zystenresektion, bei der der exophytische Anteil der Nierenzyste entfernt wird und die nierenseitige
Basis der Zyste erhalten bleibt.

Eine moderne minimalinvasive Variante dieser Behandlung ist die **perkutane Elektroresektion** der Zystenwand. Hierbei wird über einen perkutanen Arbeitskanal ein Elektroresektionsgerät in die Zyste eingeführt,
wie es sonst zur TUR von Blase und Prostata verwendet
wird. Hierdurch kann die Zystenwand unter Sicht reseziert werden. Eine weitere minimalinvasive Alternative
ist die **laparoskopische Resektion** von Nierenzysten.

Die alleinige Punktion, auch mit Injektion von sklerosierenden Substanzen, führt oft zu Rezidiven.

14.2.6 Markschwammniere

Die Markschwammniere ist eine nicht erbliche Form angeborener zystischer Fehlbildungen, die mit einer Inzidenz von ca. 1:10 000 auftritt.

> Die Markschwammniere ist gekennzeichnet durch das Auftreten dilatierter Sammelrohre und kleiner Zysten, die oft mit den Sammelrohren in Verbindung stehen.

Der Prozess spielt sich nur im Nierenmark ab und gibt diesem makroskopisch ein schwammartiges Aussehen. In 75% der Fälle sind beide Nieren betroffen, jedoch gibt es auch ein einseitiges Auftreten oder den Befall sogar nur einer Markpyramide. Mindestens die Hälfte der betroffenen Patienten bleibt zeitlebens asymptomatisch, sodass die Diagnose in diesen Fällen nur zufällig im Rahmen einer Röntgenuntersuchung gestellt wird.

30–50% der Patienten weisen bei Markschwammnieren eine Hyperkalzurie auf. In diesen Fällen besteht eine Kalziumrückresorptionsstörung, also eine sog. **renale Hyperkalzurie.**

> Verbunden ist diese meist mit einer **renalen tubulären Azidose, Typ I (distaler Typ)**.

Hierbei handelt es sich um eine Funktionsstörung des distalen Tubulus, bei der die Exkretionsfähigkeit von Wasserstoffionen gestört ist. Dies hat eine mangelnde Ansäuerung des Urins einerseits und, im Vollbild eine metabolische Azidose im Plasma andererseits zufolge. Die unzureichende H^+-Ionenexkretion geht mit einer verminderten Rückresorption von Kalziumionen einher, was eine Hyperkalzurie zufolge hat.

Tipp

Diese Störung prägt die wichtigste Klinik der Markschwammniere, nämlich die **rezidivierende Urolithiasis**.

Etwa 50% der betroffenen Patienten geben anamnestisch Nierenkoliken an, und in etwa 22% können Steinabgänge nachgewiesen werden (▶ Kap. 10.2.2).

Aufgrund der Hyperkalzurie bei renal-tubulärer Azidose bilden sich bereits in den dilatierten Sammelrohren sowie in den Zysten Konkremente, die aus Kalziumoxalat und/oder Kalziumphosphat bestehen. Es entsteht somit eine **Nephrokalzinose**. Die Konkremente können aus den erheblich erweiterten Sammelrohren in das Hohlsystem der Niere übertreten und zu typi-

schen Steinsymptomen führen. Persistierende **Harnwegsinfekte** sowie **Makrohämaturie** werden ebenfalls gelegentlich als Erstmanifestation des Krankheitsbildes gefunden.

Diagnostik. Während Ultraschalluntersuchung und CT zur Diagnose der Markschwammniere ohne Nephrokalzinose oft wenig beitragen können, ist das **Infusionsurogramm** in der Regel eindeutig. Nach Kontrastmittelgabe sind die dilatierten Sammelrohre als einzelne Strukturen in den Papillen zu erkennen. Besteht gleichzeitig eine Nephrokalzinose, so sind winzige Konkremente strahlenförmig aufgereiht in allen Papillen auf der Leeraufnahme zu sehen (◘ Abb. 14.5 a).

Sonographisch zeigen sich echoreiche Veränderungen der Papillen mit Schallschatten (◘ Abb. 14.5 b).

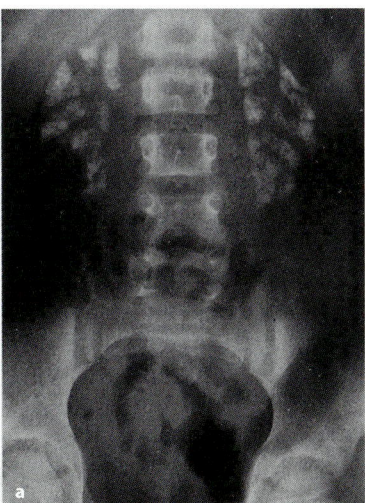

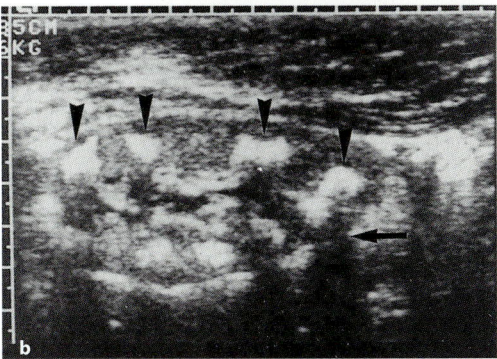

◘ **Abb. 14.5a, b.** Nephrokalzinose bei Markschwammniere. **a** In der Abdomenübersicht multiple winzige Verkalkungen in Projektion auf alle Papillen. **b** Sonographisch echoreiche Papillen *(Pfeilspitze)* mit Schallschatten *(Pfeil)* (Prof. Dr. E. Richter, Kinderradiologie, Universitätskinderklinik Hamburg-Eppendorf)

Therapie. Das klinisch manifeste Steinleiden bei der Markschwammniere wird entsprechend anderen Steinerkrankungen mittels ESWL, perkutaner Nephrolitholapaxie, Ureterorenoskopie und ggf. Operation behandelt. Interessanterweise lässt sich auch die Nephrokalzinose, da die Konkremente in weiten Sammelrohren liegen, oft erfolgreich durch mehrere ESWL-Sitzungen reduzieren. Zur Prophylaxe der Steinbildung bei nachgewiesener Hyperkalzurie empfiehlt sich die Gabe von Thiazid-Diuretika (▶ Kap. 10.5).

14.2.7 Malrotation, Nierendystopie und Nephroptose

Störungen des Aszensus und der Rotation führen zur Nierendystopie und zur Malrotation.

Malrotation. Im Rahmen des Aszensus kommt es normalerweise zu einer Drehung der Niere um ihre Längs- und Querachse, sodass das initial nach ventrokranial gerichtete Nierenbecken schließlich nach medial und leicht nach kaudal weist (◼ Abb. 14.6).

> Von einer Malrotation spricht man, wenn diese Drehungsvorgänge bei normalem Aszensus unvollständig ablaufen.

Dieses hat klinisch für den Patienten keine Bedeutung. Der ungewöhnliche Aufblick auf das Hohlsystem im Röntgenbild kann jedoch zu Fehldiagnosen, z. B. zur Annahme einer Verziehung des Hohlsystems durch einen Tumor, führen (◼ Abb. 14.7).

Nierenektopie

Kommt der Nierenaszensus vorzeitig zum Stillstand, so bezeichnet man die hieraus resultierende Nierenekto-

pie je nach Lage als Beckenniere oder lumbale Niere (◼ Abb. 14.8). Fast immer geht eine Ektopie auch mit einer Malrotation einher (▶ oben). Der Ureter besitzt stets die adäquate Länge. Die Gefäßversorgung erfolgt je nach Position aus einem tieferen Anteil der Aorta oder aus der Arteria iliaca. Die beiden letztgenannten Punkte unterscheiden die ektope Niere von der **Nephroptose** (Senkniere, ▶ unten).

In aller Regel ist die Nierenektopie asymptomatisch und ohne Konsequenzen für den betroffenen Patienten. Allerdings wird eine etwas erhöhte Inzidenz von Harnabflussstörungen und Steinbildungen in diesen Nieren beschrieben.

Von besonderer Wichtigkeit ist die Beobachtung, dass in 20–60% bei Mädchen und in 10–20% bei Jungen **genitale Anomalien** in Verbindung mit einer Ektopie der Nieren vorliegen, sodass man einen teratogenen Faktor annimmt, der auf die Genese beider Organsysteme etwa zwischen der 6. und 9. Woche einwirkt.

Ektopie nach kranial

Eine Ektopie nach kranial ist vergleichsweise wesentlich seltener und wird besonders bei der Omphalozele beschrieben, wenn die Leber sich im Bruchsack befindet. Intrathorakale Nieren sind extreme Ausnahmen.

Nephroptose

> Unter Nephroptose oder Senkniere versteht man die abnorme Beweglichkeit der Nieren bei Änderungen der Körperlage.

Es ist physiologisch, dass die Nieren beim Wechsel aus der liegenden in die stehende Position etwas tiefer treten. Bei der Nephroptose beträgt diese Lageänderung **mehr als 2 Wirbelkörperhöhen**.

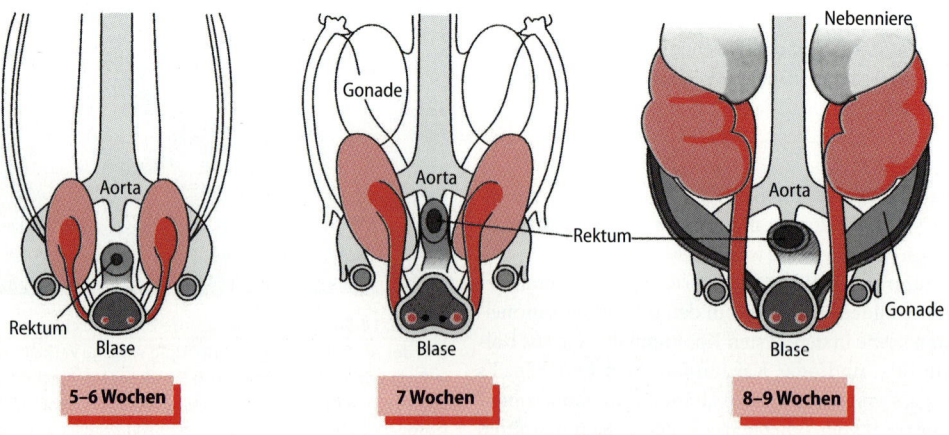

◼ **Abb. 14.6.** Aszensus der Nieren in der Embryonalentwicklung (nach Campbell 1951)

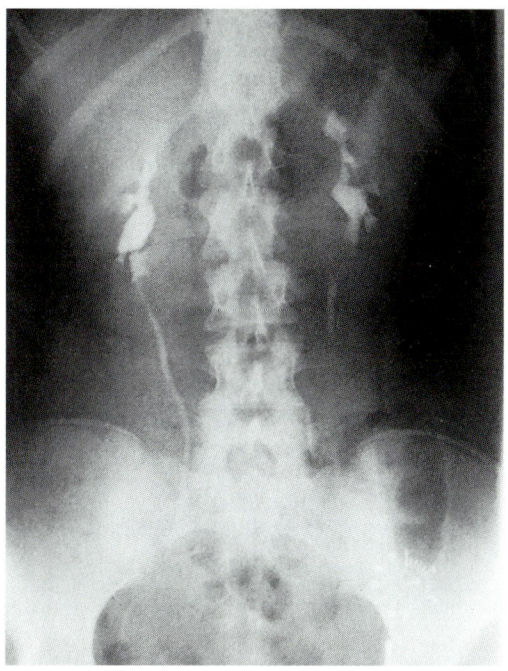

🔲 **Abb. 14.7.** Malrotierte Nieren beidseits (Infusions-Uro-gramm). Der Ureter entspringt ventral aus dem Nierenbe-cken anstatt medial (Prof. Dr. E. Richter, Kinderradiologie, Universitätskinderklinik Hamburg-Eppendorf)

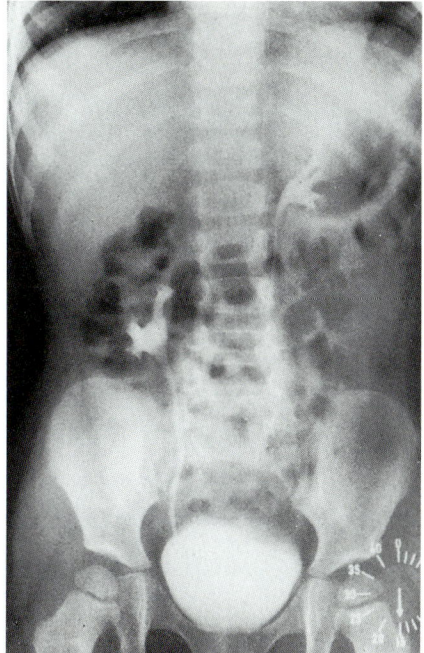

🔲 **Abb. 14.8.** Lumbale Niere *rechts* (Infusions-Urogramm). *Links* normale Nierenposition (Prof. Dr. E. Richter, Kinderradio-logie, Universitätskinderklinik Hamburg-Eppendorf)

Über Jahrzehnte hindurch hat man die Nephropto-se als Ursache unspezifischer Flankenschmerzen durch Zug am Gefäßstiel oder passagerer Abknickung des Harnleiters angesehen. Beim Vorliegen eines solchen unspezifischen Flankenschmerzes und einer Nephrop-tose wurde dann sogar die operative Befestigung der Niere an der 12. Rippe, die **Nephropexie**, durchgeführt. Exakte Studien konnten aber zeigen, dass die Fixierung der Niere keine Besserung des Beschwerdebildes bei den betroffenen Patienten ergab und dass darüber hin-aus keine physiologische Grundlage für die genannten Beschwerden existiert.

> Es ist heute eindeutig bewiesen, dass eine Nephropto-se nicht zu einer Abflussbehinderung führt, daher nicht für unspezifische Flankenschmerzen verantwort-lich und nicht behandlungsbedürftig ist.

Gekreuzte Dystopie

> Von einer gekreuzten Dystopie spricht man, wenn der betroffene Ureter von der Seite einer korrekten Blasen-einmündung auf die kontralaterale Seite zieht und eine dort befindliche Niere drainiert.

Diese gekreuzt dystope Niere befindet sich in der Regel kaudal der orthotop angelegten Niere. Beide Anlagen können getrennt oder als Verschmelzungsniere vorlie-gen. Die Inzidenz beträgt etwa 1:2000. Ob diese Fehl-bildung durch eine Richtungsänderung der sprießen-den Ureterknospe bedingt ist, die dann auf den gegen-seitigen nephrogenen Strang trifft oder ob beim Aszensus die zunächst korrekt liegende Niere ihre Seite wechselt, ist unklar.

> Auch diese Fehlbildung wird oft nur als Zufallsbefund asymptomatisch diagnostiziert (🔲 Abb. 14.9).

Bezüglich der Komplikationen und Fehlbildungen gilt prinzipiell das zu ektopen Nieren Gesagte.

Verschmelzungsanomalien

Mit einer Inzidenz von 1:400 ist die **Hufeisenniere** die häufigste Verschmelzungsfehlbildung der Nieren. Hiervon sind doppelt so häufig Mädchen wie Jungen betroffen. Nach initial normaler Kontaktaufnahme der Ureterknospe mit dem nephrogenen Strang kommt es bei dieser Fehlbildung um die 6. Woche zum Kon-takt der kaudalen Enden der Nierenanlage mit nach-folgender Verschmelzung. Der dann folgende Aszen-sus wird in der Mittellinie durch die Arteria mesen-

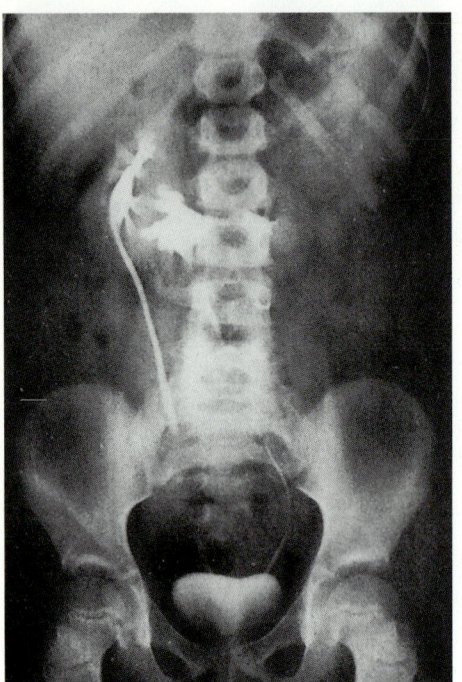

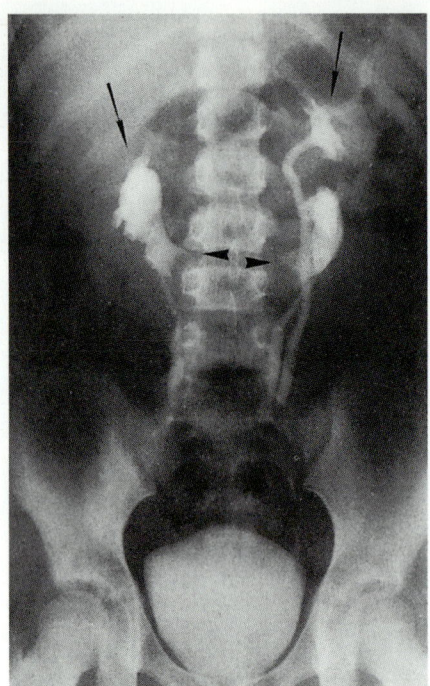

🔲 **Abb. 14.9.** Gekreuzte Dystopie der linken Niere (Infusions-Urogramm). Der obere Pol der quer liegenden linken Niere ist mit dem unteren Pol der orthotopen rechten Niere verschmolzen (Prof. Dr. E. Richter, Kinderradiologie, Universitätskinderklinik Hamburg-Eppendorf)

🔲 **Abb. 14.10.** Hufeisenniere mit Ureter fissus links (Infusions-Urogramm). Die Längsachsen der Nieren *(Pfeil)* konvergieren nach kaudal und die unteren Kelchgruppen sind nach medial gerichtet *(Pfeilspitzen)*

terica inferior gestoppt, sodass Hufeisennieren in der Regel etwas tiefer als orthotope Nieren liegen. Da bei der Verschmelzung meist noch keine Rotation stattgefunden hat, weisen die Hohlsysteme typischerweise nach ventral.

Nur ein Drittel aller Patienten mit Hufeisennieren bleibt zeitlebens asymptomatisch. Durch die ventrale Position des Ureterabganges, der sich nicht am tiefsten Punkt des Hohlsystems befindet und die ventrale Parenchymbrücke überwinden muss, werden **Ureterabgangsengen** in einem weiteren Drittel der Patienten gefunden. In Verbindung damit kommt es oft zu symptomatischen **Harnwegsinfektionen** und zur **Steinbildung**.

Diagnostik. Die Diagnose kann sonographisch vermutet werden und wird durch eine **i. v.-Pyelographie** (🔲 Abb. 14.10), ggf. auch durch ein CT bestätigt.

Da die Kontrastmittelanreicherung in der Parenchymbrücke oft durch Überprojektion mit der Wirbelsäule nicht zu erkennen ist, bedient man sich zur Diagnose der Hufeisenniere folgender urographischen Zeichen:

Diagnose der **Hufeisenniere** im Ausscheidungsurogramm:
- Nierenposition etwas tiefer als normal,
- Längsachsen konvergieren kaudal der Nieren (normalerweise kranial),
- kaudale oder sogar mediale Ausrichtung des untersten Nierenkelches,
- Malrotation des Hohlsystems,
- hohe Ureterinsertion.

Therapie. Die Therapie der Hufeisenniere wird durch ihre Komplikationen bestimmt. Eine ESWL von Steinen in Hufeisennieren kann erfolgreich durchgeführt werden. Der Steinabgang ist jedoch durch den hohen Ureterabgang und die damit schlechte Drainage erschwert.

> Eine Trennung der Parenchymbrücke zwischen den beiden Nierenanteilen einer Hufeisenniere wird heute nicht mehr als indiziert angesehen.

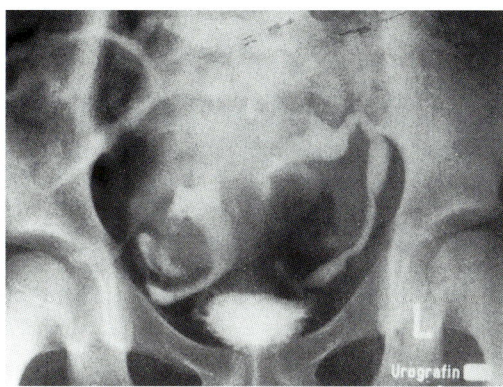

◘ **Abb. 14.11.** Verschmelzungniere im kleinen Becken, sog. Kuchenniere (Infusions-Urogramm). Beide Nieren sind an ihrer Konvexität miteinander verschmolzen (Prof. Dr. E. Richter, Kinderradiologie, Universitätskinderklinik Hamburg-Eppendorf)

Kuchenniere

Eine sehr seltene Verschmelzungsfehlbildung stellt die **Kuchen- oder Scheibenniere** dar, bei der die Konvexität beider Nieren miteinander verschmolzen ist (◘ Abb. 14.11).

In Kürze

Nierenfehlbildungen

Entstehen durch gestörte Interaktion der Nachnierenanlage und der darin einsprießenden Ureterknospe.

Schwere anlagebedingte Nierenfunktionsstörungen bedingen Oligohydramnion sowie typische Veränderungen des Äußeren beim Neugeborenen (Potter-Syndrom) mit Verhinderung der Lungenreifung.

- **Nierenagenesie:** Nichtanlage einer Niere.
- **Multizystische Nierendysplasie:** Häufigste Form der angeborenen zystischen Fehlbildung, nicht erblich, in der Regel nicht behandlungsbedürftig.
- **Polyzystische Nierendegenerationen:** Immer beidseitig, zwei Formen: autosomal-dominant oder -rezessiv vererbt, führen oft zur terminalen Niereninsuffizienz.
- **Einfache Nierenzysten:** Extrem häufig und meistens asymptomatisch, bedürfen dann keiner Therapie.
- Störung des Nierenaszensus führt zu klinisch oft bedeutungslosen **Beckennieren, lumbalen Nieren** und **Malrotationen.**

▼

- **Nephroptose:** Abnorme Beweglichkeit der Nieren ohne Krankheitswert.
- **Hufeisenniere:** Häufigste Verschmelzungsanomalie, prädisponiert besonders zur Steinbildung.

14.3 Fehlbildungen von Nierenbecken und Harnleitern

14.3.1 Fehlbildungen des Nierenbeckens

Kelchdivertikel und Hydrokalikose

> Kelchdivertikel, fälschlich auch Kelchzysten genannt, sind ganz mit Übergangsepithel ausgekleidete Formationen im Nierenparenchym, die über einen Divertikelmund mit einem kleinen Kelch in Verbindung stehen.

Embryologisch handelt es sich möglicherweise um eine frustrane Aufzweigung der Ureterknospe mit sackartiger Degeneration. Formal abgrenzbar, klinisch aber vergleichbar, ist die Hydrokalikose.

> Bei der Hydrokalikose ist das Infundibulum (der Kelchhals) eines Kelches stenotisch angelegt, sodass der betroffene Kelch dilatiert.

Diese Veränderung kann auch erworben sein, z. B. bei Nierentuberkulose.

Während der überwiegende Teil asymptomatisch ist und keiner Therapie bedarf, entstehen in bis zu einem Drittel dieser Divertikelformationen Steine. Eine offene Korrektur ist oft schwierig, sodass heute eine **perkutane Steinausräumung** im Divertikel mit nachfolgender Schlitzung des Divertikelmundes als Therapie der Wahl gilt.

Megakalikose

> Bei der Megakalikose handelt es sich um eine Erweiterung aller Kelche der betroffenen Niere ohne nachweisbare Obstruktion.

Ursächlich liegt diesem Krankheitsbild eine Hypoplasie der zugehörigen Papille zugrunde.

Dadurch erscheinen im i. v.-Urogramm die Kelchenden verplumpt und abgerundet wie bei einer Harnstauungsniere. Das Nierenbecken und der Ureter sind jedoch normal. Ein weiteres typisches radiologisches Zeichen ist die oft vorhandene Vermehrung der Zahl der Kelche auf über 18 (normal 6–18, im Mittel 12). Trotz der nachweislich verkürzten Sammelrohre und einer damit verbundenen geringen Minderung der

Konzentrationsfähigkeit sind keine daraus resultierenden Probleme bei betroffenen Patienten beschrieben worden.

14.3.2 Doppelbildungen

Embryologie. Spaltet sich die Ureterknospe nach Ausschließen aus dem Wolffschen Gang (► Kap. 1), so erreichen zwei Ureterknospen den nephrogenen Strang und verzweigen sich in zwei getrennte Hohlsysteme. Die sich hieraus entwickelnde **Doppelniere** zeigt in der Regel trotzdem ein zusammenhängendes Parenchym.

Eine Doppelniere entsteht auch, wenn sich zwei getrennte Ureterknospen am Wolffschen Gang bilden. Die distalere, näher am Sinus urogenitalis gelegene Anlage erreicht dabei den kaudaleren Teil des nephrogenen Stranges (► U1 in ◘ Abb. 14.12). Dieser Ureter, genauso wie ein nicht gedoppelter Harnleiter, verlagert seinen Ursprung vom Wolffschen Gang hin zum Sinus urogenitalis. Nach Trennung vom Wolffschen Gang erfolgt dann eine Verlagerung der Uretermündung nach kranial und lateral am Sinus urogenitalis. Der Ureter der oberen Anlage (► U2 in ◘ Abb. 14.12) ist weiter kranial am Wolffschen Gang angelegt. Dadurch erreicht er erst später den Sinus urogenitalis und führt die folgende kraniale und laterale Wanderungsbewegung nur in geringerem Maße aus.

> Die Mündung des Harnleiters der oberen Anlage liegt kaudaler und medialer im Sinus urogenitalis (und später in der Blase) als die des Harnleiters der unteren Anlage. Diese Gesetzmäßigkeit wird als Meyer-Weigertsche Regel bezeichnet (◘ Abb. 14.12).

Entsprechend dieser Regel hat der obere Ureter die Tendenz, zu tief einzumünden, was als **Ureterektopie** im engeren Sinne bezeichnet wird, während der Ureter der unteren Anlage oft zu hoch einmündet und dadurch einen **vesikoureteralen Reflux** aufweisen kann.

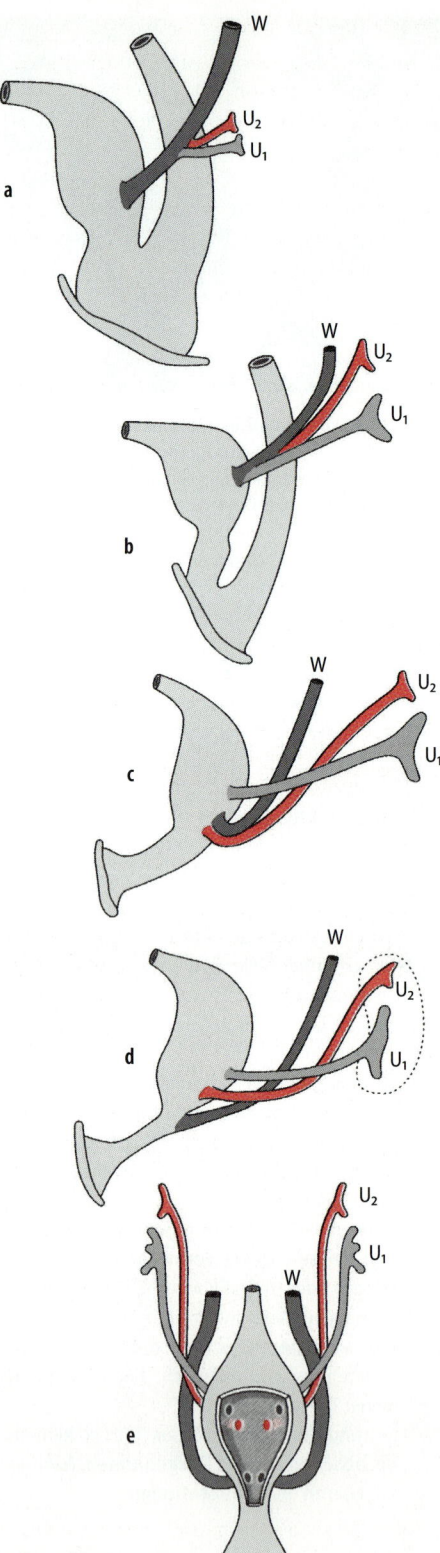

◘ **Abb. 14.12a–e.** Embryologie der Ureterdoppelung: U_1 Ureter der unteren Nierenanlage, U_2 Ureter der oberen Nierenanlage, W Wolffscher Gang. **a** Die Ureterknospe zur unteren Nierenanlage (U_1) entspringt distaler am Wolffschen Gang als die Ureterknospe der oberen Anlage (U_2). **b** Deshalb erreicht U_1 früher den Sinus urogenitalis als U_2. **c** Nach Erreichen des Sinus urogenitalis wandert die Mündung von U_1 durch Vergrößerung des Trigonums nach kranial und lateral. **d** U_2 erreicht den Sinus urogenitalis später und wandert deshalb weniger weit nach kranial und lateral. **e** Daher mündet U_1 stets kranialer und lateraler als U_2 (Meyer-Weigertsche Regel) (nach Hohenfellner et al. 1986)

Doppelbildungen des Hohlsystems

Aufgrund der beschriebenen Embryologie werden unvollständige (**Ureter fissus**) und vollständige (**Ureter duplex**) Doppelbildungen des Harnleiters unterschieden. Ist das Parenchym beider Nierenanlagen miteinander verbunden, spricht man von einer **Doppelniere**. Bei einer kompletten Trennung, die extrem selten ist, liegt eine echte **überzählige Niere** vor. Die Inzidenz aller Doppelbildungen beträgt 1:125 mit leichter Bevorzugung des weiblichen Geschlechtes und einer familiären Häufung.

Ureter fissus. Der Ureter fissus hat in nahezu allen Fällen keinen Krankheitswert (◨ Abb. 14.13). Da jedoch beide Hohlsysteme einen getrennten glattmuskulären Schrittmacher zur Erzeugung von peristaltischen Wellen besitzen, kann es hierdurch zu einem Yoyo-Phänomen kommen: Dabei wandert die peristaltische Welle zunächst vom Nierenbecken der einen Anlage den Ureter entlang nach distal bis zur Einmündung des zweiten Ureters und von hier aus retrograd zum Nierenbecken der anderen Anlage. Diese pendelnde Peristaltik führt

jedoch in der Regel zu keiner Harnabflussstörung. Ganz gelegentlich sollen hierdurch jedoch Flankenschmerzen erklärbar sein.

Ureter duplex. Auch der Ureter duplex ist oft völlig asymptomatisch (◨ Abb. 14.14). Wenn jedoch Symptome auftreten, so ergeben sie sich aus der veränderten Lage der Uretermündungen. Der Harnleiter der unteren Anlage mündet kranialer und lateraler als gewöhnlich in die Harnblase. Dadurch ist der Verlauf des letzten Harnleiterabschnittes zwischen der Blasenschleimhaut und der Muscularis verkürzt. Dies kann zu einem vesikoureteralen Reflux führen, d. h. zu einem Rückfluss von Urin aus der Blase in Harnleiter und Nierenbecken, besonders bei der Miktion. Bis zu 40% aller unteren Anlagen bei Ureter duplex zeigen einen Reflux (◨ Kap. 14.3.4).

Der Harnleiter der oberen Anlage mündet dagegen kaudaler und medialer als üblich in die Blase. Die Harnleitermündung kann dabei noch im Trigonum, im Blasenhals oder sogar in der Harnröhre liegen. Dieser zu tief mündende Harnleiter hat, wie auch der ektope ungeteilte Harnleiter, die Tendenz zu einer Abflussbehinderung durch eine Mündungsstenose und damit zu einer Hydronephrose zu führen (▶ Kap. 14.3.3). Dies

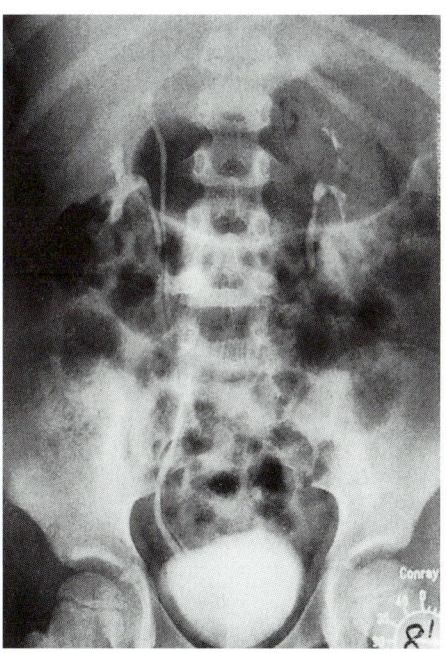

◨ **Abb. 14.13.** Doppelniere *links* mit Ureter fissus (Infusions-Urogramm). Die Vereinigung beider Ureten ist mit einer *Pfeilspitze* markiert

◨ **Abb. 14.14.** Doppelniere *rechts* mit Ureter duplex (Infusions-Urogramm). Beide Ureter lassen sich getrennt bis zur Blase verfolgen (Prof. Dr. E. Richter, Kinderradiologie, Universitätskinderklinik Hamburg-Eppendorf)

kann bis zur Funktionslosigkeit der oberen Anlage der Doppelniere führen.

14.3.3 Harntransportstörungen

Aufweitungen des Hohlsystems gehören zu den häufigsten Zeichen von Fehlbildungen des Harntraktes. Dabei ist die Aufweitung oder Dilatation, die auch als Hydronephrose bezeichnet wird, nicht Fehlbildung per se, sondern kann Ausdruck einer Harntransportstörung oder eines Refluxes sein, kann aber auch als strukturelle Veränderung ohne jegliche Abflussbehinderung und ohne Reflux vorliegen.

> Von Obstruktion sollte man heute nur dann sprechen, wenn eine Harntransportstörung vorliegt, die unbehandelt zu einem Verlust von Nierenfunktion oder der potentiellen Nierenentwicklungsfähigkeit führt.

Pathophysiologie der hydronephrotischen Atrophie
Im Tierversuch bewirkt eine komplette Unterbindung eines Ureters eine wenige Stunden dauernde Vasodilatation und danach eine zunehmende Vasokonstriktion. Gleichzeitig kommt es zu einem ausgeprägten Einstrom von Makrophagen in das Interstitium zwischen den Nierentubuli. Wird das Abflusshindernis nicht beseitigt, führt die Vasokonstriktion sowie eine parallele Aktivierung von Zytokinen durch Tubuluszellen und Makrophagen zu einer progredienten Apoptose von Tubuluszellen und einer interstitiellen Fibrose und damit schließlich zu einer Atrophie der Niere, deren Grad dann den irreversiblen Funktionsverlust der Niere kennzeichnet.

Natürlicher Verlauf kongenitaler Harnstauungsnieren
Seit langem ist von im Erwachsenenalter zufällig entdeckten, angeborenen Hydronephrosen bekannt, dass trotz der lange bestehenden Harntransportstörung die Funktion dieser Nieren oft völlig normal ist. Mit der Etablierung der fetalen Sonographie als Routinediagnostikum in der Schwangerschaft verzwanzigfachte sich innerhalb von 15 Jahren die Zahl der pränatal diagnostizierten einseitigen asymptomatischen Hydronephrosen.

Auch diese Tatsache spricht dafür, dass die große Mehrheit der früher unentdeckten Hydronephrosen nicht nur ohne Symptome, sondern auch ohne Funktionsminderung für die Betroffenen zeitlebens unproblematisch verblieben sind. Unvoreingenommene Studien über den natürlichen Krankheitsverlauf bei kongenitaler Harntransportstörung haben inzwischen mehr Klarheit über den natürlichen Krankheitsverlauf dieser Fehlbildung geschaffen:

Die erste wichtige Erkenntnis war, dass eine Dilatation der oberen Harnwege (also Hydronephrose) nur in 50% mit einer postnatal messbaren Abflussbehinderung (also Harn- ▼

stauungsniere im engeren Sinne) einhergeht. Möglicherweise liegt also in der anderen Hälfte der Fälle eine Dilatation aufgrund eines kurzfristigen embryonalen Abflusshindernisses vor, das längst nicht mehr existent ist und auch keiner Therapie bedarf.

Darüber hinaus konnte gezeigt werden, dass sich in bis zu einem Drittel der Fälle eine anfänglich tatsächlich nachgewiesene Obstruktion sich spontan, also ohne operative Behandlung bessert und zu einer nicht obstruierten Dilatation wird. Auch solche Patienten würden von einer operativen Therapie der Abflussbehinderung letztlich nicht profitieren.

Noch überraschender war es dann, dass selbst Patienten mit nachgewiesener Harnabflussstörung, die keine spontane Besserung zeigten, in den allermeisten Fällen auch ohne operative Behandlung keine Verschlechterung der Funktion der betroffenen Niere zeigten. Nur eine kleine Untergruppe solcher Patienten, je nach Krankheitsbild und Untersucher zwischen 0 und 25%, wiesen eine Funktionsverschlechterung auf und mussten schließlich operativ korrigiert werden.

> Der Nachweis einer Behinderung des Harnabflusses im **Lasix-Isotopennephrogramm** (▶ Kap. 4.5.3) wird heute als Beweis für das Vorliegen einer Harntransportstörung gefordert. Eine alleinige Dilatation in der Sonographie oder die Darstellung einer Stenose in der i. v.-Urographie beweist dagegen nicht das Vorliegen einer Harntransportstörung.

Bei Patienten mit **einseitiger asymptomatischer supravesikaler Harntransportstörung,** also in der Regel Patienten mit Ureterabgangs- und -mündungsstenose, ist trotz nachgewiesener Harnabflussstörung eine operative Korrektur nicht immer erforderlich. Stattdessen werden solche Kinder heute meistens mit regelmäßigen Kontrollen der Nierenfunktion im Verlauf nur beobachtet.

Bei **symptomatischer Obstruktion** sowie bei **infravesikaler Obstruktion**, die im Übrigen eine deutlich stärkere negative Beeinflussung der Nierenfunktion zu bewirken scheint und zumeist beidseitige Harnabflussstörungen bewirkt, ist die operative Desobstruktion weiterhin Therapie der Wahl.

Bei der Ureterentwicklung zwischen dem 37. und 41. Tag kommt es, von der Mitte aus nach kranial und kaudal fortschreitend, zur kurzfristigen kompletten Okklusion des Ureterlumens im Rahmen des zu diesem Zeitpunkt ausgeprägten Längenwachstums. Ab dem 38. bis 39. Tag wird der Ureter, ebenfalls von der Mitte nach kranial und kaudal fortschreitend, wieder rekanalisiert. Für eine kurze Zeit ist der Ureter dann noch durch eine zweischichtige Membran, die sogenannte Chwallasche Membran, von der Blase getrennt. Bei Beginn der Urinproduktion der Nachnieren rupturiert diese Membran.

> Inkomplette Rekanalisation scheint die embryologische Grundlage dafür zu sein, dass Stenosen des Ureters zu den häufigen angeborenen Fehlbildungen zählen.

Prädilektionsstellen sind der Ureterabgang am Nierenbecken sowie die Uretermündung in die Blase, während Stenosen im mittleren Harnleiter selten sind. Uretermündungsstenosen können darüber hinaus auch durch Fehlmündungen des Harnleiters (Ureterektopie) und Ureterozelen bedingt sein. Schließlich kann auch die retrokavale Lage des Harnleiters diesen stenosieren.

Ureterabgangsstenose

Die zunehmende Qualitätsverbesserung der fetalen Sonographie im Rahmen der Schwangerschaftsvorsorge ermöglicht es heute erstmalig sichere Zahlen über die Inzidenz **kongenitaler Hydronephrosen** anzugeben. Eins von 200 bis eins von 500 Neugeborenen (0,2–0,5%) weist eine solche Fehlbildung auf. 80% dieser Patienten zeigen eine Ureterabgangsstenose als Ursache.

> Mit Ureterabgangsstenose (subpelviner Stenose) wird eine in der Regel sehr kurzstreckige Verengung direkt zwischen Nierenbecken und Harnleiter bezeichnet.

Ca. 10% der Ureterabgangsstenosen treten beidseitig auf. Jungen sind doppelt so häufig betroffen wie Mädchen.

Formen der Ureterabgangsstenose

Am häufigsten findet sich als Ursache eine echte, **intrinsische** Stenose des Harnleiterabganges, bei der histologisch eine Wandfehlbildung mit reichlich Kollageneinlagerung und atrophischen Muskelzellen gefunden wird. Dieses Segment ist nicht nur eng, sondern auch peristaltisch inaktiv. In Einzelfällen konnten auch Schleimhautfaltenbildungen im Ureter als Ursache der Stenose nachgewiesen werden.

Die häufigste **extrinsische**, also außerhalb des Ureters liegende Ursache für eine Ureterabgangsenge ist ein, den Ureter überkreuzendes unteres Polgefäß.

Daneben gibt es **sekundäre** Abgangsstenosen, die durch Dilatation und Elongation des Ureters aufgrund einer Mündungsanomalie mit Harntransportstörung oder Reflux durch Abknickung entstehen.

Eine dynamisch relevante Abgangsstenose führt zu einer Harntransportstörung mit konsekutiver Dilatation des proximal der Stenose gelegenen Nierenbeckens und der Nierenkelche. Dieses typische Bild imponiert sowohl in der Sonographie (◘ Abb. 14.15 a) als auch in der i. v.-Urographie (◘ Abb. 14.15 b). Der Ureter ist sonographisch nicht nachweisbar und im i. v.-Urogramm nicht oder nur sehr fein mit Kontrastmittel gefüllt.

> Der weitaus größte Teil der Ureterabgangsstenosen bleibt zeitlebens asymptomatisch.

Dies erkennt man schon daran, dass die Inzidenz entdeckter Abgangsstenosen seit Einführung der fetalen Sonographie um mehr als das 10fache angestiegen ist.

Wird eine Ureterabgangsstenose klinisch erkannt, so kann sie durch einen palpablen Tumor oder durch Komplikationen einer Harnwegsinfektion im Säuglingsalter auffallen. Bei älteren Kindern und Erwachsenen führen gelegentlich Kolikschmerzen zur Diagnose. Ein renaler Hypertonus bei subpelviner Stenose ist berichtet worden, aber sehr selten.

Therapie. Nach Untersuchungen von Ransley führt eine unkorrigierte Ureterabgangsstenose nur in etwa einem Fünftel der Fälle zu einer progredienten Funktionsverschlechterung der Niere. Daher wird heute in vielen Fällen der Verlauf der Nierenfunktion im Isotopennephrogramm kontrolliert und eine operative Behandlungsindikation nur im Falle einer Funktionsverschlechterung gestellt. Einige Kinderurologen operieren diese Fehlbildung bei Abflussstörung im Isotopennephrogramm allerdings noch regelhaft, um einer eventuellen Funktionsverschlechterung vorzubeugen.

Eine Vielzahl operativer Verfahren, sogenannter **Nierenbeckenplastiken** zur Behandlung der Ureterabgangsstenose ist beschrieben.

Die weiteste Verbreitung findet die Operation nach Anderson-Hynes (◘ Abb. 14.16). Das enge Ureterabgangssegment wird mit einer Manschette des dilatierten Nierenbeckens reseziert und mit dem längs inzidierten Harnleiter anastomosiert. Die Ergebnisse dieses Verfahrens sind gut und sichern glatte Abflussverhältnisse in etwa 96–97% der Fälle.

Als therapeutische Alternative wird heute auch eine perkutane Inzision der Abgangsenge mit Heilung über einem großlumigen Katheter versucht. Bisher sind die Ergebnisse dieses Verfahrens der primär offenen Operation jedoch noch nicht ebenbürtig.

Megaureteren

> Eine Dilatation des Harnleiters wird als Megaureter bezeichnet.

Pathogenetisch können verschiedene Prozesse Ursache für diesen Megaureter sein:
- Beim seltenen **idiopathischen**, nicht obstruktiven, nicht refluxiven Megaureter besteht eine Dysplasie der Wandmuskulatur. Er bedarf keiner Therapie.

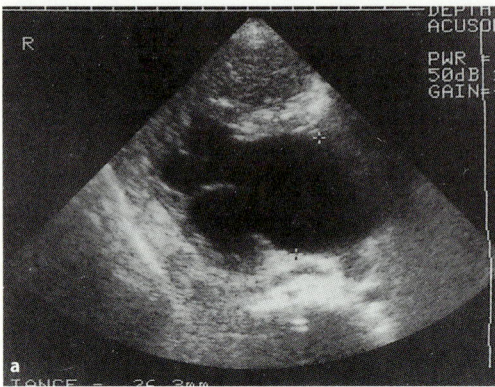

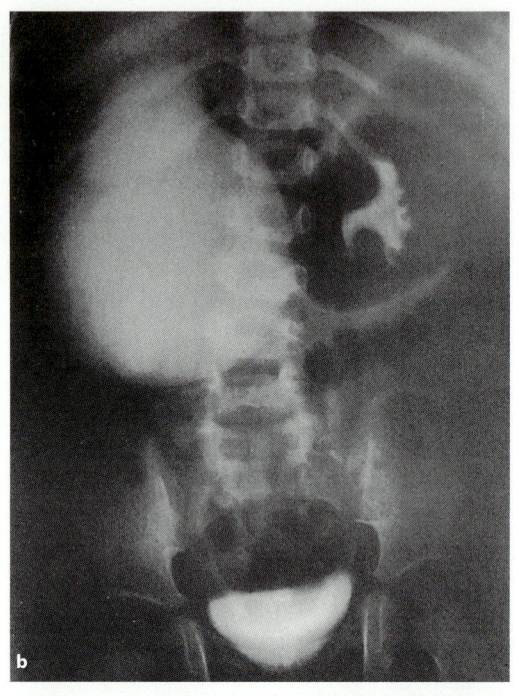

🔲 **Abb. 14.15a, b.** Ureterabgangstenose *rechts*. **a** Sonographisch deutlich erweitertes Nierenbecken und plumpe
Nierenkelche. **b** Im Infusionsurogramm massiv erweitertes
Nierenbecken mit typischer rundlicher Konfiguration und
ausgesackten Nierenkelchen (Prof. Dr. E. Richter, Kinderradiologie, Universitätskinderklinik Hamburg-Eppendorf)

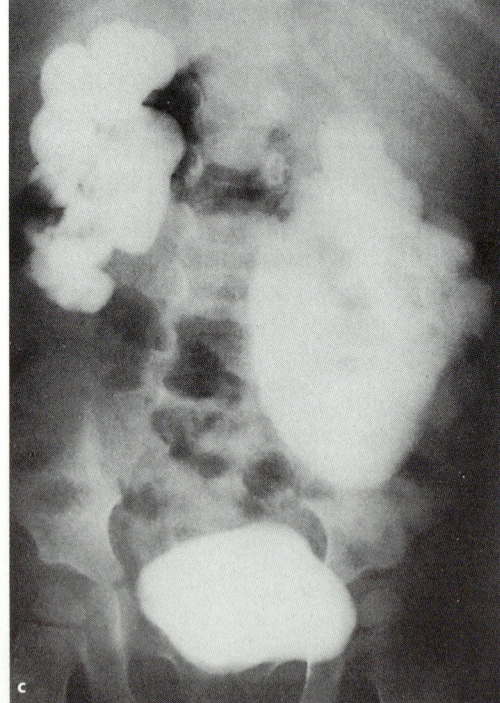

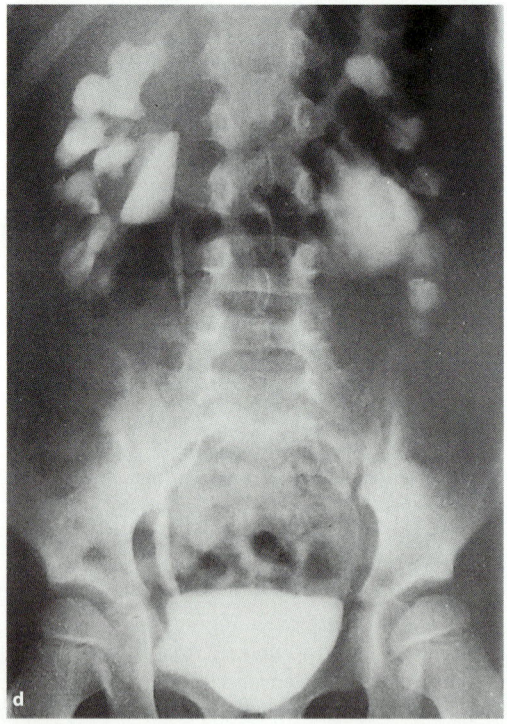

🔲 **Abb. 14.15c, d.** Ureterabgangsstenose beidseits. **c** Infusions-Urogramm präoperativ. Beidseitig, links noch ausgeprägter als rechts, massive Hydronephrose. **d** Ergebnis
2 Jahre nach beidseitiger Nierenbeckenplastik. Deutlich
rückläufige Hydronephrose mit mäßiger postobstruktiver
Restdilatation. Beide Ureteren füllen sich mit Kontrastmittel
(Prof. Dr. E. Richter, Kinderradiologie, Universitätskinderklinik
Hamburg-Eppendorf)

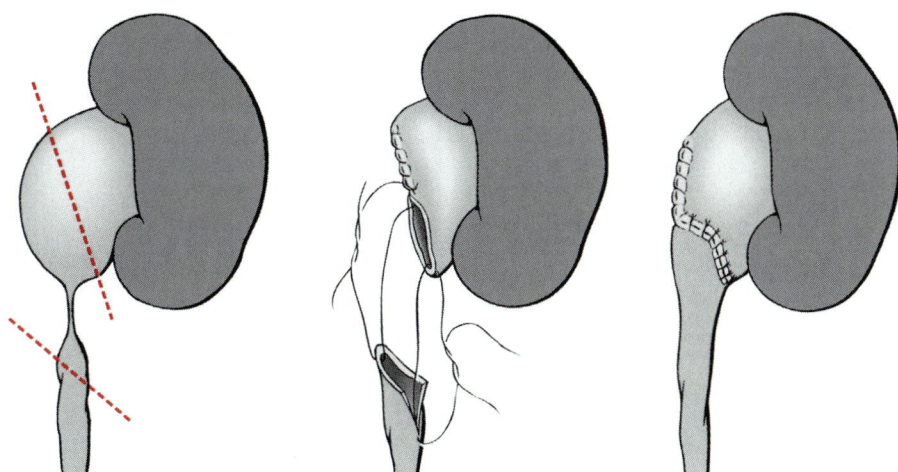

🔲 **Abb. 14.16.** Nierenbeckenplastik nach Anderson-Hynes (nach Kelals et al. 1992)

— Beim **primär refluxiven** Megaureter ist die Dilatation Folge eines höhergradigen Refluxes. Die Behandlung folgt deshalb den Regeln der Refluxtherapie entsprechend (▶ Kap. 14.3.4).

— Der **primär obstruktive** Megaureter stellt die häufigste Ursache für eine Megaureterbildung dar. Die Harnabflussstörung am ureterovesikalen Übergang ist beim primär obstruktiven Megaureter entweder durch eine anatomisch nachweisbare Stenose bedingt (möglicherweise ein Rest der Chwalleschen Membran) oder, wahrscheinlich häufiger, Folge eines funktionell enggestellten terminalen Uretersegmentes, in dem eine Relaxation der Ringmuskulatur nicht möglich ist (🔲 Abb. 14.17 a,b). Der sich oft erheblich erweiternde Megaureter wirkt wie ein Puffer für das Hohlsystem der Niere, sodass dieses oft erstaunlich wenig oder sogar nicht dilatiert ist.

— Dilatiert ein Ureter aufgrund einer Abflussbehinderung distal der Harnblase, so spricht man von einem **sekundär obstruktiven** Megaureten.

🔆 Primär obstruktive Megaureteren machen etwa 10–20% aller angeborenen Hydronephrosen aus und sind damit deren zweithäufigste Ursache.

Jungen sind 3–5mal häufiger betroffen als Mädchen.

> **Tipp**
> Noch häufiger als die Ureterabgangsstenose ist die Uretermündungsstenose asymptomatisch.

Treten Symptome auf, so oft als komplizierte Verläufe von Harnwegsinfektionen und nur sehr selten durch Koliken oder Steinbildung.

Noch seltener als bei der Ureterabgangsstenose führt die Obstruktion bei einer Uretermündungsstenose zu einer progredienten Schädigung der Niere. Die Wahrscheinlichkeit hierfür scheint unter 10% zu liegen. Stattdessen ist eine zum Teil vollständige Rückbildung auch erheblich dilatierter Megaureteren immer wieder dokumentiert worden.

Diagnostik. Die **Sonographie** zeigt eine mehr oder minder dilatierte Niere und einen über die ganze Länge erweiterten Harnleiter, der sich insbesondere hinter der Blase gut als erweiterte Struktur nachweisen lässt. Die genauen anatomischen Verhältnisse klärt das **Infusionsurogramm** (🔲 Abb. 14.18). Ein Reflux muss über ein **Miktionszysturethrogramm** ausgeschlossen werden, da Obstruktion und Reflux bei Megaureteren gemeinsam auftreten können.

Therapie. Entschließt man sich aufgrund einer abnehmenden Funktion oder anderer Komplikationen zur **operativen Korrektur**, so können nach Exzision des engen Segmentes (🔲 Abb. 14.19) die gleichen transvesikalen Verfahren wie zur Antirefluxplastik durchgeführt werden, z. B. nach Politano-Leadbetter oder Cohen (▶ Kap. 14.3.4). Ein Zugang ohne breite Eröffnung der Blase, ähnlich wie bei der Antirefluxplastik nach Lich-Grégoir (▶ Kap. 14.3.4) ist ebenfalls möglich. Die besten Ergebnisse werden nach Neuimplantation des Ureters in die Blase mit gleichzeitiger Fixierung der anastomosennahen Blasenwand auf dem Psoasmuskel (sogenanntes Psoas hitch) erzielt.

Ist der Ureter sehr weit, so muss er vor der neuen Verbindung mit der Blase verjüngt (modelliert) werden. Neben einer keilförmigen Exzision der Ureter-

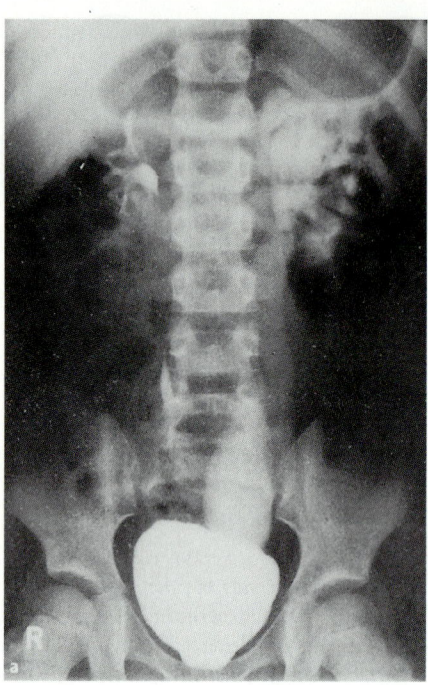
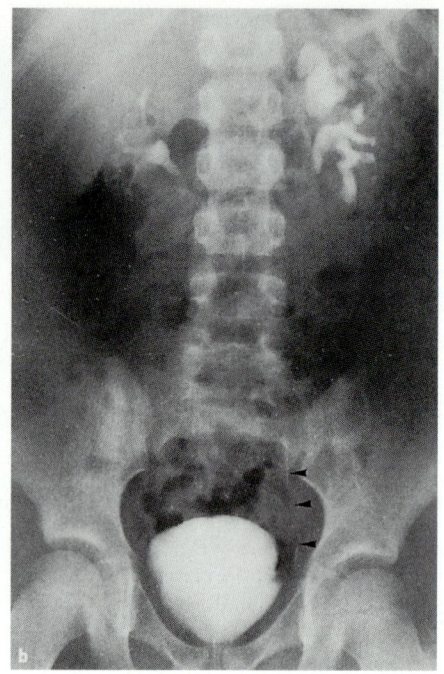

◘ **Abb. 14.17a, b.** Primär obstruktiver Megaureter bei Uretermündungstenose links. **a** Infusion-Urogramm präoperativ. Ausgeprägter Megaureter und Hydronephrose. **b** Ergebnis 1 Jahr nach Ureterozystoneostomie und Uretermodella-

ge. Abnahme der Hydronephrose, der Ureter ist prävesikal nur noch filiform erkennbar (*Pfeilspitzen*). (Prof. Dr. E. Richter, Kinderradiologie, Universitätskinderklinik Hamburg-Eppendorf)

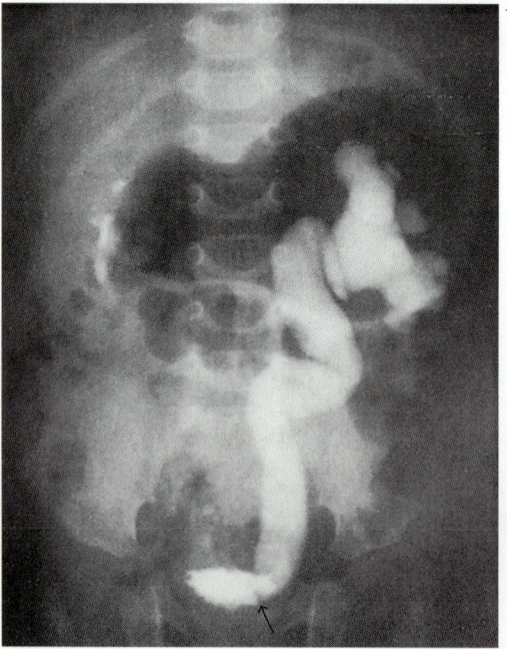

◄ ◘ **Abb. 14.18.** Uretermündungstenose mit primär obstruktiven Megaureter links (Infusions-Urogramm). Der Ureter ist über die ganze Länge dilatiert und endet in einem kurzen engen Segment direkt vor der Blase *(Pfeil)* (Prof. Dr. E. Richter, Kinderradiologie, Universitätskinderklinik Hamburg-Eppendorf)

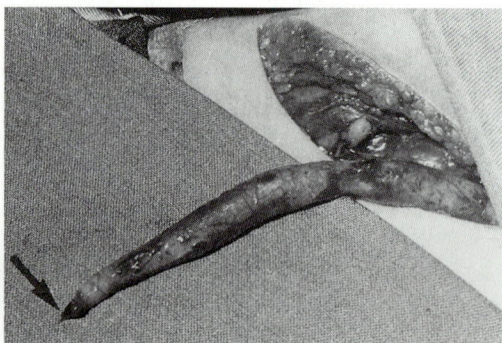

◘ **Abb. 14.19.** Uretermündungstenose. Mobilisierter Megaureter mit kurzem engem prävesikalem Segment (*Pfeil*)

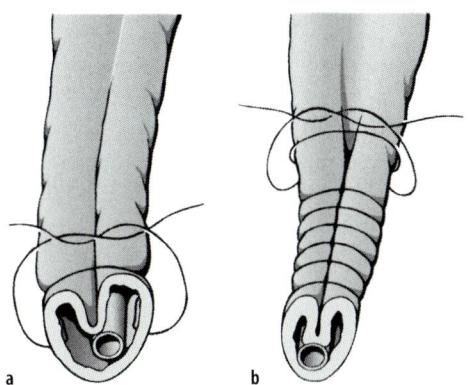

a   b

⬛ **Abb. 14.20.** Uretermodellage nach Starr zur Taillierung von Megaureteren (nach Kelalis et al. 1992)

wand haben sich verschiedene Einfalttechniken durchgesetzt, die eine bessere Gefäßversorgung des distalen Ureters erlauben (⬛ Abb. 14.20).

Ureterozele

❯ Unter einer Ureterozele versteht man eine zystische Dilatation des intravesikalen Ureters.

Ursächlich liegt wahrscheinlich eine verspätete Eröffnung der Chwallaschen Membran zugrunde. Dadurch kommt es zu einer Dilatation des letzten submukösen Ureterabschnittes. Je nachdem, ob das Ureterostium an normaler Stelle oder ektop liegt, unterscheidet man intravesikale (einfache) und ektope Ureterozelen (⬛ Abb. 14.21 a,b).

Die **intravesikalen** Ureterozelen sind kleiner, seltener, häufiger bei Jungen und in der Regel Ausdruck einer Mündungsstenose eines ungeteilten Harnleiters.

Die häufigeren **ektopen** Ureterozelen findet man dagegen überwiegend bei Mädchen. Meistens sind sie Ausdruck einer Mündungsstenose der oberen Anlage bei Ureter duplex und nur selten bei einem einzelnen Ureter. Die ektope Ureterozele mündet zwar am Blasenhals oder außerhalb der Blase, die Dilatation findet sich jedoch überwiegend im intravesikalen submukösen Abschnitt des Ureters. Während kleine intravesikale Ureterozelen keine Obstruktion bedingen müssen, führen ektope Ureterozelen meist zu einer Abflussstörung mit massiver Dilatation des intravesikalen Abschnittes und oft stark reduzierter Funktion der dazugehörigen oberen Anlage (⬛ Abb. 14.21b).

Von einer **Zoekoureterozele** spricht man, wenn sich die submuköse Ureterdilatation bis zum Blasenhals

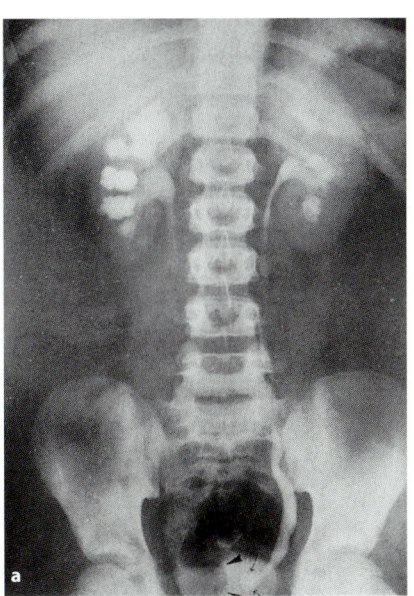

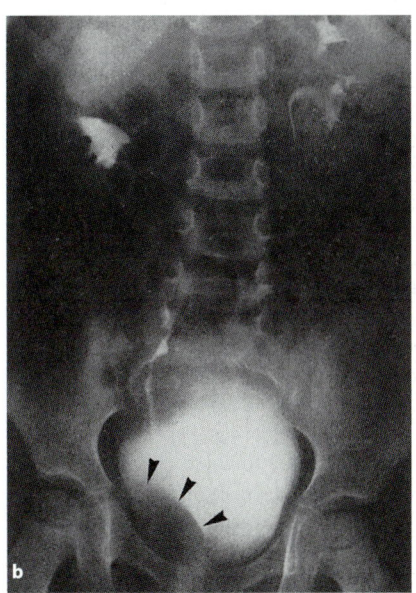

a   b

⬛ **Abb. 14.21a, b.** Ureterozelen (Infusions-Urogramme). **a** Beidseitige intravesikale Ureterozelen. Links nur geringe Abflussbehinderung mit deutlicher Kontrastmittelfüllung der Ureterozele (*Pfeile*). Rechts stärkere Abflussbehinderung. Die Ureterozele ist hier noch nicht mit Kontrastmittel gefüllt und stellt sich als Aussparung in der Blase dar (*Pfeilspitzen*). **b** Ektope Ureterozele der oberen Anlage bei Doppelniere

rechts. Die Ureterozele lässt sich nur als Aussparung am Blasenboden erkennen (*Pfeilspitzen*). Die obere Anlage ist deutlich gestaut und scheidet weniger Kontrastmittel aus. Die Uretermündung befand sich hier in der Harnröhre (Prof. Dr. E. Richter, Kinderradiologie, Universitätskinderklinik Hamburg-Eppendorf)

oder zur Harnröhre fortsetzt und somit einer ektopen Ureterozele ähnelt, das Ostium sich jedoch intravesikal befindet.

Diagnostik. In der **Sonographie** zeigt sich die Ureterozele als echofreie Raumforderung am Blasenhoden mit dünner Wand zum Blasenlumen.

Im **i. v.-Urogramm** füllt sich die Ureterozele nur bei guter Funktion mit Kontrastmittel (◘ Abb. 14.21 a). Große ektope Ureterozelen sind oft nur als nicht schattengebende Raumforderungen am Blasenboden zu erkennen, da in der Ureterozele keine ausreichende Kontrastmittelanreicherung stattfindet (◘ Abb. 14.21 b).

Eine **Zystoskopie** mit Aufsuchen des ektopen Ostiums und eine **retrograde Ureteropyelographie** klären dann im Zweifelsfall die Diagnose.

Therapie. Bevor man eine operative Therapie einer Ureterozele plant, sollte eine Harntransportstörung definitiv nachgewiesen sein. Besonders kleine intravesikale Ureterozelen sind oft nicht obstruierend. Eine Behandlung ist bei ihnen nicht notwendig.

Große intravesikale Ureterozelen mit Harnabflussbehinderung sowie ektope Ureterozelen, die fast immer obstruiert sind, bedürfen einer operativen Therapie. Ein sehr wenig belastendes Verfahren ist die **Fensterung der Ureterozele** über eine kleine Hakensonde, die durch ein Zystoskop geführt wird und an Hochfrequenzstrom angeschlossen ist. Dieses Verfahren ist meist effektiv, führt aber in etwa der Hälfte der Fälle zum Entstehen eines vesikoureteralen Refluxes, da sich der Antirefluxtunnel nicht mehr komplett schließen kann. Dieses Verfahren wird deshalb von Kinderurologen unterschiedlich beurteilt.

Alternativ kommt zur Therapie der Ureterozele eine **Ureterneuimplantation** entsprechend den Kriterien beim Megaureter infrage. Bei Doppelniere muss dabei eine Neuimplantation beider Harnleitermündungen erfolgen, da beide Ureteren im Bereich der Mündung eine gemeinsame Blutversorgung besitzen und die Trennung des betroffenen Ureters vom gesunden zu einer Durchblutungsstörung beider Ureteren führen könnte. Ist die zur Ureterozele gehörige Nierenanlage funktionslos, ist eine Heminephrektomie von destruierter Nierenanlage und zugehörigem Harnleiter die beste operative Behandlungsoption.

Ektoper Ureter

> Mündet der Harnleiter nicht an typischer Stelle, sondern weiter kaudal und medial in die Harnblase, in den Blasenhals oder außerhalb der Blase, so spricht man von einem ektopen Ureter.

Im weiteren embryologischen Sinne ist auch die Fehlmündung des Harnleiters zu weit kranial und lateral in der Blase eine Ektopie. Im allgemeinen Sprachgebrauch wird diese Art von Fehlmündung jedoch nicht unter die echten Ureterektopien gezählt.

Unter dieser Einschränkung sind ektope Ureteren solche, die sich zu spät (oder gar nicht) vom Wolffschen Gang trennen und damit eine zu tiefe Position im Sinus urogenitalis erreichen. Typische Lokalisationen sind somit beim **Jungen** neben dem Blasenhals die prostatische Harnröhre, aber auch die Folgestrukturen des Wolffschen Ganges, nämlich die Samenblase und der Ductus deferens. Beim **Mädchen** kann der ektope Ureter außer in Harnblase und Harnröhre auch in den Introitus und in die Vagina münden (◘ Abb. 14.22).

Mädchen. 50% der betroffenen weiblichen Patienten zeigen eine dauernde, meist mäßiggradige Harninkontinenz trotz normaler Miktion. In diesen Fällen mündet der ektope Ureter distal des Sphinkters in die Urethra, in die Vagina oder in den Introitus (◘ Abb. 14.22 b).

Jungen. Bei Jungen dagegen zählt Inkontinenz nicht zu den Symptomen der Ektopie, da ektope Uretermündungen distal der Mündung des Wolffschen Ganges in den Sinus urogenitalis, also distal der Mündung der Ductus ejaculatorii in die prostatische Urethra, nicht beschrieben sind. Bei Mündung des ektopen Ureters in die Samenblase oder den Ductus ejaculatorius sind rezidivierende Prostatitiden oder Epididymitiden, Hämospermie und Defäkationsschmerzen nicht ungewöhnlich (◘ Abb. 14.22 a). Diese Formen sind oft vor der Pubertät asymptomatisch. Im Gegensatz hierzu sind ektope Mündungen im Bereich des unteren Trigonums und des Blasenhalses oft zeitlebens symptomlos.

80% aller Ektopien betreffen die obere Anlage einer Doppelniere, 20% eine Niere mit ungeteiltem Hohlsystem. Die Symptomatik wird von der Lokalisation und von den Abflussverhältnissen geprägt. Nicht selten ist die ektope Uretermündung stenotisch und bedingt eine Hydronephrose, die zufällig oder bei Abklärung einer Harnwegsinfektion entdeckt wird. Diese oft ausgeprägte Hydronephrose führt nicht selten zur Funktionslosigkeit der betroffenen Anlage. Bei ausgeprägten Ektopien findet man oft nicht nur hydronephrotische, sondern auch primär hypodysplastische Veränderungen der betroffenen Anlage (◘ Abb. 14.23).

Therapie. Zum einen gehen die ektopen Ureteren in der Mehrzahl der Fälle mit einer Harnabflussstörung einher, zum anderen führen sie bei Mündung in die

14

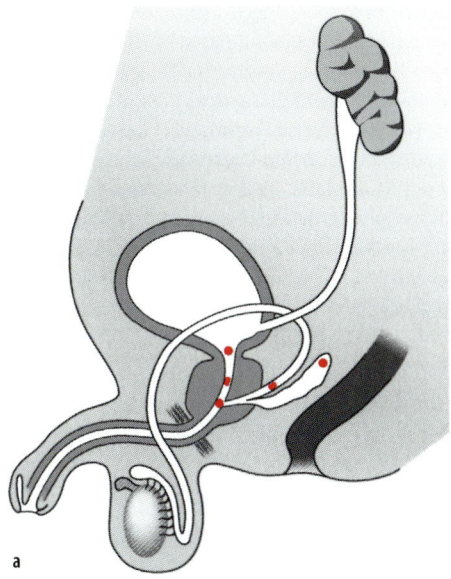

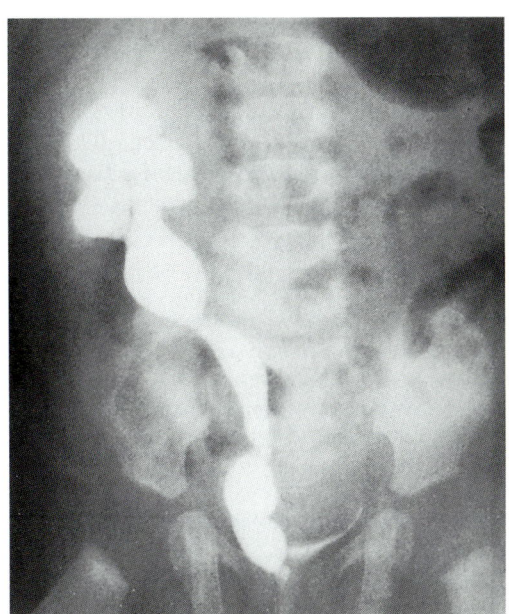

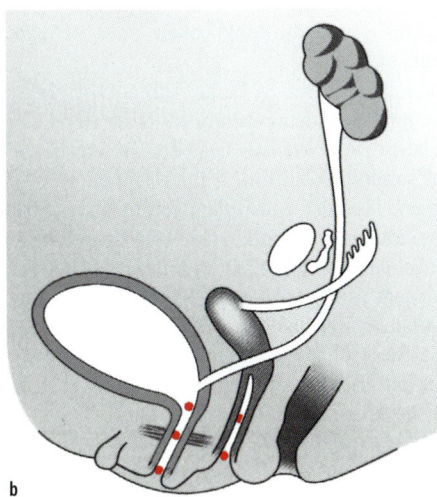

Abb. 14.22a, b. Mögliche Lokalisation der ektopen Uretermündung. **a** Beim Jungen. **b** Beim Mädchen (modifiziert nach Hohenfellner et al. 1986)

distale Urethra oder in den Introitus bei Mädchen zu einer Inkontinenz.

> Liegt keine Harnstauung und keine Inkontinenz vor, so bedarf der ektope Ureter auch keiner Behandlung. Dies trifft jedoch nur auf geringgradige Ektopien im Bereich des Trigonums und des Blasenhalses zu. In allen anderen Fällen besteht die Indikation zur **operativen Therapie**.

Abb. 14.23. Ektoper Ureter rechts (retrograde Ureteropyelographie). Der Ureter mündet deutlich kaudal der Blase in den Introitus (Prof. Dr. E. Richter, Kinderradiologie, Universitätskinderklinik Hamburg-Eppendorf)

Beträgt die Restfunktion der betroffenen Niere bzw. der betroffenen Anlage bei Doppelnieren mehr als etwa 10–15% der Gesamtfunktion, so wird man sich in der Regel für ein **nierenerhaltendes Verfahren** entscheiden. Der Harnleiter wird dann extravesikal im kleinen Becken mobilisiert, im Bereich der ektopen Mündung abgesetzt und in die Blase neu eingepflanzt.

Beträgt die Restfunktion weniger als 10–15% der Gesamtfunktion, so ist ein nierenerhaltendes Verfahren oft nicht sinnvoll. Die übliche Behandlung ist dann eine **Nephroureterektomie**, also eine Entfernung der betroffenen Niere und des gesamten Harnleiters. Bei ektoper Mündung des Harnleiters der oberen Anlage einer Doppelniere, erfolgt entsprechend die **Heminephroureterektomie**.

Besteht keine Inkontinenz oder eine andere klinische Symptomatik, so ist alternativ in Fällen mit schlechter Funktion und hochgradiger Obstruktion auch eine abwartende Haltung möglich. Die Eltern müssen hierbei jedoch über das Risiko, dass Harnwegsinfekte in solchen Fällen durch das Auftreten einer Pyonephrose kompliziert sein können, aufgeklärt werden. Aus diesem Grunde empfiehlt sich bei nicht operativer Behandlung eine **Antibiotika-Dauerprophylaxe**.

Retrokavaler Ureter

 Von einem retrokavalen Ureter spricht man, wenn der rechte Harnleiter die Vena cava von hinten lateral nach vorne medial spiralig umschlingt.

Hieraus resultiert ein unverwechselbarer Harnleiterverlauf im i. v.-Urogramm und eventuell auch eine Harnabflussstörung.

Embryologie
Beim Embryo erfolgt der venöse Abfluss im Rumpfbereich zunächst durch mehrere Kardinalvenen. Normalerweise entwickelt sich die Vena cava aus einer dorsal des Ureters gelegenen Kardinalvene. Wird stattdessen eine ventral des Ureters gelegene Kardinalvene zur definitiven Vena cava, resultiert hieraus der retrokavale Ureter.

Im Falle einer Hydronephrose ist die Durchtrennung des Ureters retrokaval und eine End-zu-End-Anastomosierung präkaval erforderlich.

Weitere seltene Ursachen angeborener Abflussstörungen
Sehr seltene Ursachen für angeborene Abflussstörungen des Ureters stellen **Ureterfalten**, **Ureterklappen** sowie **Ureterdivertikel** dar.

14.3.4 Vesikoureteraler Reflux

Eine weitere Fehlbildung der Uretermündung führt zum vesikoureteralen Reflux.

Als Reflux bezeichnet man den Rückfluss von Urin, der sich bereits in der Blase befunden hat, in den Harnleiter, das Nierenbecken oder sogar die Sammelrohre. Dieser Rückfluss kann auf die Phasen hohen Druckes, besonders bei Kontraktion der Blase während der Miktion beschränkt sein (high pressure reflux) oder schon bei geringem Druckanstieg bei zunehmender Blasenfüllung (low pressure reflux) erfolgen. Normalerweise verhindert der langstreckige Verlauf des terminalen Ureters zwischen der Mukosa und der Muskularis der Harnblase einen Reflux. Jede Druckerhöhung in der Blase wird bei intaktem Antireflux-Mechanismus zu gleichen Teilen auf das Ostium wie auch auf die Ureterwand fortgeleitet, sodass es zu keinen effektiven Druckunterschieden kommt, die eine Rückwärtsbewegung von Urin veranlassen könnten.

 Ist der submuköse Verlauf des terminalen Ureters verkürzt oder fehlt er völlig, so wird der Ureter bei intravesikalen Druckerhöhungen nicht verschlossen und ein Reflux ist möglich.

Mit abnehmender Länge des submukösen Verlaufs ändert sich auch die Form des Ureterostiums von schlitzförmig nach kreisrund und lässt damit bereits bei der Inspektion Rückschlüsse auf die Länge des submukösen Tunnels und die Möglichkeit eines Refluxes zu (■ Abb. 14.24).

Ursache für ein zu kurzes submuköses Segment und ein fehlgebildetes Ostium ist in der Regel eine zu weit laterale und kraniale Lage des Ureterostiums. Sie bildet somit das Gegenstück zur klassischen Ureterektopie und lässt sich embryologisch mit einer zu frühen Einmündung des Ureters in den Sinus urogenitalis aufgrund einer zu tiefen primären Anlage der Ureterknospe auf dem Wolffschen Gang erklären. Entsprechend ist bei Doppelnieren häufig das Ostium der unteren Anlage, welches früher Kontakt mit dem Sinus urogenitalis erhält und daher in der Blase später lateraler und kranialer liegt, von einem Reflux betroffen.

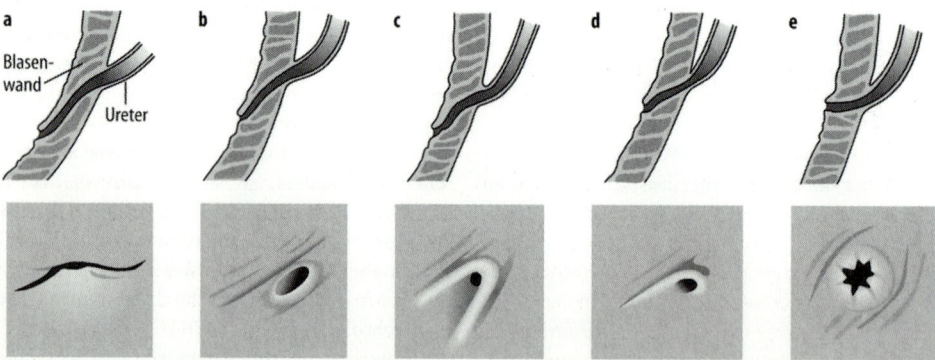

■ **Abb. 14.24a–e.** Vesikoureteraler Reflux. **a–e:** Mit abnehmender Länge des submukösen Ureterverlaufs nimmt der Grad des Refluxes zu. Parallel dazu ändert sich die Form des Ostiums von schlitzförmig nach golflochartig (modifiziert nach Kelalis 1992)

Der Reflux wird nach Heikel und Parkkulainen in 5 Grade eingeteilt (■ Abb. 14.25):
- Grad 1: Reflux bis in den unteren Ureter
- Grad 2: Reflux bis zum Nierenbecken ohne Dilatation
- Grad 3: Reflux mit geringer Dilatation von Ureter und Nierenbecken
- Grad 4: Reflux mit deutlicher Dilatation von Ureter, Nierenbecken und Nierenkelchen ohne Elongation des Ureters
- Grad 5: Massiver Reflux mit ausgeprägt dilatiertem und geschlängeltem Ureter sowie dilatierten Nierenbecken und Nierenkelchen (■ Abb. 14.25 b)

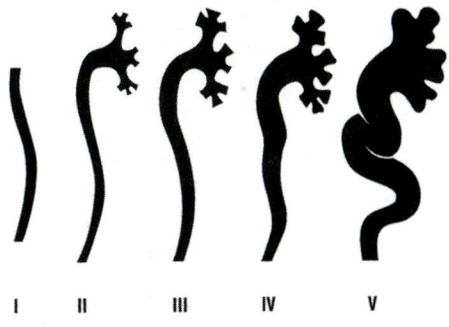

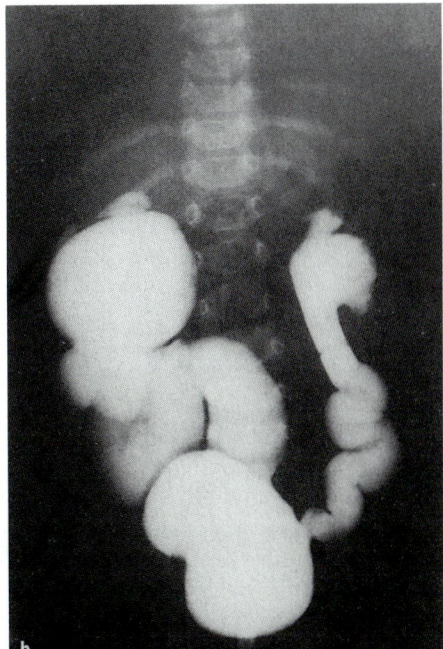

■ **Abb. 14.25a, b.** Klassifikation des vesikoureteralen Refluxes nach Heikel und Parkkulainen. **a** Schemazeichnung des Miktionszysturethrogrammes. **b** Vesikoureteraler Reflux, rechts Grad V, links Grad IV (Miktionszysturethrogramm) (Prof. Dr. E. Richter, Kinderradiologie, Universitätskinderklinik Hamburg-Eppendorf)

Bei Neugeborenen findet man in bis zu 60% einen vesikoureteralen Reflux, bei Kindern über 5 Jahren jedoch in unter 5%. Die vollständige Aktivierung des Antirefluxmechanismus erfolgt somit oft erst im Säuglings- und Kleinkindesalter und wird als Maturation (Reifung) des Ostiums bezeichnet.

> Dabei ist die Wahrscheinlichkeit der spontanen Rückbildung eines Refluxes Grad 1–3 innerhalb von 5 Jahren größer als 90%.

Symptomatik. Der vesikoureterale Reflux per se ist in der Regel asymptomatisch.

Nur bei hochgradigem Reflux mit massiver Dilatation des Hohlsystems kann der während der Miktion in das Hohlsystem zurückgeflossene Urin kurz nach Ende des Wasserlassens die Blase wieder füllen und eine zweizeitige Miktion auslösen. Ein vesikoureteraler Reflux ohne Harnwegsinfekte führt, auch wenn er hochgradig ist, nicht zu einer Beeinflussung der Nierenfunktion.

Von Bedeutung ist der vesikoureterale Reflux, da er den **Verlauf von Harnwegsinfektionen** wesentlich **mitbestimmt**. Besteht bei Säuglingen und Kleinkindern bei rezidivierenden Harnwegsinfekten gleichzeitig ein vesikoureteraler Reflux, so ist die Wahrscheinlichkeit, pyelonephritische Narben auszubilden, wesentlich höher als ohne Reflux. Bei Kindern in den ersten 2-3 Lebensjahren kommt es bei höhergradigem Reflux fast immer auch zum intrarenalen Reflux. Hierbei fließt der (infizierte) Urin nicht nur ins Nierenbecken, sondern weiter in die Sammelrohre der Niere hinein, wodurch die Wahrscheinlichkeit einer schweren interstitiellen Entzündung mit Narbenbildung deutlich höher wird als bei Kindern ohne Reflux, deren Harnwegsinfekte häufiger auf die Blase beschränkt bleiben.

Diagnostik. Die Diagnose des vesikoureteralen Refluxes lässt sich am besten mit einer **Miktionscysturethrographie (MCU)** stellen. Dabei wird die Blase über einen Katheter mit Kontrastmittel gefüllt und während der Füllungsphase als auch während der Miktion unter Durchleuchtung überprüft, ob eine retrograde Kontrastmittelanfärbung der oberen Harnwege stattfindet (■ Abb. 14.25 b).

Statt eines solchen Kontrastmittels kann auch ein Radioisotop in die Blase instilliert werden. Dieses **Iso-**

topen-Miktionscysturethrogramm reduziert die Strahlenbelastung des Kindes gegenüber der Belastung beim konventionellen radiologischen MCU, stellt jedoch andererseits die anatomischen Verhältnisse am ureterovesikalen Übergang sowie die Graduierung des Refluxes nicht exakt dar. Es eignet sich daher am besten zur Verlaufskontrolle und weniger zur Erstdiagnostik des Refluxes.

Durch Instillation eines sonographisch erkennbaren Kontrastmittels in die Harnblase lässt sich in der **Reflux-Sonographie** heute ein vesikoureterorenaler Reflux auch in der Ultraschalluntersuchung nachweisen.

Therapie. Die Beobachtungen, dass ein Reflux ohne Harnwegsinfekte genauso wenig schädlich für die Nieren ist wie rezidivierende Harnwegsinfekte ohne Reflux, legt nahe, dass zur Verhinderung der Narbenbildung (◘ Abb. 14.26 a–c) die Ausschaltung eines Parameters, Reflux oder Infekt ausreichend wäre.

Somit bieten sich zwei unterschiedliche Therapieregime an:
1. Verhinderung der rezidivierenden Harnwegsinfekte durch Antibiotika-Dauerprophylaxe,
2. operative Korrektur des vesikoureteralen Refluxes.

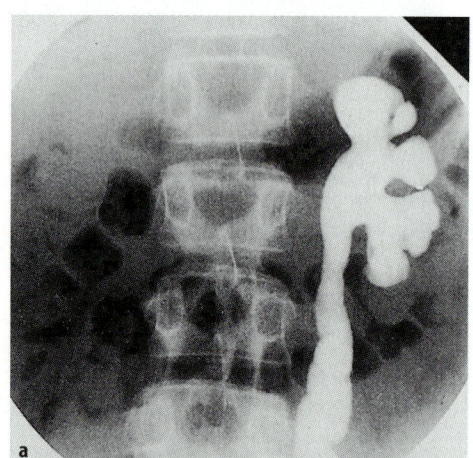

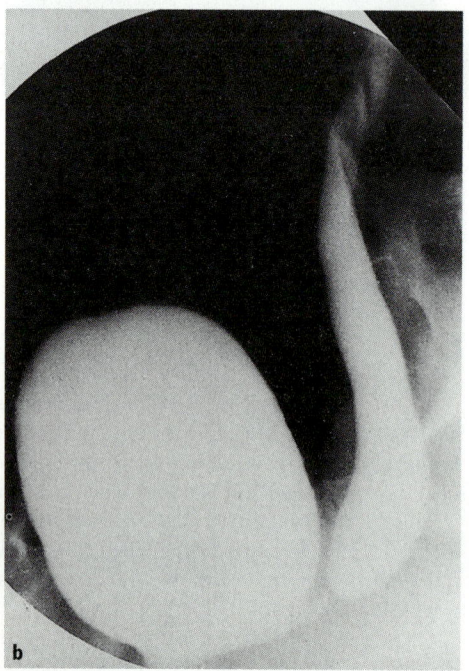

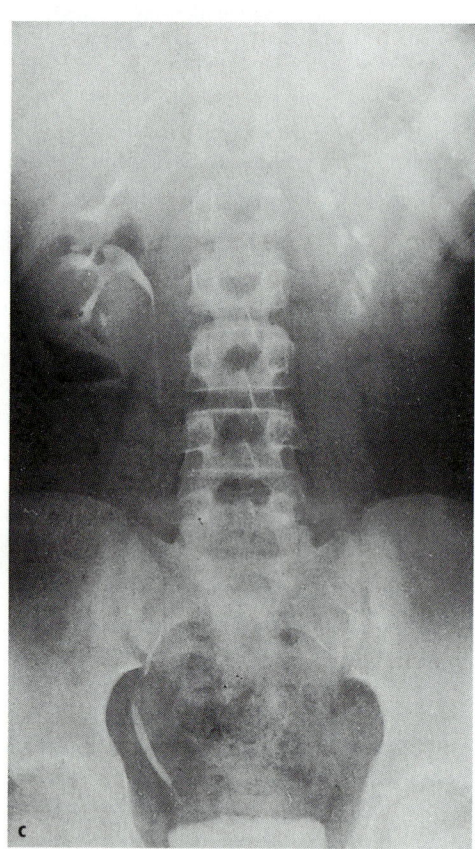

◘ **Abb. 14.26a–c.** Narbenbildung bei Reflux und Harnwegsinfekten. **a, b** Nachweis eines viertgradigen vesikoureteralen Refluxes links im Miktionszysturethrogramm. **c** Pyelonephritische Schrumpfniere links im Infusions-Urogramm (Prof. Dr. E. Richter, Kinderradiologie, Universitätskinderklinik Hamburg-Eppendorf)

1. **Antibiotikaprophylaxe.** Eine Dauerprophylaxe besteht in der täglichen Gabe von 1/4 bis 1/6 der üblichen therapeutischen Dosis eines Antibiotikums. Durch diese niedrige Dosierung wird eine Bildung resistenter Stämme im Darm verhindert. Gleichzeitig kommt es jedoch nicht mehr zur Adhäsion von Bakterien in der Urethra und der Blase, und damit nicht zur Harnwegsinfektion. Durch ein solches medikamentöses Behandlungsschema können ca. 95% aller Infektpatienten komplett frei von rezidivierenden Harnwegsinfekten gehalten werden.

2. **Operation.** Das Korrekturprinzip bei operativen Eingriffen besteht in der Schaffung eines längeren Uretersegmentes, welches durch einen Tunnel zwischen Mukosa und Muscularis in der Blasenwand verläuft und das durch Kompression bei Druckerhöhung intravesikal verschlossen wird. Hierdurch wird versucht, den physiologischen Antirefluxmechanismus nachzuahmen.

— **Transvesikale Antirefluxplastik nach Politano-Leadbetter**: Hierbei wird das Ureterostium umschnitten und der Ureter aus seinem Verlauf durch die Blasenwand mobilisiert. Es wird dann weiter kranial und lateral ein neuer Durchtritt für den Ureter durch die Blasenwandmuskulatur und ein langer Tunnel zwischen Schleimhaut und Muscularis geschaffen, bevor das Ureterostium nahe der alten Position wieder in die Blasenschleimhaut eingenäht wird (◼ Abb. 14.27).

— **Transvesikale Antirefluxplastik nach Cohen:** Auch hier wird der Ureter nach Umschneiden des Ostiums an seinem Durchtritt durch die Blasenwand mobilisiert. Im Gegensatz zur Politano-Leadbetter-Operation jedoch wird kein neuer Durchtritt durch die Blasenwandmuskulatur geschaffen, sondern der vorhandene submuköse Tunnel bis auf die gegenseitige Blasenwand ausgedehnt, sodass das Ureterostium auf der kontralateralen Seite mit der Blasenmukosa anastomosiert wird (◼ Abb. 14.28).

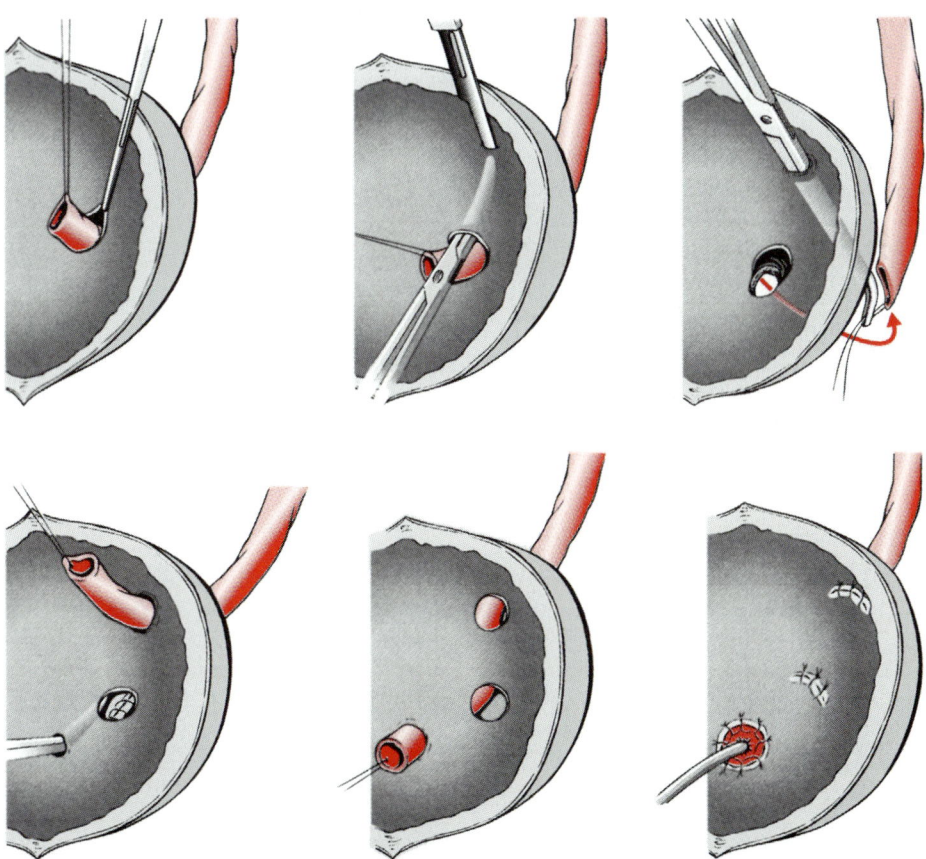

◼ **Abb. 14.27.** Transvesikale Antirefluxplastik nach Politano-Leadbetter (▶ Text)

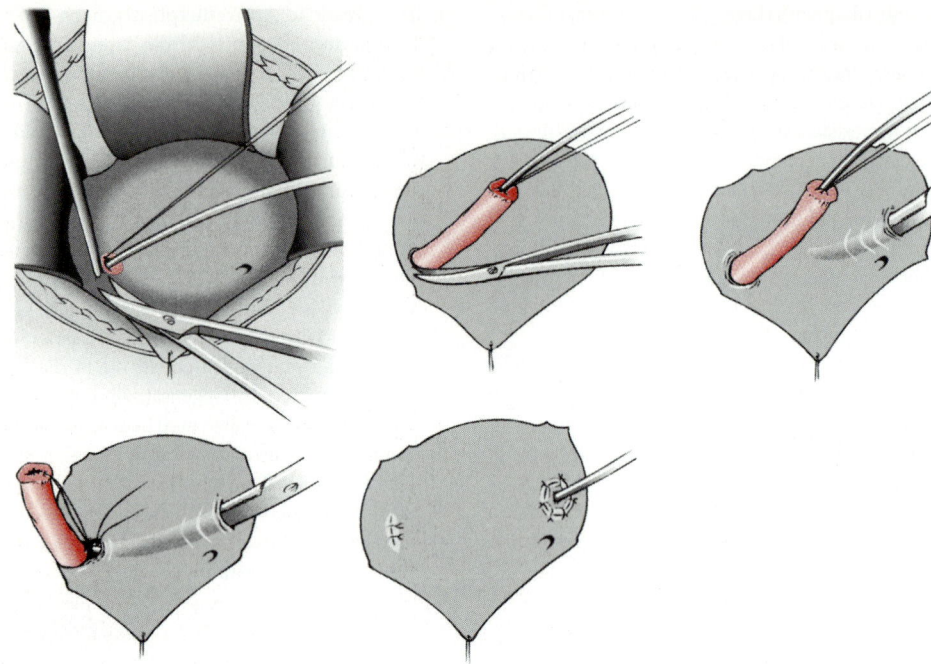

Abb. 14.28. Transvesikale Antirefluxplastik nach Cohen (nach Glassberg et al. 1985, ▶ Text)

— **Extravesikale Antirefluxplastik nach Lich-Gré-goir:** Ausgehend vom muskulären Durchtritt des Ureters durch die Blasenwand wird der Detrusor-muskel unter Schonung der Mukosa nach lateral und kranial gespalten und dann über dem Ureter wieder verschlossen (■ Abb. 14.29).

Die genannten Verfahren und einige andere Variationen der Operationstechnik führen bei etwa 95% der Patienten zum gewünschten Ergebnis eines Verschwinden des Refluxes bei gleichzeitiger stauungsfreier Drainage der Niere.

> Die konservativ medikamentöse Infektprophylaxe und die operative Therapie des Refluxes sind bezüglich der Verhinderung einer weiteren Narbenbildung an den betroffenen Nieren bei Refluxgrad I–IV absolut gleichwertig.

Zwei Gründe sprechen nach Ansicht der meisten kinderurologischen Zentren heute für eine Antibiotika-Dauerprophylaxe als erste Therapieoption bei rezidivierenden Harnwegsinfekten und niedrig- bis mittelgradigem Reflux. Zum einen macht die hohe spontane Heilungsrate des Refluxes den Behandlungszeitraum

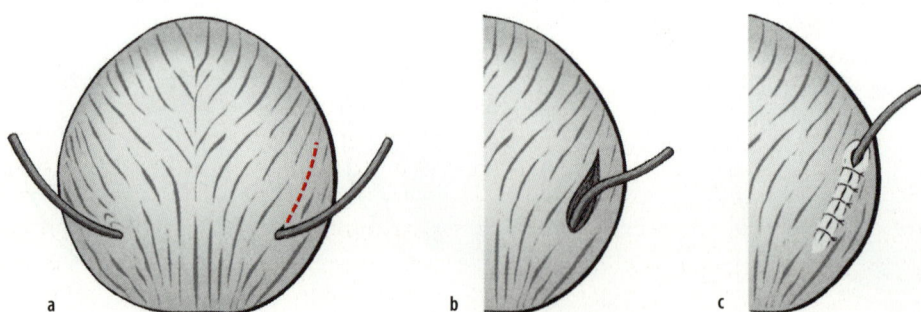

a   b   c

Abb. 14.29a–c. Extravesikale Antirefluxplastik nach Lich-Grégoir (nach Kelalis et al. 1992, ▶ Text)

für die Dauerprophylaxe in den meisten Fällen überschaubar, und zum anderen benötigen viele Kinder auch nach erfolgreicher Antirefluxplastik eine antibiotische Vorbeugung ihrer Harnwegsinfekte, da sie zwar keine Narben mehr, jedoch weiterhin Fieber und Schmerzen entwickeln können.

> Eine operative Refluxtherapie bleibt heute meistens auf Patienten mit wiederholten Durchbruchsinfektionen, mit unzuverlässiger Medikamenteneinnahme, mit Persistenz des Refluxes in der Langzeitbeobachtung und eventuell mit primär hochgradigem (viert- bis fünftgradigem) Reflux aufgrund der geringen Rückbildungswahrscheinlichkeit beschränkt.

In Kürze

Fehlbildungen der oberen Harnwege gehören zu den häufigsten urologischen Anomalien.
Teilt sich die Ureterknospe, entsteht eine Doppelniere mit **Ureter fissus** mit gemeinsamer Endstrecke oder mit **Ureter duplex**, falls zwei getrennte Uretermündungen vorliegen. Nach der **Meyer-Weigertschen Regel** mündet der Ureter der oberen Nierenanlage in der Regel tiefer als der der unteren Anlage.

- **Hydronephrose:** Niere mit Dilatation des Nierenbeckenkelchsystems.
  Obstruktion: Harntransportstörung mit progredientem Funktionsverlust der betroffenen Niere.
  Während früher Dilatation, Harnstauungsniere und Obstruktion synonym verwandt wurde, zeigen neuere Untersuchungen, dass nur die Hälfte aller dilatierten Nieren tatsächlich eine Harntransportstörung aufweist. Deshalb vor operativer Therapie bei Hydronephose Sicherung der Harntransportstörung durch **Lasix-Isotopennephrogramm**. Selbst bei unbehandelter Harntransportstörung kommt es oft nicht zur progredienten Atrophie der hydronephrotischen Niere, besteht also meist keine Obstruktion.
- **Ureterstenosen** finden sich am häufigsten am Ureterabgang, führen zu deutlichen, aber oft asymptomatischen Hydronephrosen.
  Uretermündungstenosen sind Ursache des primär obstruktiven Megaureters.
  Bei der **Ureterozele** führt eine Mündungstenose zur zystischen Dilatation des intravesikalen Ureterabschnittes.
  ▼

Ureterektopie liegt bei zu tiefer Mündung des Ureters in den Sinus urogenitalis vor, Folge ist Harnabflussstörung, bei Mädchen mit Mündung distal des Sphinkters Harninkontinenz. Betroffen sind Einzelnieren genauso wie untere Anlagen von Doppelnieren. Bei zu weit kranialer Uretermündung: **vesikoureteraler Reflux**. Einzelnieren als auch obere Anlagen von Doppelnieren können betroffen sein.
Therapie: Bei asymptomatischer, unilateraler und gut funktionierender supravesikaler Obstruktion kann eine Verlaufsbeobachtung ausreichend sein. Wenn operiert wird, erfolgt bei der Ureterabgangsstenose eine Nierenbeckenplastik, bei der Uretermündungsstenose eine Ureterozystoneostomie (Harnleiterneueinpflanzung in die Blase), bei obstruierten Ureterozelen auch eine transurethrale zystoskopische Fensterung, dabei entsteht in 50% ein vesikoureteraler Reflux. Operative Therapie bei ektopen Ureteren nicht nur wegen einer Obstruktion, sondern auch bei Inkontinenz. Bei Funktion der obstruierten Niere von unter 10-15% der Gesamtfunktion ist eine Nephrektomie sinnvoller als eine plastische Korrektur.

- **Vesikoureteraler Reflux:** Zurückfließen von Urin aus der Blase in Ureter, Nierenhohlsystem oder Sammelrohre. Bei Neugeborenen sehr häufig, bildet sich meist spontan zurück. Ein Reflux ohne Infekte schädigt die Nieren nicht und bedarf keiner Therapie. Reflux bei rezidivierenden Harnwegsinfekten kann dagegen zur pyelonephritischen Narbenbildung führen. Deshalb Vermeidung der Infekte durch Antibiotika-Dauerprophylaxe oder operative Korrektur des Refluxes. Beide Therapieprinzipien sind gleich effektiv.

14.4 Blasen- und Harnröhrenfehlbildungen

14.4.1 Blasenekstrophie und Epispadie

Embryologie. Spaltbildungen des unteren Harntraktes und äußeren Genitale sind seltene Hemmungsmissbildungen, die embryologisch durch eine mesodermale Entwicklungsstörung der muskulären Bauchwand in der 3. Schwangerschaftswoche erklärt werden.

Kloakenmembran

In der 3. Woche der Embryonalentwicklung nimmt die **Kloakenmembran** (▶ Kap. 1.1) die gesamte vordere Bauchwand des Embryos zwischen dem Nabel und dem kaudalen Ende des Körperstamms ein. Die Bildung der zunächst paarigen, dann verschmelzenden Genitalhöcker am kranialen Ende der Kloakenmembran führt nicht nur zur Entwicklung von Penis und Klitoris, sondern durch Breitenwachstum auch zur Verkleinerung der Kloakenmembran und zum Einwachsen von Mesenchym in die entstehende Bauchwand unterhalb des Nabels. Kommt es nicht zum Einwachsen von Mesenchym in die kranialen Anteile der Kloakenmembran, so können sich die Genitalhöcker nicht vereinigen, und die Kloakenmembran persistiert auf ganzer Länge. Die daraus resultierende Instabilität des unteren Abdomens führt in den folgenden Wochen zur Ruptur der kranialen Kloakenmembran. Dies verhindert einerseits das Entstehen der vorderen Blasenwand und andererseits die Entwicklung der vorderen Bauchwand (◘ Abb. 14.30). Bei unvereinigten Genitalhöckern ist auch die Ausbildung einer penilen Harnröhre unmöglich.

❯ Das Resultat ist beim Neugeborenen ein offener Unterbauch, in dem man direkt auf die Blasenhinterwand schaut. Diese Fehlbildung nennt man **Blasenekstrophie** (◘ Abb. 14.31, Abb. 14.32).

Teil der beschriebenen Entwicklungsstörung der vorderen Bauchwand ist auch eine Störung der Ringbildung des knöchernen Beckens mit **klaffender Symphyse**, die sich in der Röntgenübersicht des Beckens typisch darstellt (◘ Abb. 14.33).

❯ Die Harnröhre ist bei der Blasenekstrophie nur als Platte auf der Dorsalseite des Penis angelegt und trennt eine zweigespaltene Glans. Diese Fehlbildung wird als **Epispadie** bezeichnet.

Die Missbildung tritt regelhaft bei der Ekstrophie auf, kann jedoch auch als abortive Form der Fehlbildung der Kloakenmembran isoliert in Erscheinung treten.

Kloakale Blasenekstrophie

❯ Rupturiert die Kloakenmembran, bevor sich die Kloake durch das Septum urorectale in einen Sinus urogenitalis und das Rektum gegliedert hat, so resultiert die noch schwerere Missbildung der **kloakalen Blasenekstrophie**.

❯ Die kloakale Ekstrophie ist die schwerste Form der Spaltbildung mit zusätzlicher Spaltbildung des Zoekum in der Mitte zwischen zwei gespaltenen Blasenhälften und Atresie des übrigen Kolon und Anus.

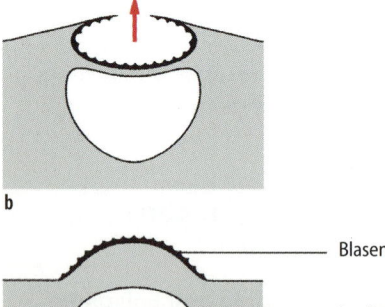

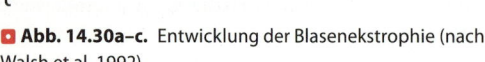

◘ **Abb. 14.30a–c.** Entwicklung der Blasenekstrophie (nach Walsh et al. 1992)

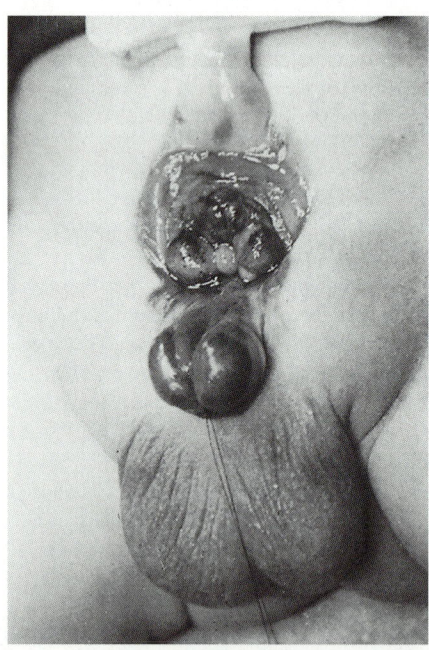

◘ **Abb. 14.31.** Blasenekstrophie. Aufsicht auf die Blasenplatte und den epispaden Penis bei einem neugeborenen Jungen mit der Nabelschnur als kranialer Begrenzung der Blasenplatte

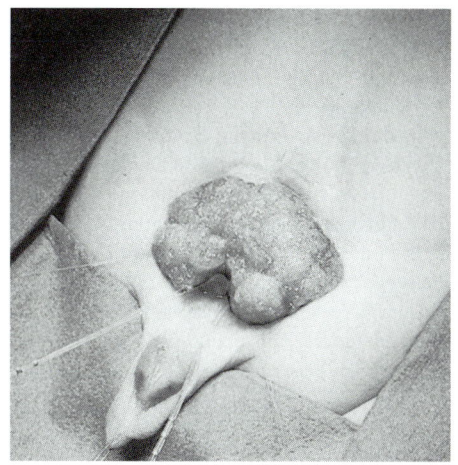

🔲 **Abb. 14.32.** Blasenekstrophie

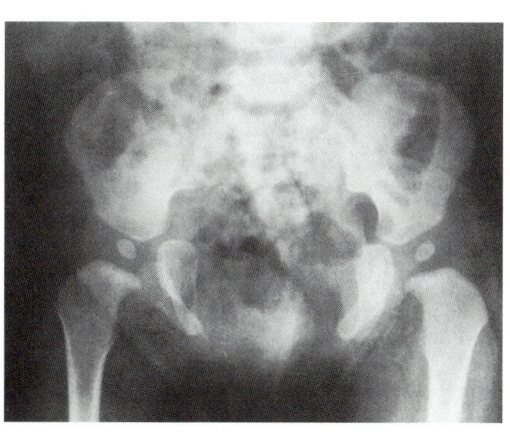

🔲 **Abb. 14.33.** Röntgen-Beckenübersicht bei Blasenekstrophie mit weit klaffender Symphyse (Prof. Dr. E. Richter, Kinderradiologie, Universitätskinderklinik Hamburg-Eppendorf)

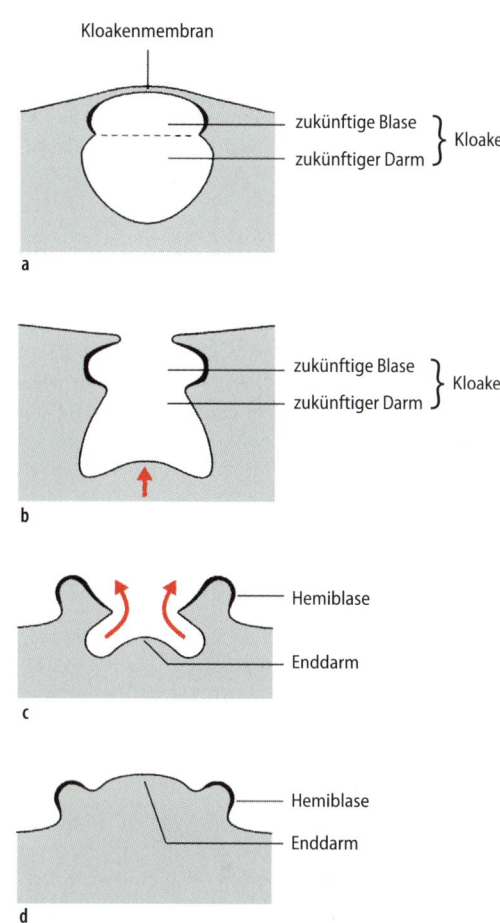

🔲 **Abb. 14.34a–d.** Entwicklung der kloakalen Ekstrophie (vgl. auch Abb. 14.22, nach Walsh 1992)

Die Häufigkeit dieser extrem seltenen Missbildung liegt bei 1:200 000–400 000 Geburten. Dabei fehlt nicht nur die vordere, sondern auch die hintere Blasenwand, sodass sich ein kontinuierlicher Übergang zwischen der vorderen Bauchwand, einer nach medial anschließenden zweigeteilten Blasenwand und einem sich ganz mittig befindenden rudimentären Kolon ergibt (🔲 Abb. 14.34). Die Blasenplatte bei der einfachen Ekstrophie sowie die Kloakenplatte bei der kloakalen Ekstrophie prolabieren aufgrund der Instabilität über das Niveau der vorderen Bauchdecken und führen zu dem typischen Ekstrophiebild beim Neugeborenen.

Blasenekstrophie

Mit einer Inzidenz von 1:10 000–1:50 000 ist die Blasenekstrophie eine sehr seltene Fehlbildung, die dop-

pelt so oft Knaben wie Mädchen betrifft. Welcher schädigende Faktor in der 3. Embryonalwoche die Hemmungsmissbildung letztlich hervorruft, ist unklar. In den meisten Fällen wird die Blasenekstrophie anhand des typischen Aspektes in der postnatalen Untersuchung diagnostiziert. Zunehmend kann jedoch eine Blasenekstrophie bereits in der fetalen Sonographie nachgewiesen werden.

> **Tipp**
>
> Beim Nachweis einer Blasenekstrophie sollten assoziierte Rektumfehlbildungen, insbesondere eine kloakale Ekstrophie, ausgeschlossen werden. Bis zu 40% der Patienten zeigen einen Kryptorchismus oder Leistenhernien.

Die Behandlung dieser Fehlbildungen darf im komplexen Gesamtkonzept der Behandlung nicht vergessen werden. Eine Sonographie der Nieren und der oberen Harnwege sollte direkt nach der Geburt durchgeführt werden, um assoziierte Fehlbildungen auszuschließen.

Epispadie

Die isolierte Epispadie ist als inkomplette Manifestation des Blasenekstrophie-Epispadie-Komplexes aufzufassen. Hierbei sind Blase und vordere Bauchwand geschlossen, die Urethra ist jedoch durch eine vordere Spaltbildung ganz oder teilweise offen. Die Harnröhrenschleimhaut liegt in Form einer offenen Rinne auf der Dorsalseite des Penis zutage, der Penis selbst ist kurz, breit und nach kranial gekrümmt. Bei ausgedehnter Form der Epispadie reicht die Spaltbildung bis in den Blasenhals und verursacht dadurch eine komplette Inkontinenz. Bei solchen hochgradigen Ausprägungen finden sich auch die gleichen Beckenanomalien wie bei der Blasenekstrophie. Bei distalen Epispadieformen besteht Kontinenz. Die Inzidenz beträgt 1 : 100 000 bei Knaben und 1 : 400 000 bei Mädchen.

> Die isolierte Epispadie ist ebenso wie die Epispadie bei Blasenekstrophie keine alleinige Harnröhrenmissbildung, sondern eine komplexe Penismissbildung.

Begleitend zur teilweise oder ganz offenen Harnröhre ist der Penis in der Regel verkürzt, da die Schwellkörper aufgrund des klaffenden Beckens über eine weite Strecke getrennt von lateral nach medial anstelle von dorsal nach ventral verlaufen. Darüber hinaus besteht stets eine Penisverkrümmung nach dorsal. In extremen Fällen liegt der Penis bereits ohne Erektion der vorderen Bauchwand an; auf jeden Fall ist die Verkrümmung jedoch bei Erektion zu erkennen und meist so hochgradig, dass ohne Korrektur kein Geschlechtsverkehr möglich ist.

Therapie. Die Behandlung der **Epispadie** besteht im operativen Verschluss der Urethralrinne zu einer Röhre mit äußerer Mündung an der Penisspitze und gleichzeitiger Korrektur der Penisdeformität. Bei der inkontinenten Epispadie sind zur Erzielung der Kontinenz zusätzliche operative Maßnahmen im Blasenhalsbereich vonnöten.

Zur operativen Behandlung der **Ekstrophie** existieren mehrere Therapiekonzepte:

- Ureter-Darmimplantation (Ureterosigmoideostomie, Mainz-Pouch II). Zur Erzielung der Kontinenz ist die Erlangung einer suffizienten Willkürkontrolle des Analsphinkters erforderlich. Wegen des erhöhten Risikos der Entwicklung von Dickdarm-

tumoren sind lebenslange endoskopische Nachuntersuchungen erforderlich.
- Supravesikale Harnableitung (Ileum-Conduit, Kolon-Conduit).
- Primärer Blasenverschluss und supravesikale Harnableitung (Kolon-Conduit), sekundäre Undiversion im Sinne einer Blasenaugmentation mittels Kolon-Conduit oder Pouch. Zur Erlangung der Kontinenz sind in der Regel zusätzliche Eingriffe im Blasenhalsbereich notwendig.
- Primärer Verschluss der Blasenplatte (inkontinent) und sekundäre Herstellung der Kontinenz durch Eingriffe im Blasenhalsbereich.

In Kürze

- Spaltbildungen des Urogenitaltraktes sind Hemmungsmissbildungen, erstrecken sich auf der Dorsalseite des äußeren Genitale nur auf die Harnröhre (**Epispadie**), als komplette Spaltbildung auch auf die Blase (**Ekstrophie**), im schwersten Fall zusätzlich auf das Zoekum (**kloakale Ekstrophie**).
- Die therapeutischen Alternativen beinhalten Ureterdarmimplantation, supravesikale Harnableitung, primären Blasenverschluss mit Harnableitung und sekundärer Undiversion und primären Blasenverschluss mit sekundärer kontinenzherstellender Operation

---

14.4.2 Fehlbildungen des Urachus

Der klinische Fall. Ein einjähriger Knabe wird von seiner Mutter wegen seines »nässenden Nabels« vorgestellt. Die Mutter berichtet über kleinfingernagelgroße Verfärbungen des Hemdchens über dem Nabel, auch habe sie schon einmal einen Tropfen übelriechenden Sekrets bemerkt. Es werden keine Miktionsauffälligkeiten, keine Veränderungen des Harnes berichtet.

Bei der Untersuchung zeigt sich ein regelrecht entwickelter, unauffälliger Knabe ohne abdominelle Resistenzen, aus dem Nabelbereich lässt sich wenig trübes Sekret exprimieren. Im Übrigen unauffällige Untersuchungsbefunde, insbesondere des äußeren männlichen Genitale. Die rektale Körpertemperatur beträgt 37,5 °C, der Urinbefund (Stix) ist unauffällig. Die Sonographie zeigt eine glatt bewandte Blase mit ca. 50 ml gefüllt. Während der Untersuchung entleert der Knabe die Blase mit gutem Strahl und ohne sonographisch nachweisbaren Restharn. Zwischen Blase

▼

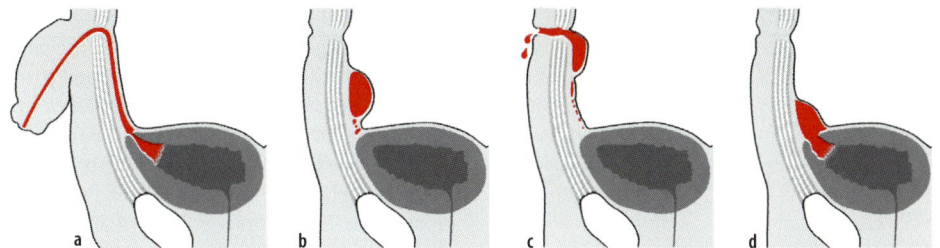

Abb. 14.35a–d. Urachusfehlbildungen. **a** Persistierender Urachus. **b** Urachuszyste. **c** Urachussinus. **d** Urachusdivertikel (nach Walsh 1992)

und Nabel zeigt sich ca. 1,5 cm kaudal des Nabels eine etwa haselnussgroße zystische Raumforderung unter der Bauchdecke in der Mittellinie. Im Übrigen unauffälliger sonographischer Befund, insbesondere der beiden Nieren.

Die Verdachtsdiagnose lautet Urachuszyste mit Anschluss an den Nabel. Als Therapie wird der Mutter eine operativen Freilegung mit Exzision der Urachuszyste und des Nabelsinus empfohlen.

Der Urachus stellt in der Fetalentwicklung die Verbindung zwischen der Allantois im Haftstiel (dem Nabelschnurvorläufer) und der Blase dar. Normalerweise verjüngt er sich im 4.–5. Monat und obliteriert dann vollständig.

Störungen der Urachusobliteration können zu folgenden Fehlbildungen führen (■ Abb. 14.35)

Persistierender Urachus

Hierbei ist der Urachus komplett von der Blase bis zum Nabel durchgängig. Dies führt zu einem tröpfelnden Urinabgang über den Nabel. Der Nachweis erhöhter Kreatininwerte unterscheidet den persistierenden Urachus vom persistierenden Ductus omphaloentericus. Ein Miktionszysturethrogramm oder eine Füllung des Fistelkanals vom Nabel aus zeigt die anatomischen Verhältnisse. Die operative Exzision des Urachus ist die Therapie der Wahl.

Urachuszyste

Obliteriert der Urachus sowohl am Übergang zur Blase als auch am Nabel, während er im mittleren Abschnitt persistiert, so kommt es durch Epithelabschilferungen und Flüssigkeitsexsudation zur Ausbildung einer Urachuszyste. Diese kann durch eine zunehmende Raumforderung oder durch Infektion mit Abszedierung auffallen. Auch maligne Entartungen mit Ausbildung eines Urachuskarzinoms sind beschrieben worden. Eine infizierte Urachuszyste führt zu Unterbauchschmerzen, oft mit Abwehrspannung, Pollakisurie und Nachweis eines Harnwegsinfektes. Bei Auftreten der genannten Komplikationen ist die Exzision der ▼

Urachuszyste, bei Tumoren unter Mitnahme des Nabels indiziert.

Urachussinus

Dies ist eine Persistenz der umbilikalen Öffnung des Urachus. Geringe Sekretion sowie eine mögliche Infektion sind typische Symptome. Die Therapie besteht auch hier in einer Exzision.

Urachus-Divertikel

Persistiert nur die Verbindung des Urachus zur Blase, so zeigt sie sich als divertikelartige Verformung des Blasendaches. Wie bei anderen Divertikeln (▶ Kap. 14.4.3) ergibt sich eine Therapieindikation beim Urachusdivertikel nur aufgrund von Divertikelgröße, Divertikelrestharn und persistierenden Infektionen oder Steinbildung.

14.4.3 Kongenitale Blasendivertikel

Diese entstehen durch eine angeborene Fehlbildung der Wandung der Harnblase. Im Gegensatz zu den viel häufigeren erworbenen **Pseudodivertikeln**, die sich infolge einer infravesikalen Obstruktion, z. B. bei benigner Prostatahyperplasie bilden und durch das Fehlen einer Muskularis in der Divertikelwand gekennzeichnet sind, besitzen kongenitale Blasendivertikel alle Wandschichten.

Viele kongenitale Blasendivertikel sind völlig unauffällig und werden nur zufällig im Miktionszysturethrogramm oder in der Sonographie gefunden. Eine Symptomatik und damit auch eine Indikation zur operativen Therapie durch Abtragung des Divertikels kann in einer Abflussbehinderung eines Harnleiters oder in einer Entleerungsstörung der Blase aufgrund der Größe des Divertikels bestehen. Weitere Symptome sind zweizeitige Miktion (der Urin fließt bei der Miktion aus der sich kontrahierenden Blase in das schlaffe Divertikel und füllt kurz nach Ende der Miktion die Harnblase wieder) sowie Steinbildung und persistierender Infekt bei Divertikel-Restharnbildung.

14.4.4 Prune-belly-Syndrom

> Die Kombination aus einer Hypo- oder Aplasie der quergestreiften Bauchdeckenmuskulatur, der glatten Muskulatur der ableitenden Harnwege mit einer erheblich vergrößerten, schlaffen Blase (Megazystis), Megaureteren, Hypo-oder Aplasie der Prostata und einem beidseitigen Kryptorchismus bezeichnet man als Prune-belly-Syndrom.

Die Bezeichnung **Prune-Belly** (»Pflaumenbauch«) beschreibt eindrucksvoll das Aussehen der Bauchdecken, die schlaff und runzlig wie die Haut einer Trockenpflaume erscheinen (Abb. 14.36). Die embryologische Grundlage dieser mit 1 : 40 000 recht seltenen Fehlbildung ist völlig unklar. Definitionsgemäß können nur männliche Patienten betroffen sein, aber vergleichbare Bauchwand- und Blasenfehlbildungen sind auch bei Mädchen beschrieben worden. Tritt nur eine Bauchwandfehlbildung ohne urologische Auffälligkeiten auf, so spricht man vom **Pseudo-Prune-belly-Syndrom**.

Neben den charakteristischen Bauchwandveränderungen ist eine erheblich vergrößerte schlaffe Blase (**Megazystis**) mit dünner Wand typisch. Die Ureteren sind im Sinne von primären Megaureteren erheblich erweitert und geschlängelt, ohne dass eine Uretermündungsenge vorliegt. Es besteht in der Regel ein vesikoureteraler Reflux. Das Hohlsystem der Nieren ist unterschiedlich stark dilatiert. Im Parenchym finden sich häufig dysplastische Abschnitte. Die Prostata ist in der Regel hypoplastisch und umschließt eine sehr weite prostatische Harnröhre. Es findet sich üblicherweise ein beidseitiger Bauchhoden. Bis 10% der Patienten weisen kardiale Anomalien auf.

> **Tipp**
>
> Die Megazystis und die dilatierten oberen Harnwege fallen oft schon in der fetalen Sonographie auf und müssen differenzialdiagnostisch von Veränderungen bei Harnröhrenklappen abgegrenzt werden.

Nach der Geburt ist die Diagnose anhand des unverwechselbaren Aspektes der Bauchdecken sofort zu stellen. Die sonographische und urographische Darstellung der Harnwege erfasst die assoziierten Fehlbildungen. Von einer Miktionszysturethrographie raten viele Autoren ab, da in den ersten Lebensmonaten eine erhebliche Infektgefahr der oberen Harnwege besteht.

> Diese Infektgefahr scheint auch die Prognose wesentlich zu beeinflussen.

Einige Patienten zeigen urodynamisch fast normale Blasenfunktionsparameter und verbleiben trotz der erheblichen morphologischen Veränderungen zeitlebens unauffällig. Andere entwickeln insbesondere bei unvollständiger Blasenentleerung rezidivierende Harnwegsinfekte mit pyelonephritischen Schädigungen bei bestehendem Reflux. Liegen gleichzeitig noch dysplastische Nierenveränderungen vor, können solche Verläufe in der Niereninsuffizienz enden.

Zur Therapie sind eine Vielzahl plastischer Operationen vorgeschlagen worden, um die Morphologie an das Normale anzugliedern. Die Prognose scheint sich jedoch dadurch nicht wesentlich geändert zu haben, sodass heute allgemein ein konservatives Vorgehen mit Harnwegsinfektprophylaxe durch Antibiotikaprophylaxe und ein Training zur restharnfreien Blasenentleerung (Zweifach- und Dreifachmiktion, Benutzung der Bauchpresse) empfohlen wird. Der Kryptorchismus bedarf allerdings regelhaft der operativen Behandlung, wobei die Fertilität trotzdem oft nur gering ist.

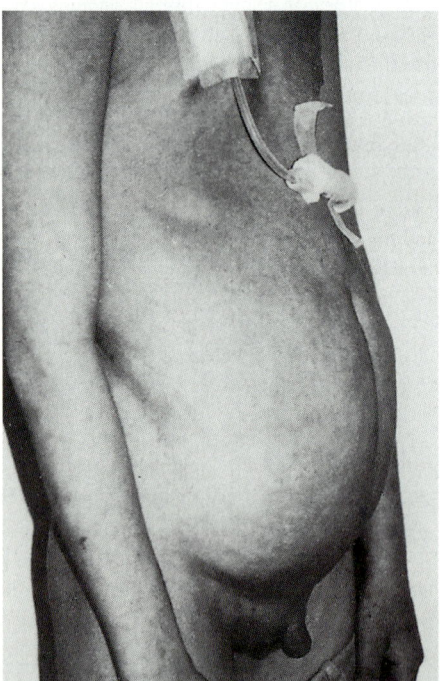

 Abb. 14.36. Prune-Belly-Syndrom. Charakteristische Bauchwandveränderungen bei einem 10-jährigen Knaben. Das Skrotum ist leer bei Zustand nach Entfernung beidseitiger Bauchhoden

14.4.5 Harnröhrenklappen

Hintere Harnröhrenklappen

Entwicklung.

> Als hintere Harnröhrenklappen bezeichnet man eine Membran zwischen der prostatischen und membranösen Harnröhre, die wegen einer nur kleinen Öffnung zu einer Behinderung der Blasenentleerung (infravesikale Obstruktion) führt.

Diese Fehlbildung gibt es nur bei Knaben, bei denen sie mit einer Häufigkeit von 1:5000 bis 1:8000 auftritt. Embryologisch handelt es sich möglicherweise um einen Rest der Urogenitalmembran oder um Reste eines zu weit vorn in den Sinus urogenitalis einmündenden Wolffschen Ganges (◨ Abb. 14.37).

Pathogenese. Die Harnröhrenklappen wirken bei der Miktion als Ventil wie zwei in die Harnröhre prolabierende Spinnakersegel und stellen dem aus der Blase strömenden Urin einen wesentlichen Widerstand entgegen, während bei der retrograden Passage von Kontrastmittel oder mit einem Zystoskop die Klappen leicht passierbar sind. Die bereits intrauterin wirksame Störung der Blasenentleerung führt zu einer oft massiven Hypertrophie der Blasenwand. Trotzdem ist eine restharnfreie Entleerung oft nicht möglich. Die Abflussbehinderung wird auf den oberen Harntrakt fortgeleitet und führt zu einer Dilatation der Ureteren und des Nierenhohlsystems, sodass sekundär obstruktive und/oder refluxive Megaureteren entstehen können. Durch die Blasenwandhypertrophie verändert sich oft die Anatomie der Uretermündung, sodass es gleichzeitig oft zum sekundären Reflux kommt. Die bereits in den frühen

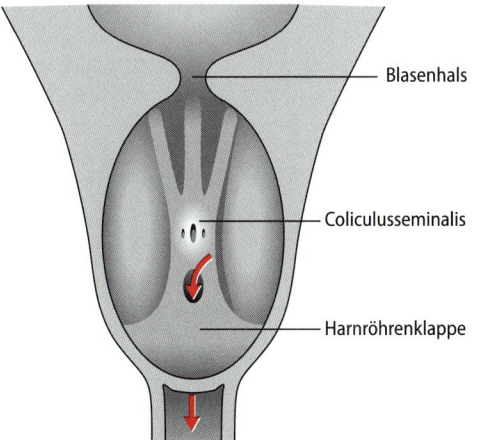

Blasenhals

Coliculusseminalis

Harnröhrenklappe

◨ **Abb. 14.37.** Hintere Harnröhrenklappen (nach Robertson und Hayes 1969, ▸ Text)

Embryonalwochen auftretende beidseitige Harnstauung kann zu einer Störung der Differenzierung der Nachnieren führen. Die Nieren weisen dann typische Zeichen der Hypoplasie und Dysplasie (▸ Kap. 14.2.2) auf.

Klinik. Harnröhrenklappen können in Einzelfällen nur zu geringgradigen Miktionssymptomen ohne Beeinträchtigung der oberen Harnwege führen. Dies ist jedoch die große Ausnahme.

> **Tipp**
>
> Fast immer finden sich bereits bei Geburt ausgeprägte beidseitige Harnstauungsnieren mit oder ohne vesikoureteralem Reflux. Oft liegt bereits eine Niereninsuffizienz im Stadium der kompensierten Retention vor.

> Das primäre Therapieziel ist daher der schnellstmögliche Erhalt der Nierenfunktion.

Im Gegensatz zu den primären Megaureteren, die oft keine Veränderungen der Nierenfunktion bewirken und keine Progredienz zeigen, verschlechtert sich die Nierenfunktion bei unbehandelten Urethralklappen wie auch bei anderen infravesikalen Stenosen (zum Beispiel bei Sphinkter-Detrusor-Dyssynergie bei kongenitaler neurogener Blase) nahezu immer.

Diagnostik. Da die Diagnose heutzutage meist bereits intrauterin gestellt wird, sollte am ersten Lebenstag eine **Harnblasensonographie** vor und nach Miktion erfolgen. Wird die Harnblase dabei typischerweise unvollständig entleert, erfolgt am ersten Lebenstag die **Drainage** durch einen suprapubischen Katheter. Dies ist auch bei frühgeborenen Kindern heute problemlos möglich, da es entsprechende Katheter mit 5 Charr Durchmesser (1,7 mm) gibt. Unter einer solchen Harnableitung sollte dann die Nierenfunktion kontrolliert werden. Wie oben erwähnt, entspricht der Kreatininwert bei Geburt stets dem mütterlichen Kreatininwert. Je nach Nierenfunktion kommt es dann zum Anstieg oder zum Abfallen des Serum-Kreatinins des Neugeborenen. Über den liegenden suprapubischen Katheter kann in den nächsten Tagen unter antibiotischer Abdeckung die Blase mit Kontrastmittel gefüllt werden. Beim folgenden **Miktionszysturethrogramm** lässt sich die Diagnose bestätigen (◨ Abb. 14.38 a).

Therapie. Vor einer definitiven Therapie wird zunächst die Stabilisierung der Nierenfunktion abgewartet. Die **Katheterableitung** der Harnblase führt oft rasch zu einer Abnahme der Blasenwandhypertrophie und zu

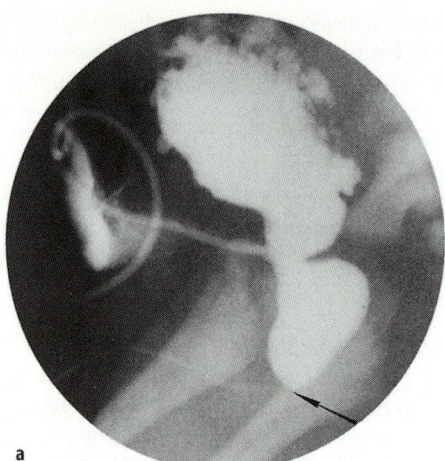 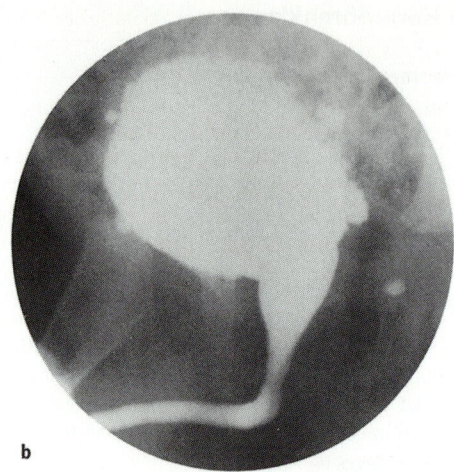

a   b

Abb. 14.38a, b. Hintere Harnröhrenklappen. **a** Miktionszysturethrogramm präoperativ. Die Blase wird über einen
suprapubischen Katheter gefüllt. Erheblicher Kalibersprung
zwischen prostatischer und membranöser Harnröhre als
Ausdruck der Klappe (*Pfeil*). Pseudodivertikel der Harnblase.

b Miktionszysturethrogramm postoperativ: an der Stelle der
Klappe jetzt breiter Kontrastmittelübertritt. Rückbildung der
Blasenwandveränderungen (Prof. Dr. E. Richter, Kinderradio-
logie, Universitätskinderklinik Hamburg-Eppendorf)

einem Rückgang der Dilatation der oberen Harnwege.
Im Laufe der ersten Lebenswochen kann sich die Nierenfunktion darunter dramatisch bessern.

Hat sie sich schließlich stabilisiert, erfolgt die definitive Therapie durch **transurethrale Resektion der
Klappen**. Hierbei wird die klappenartige Membran mit
einem kleinen elektrischen Häkchen über ein Zystoskop entweder bei 12 h nach ventral oder beidseits lateral bei 9 h und 3 h inzidiert. Der Erfolg wird durch ein
erneuertes **Miktionszysturethrogramm** überprüft,
was jetzt einen breiten Kontrastmittelübertritt aus
der bulbären in die membranöse Harnröhre zeigt
(■ Abb. 14.38 b).

> **Tipp**
>
> Die heute zur Verfügung stehenden Instrumente
> zur transurethralen Resektion von Klappen haben
> einen Außendurchmesser von etwa 10 Charriére,
> also 3,3 mm. Ein Einführen dieses Instrumentes ist
> beim reifen Neugeborenen kein Problem.

Die Harnröhre von Frühgeborenen kann jedoch zu
klein für eine endoskopische Therapie sein. Bei solchen
Kindern belässt man den suprapubischen Katheter so
lange, bis die Harnröhre für eine endoskopische Behandlung ausreichend weit ist. Wird eine Katheterver-
sorgung über mehrere Monate notwendig, kann man
alternativ eine **suprapubische Vesikostomie** anlegen.
Dabei wird der Blasendom eröffnet und als kleines Sto-

ma in die Unterbauchhaut eingenäht. Der Urin drainiert sich dadurch spontan in die Windel. Nach erfolgreicher Schlitzung der Klappe wird das Stoma verschlossen.

In manchen Fällen kommt es trotz suprapubischer
Harnableitung nicht zur Besserung von Harnstauungsnieren und Nierenfunktion. In solchen Fällen liegt eine
sekundäre Uretermündungsstenose auf dem Boden
der Blasenwandhypertrophie vor. Bessert sich die Nierenfunktion also nach Katheterdrainage nicht, ist eine
Drainage der Nierenhohlsysteme gelegentlich notwendig. Bei der perkutanen Nephrostomie wird unter Ul-
traschallsicht die untere Kelchgruppe der Niere von
dorsal punktiert. Nach Einlage eines Führungsdrahtes
in das Hohlsystem wird dann ein ebenfalls 5 Charr
durchmessender Katheter ins Nierenbecken platziert.
Bei der operativen Anlage einer Pyelokutaneostomie
(Hautstomabildung mit dem Nierenbecken = Pyelon)
entfallen regelmäßige Wechsel der Nephrostomie-
katheter und assoziierte Katheterprobleme. Die Versorgung des inkontinenten Stomas mit Windeln ist unproblematisch.

Vordere Harnröhrenklappen/Harnröhrendivertikel
Eine völlig andere Genese haben vordere Harnröhrenklappen,
die sehr selten in der bulbären und penilen Harnröhre zu finden sind. Bei den vorderen Harnröhrenklappen handelt es
sich um Harnröhrendivertikel, die embryologisch als rudimentäre Doppelbildungen der Harnröhre anzusehen sind. Bei
▼

der Miktion sacken sich diese Divertikel unterhalb (ventral) der Harnröhre aus und verschließen mit ihrer distalen Lippe den weiteren Harnröhrenverlauf wie eine Klappe.

Symptomatik und Diagnostik entsprechen der bei hinteren Harnröhrenklappen. Therapeutisch kommen die **Inzision des Divertikelmundes** oder die **offene Abtragung** infrage.

Harnröhrenduplikaturen

Diese seltenen Doppelbildungen der Harnröhre können sowohl ventral als auch dorsal, komplett oder inkomplett auftreten. Im ersten Fall mündet die überzählige Harnröhre oft wie bei einer Hypospadie auf der ventralen Seite des Penis, im zweiten Fall wie bei der Epispadie dorsal auf dem Penis. Entsprechend weisen Patienten mit dieser Fehlbildung weitere Stigmata von Hypospadie und Epispadie auf. Erreicht die Duplikatur die Blase, so sind die Patienten oft inkontinent, und eine Entfernung der überzähligen Urethra ist angezeigt.

Utriculus-Zysten

Der Utriculus ist ein auf dem Colliculus seminalis mündender Sinus, der als Rest des Müllerschen Ganges beim männlichen Individuum verbleibt.

> Bildet sich der Müllersche Gang nur unvollständig zurück und erweitert sich stattdessen zystisch, so entsteht eine Utriculus-Zyste oder Müllergang-Zyste.

Wenn sie klein ist, führt sie oft zu keiner Symptomatik und bedarf keiner Therapie. Große Zysten obstruieren jedoch die prostatische Harnröhre und können zu Rückfluss von Urin in die Ductuli ejaculatorii führen. Neben der Symptomatik der infravesikalen Obstruktion sind dann rezidivierende Nebenhodenentzündungen bereits im frühen Kindesalter typische Symptome, die zur Diagnose führen.

Meist ist die endoskopische elektrochirurgische Zysteneröffnung (»unroofing«) ausreichend, die offenchirurgische Exzision ist selten indiziert.

14.4.6 Harnröhrenstenosen

Urethrastenosen

> Nur etwa 10% der Urethrastenosen, die im Kindesalter diagnostiziert werden, sind kongenital, mehr als 60% dagegen iatrogen, also Folge unsachgemäßer transurethraler Instrumentation.

Angeborene Strikturen kommen in allen Abschnitten der Harnröhre vor. **Harnstrahlabschwächung**, selten bis zum Harnverhalt, und Pollakisurie sind typische Symptome.

Bei den sehr seltenen Stenosen der bulbären Harnröhre empfiehlt sich zunächst ein Versuch der endosko-

pischen Behandlung, der sogenannten **Urethrotomia interna**. Über ein etwa 10 Charr (3,3 mm) durchmessendes Urethrotom wird die Stenose vom Lumen aus bei 12 h mit dem endoskopischen Messer inzidiert. Nur wenn sich Rezidivstenosen bilden, muss eine **offene Operation** vom Damm aus mit Exzision der Stenose und End-zu-End-Anastomose der Harnröhre erfolgen.

Meatusstenose bei Knaben

Echte angeborene Meatusstenosen bei Knaben sind selten.

> Die wesentlich größere Zahl ist Folge einer narbigen Stenosierung, die nach Balanitiden (Entzündungen der Eichel), insbesondere aber nach Zirkumzisionen, auftreten kann.

So ist die Meatusstenose in Ländern mit regelhafter Zirkumzision Neugeborener, z. B. in den USA, ein häufiges kinderurologisches Krankheitsbild. Die Symptomatik besteht in einem dünnen Harnstrahl, der nach oben gerichtet, geteilt sein oder streuen kann.

> **Tipp**
>
> Die alleinige Inspektion des Meatus legt die Diagnose zwar nahe, ist aber nicht ausreichend, da viele eng aussehende Harnröhrenmündungen ausreichend weit sind. Deshalb ist vor Stellung der Operationsindikation eine Kalibrierung unumgänglich.

Dabei sollten die altersabhängigen Normwerte bekannt sein (◨ Tabelle 14.2). Die adäquate Therapie für eine Meatusstenose ist eine **Meatusplastik**: Hierbei wird die stenosierende Membran durch einen Scherenschlag nach ventral und proximal gespalten und die Urethraschleimhaut mit der Glansschleimhaut vernäht.

Distale Urethrastenose bei Mädchen

Führt man bei Mädchen Miktionszysturethrographien durch, so findet man nicht selten auffällig erweiterte Harnröhren, die durch eine distale Stenose

◨ **Tabelle 14.2.** Normale Kaliber der Urethra in Abhängigkeit von Alter und Geschlecht

Alter	Mädchen	Jungen
1 bis 4 Jahre	14 Charr	10 Charr
5 bis 10 Jahre	16 Charr	12 Charr
11 bis 12 Jahre	20 Charr	14 Charr

bedingt zu sein scheinen. Da diese Untersuchung meistens bei Mädchen mit rezidivierenden Harnwegsinfekten durchgeführt wird, setzte sich in den 60er und 70er Jahren die Vorstellung durch, dass ein Großteil der rezidivierenden Harnwegsinfekte bei Mädchen durch eine distale Harnröhrenstenose bedingt sei. Die Harnröhren wurden in Narkose kalibriert und in Unkenntnis der tatsächlichen Normwerte (◘ Tabelle 14.2) meist für stenotisch befundet, woraufhin eine Urethrotomia interna durchgeführt wurde. Erst kontrollierte Studien bewiesen dann, dass keine Änderung der Harnwegsinfekthäufigkeit nach dem Eingriff eintrat.

> Die Erhebung definitiver Normwerte an gesunden Mädchen bewies im Weiteren, dass die Annahme distaler Harnröhrenstenosen in den allermeisten Fällen unzutreffend war.

Die auffälligen Harnröhrenveränderungen sind oft Folge der Kontraktion des Beckenbodens zur Vermeidung einer schmerzhaften Miktion durch die nach dem Katheterismus gereizte Harnröhre.

Megalourethra

Diese seltene Fehlbildung beruht auf einem Defekt des Corpus spongiosum und führt zu einer stark erweiterten Urethra, ohne dass eine Obstruktion vorliegen würde.

Bei Miktion dilatiert die Harnröhre als sichtbarer Sack auf der Ventralseite des Penis. Durch Abknickungen kann es sekundär zu Stenosen der Harnröhre kommen. In allen anderen Fällen sollte eine Therapie nur bei schwerer kosmetischer Beeinträchtigung durchgeführt werden.

Sehr oft ist dieses Krankheitsbild mit anderen Missbildungen der oberen Harnwege assoziiert, sodass eine entsprechende bildgebende Diagnostik immer indiziert ist.

14.4.7 Hypospadie

> Vereinigen sich die Urethralleisten nicht auf der vollen Länge des Penis oder findet die Fossa navicularis keinen Anschluss an die Urethra, so entsteht eine Harnröhrenmündung proximal der Spitze der Glans penis auf der Ventralseite des Penis. Diese Fehlbildung wird **Hypospadie** genannt.

Ausgeprägte Hypospadien können als gradueller Übergang zur weiblichen Ausbildung des äußeren Genitales angesehen werden.

Anstelle der distalen Urethra und des dazugehörigen Corpus spongiosum entsteht aus dem Mesenchym der Urethralrinne ein fibröses Bindegewebe, die Chorda. Diese fehlt nur bei ganz distal gelegenen Hypospa-

Tipp

Entsprechend finden sich diese Formen oft, aber nicht regelmäßig, als Ausdruck einer Intersex-Fehlbildung (▶ Kap. 14.5). Eine entsprechende Diagnostik ist, insbesondere wenn auch ein Kryptorchismus vorliegt, bei penoskrotalen, skrotalen und perinealen Hypospadien angezeigt.

dieformen. Sie führt dazu, dass der Penis bei Erektion, bei ausgeprägteren Formen auch ohne Erektion, eine Verkrümmung nach ventral erfährt, die bei ausgeprägteren Formen so hochgradig ist, dass ein Geschlechtsverkehr nicht möglich ist. Da durch die fehlende Verschmelzung der Urethralfalten auch die Bildung einer Vorhaut auf der Ventralseite des Penis nicht erfolgt, entsteht eine typische **dorsale Vorhautschürze** (◘ Abb. 14.39).

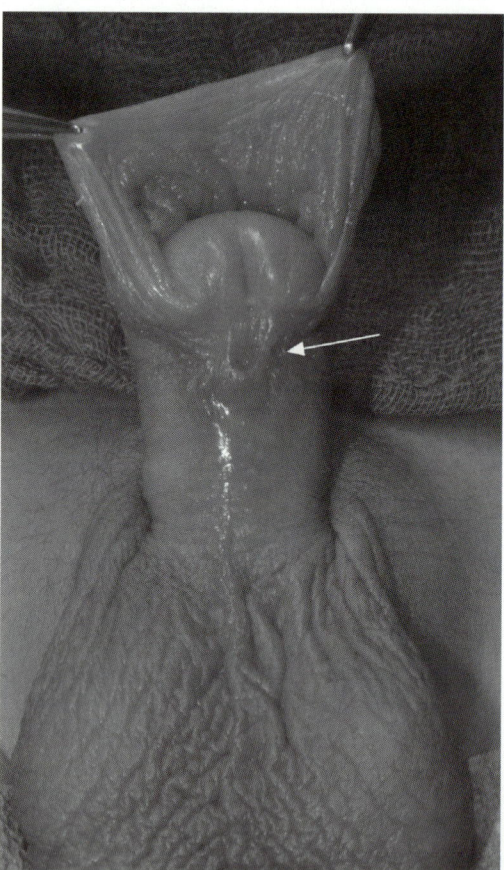

◘ **Abb. 14.39.** Distal-penile Hypospadie mit typischer dorsaler Präputialschürze. Der Meatus ist mit einer *Pfeilspitze* markiert

❯ Der hypospade Meatus kann je nach Zeitpunkt der embryonalen Hemmungsmissbildung im gesamten Verlauf der Harnröhre mit Ausnahme der prostatischen Harnröhre liegen: Dabei unterscheidet man perineale, skrotale, penoskrotale, penile, koronare und glanduläre Formen der Hypospadie (❑ Abb. 14.40, ❑ Abb. 14.41).

Therapie. Ziele der operativen Therapie der Hypospadie sind die Ermöglichung einer normalen Miktion im Stehen, einer normalen Geschlechtsfunktion (Penetratio, Immissio) sowie die kosmetische Korrektur des Genitalaspektes. Entsprechend zielen die einzelnen Operationsschritte auf eine **Korrektur** der Penisverkrümmung (Aufrichtung durch Chordaexzision) sowie auf eine **Verlagerung der äußeren Harnröhrenmündung** an die Spitze der Glans penis. Hierzu wurden mehr als 200 verschiedene Operationstechniken entwickelt, die diese Ziele in ein-, zwei- und dreizeitigen Operationsschritten anstreben.

❯ Die Wahl unterschiedlicher Operationen richtet sich nach Ausmaß der Penisverkrümmung, Schweregrad des Harnröhrendefektes (Lokalisation der hypospaden Harnröhrenmündung) sowie der Komplikationsrate der unterschiedlichen Operationstechniken (Fisteln, Harnröhrenstenosen).

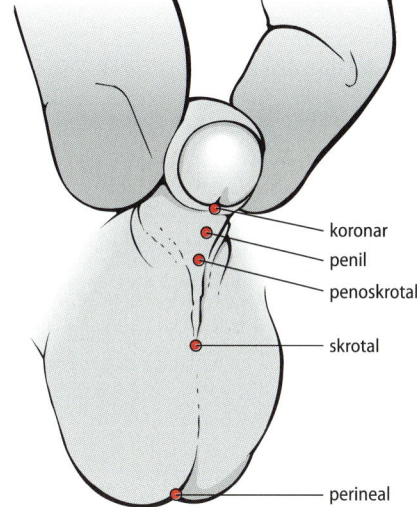

koronar
penil
penoskrotal

skrotal

perineal

❑ **Abb. 14.40.** ■■ ■■

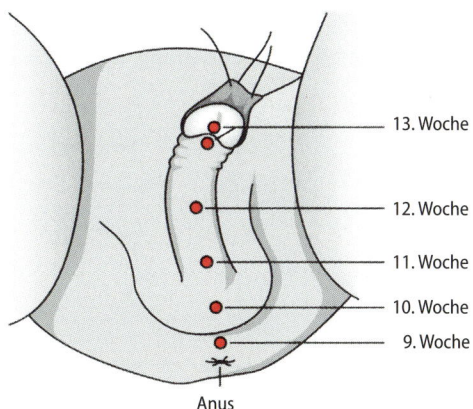

13. Woche

12. Woche

11. Woche

10. Woche
9. Woche

Anus

❑ **Abb. 14.41.** ■■ ■■

In Kürze

Blasen- und Harnröhrenfehlbildungen

— Blasenanomalien entstehen aufgrund von Differenzierungsstörungen des Sinus urogenitalis.

— **Blasenekstrophie:** Schwere Missbildung mit Aplasie der vorderen Bauchwand unterhalb des Nabels und der Blasenvorderwand, Ringschluss des Beckens bleibt aus, die Urethralplatte verbleibt als **Epispadie** offen, ein intakter Sphinkter existiert nicht. Epispadien können auch ohne Exstrophie vorliegen. Reicht die Spaltbildung bis in den Sphinkter, führt sie zur Inkontinenz. Penisverkrümmung nach dorsal liegt stets begleitend vor.

— Unvollständige Rückbildung von Urachusstrukturen führt zur **Urachuspersistenz** mit Urinverlust über den Nabel, zu Urachussinus, -zysten und -divertikeln. Therapie ist operativ, Urachusdivertikel benötigen ebenso wie kongenitale Blasendivertikel selten eine operative Therapie.

— **Prune-belly-Syndrom:** Kombination aus Hypoplasie der vorderen Bauchwandmuskulatur, Megazystis, Megaureteren, Prostatahypoplasie und Kryptorchismus.

— **Hintere Harnröhrenklappen:** Bedingen infravesikale Obstruktion, bewirken meistens massive beidseitige Hydronephrose und sekundär obstruktive und refluxive Megaureteren, Risiko der progredienten Niereninsuffizienz.

— Andere angeborene Stenosen der Harnröhre sind selten, insbesondere ist die **distale Harnröhrenstenose** bei Mädchen meist ein radiologisches Trugbild.

— **Hypospadien:** Häufige ventrale Fehlmündungen der Urethra, die besonders bei ausgeprägteren Formen mit ventraler Penisverkrümmung einhergehen.

14.5   Intersexuelle und genitale Fehlbildungen

Geschlechtszuweisung

Störungen der Geschlechtsdifferenzierung gehen oft mit intersexuellen Fehlbildungen des äußeren Genitales einher. Das äußere Genitale von Mädchen und Jungen entwickelt sich aus denselben Ursprüngen durch unterschiedlich starkes Wachstum von Genitalhöckern, Genitalwülsten und Urethralfalten.

> ❯ Zwischen dem männlichen und dem weiblichen Phänotyp sind alle Übergangsstufen, die als Intersex bezeichnet werden, denkbar (◘ Abb. 14.42).

Bei Neugeborenen mit solchen Intersexfehlbildungen stellt sich somit die Frage der Geschlechtszuordnung. Das chromosomale Geschlecht kann dabei nur eine untergeordnete Rolle spielen. Wichtiger ist der Grad der Maskulinisierung des äußeren Genitales und die technischen Möglichkeiten des Urologen, die unvollständige Entwicklung in die weibliche oder männliche Richtung abzuschließen. Im Zweifelsfall ist oft eine Entwicklung in Richtung eines weiblichen äußeren Genitales erfolgreicher durchführbar.

> ❯ Die Geschlechtszuordnung sollte in Absprache von Pädiatern, Kinderurologen, Humangenetikern und Kinderpsychologen möglichst frühzeitig erfolgen und dann konsequent fortgeführt werden.

14.5.1 Störungen des chromosomalen Geschlechtes

> ❯ Jede Abweichung von der normalen Zahl der Geschlechtschromosomen führt zu einer Fehlbildung der Gonaden, jedoch meist nur zu einer geringen Störung des phänotypischen Geschlechtes.

Klinefelter-Syndrom

Diese mit 1 : 500 sehr häufige Chromosomenaberration entspricht dem Karyotyp 47 XXY. Sie führt zu einer **Hodenatrophie**, die jedoch oft erst durch mangelnde Volumenzunahme in der Pubertät auffällt. Die Entwicklung des äußeren Genitales ist bis zur Pubertät ansonsten normal. In der Pubertät entwickeln die Patienten dann etwa in 50% eine **Gynäkomastie** und einen **weiblichen Behaarungstyp**. Gelegentlich führt erst eine Infertilität zur Diagnose der Erkrankung.

Die Therapie kann sich nur auf eine Testosteron-Substitution beschränken.

Turner-Syndrom

Dieser Störung liegt der Karyotyp 45 XO zugrunde. Sie tritt bei einem von 2700 Mädchen auf. Die Chromosomenabaration führt zu einer Ausbildung beidseitiger sog. **Streak-Gonaden** (vom engl. streak = Streifen, da die Ovarien Streifen fibrösen Gewebes ähnlich einem normalen ovariellen Stroma aufweisen, Keimzellen jedoch fehlen). Das äußere Genital ist dagegen normal entwickelt, ebenso wie Uterus und Eileiter. Auffällig ist der **Minderwuchs** der Patientinnen. Da eine hormonelle Produktion in den Ovarien nicht stattfindet, bleibt die Pubertätsentwicklung aus.

Deshalb ist eine Substitutionsbehandlung mit Östrogenen ab der frühen Pubertät angezeigt. Zusätzlich sind in der letzten Zeit gute Erfolge in der Behandlung des Minderwuchses mit gentechnologisch erzeugtem Wachstumshormon berichtet worden.

Gemischte Gonadendysgenesie

Bei dieser relativ häufigen Störung der Geschlechtsdifferenzierung liegt auf der einen Seite ein **Hoden** und auf der anderen Seite eine **Streak-Gonade** vor. Als Ursache findet man in der überwiegenden Zahl der Fälle eine Mosaikbildung aus 45 XO und 46 XY.

Trotz des Vorliegens eines Hodens kommt es nur zur **inkompletten Maskulinisierung**, sodass das ge-

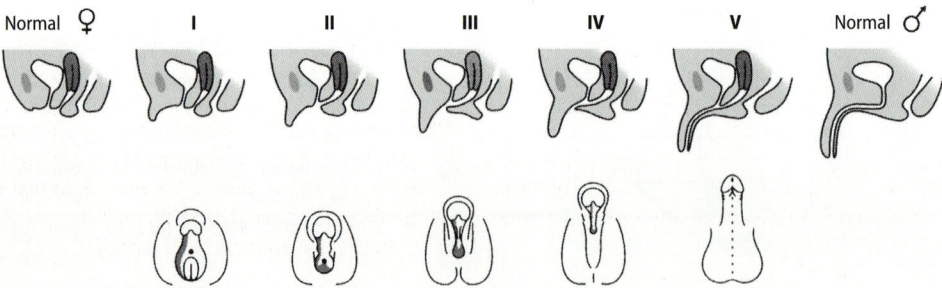

Normal ♀   I   II   III   IV   V   Normal ♂

◘ **Abb. 14.42.** Intersex-Fehlbildung. Gradueller Übergang vom phänotypisch weiblichen zum phänotypisch männlichen Geschlecht (nach Hohenfellner et al. 1986)

samte Spektrum der Intersexfehlbildungen des äußeren Genitales gefunden werden kann (○ Abb. 14.42). Der Hoden ist in den meisten Fällen nicht deszendiert, sondern findet sich interabdominell. Eine Vagina, ein Uterus sowie wenigstens ein Eileiter sind fast immer vorhanden. Während das rudimentäre Ovar alle Zeichen der Streak-Gonade aufweist, ist der Hoden histologisch recht normal aufgebaut, Keimzellen fehlen jedoch. In der Pubertät kommt es zur androgenen Sekretion der Leydig-Zellen, sodass auch bei phänotypisch weiblichem äußeren Genitale zu diesem Zeitpunkt eine Maskulinisierung festzustellen ist.

Aus diesem Grunde, und da in den dysgenetischen Gonaden in bis zu 25% Tumoren entstehen, ist die **Entfernung beider Gonaden bei Mädchen** mit gemischter gonadaler Dysgenesie stets indiziert. Bei Jungen sollte ein **deszendierter Hoden**, aber kein Bauchhoden **erhalten werden**, da er eine normale Testosteronsekretion, allerdings keine Fertilität, garantiert und in solchen Hoden bislang keine Tumoren gefunden wurden.

14.5.2 Fehlentwicklungen des gonadalen Geschlechtes

> Bei diesen Erkrankungen ist das Geschlecht chromosomal normal festgelegt. Trotzdem kommt es zur Fehlentwicklung der Gonaden und in der Folge auch des Genitales.

Echter Hermaphroditismus

> Als echter Hermaphroditismus wird eine Fehlbildung bezeichnet, bei der bei einem Patienten sowohl ein Ovar als auch ein Hoden vorhanden ist oder ein- oder beidseitig eine aus Ovar und Hoden kombinierte Gonade, ein sogenannter Ovotestis vorliegt.

Im Gegensatz zur gemischten gonadalen Dysgenesie finden sich sowohl im Ovar als auch in den Testis Keimzellen. Im Bereich des äußeren Genitales sind alle Übergangsformen der Intersex-Fehlbildung beschrieben (○ Abb. 14.42). Ein Uterus liegt meist vor, der Hoden ist oft nicht deszendiert. In der Pubertät kann es sowohl zur Feminisierung mit Brustwachstum und Menstruation als auch zur Maskulinisierung mit Spermatogenese kommen.

Die Therapie hängt von der Geschlechtszuordnung bei Geburt ab und besteht aus einer Entfernung der kontralateralen Gonade und entsprechender plastischer Korrektur des äußeren Genitales.

> **Tipp**
> Tumoren sind beim echten Hermaphroditismus wesentlich seltener als bei der gemischten Gonadendysgenesie.

Reine Gonadendysgenesie

> Bei der reinen Gonadendysgenesie weisen die betroffenen Patienten beidseitige Streak-Gonaden auf.

Sie können karyotypisch sowohl weiblich (46 XX) als auch männlich (46 XY) sein. Das äußere Genital ist komplett weiblich; eine Feminisierung findet jedoch während der Pubertät nicht oder kaum statt.

> **Tipp**
> Im Gegensatz zum Turner-Syndrom mit gleichartigen Gonadenfehlbildungen zeigen die betroffenen Patienten jedoch keine assoziierten Fehlbildungen.

> Auch hier sollte eine Entfernung der Streak-Gonaden wegen der Gefahr der malignen Entartung erfolgen.

Darüber hinaus ist eine Östrogen-Substitution notwendig.

Testikuläre Dysgenesie

> Bei diesen karyotypischen männlichen Individuen (46 XY) liegen zwei Hoden vor, die jedoch keine Keimzellen aufweisen und eine inadäquate Testosteron- und MIF-Sekretion aufweisen.

Dies führt zu einer unterschiedlich ausgeprägten Feminisierung des Genitales und zur Persistenz von Müller-Gang-Strukturen, insbesondere Uterus und Tube.

> Auch hier wird eine Entfernung der Hoden aufgrund maligner Entartungsgefahr empfohlen.

Nach entsprechender Geschlechtszuweisung sollte die adäquate hormonelle Behandlung erfolgen.

14.5.3 Störungen des phänotypischen Geschlechtes

> Bei den betroffenen Patienten besteht ein normaler männlicher oder weiblicher Karyotyp und dazu passende, normal angelegte Gonaden. Aufgrund einer **gestörten hormonellen Wirkung** kommt es jedoch trotzdem zu einer Intersex-Fehlbildung.

Da also das gonadale Geschlecht festgelegt ist, spricht man auch vom Pseudohermaphroditismus.

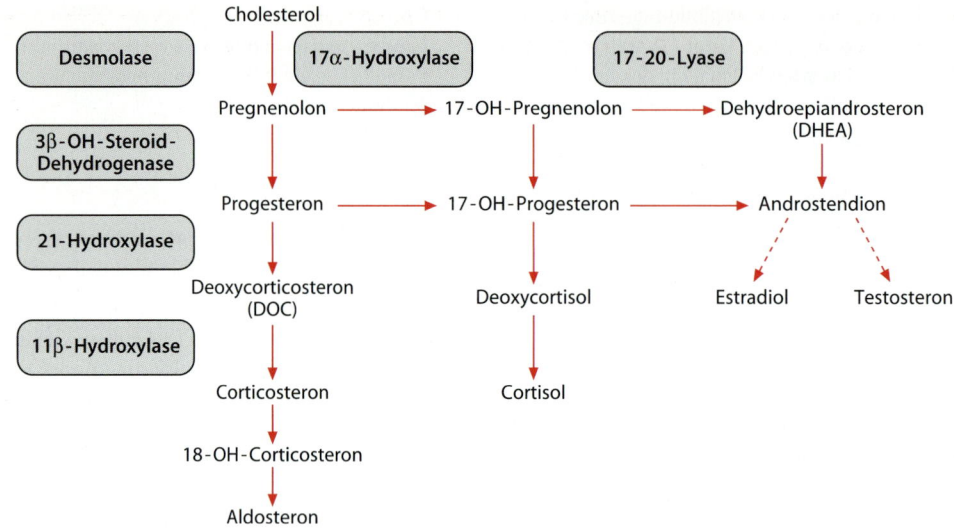

◘ **Abb. 14.43.** Stoffwechselweg der Steroidhormone (nach Kelalis et al. 1992)

Pseudohermaphroditismus femininus

Beim weiblichen Pseudohermaphroditismus existieren beidseitig **normale Ovarien.** Die Derivate des Müller-schen Ganges, also Tuben und Uterus, sind angelegt. Die Intersex-Fehlbildung betrifft somit allein das äußere Genitale.

Adrenogenitales Syndrom. Erbliche Enzymdefekte führen zu Störungen der Kortikoid-, aber auch der Sexualhormonproduktion (◘ Abb. 14.43).

Enzymdefekte bei Adrenogenitalem Syndrom

Der mit Abstand häufigste Enzymdefekt ist der 21-Hydroxyla-semangel. Bei diesem autosomal-rezessiv vererbten Leiden (Häufigkeit ca. 1:10 000) ist die Bildung der aktiven Metaboli-ten Deoxycortisol und Cortisol erschwert oder unmöglich. Reaktiv kommt es zu einer vermehrten ACTH-Ausschüttung der Hypophyse, wodurch Metabolite vor dem Block, insbe-sondere 17-Hydroxipregnenolon und 17-Hydroxiprogesteron akkumulieren (◘ Abb. 14.43). Diese können dann in Dehydro-epiandrosteron und Androstendion umgewandelt werden, die dann wiederum peripher zu Testosteron verstoffwechselt werden.

Eine seltene Variante ist der 11-Betahydroxylasemangel, der mit gleicher Symptomatik, jedoch auch mit Bluthoch-druck, einhergeht, da das akkumulierende Desoxycorticoste-ron (DOC) ein potentes Mineralkortikoid ist (◘ Abb. 14.43).

Erhöhte Testosteronspiegel bewirken beim betroffen Mädchen eine ausgeprägte Virilisierung (Vermännli-chung) des äußeren Genitales während der Embryonal- und Fetalentwicklung. Es kommt zur **Klitorishyper-**

plasie und zur **skrotumartigen** Veränderung der **Labien,** die oft in der Mittellinie verwachsen sind.

> **Tipp**
>
> Äußerlich lässt sich das Genitale der **Mädchen** oft von dem eines Jungen mit Maldescensus testis und schwerer Hypospadie nicht unterscheiden.

Zeichen der Nebenniereninsuffizienz bei gleichzeitiger **Nebennierenhyperplasie** sind seltener. Etwa die Hälfte aller Kinder zeigt ein **Salzverlustsyndrom** durch aus-geprägte Natriurie bei fehlenden Gluko- und Mineralo-kortikoiden.

❯ Bei **Jungen** zeigen sich keine Fehlbildungen des Geni-tals, sodass die Erkrankung in der Regel bei Geburt nicht erkannt wird.

Durch die fortgesetzte Testosteronproduktion entwi-ckeln die betroffenen Jungen bereits in der Kindheit pubertäre Zeichen, wie fehlendes Wachstum durch frühzeitigen Epiphysenschluss, Größenzunahme des Genitales, Schambehaarung, etc. Dies wird als **Puber-tas praecox** bezeichnet.

Nach Diagnosestellung erfolgt eine Substitution mit Glukokortikoiden. Dies führt zur Normalisierung der ACTH-Spiegel und damit auch zum Rückgang der Androgenspiegel auf physiologische Werte.

❯ Eine Pubertas praecox bei Jungen kann damit durch-brochen werden. Bei Mädchen wird eine normale

▼

weibliche Entwicklung hierdurch sichergestellt, sodass eine plastische Korrektur stets in Richtung auf das normale weibliche Genital erfolgen sollte.

Exogene Virilisierung. Werden in der Schwangerschaft androgene Hormone genommen, so können weibliche Embryos auch exogen virilisiert werden. In den 60er- und 70er-Jahren waren einige Gestagene mit deutlichen androgenen Nebenwirkungen in der Therapie habitueller Aborte gebräuchlich. Mädchen, die unter einer solchen Therapie geboren wurden, zeigen dem adrenogenitalen Syndrom vergleichbare Veränderungen des äußeren Genitales.

Persistierender Sinus urogenitalis. Münden Harnröhre und Vagina in einen gemeinsamen Ausführungsgang, so spricht man von einem persistierenden Sinus urogenitalis. Diese Veränderungen gehören zum Spektrum der Intersex-Fehlbildungen (◘ Abb. 14.42), wobei die Vagina in ausgeprägteren Fällen in die Urethra, und nicht umgekehrt mündet (der Müllersche Gang mündet ja ebenfalls in den Sinus urogenitalis). Solche Fehlbildungen kommen jedoch auch ohne weitere Zeichen eines Pseudohermaphroditismus femininus vor. Korrekturbedürftig sind sie oft deshalb, weil sie mit einer Stenose des Introitus vaginae einhergehen. Besteht diese nicht, ist oft keine Therapie notwendig.

Mayer-Rokitansky-Küster-Syndrom. Es handelt sich embryologisch um eine Vereinigungsstörung der Müllerschen Gänge mit nachfolgender fehlender Induktion der Vaginalplatte.

> ❯ Als Mayer-Rokitansky-Küster-Syndrom bezeichnet man die kongenitale Agenesie der Vagina und fakultativ des distalen Uterus.

Die Ovarien und Tuben bei betroffenen Mädchen sind normal angelegt.

> ❯ **Nierenfehlbildungen** durch assoziierte Störungen des Wolffschen Ganges (Agenesie, Dysplasie etc.) sind häufig.

Die Diagnose wird oft erst in der Pubertät durch eine primäre Amenorrhoe gestellt. Liegt ein Uterus vor, so besteht prinzipiell die Chance einer Fertilität. Dann sollte eine Vagina plastisch rekonstruiert werden, wofür heute sowohl perineale Hautlappen als auch Darmsegmente verwandt werden. Bei fehlendem Uterus kann zuvor ein konservativer Therapieversuch mit stetiger Bougierung der Vaginalgrube durchgeführt werden.

Hymen imperforatum, Vaginalsepten und Vaginalatresie. Die unzureichende Drainage der Vagina und

des Uterus kann bei allen drei Erkrankungen zur Sekretverhaltung mit Dilatation von Vagina (Hydrokolpos) oder Vagina und Uterus (Hydrometrokolpos) führen. Eine mögliche Folge ist dann eine **Blasenentleerungsstörung** durch infravesikale Obstruktion. Fällt der Verschluss der Vagina erst in der Pubertät auf, so entsteht bei der Menarche eine **Hämatometrokolpos**.

> **Tipp**
> Ein nicht perforiertes Hymen kann durch einfache Inzision leicht eröffnet werden. Bei einem queren Vaginalseptum oder einer partiellen Atresie sind ausgedehntere plastische Korrekturen notwendig.

Pseudohermaphroditismus masculinus

> ❯ Patienten mit einem männlichen Pseudohermaphroditismus sind karyotypisch männlich und besitzen beidseitige Hoden, die meist jedoch nicht deszendiert sind.

Die Ursache der Störung liegt entweder in einer gestörten Androgen-Biosynthese oder einer fehlenden Interaktion zwischen Androgenen und Androgen-Rezeptoren.

Eine Reihe von häufigen Fehlbildungen im Bereich des männlichen Genitales wird begleitend bei Intersex Fehlbildungen angetroffen, so z. B. die Hypospadie, kongenitale Penisdeviation, Mikropenis oder eine Phimose (▶ Kap. 14.8).

> **Tipp**
> Die Größe des Penis im Kindes- wie im Erwachsenenalter ist sehr variabel.

Ist die gestreckte Penislänge außerhalb des 95%-Bereiches (bei Geburt kürzer als 2 cm, mit 10 Jahren kürzer als 4 cm), so spricht man von einem **Mikropenis**. Ätiologisch nimmt man einen Androgenmangel im zweiten und dritten Trimester der Schwangerschaft an, wenn die sexuelle Differenzierung bereits abgeschlossen ist, der Penis aber seine endgültige Größe durch Wachstum erhält. Eine Behandlung mit Testosteron-Injektionen über 3 Monate ist gerade bei kleineren Kindern oft erfolgreich.

Komplette Androgenresistenz (testikuläre Feminisierung). Bei diesem Krankheitsbild kommt es zur normalen Testosteronsekretion des embryonalen und fetalen Hodens. Da ein Defekt im Rezeptor vorliegt, wird jedoch keine androgene Wirkung auf die Erfolgsorgane vermittelt.

> Dadurch zeigen die betroffenen Kinder trotz eines Karyotyps von 46 XY und des Vorliegens zweier Hoden einen komplett weiblichen Phänotyp.

Die Erkrankung wird gelegentlich im Rahmen des Verschlusses kindlicher Leistenhernien diagnostiziert, wenn zufällig inguinales Hodengewebe bei dem vermeintlichen Mädchen angetroffen wird. Meist jedoch wird die Diagnose erst bei primärer Amenorrhoe in der Pubertät gestellt. Die Untersuchung zeigt dann, dass Uterus oder Eileiter nicht angelegt sind, da sich die Müllerschen Gänge folgerichtig komplett zurückgebildet haben. Auch die Brustentwicklung ist normal, da der Androgenrezeptor auch im Hypothalamus und in der Hypophyse funktionslos ist und somit trotz hoher Testosteronspiegel reichlich Gonadotropine gebildet werden, wodurch es wiederum zu physiologischen Östrogenspiegeln kommt. Die sekundäre Körperbehaarung wird bei der Frau normalerweise unter der Wirkung adrenaler Androgene ausgebildet. Der Rezeptordefekt bei testikulärer Feminisierung führt damit zur weitgehenden Haarlosigkeit des Körpers, sodass die betroffenen Patientinnen auch als »**hairless women**« bezeichnet werden.

Neben diesen seltenen Fällen des kompletten Rezeptordefektes werden heute mehr und mehr **partielle Rezeptordefekte** erkannt, die nur mit milden Intersex-Fehlbildungen (z.B. Maldescensus testis, mäßige Hypospadie) einhergehen und oft erst durch Infertilität auffallen. Das **Reifenstein-Syndrom**, eine Kombination aus Hypospadie, Gynäkomastie, Azoospermie und Hyperplasie der Leydig-Zellen wird heute als ein Beispiel eines inkompletten Rezeptordefektes gesehen.

Störungen der Androgensynthese
Wie bereits oben beschrieben, gehen die häufigen Formen des adrenogenitalen Syndromes beim Knaben nicht mit einer Störung des phänotypischen Geschlechtes, sondern mit einer Pubertus praecox einher.

Seltene Störungen der Steroidhormonbiosynthese, z. B. Mangel der Enzyme 3-β-Hydroxisteroiddehydrogenase, 17-Hydroxilase, 17-20-Lyase und Desmolase (◘ Abb. 14.43) führen dagegen zu einer reduzierten androgenen Biosynthese und damit zu verschiedenen Formen des männlichen Pseudohermaphroditismus.

Syndrom des persistierenden Müllerschen Ganges.
Bei diesem Syndrom nimmt man einen Mangel des Müllerian Inhibiting Factors (MIF) an. Dies führt bei normaler männlicher Entwicklung des Genitales zur Persistenz von Müllerschen-Gang-Strukturen, wie Uterus und Eileiter. Oft findet sich auch eine am Colliculus

seminalis in die prostatische Harnröhre mündende Vagina.

Somit entspricht das Syndrom der testikulären Dysgenesie, nur ist der Hoden selbst funktionsfähig und eine Fertilität besteht. Zur differenzialdiagnostischen Klärung, da bei der testikulären Dysgenesie eine beidseitige Orchiektomie aufgrund der Tumorinzidenz erforderlich ist, sollte eine Hodenbiopsie durchgeführt werden.

Als Minimalform dieses Syndroms ist eine zystische Erweiterung des Utriculus prostaticus, des phaxiologischen Restes des Müllerschen Ganges auf dem Colliculus seminalis der prostatischen Harnröhre anzusehen, die als Utriculuszyste bezeichnet wird. Diese ist oft asymptomatisch, kann sich allerdings infizieren und dann Quelle persistierender Harnwegsinfekte sein.

In Kürze

- **Störungen der Geschlechtsdifferenzierung:** Können auf chromosomaler, gonadaler oder phänotypischer Ebene liegen, das phänotypische Geschlecht zeigt alle Übergänge zwischen dem normalen weiblichen und männlichen Erscheinungsbild = **Intersex-Fehlbildung.**
- Häufigste chromosomale Störungen der Geschlechtsentwicklung sind **Klinefelter**-Syndrom (47 XXY) und **Turner-Syndrom** (45 XO). Beide Erkrankungen führen zur Infertilität, zeigen aber phänotypisch ein normales männliches bzw. weibliches Genitale.
- **Gemischte Gonadendysgenesie:** Entsteht bei Mosaikbildung 45 XO/46 XY, besitzt einen Hoden und eine Streak-Gonade und zeigt einen Intersex-Phänotyp.
- Fehlanlagen der Gonaden liegen trotz unauffälligem Karyotyp beim **echten Hermaphroditismus**, der **reinen Gonadendysgenesie** und der **testikulären Dysgenesie** vor. Alle Erkrankungen mit Dysgenesie der Gonaden haben eine **erhöhte Tumorinzidenz**.
- **Pseudohermaphroditismus:** Phänotypische Intersexbildung bei normalen Gonaden und unauffälligem Chromosomensatz. Häufigste Ursache bei Mädchen ist das **adrenogenitale Syndrom**, bei Jungen eine Androgenresistenz bei einer Rezeptorstörung.
- Isolierte Genitalfehlentwicklungen ohne Intersex-Bildung bei Mädchen: **Vaginalagenesie (Mayer-Rokitansky-Küster-Syndrom)**,

▼

die **Vaginalatresie, vaginale Septen** und ein **Hymen imperforatum**. Letztere fallen oft durch infravesikale Obstruktionen bei einer Hydrokolpos auf.

— Isolierte Genitalfehlbildungen bei Jungen: **Hypospadie, kongenitale Penisdeviationen**, die auch ohne Hypospadie auftreten können, die sehr häufige **Phimose** und der **Maldescensus testis**, bei dem ein Leisten- oder ein Bauchhoden vorliegt.

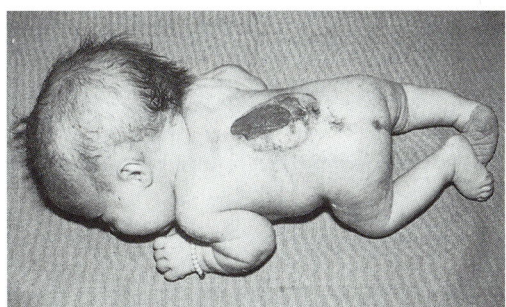

◘ Abb. 14.44. Thorakolumbale Myelomeningozele

14.6 Funktionelle Blasenentleerungsstörungen

Ätiologie. Funktionelle Störungen von Blase und Sphinkter, die mit sekundären pathologisch-anatomischen Veränderungen des unteren und oberen Harntraktes einhergehen, sind überwiegend Ausdruck einer gestörten Innervation mit Beeinträchtigung der Modulation, Integration und Koordination der verschiedenen, an der Innervation des unteren Harntraktes beteiligten Innervationssysteme.

Eine primär mesenchymale Dysplasie der Muskulatur des unteren Harntraktes, wie z. B. beim Prune-belly-Syndrom (▶ Kap. 14.4.4) ist als Ursache einer Blasenentleerungsstörung eine absolute Rarität. Bei der **neurogenen Blase** liegt die Ursache in angeborenen (z. B. Myelomeningozele, ◘ Abb. 14.44) oder erworbenen (z. B. Rückenmarkstumoren) Defekten des Nervensystems (◘ Tabelle 14.3). Bei der **okkult-neurogenen Blase** liegen prinzipiell vergleichbare Muster der Funktionsstörung vor, ohne dass sich eine neurologische Grunderkrankung nachweisen lässt.

Symptomatik. Symptomatisch steht häufig eine **Harninkontinenz** im Vordergrund, die bei der neurogenen Blase fast immer mit einer **Blasenentleerungsstörung** (Restharnbildung, Stauung des oberen Harntraktes) kombiniert ist.

Diagnostik. Die urodynamische Diagnostik zielt auf die Identifikation und Klassifikation der Blasen- und/oder Sphinkterfunktionsstörung, um eine rationale symptomatische Therapie zu ermöglichen.

❯ Die Diagnostik muss wegen einer möglichen Beeinträchtigung des oberen Harntraktes zunächst die **Funktion** (Isotopennephrogramm) und **Morphologie** (Sonographie, Ausscheidungsurogramm) des oberen Harntraktes abklären.

◘ Tabelle 14.3. Ätiologie neurogener Blasen- und Sphinkterfunktionsstörungen (neuropathische Blase)

A	**Angeboren**
	Geschlossene Läsionen
	Spina bifida occulta
	Sakrallipom
	Diastomyelie
	Filum-terminale-Syndrom (tethered cord)
	Sakralagenesie
	Hydrozephalus
	Offene Läsionen
	Spina bifida cystica — Meningozele — Meningomyelozele
B	**Erworben**
	Frühkindlicher Hirnschaden
	Tumoren des Spinalkanals (z. B. Astrozytom, Rhabdomyosarkom)
	Spinale Tumormetastasen (z. B. Neuroblastom)
	Wirbelsäulenosteomyelitis
	Rückenmarkstrauma
	Myelitis transversalis
	Masernenzephalitis
	Poliomyelitis

□ **Tabelle 14.4.** Pathophysiologische Klassifikation von Blasen- und Sphinkterfunktionsstörungen (nach Thüroff 1983)

Harnspeicherstörung	Blasenentleerungsstörung
Blasenhypersensitivität (sensorische Urge)	*Blasenhyposensitivität*
Hyperbare Blase (low compliance)	
Detrusorhyperaktivität	*Detrusorhypoaktivität*
Detrusorhyperreflexie (neurogen)	Detrusorareflexie (neurogen)
Detrusorinstabilität (motorische Urge)	Detrusorhypokontraktilität
Sphinkterinsuffizienz	*Subvesikale Obstruktion*
hyporeaktiv	mechanisch
hypoton	funktionell (Dyssynergie/Dyskoordination) – quergestreifter Sphinkter – glatter Sphinkter

Pathophysiologische Klassifikation der Blasen- und Sphinkterfunktionsstörungen. Bei Durchführung der urodynamischen Untersuchung wird die Blase mit Kontrastmittel gefüllt (Videourodynamik), sodass ein evtl. vorliegender vesikoureteraler Reflux nachgewiesen werden kann. Die **urodynamische Kombinationsuntersuchung** misst die intravesikalen und intraabdominellen (rektalen) Drücke gleichzeitig mit dem Beckenboden-EMG während der Speicherphase der Blase (Zystomanometrie, kontrollierte Füllung der Blase mit 10–60 ml pro Minute) und zusammen mit der Harnflussrate in der Entleerungsphase (Miktiometrie), die in der Videourodynamik zusätzlich videographisch aufgezeichnet werden kann.

❯ **Störungen der Speicherfunktion** werden aufgrund der urodynamischen Befunde der Füllungsphase klassifiziert, **Störungen der Entleerungsfunktion** aufgrund der Befunde der Entleerungsphase.

━ **Harnspeicherstörungen** haben ihre pathophysiologische Ursache in gesteigerten sensorischen Impulsen (Blasenhypersensitivität), in einer verminderten Blasendehnbarkeit (= low compliance, hyperbare Blase), in unwillkürlichen Detrusorkontraktionen (Detrusorhyperaktivität) oder in einer Sphinkterinsuffizienz (□ Tabelle 14.4).
━ **Blasenentleerungsstörungen** haben ihre Ursache in einer verminderten Perzeption sensorischer Reize (Blasenhyposensitivität), in einer herabgesetzten Kontraktilität des Detrusor (Detrusor-

hypokontraktilität) oder in einer subvesikalen Obstruktion (□ Tabelle 14.4).

❯ Prinzipiell können unterschiedliche Störungen der Detrusor- und Sphinkterfunktion miteinander kombiniert sein, wie dies für die **neurogene Blase** typisch ist, woraus komplexe Störungen der Speicher- und Entleerungsfunktionen resultieren.

Detrusorhypoaktivität.
Die Detrusorhypokontraktilität/-akontraktilität und Detrusorareflexie entsprechen funktionell einer schlaffen Lähmung bei Läsion des unteren Reflexbogens (LMNL = lower motor neuron lesion), die im Conus medullaris lokalisiert sein kann (nukleäre, sakrale Läsion), in der Cauda equina (infranukleäre, infrasakrale Läsion der Spinalnerven) oder im Bereich der peripheren Nerven (periphere Läsion).

Klinisch steht eine Blasenentleerungsstörung ohne Erhöhung der intravesikalen Ruhedrücke im Vordergrund, wobei das Ausmaß einer Restharnbildung von der Sphinkterfunktion und der davon abhängigen Möglichkeit einer passiven Blasenexprimierung durch Valsalva- oder Credé-Manöver abhängt. Eine Harninkontinenz erklärt sich als passive Überlaufinkontinenz bei großen Restharnmengen (□ Abb. 14.45) oder als Folge einer gleichzeitig bestehenden neurogenen Sphinkterinsuffizienz (schlaffe Sphinkterlähmung).

14

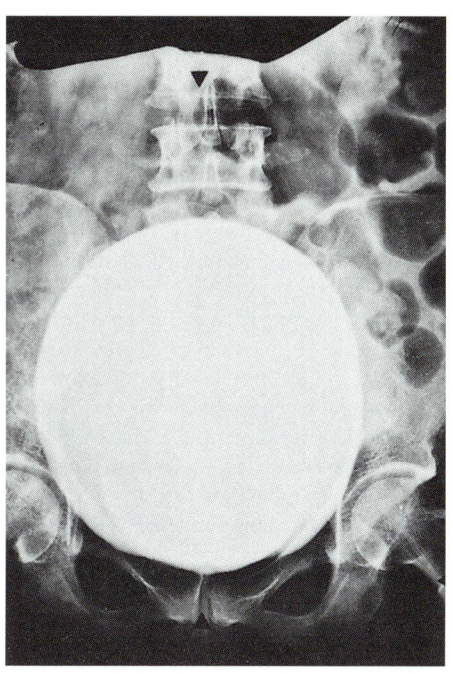

Abb. 14.45. Überlaufinkontinenz bei Detrusorareflexie (schlaffe Blasenlähmung bei Konus-/Kaudaläsion)

Detrusorhyperaktivität/-hyperreflexie mit oder ohne funktionelle subvesikale Obstruktion (Detrusor-Sphinkter-Dyssynergie).

Die Detrusor-Sphinkter-Dyssynergie entspricht funktionell einer spastischen Lähmung bei Läsion des oberen Reflexbogens (UMNL = upper motor neuron lesion), die im Rückenmark oberhalb des sakralen Miktionszentrums lokalisiert ist (supranukleäre, suprasakrale Läsion) und zur Abkoppelung des peripheren Reflexbogens von der zentralnervösen Kontrolle (Hirnstamm, Cortex) führt.

Häufig findet sich die Kombination mit einer Detrusorhyperreflexie und daraus resultierender Reflexinkontinenz oder einer hyperbaren Low-compliance-Blase.

Klinisch imponiert eine Blasenentleerungsstörung mit hohen intravesikalen Drücken, Ausbildung von Blasendivertikeln, Stauung des oberen Harntraktes und/oder sekundärem vesikorenalem Reflux (■ Abb. 14.46). Die Gefährdung des oberen Harntraktes korreliert mit der Höhe der gemessenen intravesikalen Drücke, wobei das Auftreten eines Harnverlustes bei Drücken > 40 cm H$_2$O (detrusor leak point pressure) prognostisch ungünstig ist und der therapeutischen Intervention bedarf.

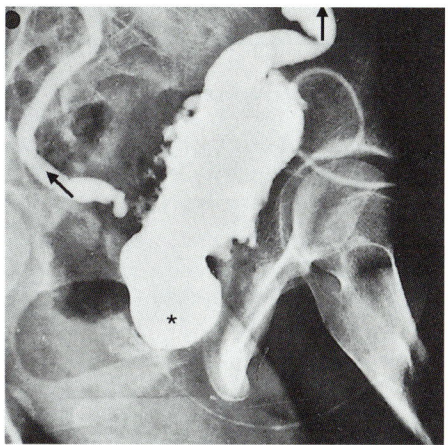

Abb. 14.46. Reflexblase (Detrusorhyperreflexie mit Pseudodivertikeln, Detrusor-Sphinkter-Dyssynergie mit vorblasenartiger Erweiterung der prostatischen Harnröhre (*) und bilateraler vesikorenaler Reflux (↑↑) bei Myelomeningozele)

Therapie.

Detrusorhypoaktivität. Hier spielt der **intermittierende Katheterismus** eine zentrale Rolle: Zum einen in der Rehabilitation von Blasenentleerungsstörungen zur regelmäßigen Restharnkontrolle und -entleerung, zum anderen bei gänzlich fehlenden Spontanmiktionen als therapeutisches Prinzip im Sinne einer Umgehung des Entleerungsproblems. Darüber hinaus empfiehlt sich das Prinzip einer Stufentherapie, die mit wenig invasiven Behandlungsmaßnahmen beginnt und aggressivere Therapiemaßnahmen therapieresistenten Fällen vorbehält (■ Tabelle 14.5).

Tabelle 14.5. Stufentherapie von Blasenentleerungsstörungen bei Detrusorhypokontraktilität bzw. Detrusorareflexie

1)	Restharnentleerung: intermittierender Katheterismus, Zystostomie
2)	Miktionstraining: Mehrfachmiktion, Miktion nach der Uhr
3)	Blasenentleerungsmanöver: Valsalva, Credé
4)	Pharmakotherapie: alpha-Blocker, Cholinergika
5)	Elektrostimulation: transurethral (Katona), Sakralforamen (Tanagho, Schmidt)
6)	Blasenhalsinzision

⊡ **Tabelle 14.6.** Stufentherapie von Blasenentleerungsstörungen bei Detrusorhyperaktivität und
funktioneller subvesikaler Obstruktion

1)	Verhaltenstherapie, Biofeedback
2)	Restharnentleerung: intermittierender Katheterismus, Zystostomie
3)	Blasenentleerungsmanöver: Triggern, Blasenexprimierung
4)	Pharmakotherapie: — Detrusorhyperaktivität: Antimuskarinika, myotrope Spasmolytika — Subvesikale Obstruktion: alpha-Blocker, Antispastika
5)	Elektrostimulation: Sakralforamenstimulation (Tanagho, Schmidt)
6)	Sphinkterresektion: — Blasenhalsinzision — externe Sphinkterotomie
7)	Blasenaugmentation (Enterozystoplastik)
8)	Supravesikale Harnableitung (inkontinent, kontinent)

— **Detrusorhyperaktivität mit oder ohne funktionelle subvesikale Obstruktion.** Je nach Aggres-
sivität der intravesikalen Drücke bei Detrusorhyperaktivität sowie Ausmaß und Lokalisation der subvesikalen Obstruktion (quergestreifter Sphinkter,
glatter Sphinkter) kommen verschiedene therapeutische Maßnahmen in Betracht, die auf eine Reduzierung der Detrusordrücke und Detrusorkontraktionen und Senkung des Blasenauslasswiderstandes
abzielen. Die Einbeziehung konservativer, pharma-
kologischer, instrumenteller und operativer Maßnahmen empfiehlt sich auch hier nach dem Prinzip
einer Stufentherapie, die mit wenig invasiven Behandlungsmaßnahmen beginnt und aggressivere
Therapiemaßnahmen therapieresistenten Fällen
vorbehält (⊡ Tabelle 14.6). Dabei wird prinzipiell
die Umwandlung einer kleinkapazitären Hoch-
druckblase in ein großkapazitäres Niederdruck-
reservoir angestrebt, vergleichbar mit dem Zustand
bei Detrusorareflexie. Dadurch muss in der Regel
die Möglichkeit einer Spontanentleerung zugunsten
des intermittierenden Katheterismus geopfert
werden.

❯ Primäres Therapieziel muss der Erhalt der Nierenfunktion durch Senkung der intravesikalen Drücke und Beseitigung von Harntransportstörung, Stauung oder
Reflux sein. Die Therapie des Symptoms Harninkontinenz steht an letzter Stelle.

Die **Blasenaugmentation oder -substitution** durch
ausgeschaltete Darmsegmente (⊡ Abb. 14.47) vermag
in der Regel die Reflexinkontinenz durch Senkung der
intravesikalen Drücke und Bereitstellung einer ausreichenden Reservoirkapazität zu beherrschen, macht
aber insbesondere bei Myelomeningozele in der Mehrzahl der Fälle die Blasenentleerung durch intermittierenden transurethralen Katheterismus erforderlich.

Bei Mädchen mit konservativ nicht beherrschbarer
Reflexinkontinenz und Unfähigkeit zum transurethralen Selbstkatheterismus (Rollstuhlfahrer) ist eine **supravesikale Harnableitung mit kontinentem Stoma**
(z.B. Mainz-Pouch) einer Blasenaugmentation vorzuziehen (⊡ Abb. 14.48).

Die **inkontinente supravesikale Harnableitung** in
ein Nulldrucksystem (z. B. Kolon-Conduit) ist heutzutage nur noch bei Unmöglichkeit des Selbstkatheterismus (Tetraplegie) oder bei schon bestehender irrever-
sibler Nierenfunktionseinschränkung (Serumkreatinin
>2,5 mg/dl) indiziert.

In Kürze

Funktionelle Blasenentleerungsstörungen
Bedingt durch neurologische Ätiologie, wie z. B.
bei Myelomeningozele (**neurogene Blase**) oder
durch vergleichbare idiopathische Funktionsstörung (**okkult-neurogene Blase**).

— **Urodynamische Funktionsuntersuchun-
gen:** Abklärung der zugrunde liegenden Pathophysiologie, Ursache der funktionellen
Blasenentleerungsstörung sind prinzipiell
Detrusordysfunktion (Detrusorhypokontraktilität bzw. Detrusorareflexie) oder **Sphink-
terdysfunktion** (Detrusor-Sphinkter-Dyssynergie, in der Regel mit Detrusorhyperreflexie und daraus resultierender Reflexinkontinenz vergesellschaftet).

— **Therapie:** Erste Priorität hat **Erhalt der Nierenfunktion** durch Senkung der intravesikalen Drücke bei Detrusor-Sphinkter-Dyssynergie und Detrusorhyperaktivität, in zweiter Linie Management der **Blasenentleerung**, z. B.
durch intermittierenden Katheterismus und
zuletzt kontinenzverbessernde Maßnahmen
am Sphinktermechanismus.

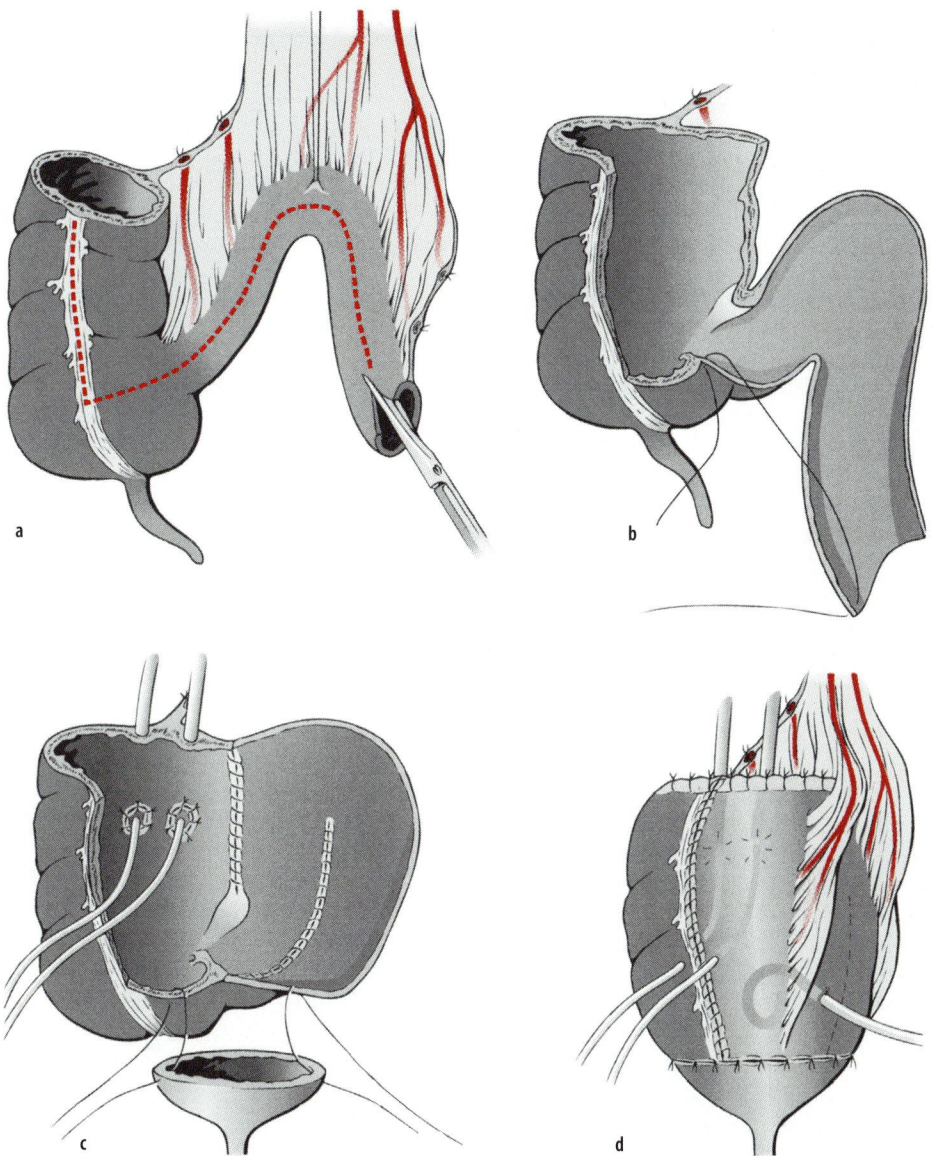

a

b

c

d

◙ **Abb. 14.47a–d.** Mainz-Pouch-Blasensubstitution nach subtotaler Zystektomie: **a** 10 cm Zoekum und zwei ebenso lange Ileumschlingen werden aus der Darmkontinuität isoliert. **b** Antimesenteriale Eröffnung der Darmsegmente. **c** Seit-zu-Seit-Vereinigung der eröffneten Darmsegmente und submuköse Tunnelbildung der Ureteren als Refluxschutz. **d** Vereinigung der Darmsegmente mit der Restblase und Verschluss zu einem sphärischen Reservoir (nach Thüroff et al. 1985)

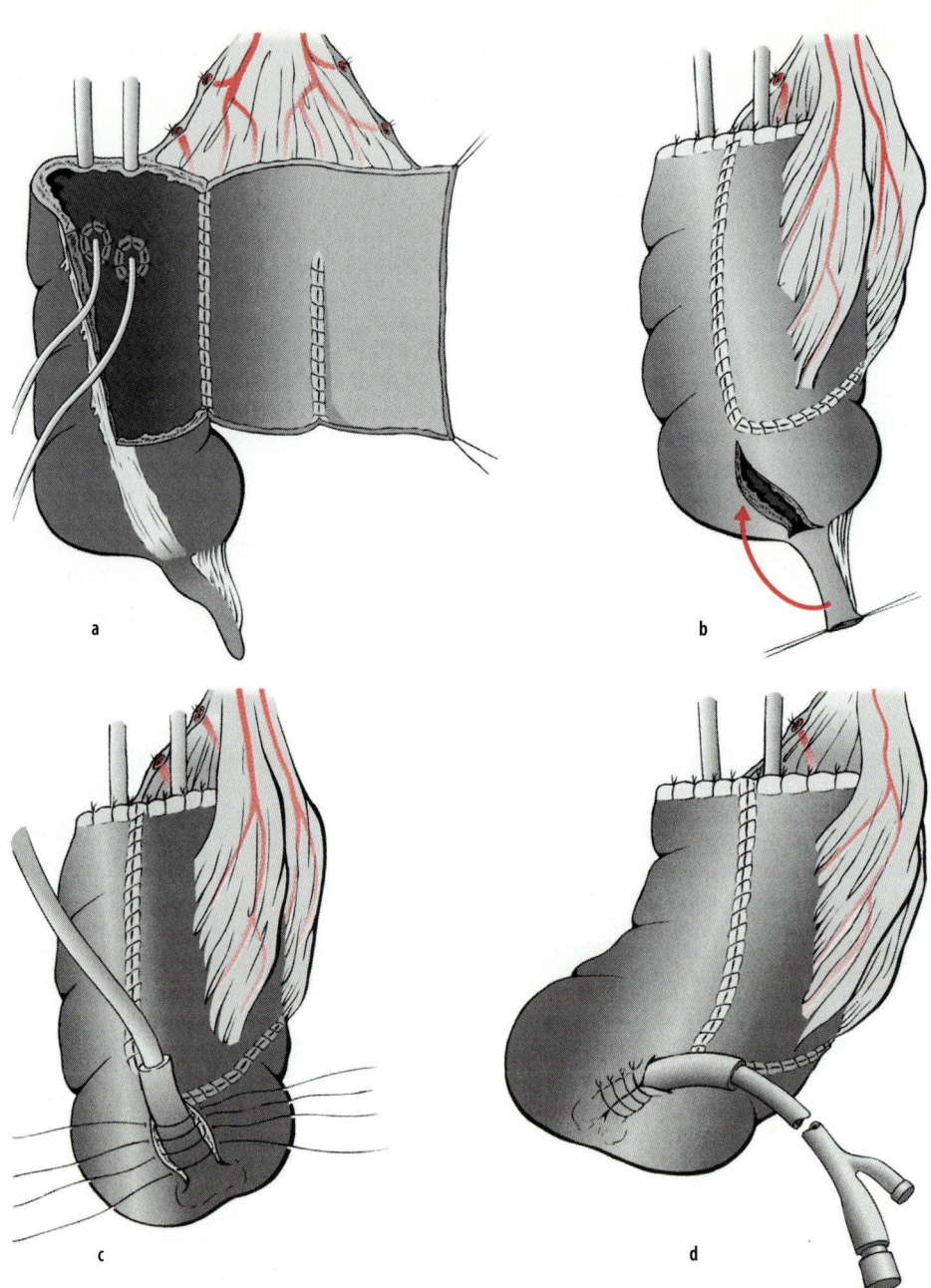

■ **Abb. 14.48a–d.** Kontinente Harnableitung (Mainz-Pouch-Nabelstoma). **a** Appendix als kontinentes Stoma: Inzision der Seromuskularis im Bereich der vorderen Taenie des Zoekum. **b** Die Darmschleimhaut liegt am Zoekum in einer 4–5 cm langen Rinne frei. **c** Appendix in die Schleimhautrinne eingelegt und Verschluss der Seromuskularis darüber, sodass eine submuköse Tunnelbildung der Appendix resultiert. **d** Implantation der Appendix in den Nabel als kontinentes Stoma (nach Riedmiller et al. 1990)

14.7 Enuresis

> **Tipp**
>
> 85% aller Kinder sind im Alter von 5 Jahren tags und nachts trocken. Bis zum 15. Lebensjahr beträgt dieser Prozentsatz, bei einer Spontanremissionsrate von etwa 1% pro Jahr, mehr als 99%.

Häufig wird Einnässen nach dem 5. Lebensjahr global als Enuresis bezeichnet, obwohl eigentlich darunter lediglich die (unkomplizierte, monosymptomatische) **Enuresis nocturna** zu verstehen ist, die einen Anteil von etwa 80% ausmacht. Sämtliche anderen Formen mit Einnässen am Tage und anderen Symptomen wie Pollakisurie und imperativem Harndrang sind als **kindliche Harninkontinenz** zu bezeichnen.

> Bei der **primären Enuresis** bestand niemals eine trockene Phase. Als **sekundäre Enuresis** bezeichnet man ein erneutes Einnässen nach einer zumindest mehrmonatigen trockenen Phase.

Diagnostik. In der Abklärung werden zunächst Ursachen für eine mögliche **Harninkontinenz** ausgeschlossen. Eine Harninkontinenz kann durch lokale Blasenirritation ausgelöst sein (Harnwegsinfekte, Oxyuriasis, intravesikale/vaginale Fremdkörper), durch neurogene oder psychogene Blasen- und Sphinkterdysfunktionen (▶ Kap. 14.6) oder durch eine anatomisch bedingte extraurethrale Harninkontinenz (Sinus urogenitalis, ektoper Ureter).

Zur Ätiologie der **Enuresis** werden Maturationsverzögerung hemmender zentralnervöser Bahnen, genetische Disposition, psychosomatische Faktoren, abnorme Schlaftiefe mit Verminderung der Perzeption von Blasenreizen sowie pathologische Rhythmik der zirkadianen ADH-Sekretion im Sinne einer multifaktoriellen Genese diskutiert.

Die **urodynamische Untersuchung** (Zystomanometrie) ist entscheidend zur Aufdeckung der Pathophysiologie der kindlichen Harninkontinenz. Bei 2/3 bis 3/4 der Kinder lassen sich unwillkürliche Detrusorkontraktionen (Detrusorhyperaktivität) nachweisen. Bei Enuresis lässt sich bisweilen eine nächtliche Polyurie infolge eines Trinkfehlverhaltens oder infolge einer pathologischen Rhythmik der zirkadianen ADH-Sekretion nachweisen.

Therapie. Die Prinzipien beruhen auf Verhaltenstherapie und Pharmakotherapie, häufig in kombinierten Protokollen:

- Die **Verhaltenstherapie** korrigiert im einfachsten Falle ein Trinkfehlverhalten durch abendliche Flüssigkeitsrestriktion. Techniken des Biofeedback nutzen geeignete Kontrollparameter für physiologisch unbewusst ablaufende Funktionen zum (Wieder-)Erlernen einer bewussten Kontrolle über die vegetativen Funktionen des unteren Harntraktes. Ein Blasentraining mit sukzessiver Vergrößerung der Miktionsintervalle und Miktionsvolumina nutzt ein Miktionsprotokoll als Feedback-Mechanismus. Weckapparate streben die Herabsetzung der Perzeptionsschwelle im Moment des Einnässens im Sinne einer Konditionierung an.
- Die **Pharmakotherapie** stützt sich im Wesentlichen auf Anticholinergika (z. B. Oxybutynin, Propiverin) bei Nachweis einer Detrusorhyperaktivität und auf Antidiuretika (z. B. Desmopressin) bei Nachweis einer verminderten nächtlichen ADH-Sekretion.

> ❗ **Cave**
>
> Das trizyklische Antidepressivum Imipramin hat neben der zentralnervösen Wirkung auch einen anticholinergen und α-adrenergen Effekt (Erhöhung des Blasenauslasswiderstandes), sollte aber wegen möglicher erheblicher Nebenwirkungen bis hin zu Todesfällen im Kindesalter nicht mehr verabreicht werden.

In Kürze

Enuresis
Nächtliches Einnässen durch unwillkürliche Miktion, bei Persistenz des infantilen Miktionsreflexes (**primäre Enuresis**) oder als erneutes Einnässen nach mehrmonatiger Trockenperiode (**sekundäre Enuresis**). In 80% wird nur nachts eingenässt, **kindliche Harninkontinenz** bezeichnet das Einnässen am Tage.
Multifaktorielle Genese: Maturationsverzögerungen zentralnervöser Hemmkreise, genetische Disposition, psychosomatische Faktoren, verminderte Blasensensitivität bei abnormer Schlaftiefe und pathologische Rhythmik der zirkadianen ADH-Sekretion. Abzugrenzen ist kindliche Harninkontinenz aufgrund urologischer (z. B. Harnwegsinfekt), neurologischer und psychiatrischer Erkrankungen, die einer primären Therapie der Grunderkrankung bedürfen.
Therapie der Enuresis nocturna: Prinzipien der **Verhaltenstherapie**, z. B. Korrektur des Trinkfehlverhaltens, Prinzipien des Biofeedback zur Konditionierung durch Weckapparate und Klingelhosen. Adjuvante **Pharmakotherapie** mit Anticholinergika bei Detrusorhyperaktivität und Antidiuretika bei verminderter nächtlicher ADH-Sekretion.
Spontanremissionsrate der Enuresis beträgt etwa 1% pro Jahr.

14.8   Phimose

Glans und Präputium sind beim Neugeborenen nur durch ein Septum aus Plattenepithel getrennt, wobei der präputiale Raum durch Abschilferung von epithelialen Zellen geformt wird. Dieser Prozess der Epithelabschilferung ist im Alter von 6 Monaten erst soweit fortgeschritten, dass lediglich bei 20% der Knaben die Vorhaut zurückstreifbar ist, im Alter von 1 Jahr ist dies bei 50% der Fall, mit 2 Jahren bei 80%, mit 3 Jahren bei 90% und zum Zeitpunkt der Pubertät bei 97% bis 99%.

> Als **Phimose** wird eine rüsselartige Verlängerung und Verengung der Vorhaut bezeichnet, die das normale Zurückstreifen unmöglich macht oder behindert.

Folgen der Vorhautverengung können sein:
- **Smegmaretention**,
- **Balanoposthitis,**
- **Harnwegsobstruktion** mit Ballonierung der Vorhaut unter der Miktion bei extrem enger Präputialöffnung.
- Bei **Retraktionsversuchen** einer verengten Vorhaut kann es zu Rhagaden und Fissuren kommen und schließlich zur Paraphimose, der Einklemmung der retrahierten Phimose im Sulcus coronarius.

! Cave

Bei der **Paraphimose** (▶ Kap. 17.6) führt die Zirkulationsstörung im Bereich des Schnürringes zu einer zunehmenden ödematösen Schwellung von Glans und Vorhaut, wodurch sich der Zustand und die Beschwerden aggravieren. Therapie der Wahl ist die sofortige manuelle Reposition der Vorhaut nach Ausdrücken des Ödems oder aber, wenn dies unmöglich ist, die dorsale Inzision mit späterer Zirkumzision.

Zirkumzision.

> Die **Zirkumzision** oder Beschneidung ist die Umschneidung beider Vorhautblätter in Höhe des Sulcus coronarius nach Lösung eventuell bestehender Verklebungen zwischen Präputium und Glans.

> Eine Indikation zur **Zirkumzision** besteht bei persistierender Phimose ab dem 2. Lebensjahr oder unabhängig vom Lebensalter zur Prävention oder Therapie von rezidivierenden Balanoposthitiden oder einer Harnwegsobstruktion als Komplikationen der Vorhautverengung.

Vorteile der Zirkumzision sind eine **Erleichterung der Hygiene** sowie die **Prävention des Peniskarzinoms**, das nahezu ausschließlich bei nicht beschnittenen Männern auftritt.

Eine Entstehung von Karzinogenen in einem sich bei schlechter Hygiene zersetzenden Smegma wird als ätiologischer Faktor in der Pathogenese des **Peniskarzinoms** bei nicht zirkumzidierten Männern angesehen. Aus gleichen Gründen soll bei Ehefrauen nicht zirkumzidierter Männer die Inzidenz von **Zervixkarzinomen** signifikant höher als bei Frauen zirkumzidierter Männer liegen.

Die häufigste Indikation zur Zirkumzision ergibt sich allerdings aus religiösen, kulturellen und traditionellen Gesichtspunkten (»**rituelle Zirkumzision**«), die bei Juden vor dem 8. Lebenstag, bei Moslems im Alter zwischen 8 und 12 Jahren durchgeführt wird.

> Obwohl die Zirkumzision ein weitgehend standardisierter und sicherer Eingriff ist, treten doch **Komplikationen** mit einer Wahrscheinlichkeit von 1 : 5000--10 000 auf.

Dabei handelt es sich um Meatusstenosen als Folge einer ammoniakalischen Dermatitis der Glans, Nachblutungen, Wundinfektionen bis hin zu Erysipel und Penisgangrän und schließlich den vollständigen Verlust der Glans penis bei fehlerhafter Anwendung der Elektrokoagulation. Die Komplikationsmöglichkeiten müssen im Rahmen der Aufklärung über die Nutzen-Risiko-Relation besonders bei der rituellen Zirkumzision berücksichtigt werden.

In Kürze

Phimose
Rüsselartige Verlängerung und Verengung der Vorhaut, die das Zurückstreifen erschwert oder unmöglich macht.
Zirkumzision (Beschneidung): Umschneidung beider Vorhautblätter zur Prävention oder Therapie der Komplikationen einer Vorhautverengung wie Smegmaretention, Balanoposthitis und Harnwegsobstruktion. Weitaus häufiger wird die Beschneidung aus religiösen, kulturellen und traditionellen Gesichtspunkten durchgeführt (»**rituelle Zirkumzision**«).

14

14.9   Lageanomalien des Hodens

Die Hodenanlage findet sich während des 2. bis 3. Schwangerschaftsmonats auf der Höhe zwischen dem 1. und 3. Lendenwirbelkörper im Bereich des lumbalen Zöloms an der Vorderseite des Wolffschen Ganges. Entlang des Gubernaculum testis passiert der Hoden den Leistenkanal während des 7. Schwangerschaftsmonats, um seine endgültige skrotale Lage gegen Ende des 8. Monats zu erreichen.

> Bei Frühgeburten wird eine Hodenretention in ca. 30% der Fälle beobachtet und bei reifen Kindern in 5,8%, wobei bei der Mehrzahl der Neugeborenen der Deszensus noch während der ersten Monate nach der Geburt stattfindet, sodass nach dem 1. Lebensjahr lediglich 1,8% eine behandlungsbedürftige Hodendystopie haben.

- In dystopen Hoden findet sich ab dem **1. Lebensjahr** eine Verminderung der Samenkanälchen und der Zahl von Spermatogonien pro Tubulusdurchmesser als Zeichen der **Schädigung der exokrinen Hodenfunktion** (Fertilität).
- Als Zeichen der **Schädigung der endokrinen Funktion** (Testosteronproduktion) des dystopen Hodens findet sich eine Atrophie der Leydigzellen.
- Das Risiko der Entwicklung eines **malignen Hodentumors** ist in einem dystopen Hoden 22mal größer als in einem orthotopen Hoden, wobei das Risiko je größer ist, desto kranialer die Lage des retinierten Hodens ist.

Bei etwa der Hälfte der Knaben mit Hodendystopie findet sich gleichzeitig ein offener Processus vaginalis (**angeborene, indirekte Leistenhernie**). Bei 36% findet sich zusätzlich eine **Anomalie der samenableitenden Wege**, wie z. B. eine Nebenhodendissoziation.
   Verschiedene Formen der Lageanomalie. Die Synonyma **Hodendystopie** und **Maldescensus testis** sind Überbegriffe für sämtliche Formen nicht intraskrotal liegender Hoden infolge eines gestörten Deszensus des Hodens.

> Bei der **Hodenretention** handelt es sich um einen Arrest auf dem Weg des physiologischen Deszensus, bei der **Hodenektopie** um eine Lage außerhalb dieser Route (■ Abb. 14.49).

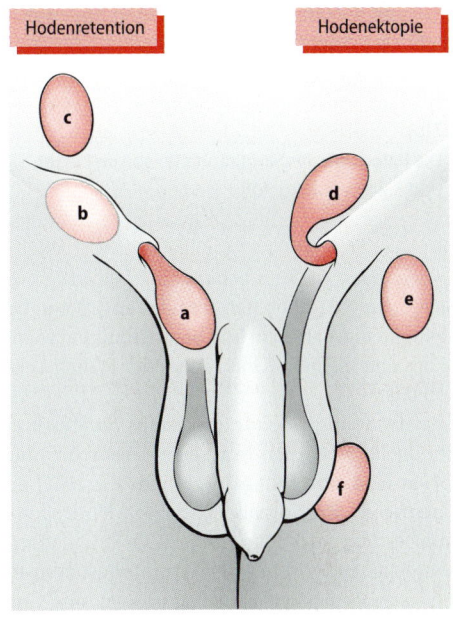

■ **Abb. 14.49.** Hodendystopie. **Hodenretentionen: a** präskrotal, **b** inguinal, **c** abdominell. **Hodenektopien: d** superfaszial-inguinal, **e** und **f** femoral (nach Thüroff 1992)

> **Kryptorchismus** bezeichnet den Befund eines nicht palpablen Hodens entweder aufgrund einer Hodendystopie oder einer Hodenagenesie.

Die Lage des dystopen Hodens findet sich in 8% als abdominelle Retention zwischen unterem Nierenpol und innerem Leistenring, in 63% als inguinale Retention im Bereich des Leistenkanals und in 24% als präskrotale Retention außerhalb des äußeren Leistenringes.

> Dabei wird als **Gleithoden** ein in Höhe des äußeren Leistenringes liegender Hoden bezeichnet, der sich zwar manuell in das Skrotum herabziehen lässt, jedoch anschließend wegen eines zu kurzen Funiculus spermaticus wieder in seine Ausgangslage zurückkehrt.
>   Beim **Pendelhoden** ist der Funiculus spermaticus ausreichend lang, der Hoden bewegt sich jedoch aufgrund eines abnormen Musculus cremaster oder eines offenen Processus vaginalis frei zwischen Skrotalfach und Leiste und wird dabei in den verschiedensten Lokalisationen angetroffen.

Bei den übrigen Formen der Hodendystopie handelt es sich um ektope Lokalisationen, wobei die kraniale Lage oberhalb des äußeren Leistenringes auf der Faszie des Musculus obliquus externus abdominis (superfaszial-inguinal) mit 11% die häufigste ist, skrotofemorale, krurale und penodorsale Lokalisationen finden sich in weniger als 1% der Fälle.

Diagnostik.

> **Tipp**
>
> Die **Palpation** des Skrotalinhaltes soll im Liegen und Stehen durchgeführt werden.

Ein Gleithoden ist dann behandlungsbedürftig, wenn er sich beim Neugeborenen weniger als 2,5 cm, beim Säugling weniger als 4 cm und beim Schulkind weniger als 6 cm unterhalb des Oberrandes der Symphyse verlagern lässt.

Bei beidseitigem Kryptorchismus lässt sich eine abdominelle Retention von einer Anorchie durch **Chorion-Gonadotropin-Stimulationstest** (HCG-Test) differenzieren. Bei Vorhandensein von Hodengewebe kommt es über 4–5 Tage nach HCG-Stimulation zu einem deutlichen Anstieg der Serumtestosteronwerte. Zur Lokalisation nicht palpabler Hoden sind **Sonographie** und **Laparoskopie** gegenüber MRT und Vena spermatica-Phlebographie zu bevorzugen.

Therapie.

> Die **Indikationen** zur Behandlung einer Hodendystopie sind:
> - Die mögliche Verbesserung der exokrinen Hodenfunktion (Fertilität) und der endokrinen Hodenfunktion (Testosteronproduktion),
> - bessere Diagnosemöglichkeit bei erhöhtem Entartungsrisiko,
> - die Versorgung eines offenen Processus vaginalis und
> - die Prävention einer Hodentorsion.

> ❯ Zur Erhaltung der exokrinen Hodenfunktion (Fertilität) sollte eine skrotale Lokalisation des Hodens während des 1. Lebensjahres erreicht werden.

Die frühe Orchidopexie mindert nicht das erhöhte Risiko einer späteren malignen Entartung. Die intraskrotale Position ist jedoch für die Möglichkeit der Früherkennung einer möglichen Hodentumorentstehung von diagnostischer Bedeutung.

> ❯ Das Abwarten eines Spontandeszensus hat lediglich während des 1. Lebensjahres Berechtigung, ein später spontan deszendierender Hoden weist bereits irreversible Schädigungen auf. Konservative Therapieversuche beim Maldescensus testis sind im Alter zwischen 3 Monaten und 1 Jahr berechtigt.

Eine **Hormontherapie** kann mit GNRH-Analoga durchgeführt werden (Kryptocur). Die Dosierung des als Nasenspray applizierbaren Präparates beträgt 1200 µg pro die über 28 Tage. Damit kann in 22% der Fälle ein Deszensus erreicht werden. Die Rezidivrate der hormonellen Therapie liegt allerdings bei etwa 1/3 der erfolgreichen Fälle. Bei bilateralem Maldescensus testis beeinflusst eine Therapie mit GnRH-Analoga auch in Kombination mit der operativen Therapie die Fertilität positiv.

Die **primär operative Therapie** ohne vorherigen konservativen Therapieversuch ist grundsätzlich bei Hodenhochstand nach Herniotomie angezeigt sowie bei offenem Processus vaginalis und in allen Fällen einer Hodenektopie.

Prinzip sämtlicher Formen der operativen Therapie ist die **Funikololyse** mit anschließender skrotaler **Orchidopexie** (❑ Abb. 14.50).

Operatives Vorgehen

Ausschlaggebend für den Erfolg der Operation ist dabei das Ausmaß der Mobilisation der Samenstranggebilde, sodass eine spannungsfreie Verlagerung in das Skrotalfach erfolgen kann. Dazu müssen die Samenstranggebilde vom Peritonealsack befreit werden, bei Vorliegen eines offenen Processus vaginalis wird dieser verschlossen und versenkt. Die Samenstranggefäße sind bis in das Retroperitoneum zu mobilisieren, ggfs. müssen die epigastrischen Gefäße durchtrennt werden oder die Samenstranggebilde unter den epigastrischen Gefäßen durchgezogen werden (Prentiss-Manöver). Bei ausreichender Funikulolyse und spannungsfreier Lage des Hodens im Skrotum ist die angewandte Technik der Orchidopexie von untergeordneter Bedeutung. Bei zu kurzem Gefäßstiel kann entweder eine mikrochirurgische Autotransplantation durchgeführt werden oder die Operation nach Fowler-Stephens (❑ Abb. 14.51) mit Durchtrennung der Vasa testicularia zur spannungsfreien Orchidopexie, wobei die Durchblutung des Hodens von Kollateralen mit der A. ductus deferentis und A. cremasterica abhängt.

> ❯ Entscheidend für die Fertilität ist das Behandlungsalter: Bei erfolgreicher Therapie einer unilateralen Hodendystopie bis zum 2. Lebensjahr beträgt die Fertilität bis zu 87,5%, bei einem Operationsalter zwischen 3 und 4 Jahren lediglich noch 47%.

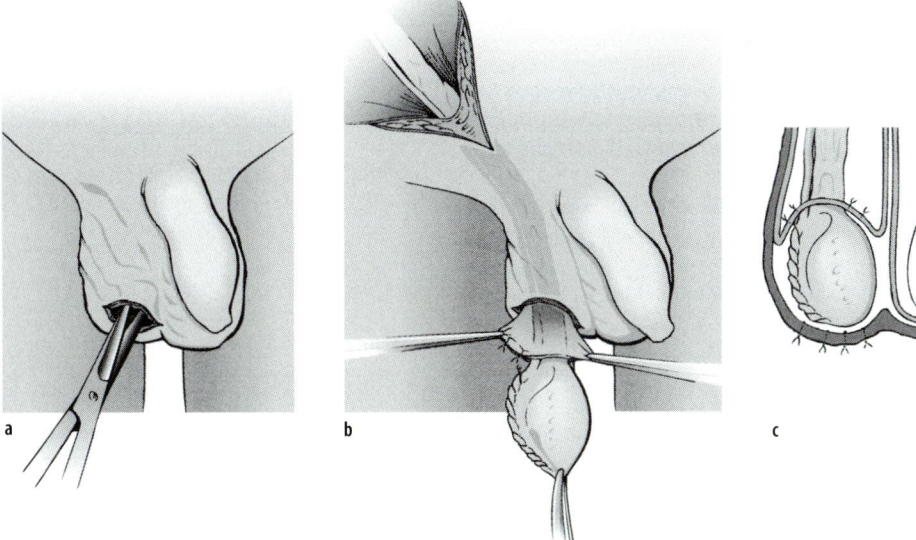

Abb. 14.50a–c. Orchidopexie nach Shoemaker. **a** Bildung einer Tasche zwischen Skrotalhaut und Tunica dartos. **b** Durchzug des Funiculus spermaticus durch die ausge-stülpte Tunica dartos und Einengung der Öffnung. **c** Endgültige Lage des Hodens (nach Hohenfellner et al. 1994)

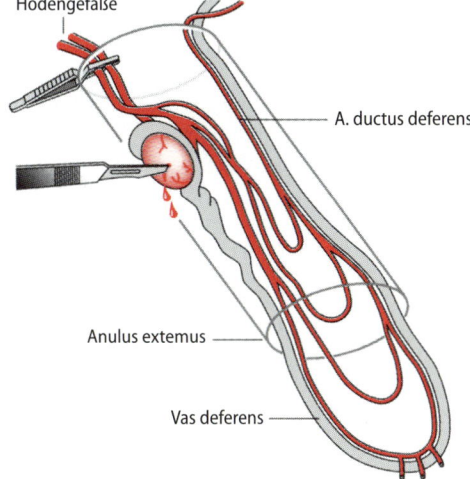

Abb. 14.51. Fowler-Stephens-Technik bei kurzer A. testicularis und bogenförmigem Samenstrangverlauf: Die hohe Durchtrennung der A. testicularis erlaubt eine spannungsfreie skrotale Orchidopexie (nach Hadziselimovic und Herzog 1990)

In Kürze

Lageanomalien des Hodens
Hodendystopie oder **Maldescensus testis** bezeichnen einen gestörten Deszensus des Hodens mit Arrest auf dem physiologischen Weg (**Hodenretention**) oder außerhalb dieser Route (**Hodenektopie**).

– Folgen der Hodendystopie sind eine eingeschränkte **Fertilität**, wenn nicht im 1. Lebensjahr eine skrotale Position erreicht wird, eine gestörte endokrine Funktion (**Testosteronproduktion**) und ein 22-fach erhöhtes **Entartungsrisiko**.

– Eine **Hormontherapie** mit GNRH-Analoga ist im Alter zwischen 3 Monaten und 1 Jahr berechtigt, bei ausbleibendem Erfolg ist die **Funikolyse** und **Orchidopexie** indiziert. Ein primär operatives Vorgehen ist grundsätzlich nach vorangegangener Herniotomie, bei offenem Processus vaginalis und bei Hodenektopie angezeigt.

[handwritten notes:] zusätzliche OP-Technik inguinale Orchidopexie → Hoden freipräpariert u. auf ... pedalles ... näher ...

14.10 Hodenschwellung

🩺 ***Der klinische Fall.*** Ein 14-jähriger Knabe klagt über seit 3 Stunden bestehende heftigste Schmerzen im rechten Skrotalfach, die nach dem Fußballspiel, bei dem er einen Tritt in den Unterleib erlitten habe, aufgetreten seien.

Bei der klinischen Untersuchung zeigt sich ein deutlich angeschwollenes rechtes Skrotalfach, Hodenhochstand in Höhe des oberen Skrotalfaches, Hoden und Nebenhoden sind stark druckschmerzhaft und konsistenzvermehrt, insbesondere der Nebenhoden ist deutlich vergrößert. Die Körpertemperatur beträgt rektal 37,4 °C, der Urinbefund (Stix) ist unauffällig, die Diaphanoskopie negativ. Im Doppler-Ultraschall erweist sich die arterielle Perfusion im Bereich des rechten Samenstrangs als erhalten, aber gegenüber der Gegenseite abgeschwächt. Die B-mode-Sonographie (7,5 MHz) zeigt eine kleine Hydrozele sowie unauffällige Hoden. Der farbcodierte Duplex-Ultraschall weist die arterielle Perfusion im Bereich von Hoden und Nebenhoden nach, allerdings abgeschwächt im Vergleich zur Gegenseite.

Es wird die Verdachtsdiagnose inkomplette Hodentorsion mit Fußballtrauma als Kausalitätsbedürfnis gestellt. Therapeutisch erfolgt die operative Freilegung mit Nachweis einer intravaginalen Hodentorsion (270°C) mit stark angeschwollenem und bläulich verfärbtem Nebenhoden (venöse Abflussbehinderung) und nur gering livide verfärbtem Hoden. Nach intraoperativer Detorquierung tritt sofortige Besserung ein. Abschließend wird die ipsilaterale und kontralaterale Orchitopexie durchgeführt.

Schwellungen des Skrotalfaches werden aufgrund der klinischen Symptomatik sinnvollerweise in akut-schmerzhafte und chronisch-schmerzarme Prozesse unterschieden. Analog zum akuten Abdomen wird unter dem Begriff »Akutes Skrotum« die Differenzialdiagnose verschiedener akuter Erkrankungen verstanden, die mit rasch einsetzenden Schmerzen im Bereich des Skrotalfaches und der Inguinalregion einhergehen und einer dringlichen Abklärung und Therapie bedürfen, insbesondere bei Verdacht einer Hodentorsion oder inkarzerierten Leistenhernie (◨ Tabelle 14.7).

Nach der Häufigkeit stehen im Mittelpunkt differenzialdiagnostischer Überlegungen:
- Die Hodentorsion,
- die Hydatidentorsion,
- die inkarzerierte Skrotalhernie und
- das Hodentrauma.

◨ **Tabelle 14.7.** Differenzialdiagnose des akuten Skrotum und der schmerzlosen Skrotalschwellung (* meist schmerzlos)

Torsion	Hodentorsion Hydatidentorsion
Entzündungen	Orchitis Epididymitis Funikulitis Abszess Immunvaskulitis Malakoplakie des Hodens
Trauma	Hodenruptur Hodenhämatom Hämatozele
vaskuläre Erkrankungen	Varikozele* Phlebitis bei Varikozele Plexus-pampiniformis-Thrombose Hodeninfarkt aseptische Hodennekrose kavernöses Hodenhämangiom*
Erkrankungen der Hodenhüllen	Hydrozele* offener Processus vaginalis* inkarzerierte Skrotalhernie
Raumforderungen	Spermatozele* Samenstranglipom* Nebenhodentumor* Hodentumor* Nebenhodenzyste* Hodenzyste*
Erkrankungen der Skrotalhaut	Erysipel Phlegmone Furunkel, Karbunkel infizierte Dermoidzyste Fourniersche Gangrän Skrotalhämatom idiopathisches Ödem Skrotalemphysem Insektenstich Skrotalhautirritation
In den Hoden projizierte Schmerzen	tiefer Harnleiterstein Appendizitis akute Prostatitis Vesikulitis Funikulitis Neuralgie des N. ilioinguinalis und genitofemoralis Projektion spinaler Erkrankungen
Hodenmitbeteiligung	abdominelle Prozesse retroperitoneale Prozesse leukämisches Infiltrat* malignes Lymphom*

◘ Tabelle 14.8. Ausgangspunkt und Pathophysiologie skrotaler Symptome

Symptom	Lokalisation	Pathophysiologie des Symptoms
Schmerz	inguinale Nerven	nerval fortgeleitet
	Ureter	Ureterkolik (projiziert)
Ödem	Skrotalhaut	allergisch
Überwärmung	Testis	entzündlich
Rötung	Epididymis	
Konsistenzveränderung	Samenstrang	Torsion/entzündlich/Thrombose
Volumenveränderung	Hodenhüllen	Tunica albuginea-Dehnung (Kapselschmerz)
		Hodenhüllendehnung
Peritonismus	Darm	Darminkarzeration
		Ileus

> Entzündliche Erkrankungen (Epididymitis, Orchitis) sind im Kindesalter selten und sollten erst nach sicherem Ausschluss sämtlicher akut operationsbedürftiger Erkrankungen diagnostiziert werden.

❗ Cave
Jede schmerzhafte Schwellung des Hodens muss im Kindesalter primär unter dem Verdacht einer Hodentorsion abgeklärt werden und sollte im Zweifelsfalle zur sofortigen operativen Exploration Anlass geben.

Symptomatik. Schmerzen sind das Hauptsymptom des akuten Skrotums, wobei der plötzlich einsetzende Schmerz ohne vorherige Schwellung des Skrotalfaches hochgradig verdächtig auf das Vorliegen einer Hodentorsion ist. Die **Symptome des Peritonismus** (Übelkeit, Erbrechen, Abwehrspannung und Unterbauchdruckschmerz) können nicht nur bei inkarzerierten Leistenhernien auftreten, sondern wegen der anatomischen Beziehung der Tunica vaginalis des Hodens zum Peritoneum auch bei Hoden- und Hydatidentorsionen und akuter Distension der Hodenhüllen (Trauma, Hydrozele, Hämatozele).

Fast immer findet sich eine **Schwellung** des betroffenen Skrotalfaches. Überwärmung, Rötung und Schwellung können Hinweis auf eine entzündliche Genese sein, finden sich aber auch bei der zurückliegenden Hodentorsion sowie bei sämtlichen Formen allergisch bedingter Skrotalhautschwellungen. Die Pathophysiologie und die Qualität der skrotalen Symptome hängen von der Ursache ab. Die Symptomatik kann von der Skrotalhaut ausgehen (allergisch/entzündlich), von Hoden nebst Hodenhüllen und abführenden Samenwegen, von fremden Skrotalinhalten (Darminkarzeration) oder von entfernten Pathologien infolge nervaler

Projektion (Ureterkolik, inguinale Nervenirritationen) (◘ Tabelle 14.8).

Diagnostik. Skrotalschmerzen können durch **skrotale** und **extraskrotale** Befunde (z. B. Ureterkolik, Neuralgie) ausgelöst werden.

Hinweise zur Ätiologie gibt vor allem die **Anamnese.** Zu beachten sind dabei nicht nur das Alter des Patienten, Angaben über frühere Episoden ähnlicher Schmerzen, Schmerzbeginn (plötzlich, schleichend), Schmerzcharakter (Dauerschmerz, Kolik, Ziehen, Druck, Schweregefühl), Ausstrahlung (inguinal, abdominell, lumbal), sondern auch Hinweise auf eventuelle Vorerkrankungen, Voroperationen, Traumen oder auslösende Faktoren (Radfahren, Drehbewegungen, ruckartige Anstrengungen).

⌐ Tipp
Die Berücksichtigung des Prädilektionsalters kann gelegentlich bei den differenzialdiagnostischen Überlegungen hilfreich sein.

So liegen die Altersgipfel
- für die Hodentorsion in der Neugeborenenperiode und zwischen dem 12. und 16. Lebensjahr,
- für die Hydatidentorsion zwischen dem 8. und 12. Lebensjahr,
- für das idiopathische Lymphödem zwischen dem 2. und 10. Lebensjahr und
- für die Epididymitis jenseits des 16. Lebensjahres.

Von differenzialdiagnostischer Bedeutung ist ebenso die Frage nach einer bekannten Skrotalschwellung (Leistenhernie, Hydrozele) schon vor Einsetzen der Akutsymptomatik. Bei Vorliegen von Fieber muss ebenso versucht werden, die zeitliche Beziehung des Beginnes der Temperaturerhöhung und der Schmerzsymptomatik zu eruieren.

Bei der **Inspektion** müssen Rötung, Schwellung, Hodenhochstand, Cremasteraktivität und eventuelle peristaltische Darmkontraktionen im Skrotalfach beachtet werden.

Die **Palpation** ist bei ausgeprägter Schmerzhaftigkeit oft wenig aufschlussreich. Ein offener Leistenkanal sollte ausgeschlossen werden können.

Die **Diaphanoskopie** stellt die Hydrozele dar, die **Auskultation** kann bei der inkarzerierten Leistenhernie eventuell noch Darmgeräusche nachweisen.

Die **Dopplersonographie** kann die arteriellen Samenstranggeräusche im Vergleich mit der Gegenseite klassifizieren.

Dopplersonographische Befunde
Fehlende arterielle Geräusche bei Durchblutungsstopp infolge einer Torsion von mehr als 360° oder länger zurückliegender Torsion, normale arterielle Perfusion und gesteigerte Perfusion bei entzündlichen Erkrankungen. Ambivalente Befunde der Dopplersonographie mit Möglichkeit der Fehldiagnose ergeben sich bei Hodentorsionen von weniger als 360° mit erhaltener arterieller Perfusion und venöser Abflussbehinderung, die letztlich zur hämorrhagischen Infarzierung führt.

Die **B-Bild-Sonographie** ist ein rasches und wenig belastendes bildgebendes Verfahren, mit dem sich Hoden und Nebenhoden auch bei Vorliegen einer Hydrozele beurteilen lassen. Limitationen der Sonographie bestehen in gerätetypischen Spezifikationen und der Erfahrung des Untersuchers. Für aussagekräftige Untersuchungen im Säuglings- und Kleinkindesalter müssen hochauflösende Schallköpfe (7,5 MHz) zur Verfügung stehen.

Hydatidentorsionen lassen sich dann gut darstellen, wenn gleichzeitig eine Hydrozele vorliegt (◘ Abb. 14.52), die Darstellung von Gas und Darmperistaltik diagnostiziert die Leistenhernie. Die farbcodierte **Duplexsonographie** kombiniert Dopplerultraschall als Farbcodierung im B-Bild, womit sich die Perfusion leicht darstellen und exakt messen lässt.

Die **Magnet-Resonanztomographie** (MRT) kann sämtliche pathologischen Veränderungen des Skrotalinhaltes mit hoher Treffsicherheit darstellen, was insbesondere bei der Abgrenzung der verschleppten Hodentorsion von anderen Erkrankungen hilfreich sein kann (◘ Abb. 14.53). Wegen des Zeitaufwandes der

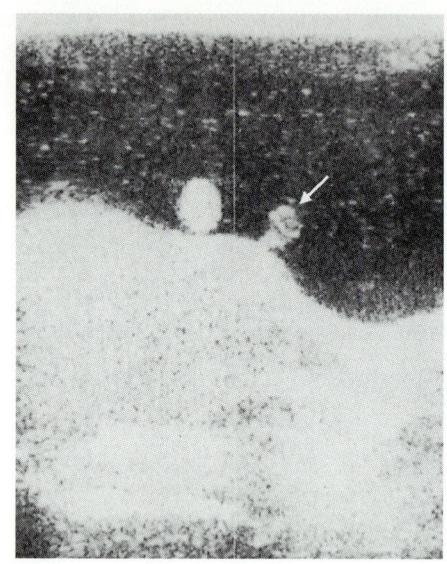

◘ **Abb. 14.52.** Skrotale Sonographie: Hydatidentorsion →, in Hydrozele gut sichtbar.

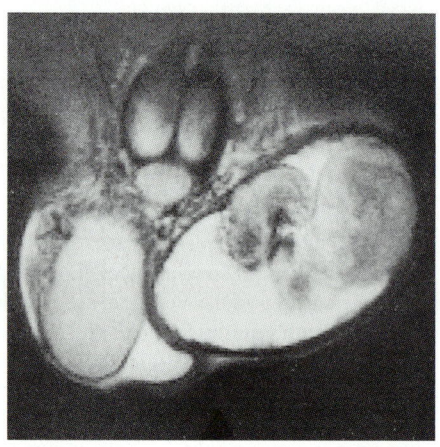

◘ **Abb. 14.53.** Magnetresonanztomographie: Verschleppte Hodentorsion links

Untersuchungstechnik kommt sie bei Verdacht auf akute Hodentorsion nicht in Betracht.

Hodentorsion

> Leitsymptom der Hodentorsion ist der plötzlich einsetzende Schmerz, teilweise in Kombination mit Übelkeit, Erbrechen und Zeichen des Peritonismus.

Pathogenese. Anatomisch lassen sich 3 Varianten der Hodentorsion unterscheiden: die intravaginale, die extravaginale und die mesorchiale Form der Hodentorsion (◘ Abb. 14.54), wobei diese Klassifikation für die

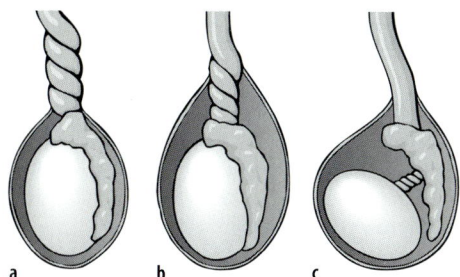

◻ **Abb. 14.54a–c.** Formen der Hodentorsion: **a** extravaginal, **b** intravaginal, **c** mesorchial (nach Thüroff 1992)

weitere Therapie unerheblich ist. Ursache für die **intravaginale** Hodentorsion ist eine ausgeprägte Beweglichkeit von Hoden und Nebenhoden innerhalb der Tunica vaginalis infolge einer Ausdehnung der Umschlagfalte beider Peritonealblätter der Tunica vaginalis über den Nebenhoden hinaus auf den Samenstrang.

Für den Entstehungsmechanismus der **extravaginalen** Hodentorsion wird vorwiegend eine mangelhafte Fixation durch das Gubernaculum testis angeschuldigt.

Diagnostik. Bei der klinischen Untersuchung imponiert der **schmerzhafte Hodenhochstand** und Fortbestehen oder Verstärkung der Symptomatik bei Hodenhochlagerung (**Prehnsches Zeichen**). Häufig sind jedoch diese Zeichen beim Säugling und Kleinkind nicht zuverlässig verwertbar. Die **Dopplersonographie** gibt lediglich Auskunft über das Vorhandensein oder Fehlen der arteriellen Perfusion, die in der Frühphase der Torsion oder bei Torsionen von weniger als 360° durchaus erhalten ist, bevor es zur hämorrhagischen Infarzierung mit sekundärem arteriellen Perfusionsstopp kommt.

❯ Sämtliche übrigen Perfusionsstudien und bildgebenden Untersuchungen sind mit einer Unsicherheitsrate belastet, die den erheblichen Zeitaufwand zur Durchführung der Untersuchung und damit die Verzögerung der Therapie nicht rechtfertigen kann.

❗ **Cave**
In zusätzlicher Abhängigkeit vom Torsionsgrad beträgt die **Erhaltungsrate torquierter Hoden** nach einer Anamnesedauer von bis zu 5 Stunden 80–100%, nach 6 bis 12 Stunden 70% und nach über 12 Stunden lediglich noch 20%.

Therapie. Auch wenn bei der klinischen Untersuchung die manuelle Detorquierung durch Drehung des Hodens nach lateral gelingt, ist wegen der Unsicherheit einer kompletten Detorquierung bzw. der Möglichkeit der Retorquierung die anschließende Operation und Orchidopexie indiziert.

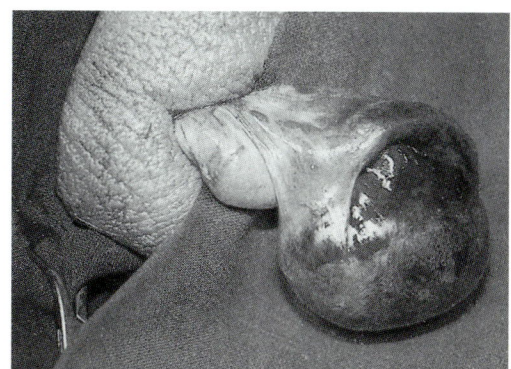

◻ **Abb. 14.55.** Akute Hodentorsion

❗ **Cave**
Die Therapieverzögerung aus diagnostischer Unsicherheit oder zur Durchführung weiterer diagnostischer Maßnahmen bedeutet ein zunehmendes Risiko des **Hodenverlustes**. Aus dem Gesagten ergibt sich die Indikation zu einer frühzeitigen diagnostischen Freilegung (◻ Abb. 14.55) mit Detorquierung und Orchidopexie bzw. Orchiektomie eines hämorrhagisch infarzierten Hodens.

❯ Wegen der Prädisposition des kontralateralen Hodens zu einer Hodentorsion bei Symmetrie der pathologischen Hodenmotilität empfiehlt sich die Durchführung einer Orchidopexie auch des kontralateralen Hodens, die bei einem ausgeprägten Schwellungszustand bzw. sekundär-entzündlichen Veränderungen erst im Intervall durchgeführt werden sollte.

Hydatidentorsion

Die Torsion einer Morgagnischen Hydatide am oberen Pol des Hodens (**Appendix testis**) oder im Bereich des Nebenhodenkopfes (**Appendix epididymidis**), einer Paradidymis (**Giraldessches Organ**) im Bereich des benachbarten Samenstranges oder eines Vas aberrans (**Hallersches Organ**) in der Furche zwischen Nebenhodenschwanz und Hoden findet sich bei etwa einem Drittel der Hodenfreilegungen wegen vermuteter Hodentorsion.

Tipp
Die klinische Symptomatik bietet häufig keine Unterscheidungsmöglichkeit, ebenso bleibt die erwähnte diagnostische Unsicherheit der Durchblutungsuntersuchungen und bildgebenden Verfahren.

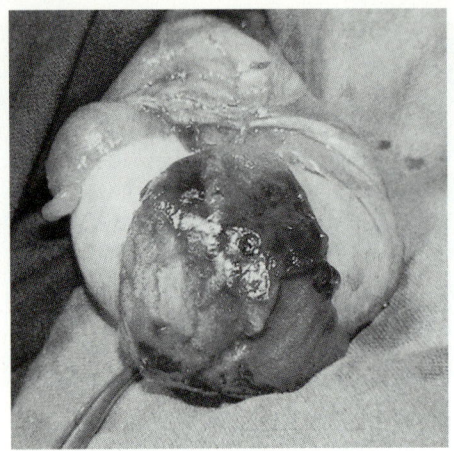

○ Abb. 14.56. Traumatische Hodenruptur

Die Behandlung besteht in der Abtragung der torquierten Hydatide.

Hodentrauma

Stumpfe Hodentraumen lassen sich in Kontusion, Ruptur (○ Abb. 14.56) und Fragmentation klassifizieren. Mit dem Einriss der Tunica albuginea entwickelt sich eine unterschiedlich ausgeprägte **Hämatozele**, die sonographisch gut darstellbar ist. Die Kontinuitätsunterbrechung der Tunica albuginea und das Ausmaß der Ruptur lassen sich durch Sonographie oder MRT darstellen, was für die Operationsindikation entscheidend sein kann.

> ❯ Die Operation ist bei ausgeprägter Hämatozele und sämtlichen Formen des Einrisses der Tunica albuginea indiziert und bezweckt die Hämatomausräumung, Resektion von Sequestern und Wiedervereinigung der Tunica albuginea.

Epididymitis

> ❯ Nebenhodenentzündungen sind im Kindesalter eine Rarität und sollten nur nach sicherem Ausschluss einer Hodentorsion diagnostiziert werden.

Eine infravesikale Obstruktion (Harnröhrenklappen, Detrusor-Sphinkter-Dyssynergie, Urethrastriktur) mit Restharnbildung und aszendierendem Infekt oder die ektope Uretermündung in die ableitenden Samenwege sind als mögliche Ursachen der Epididymitis im Kindesalter auszuschließen. Klinisch stehen Fieber, Schwellung und Schmerzhaftigkeit des Nebenhodens sowie Rötung und Überwärmung der Skrotalhaut im Vordergrund, dopplersonographisch lässt sich die entzündlich gesteigerte Perfusion nachweisen, im B-Bild-Sono-

gramm ist der Nebenhoden aufgetrieben, häufig liegt eine Begleithydrozele vor.

Therapie. Die Therapie ist antibiotisch bei gleichzeitiger Harnableitung über eine suprapubische Punktionszystostomie, bis im Intervall eine definitive Diagnostik und Therapie der infravesikalen Obstruktion bzw. anderer Harnwegsanomalien möglich wird.

> ❗ **Cave**
> Bei verspäteter Diagnose kann ein Übergreifen der Entzündung auf den Hoden (Epididymorchitis) oder eine Abszedierung zur Ablatio testis zwingen.

Die im Kindesalter sehr selten auftretenden spezifischen Entzündungen (Tuberkulose) verlaufen nur in Ausnahmefällen akut.

Orchitis

Die Orchitis entsteht hämatogen im Rahmen einer Sepsis oder fortgeleitet bei einer Epididymitis. Die häufigste Form ist die **Mumpsorchitis**, die in 5-10% beidseitig auftritt. Aber auch bei Windpocken, Mononukleose, Influenza und Scharlach sind Orchitiden beschrieben. Eine Sonderform der Orchitis ist die Malakoplakie (► Kap. 7.1.4) des Hodens, die häufig in einen chronisch-entzündlichen destruktiven Prozess übergeht.

Therapie. Die Therapie ist symptomatisch mit Hochlagerung, Kühlung und Gabe von Kortison oder nichtsteroidalen Antiphlogistika. Bei ausgeprägter Schwellung besteht die Gefahr der Ausbildung eines Kompartment-Syndroms mit späterer Entwicklung einer Hodenatrophie. Die Therapie bezweckt eine Dekompression durch Inzision der Tunica albuginea.

Skrotalhauterkrankungen

Allergische Reaktionen der Skrotalhaut (idiopathisches angioneurotisches Ödem, Insektenstich) können ebenso das Bild des akuten Skrotum bieten wie **bakterielle Entzündungen**. Mit dem Ausgangspunkt einer Follikulitis, eines Furunkels oder eines infizierten Atheroms kann sich die **Skrotalphlegmone** als Streptokokkeninfekt der Haut entwickeln. Als Folge einer akuten Thrombophlebitis kann sich eine **Thrombose des Plexus pampiniformis** entwickeln.

> ❗ **Cave**
> Bei der **Fournierschen Skrotalgangrän** handelt es sich um ein foudroyantes Krankheitsbild mit einer Mortalität bis zu 10%.

Ausgehend von einer anaerob-aeroben Mischinfektion entwickelt sich eine obliterierende Endarteriitis mit Nekrose der Skrotalhaut, die mit dem Krankheitsbild einer schweren allgemeinen Intoxikation einhergeht. Die Therapie besteht im sofortigen operativen Debridement und der parenteralen Antibiotikatherapie unter Einschluss von Metronidazol.

Hydrozele/Funikulozele

Beim Deszensus des Hodens wandern das viszerale Peritonealblatt (Bedeckung von Hoden und Nebenhoden) und das parietale Peritonealblatt mit in das Skrotum, wobei zwischen beiden Blättern eine spaltförmige Fortsetzung der Peritonealhöhle bestehenbleibt (Tunica vaginalis). Die durch den Leistenkanal entlang des Funiculus spermaticus verlaufende Verbindung der Tunica vaginalis des Hodens mit der Peritonealhöhle (Processus vaginalis) ist normalerweise bei der Geburt obliteriert, kann aber noch bis zum 1. Lebensjahr persistieren.

> Der persistierende, offene Processus vaginalis bildet den Bruchsack für die angeborene, indirekte Leistenhernie.

> Bei nur partieller Obliteration des Processus vaginalis mit Persistenz im Bereich des Samenstranges führt eine Flüssigkeitsansammlung zwischen beiden Peritonealblättern zur **Funikulozele** (Hydrozele funiculi spermatici).
> Bei Ausbildung einer Flüssigkeitsansammlung im Bereich des normalerweise lebenslang persistierenden peritonealen Spaltraumes der Tunica vaginalis des Hodens resultiert die **Hydrozele**.

Von den primären, idiopathischen Formen sind sekundäre oder symptomatische Hydrozelen abzugrenzen. **Sekundäre Hydrozelen** (Begleithydrozelen) können bei Leistenhernien, Epididymitis, Orchitis, Hodentorsion und Hodentumoren auftreten.

Symptomatik. Die Hydrozele führt in der Regel lediglich zu einer **schmerzlosen Schwellung** des Skrotums und nicht zu einem akuten Skrotum.

> Die »**akute Hydrozele**« erklärt sich durch eine zusätzliche Pathologie wie ein Trauma mit Einblutung (Hämatozele) oder eine Infektion (Pyozele, Mekoniumperiorchitis) oder die plötzliche idiopathische Flüssigkeitstranssudation in die Tunica vaginalis mit schmerzhafter Überdehnung der Hodenhüllen.

Diagnostik. Die Hydrozele wird bei **Diaphanoskopie** (Lichtdurchstrahlung mittels Taschenlampe oder Kaltlicht im abgedunkelten Raum) als homogen-transparent aufleuchtende Flüssigkeitsblase durch die Skrotalhaut sichtbar. Da bei prallelastischen Hydrozelen Hoden und Nebenhoden palpatorisch häufig nicht be-

urteilbar sind, sollte bei Verdacht auf eine symptomatische Hydrozele zusätzlich ein bildgebendes Verfahren (hochauflösender Ultraschall, MRT) zur Beurteilung von Hoden und Nebenhoden angewandt werden. Bei Verdacht auf Vorliegen eines offenen Processus vaginalis mit Skrotalhernie lassen sich Darmgeräusche im Bereich des Skrotalfaches auskultatorisch nachweisen.

Therapie. Die Therapie der primären Hydrozele ist **operativ**, indem das parietale Blatt der Tunica vaginalis entweder fenestriert, umgeschlagen (Winkelmann) oder reseziert (von Bergmann) wird. Eine persistierende Flüssigkeitsabsonderung durch die Peritonealoberfläche kann somit nach allen Verfahren über das skrotale Subkutangewebe resorbiert werden. Bei Verdacht auf gleichzeitiges Vorliegen einer Funikulozele oder eines offenen Processus vaginalis erfolgt der Zugang von inguinal. Um die regelrechte Lage des Hodens im Skrotalfach sicherzustellen, ist eine gleichzeitige **Orchidopexie** erforderlich.

Varikozele

> Bei der **Varikozele** handelt es sich um eine varizenartige Erweiterung der Venen des Plexus pampiniformis bei Insuffizienz der Venenklappen der Vena spermatica und venöser Abflussbehinderung/Reflux.

Die **primäre Varikozele** tritt gewöhnlich **linksseitig** auf und beruht auf einer Klappeninsuffizienz der in die linke Vena renalis mündenden Vena spermatica. Die meist idiopathische Klappeninsuffizienz kann auch als Folge oder in Kombination mit einem »**Nussknackerphänomen**« auftreten (Druckerhöhung in der linken Vena renalis infolge einer Kompression zwischen Aorta und Arteria mesenterica superior).

Seltene Varianten der Varikozele

Seltenere Varianten sind die Ausbildung einer Varikozele über eine Druckerhöhung/Klappeninsuffizienz im Bereich der Vena ductus deferentis oder Vena cremasterica oder bei abnormen venösen Kollateralen zwischen Plexus pampiniformis und Vena saphena magna, Vena iliaca communis oder interna.

Abzugrenzen ist die sekundäre oder **symptomatische Varikozele**, die auf einer venösen Einflussstauung infolge retroperitonealer Raumforderungen, Ruptur oder Thrombosierung des Plexus pampiniformis beruht und somit auf beiden Seiten auftreten kann.

Diagnostik. Als klinische Symptome imponieren **Schweregefühl** im Skrotalfach und **zunehmende Schwellung**, besonders **im Stehen**. Dementsprechend erfolgt die Inspektion und Palpation zuerst im Stehen und unter abdomineller Druckerhöhung (Valsalva) und anschließend im Liegen, wobei sich die primäre, linksseitige Varikozele spontan entleert.

> **Tipp**
>
> Bei Persistenz der Varikozelenfüllung im Liegen muss an eine sekundäre, symptomatische Varikozele gedacht werden.

Die Klassifikation der klinischen Schweregrade der Varikozele folgt der Einteilung der WHO von 1993 (Untersuchung im Stehen):

- Subklinisch (nur dopplersonographisch nachweisbarer Reflux)
- Grad I (palpatorisch im Stehen unter Valsalva nachweisbar)
- Grad II (palpatorisch im Stehen ohne Valsalva nachweisbar)
- Grad III (sichtbar und palpierbar)

Bei Verdacht auf Venenanomalien, z. B. bei Rezidivvarikozele, ist die **Phlebographie** indiziert.

Therapie. Die Indikation zur Therapie ergibt sich aufgrund der klinischen Symptomatik und einer möglichen Beeinträchtigung der Fertilität infolge von Überwärmung des Hodens, Durchblutungsstörungen bei venöser Abflussstörung und retrogradem Einstrom von Nebennierenhormonen und renalen Prostaglandinen. Die Therapie kann im Anschluss an die Phlebographie als **retrograde Transkathetersklerosierung** erfolgen oder aber als **operative antegrade Sklerosierung** sowie als **Resektion und Ligatur** der insuffizienten Venen oberhalb des Leistenkanals (Bernardi) oder im Bereich des Leistenkanals (Ivanissevich).

In Kürze

»Hodenschwellung«
Umfasst Vielzahl akuter und chronischer Prozesse des Skrotum.

»Akutes Skrotum«
Mehrere schmerzhafte Erkrankungen , die einer dringlichen Abklärung und meist auch Therapie bedürfen. Im Kindesalter am häufigsten Hodentorsion, Hydatidentorsion, inkarzerierte Skrotalhernie und Hodentrauma.
- Jeder akute Hodenschmerz muss bis zum Beweis des Gegenteils als **Hodentorsion** angesehen werden. Die sofortige operative Explo-
▼

ration ist im Zweifelsfall zur Vermeidung eines Zeitverzuges der Therapie einer Hodentorsion einer zeitaufwendigen Diagnostik vorzuziehen.

Schmerzlose Skrotalschwellung
Als Ursachen stehen Hydrozele, Funikulozele, offener Processus vaginalis und Varikozele im Vordergrund.

14.11 Tumoren

Die Inzidenz maligner Tumoren im Kindesalter ist 12:100 000 pro Jahr. Davon sind die häufigsten kinderurologischen Malignome **Wilms-Tumoren** (6,4%), **Neuroblastome** (5,6%), **Rhabdomyosarkome** (5,2%) und **Hodentumoren** (1,2%). Besonderheiten der kindlichen Malignome sind darin begründet, dass Karzinome kaum vorkommen, Sarkome überwiegen und dass genetische Faktoren in der Ätiologie in Betracht kommen. Hinweise auf genetische Faktoren maligner Tumoren sind die Assoziation mit Missbildungen und Chromosomenaberrationen (Wilms-Tumoren, Hodentumoren), die Häufung bei Patienten mit Phakomatosen (Rhabdomyosarkom), ein familiäres Vorkommen (Neuroblastom, Hodentumoren) sowie ethnische Unterschiede in der Inzidenz (Hodentumoren).

Die **Therapie** dieser Tumoren erfolgt überwiegend im Sinne einer **Kombinationstherapie** (Chemotherapie, Operation, Radiotherapie), wobei lokal begrenzte Tumorstadien primär operativ angegangen werden und anschließend adjuvant mit Chemotherapie oder Radiotherapie behandelt werden. Lokal inoperable oder disseminierte Tumoren werden durch induktive Chemotherapie in ein operables Stadium gebracht und werden postoperativ mit Chemotherapie oder Radiotherapie weiterbehandelt. Die Radiotherapie tritt in diesen therapeutischen Konzepten wegen der Notwendigkeit der Begrenzung der Strahlenfelder und den daraus resultierenden Limitationen der Therapierbarkeit disseminierter Stadien sowie wegen einer erheblichen Spätmorbidität (z. B. Strahlennephritis, Wachstumsstörungen des Skelettes) zugunsten der systemischen Chemotherapie zunehmend in den Hintergrund. Die Therapie-Schemata, die für die einzelnen Tumoren großenteils empirisch erstellt wurden, variieren nach Tumorstadium, histologischem Malignitätsgrad und Lebensalter des Patienten.

Wilms-Tumoren

Inzidenz. Wilms-Tumoren sind die häufigsten kinderurologischen Malignome, die Inzidenz in Deutschland beträgt 0,8 : 100 000 Kinder unter 16 Jahren pro Jahr. Mädchen und Knaben sind gleich häufig betroffen, 45% der Kinder sind bei Diagnosestellung jünger als 3 Jahre, 84% sind jünger als 6 Jahre. Bilaterale Tumoren kommen in 5% der Fälle vor, wobei das Auftreten synchron oder metachron sein kann.

Klassifizierung. Histologisch handelt es sich um **maligne embryonale Nierentumoren**, wobei 4/5 der Fälle die Standardhistologie mittleren Malignitätsgrades aufweisen (triphasisches Nephroblastom mit epithelialen, blastomatösen und stromalen Elementen). In 7% finden sich Sonderformen niedrigeren Malignitätsgrades (kongenitale mesoblastische Nephrome, multilokuläre zystische Nephrome und fetale rhabdomyomatöse Nephroblastome) und in 14% Formen höheren Malignitätsgrades (anaplastische und rhabdoide Tumoren, Klarzellnephroblastome).

Die Stadieneinteilung erfolgt nach der National Wilms Tumor Study (NWTS) in 5 Gruppen (■ Tabelle 14.9), wobei die Stadien I und II jeweils etwa 35% ausmachen. Es besteht eine Korrelation zwischen Lebensalter und Tumorstadium insofern, als 80% der Kinder in der Altergruppe bis 3 Jahre die prognostisch günstigen Stadien I und II aufweisen, während 79% der Tumoren der Stadien III und IV in der Altersgruppe über 3 Jahren vorkommen.

Symptomatik und Diagnostik. Der in 56% **palpable Abdominaltumor** ist das Hauptsymptom der Erkrankung, gefolgt von Schmerzen (25%), Hämaturie (18%)

und Fieber (10%), während es sich in 11% der Fälle um einen sonographischen Zufallsbefund handelt. Hinweis auf Zusammenhänge zwischen Teratogenese und Kanzerogenese sind in 12% der Fälle Assoziationen mit **kongenitalen Fehlbildungen** wie Aniridie und Hemihypertrophie.

Die Diagnose wird durch Sonographie und MRT bzw. CT gestellt.

Wichtigste Differenzialdiagnose ist das Neuroblastom.

Therapie. Die Behandlung erfolgt im Rahmen von Studienprotokollen individuell im Sinne einer **Kombinationstherapie** (Chemotherapie, Operation, Radiatio), die dem Tumorstadium, dem histologischen Malignitätsgrad, dem Ansprechverhalten auf Chemotherapie sowie dem Alter und Allgemeinzustand des Patienten angepasst wird.

Therapieempfehlung bei Wilmstumor

In den Stadien I–V erfolgt grundsätzlich eine Vorbehandlung, im Stadium I–III für 4 Wochen mit Actinomycin D und Vincristin, im Stadium IV mit Actinomycin D, Vincristin und Adriamycin für 6 Wochen, im Stadium V individuell. Das durch die Chemotherapie induzierte präoperative »downsizing« wird sonographisch überwacht und bezweckt die Erleichterung eine kompletten operativen Tumorentfernung oder gar organerhaltenden Tumorchirurgie. Postoperativ erfolgt im Stadium I (intermediäre Malignität) über 4 Wochen eine Chemotherapie mit Actinomycin D und Vincristin, in höheren Stadien bis zu 34 Wochen, ebenso bei ungünstiger Histologie.

> Mit diesem Konzept konnten in der Studie der GPO bei Vorliegen der Standardhistologie im Stadium I ein **rezidivfreies Überleben** in 97% erzielt werden, im Stadium II in 94%, im Stadium III in 88%, im Stadium IV in 47% und bei bilateralen Tumoren (Stadium V) in 75%.

Neuroblastome

Neuroblastome entwickeln sich aus unreifen Zellen des sympathischen Nervensystems. Dementsprechend können Neuroblastome ubiquitär im Bereich des Sympathikus auftreten, die häufigsten Lokalisationen sind jedoch das **Nebennierenmark** (38%), die **retroperitonealen sympathischen Ganglien** (18%) und das **Zuckerkandlsche Organ** (sympathisches Paraganglion am Abgang der A. mesenterica inferior).

Die Stadieneinteilung ist operativ-pathologisch ausgerichtet (■ Tabelle 14.10). Die Inzidenz beträgt 1:100 000 pro Jahr, wobei jeweils 1/4 der Fälle im Säuglingsalter, im Alter von 2–3 Jahren und im Alter von 4–5 Jahren auftreten.

■ Tabelle 14.9. Stadieneinteilung der Wilms-Tumoren nach der National Wilms Tumor Study (NWTS) I/II	
I	auf eine Niere beschränkt und komplett entfernt
II	Ausdehnung über die Nierenkapsel hinaus, aber komplett entfernbar a) ohne paraaortalen Lymphknotenbefall b) mit paraaortalem Lymphknotenbefall
III	nicht-hämatogener Residualtumor im Abdomen (Tumorruptur, peritoneale Implantate, Lymphknotenbefall über die paraaortale Gruppe hinausgehend, inkomplette Resektion)
IV	hämatogene Metastasen (Lunge, Leber, Knochen, Gehirn)
V	bilaterale Tumoren (synchron/metachron)

◨ Tabelle 14.10. Stadieneinteilung der Neuroblastome nach Brodeur et al. 1993

I	Makroskopisch komplett entfernter Tumor, ipsilaterale Lymphknoten negativ
II a	Makroskopisch inkomplett entfernter Tumor, ipsilaterale Lymphknoten negativ
II b	Makroskopisch komplett oder inkomplett entfernter Tumor, ipsilaterale Lymphknoten positiv, kontralaterale Lymphknoten negativ
III	Nicht resektabler einseitiger Tumor, die Mittellinie überschreitend *oder:* einseitiger Tumor mit kontralateralem Lymphknotenbefall *oder:* Mittellinientumor mit bilateraler Infiltration
IV	Disseminierung in entfernte Lymphknoten, Knochen, Knochenmark, Leber, Haut
IV S	Säuglingsalter: wie Stadium I–II b mit Haut-, Leber-, Knochenmarksmetastasen

> Die Prognose ist im Säuglingsalter wesentlich besser als bei älteren Kindern.

Symptomatik und Diagnostik. Hauptsymptome sind der **tastbare Abdominaltumor**, **Lymphknotenvergrößerungen** und **neurologische Ausfallserscheinungen** infolge einer Rückenmarkskompression. Da es sich in der Mehrzahl der Fälle um endokrin aktive Tumoren (**Katecholaminerhöhung**) handelt, sollten eine arterielle Hypertonie und chronische Diarrhö Anlass zur Bestimmung der Katecholamine und Vanillinmandelsäure im 24-h-Urin sein.

> Der Nachweis von Vanillinmandelsäure im Urin war Gegenstand von Studien eines Screeningprogrammes im Säuglingsalter, dessen Nutzen jedoch u. a. wegen der in diesem Alter vorkommenden **Spontanremissionen** nicht bestätigt werden konnte.

Tipp

Allgemeinsymptome wie Schmerzen, Fieber, Blässe und Kachexie deuten auf ein fortgeschrittenes Stadium hin.

Die Diagnose wird durch Lokalisation des Tumors mittels **Sonographie** und **MRT** bzw. **CT** gestellt.

Therapie. Die Operation ist Therapie der ersten Wahl in den Stadien I und II, im Stadium III und IV erfolgt die zytoreduktive Chemotherapie mit anschließender »second-look« Operation. Es bestehen zahlreiche Chemotherapieschemata, wobei als Medikamente Vincristin, Cyclophosphamid, Ifosfamid, Cisplatin, Carboplatin, Doxorubicin, Dacarbazin, Etoposid und Teniposid zur Verfügung stehen.

> Im Säuglingsalter auftretende Spontanregressionen sind Anlass für individuelle Entscheidungen bezüglich der Aggressivität der Therapie.

Nach dem Säuglingsalter und bei Auftreten von Knochenschmerzen wird zusätzlich eine Radiotherapie durchgeführt.

> Im Säuglingsalter überleben >90% rezidivfrei (alle Stadien), bei 1–2 Jahre alten Kindern ca. 60% und bei älteren Kindern lediglich 40%; hier kommt gegebenenfalls eine Hochdosis-Chemotherapie mit Knochenmarkstransplantation infrage.

Rhabdomyosarkome

> Bei den **Rhabdomyosarkomen** handelt es sich um Tumoren des embryonalen Mesenchyms mit Nachweis quergestreifter Muskelzellen bzw. dem immunhistochemischen Nachweis von Myoglobin oder Desmin.

Dieser häufigste maligne Weichteiltumor im Kindesalter kann nahezu ubiquitär vorkommen, die häufigste Lokalisation (34%) ist die Orbita, die zweithäufigste (23%) ist im Bereich des Urogenitaltraktes, wobei Knaben hier häufiger betroffen sind als Mädchen. Rhabdomyosarkome entwickeln sich im Urogenitaltrakt vor allem in **Blase**, **Blasenhalsbereich** und **Prostata**, im **Retroperitoneum**, in der **Vagina** und **paratestikulär**. Histologisch lassen sich das pleomorphe, das embryonale, das alveoläre und das botryoide Rhabdomyosarkom unterscheiden. Die Stadieneinteilung nach Pratt unterscheidet 3 Stadien (◨ Tabelle 14.11).

Diagnostik und Therapie. Die Diagnose ist nur durch histologische Untersuchung einer Biopsie aus dem Tumor möglich. Die Therapie erfolgt durch Kombination von Chemotherapie, Operation und Radiotherapie. Zytostatika mit guter Wirksamkeit auf das Rhabdomyosarkom sind Vincristin, Doxorubicin, Ifosfamid, Etoposid und Actinomycin D.

Rhabdomyosarkome neigen zu **lokalen Rezidiven** und **hämatogenen Metastasen**, beim Auftreten von Rezidiven ist die Prognose bezüglich einer Dauerheilung sehr ungünstig. Aus diesem Grunde ist die Radikaloperation Therapie der Wahl, bei großen Tumoren oder ungünstiger Lokalisation nach präoperativer zytoreduktiver Chemotherapie und/oder Radiotherapie.

◘ Tabelle 14.11. Stadieneinteilung der Rhabdomyosarkome nach der Intergroup Rhabdomyosarcoma Study, S. Maurer et al. 1988

I	lokalisiert, komplett entfernt, Lymphknoten negativ
	a) muskel-/organbeschränkt
	b) Infiltration außerhalb, mikroskopisch komplett entfernt
II	a) Makroskopisch komplett entfernt, mikroskopische Tumorreste, Lymphknoten negativ
	b) Makroskopisch komplett entfernt, Lymphknoten positiv (reginonal), Infiltration von Nachbarorganen
	c) Makroskopisch inklusive involvierter Lymphknoten komplett entfernt, mikroskopischer Residualtumor
III	Biopsie oder Entfernung mit makroskopischem Resttumor
IV	Fernmetastasen

◘ Tabelle 14.12. Histologische Klassifizierung der Hodentumoren im Kindesalter. Sammelstatistik von 951 Fällen (nach Altwein 1982)

81% Germinalzelltumoren	
Dottersacktumoren	74%
Teratome, reif und unreif	21%
Seminome	5%
19% non-Germinalzelltumoren	
Leydigzelltumoren	29%
Sertolizelltumoren	16%
Rhabdomyosarkome	44%
Gonadoblastome	11%

◘ Tabelle 14.13. Klinische Stadieneinteilung der Hodentumoren

I	auf den Hoden beschränkt
II	retroperitoneale Lymphknotenmetastasen
	a) einzelne Metastasen bis 2 cm, operativ entfernbar
	b) mehrere Metastasen oder solitäre Metastase bis 5 cm, operativ entfernbar
	c) Metastase größer als 5 cm (Bulky disease) oder operativ nur partiell entfernte Metastasen
III	supradiaphragmale Lymphknoten und/oder Organmetastasen (Lunge, Leber, Gehirn, Knochen)
E	primär extragonadale Lokalisation

Hodentumoren

Epidemiologie. Bei den kindlichen Malignomen finden sich Hodentumoren (▶ Kap. 8.6) auf dem 11. Platz der Häufigkeit und nehmen mit 2,4% der Malignomtodesfälle im Kindesalter die 8. Stelle ein. Die Inzidenz beträgt bei Erwachsenen 2–3:100 000, im Kindesalter liegt die Inzidenz mit 0,2–0,4:100 000 um eine Zehnerpotenz niedriger. Hinweis auf genetische Faktoren in der Ätiologie kindlicher Hodentumoren liefern eine familiäre Häufung (Zwillinge), eine Bevorzugung der Blutgruppe A, eine Assoziation mit Missbildungen und Chromosomenaberrationen, die sämtlich das Y-Chromosom betreffen, sowie ethnische Unterschiede der Inzidenz, wobei Hodentumoren bei schwarzen Amerikanern sehr selten sind und bei Indern nahezu 30% der Malignome des Mannes ausmachen. Hinweise auf dysontogenetische Faktoren (ortsfremde Keimblattentwicklung) in der Ätiologie ergeben sich aus extragonadalen Lokalisationen, dem bilateralen Vorkommen (0,5%) und der Korrelation zum Maldescensus testis. Während ein Maldescensus testis in der Population gesunder Rekruten in etwa 0,3% festgestellt wird, beträgt er bei Hodentumorpatienten etwa 10%. Ein Maldescensus bedeutet ein 20–40fach erhöhtes Risiko für eine Hodentumorentwicklung und eine Erhöhung des Risikos einer Entwicklung von Hodentumoren auf 1:3000 bei Patienten mit Maldescensus.

Klassifizierung. Histologisch handelt es sich in 4/5 der Fälle um Germinalzelltumoren (◘ Tabelle 14.12). 74% der Germinalzelltumoren sind Dottersacktumoren, 21% Teratome und 5% Seminome.

❯ Dottersacktumoren und Teratome finden sich in etwa 70% der Fälle in den ersten beiden Lebensjahren, der Altersgipfel für Seminome liegt zwischen dem 11. und 12. Lebensjahr.

Die Stadieneinteilung erfolgt nach der TNM-Klassifikation, darüber hinaus hat sich eine klinische Stadieneinteilung als nützlich erwiesen (◘ Tabelle 14.13).

Symptomatik und Diagnostik. Hauptsymptom ist die **schmerzlose Schwellung**, die zufällig bemerkt wird. Hydrozele, Fieber, lokale Entzündung und Hodeninfarkte können den Tumor maskieren. Entsprechend sind die wichtigsten Differenzialdiagnosen Hodentorsion, Mumpsorchitis, Epididymitis und Hodeninfarkt. Die Diagnose wird endgültig durch operative Freilegung gestellt, die feingewebliche Differenzierung erfolgt nach hoher Ablatio des tumorbefallenen Hodens.

❯ Biopsien sind außer bei bilateralem leukämischen Befall obsolet.

Die Bestimmung der Serumtumormarker α-Fetoprotein (Halbwertzeit 5–10 Tage), das vom Dottersack sezerniert wird, und β-HCG (Halbwertzeit 24 Stunden), das von Synzytiotrophoblasten produziert wird, hat nicht nur präoperativ diagnostische Bedeutung.

❯ Das Ausbleiben der postoperativen Normalisierung präoperativ erhöhter Werte der Tumormarker (unter Berücksichtigung der Halbwertzeiten) ist beweisend für die Persistenz von metastatischem Tumorgewebe, auch wenn dies mit bildgebenden Verfahren nicht darstellbar ist.

Dabei ist zusätzlich zu berücksichtigen, dass etwa 75% aller Dottersacktumoren und Teratome eine präoperative Erhöhung eines oder beider Tumormarker zeigen. Beim Dottersacktumor ist das α-Fetoprotein in 60–98% der Fälle erhöht, beim Seminom findet sich eine Erhöhung des β-HCG lediglich in 15%. Weiterhin muss berücksichtigt werden, dass das von Dottersackelementen produzierte α-Fetoprotein postnatal physiologischerweise erhöht ist, wobei adulte Normalwerte etwa im Alter von 5 Monaten erreicht werden.

An **bildgebenden Untersuchungen** zur genauen Festlegung des Tumorstadiums sind Röntgenthorax, Sonographie und Computertomographie des Abdomens bzw. MRT erforderlich.

Therapie. Prinzipien der Therapie bei **Dottersacktumoren** und **malignen Teratomen** (einschließlich Chorionkarzinom) sind neben der hohen inguinalen Ablatio je nach Tumorstadium Chemotherapie mit Vinblastin, Ifosfamid, , Etoposid und Cisplatin und retroperitoneale Lymphadenektomie. Dabei erfolgt die retroperitoneale Lymphadenektomie in den Stadien I (reines staging) bis IIb vor einer eventuellen Chemotherapie, während in höheren Tumorstadien zunächst eine zytoreduktive Chemotherapie erfolgt und anschließend eine sekundäre retroperitoneale Lymphadenektomie zur Resektion von Resttumoren.

❯ Die rezidivfreien Überlebensraten liegen bei diesem Therapiekonzept über 90%.

Die sehr seltenen **Seminome** werden wegen der Strahlensensibilität des Tumors in den Stadien I--IIa nach der hohen inguinalen Ablatio infradiaphragmal bestrahlt, im Stadium IIb zusätzlich supradiaphragmal bestrahlt oder aber wie in den Stadien IIc und III mittels Chemotherapie behandelt.

❯ Das differenzierte Teratom ist präpubertär ein benigner Tumor und bedarf über die Ablatio hinaus keiner zusätzlichen Therapie, postpubertär muss es als malignes Teratom therapiert werden.

Wegen der Möglichkeit lokaler Spätrezidive sind jedoch auch beim präpubertären differenzierten Teratom Nachsorgeuntersuchungen über 3 Jahre empfohlen.

14

In Kürze

Tumoren
Wichtigste kinderurologische Malignome in Reihenfolge ihrer Häufigkeit: **Wilms-Tumoren, Neuroblastome, Rhabdomyosarkome, Hodentumoren**.
Therapie: Überwiegend Kombinationstherapie (Chemotherapie, Operation, Radiotherapie), individuell dem Tumorstadium, dem Malignitätsgrad des Tumors, dem Ansprechverhalten auf Chemotherapie, dem Alter und Allgemeinzustand des Patienten angepasst.

Prinzipiell werden lokal begrenzte Tumorstadien primär operativ angegangen, ggf. mit anschließender adjuvanter Chemotherapie oder Radiotherapie. Lokal inoperable oder disseminierte Tumoren werden durch induktive Chemotherapie vorbehandelt und postoperativ mit Chemotherapie und ggf. mit Radiotherapie weiterbehandelt.

Pathomechanismen, allgemeine Symptomatologie und Prinzipien der Therapie bei nephrologischen Erkrankungen

Die **Niere** erfüllt folgende **Funktionen**:
- Regelung des Wasser- und Elektrolythaushalts (Osmose).
- Regelung des Säure-Basen-Haushalts.
- Eliminierung von Spurenelementen (Aluminium, Kadmium u. a.).
- Ausscheidung von Stoffwechselendprodukten (Harnstoff, Kreatinin, Harnsäure, Phosphate, Sulfate u. a.).
- Ausscheidung körperfremder Stoffe (Medikamente, Toxine u. a.).
- Endokrine Funktionen wie
- Regelung des Blutdrucks (Renin-Angiotensin-Aldosteron),
- Stimulation der Erythropoese (Erythropoetin),
- Regelung des Knochenstoffwechsels und des Kalziumhaushalts (1,25-Dihydroxychole-calciferol),
- Bildung von Prostaglandinen (z. B. Thromboxan).

15.1   Niereninsuffizienz

🔥 **Der klinische Fall.** Ein 48-jähriger Mann stellt sich beim Hausarzt wegen zunehmender Müdigkeit und Abgeschlagenheit vor. Es werden eine Hypertonie (Blutdruck 180/110 mm Hg),eine Anämie (Hb 10.3 g/dl) und eine Erhöhung des Serumkreatininspiegels auf 3.5 mg/dl festgestellt. Der Patient wird zum Ne-phrologen überwiesen.

Dort wird bei der körperlichen Untersuchung ein Blutdruck von 170/110 mm Hg gemessen. Außer-dem findet sich ein Systolikum (Grad II) über der Herzspitze, das nicht fortgeleitet wird. Das Körper-gewicht beträgt 85 kg bei einer Körpergröße von 183 cm. Bei der Röntgenuntersuchung der Thorax-organe ist das Herz nach links verbreitert. Die Ab-domensonographie zeigt beidseits verkleinerte Nieren (Längsdurchmesser 9,1 cm), das Nierenparen-chym ist verschmälert, kein Harnstau. Laborchemie: Serumkreatinin 3.8 mg/dl, Harnsäure 7.5 mg/dl, Harnstoff-N 31 mg/dl, Phosphat 5.8 mg/dl, Kalzium 1.95 mmol/l, Kalium 5.5 mmol/l, Gesamtcholesterin 198 mg/dl. Hb 10.8 g/dl. Im Blut respiratorisch kom-pensierte metabolische Azidose (pH 7.38, Standard-bikarbonat 19 mmol/l). Urinvolumen 2500 ml/Tag, im Urin Mikrohämaturie mit 12% Akanthozyten, Protein-urie von 1.8 g/24 Stunden.
▼

Der Nephrologe stellt die **Diagnose:** Chroni-sche Niereninsuffizienz auf dem Boden einer chronischen Glomerulonephritis. **Therapie:** Trink-menge 3000 ml/Tag, kaliumarme Diät mit 0.8 g Eiweiß/kg KG täglich. Beginn einer antihypertensi-ven Behandlung mit zunächst 5 mg Enalapril täg-lich, Zielblutdruck <130/80 mm Hg. Kalziumkarbo-nat 3×500 mg/Tag.

❯ Unter einer **Niereninsuffizienz** versteht man die Ein-schränkung der Nierenausscheidungsfunktion. Leitbe-fund ist die Erhöhung der harnpflichtigen Substanzen im Blut.

Man unterscheidet eine **akute Niereninsuffizienz** (Synonym: akutes Nierenversagen) und eine chroni-sche Niereninsuffizienz. Beim akuten Nierenversa-gen entwickelt sich die Nierenfunktionsstörung innerhalb von Stunden oder Tagen, bei der chroni-schen Niereninsuffizienz innerhalb von Monaten bis Jahren.

Es werden 4 Stadien der **chronischen Niereninsuf-fizienz** unterschieden (◻ Abb. 15.1):

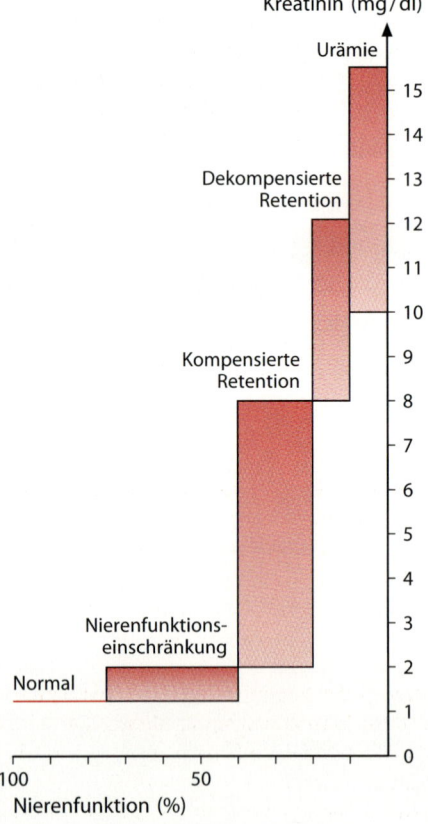

◻ **Abb. 15.1.** Stadien der Niereninsuffizienz

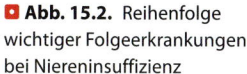 **Abb. 15.2.** Reihenfolge wichtiger Folgeerkrankungen bei Niereninsuffizienz

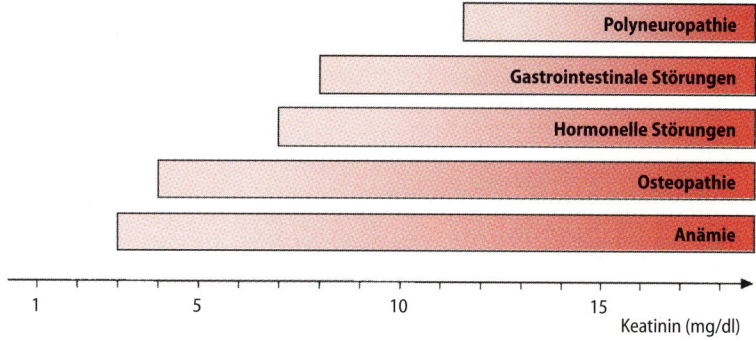

Stadium I der Niereninsuffizienz (Nierenfunktionseinschränkung, kompensiertes Dauerstadium). Dieses Stadium ist durch einen partiellen Ausfall der Glomeruli ohne wesentlichen Anstieg der harnpflichtigen Substanzen im Serum gekennzeichnet. Im Normalfall verfügen die Nieren über eine deutlich höhere Ausscheidungskapazität, als es für die bei durchschnittlicher Nahrungszufuhr anfallende Stickstoffmenge bzw. den Kreatinin- und Harnsäureanfall erforderlich ist.

> **Tipp**
>
> Von den etwa 2 Millionen Nephronen müssen ca. 50% ausfallen, ehe der Serumkreatininwert den Normbereich von 1,2 mg% (106 μmol/l) überschreitet. Aus diesem Grund schließt ein normales Serumkreatinin eine Nierenfunktionseinschränkung **nicht aus**.

Stadium I birgt insbesondere Risiken bei der medikamentösen Therapie, vor allem bei älteren Patienten, da die Dosierung an die Nierenfunktion angepasst werden muss. Aus diesem Grund eignen sich Clearance-Verfahren (z. B. Kreatininclearance, Inulinclearance, PAH-Clearance) besser zur Abschätzung einer Niereninsuffizienz.

Stadium II der Niereninsuffizienz (kompensierte Retention, Azotämie). Stadium II tritt bei einer weiteren Zerstörung von Nephronen ein, gefolgt von einem Ansteigen der harnpflichtigen Substanzen im Serum, wobei das Serumkreatinin bis 6 mg/dl (533 μmol/l) ansteigen kann.

Stadium III der Niereninsuffizienz (dekompensierte Retention, Präurämie, präterminale Niereninsuffizienz). Die Serumkreatininwerte betragen in diesem Stadium zwischen 6 und ca. 10 mg/dl (530–884 μmol/l). Der Anfall harnpflichtiger Substanzen kann insofern beeinflusst werden, als es durch eine Diät mit Eiweiß-restriktion gelingen kann, den Serumspiegel dieser Substanzen zu senken und damit wieder das kompensierte Stadium zu erreichen. Dies gilt insbesondere für Harnstoff, dessen Serumspiegel bekanntlich von der Eiweißzufuhr abhängt.

> **Tipp**
>
> Eine Reduktion der täglichen Eiweißzufuhr auf 0,6–0,8 g pro kg Körpergewicht ist sinnvoll.

Stadium IV der Niereninsuffizienz (Urämie, terminale Niereninsuffizienz). In diesem Stadium treten unter weiterem Anstieg der harnpflichtigen Substanzen klinische Symptome in den Vordergrund (■ Abb. 15.2, Abb. 15.3). Zur Lebenserhaltung sind hier der Einsatz von Dialyseverfahren oder eine Nierentransplantation erforderlich.

15.1.1 Akutes Nierenversagen (ANV)

😊 **Der klinische Fall.** Ein 43-jähriger Mann wird wegen massiven Erbrechens von schwarzbraunem Blut ins Krankenhaus aufgenommen. Er hatte zuvor wegen Rückenschmerzen zwei Wochen lang Diclofenac eingenommen. Bei der Krankenhausaufnahme ist der Patient blass und kaltschweißig. Der Blutdruck ist 70/50 mm Hg. Der Patient erhält sofort Plasmaexpander und anschließend Bluttransfusionen. Damit gelingt eine Kreislaufstabilisierung mit Blutdruckwerten um 110/70 mm Hg. Die Notfallendoskopie zeigt ein Ulkus an der kleinen Kurvatur des Magens mit Forrest Ib-Blutung. Die Blutung steht nach Sklerotherapie. Eine Therapie mit Omeprazol wird eingeleitet. In den nächsten Tagen geht die Diurese kontinuierlich zurück. Im Urin finden sich granulierte Zylinder. Die Urinosmolalität liegt bei 310 mosm/kg. Die harnpflichtigen Substanzen im

▼

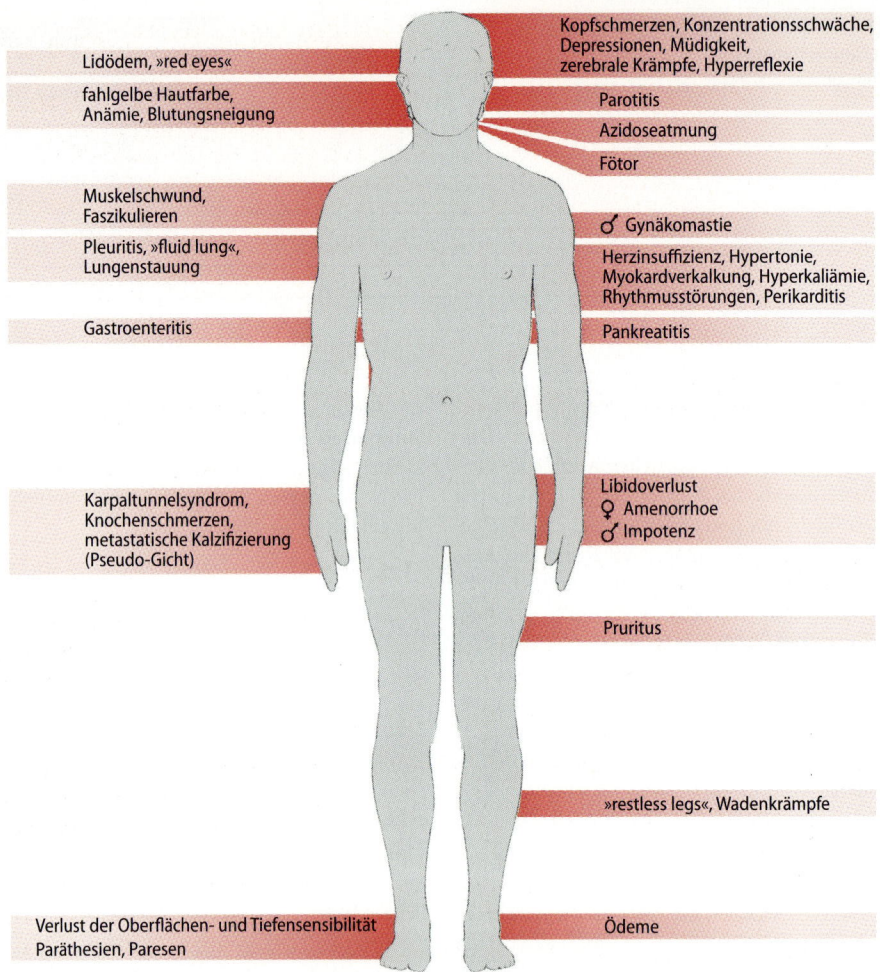

Kopfschmerzen, Konzentrationsschwäche, Depressionen, Müdigkeit, zerebrale Krämpfe, Hyperreflexie

Lidödem, »red eyes«

fahlgelbe Hautfarbe, Anämie, Blutungsneigung

Parotitis

Azidoseatmung

Fötor

Muskelschwund, Faszikulieren

Pleuritis, »fluid lung«, Lungenstauung

♂ Gynäkomastie

Herzinsuffizienz, Hypertonie, Myokardverkalkung, Hyperkaliämie, Rhythmusstörungen, Perikarditis

Gastroenteritis

Pankreatitis

Karpaltunnelsyndrom, Knochenschmerzen, metastatische Kalzifizierung (Pseudo-Gicht)

Libidoverlust
♀ Amenorrhoe
♂ Impotenz

Pruritus

»restless legs«, Wadenkrämpfe

Verlust der Oberflächen- und Tiefensensibilität Parästhesien, Paresen

Ödeme

◘ Abb. 15.3. Klinische Folgeerscheinungen bei Niereninsuffizienz

Serum steigen an. Am vierten Tag nach Krankenhausaufnahme beträgt die Urinausscheidung weniger als 100 ml/24 Stunden. Im Serum ist das Kreatinin auf 8.8 mg/dl angestiegen, der Harnstoff-N liegt bei 110 mg/dl, das Kalium bei 5.6 mmol/l. Eine Hämodialysetherapie wird eingeleitet. Der Patient wird 10 Tage lang täglich vier Stunden dialysiert. Ab dem 11. Tag nach Krankenhausaufnahme steigt die Diurese an und beträgt am 19. Tag 8000 ml/24 Stunden. Danach fällt die Diurese langsam wieder ab. Am 24. Tag nach Krankenhausaufnahme ist die Urinausscheidung 2000 ml/24 Stunden, im Serum beträgt das Kreatinin 1.5 mg/dl, der Harnstoff-N 35 mg/dl, das Kalium 4.2 mmol/l.
Diagnose: Akutes Nierenversagen, wahrscheinlich infolge einer akuten Tubulusnekrose nach Magenblutung.

❯ Das **akute Nierenversagen** ist gekennzeichnet durch eine rasche Abnahme der Nierenfunktion, die über Stunden oder Tage anhält und prinzipiell reversibel ist.

Epidemiologie. Angaben zur Häufigkeit hängen sehr von den klinischen Rahmenbedingungen ab. Die **Prävalenz** liegt bei Patienten, die ins Krankenhaus aufgenommen werden bei ca. 1%, während des stationären Aufenthalts bei 2–5% und nach Operationen mit kardiopulmonalem Bypass bei 4–15%. Der Prozentsatz der Patienten, die eine Nierenersatztherapie benötigen, wird zwischen 20 und 60% angegeben. Die Rückbildungsfähigkeit ist gut.

Pathogenese. Als Ursache für ein ANV kommen in 70–80% der Fälle **prärenale**, zirkulatorisch-ischämi-

◻ Tabelle 15.1. Differenzialdiagnose des prärenalen Nierenversagens	
a) Vermindertes Intravasalvolumen	— Verluste von Blut, Plasma (z. B. Hämorrhagien, Verbrennungen), — Verlust von Extrazellulärflüssigkeit (z. B. Diarrhö, Diuretika), — Flüssigkeitsverluste in den dritten Raum (z. B. Ileus, Trauma), — Hypoproteinämie, — inadäquate Salz- und Wasserzufuhr
b) Herzinsuffizienz und Lungenembolie	
c) Obstruktion einer großen Hohlvene	
d) Erhöhte Kapazität des Gefäßsystems	— Sepsis, — Anaphylaxie
e) Hepatorenales Syndrom	

sche Störungen mit renaler Minderperfusion in Frage. In 10–20% sind direkt akute **intrarenale** Schädigungen durch z. B. Nephrotoxine und in 10% **postrenale** Abflusshindernisse verantwortlich.

- Ein **prärenales Nierenversagen** kann häufig reversibel sein, wenn die ursächliche Erkrankung (◻ Tabelle 15.1) beseitigt werden kann. Die Verminderung des effektiven Blutvolumens ist pathophysiologisch bei den genannten Ursachen von größter Bedeutung. Die Nieren versuchen bei dieser Konstellation, das Blutvolumen durch Natrium- und Wasserretention zu stabilisieren. Vermittelt wird dieser Mechanismus via Aktivierung des Renin-Angiotensin-Aldosteron-Systems und einer vermehrte Ausschüttung von Katecholaminen und ADH. Die hormonellen Gegenregulationen führen zu einer Abnahme der Natriurese und einem Anstieg der Urinosmolalität. Therapeutische Maßnahmen zielen beim prärenalen Nierenversagen auf eine Steigerung des effektiven Blutvolumens ab.
- Eine Einteilung des akuten **intrarenalen Nierenversagens** zeigt ◻ Tabelle 15.2. Beim intrarenalen Nierenversagen steht die Ursache im direkten Zusammenhang mit dem Nephron. Hierbei lassen sich primäre Schädigungen von Tubuli, Interstitium, Gefäßen oder Glomeruli unterscheiden. Neben den ischämischen Schädigungen des Tubulus ist bei der intrarenalen Niereninsuffizienz eine direkte tubuläre Läsion durch Nephrotoxine möglich.

Pathophysiologie der Tubulusschädigung
Ischämische oder toxische Schädigungen der Niere beeinträchtigen in erster Linie die sauerstoffempfindliche, aktive tubuläre Natriumresorption, auf die 75% des gesamten renalen Sauerstoffverbrauchs entfällt. Die dadurch resultierende erhöhte Natriumkonzentration im distalen Tubulusabschnitt
▼

führt zur Aktivierung des Renin-Angiotensin-Aldosteron-Systems mit konsekutivem präglomerulären Vasospasmus und Abfall der glomerulären Filtrationsleistung. Im Verlauf dieser Prozesse, lassen sich eine Verarmung an intrazellulärem ATP, die Mobilisation von intrazellulärem Kalzium, eine Bildung von Sauerstoffradikalen und die Zerstörung des Zytoskeletts mit Verlust der Zellpolarität nachweisen. Durch Zerstörung des Bürstensaums und durch nekrotische Zellen bildet sich Detritus im Tubuluslumen.

- Das **postrenale Nierenversagen** mit postrenaler Obstruktion, Anurie und konsekutivem Nierenversagen wird nicht zum akuten Nierenversagen im eigentlichen Sinne gerechnet. Zwar ist die klinische Symptomatik identisch, doch ergeben sich völlig andere therapeutische Konsequenzen. Häufig besteht die Möglichkeit einer kausalen Therapie. Die postrenale Obstruktion kann durch Passagehindernisse in Nierenbecken, Ureter, Harnblase und Harnröhre (z. B. Steine, Nierenbecken-, Harnleiter-, Blasen-, Prostata- oder retroperitoneale Tumoren, Morbus Ormond, Harnleiterstenose, Prostatahypertrophie, Urethrastenose, Blutkoagula) oder seltener durch Verlegung der Nierentubuli (z. B. durch Kristalle) verursacht sein. Bei der postrenalen Niereninsuffizienz kommt neben der direkt wirkenden obstruktiven Komponente der renalen arteriellen Minderperfusion besondere Bedeutung zu. Durch die intratubuläre Druckerhöhung kommt es u. a. zu einer Freisetzung von Prostaglandinen (Thromboxan A2), die eine präglomeruläre Vasokonstriktion mit konsekutivem Abfall der glomerulären Filtrationsleistung hervorrufen.

Klinik. Das klinische Bild eines akuten Nierenversagens kann in 3 Phasen eingeteilt werden: Die Initialphase, die Phase des manifesten Nierenversagens und die diuretische oder auch polyurische Phase.

⊡ Tabelle 15.2. Ursachen des akuten intrarenalen Nierenversagens

a) Zirkulatorisch-septisches ANV	Akute Tubulusnekrose
	Sepsis
	Medikamente
	Zirkulationsstörungen
	Hepatorenales Syndrom
	Schwangerschaft (HELLP-Syndrom) Hämolytisch-urämisches Syndrom (HUS), thrombotisch-thrombozytopenische Purpura (TTP)
b) Toxisches ANV	Medikamente (NSAR, Aminoglykoside, Vancomycin, Zytostatika)
	Kontrastmittel
	Rhabdomyolyse, Hämolyse (Fragmentozyten, LDH-Erhöhung)
	Paraproteinämie (Leichtketten)
	Hyperkalziämie (Sarkoidose, Plasmozytom, Paraneoplasie)
c) Infektiöses ANV	Hantavirus (hämorrhagisches Fieber mit renalem Syndrom)
	HIV (antiretrovirale Therapie)
d) Akute oder rasch progrediente Glomeruloneptitis	Akute diffuse Glomerulonephritis
	Goodpasture-Syndrom Vaskulitiden Kollagenosen
e) ANV bei chronischer Nieren-insuffizienz	
f) ANV durch Chemikalien, Pflanzen- und Tiergifte, Drogenmissbrauch	

Die **Initialphase** des ANV ist meistens asymptomatisch oder vorwiegend durch klinische Symptome des Grundleidens charakterisiert.

Die Phase **des manifesten Nierenversagens** ist durch eine andauernde Verminderung der GFR mit progredientem Anstieg der Retentionswerte gekennzeichnet. Dieses Stadium ist variabel und kann Tage bis zu mehreren Wochen andauern.

In Abhängigkeit von der **Urinausscheidung** wird die prognostisch wichtige Unterteilung vorgenommen in:
- das **oligurische** ANV (Urinproduktion <500 ml/ Tag) und
- das **nichtoligurische ANV (normale Urinausscheidung).**

Der nichtoligurische Verlauf hat hierbei eine bessere Prognose.

Die sich in dieser Phase entwickelnden Probleme sind vielschichtig. So treten Störungen der Flüssigkeitsbilanz, im Elektrolyt- (z. B. Hyperkaliämie) und Spurenelement-Haushalt, des Säure-Basen-Haushalts (z. B. metabolische Azidose), Hyperphosphatämie, kardiovaskuläre Manifestationen (z. B. Perikarditis, Rhythmusstörungen, Hypertonie), neurologische Symptome (wie Enzephalopathie mit Flapping tremor, Krampfanfälle, Somnolenz, Koma), hämatologische Erkrankungen (rasche Anämieentwicklung, urämische Blutungsneigung), Pneumonie, Schocklunge, gastrointestinale Erkrankungen und gehäuft Infektionen auf.

Die **diuretische oder polyurische Phase** ist Ausdruck der Restitution der Tubulusfunktion. Sie ist gekennzeichnet durch steigende Urinvolumina bis mehr als 10 l/Tag und einen Abfall der harnpflichtigen Substanzen, der dem Beginn der Polyurie häufig verzögert folgt.

> Die polyurische Phase besitzt wegen der großen Störungen im Wasser- und Elektrolyt-Haushalt immer noch eine hohe Letalität (ca. 25%).

Das **hyperkatabole** ANV ist eine Verlaufsform, bei der es, häufig nach massiver Gewebetraumatisierung, zu einem starken Gewebezerfall mit einem im Vergleich zum Kreatinin inadäquaten Ansteigen des Harnstoffs (oft über 17 mmol/l, ca. 100 mg/dl täglich) kommt.

Therapie. Eine spezifische Therapie des ANV ist bisher nicht bekannt, insofern sind Prävention, Behandlungskonzepte der frühen Initialphase (osmotisch wirksame Substanzen und Diuretika, Dopamin, Kalziumantagonisten, natriuretische Peptide, Wachstumsfaktoren) und adäquate Nierenersatztherapie von entscheidender prognostischer Bedeutung.

> Der wichtigste diagnostische Schritt ist bei jeder akuten Niereninsuffizienz der sofortige Ausschluss eines postrenalen Abflusshindernisses mittels Sonographie der Nieren und Blase.

15.1.2 Chronisches Nierenversagen

> Unter **chronischer Niereninsuffizienz** versteht man die sich über Monate und Jahre entwickelnde Abnahme der glomerulären Filtrationsrate durch eine Verminderung von funktionsfähigen Nephronen.

> Die Anhäufung einer Reihe von toxischen Metaboliten und der Ausfall der endokrinen Nierenfunktionen ergeben schließlich das klinische Bild einer **terminalen Niereninsuffizienz** (**Urämie**).

Der zeitliche Verlauf und die Ausprägung der Symptomatik der Erkrankung bis zur Entwicklung einer terminalen Niereninsuffizienz sind variabel und individuell unterschiedlich.

Inzidenz. Die jährliche Inzidenz der terminalen Niereninsuffizienz beträgt in Deutschland rund 60 Patienten pro eine Million Einwohner.

Pathogenese. Die wesentlichen Grunderkrankungen, die eine terminale Niereninsuffizienz verursachen können, sind in ◻ Tabelle 15.3 zusammengefasst.

> Die häufigste dieser Grunderkrankungen ist derzeit in unserer Bevölkerung die **diabetische Nephropathie**.

Bei mehr als 80% dieser Patienten handelt es sich um Typ-II-Diabetiker. Die zweithäufigste Grunderkrankung ist die essentielle Hypertonie.

◻ **Tabelle 15.3.** Grunderkrankungen, die eine terminale Niereninsuffizienz verursachen können

Erkrankung	Häufigkeit in %
Diabetes mellitus	34
Essentielle Hypertonie	27
Chronische Glomerulonephritis	10
Obstruktive Uropathie, chronische Pyelonephritis, Refluxnephropathie	6
Polyzystische Nierendegeneration	3
Andere Ursachen (z. B. tubulo-interstitielle Nephritis, Lupus erythematodes, multiples Myelom)	20

Der progrediente Verlust an funktionstüchtigen Nephronen imponiert histologisch als Glomerulosklerose, interstitielle Fibrose, sowie als Sklerose der intrarenalen Gefäße. Ursächlich für die Entwicklung der Sklerose sind sowohl hämodynamische als auch proliferative Veränderungen an Gefäßen, Glomerula und Interstitium verantwortlich. Mechanismen, die der Entwicklung der Glomerulosklerose bzw. der Pathophysiologie von Glomerulopathien zugrunde liegen, werden in den ◻ Abbildungen 15.4 und 15.5 dargestellt.

Bei der Progredienz einer Niereninsuffizienz scheinen genetische Einflüsse eine Rolle zu spielen. So verlaufen Nierenerkrankungen bei Männern rascher progredient bis zur terminalen Niereninsuffizienz.

Weitere genetische Einflüsse

Bei einigen Nierenerkrankungen scheint die Progression der Nierenerkrankung mit einem Polymorphismus des Angiotensin-Converting-Enzyme (ACE) assoziiert zu sein. Das ACE-Gen zeigt einen Insertions-/Deletions- (I/D) Polymorphismus eines 287 Basenpaare großen Fragments im Intron 16.

Für die IgA-Glomerulonephritis konnte gezeigt werden, dass sowohl die Verschlechterung der Nierenfunktion als auch das Ansprechen einer Therapie mit ACE-Inhibitoren mit dem Vorliegen des homozygoten DD-Genotyps assoziiert sind.

Für die diabetische Nephropathie konnte ein Zusammenhang mit einem Polymorphismus der Gene für ACE, für Angiotensinogen oder für den Angiotensin-II-Typ-1-Rezeptor nicht gesichert werden. Die Entwicklung einer diabetischen Ne-
▼

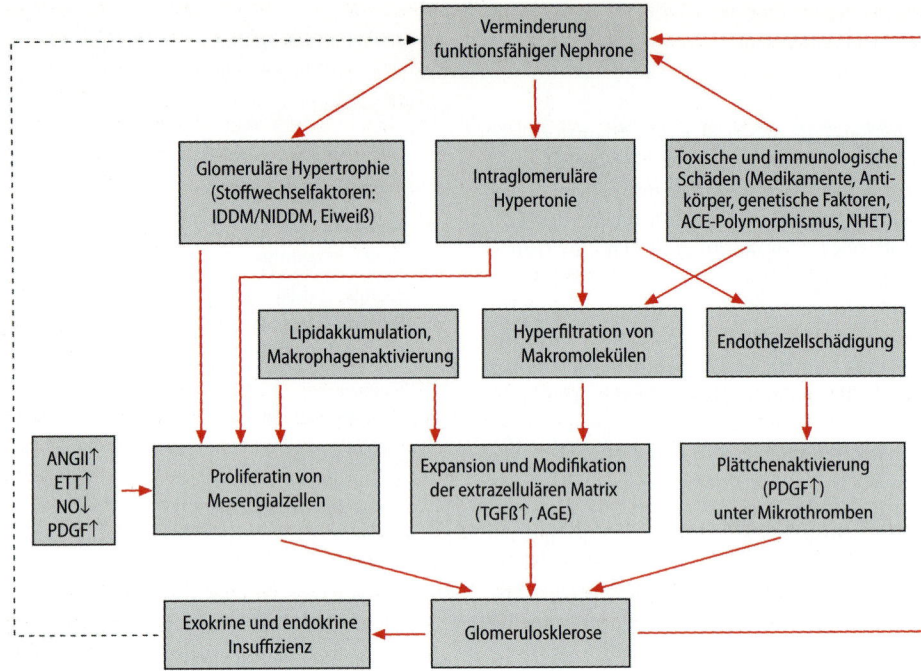

■ **Abb. 15.4.** Pathogenetische Mechanismen bei der Entwicklung der Glomerulosklerose (ACE = Angiotensin-converting-Enzym; AGE = Advanced glycation endproducts; Ang II = Angiotensin II; ET 1 = Endothelin 1; IDDM = insulinpflichtiger Diabetes mellitus; NHE 1 = Natrium-Protonen-Antiporter 1; NIDDM = nichtinsulinpflichtiger Diabetes mellitus; NO = Stickoxid; PDGF = Platelet derived growth factor; TGF β = Transforming growth factor β)

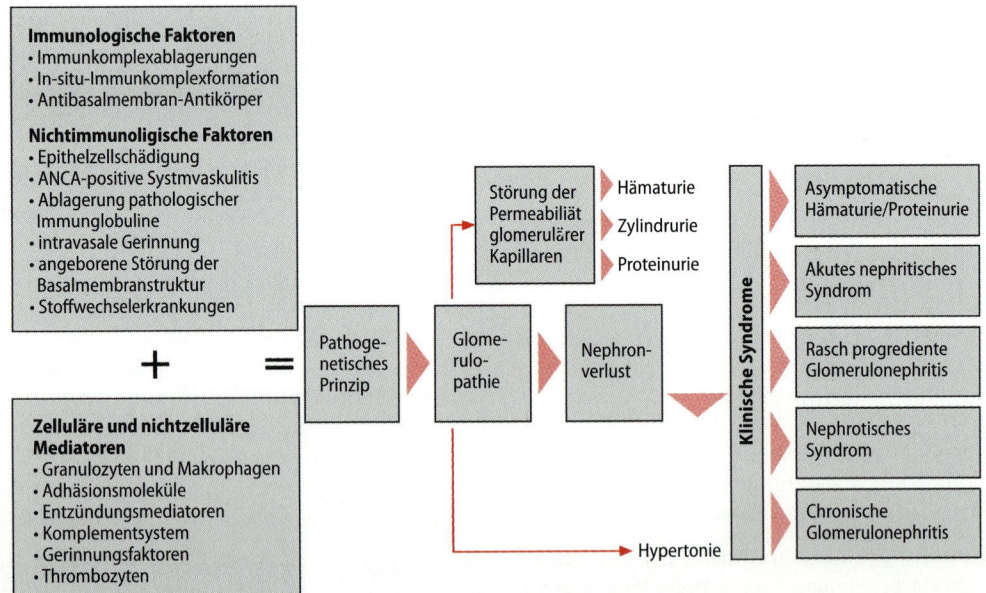

■ **Abb. 15.5.** Pathophysiologie und Klinik von Glomerulopathien phropathie bei Typ-I-Diabetikern scheint aber mit einer genetischen Veränderung des Natrium-Protonen-Antiporters verknüpft zu sein.

Wie bereits erwähnt wurde, ist die **essentielle Hypertonie** heute die zweitwichtigste Grunderkrankung, die zu einer terminalen Niereninsuffizienz führen kann. Aber auch bei Niereninsuffizienz infolge anderer Grunderkrankungen beschleunigt eine Blutdruckerhöhung das Fortschreiten der Nierenfunktionsstörung. Die Hypertonie ist somit auch ein wichtiger Progressionsfaktor der Niereninsuffizinz.

Pathophysiologie Nierenschädigung bei arterieller Hypertonie
Als ursächlich für die Nierenschädigung werden in erster Linie eine Erhöhung des intraglomerulären Drucks, die Hyperfiltration von Makromolekülen, die Endothelzellschädigung, die Proliferation von Mesangialzellen und die Expansion und Modifikation der extrazellulären Matrix angesehen. Vasokonstriktorische und/oder proliferativ wirkende Substanzen, z. B. Angiotensin II, Platelet derived growth factor, Transforming growth factor β, Endothelin und andere sind dafür verantwortlich. Angiotensin II führt an der Niere zur Vasokonstriktion des Vas afferens und noch ausgeprägter des Vas efferens sowie zur Steigerung der Proteinsynthese durch glomeruläre Mesangialzellen. Hieraus resultiert eine Reduktion des glomerulären Ultrafiltrationskoeffizienten, Minderung der glomerulären Filtrationsrate, sowie eine Vergrößerung von nichtselektiven Poren mit Verlust der glomerulären Siebfunktion und Auftreten einer Proteinurie. Die Endothelschädigung führt zu einer Aktivierung von Blutplättchen und Bildung von Mikrothromben.

Neben der Hypertonie gilt das Ausmaß der **Proteinurie** als wesentlicher Faktor für die Progression einer Niereninsuffizienz. Die Proteinurie begünstigt die Entwicklung einer Glomerulosklerose durch direkte zytotoxische Wirkungen, durch Aktivierung von Mesangialzellen oder Unterhaltung einer Entzündungsreaktion via Zytokine oder Aktivierung von Komplementfaktoren.

AGE (Avanced glycation endproducts)
Die kovalente, nicht enzymatische Modifikation von Proteinen durch Glukose mit der Bildung von sogenannten Advanced glycation endproducts (AGE) und deren Abbauprodukte beeinflussen die Progression der Nierenerkrankung nicht nur bei der diabetischen Nephropathie. AGE wirken über die Verdickung der Basalmembran, Einbau von Plasmaproteinen wie LDL oder Immunglobulinen, rezeptorgekoppelte Aktivierung von Zytokinen, sowie über eine Steigerung der α-IV-Kollagen- oder Laminin-B$_1$-Synthese.

> Nephrotoxische Medikamente können das Voranschreiten der Niereninsuffizienz beschleunigen.

Tipp

Potentiell nephrotoxische Medikamente sollen nur bei strengster Indikation und unter Dosisanpassung an die bestehende Kreatinin-Clearance eingesetzt werden.

Einige Beispiele für potentiell nephrotoxische Medikamente sind u. a. Thiazide, Schleifendiuretika, Aminoglykoside, Nitrofurantoin, Nalidixinsäure, Cotrimoxazol, Cisplatin, Methotrexat, nichtsteroidale Antiphlogistika, Analgetika, D-Penicillamin, Gold, Fibrate oder Disopyramid. Die nephrotoxische Wirkung von Schleifendiuretika plus Aminoglykosiden plus nichtsteroidale Antiphlogistika plus Röntgenkontrastmitteln ist überadditiv.

Therapie. Die Therapie einer chronischen Niereninsuffizienz umfasst die Therapie der Grunderkrankung, der Progressionsfaktoren der chronischen Niereninsuffizienz sowie die symptomatische Therapie der durch die Nierenfunktionseinschränkung verursachten Symptome.

Tipp

Die Therapie der verschiedenen Grunderkrankungen, insbesondere bei einer Glomerulonephritis mit Immunsuppression (z. B. Steroide, Ciclosporin A, Tacrolimus, Endoxan, Immunglobuline, Azathioprin), sollten in enger Absprache mit einem Nephrologen erfolgen.

Die diätetischen und allgemeinen Therapiemaßnahmen bei chronischer Niereninsuffizienz sind in ◼ Tabelle 15.4 dargestellt.

Die Hälfte des täglichen **Eiweißbedarfs** sollte aus tierischen Produkten gedeckt werden.

Eiweißgehalt von Nahrungsmitteln
Grobe Anhaltspunkte für den Eiweißgehalt der Nahrungsmittel sind: Schweinefleisch, Rindfleisch, Geflügel, Fisch: etwa 20 g Eiweiß/100 g; Milch: etwa 5 g Eiweiß/100 g; Weizenmehl: etwa 10 g Eiweiß/100 g.

Da die Zufuhr von **Phosphat** im Wesentlichen an die Eiweißzufuhr gekoppelt ist, bedeutet eine reduzierte Eiweißkost gleichzeitig auch eine Prophylaxe der renalen Osteopathie. Insgesamt ist eine phosphatarme Ernährung (Vermeidung von Schmelzkäse, Milchpro-

◼ Tabelle 15.4. Diätetische und allgemeine Maßnahmen bei chronischer Niereninsuffizienz	
Trinkmenge	Diurese plus 500 ml/Tag
optimierte Stoffwechseleinstellung bei Diabetes mellitus	
Kochsalzaufnahme	5–6 g/Tag bei arterieller Hypertonie
Eiweißaufnahme (in g/kg KG/Tag)	0,8 bei GFR >25 ml/min 0,6 bei GFR <25 ml/min 1,2 bei Dialyse
Cholesterin-, kalium- und phosphatarme Ernährung	
Vermeidung von nephrotoxischer Medikation und von Rötgenkontrastmitteln	
Therapie von Begleitinfektionen und Fokussanierung	

dukten, Nüssen, Vollkornprodukten, Kakao, Linsen, Bohnen, Pilzen, Salzhering) günstig.

Serumcholesterin

Es gibt Hinweise, dass eine Beziehung zwischen Serumcholesterin und der Progression einer Nierenerkrankung besteht. Für Patienten mit einer IgA-Nephropathie konnte in diesem Zusammenhang gezeigt werden, dass eine Therapie mit Fischöl (Eicosapentaen- und Docasahexaensäure) die Progression der Niereninsuffizienz verzögern kann.

❯ Eine konsequente Therapie der arteriellen Hypertonie ist die wichtigste Maßnahme zur Hemmung der Progredienz der Niereninsuffizienz.

Hierbei haben sich ACE-Inhibitoren (z. B. Enalapril) und, bei Niereninsuffizienz infolge Diabetes mellitus Typ 2, AT 1-Antagonisten (z. B. Losartan) gegenüber den anderen Klassen von Antihypertensiva als überlegen erwiesen.

> **Tipp**
>
> Wenn möglich sollte der Blutdruck auf Werte unter 130/80 mm Hg gesenkt werden.

Hierzu ist meist die Kombination des ACE-Inhibitors bzw. des AT 1-Antagonisten mit einem Schleifendiuretikum und evtl. weiteren Antihypertensiva erforderlich.

❯ Im **Stadium III** der Niereninsuffizienz (dekompensierte Retention) müssen die Vorbereitungen für eine Nierenersatztherapie getroffen werden.

15.1.3 Nierenersatztherapie

Dialyseverfahren

Um überleben zu können, muss der Patient in ein Dialyseprogramm aufgenommen werden, welches die exkretorische Funktion der Niere so weit ersetzen kann, dass langfristig eine urämische Intoxikation vermieden wird. Hierzu werden heute extrakorporale Techniken wie die **Hämodialyse** und die **Hämodiafiltration** (möglichst via Dialyseshunt, Cimino-Fistel, akut: Shaldon-Katheter, ◼ Abb. 15.6) angewendet. Eine Alternative stellt die **Peritonealdialyse** dar. In Deutschland wurden 1996–1998 jährlich ca. 45.000 Patienten mit der Hämodialyse und 3.500 Patienten mit der Peritonealdialyse therapiert.

Hämodialyse. Bei diesem Blutreinigungsverfahren findet der Stofftransport mittels **Diffusion** gemäß einem Konzentrationsgradienten über eine semipermeable (für Blutzellen und grössere Moleküle nicht durchlässige) Membran statt, die sich zwischen Blut und Dialysatlösung befindet (◼ Abb. 15.7). Um den Gradienten entlang der Membran möglichst gross zu halten, werden Blut und Dialysatlösung nach dem Gegenstromprinzip geleitet. Das Dialysat wird nach einem Durchfluss verworfen. Die Porengröße der Dialysemembran definiert die Durchlässigkeit für verschieden große Moleküle.

❯ Es werden jedoch nicht nur Stoffe eliminiert, vielmehr werden auch eine Reihe von Substanzen via Dialysat zugeführt.

Man setzt die Konzentrationen im Dialysat höher an, als sie im Blut vorliegen. In der Praxis werden Kalzium, Bikarbonat und Glukose auf diese Weise dem Patienten während der Hämodialyse zugeführt.

Der Blutfluss beträgt normalerweise 200–250 ml/min, der Spüllösungsfluss 500–600 ml/min. Die Dialy-

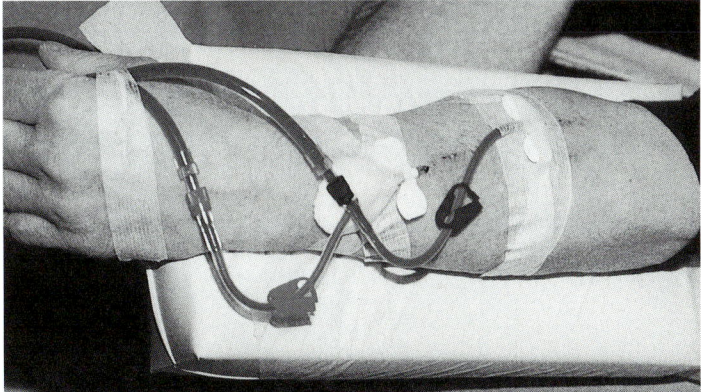

Abb. 15.6. Dialyseshunt (Cimino-Fistel)

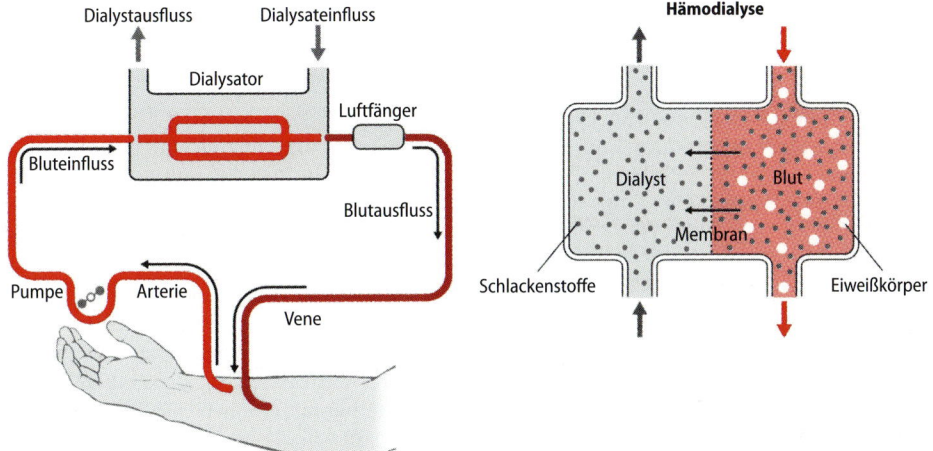

Abb. 15.7a, b. **a** Prinzip der Hämodialyse. Über eine Rollerpumpe wird arterielles Blut dem Patienten entzogen und dem Dialysator zugeleitet. Dort erfolgt der Stofftransport in das Dialysat, welches in Gegenrichtung läuft. Das Dialysat wird verworfen, das gereinigte Blut via Luftfänger dem Patienten reinfundiert. **b** Der Dialysator wird von Blut und Dialysat, die in gegensätzlicher Richtung fließen, durchströmt. Der Stoffaustausch erfolgt über eine semipermeable Membran via Diffusion

sefrequenz und -dauer liegt bei 3× 4–5 Stunden pro Woche, ist jedoch für jeden Patienten individuell festzulegen, da eine adäquate Dialyse die Berücksichtigung zahlreicher Faktoren (Gewicht des Patienten, Restfunktion der Niere, Ultrafiltrationstoleranz, Leistungsfähigkeit des verwendeten Dialysators) erfordert.

Bezüglich der Effektivität und Qualität der Dialysetherapie liegen verschiedene Kinetikmodelle vor (z. B. Kt/V ist ein Index für die exponentielle Harnstoffabnahme im Verlauf einer Hämodialysesitzung).

> Komplikationen bei der Dialyse sind trotz aller Vorsichtsmaßnahmen nicht immer zu vermeiden.

So können auftreten: Blutdruckabfall (Volumenverlust), Blutdruckanstieg (reaktiv), Übelkeit, Erbrechen,

Kopfschmerzen, Krampfanfall, Koma, Muskelkrämpfe, psychische Alterationen. Bei Auftreten derartiger Symptome ist eine rasche Feststellung und Beseitigung bzw. Behandlung der Ursache (z. B. Blutung, Dysäquilibriumsyndrom) nötig.

Ultrafiltration/Hämofiltration. Bei der Ultrafiltration (Abb. 15.8) wird Plasmawasser mittels eines **Druckgradienten** durch die Membran gepresst. Der erforderliche Druckgradient wird durch Überdruck auf der Blutseite erzeugt. Darüber hinaus müssen Membranen verwendet werden, die dem Fluss von Wasser nur wenig Widerstand entgegensetzen. Bei der Hämodialyse kommen dagegen in der Regel Membranen mit größerem Widerstand zum Einsatz, da hier keine großen

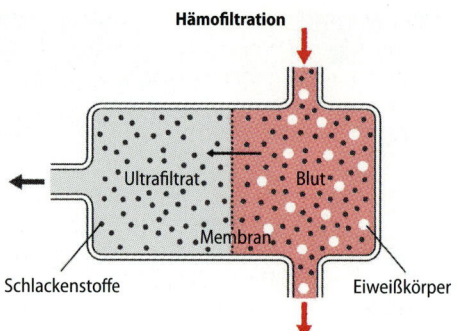

Hämofiltration

Ultrafiltrat.   Blut

Membran

Schlackenstoffe   Eiweißkörper

◧ **Abb. 15.8.** Hämofiltrationsprinzip. Der Hämofilter wird von Blut durchströmt. Dabei wird über eine semipermeable Membran Plasmawasser abfiltriert. Dieses Ultrafiltrat wird verworfen. Nach dem Filter wird das entfernte Volumen durch eine Elektrolytlösung ersetzt, und das Blut dem Patienten reinfundiert

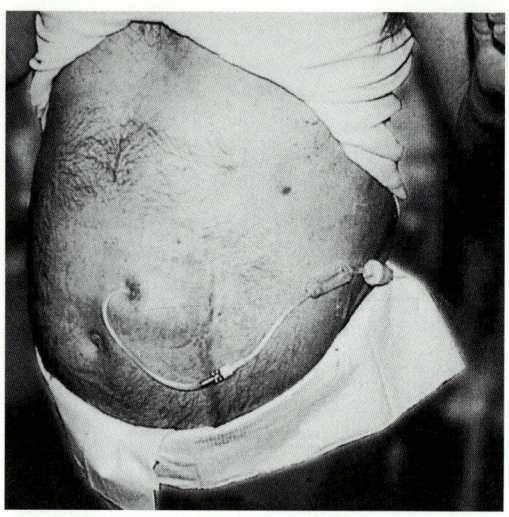

◧ **Abb. 15.9.** Tenckhoff-Katheter bei Peritonealdialyse

Flüssigkeitsbewegungen erwünscht sind. Die im Plasmawasser gelösten Stoffe werden durch Konvektion aus dem Blut entfernt.

> Von **Ultrafiltration** spricht man, wenn die zu entfernenden Volumina gering sind (1 bis 2 l) und in erster Linie die Elimination von Plasmawasser beabsichtigt ist.

So wird eine Ultrafiltration bei der Behandlung des Lungenödems infolge Nieren- oder Herzinsuffizienz eingesetzt.

> Die **Hämofiltration** (◧ Abb. 15.8) beruht auf dem gleichen physikalischen Prinzip. Hierbei werden jedoch in einer Sitzung mehr als 20 l Plasmawasser abfiltriert und das Filtrat durch eine sterile Elektrolytlösung ersetzt.

Die Filtration solch großer Mengen von Plasmawasser geht mit einem erheblichen **konvektiven Stofftransport** über die Membran einher, der zur effektiven Entgiftung des niereninsuffizienten Patienten genutzt werden kann. Der konvektive Stofftransport ist bei größermolekularen Substanzen besonders wirksam, während kleimolekulare Stoffe schlechter transportiert werden.

> Als Hauptvorteil der **Hämofiltration** oder **Hämodiafiltration (zusätzliche Dialyse)** findet man ein stabileres Blutdruckverhalten während der Behandlung. Diese Behandlungsform ist jedoch technisch aufwendiger und teurer als die Hämodialysetherapie.

Kontinuierliche Entgiftungsverfahren werden im Rahmen der modernen Intensivmedizin häufig beim akuten Nierenversagen bevorzugt. Zunehmend etabliert hat sich hier die **kontinuierliche venovenöse Hämo-**

filtration (CVVH) ohne oder **mit zusätzlicher Dialyse (CVVHD)**.

Peritonealdialyse. Über einen im Douglas'schen Raum (◧ Abb. 15.9) platzierten Katheter werden jeweils 2 Liter einer erwärmten, in ihrer Zusammensetzung bedarfsadaptierten Spüllösung intrabdominell instilliert, nach einer bestimmten Verweilzeit wieder entfernt und durch neue Lösung ersetzt. Während harnpflichtige Substanzen durch Diffusion entfernt werden, lässt sich die Ultrafiltration durch unterschiedlich hohe Glukosekonzentrationen der Spüllösung steuern. Bei diesem Verfahren dient das Peritoneum als natürliche semipermeable Austauschmembran, die Blutreinigung erfolgt also ausschließlich intrakorporal. Die Peritonealdialyse ist in verschiedenen Techniken möglich:

- **Kontinuierliche ambulante Peritonealdialyse (CAPD).** Hierbei werden tagsüber durch Hoch- bzw. Tiefhängen des Spülflüssigkeitsbeutels jeweils ca. 2 l Spüllösung im Abstand von 4–6 Stunden ausgetauscht.
- **Kontinuierliche zyklische Peritonealdialyse (CCPD).** Der Austausch von je 2 l Spülflüssigkeit erfolgt nachts viermal, mittels eines Gerätes automatisch gesteuert.
- **Intermittierende Peritonealdialyse (IPD).** Bei diesem Verfahren werden dreimal wöchentlich jeweils 30 bis 60 l Spüllösung gerätegesteuert zum Austausch verwendet, wobei eine Dialyse ca. 12 Stunden dauert.

Indikationen zur Peritonealdialyse sind z. B. Akutdialyse, Diabetes mellitus, höheres Lebensalter, fehlender

15

Gefäßzugang für die Hämodialyseverfahren, Kontraindikationen für Heparin.

An **Komplikationen** treten seltener Hernien, Lungenfunktionsstörungen, Pleuraergüsse, Hypotonie, Rückenschmerzen, Bauchschmerzen, Ultrafiltrationsverlust und technische Defekte auf. Die gefürchteste Komplikation ist die Peritonitis, meist kontaminationsbedingt, seltener (ca. 15%) durch Tunnelinfektion. Inzidenz: 1 Episode pro 10 bis 20 Patientenmonate.

Nierentransplantation

❯ Die optimale, wenn auch nicht kausale Therapieform einer chronischen Niereninsuffizienz ist eine Nierentransplantation (▶ Kap. 16).

Die Erfahrung hat gezeigt, dass ungefähr jeder zweite Dauerdialysepatient ein potentieller Transplantationskandidat ist. In Bezug auf drohende Multimorbidität, Mortalität, Lebensqualität und auch unter Kosten-Nutzen-Analyse bei Dauerdialysepatienten ist eine erfolgreiche Nierentransplantation die bestmögliche, anzustrebende Therapiemöglichkeit.

In Kürze

Niereninsuffizienz

— **Aufgaben der Nieren:** Regulation des Wasser-, Elektrolyt- und Säure-Basen-Haushaltes, Eliminierung harnpflichtiger und körperfremder Stoffe, vielfältige endokrine Funktionen (z. B. Regelung des Blutdrucks, Stimulation der Erythropoese, Bildung von Prostaglandinen, Regulation des Knochenstoffwechsels).

— **Niereninsuffizienz:** Auftreten akut oder chronisch, Ursache des akuten Nierenversagens prä-, intra- oder postrenal, häufigste Ursache einer terminalen Niereninsuffizienz bei chronischer Niereninsuffizienz ist heute die diabetische Nephropathie.

— **Therapie:** Allgemeine Maßnahmen, Behandlung der Grunderkrankung, Hemmung der Progredienz, Nierenersatztherapie, wie die am häufigsten eingesetzte Hämodialyse, Peritonealdialyse, Nierentransplantation.

15.2 Harntransportstörungen

Der Harntransport erfolgt von proximal nach distal über peristaltische Aktivität der Harnleitermuskulatur, in geringem Umfang auch über die Schwerkraft bei aufrechter Position des Individuums sowie über den Filtrationsdruck der Niere. Die peristaltische Aktivität wird von spontan depolarisierenden glatten Muskelzellen im Bereich der Fornices der kleinen Kelche induziert (sogenannte Schrittmacherzellen). Ein Reizleitungssystem existiert nicht, vielmehr wird die Erregung von Zelle zu Zelle über enge Zellverbindungen (sogenannte Nexus) weitergeleitet. Der Einfluss des vegetativen Nervensystems auf diese myogene peristaltische Aktivität ist klinisch von eher geringer Bedeutung. Die Frequenz der peristaltischen Aktivität ist abhängig von der Diurese. Bei extrem hoher Diurese, sowie bei Stauung und hochgradigem Reflux wird die Peristaltik zunehmend ineffektiver, da die Harnleitermuskulatur dann nicht mehr zu einer propulsiven Aktion fähig ist.

15.2.1 Ätiologie und Pathogenese

Harntransportstörungen können auf jeder Stufe des harnableitenden Systems auftreten. So gibt es umschriebene Obstruktionen im Kelchhalsbereich, die zu einem isolierten Hydrocalix führen können bis hin zu Stenosen am Meatus urethrae externus, die dann das gesamte harnableitende System betreffen.

❯ Allen Formen und Lokalisationen von Harnabflussstörungen ist gemeinsam, dass sie zu einer Stauung des Urins im vorgeschalteten Anteil des ableitenden Harntraktes führen.

Die damit häufig einhergehende Nierenfunktionsstörung bezeichnet man als **obstruktive Nephropathie**. Der Terminus »Harnstauungsniere« bezieht sich allgemein auf abflussgestörte Nieren im Ausscheidungsurogramm, die aber noch eine gute Kontrastmittelausscheidung zeigen.

❯ Eine **stumme Niere** scheidet demgegenüber im Ausscheidungsurogramm kein Kontrastmittel mehr aus.

Ursache ist meist ein totaler bis subtotaler Verschluss des Harnleiters oder seltener eine hochgradige Nierenperfusionsstörung, z. B. eine Nierenarterienembolie.

❯ Als **Hydronephrose** bezeichnet man in der Regel fortgeschrittene Stadien einer Harnstauung mit extremer Weitstellung des Hohlraumsystems und mehr oder weniger fortgeschrittener Atrophie des Nierenparenchyms.

Harnabflussstörungen können angeboren oder erworben sein. Sie können auf benignen oder malignen Prozessen beruhen.

Für den klinischen Alltag ist es zweckmäßig, die Ursachen von Harnabflussstörungen im oberen Harntrakt in drei große Gruppen einzuteilen:

- Intraureterale (intraluminale) Ursachen,
- ureterale (intrinsische) Ursachen,
- extraureterale (extrinsische) Ursachen.

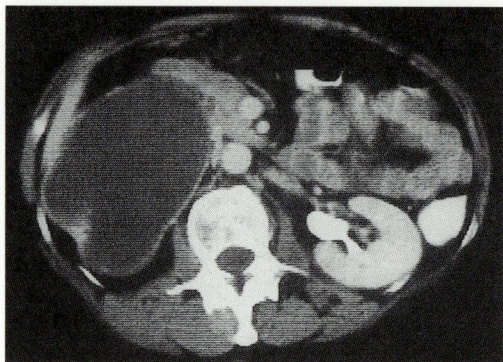

Intraureterale oder intraluminale Prozesse. Dies sind die häufigsten Ursachen von Harnabflussstörungen. Hierzu gehören vor allem Steine im ableitenden Harntrakt. Konkremente und andere korpuskuläre Elemente (z. B. nekrotische Papillen oder Blutkoagel) können das Harnleiterlumen komplett, partiell oder gar nicht verlegen. Entsprechend ist dann das Ausmaß der Harnstauung.

■ **Abb. 15.10.** Sogenannte Wassersackniere (funktionslose Hydronephrose) rechts infolge langdauernder Ureterobstruktion; kompensatorische Hypertrophie der Gegenseite

Ureterale oder intrinsische Harnleiterobstruktionen. Hier handelt es sich meist um angeborene Obstruktionen, aber auch erworbene entzündliche Veränderungen der Harnleiterwand (z. B. Tuberkulose, Bilharziose) gehören in diese Gruppe. Ursache der Harntransportstörung ist hier eine gestörte Funktion der Harnleitermuskulatur, die sich urodynamisch wie eine Stenose auswirkt bzw. bei entzündlicher Ätiologie einer echten Stenose entspricht. Bei den angeborenen intrinsischen Harnleiterobstruktionen (z. B. subpelvine Stenose, obstruktiver Megaureter) ist wenig über die zugrunde liegenden zellulären Funktionsstörungen bekannt.

Extraureterale oder extrinsische Ursachen. Bei diesen Veränderungen handelt es sich meist um tumoröse Prozesse, die den Harnleiter verlagern, verdrängen oder direkt tumorös infiltrieren und ihn damit in seiner Funktion behindern. Auch entzündliche und fibrosierende Prozesse im Retroperitoneum (z. B. Abszesse oder die seltene Retroperitonealfibrose M. Ormond) führen zu einer Funktionsstörung des Harnleiters, in dem sie die Kontraktilität des Harnleiters in seiner Gleitscheide stören.

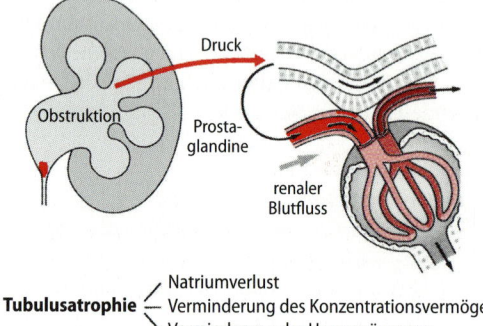

■ **Abb. 15.11.** Schema der Pathogenese der obstruktiven Nephropathie. Harnstauung führt über eine präglomeruläre Vasokonstriktion zur Verminderung des renalen Blutflusses und damit zur Parenchymatrophie

Obstruktive Nephropathie

Harnstauung kann zu einem völligen **Verlust des Nierenparenchyms** führen. ■ Abbildung 15.10 zeigt eine solche hydronephrotische Atrophie bei kompensatorischer Hypertrophie der Gegenseite. Die zunehmende Atrophie des Nierenparenchyms bei chronischer Harnstauung geht mit einer Reduktion des renalen Gefäßbaumes einher. Bei sogenannten Wassersackniere (komplette Hydronephrose) ist das Kaliber der Arteria renalis hochgradig vermindert. Früher glaubte man, dass hoher intrarenaler Druck infolge der Stauung Ursache der Atrophie sei. Inzwischen ist experimentell gut belegt, dass Harnstauung über einen bislang nicht genau geklärten Mechanismus (Freisetzung von Prostaglandinen?) zu einer präglomerulären Vasokonstriktion und damit zu einer **Verminderung des renalen Blutflusses** führt (■ Abb. 15.11). Diese Durchblutungsminderung ist eine gewisse Zeit reversibel, geht aber bei Fortbestehen der Harnstauung vielfach in eine irreversible Perfusionsstörung der Niere über. Diese ist Ursache der Parenchymatrophie.

Die stauungsbedingte Schädigung des Tubulusapparates hat, vor allem bei beidseitiger Harnstauung, Störungen der globalen Tubulusfunktion zur Folge wie:

- Chronischer Natriumverlust,
- Verminderung des Konzentrationsvermögens und
- verminderte Fähigkeit, den Harn anzusäuern.

15.2.2 Klinik

Bei **chronischer**, d. h. sich langsam entwickelnder Harnstauung haben die Patienten meist keinerlei Beschwerden im Bereich der gestauten Niere. Beispiele hierfür sind Stauungsnieren durch Tumorinfiltration des distalen Harnleiters bei gynäkologischen oder urologischen Karzinomen oder angeborene Hydronephrosen. Allenfalls klagen diese Patienten über uncharakteristische Rückenschmerzen oder ein gelegentliches Druckgefühl in der Flanke.

Demgegenüber ist eine **akut** auftretende Harnstauung, z. B. durch einen in den Harnleiter eintretenden Stein, meist sehr schmerzhaft (Nierenkolik). Wahrscheinlich spielen die so häufig unterstellten Spasmen der Harnleitermuskulatur bei Nierenkoliken keine Rolle. Nierenkoliken werden durch eine akute Drucksteigerung im Nierenhohlsystem hervorgerufen und wahrscheinlich ist die Druckanstiegsgeschwindigkeit für die Schmerzintensität bestimmend (◾ Abb. 15.12 und ◾ Tabelle 15.5). Entsprechend besteht die Therapie der Nierenkolik in der Gabe von peripheren Analgetika (z. B. Metamizol) oder von Opioiden (z. B. Buprenorphin). Peripher wirkende Analgetika wie Metamizol desensibilisieren Schmerzrezeptoren, hemmen die Prostaglandinsynthese und senken vor allem den intrapelvinen Druck durch einen antidiuretischen Effekt, der über eine präglomeruläre Vasokonstriktion vermittelt wird (◾ Tabelle 15.6).

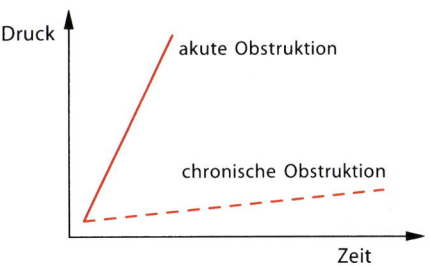

◾ Abb. 15.12. Beziehung zwischen der Zeit und dem Nierenbeckendruck bei akuter und chronischer Obstruktion. Während bei akuter Obstruktion, z. B. durch eine Steineinklemmung im Harnleiter, der Druck im Nierenbecken sehr rasch und damit sehr schmerzhaft (Nierenkolik!) ansteigt, kommt es bei chronischer Obstruktion, z. B. durch einen Tumor, nur zu einem langsamen und damit meist unbemerkten Druckanstieg im Hohlsystem

◾ Tabelle 15.5. Pathogenese der Harnsteinkolik

- akute Obstruktion
- Anstieg des intraureteralen Druckes
- Dilatation des Hohlsystems

◾ Tabelle 15.6. Wirkungsmechanismus peripher wirkender Analgetika bei Nierenkoliken

- Desensibilisierung von Schmerzrezeptoren
- Verminderung des glomerulären Kapillardruckes
- antidiuretische Effekte
- Senkung des intrapelvinen Druckes

Harnstauung, Infektion, Urosepsis

❯ Der Selbstreinigungsmechanismus des oberen ableitenden Harntraktes durch rasches und vollständiges Austauschen des Urins im Nierenhohlsystem ist ein wesentliches Element, um die Keimfreiheit der Harnwege zu erhalten.

Bei gestörtem Harntransport und Harnrückstauung kommt es zu Bedingungen, die einer Infektion Vorschub leisten. Die Keimbesiedlung kann aszendierend oder hämatogen erfolgen. Steinkonkremente können infiziert sein (Infektsteine!) und Anlass für eine Infektion geben. Dieser Infekt im Hohlsystem ergreift häufig aszendierend das Nierenparenchym (**akute obstruktive Pyelonephritis**). Schwerste Form dieser Infektion ist die Vereiterung des Hohlsystems und der Niere (**Pyonephrose**), wobei das Organ meist funktionslos ist. Da die Niere sehr gut durchblutet ist, kann eine Infektion des Nierenparenchyms rasch zu einer Bakteriämie und zu der gefürchteten **Urosepsis** führen.

> Die Urosepsis ist auch heute noch eine lebensbedrohliche Komplikation einer Harnstauung.

Erreger sind u. a. E. coli (ca. 30% der Fälle), Keime der Klebsiella-Enterobacter-Serratia-Gruppe (ca. 20%) sowie Pseudomonas aeruginosa und Proteus mirabilis (jeweils ca. 10%). Symptome der drohenden Urosepsis sind: Fieber, Schüttelfrost, Tachypnoe und Einschränkung der Bewusstseinslage. Bei der manifesten Urosepsis stehen der Endotoxinschock und Gerinnungsstörungen (v. a. die Thrombozytopenie) im Vordergrund.

> Jeder Patient mit Harnstauung bzw. Koliken einhergehend mit Fieber und Schüttelfrost bedarf dringlich der stationären Behandlung mit Antibiotika und Drainage des infizierten Hohlsystems.

❗ Cave

Eine **Urosepsis** mit Endotoxinschock hat eine 50%ige Letalität!

Daher ist eine umgehende sachgerechte Therapie zwingend. Sie besteht in einer breiten antibiotischen Therapie (z. B. Aminoglykoside und Cephalosporine) unter intensivmedizinischen Bedingungen und vor allem in einer unverzüglichen Drainage des infizierten Nierenhohlsystems entweder durch retrograden Katheterismus oder durch antegrade perkutane Nephrostomie (PCN).

15.2.3 Diagnostik

Sonographie. Vielfach werden asymptomatische Harnstauungsnieren zufällig bei einer Sonographie entdeckt. Ein Beispiel hierfür sind die häufig bereits intrauterin bzw. unmittelbar postpartal entdeckten Hydronephrosen bei Neugeborenen.

> Die Sonographie ist das am wenigsten belastende und das sicherste bildgebende Verfahren, um eine gestaute Niere auszuschließen oder zu bestätigen.

Das Echobild ist charakterisiert durch eine Aufweitung des Mittelechos, sodass das aufgeweitete Nierenhohlsystem und ein eventuell dilatierter Harnleiter leicht abgebildet werden können (◘ Abb. 15.13).
Das Ausmaß der Dilatation des Hohlsystems korreliert nicht mit dem Funktionszustand der Niere.

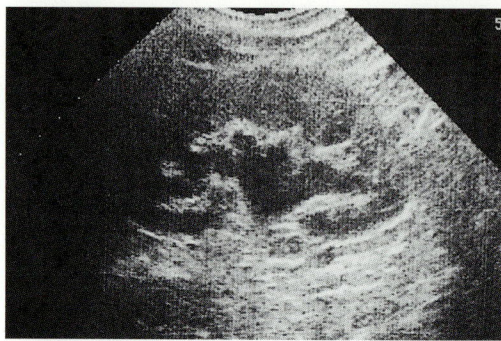

◘ **Abb. 15.13.** Typisches Bild einer Harnstauungsniere im Ultraschallbild: aufgespreiztes, vermehrt Flüssigkeit enthaltendes hypoechogenes Mittelecho

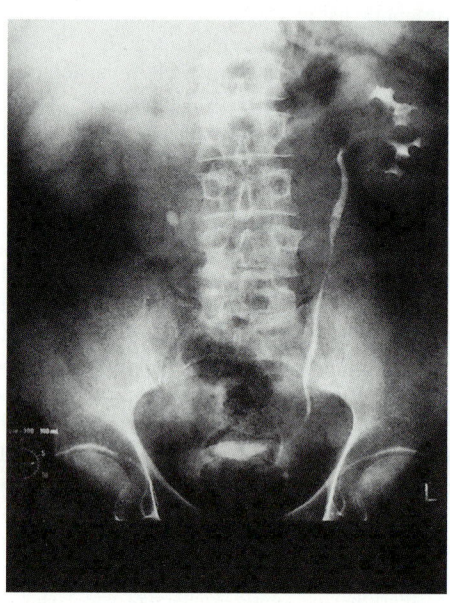

◘ **Abb. 15.14.** Ausscheidungsurogramm: Stark verzögerte Kontrastmittelausscheidung bei Ureterstein rechts im oberen Harnleiterdrittel. Zum Zeitpunkt der Aufnahme nur geringer nephrographischer Effekt rechts. Links liegt auf gleicher Höhe ebenfalls ein Stein im Harnleiter, der aber zu keiner Harnstauung führt. Der Patient hat nur rechts Koliken!

So kann bereits eine geringe Ektasie des Hohlsystems bei entsprechend niedriger Kapazität und Compliance des Nierenbeckenkelchsystems eine funktionslose Niere bedeuten, während ein stark dilatiertes Hohlsystem sehr wohl mit einer noch guten Nierenfunktion einhergehen kann. Die Sonographie erlaubt darüber hinaus auch eine zuverlässige Beurteilung der Breite des Nierenparenchymsaumes und der damit zu erwartenden Nierenfunktionseinbuße.

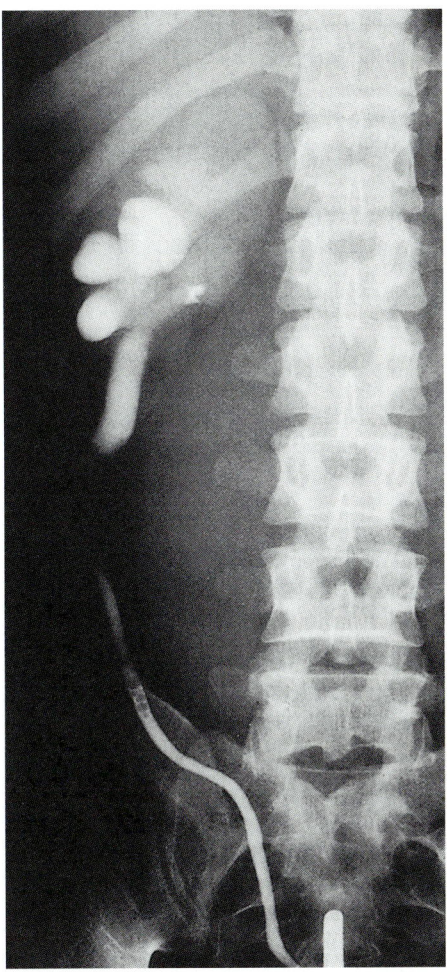

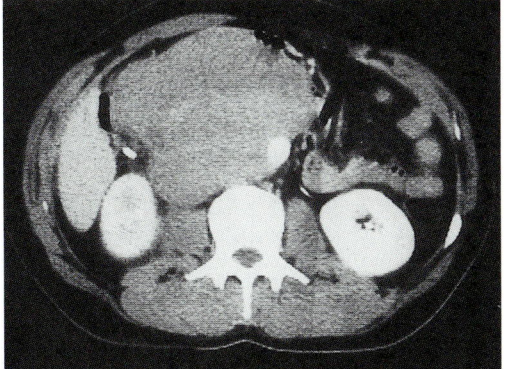

Abb. 15.16. CT bei Harnstauungsniere rechts: Große retroperitoneale Metastase eines Hodentumors als Ursache der extrauretralen Harnleiterobstruktion (gleicher Patient wie in Abb. 15.15)

Abb. 15.15. Retrograde Pyelographie bei Stauungsniere rechts. Ausgedehnte Lateralverlagerung und Pelottierung des Harnleiters durch eine große Metastase eines Hodentumors im Retroperitoneum (gleicher Patient wie in Abb. 15.16)

Nierenübersichtsaufnahme und Ausscheidungsurographie. Die weitere Klärung einer Harnstauungsniere erfolgt nach einer gründlichen körperlichen Untersuchung dann meist durch eine Nierenübersichtsaufnahme und durch eine Ausscheidungsurographie, sofern die Gesamtnierenfunktion nicht hochgradig beeinträchtigt ist (Kreatinin 175–260 μmol/l = 2–3 mg/dl). Das Ausscheidungsurogramm erlaubt in vielen Fällen, schattengebende Steine auszuschließen oder zu erkennen und vermag bei noch leidlich funktionierender Niere auch den Ort der Obstruktion einzugrenzen (Abb. 15.14). Falls eine Niere stark verzögert Kontrastmittel ausscheidet, sind Spätaufnahmen noch Stunden nach Injektion des Kontrastmittels notwendig.

Retrograde Pyelographie. Erlaubt die Ausscheidungsurographie keine ausreichende Klärung von Ort und Ursache der Obstruktion, wird vielfach die Durchführung einer retrograden Pyelographie (Abb. 15.15) erforderlich. Sie kann in Lokalanästhesie der Harnröhre durchgeführt werden und stellt häufig auch einen therapeutischen Eingriff dar, da es in vielen Fällen gelingt, ein Abflusshindernis mit einem Ureterenkatheter zu passieren und damit zunächst die Harnentleerung sicher zu stellen. Die damit gleichzeitig durchgeführte **Zystoskopie** erlaubt den Ausschluss von pathologischen Veränderungen in der Harnblase (z. B. Blasentumoren).

Ureteroskopie. Selten wird zur Diagnostik die Endoskopie des Harnleiters (Ureteroskopie) benötigt. Gelegentlich lässt sich aber aufgrund aller Voruntersuchungen nicht klären, welcher Natur ein intraureterales Abflusshindernis ist (Differenzialdiagnose nicht schattengebender Stein/Urotheltumor). Die Ureteroskopie ist dann häufig auch zur Therapie geeignet.

Computertomographie. Die Computertomographie und in geringerem Umfange auch die Kernspintomographie sind die geeigneten Untersuchungsverfahren, um vor allem extraureterale Harnabflussstörungen zu klären. Sowohl Tumoren als auch entzündliche und fibrosierende Erkrankungen des Retroperitoneums lassen sich meist gut darstellen (Abb. 15.16).

Nuklearmedizinische Untersuchungstechniken. Methoden wie die seitengetrennte Isotopenclearance mit Jod^{131}-Hippuran oder MAG$_3$ erlauben eine zuverlässige Beurteilung der Nierenfunktion. Dabei gilt die

◨ **Tabelle 15.7** Wichtige Ursachen von Harnstauung und deren Behandlung

Lokalisation	Ursachen der Stauung	Therapie
Intraureteral	Steine	ESWL, Ureteroskopie, Chemolitholyse
	Harnleitertumoren	Nephroureterektomie
Ureteral	subpelvine Ureterstenose	Konservativ, ggf. Pyeloplastik
	obstruktiver Megaureter	konservativ, ggf. Harnleiterneueinpflanzung
	Tuberkulose	tuberkulostatische Therapie, Harnleiterschienung
	Ureterstenosen (iatrogen, radiogen)	Harnleiterneueinpflanzung, endoskopische Dilatation
Extraureteral	Tumoren des Retroperitoneums	Operation, Chemotherapie, Bestrahlung
	Retroperitonealfibrose (M. Ormond)	Kortison, Intraperitonealisierung des Harnleiters
	Abszesse	Operation, perkutane Drainage
	Hämatom	Konservativ, Operation

Faustregel, dass bei einer Nierenfunktion von unter 20% eine Erhaltung des Organes im Allgemeinen nicht mehr sinnvoll ist. Besonders bei der Indikationstellung zur Pyeloplastik bei der angeborenen Hydronephrose bewährt sich die sogenannte **Diureserenographie** mit einem der oben genannten Radiopharmaka. Bei dieser Untersuchung erlaubt die Auswaschkinetik des Radiopharmakons nach Gabe von Lasix Rückschlüsse auf die urodynamische Wertigkeit einer Harnleiterabgangsstenose. In vielen Fällen besteht heute im Gegensatz zu früheren Auffassungen keine Indikation zur operativen Behandlung, besonders bei den Hydronephrosen der Neugeborenen.

Laboruntersuchungen. Diese sind vielfach nur von begrenztem Wert bei der Diagnostik von Harnstauungen. Weder ein normaler Urinbefund (z. B. bei komplettem Harnleiterverschluss) noch ein normales Kreatinin (z. B. bei gesunder Gegenniere) erlauben auf die oben aufgeführten Untersuchungen zu verzichten. Sie sind damit als Screening-Untersuchungen wenig geeignet.

❯ Hingegen sind pathologische Harnbefunde (Leukozyturie, Hämaturie) und erhöhte Serumwerte des Kreatinins immer Anlass für eine weiterführende Diagnostik.

Die Urinzytologie aus dem Spontanurin oder aus dem durch retrograde Katheterisierung gewonnenen Lavageurin ist häufig hilfreich im Aufdecken von Urotheltumoren.

Ein normaler Urinbefund und ein normales Serum-Kreatinin schließen eine Erkrankung des ableitenden Harntraktes nicht aus.

15.2.4 Therapie

Da die Harnstauung eine zentrale Rolle in der Urologie spielt, reicht das Therapiespektrum von einfachen konservativen Maßnahmen bis hin zur großen Tumorchirurgie. ◨ Tabelle 15.7 gibt einen Überblick über wichtige Ursachen von Harnstauungsnieren und deren Behandlung.

Bei Patienten mit **akuter, schmerzhafter Harnstauung** (Nierenkolik) steht die Schmerzbekämpfung zunächst im Vordergrund (◨ Tabelle 15.8). Erst dann erfolgt die weitere Diagnostik mit Leeraufnahme und Sonographie. Nach Abklingen der Kolik wird ein Ausscheidungsurogramm angefertigt. Während einer Kolik sollte man diese Untersuchung vermeiden, da es durch zusätzliche Drucksteigerung im Nierenhohlsystem infolge der diuretischen Wirkung des Kontrastmittels zu Fornixrupturen mit Kontrastmittelextravasaten kommen kann.

Die häufigste Ursache der Nierenkolik sind Steine im Harnleiter. Ihre Behandlung ist je nach Lage, Größe

Tabelle 15.8 Medikamentöse Therapie der Harnsteinkolik

- Metamizol
- Buprenorphin
- Diclofenac
- andere Arylessigsäurederivate
- Arylpropionsäurederivate)

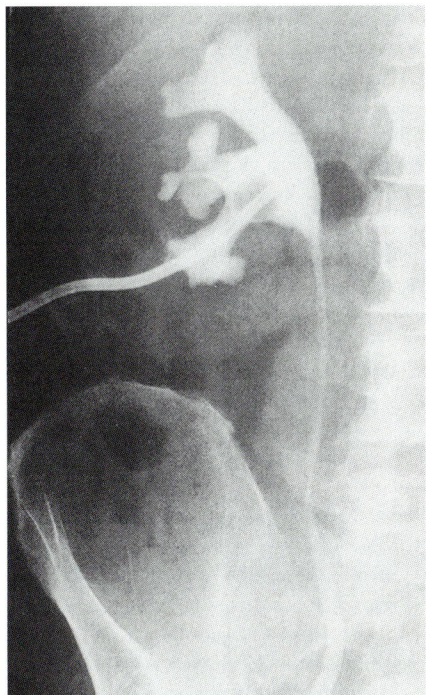

Abb. 15.18. Perkutane Ballonnephrostomie über die untere Kelchgruppe bei langstreckiger Harnleitereinengung durch eine retroperitoneale Karzinose

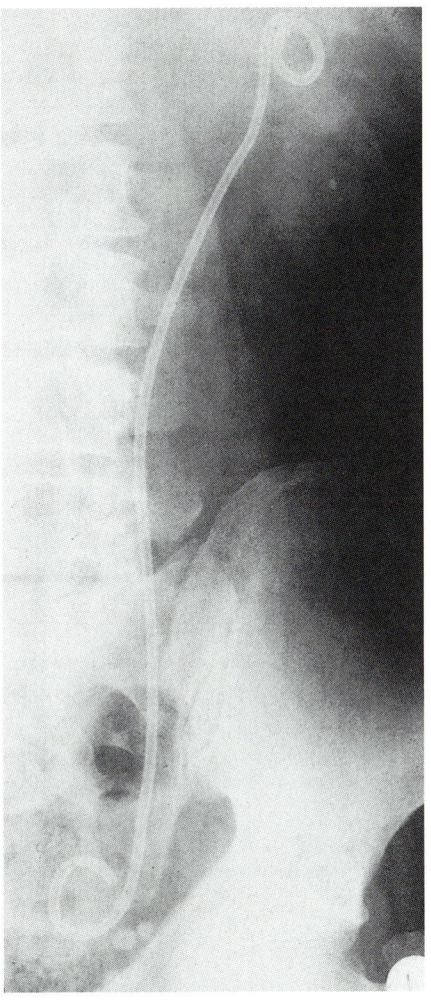

Abb. 15.17. Beispiel für eine innere Harnleiterschienung durch einen sogenannten DJ-Katheter (bei tumorbedingter Harnstauung)

und Form der Konkremente sowie des Funktionszustandes der Niere sehr unterschiedlich. Das Behandlungsspektrum reicht von der analgetischen Therapie mit Abwarten des Spontanabganges (etwa 90% der Steine unter 4 mm Größe gehen spontan ab) über die retrograde instrumentelle Reposition des Steines in das Nierenbecken und die extrakorporale Stoßwellenlithotripsie (ESWL) bis zur ante- oder retrograden ureteroskopischen Kontaktlithotrypsie und direkten Steinextraktion unter endoskopischer Kontrolle (▶ Kap. 10).

Ein wichtiges Therapieprinzip bei akuter, schmerzhafter Harnstauung und bei infizierten Harnstauungsnieren ist die retrograde oder antegrade Drainage des Nierenhohlsystems. Meist wird versucht, über eine retrograde Katheterisierung des Harnleiters das Abfluss-

hindernis zu überwinden. Dabei gelingt es vielfach, eine sogenannte Harnleiterendoprothese (Doppel-J-Schiene) zu platzieren und damit den Harnabfluss über eine innere Harnleiterschienung wiederherzustellen (▶ Abb. 15.17). Damit ist die Akutsituation beherrscht und es kann in Ruhe die weitere Diagnostik durchgeführt und die definitive Therapie geplant werden.

Gelingt eine retrograde Überwindung des Abflusshindernisses nicht, dann ist die perkutane Nephrostomie die Ableitung der Wahl. Dieser Eingriff wird häufig in Lokalanästhesie, seltener in Narkose vorgenommen. Das gestaute Nierenhohlsystem wird mit Ultraschall- und Röntgenkontrolle meist im Bereich der unteren und mittleren Kelchgruppe punktiert. Nach koaxialer Dilatation des Punktionskanals über einen Führungsdraht kann eine 6–12 Charriere Nephrostomie im Hohlsystem platziert werden (▶ Abb. 15.18). Die weiterführende Diagnostik und definitive Therapie schließen sich an.

Besondere Probleme bezüglich der Drainage gestauter Nieren ergeben sich bei **onkologischen Patienten**. Bei nicht mehr kurativ behandelbaren Patienten steht die Lebensqualität im Vordergrund. Daher ist es bei solchen Patienten wenig sinnvoll eine asymptomatische, gestaute Niere (z. B. durch ein fortgeschrittenes gynäkologisches Karzinom) bei gesunder Gegenniere durch innere Schienung oder gar durch perkutane Nephrostomie zu entlasten. Beide Behandlungsverfahren können, besonders wenn sie zur Dauertherapie werden, die Lebensqualität erheblich beeinträchtigen. Besonders problematisch ist die perkutane Nephrostomie bei fortgeschrittenen Karzinomen, bei denen infolge der tumorösen Harnleiterummauerung eine Urämie droht. Hier wird die Therapieentscheidung immer von der individuellen Situation des Patienten abhängen.

Hingegen wird man bei Patienten, bei denen eine echte Heilungschance besteht, immer versuchen eine Harnstauung bis zur Restitution durch innere Schienung oder durch perkutane Nephrostomie zu entlasten.

In Kürze

Harntransportstörungen
Harnstauung gefährdet die Funktion der Niere:
- Hydronephrotische Atrophie ist Folge einer obstruktionsbedingten, persistierenden präglomerulären Vasokontriktion, die bei der menschlichen Niere nur eine begrenzte Zeit reversibel ist (obstruktive Nephropathie).
- Harnstauung ist die häufigste Ursache der gefürchteten Urosepsis, bedarf daher immer einer raschen Klärung der Ätiologie und einer angemessenen Therapie.

Diagnostik: Wichtigste bildgebende Untersuchungsverfahren bei Störungen des Harntransportes sind Sonographie, Nierenleeraufnahme und Ausscheidungsurogramm (eventuell mit Spätaufnahmen), die retrograde Pyelographie sowie die Computertomographie des Abdomens und des kleinen Beckens. Damit lassen sich praktisch alle Formen von Harnabflussstörungen in eine der Gruppen intraureterale Ursachen, ureterale Ursachen oder extraureterale Ursachen zuordnen.
Therapie: Therapie und deren Dringlichkeit hängen ab von den Beschwerden des Patienten, dem Funktionszustand der Nieren und der zugrunde liegenden Ätiologie der Harnstauung. In Notfallsituationen gelingt eine Drainage des Nierenhohlsystems durch retrograden Katheterismus oder durch perkutane Nephrostomie. Die definitive Therapie folgt nach weiterer Klärung. Nierenkoliken werden durch eine akute Harnstauung mit Druckerhöhung im Hohlsystem verursacht. Wichtigste Therapie ist hier die Gabe von potenten Analgetika.

15.3 Renale Hypertonie

Der klinische Fall. Eine 34-jährige Patientin stellt sich in der Praxis eines Hausarztes vor, da sie am vergangenen Wochenende völlig überraschend zu Hause kollabierte. Die Patientin gibt an immer gesund gewesen zu sein, allerdings leide sie seit Jahren an therapieresistenten Kopfschmerzen. Seit einigen Wochen fühle sie sich schlapp und sei nicht mehr so belastbar. Sie sei aber schon ewig nicht mehr beim Arzt gewesen. Bei der im Rahmen der klinischen Untersuchung durchgeführten Blutdruckmessung wird ein Wert von 190/125 mmHg festgestellt. Die Sonographie zeigt eine kleinere linke Niere. Nuklearmedizinisch imponiert eine funktionsgeminderte linke Niere. Arteriographisch wird eine Nierenarterienstenose links diagnostiziert und in gleicher Sitzung interventionell behandelt.

15.3.1 Ätiologie

> Bei der renalen Hypertonie entsteht der Bluthochdruck als Folge einer ein- oder beidseitigen Nierenerkrankung.

Dies findet sich bei 3–5% der Patienten mit Hypertonie. Häufig sind es
- junge Patienten (<40 Jahren),
- Patienten mit hohen diastolischen Werten (>110 mm Hg).

Ätiologisch lassen sich
- **prärenale** (d. h. vaskuläre) Prozesse (Nierenarterienstenose),
- **parenchymatöse Nierenerkrankungen** (Schrumpfnieren, solitäre Zysten, Entzündungen, segmentale Hypoplasie, Tumoren, posttraumatische Parenchymveränderungen) und
- **postrenale Störungen (Harnabflussstörungen)** als auslösende Ursachen eines renalen Hochdrucks unterscheiden.

> Da bei der renalen Hypertonie prinzipiell die Möglichkeit einer kausalen operativen Therapie gegeben ist, ist ihre diagnostische Abgrenzung gegenüber anderen Formen der Hypertonie von therapeutischer Bedeutung.

Dies gilt besonders für alle unilateralen Nierenerkrankungen.

15

15.3.2 Diagnostik

Die wichtigsten Untersuchungen im Rahmen der
Basisdiagnostik sind:
- Anamneseerhebung,
- klinische Untersuchung,
- Labordiagnostik,
- Sonographie der Nieren,
- Ausscheidungsurographie,
- Isotopennephrographie,
- seitengetrennte Isotopenclearence,
- digitale Subtraktionsangiographie
  (DSA, ▶ Kap 4.4).

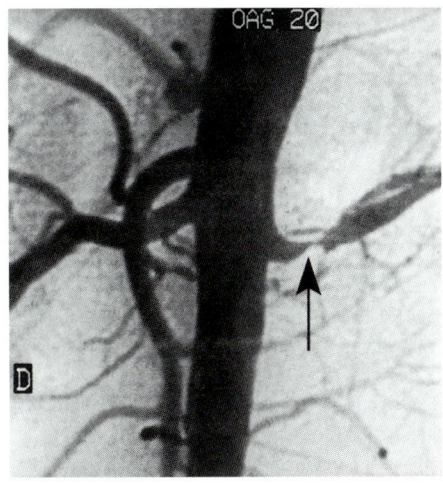

 Abb. 15.19. Digitale Subtraktionsangiographie (DSA):
Nierenarterienstenose links (*Pfeil*)

Ergeben diese Untersuchungen richtungsweisende Befunde (◘ Abb. 15.19), so kann im Falle vaskulärer Veränderungen bei unzureichender Qualität der DSA eine
konventionelle Arteriographie in Seldinger-Technik
notwendig werden.

Als wichtige weitere diagnostische Maßnahme erfolgt die radioimmunologische Bestimmung der **Plasma-Renin-Aktivität** (PRA) im peripheren Venenblut
unter Ruhe und Stimulationsbedingungen (Captopril-
Test) sowie seitengetrennt im Nierenvenenblut.

Plasma-Renin-Aktivität
Von einer signifikanten Seitendifferenz der PRA kann dann
ausgegangen werden, wenn der Quotient zwischen erkrankter und kontralateraler Niere >1,5 ist. Auch eine Reninsup-
pression in der kontralateralen Niere, die bei einem Quotienten zwischen kontralateraler Nierenvene und unterer Hohl-
vene <1,3 gegeben ist, spricht für einen Renin-abhängigen
Hochdruck.

Im **Captopril-Test** kann die Seitendifferenz nach Applikation des Converting-enzyme-Hemmers deutlicher werden.
In speziellen Fällen, z. B. bei Vorliegen einer Segmentarteri-
enstenose oder einer umschriebenen pyelonephritischen
Narbe, sollte eine **superselektive Blutentnahme** zur Reninbestimmung aus den verschiedenen Etagenvenen versucht
werden, da nur lokal erhöhte Renin-Aktivitäten durch Misch-
effekte in der Nierenhauptvene verdeckt sein können.

Ein erhöhter **Plasma-Aldosteron-Spiegel** kann bei
gleichzeitig erhöhter PRA als Zeichen eines sekundären Hyperaldosteronismus die renale Ursache des Hochdrucks un-
termauern. Eine erhöhte Aldosteronsekretion bei erniedrigter
PRA deutet auf ein Conn-Syndrom (primärer Hyperaldosteronismus) hin.

Tipp
Eine Minderdurchblutung mit konsekutiv eingeschränkter Nierenfunktion und eine ipsilateral erhöhte PRA sind die wichtigsten Kriterien für die Beurteilung der funktionellen Wirksamkeit einer Nierenarterienstenose.

15.3.3 Nierenarterienstenose

❯ Das therapeutische Ziel bei arteriographisch gesicherter, funktionell wirksamer **Nierenarterienstenose** ist
in erster Linie die Beseitigung der Hypertonie und damit die Verhinderung ihrer Folgeerkrankung und/oder
die Funktionserhaltung der Niere.

Dabei ist zunächst die Entscheidung zu treffen, ob bei
einer nicht problemlosen, lebenslangen, konservativ-
medikamentösen Therapie einer **perkutanen transluminalen Angioplastie** (PTA) oder einer **operativen
Revaskularisation** der Vorzug zu geben ist.

Wenn sich auch für diese Entscheidung keine generellen, allgemein gültigen Richtlinien aufstellen lassen, sie vielmehr immer nur für den einzelnen Patienten getroffen werden kann, so sollten doch immer
Alter und Allgemeinzustand sowie die Gesamtmorbi-
dität des Patienten Beachtung finden. Wichtige Ent-
scheidungskriterien sind auch Art (fibromuskulär/ar-
teriosklerotisch), Form (kurzstreckig/langstreckig)
und Lokalisation der Stenose (Hauptarterie/Segment-
arterie), die zu erwartende Progredienz sowie die Aus-
scheidungsfunktion von erkrankter und kontralateraler Niere.

Perkutane transluminale Angioplastie (PTA). Bei der perkutanen transluminalen Angioplastie (PTA) erfolgt eine arteriographische Ballondilatation der Stenose und ggf. der Abwurf eines Stents.

> In allen Fällen, in welchen eine **PTA** technisch möglich erscheint, sollte sie den Vorrang vor der operativen Revaskularisation haben, zumal ein Misserfolg der PTA eine operative Revaskularisation nicht ausschließt.

Indikationen und Grenzen der PTA

Prinzipiell ist die PTA sowohl bei der fibromuskulären Dysplasie (FMD) als auch arteriosklerotischen Stenose (ASS) möglich, ihre Ergebnisse hinsichtlich Bluthochdrucknormalisierung und Funktionserhaltung der Niere sind bei der fibromuskulären Stenose jedoch eindeutig besser.

Übereinstimmend wird in der Literatur jedoch die Meinung vertreten und dies auch durch eigene Erfahrungen bestätigt, dass die PTA bei der arteriosklerotischen Ostiumstenose, wenn auch technisch möglich, in der Regel erfolglos ist, da die Stenose durch die Aortenwand fixiert wird. Ebenso lassen sich korkenzieherartige langstreckige fibromuskuläre Stenosen meist nicht zufriedenstellend transluminal dilatieren. Die erfolgreiche Dilatation von Segmentarterienstenosen ist zwar beschrieben, in der Regel aber schwierig. In derartigen Fällen ist die primäre operative Revaskularisation zu bevorzugen. Eine Restenosierung dagegen ist dabei nach transluminaler Angioplastie häufig, sodass die Langzeitergebnisse nach operativer Revaskularisation besser sind.

Operative Revaskularisation. Die Vorteile einer operativen Revaskularisation liegen in der zuverlässigen Korrektur multipler Stenosen, Aneurysmata und schwerer Gefäßmalformationen. Ist die Entscheidung zur operativen Revaskularisation gefallen, kann zwischen dem transperitonealen und dem retroperitonealen operativen Zugang gewählt werden. Beim retroperitonealen Zugang kann die Korrektur in situ oder durch Transplantation vorgenommen werden. Diese Entscheidung wird im Wesentlichen durch die Form und die Lokalisation der Gefäßerkrankung (Stenose oder Aneurysma) sowie durch die Beschaffenheit der Aorta bestimmt.

Linksseitige Nierenarterienstenosen

Diese lassen sich in jeder Lokalisation von retroperitoneal her korrigieren, da Nierenarterie und Aorta von diesem Zugang ohne Schwierigkeiten darzustellen sind. Als einfachere Alternative zum aortorenalen Bypass bietet sich bei linksseitiger Stenose und nicht verkalkter Milzarterie der splenorenale Bypass an.

Rechtsseitige Nierenarterienstenosen

Rechte Nierenarterienstenosen lassen sich ebenfalls retroperitoneal angehen, sofern sie im mittleren oder distalen Arteriensegment lokalisiert sind, wobei sich in solchen Fällen die Patch-Erweiterungsplastik und die Gefäßinterposition anbieten. Eine Stenosenkorrektur durch einen aortorenalen Bypass dagegen ist auf der rechten Seite nur über einen transperitonealen Zugang möglich, da die Aorta sich von einem retroperitonealen Zugang her nicht darstellen lässt.

Autotransplantation der Niere. Als prinzipielle Alternative zur in-situ-Revaskularisation bietet sich auf beiden Seiten die Autotransplantation der Niere an. Bei der Transplantationstechnik ist das ex-situ-Verfahren ohne Kontinuitätsdurchtrennung des Harnleiters und das extrakorporale Verfahren mit Kontinuitätsdurchtrennung des Harnleiters zu unterscheiden. Wird bei ersterem die Niere in die ipsilaterale Fossa iliaca retransplantiert, so erfolgt beim letzteren die Retransplantation in der Regel in die kontralaterale Fossa iliaca. Die Autotransplantation zur Korrektur von Nierengefäßläsionen ist einfacher und komplikationsärmer als die in-situ-Revaskularisation.

15.3.4 Parenchymatöse Nierenerkrankungen

Ätiologie und Pathogenese.

> Schrumpfnieren sind häufig Folge einer **chronischen Pyelonephritis.**

Hierunter werden chronische, durch interstitielle Fibrose herdförmig zum Untergang von Nierengewebe führende Nierenerkrankungen verstanden. Ihre Genese ist nicht einheitlich. Oft liegt der Erkrankung eine Refluxnephropathie zugrunde. Gleichartige Veränderungen können jedoch auch durch eine Obstruktion, z. B. bei Nephrolithiasis (▶ Kap. 10) mit oder ohne Infekt hervorgerufen werden.

Neben der interstitiellen Fibrose werden an den Gefäßen chronisch unspezifischer pyelonephritischer Nieren Verschlüsse der kleinen Arterien beobachtet, sodass eine Mangeldurchblutung resultiert. Der Parenchymbefall kann entweder herdförmig umschrieben oder generalisiert sein mit narbiger Schrumpfung des gesamten Organs.

Die durch Pyelonephritis induzierte Hypertonie geht mit einer Zunahme der Aktivität des **Renin-Angiotensin-Systems** einher. In den Randbezirken umschriebener Nierenrindennarben konnten hyperplastische juxtaglomeruläre Apparate mit erhöhtem Renin-

Gehalt nachgewiesen werden sowie im ipsilateralen Nierenvenenblut eine erhöhte Plasma-Renin-Aktivität.

Plasma-Renin-Aktivität

Wichtig ist der Hinweis, dass umschriebene Narben zu einer erhöhten Renin-Produktion und -Freisetzung lediglich in der Randzone der Narbe führen, sodass in solchen Fällen eine erhöhte Plasma-Renin-Aktivität nur in der den Narbenbereich drainierenden Segmentvene, jedoch nicht in der Nierenhauptvene festzustellen ist. Ob angesichts der fast obligatorischen Beteiligung der Nierenpapillen und des Nierenmarks (Hauptbildungsort der renalen Prostaglandine) zusätzlich eine Regulationsstörung des renalen Kallikrein-Renin-Prostaglandin-Systems pathogenetisch eine Rolle spielt, ist noch unklar.

Eine Ausscheidungsstörung für Natrium und Wasser dürfte in der Pathogenese der Hypertonie bei nur unilateraler Manifestation der Pyelonephritis keine wesentliche Bedeutung haben. Bei beidseitigem Befall kann dieser Mechanismus jedoch in der Hochdruckpathogenese die anderen überwiegen.

Therapie. Die chirurgische Behandlung dieser Form des renoparenchymatösen Hochdrucks besteht je nach Größe und Lokalisation der Parenchymnarbe in einer Nierenteilresektion, einer Keilexzision oder einer Nephrektomie.

> ❯ Für die chirurgische Therapie des renalen Hypertonus gilt der Grundsatz, dass möglichst eine organerhaltende Operation auszustreben ist.

In Kürze

Renaler Hypertonus

Ätiologie: 3–5% aller Hypertonien, unterschieden werden prärenale, parenchymatöse und postrenale Prozesse, fakultativ einseitige Nierenerkrankungen sind häufig korrigierbar bzw. kausaltherapierbar.

Diagnostik: Anamnese, Urinstatus, Sonographie, Urogramm, Arteriographie, Nierenfunktionsprüfung und seitengetrennte Reninbestimmung.

Therapie:

— **Nierenarterienstenose**: Die PTA stellt die primäre Therapieoption dar. Urochirurgische Techniken können wegen ihres schonenderen retroperitonealen Vorgehens gegenüber herkömmlichen gefäßchirurgischen Techniken Vorteile bieten, Autotransplantation der Niere als prinzipielle Alternative.

— **Renoparenchymatöser Hochdruck**: Chirurgische Therapie hängt von Grunderkrankung ab.

Nierentransplantation

H. Huland, S. Conrad

16.1   Allgemeine Voraussetzungen

Definition der Organtransplantation

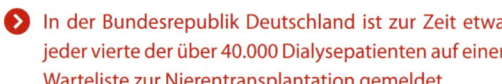

> **Autotransplantation**: Entnahme und Transplantation bei demselben Individuum.
> **Isotransplantation**: Empfänger und Spender sind genetisch identisch (Zwillinge).
> **Allotransplantation**: Transplantation zwischen genetisch nicht identischen Individuen der gleichen Spezies (z. B. Mensch zu Mensch).
> **Xenotransplantation** (auch Heterotransplantation): Transplantation zwischen Individuen verschiedener Spezies (z. B. Schwein zu Mensch).
> Ein Organ kann entweder **orthotop**, d. h. an die gleiche Stelle im Körper (z. B. bei der Herztransplantation) oder **heterotop**, d. h. an eine andere Stelle im Körper (z. B. bei der Nierentransplantation) implantiert werden.
> Allo- und Xenotransplantation rufen beim Empfänger eine Abstoßungsantwort hervor (Rejektion) und erfordern deshalb eine Immunsuppression.

Empfängerauswahl

Die Nierentransplantation wird prinzipiell bei Patienten mit terminaler Niereninsuffizienz, also Dialysepflicht durchgeführt oder bei Patienten, die in Kürze, d. h. binnen weniger Monate dialysepflichtig (präterminale Niereninsuffizienz) werden.

Die häufigsten **Ursachen der terminalen Niereninsuffizienz** bei Transplantatempfängern sind:

- Chronische Glomerulonephritis in ca. 30%,
- polyzystische Nierendegeneration und diabetische Nephropathie in jeweils ca. 11%,
- interstitielle Nephritis (Pyelonephritis, Analgetikanephropathie) in 9%,
- benigne Nephrosklerose bei Hypertonus in 4%.

Darüber hinaus gehören zu den Ursachen der terminalen Niereninsuffizienz immunologische Systemerkrankungen, angeborene Uropathien, angeborene Formen der Nephritis und bilaterale Nierentumore. In etwa 30% der Fälle ist die Ursache der terminalen Niereninsuffizienz bei Diagnosestellung nicht mehr eindeutig zu klären.

Die Indikation oder Kontraindikation zur Nierentransplantation ist selten absolut. Die Entscheidung, ob eine Transplantation oder eine Fortsetzung der Dialysebehandlung das adäquate Verfahren ist, ergibt sich aus der Abwägung von Nutzen und Risiken der Transplantation. Generell wird jüngeren Patienten in der Regel die Transplantation empfohlen, bei älteren Patienten, insbesondere mit hohen kardialen und vaskulären

Risiken, kann im Einzelfall ein Verzicht auf eine Transplantation mit einer höheren Lebenserwartung einhergehen als die Organübertragung.

> In der Bundesrepublik Deutschland ist zur Zeit etwa jeder vierte der über 40.000 Dialysepatienten auf einer Warteliste zur Nierentransplantation gemeldet.

In Anbetracht der steigenden Erfolgsrate der modernen Transplantationsmedizin wird in Zukunft die Indikation zur Transplantation auch bei Risikopatienten immer weiter gestellt werden können. Experten schätzen, dass bei optimaler Vorbereitung etwa die Hälfte aller Dialysepatienten von einer Transplantation bezüglich Lebensqualität und Lebenserwartung profitieren könnten.

Den ca. 11.000 Patienten auf der Warteliste stehen jährlich weniger als 2.500 Nierentransplantationen in der Bundesrepublik gegenüber. Für die meisten Patienten ist daher eine längere Wartezeit auf ein neues Organ unvermeidbar. Die mittlere Wartezeit beträgt daher zur Zeit etwa 4 1/2 Jahre. Die Zahl der Neuzugänge auf die Warteliste ist seit vielen Jahren höher als die Zahl der Transplantationen, sodass momentan ein stetiges Anwachsen von Warteliste und Wartezeit auf eine Nierentransplantation zu beobachten ist.

Transplantationsgesetz

Seit dem 1.12.1997 ist in der Bundesrepublik ein Transplantationsgesetz in Kraft, das die Organentnahme, die Organverteilung und die Organimplantation gesetzlich regelt. Ziel des Gesetzgebers war es, diese 3 Säulen der Organübertragung organisatorisch strikt zu trennen, um Interessenkonflikte zu vermeiden und Spender sowie Empfänger zu schützen.

Mit der Organisation der Organentnahme beim hirntoten Spender ist die **Deutsche Stiftung Organtransplantation** betraut worden. Als Vermittlungsstelle für die entnommenen Organe fungiert die **Stiftung Eurotransplant** in Leiden (Niederlande), die in dieser Funktion die Organvermittlung nicht nur für die Bundesrepublik Deutschland, sondern auch für die Niederlande, Belgien, Luxemburg, Österreich und Slowenien übernimmt. Verantwortlich für die Organtransplantation sind die von den Landesbehörden zugelassenen **Transplantationszentren**, von denen es in Deutschland zur Zeit mehr als 40 gibt.

Nieren können zum Zwecke der Transplantation sowohl von Lebenden als auch von Verstorbenen mit erhaltener Kreislauffunktion entnommen werden.

Lebendspende. Voraussetzung für eine Lebendspende ist die Tatsache, dass die Entfernung einer Niere für den Spender auch im Langzeitverlauf keine negativen Fol-

16

gen hat. Vor einer Lebendspende ist der potentielle Spender deswegen intensiv zu untersuchen.

Kontraindikationen gegen eine Organentnahme beim Lebendspender sind Funktionseinschränkungen einer oder beider Nieren beim Spender, aber auch ein latenter oder manifester Diabetes mellitus oder ein Hypertonus, da beide Erkrankungen mit einem erhöhten Risiko der Nierenfunktionseinschränkung im Langzeitverlauf einhergehen.

Das Transplantationsgesetz erlaubt grundsätzlich aus ethischen Erwägungen und zur Verhinderung eines Organhandels die Nierenlebendspende nur bei erstgradig Verwandten (Eltern, Geschwister oder Kinder des Empfängers) sowie bei nicht Verwandten dann, wenn sie in einer besonderen Weise dem Empfänger emotional verbunden sind. Dies bezieht sich insbesondere auf Organspenden durch den Lebenspartner. Eine unabhängige Kommission, der neben einem Arzt auch ein Psychologe und eine Person mit Befähigung zum Richteramt angehört, muss die Freiwilligkeit der Lebendspendeentscheidung prüfen und der Lebendspende zustimmen.

Voraussetzung für eine Lebendspende ebenso wie für eine postmortale Organspende ist eine **Blutgruppenkompatibilität** wie bei einer Bluttransfusion, da ansonsten durch Isoantikörper eine hyperakute Rejektion mit sofortiger Zerstörung des Transplantates erfolgen würde. Bei Verwandten bestehen darüber hinaus günstige Voraussetzungen für eine Gewebsverträglichkeit im Bereich der **HLA-Antigene** (▶ u.). Optimal ist eine Transplantation zwischen eineiigen Zwillingen aufgrund der vollständigen genetischen Identität. Erstgradig Verwandte haben mit 75% Wahrscheinlichkeit eine vollständige oder Haplo-Identität (50%-ige Übereinstimmung) im HLA-System. Bei emotional verbundenen nichtverwandten Personen ist dagegen die Wahrscheinlichkeit einer gänzlich fehlenden Übereinstimmung sehr groß. Damit sind immunologisch die Voraussetzungen in dieser Spendersituation schlechter als bei der postmortalen Organspende. Trotzdem wird die Indikation zur **Nichtverwandtenlebendspende** heute aus folgenden Gründen positiv beurteilt:

– Planbarkeit der Operation mit immunologischer Vorbereitung des Empfängers bereits mehrere Tage vor dem Eingriff.
– Extrem kurze kalte Ischämiezeit (Zeit zwischen Organentnahme und Wiederanschluss).
– Dadurch stets primäre Organfunktion.

Untersuchungen an den umfangreichen Daten der amerikanischen Transplantationsstiftung UNOS konnten dementsprechend zeigen, dass die Ergebnisse auch der nichtverwandten Lebendtransplantation denen der

Transplantation postmortal entnommener Organe gleichwertig oder sogar überlegen ist. Zur Zeit werden in Deutschland 15% der transplantierten Nieren im Rahmen einer Lebendspende entnommen.

Organspende von Verstorbenen. Als Organspender in Frage kommen Verstorbene mit erloschener Hirnfunktion bei künstlicher Aufrechterhaltung des Kreislaufes unter künstlicher Beatmung. Die häufigste Ursache für diesen sogenannten dissoziierten Hirntod ist heute die intrazerebrale Blutung, gefolgt vom Schädelhirntrauma, primären Hirntumoren sowie sekundären ischämischen Hirnschäden nach Kreislaufstillstand und erfolgreicher Reanimation, meist nach kardialen Ereignissen. Eine Alterslimitierung beim Spender gibt es heutzutage nicht mehr, allerdings sind die Ergebnisse der Transplantation von Säuglingsorganen ebenso wie von Organen von Spendern über 60 Jahren statistisch schlechter.

Kontraindikationen sind Infektionskrankheiten des Spenders wie Tuberkulose oder HIV-Infektion sowie Malignome (Ausnahme sind die meisten Hirntumoren). Vorbestehende Nierenveränderungen z. B. bei schwerem Hypertonus oder langjährigem Diabetes mellitus können ebenfalls eine Organentnahme kontraindiziert erscheinen lassen.

Das Transplantationsgesetz erlaubt eine Organentnahme bei Verstorbenen nur bei Vorliegen einer Einwilligung und nach eindeutiger Feststellung des Hirntodes.

Einwilligung. In Deutschland ist gesetzlich die erweiterte Zustimmungslösung fixiert. Hat der Patient zu Lebzeiten sich für eine Organentnahme entschieden (meist dokumentiert durch einen Organspendeausweis), steht einer Organentnahme im Falle des Hirntodes nichts entgegen. Ist eine solche Erklärung zu Lebzeiten nicht erfolgt, so ist durch Befragen der nächsten Angehörigen der vermeintliche Wille des Verstorbenen zu eruieren. In Österreich besteht dagegen eine Widerspruchslösung, sodass hier eine Organentnahme dann möglich und erlaubt ist, wenn der Verstorbene sich nicht zu Lebzeiten ausdrücklich hiergegen entschieden hat. Entsprechend ist in Österreich die Zahl der Organspenden bezogen auf die Einwohnerzahl fast doppelt so groß wie in der Bundesrepublik.

Hirntodfeststellung. Wesentlich für die Hirntodfeststellung sind klinische Zeichen wie der Ausfall der Spontanatmung, lichtstarre Pupillen, fehlende okulozephale Reflexe, fehlender Korneareflex und fehlender Pharyngeal-/Trachealreflex. Zusätzlich können apparative Methoden wie EEG, zerebrale Angiographie,

Doppler-Sonographie und akustisch-evozierte Hirnstammpotentiale zur Diagnostik genutzt werden.

Die genannten klinischen Zeichen müssen 2× im Abstand von mindestens 12 Stunden dokumentiert werden. Bei Kindern sind längere Intervalle einzuhalten. Außerdem sind Umstände auszuschließen, die eine Verschleierung der neurologischen Situation bedingen wie z. B. Intoxikation, Relaxation, primäre Hypothermie, metabolisches oder endokrines Koma.

16.2 Organentnahme- und vermittlung

Organentnahme

Bei der Organentnahme werden die Nieren entweder en bloc oder einzeln entnommen. Das bedeutet, dass Vena cava und Aorta oberhalb und unterhalb des Abgangs der Nierenarterien präpariert und durchtrennt werden. Aorta und Vena cava werden dann in Längsrichtung gespalten, sodass die Nieren jeweils mit einem großen Patch von Aorta und Vena cava entnommen werden. Alternativ (En-bloc-Entnahme) kann das gesamte Paket der beiden Nieren mit den Harnleitern in toto exzidiert werden (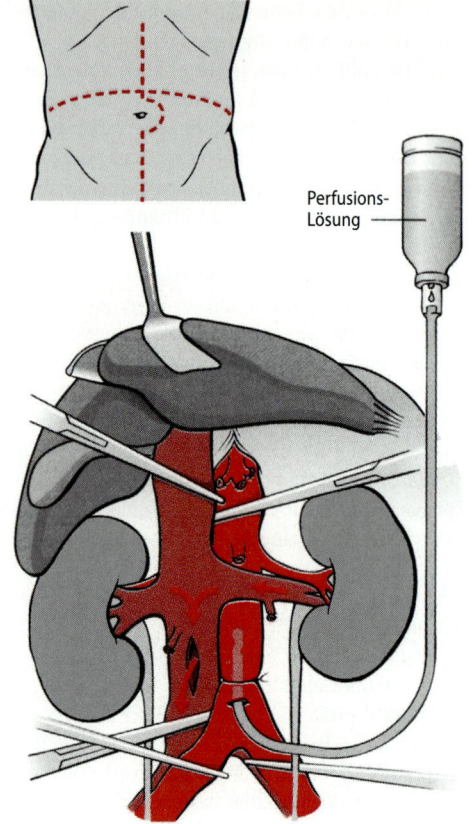 Abb. 16.1).

Diese Entnahme erfolgt bei kreislaufstabilen Kadavernieren-Spendern unter sterilen Operationsbedingungen. Erst nach Entnahme der Organe kann die Atmung abgestellt werden. Ca. 70% der Nierenentnahmen erfolgen heute im Rahmen von Multiorganspenden, also mit kombinierter Entnahme von Nieren, Leber, Herz und ggf. Lungen und Pankreas.

Perfusions-Lösung

Abb. 16.1. Organentnahme bei Nierentransplantationen (nach Schumpelick et al. 1994)

Konservierung. Das Prinzip der Konservierung ist die hypotherme Schwerkraftperfusion der Nieren. Die Perfusion erfolgt in situ durch Einführung des Perfusionskatheters in die untere Aorta bei gleichzeitigem Abklemmen der kranialen Aorta und Öffnen der Vena cava, die ebenfalls nach kranial und kaudal von der Einmündungsstelle der Nieren ligiert wird.

Durch die **Schwerkraftperfusion**
- werden die Blutbestandteile aus dem Gefäßsystem des Organs herausgespült,
- wird das Organ auf 4 °C abgekühlt, da die Überlebenszeit der Zelle bei dieser Temperatur in Anbetracht der Ischämie um ein Vielfaches länger ist als bei warmer Ischämie,
- wird die Azidose durch anaeroben Stoffwechsel gepuffert;
- wird der Elektrolytausstrom (insbesondere Kalium bei Versagen der ATP-abhängigen Na-K-Pumpe) durch entsprechende Konzentrationen in der Per-

fusionslösung und damit ein intrazelluläres Ödem verhindert.

Es lassen sich damit sichere **Konservierungszeiten** von **über 24 Stunden** für die Niere erreichen.

Transport. Die so entnommenen Organe werden nach einem standardisierten Verfahren verpackt. Erst in eine sterile Kunststofftüte, in der nur kalte Konservierungslösung enthalten ist, eine zweite Tüte, in der schmelzendes Eis enthalten ist und eine dritte, die alles noch einmal steril verpackt. Dieses Gesamtpaket wird in Tücher gewickelt (unsteril) und dann in einer mit gehacktem Eis gefüllten Styropor-Kiste versandfertig verpackt.

Organvermittlung. Ziel der Organvermittlung (**Allokation**) ist es, eine möglichst gute immunologische Übereinstimmung zwischen Spender und Empfänger zu erzielen und gleichzeitig eine größtmögliche Gerechtigkeit in der Organverteilung zu gewährleisten. Um diese Ziele zu erreichen, ist die Organvermittlung

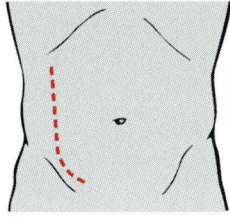

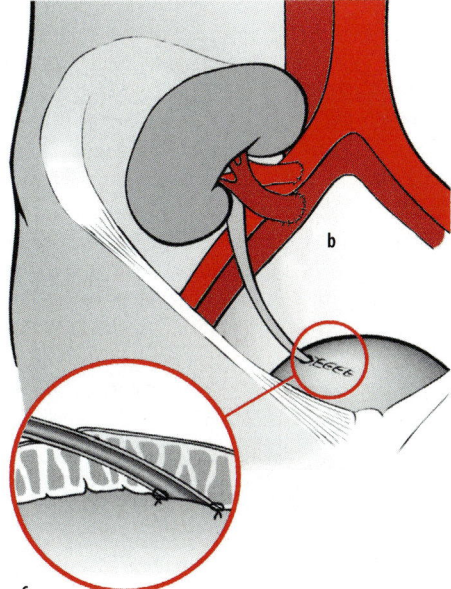

🔴 **Abb. 16.2a–c.** Organ-Implantation in die Fossa iliaca bei Nierentransplantation. **a** Hautschnitt und Lokalisation. **b** Gefäßanastomose. **c** Uretereozystostomie (nach Schumpelick et al. 1994)

in einem möglichst großen Pool potentieller Empfänger sinnvoll. Aus diesem Grunde haben sich vor mehr als 25 Jahren die Bundesrepublik Deutschland, Österreich, die Beneluxstaaten und seit neustem auch Slowenien zu einer gemeinsamen Organallokation entschlossen. Diese wird durch die **Stiftung Eurotransplant** in Leiden (Niederlande) durchgeführt.

Organe verstorbener Spender werden nur bei Blutgruppenkompatibilität vergeben. Alle kompatiblen Empfänger auf der Liste von Eurotransplant erhalten dann Punktzahlen für jede Übereinstimmung im HLA-System. Diese Punktzahl wird ggf. modifiziert durch Bonuspunkte für Patienten, die seltene HLA-Merkmale aufweisen und ansonsten eine geringe Chance hätten, ein Organ zu erhalten. Weitere Punkte erhalten die Patienten für die Wartezeit seit Beginn der Dialysebehandlung. Um Transportwege und Ischämiezeiten kurz

zu halten, werden weitere Punkte bei Entnahme in einem lokalen oder regionalen Zentrum vergeben. Schließlich gibt es weitere Punkte, z. B. für Kinder oder für Patienten mit besonderer Dringlichkeit. Im Falle einer postmortalen Organspende erhalten dann die beiden Patienten mit den höchsten Punktzahlen das Nierenangebot.

16.3 Immunologische Voraussetzung

Bei Allotransplantationen wird eine Immunantwort ausgelöst, die aus folgenden Komponenten besteht:
- Histoinkompatibilität durch Spender-Antigene,
- Erkennung dieser Antigene durch den Empfänger,
- Destruktion sowie Elimination des antigenhaltigen Gewebes.

Hauptsächlich zwei Antigensysteme bewirken die Histokompatibilitäts-Barriere zwischen Spender und Empfänger. Das sind
1. die Blutgruppenantigene (**ABO-System**) und
2. die **HLA-Antigene** (human leukozyte antigens), die zum sog. major histocompatibility complex (**MHC**) zählen.

Eine ABO-Inkompatibilität führt in der Regel zu einer sofortigen Abstoßung des transplantierten Organs, sodass die ABO-Verträglichkeit in der Transplantationschirurgie von allergrößter Bedeutung ist.

HLA-Antigene lassen sich hinsichtlich ihrer Struktur, Funktion und Gewebsverteilung in 2 Klassen einteilen:
- Antigene der **Klasse I** sind Glykoproteine, die auf der Zelloberfläche sämtlicher kernhaltiger Organ- und Blutzellen vorhanden sind (Ausnahme sind die plazentaren Trophoblasten). HLA-Antigene der Klasse I werden beim Menschen unterteilt in HLA-A-, B-, C-Ag und werden vom 6. Chromosom codiert. Die Klasse-I-Antigene repräsentieren die immunologische Identität einer Zelle und sind als Target-Antigene der zytotoxischen T-Lymphozyten für die Abstoßungsreaktion von besonderer Bedeutung.
- Antigene der **Klasse II** sind ebenfalls Glykoproteine, die jedoch im Gegensatz zu den Antigenen der Klasse I nicht auf allen kernhaltigen Zellen eines Individuums vorhanden sind; sie befinden sich stattdessen insbesondere an der Oberfläche sog. »dendritischer Zellen«, wie Makrophagen oder auch an aktivierten T-Lymphozyten bzw. B-Lymphozyten. Antigene der Klasse II entsprechen beim Menschen den HLA-D-Antigenen und werden

vom 6. Chromosom codiert. Sie sind von entscheidender Bedeutung für die Regulation und insbesondere die Intensität der Immunantwort und damit der Abstoßungsreaktion.

Für die Transplantationschirurgie von besonderer Bedeutung sind die sog. **präformierten zytotoxischen Antikörper** im Serum des Empfängers. Es handelt sich dabei um Immunglobuline, die zum Zeitpunkt einer Transplantation bereits präsent sind. Sie sind spezifisch gegen HLA-Antigene des Spenders gerichtet und können unter Komplementaktivierung zu einer hyperakuten Reaktion und damit zur sofortigen Organzerstörung führen. Häufigste Ursache präformierter zytotoxischer Antikörper sind Vorsensibilisierungen durch Bluttransfusionen, Schwangerschaft und vorherige Transplantationen.

Der Nachweis zytotoxischer Antikörper erfolgt beim Empfänger mit Hilfe definierter Seren, z. B. von Schwangeren, mit Angabe in % der positiven Reaktion mit einem Panel von Seren. Beim sog. **Cross-match** werden Spenderlymphozyten unmittelbar vor der geplanten Transplantation mit dem Empfängerserum zusammengebracht. Kommt es zur Lyse von Spenderlymphozyten, existieren präformierte Antikörper, und man spricht von einem positiven Cross-match.

❗ **Cave**
Transplantationen nur bei ABO-Kompatibilität und negativem Cross-match.

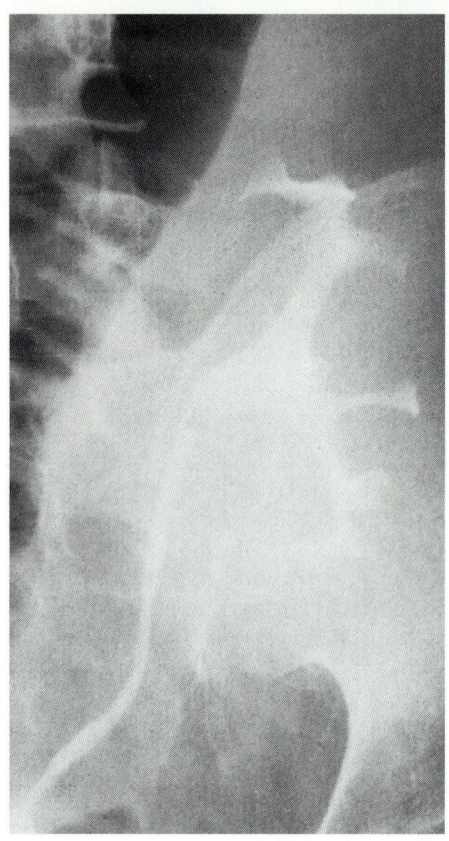

◫ **Abb. 16.3.** Retrograde Darstellung einer transplantierten Niere

16.4   Operation

▸ Nieren werden **heterotop** transplantiert, d. h. sie werden extraperitoneal in die linke oder rechte Fossa iliaca gelagert, wo sie von der Beckenschaufel geschützt sind (◫ Abb. 16.2, Abb. 16.3).

Früher wurden die Gefäße End-zu-End mit der Arteria iliaca interna und End-zu-Seit mit der Vena iliaca externa anastomosiert. Heute wird fast nur noch die End-zu-Seit Anastomosierung mit der Arteria und Vena iliaca externa durchgeführt. Dabei wird meist die rechte Niere auf die rechte Seite und die linke Niere auf die linke Seite gelagert. Der Harnleiter wird am Blasendach mit einem submukösen Tunnel anastomosiert.

16.5   Immunsuppression

Außer bei der Isotransplantation zwischen eineiigen Zwillingen kommt es bei jeder Organtransplantation selbst unter günstigsten immunologischen Voraussetzungen ohne Therapie zu einer Abstoßungsreaktion, die in der Regel eine längerfristige Organfunktion unmöglich macht. Nierentransplantationen sind daher erst möglich, seitdem eine adäquate Immunsuppression beim Empfänger zur Verfügung steht. Dabei ist diese bis heute keineswegs spezifisch, und es stehen bislang auch keine klinisch etablierten Methoden zur Verfügung, eine dauerhafte Immuntoleranz zu induzieren. Die heute gängigen immunsuppressiven Schemata haben somit stets auch eine globale Schwächung der Immunantwort und damit der Infekt- und Tumorabwehr zur Folge.

Kortikosteroide
Dosierung. Initial 2–5 mg/kg/die mit Dosisreduktion innerhalb von 2–4 Wochen auf 0,1–0,2 mg/kg/die.

Wirkung. Kortikoide wirken auf multiple Weise immunsuppressiv. Sie verhindern die Interleukin-1-Ausschüttung der Antigen-präsentierenden Zellen und damit die Stimulation der Proliferation von T-Lymphozyten. Gleichzeitig wird die Proliferation von B-Lymphozyten direkt und über die Hemmung der Synthese einer Reihe von Zytokinen wie Interleukin-2, Interferon-γ und Tumornekrosefaktor-α verhindert.

Nebenwirkungen. Magen- und Darmulzera mit Blutung oder Perforation, Diabetes mellitus, Osteoporose, aseptische Knochennekrosen, insbesondere am Femurkopf, Hypertonus, Katarakt, proximale Muskelatrophie, Psychosen.

Anwendung. Kortikosteroide gehören zur Basisimmunsuppression in nahezu allen immunsuppressiven Schemata. Zunehmend wird allerdings im Langzeitverlauf bei Patienten, die mehr als 1 Jahr nach einer Transplantation keine Abstoßungen gezeigt haben, aufgrund der Nebenwirkungen ein vollständiger Verzicht auf Kortikosteroide propagiert.

Azathioprin
Dosierung. 2–3 mg/kg/die.

Wirkung. Nach Metabolisierung zu 6-Mercaptopurin in der Leber stellt Azathioprin ein Purinbasenanalogon dar, das den Purinbaseneinbau bei der DNA- und RNA-Synthese hemmt. Diese Wirkung tritt in B- und T-Lymphozyten, aber auch in anderen schnell proliferierenden Geweben auf.

Nebenwirkungen. Knochenmarksdepression, insbesondere Leukopenie und Thrombopenie, Hepatotoxizität.

Anwendung. Die Kombination aus Kortikosteroiden und Azathioprin stellte bis Anfang der 80er-Jahre die klassische Immunsuppression bei Nierentransplantation dar. Heute wird es in der Triple-Therapie mit Kortikosteroiden und einem Calcineurin-Inhibitor (▸ unten) eingesetzt. Dabei wird Azathioprin zunehmend vom Mykophenolatmofetil verdrängt.

Mykophenolatmofetil
Dosierung. 2 × 1 g/die.

Wirkung. Mykophenolatmofetil hemmt spezifisch die Inosin-Monophosphat-Dehydrogenase und damit die De-novo-Synthese der Guanosinnukleotide und damit die DNA-Synthese und Zellreplikation. Da dieser Pathway überwiegend in Lymphozyten, weniger jedoch in anderen proliferierenden Zellen genutzt wird, ist die Anwendung von Mykophenolatmofetil spezifischer als die Behandlung mit Azathioprin.

Nebenwirkungen. Gastrointestinale Beschwerden, Knochenmarksdepression.

Anwendung. Aufgrund der höheren Effektivität und Spezifität zunehmend anstelle von Azathioprin in der Triple-Immunsuppression.

Cyclosporin A
Dosierung. 2 × 3–6 mg/kg/die initial, aufgrund der unterschiedlichen Resorption dann nach Vollblutspiegel. Dieser sollte in der Frühphase nach Transplantation etwa 180–250 ng/ml betragen, nach dem 3. Monat etwa 150 ng/ml.

Wirkung. Die Proliferation von zytotoxischen T-Lymphozyten wird durch den Kontakt zwischen Antigenpräsentierender Zelle und T-Lymphozyt vermittelt. Dabei bindet sich die T-Zelle mit dem T-Zell-Rezeptor an das Fremdantigen und den MHC-Komplex der Antigen-präsentierenden Zelle. Die Aktivierung des T-Zell-Rezeptors löst dann intrazelluläre Signaltransduktionswege aus, die zu einer vermehrten Transkription von Zytokinen, insbesondere Interleukin-2 führen. Ein wichtiger intrazellulärer Bestandteil der Signaltransduktionskette ist die Phosphatase Calcineurin. Cyclosporin A hemmt spezifisch die Wirkung des Calcineurins und verhindert damit die Interleukin-2-Expression nach Aktivierung des T-Zell-Rezeptors.

Nebenwirkungen. Nephrotoxizität bis hin zum akuten Nierenversagen der Transplantatniere durch Tubuluszellschädigung und Vasokonstriktion des Vas afferens, Hepatotoxizität, Hypertonus, Hirsutismus, Gingivahyperplasie, Tremor.

Anwendung. Die Einführung von Cyclosporin A in die Standardimmunsuppression Anfang der 80er-Jahre hat die Langzeitüberlebensraten von Patienten mit transplantierten Nieren dramatisch verbessert. Seine Anwendung ist heute Standard in der Triple-Immunsuppression mit Kortikosteroiden und Azathioprin oder Mykophenolatmofetil. Zunehmend wird Cyclosporin A heute durch den Calcineurin-Inhibitor Tacrolimus ersetzt.

Tacrolimus (FK 506)
Dosierung. 2 × 0,05–0,1 mg/kg/die, dann nach Vollblutspiegel, der initial zwischen 8 und 15 ng/ml, nach einem halben Jahr etwa bei 5–10 ng/ml liegen sollte.

Wirkung. Tacrolimus wirkt ebenso wie Cyclosporin A als Calcineurin-Inhibitor. Es scheint hierbei noch etwas effektiver die T-Zell-Aktivierung zu unterdrücken.

Nebenwirkungen. Nephrotoxizität, Diabetes mellitus, Tremor.

Anwendung. In der Triple-Therapie in Kombination mit Kortikosteroiden und Azathioprin oder Mykophenolatmofetil zunehmend anstelle von Cyclosporin A, insbesondere bei besonderen immunologischen Risiken, z. B. multiplen Vortransplantationen.

Anti-T-Lymphozytenglobulin (ATG)

Dosierung. Kaninchenglobulin 2–7,5 mg/kg/die je nach Präparat, Pferdeglobulin 10–15 mg/kg/die.

Wirkung. ATG ist ein durch Immunisierung von Pferden oder Kaninchen gegen Epitope auf Humanlymphozyten gerichtetes polyklonales Immunglobulin. ATG bindet entsprechend an diese Epitope auf T-Lymphozyten, in geringerer Ausprägung aber auch an Antigene auf Granulozyten, Thrombozyten und Erythroblasten und führt zur Lyse dieser Zellen.

Nebenwirkungen. Als nicht humanes Fremdeiweiß führt die ATG-Gabe oft zu Fieber, Schüttelfrost und anderen Akutreaktionen bis zur Anaphylaxie. Durch unzureichende Spezifität kommt es zur Thrombopenie und Anämie. Patienten sind nach ATG-Therapie aufgrund der nahezu kompletten T-Zell-Depletion besonders infektanfällig. Mit der ATG-Dosis steigt das Risiko, lymphoproliferative Erkrankungen zu entwickeln.

Anwendung. ATG findet Anwendung in der Induktionsbehandlung, also zur maximalen Immunsuppression in den ersten Tagen nach Transplantation und in der Behandlung von akuten Abstoßungen.

Anti-CD3-Antikörper (OKT)

Dosierung. 2,5–5 mg/die als Bolus. Eine kumulative Dosis von 75 mg sollte nicht überschritten werden.

Wirkung. OKT 3 ist ein monoklonaler Antikörper der Maus gegen das CD-3-Antigen des T-Zell-Rezeptors. Durch die spezifische Bindung werden die T-Lymphozyten funktionslos und gehen zugrunde.

Nebenwirkungen. Aufgrund des Fremdeiweißes treten potentiell gleiche Nebenwirkungen wie bei der ATG-Therapie auf. Da bei der Bindung des Antikörpers an den T-Zell-Rezeptor dieser jedoch noch aktiviert wird, kommt es oft zu einem sog. **Cytokine Release Syndrome** mit Freisetzung von Tumornekrosefaktor, Interleukin-2, Interleukin-6 und anderen Zytokinen. Dies kann zu Schüttelfrost, Fieber, Kopfschmerzen, schweren Hypotensionen bis hin zum Lungenödem und der Notwendigkeit der Intensivtherapie führen.

Anwendung. OKT 3 wird wie ATG zur Induktionsbehandlung und zur Therapie von Rejektionen eingesetzt.

Neue Immmunosuppressiva

Sirolimus. (Rapamycin) blockiert ebenfalls die intrazelluläre Signaltransduktion nach Aktivierung des T-Zell-Rezeptors, allerdings über einen anderen Transduktionsweg als Cyclosporin und Tacrolimus und wirkt deshalb synergistisch mit diesen Calcineurin-Inhibitoren. Hauptnebenwirkung ist die erhebliche Veränderung des Lipidstoffwechsels.

Ein neues immunsuppressives Konzept besteht in der funktionellen Blockierung von kostimulatorischen Rezeptoren auf T-Lymphozyten, deren Aktivierung neben der Aktivierung des T-Zell-Rezeptors notwendig ist, um eine Proliferation aktivierter T-Zellen zu induzieren. Hierzu gehört unter anderem der **Interleukin-2-Rezeptor**. Er kann durch sog. humanisierte oder chimärisierte Antikörper, d. h. Antikörper, die aus menschlichen und Mausanteilen zusammengesetzt sind, geblockt werden. In der Entwicklung befinden sich Antikörper zur Blockierung weiterer kostimulatorischer Signale und Antikörper gegen Adhäsionsmoleküle, die den Durchtritt der Immunzellen durch das Endothel induzieren.

16.6   Abstoßungsreaktionen

Je nach zugrunde liegendem Mechanismus unterscheidet man eine hyperakute, eine akute interstitielle, eine akute vaskuläre und eine chronische Abstoßung (Rejektion).

Hyperakute Rejektion. Hierbei findet sich eine Organzerstörung innerhalb von wenigen Stunden nach Transplantation. Ursache hierfür sind **präformierten zytotoxische Antikörper**, entweder durch ABO-Isoantikörper bei ABO-Inkompatibilität oder durch HLA-Antikörper. Histologisch finden sich Fibrineinlagerungen und Thromben in kleinen Gefäßen gefolgt von diffusen Nekrosen. Das Auftreten einer hyperakuten Rejektion ist bei negativem Cross-match praktisch ausgeschlossen.

16

Akute interstitielle Rejektion. Diese häufige Form der Rejektion tritt meist nach wenigen Wochen bis Monaten, selten bereits nach Tagen (**akzellerierte Rejektion**) auf und ist bedingt durch eine T-zellulär vermittelte Immunreaktion. Entsprechend zeigt das histologische Bild lymphozytäre Infiltrate im Interstitium mit Invasion von Lymphozyten in die Tubuli.

Akute vaskuläre Rejektion. Bei dieser antikörpervermittelten Abstoßungsreaktion, die deutlich seltener ist als die interstitielle Rejektion, kommt es zur zellulären Infiltration in die Intima kleiner Transplantatgefäße. Entsprechend ist histologisch diagnostisch richtungsweisend ein lymphozytäres Infiltrat in der Gefäßwand und eine leichte entzündliche Mitreaktion des Glomerulum. Auch diese Rejektion entwickelt sich meist in den ersten Wochen nach Transplantation.

Chronische Rejektion. Der überwiegende Teil aller Nieren zeigt einige Jahre nach Transplantation (◘ Abb. 16.4) ein histologisches Bild mit Intimaproliferationen mit zunehmender Lumeneinengung der kleinen Transplantatgefäße, einem mäßigen interstitiellen Rundzellinfiltrat und einer zunehmenden Tubulusatrophie. Gleichzeitig kommt es zum langsam progredienten Funktionsverlust des Organes. Dieses Bild wird oft als chronische Rejektion bezeichnet, obwohl übliche Therapiemaßnahmen einer Abstoßungsreaktion den Verlauf nicht beeinflussen. Heute bestehen Zweifel, ob es sich hierbei um ein primär immunologisch vermitteltes Krankheitsbild handelt oder um degenerative Veränderungen des Transplantates auf dem Boden multifaktorieller Schädigungen. Neben wiederholten akuten Rejektion sind beispielsweise auch Virusinfektionen, Spenderalter und Ischämiezeit Faktoren, die die Inzidenz der chronischen Rejektion beeinflussen.

Rejektionstherapie

Bolustherapie. 500 mg Methyl-Prednisolon intravenös als Bolus in Form einer Kurzinfusion über 3–5 Tage gegeben.

ATG-Therapie. ATG 3–6 mg/kg/die über 5–10 Tage gegeben oder bis anhand eines T-Zellen-Monitorings eine ausreichende T-Zell-Elimination nachgewiesen worden ist.

OKT₃. 5 mg als Bolus. Ziel ist eine Reduzierung der Lymphozyten auf 10% des Ausgangswertes. Die Therapie sollte nicht länger als 10 Tage dauern.

16.7 Ergebnisse und Komplikationen

> Mit Hilfe der modernen Immunsuppression und akuten Rejektionsbehandlung werden Einjahres-Funktionsraten von 90% erzielt.

Auch die Langzeitergebnisse der Nierentransplantation haben sich in den letzten Jahren deutlich verbessert. Die mittlere Lebensdauer einer transplantierten Niere beträgt derzeit 8–9 Jahre. Die Einjahres-Überlebensrate der Patienten liegt bei 95% und wird durch die Primärselektion der Patienten beeinflusst. Da durch ein gut funktionierendes Transplantat eine völlige Entgiftung des Körpers eintritt und die Wiederaufnahme der exokrinen sowie endokrinen Funktion der Niere vorhanden ist, wird eine Rückbildung der Anämie, eine Normalisierung des Hypertonus, eine Besserung der Polyneuropathie, eine Normalisierung des Kalzium-Phosphat-Stoffwechsels und des sekundären Hyperparathyreoidismus, eine Normalisierung der Spermiogenese und des Menstruationszyklus beobachtet. Schwangerschaften sind nach der Transplantation möglich. Das Wachstum bei Kindern normalisiert sich. Manchmal kann Minderwuchs sogar aufgeholt werden.

Nachteilig sind die obengenannten Nebenwirkungen der Immunsuppressiva. Hinzu kommt eine erhöhte Infektanfälligkeit und ein erhöhtes Risiko für bestimmte Malignome (B-Zell-Lymphome, Hautkrebs).

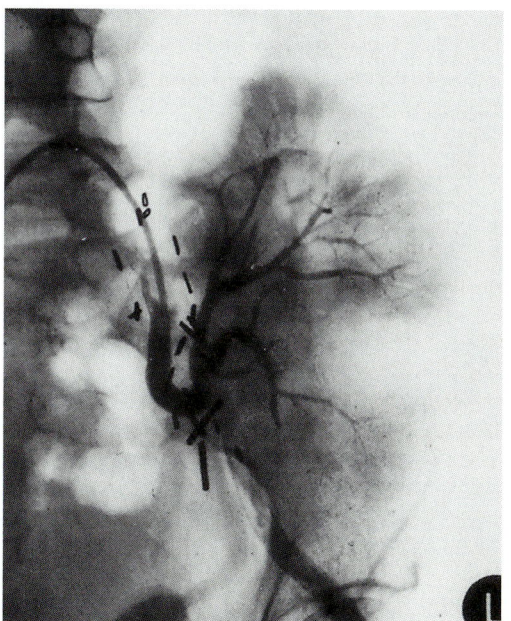

◘ **Abb. 16.4.** Angiographie einer Niere mit chronischer Rejektion. Große Areale sind nicht mehr durchblutet

In der Frühphase ist mit folgenden **chirurgischen Komplikationen** zu rechnen:

- Ureterlecks und Ureterobstruktion bei Ureternekrose in 2–5%.
- Nierenarterienstenose im Anastomosenbereich oder durch Intimaverletzungen oberhalb der Anastomose (bedingt durch Klemmen bei der Entnahme in 2–3%).
- Wundinfektionen in 2%.
- Therapiebedürftige Lymphansammlungen in ca. 5–10%.

In Kürze

Nierentransplantation

- Ca. 2500 Nierentransplantationen in Deutschland jährlich, 15% stammen von verwandten Lebendspendern, 85% von Verstorbenen nach Feststellung des Hirntodes.
- Transplantationsgesetz regelt Organentnahme und Transplantation. Zustimmung des Verstorbenen zu Lebzeiten bzw. der Angehörigen (erweiterte Zustimmungslösung) nötig.

Organentnahme: Entnahme bei künstlicher Beatmung und intaktem Kreislauf, Durchspülung mit 4° C kalter Konservierungslösung, nach höchstens 24–36 Stunden sollte die Niere an die Beckengefäße retroperitonal heterotop anastomosiert werden.

Abstoßung: Empfänger und Spender müssen blutgruppenkompatibel sein, Minimalübereinstimmung der sog. Histokompatibilitätsantigene (human lymphocyte antigen, HLA-Antigene) notwendig, Crossmatch zum Ausschluss präformierter zytotoxischer Antikörper gegen die HLA-Antigene des Spenderorgans. Immunosuppressive Medikamente wie Azathioprin, Kortison und Cyclosporin A sollen Abstoßung verhindern. Bei Abstoßungsreaktion Behandlung mit Hochdosismethylprednisolon, Anti-Thymus-Globulin oder monoklonalen Antikörpern wie OKT-3.
Prognose: 1-Jahres-Funktionsraten liegen bei ca. 90%, 1-Jahres-Überlebensraten der Patienten bei über 95%. Chirurgische Komplikationen wie Lymphozelen, Ureternekrosen, Venenthrombosen, Arterienstenosen bei weniger als 5–10%.

Urologische Notfallsituationen

U. Otto

Für das Fachgebiet Urologie beschränken sich die Notfälle auf wenige, relativ überschaubare Situationen. Sie ergeben sich jedoch aus sehr unterschiedlichen Ursachen, wobei sich häufig eine ähnliche klinische Symptomatik manifestiert. Dadurch werden sowohl die differenzialdiagnostische Bewertung als auch die exakte Beurteilung der Schwere der Erkrankung kompliziert. Deshalb ist es in der urologischen Notfallmedizin besonders wichtig, über exakte Kenntnisse der differenzialdiagnostischen Bewertung zu verfügen, um hierdurch schnell eine präzise Diagnose erstellen zu können. So wird der Patient vor einem Organverlust z. B. des Hodens bewahrt, wenn die Diagnose Hodentorsion bei einer unklaren Hodenerkrankung schnell und exakt gestellt und dementsprechend gehandelt wird, oder er wird sogar vor dem Tode bewahrt, wenn die häufig dramatisch verlaufende Urosepsis frühzeitig erkannt und adäquat therapiert wird.

Da die Ursache vieler Erkrankungen gerade in der Urologie häufig nicht direkt oder sofort erkennbar oder durch kleine therapeutische Maßnahmen zu beheben ist, gilt das Prinzip, dass zunächst die akute Symptomatik behandelt werden sollte, um dann später eine intensive weiterführende Diagnostik und eine definitive Therapie vornehmen zu können.

17.1 Harnverhalt

🔴 *Der klinische Fall.* Ein 76-jähriger Patient stellt sich nachts in der Notfall-Ambulanz vor. Er berichtet, dass er nach abendlichem Biergenuss einen zunehmenden Harndrang verspüre. Beim Aufsuchen der Toilette sei es ihm aber nur möglich wenige Tropfen Urin zu entleeren. Zudem sei ihm aufgefallen, dass es zu einer schmerzhaften Schwellung im Bereich des Unterbauches gekommen sei. In der Vorgeschichte sei ein derartiges Ereignis noch nie da gewesen, er sei aber in urologischer Behandlung wegen häufigen Wasserlassens und einem abgeschwächten Harnstrahl. Der Urologe habe ihm deswegen ein Medikament verschrieben.

🔴 Unter einem Harnverhalt versteht man das akute, mechanisch oder funktionell bedingte Unvermögen, die Harnblase spontan zu entleeren.

17.1.1 Ursachen

Ursächlich unterscheidet man mechanische und funktionelle infravesikale Obstruktionen (🔴 Tabelle 17.1).

🔴 **Tabelle 17.1.** Häufigste Ursachen des akuten Harnverhalts

Mechanische, infravesikale Obstruktion
Prostataadenom
Prostatakarzinom
Prostatitis
Blasenhalssklerose
Meatusstenose
Phimose
Urethrastriktur
Urethratumor
Urethraverletzung
Urethrafremdkörper
Iatrogene Verletzung nach Zystoskopie und instrumentellen Manipulationen an der Urethra und Prostata
Funktionelle, infravesikale Obstruktion
A) *Neurologische Ursachen*
Polyradikulitis
Poliomyelitis
Rückenmarkstrauma
Diskusprolaps (L 1--L 5)
B) *Psychogene Ursachen*
C) *Medikamentöse Ursachen*
Vegetativ wirksame Medikamente
Psychopharmaka

Mechanische infravesikale Obstruktion. Das **Prostataadenom** als mechanische infravesikale Obstruktion (▶ Kap. 3.2, 6.2.2) bildet die häufigste Ursache einer Harnverhaltung. Die Harnverhaltung stellt bei vielen Männern mit einer symptomatischen benignen Prostatahyperplasie das Schlüsselsymptom dar, das sie zum Arzt führt. Weitere mechanische infravesikale Obstruktionen im Bereich der Prostata sind das **Prostatakarzinom**, die akute **Prostatitis**, der **Prostataabszess** und die **Blasenhalssklerose**. **Meatusstenose** und **Phimose** können ebenfalls zur akuten Harnverhaltung führen. **Iatrogene Verletzungen** bei der Zystoskopie und instrumentelle Manipulationen an der Urethra können gleichfalls einen Harnverhalt zur Folge haben. Konsekutiv führt die Verlegung zu einer Überdehnung und Dekompensation des Detrusors.

Vesikal bedingte Obstruktion mit Verlegung des Blasenhalses. Bei der Blasentamponade infolge einer Makrohämaturie entspricht das klinische Bild dem eines akuten Harnverhalts (▶ Kap. 17.7).

Seltene Ursachen

Seltene weitere Ursachen sind eingeklemmte Fremdkörper oder Konkremente im Bereich der Harnröhre, Blasensteine und gestielte Blasentumoren im Bereich des Blasenhalses.

Funktionelle infravesikale Obstruktion. Ein Harnverhalt kann durch **neurologische** Erkrankungen sowie **psychogene** Faktoren oder **medikamentös** bedingt sein. Gemeinsam ist ihnen die »schlaffe« Blase, die zu keiner Muskelkontraktion fähig ist.

Bei den Medikamenten stehen vegetativ wirksame Arzneimittel (Anticholinergika sowie Psychopharmaka) im Vordergrund. Unfallbedingte Rückenmarkstraumen, Diskusprolaps, sowie neurologische Erkrankungen wie die Poliomyelitis, Polyradikulitis sowie Tumoren im Bereich des Rückenmarks erzeugen neurogene Blasenentleerungsstörungen, die selten einen akuten Harnverhalt zur Folge haben können, meist jedoch eine Überlaufinkontinenz hervorrufen.

Eine Besonderheit bildet der **spinale Schock**. Dieser tritt unmittelbar nach einem schweren spinalen Trauma auf. Unabhängig von der Lokalisation des Traumas setzen eine vollständige Anaesthesie unterhalb der Läsion und eine schlaffe Blasenentleerungsstörung ein. Dadurch kann sowohl die Blasenfüllung als auch die Detrusorkontraktion vom Patienten nicht realisiert werden. Dies führt zu einer Überlaufinkontinenz, die jedoch auch eine Harnverhaltung verursachen kann.

17.1.2 Symptomatik

❯ Die Harnverhaltung erzeugt einen unerträglichen Harndrang.

Durch den zunehmenden Blasendruck wird der Patient unruhig, er ist blass und schweißig. Verbunden mit dem quälenden Harndrang ist ein suprapubischer Schmerz. Häufig geben die Patienten anamnestisch an, seit längerem Harnblasenentleerungsstörungen bemerkt zu haben. Auslösende Faktoren können Erkältungen oder alkoholische Getränke darstellen.

❯ Bei den neurogenen Harnverhalten kann eine derartige Symptomatik durch den Ausfall der Blasensensibilität fehlen.

Der Patient bemerkt häufig nur einen geringen Dehnungsschmerz. Diagnostiziert wird dann der neuro-

gene Harnverhalt durch die volle Blase, die häufig als großer kugelförmiger Tumor im Unterbauch imponiert.

17.1.3 Therapie

❯ Die Therapie des akuten Harnverhalts besteht in der **sofortigen Entlastung der Blase,** stellt also den ersten Schritt in der Behandlung und die Beseitigung des Symptoms dar.

Dabei ist dieses Procedere zunächst unabhängig von der Art der Erkrankung, die für den Harnverhalt verantwortlich ist. Prinzipiell stehen dabei zwei Möglichkeiten der Entlastung der Blase zur Verfügung, die Katheterisierung der Harnblase über einen **transurethralen Katheter** oder die **suprapubische Blasenpunktion** unter Verwendung eines Punktionsbesteckes. Prinzipiell sollte zunächst eine Katheterisierung der Harnblase erfolgen (▶ Kap. 6.2.1). Dabei gilt der Grundsatz, dass steril und ohne Gewalt vorgegangen werden sollte. Erst wenn eine transurethrale Einlage eines Katheters wegen eines mechanischen Hindernisses nicht gelingt oder bei einer ausgeprägten Entzündung wie z. B. einer akuten Prostatitis kontraindiziert ist, sollte eine suprapubische Blasenpunktion erfolgen (▶ Kap. 6.2.1/5.2.1).

Dabei erfolgt die Einlage eines suprapubischen Katheters nach Desinfektion der Haut und Setzen einer Lokalanaesthesie oberhalb der Symphyse. Die Punktion erfolgt 2 Querfinger über der Symphyse senkrecht zur Haut mit einer langen kräftigen Nadel. Nachdem der Punktionstroicart in die Blase eingebracht worden ist, wird die Punktionsfistel in die Blase vorgeschoben und anschließend der Punktionsstroikar über das Hautniveau zurückgezogen und zur Entfernung gespalten. Nach der Beseitigung der akuten Symptomatik erfolgt dann die intensive Diagnostik, um dann später eine definitive Therapie vornehmen zu können.

17.2   Anurie

❯ Als Anurie bezeichnet man die fehlende oder auf maximal 100 ml/24 Stunden verminderte Ausscheidung des Harns.

17.2.1 Ursachen

Ein akutes Nierenversagen mit plötzlichem Verlust der Nierenfunktion führt zur insuffizienten Bildung von

Blasenurin, wobei sowohl die Harnmenge als auch die Harnqualität eingeschränkt ist.

> Anurien werden durch eine Vielzahl sehr unterschiedlicher Erkrankungen bedingt (◼ Tabelle 17.2), die nach der Lokalisation in prärenale, renale und postrenale Ursachen eingeteilt werden.

Prärenales Nierenversagen. Die prärenale Anurie basiert auf einer zirkulatorischen Insuffizienz durch Hypovolämie oder Hypotension wie z. B. durch Blut- oder Plasmaverlust, Septikämie, kardialen Schock, intravasale Hämolyse und durch den Verschluss der großen Nierengefäße, z. B. durch eine Thrombose.

Renales Nierenversagen. Renale Anurien sind vorwiegend durch nephrologische Erkrankungen z. B. Tubulusnekrose oder Glomerulonephritis bedingt.

Postrenales Nierenversagen. Postrenale Anurien sind durch Obstruktion der supravesikalen harnableitenden Organe bedingt, wobei entweder eine doppelseitige Ursache oder eine funktionelle Einzelniere vorliegen muss. Die postrenale Anurie wird auch als postrenales »urologisches« Nierenversagen bezeichnet, wobei primär keine Funktionsminderung der Niere die Ursache des Nierenversagens darstellt. Die Okklusion der Harnleiter kann z. B. durch Steine, Tumoren, Blutkoagula, Ureterligatur oder Papillennekrose verursacht werden, ferner bedingt sein durch Ureterstenosen, durch Granulome bei Tuberkulose, postoperative Ureterstrikturen und durch die Bestrahlungstherapie oder es kann eine Ureterkompression durch retroperitoneale Fibrosen, retroperitoneale Karzinose bzw. Metastasierung vorliegen.

Im Rahmen dieses Abschnittes soll primär das »urologische Nierenversagen« abgehandelt werden.

17.2.2 Symptomatik und Diagnostik

Klinik. Im Gegensatz zum akuten Harnverhalt verläuft die Anurie als plötzliches oder allmähliches Versiegen der Harnausscheidung **ohne wesentliche Beschwerden**, d. h. der Patient fühlt sich anfänglich völlig wohl, erst mit Einsetzen urämischer Zeichen ändert sich dies. Bei der postrenalen »urologischen« Anurie werden anamnestisch häufig Steinerkrankungen, gynäkologische oder urologische Operationen oder eine Tumorerkrankung angegeben.

◼ **Tabelle 17.2.** Einteilung, Lokalisation und mögliche Ursachen der Anurie
Prärenal
Zirkulatorische Insuffizienz
Hypovolämie und Hypotension, z. B. durch Blut- oder Plasmaverlust, intravasale Hämolyse, Überdosierung von Medikamenten.
Nierengefäßverschluß, -abriss.
Elektrolytverluste und -verschiebungen (Hyponatriämie, -kaliämie, Hyperkalziämie) durch Erbrechen, Diarrhöen, Schwitzen.
Infektiös-toxische Erkrankungen
Renal
Akute und chronische Pyelonephritis und Glomerulonephritis
Akute tubuläre Nekrose Intoxikation
Nierentuberkulose
Nephrokalzinose
Septikämie
Kollagenosen
Maligne Hyperthermie
Postrenal
Ureterverschluss durch Konkremente, Karzinome, Koagula, Papillennekrosen oder Ureterligaturen.
Ureterstenose durch Tuberkulose, Nephrolithiasis, Ureterstriktur oder Bestrahlungstherapien.
Ureterkompression durch retroperitoneale Metastasen, retroperitoneale Fibrosen (Morbus Ormond), Blasen- und Prostatakarzinome.
Hydronephrose
Pyonephrose

Tipp

Das typische Leitsymptom der postrenalen Anurie stellt die leere Blase dar. Sie ist im Gegensatz zur prä- oder renalen Anurie komplett leer.

Sonographie. Der Befund der leeren Blase wird durch die Sonographie erhoben. Nur in Ausnahmefällen sollte unter sterilen Kautelen eine vorsichtige transurethrale Katheterisierung den Befund der leeren Blase bestätigen. Bei der körperlichen Untersuchung sind die Nieren häufig vergrößert und druckschmerzhaft. In der weiteren Diagnostik schließt sich die Nierensonographie an, die in der Regel eine Harnstauungsniere zeigt. Die genaue Lokalisation kann entweder durch eine **retrograde Ureteropyelographie**, d. h. eine Darstellung der supravesikalen Harnwege mit Kontrastmittel über Sonden, die zystoskopisch eingebracht werden, oder durch eine **perkutane Punktion des Nierenbeckenkelchsystems** unter Sonographiekontrolle erfolgen.

17.2.3 Therapie

Die Therapie der postrenalen Anurie besteht in der **sofortigen Entlastung** der Harnstauung durch Anlage einer perkutanen Nierenfistel, evtl. Harnleiterschienung und damit in der Beseitigung des Symptoms. Die definitive Therapie des mechanischen Hindernisses sollte erst dann durchgeführt werden, wenn die urämischen Zeichen abgeklungen sind und der Patient sich in einem operationsfähigen Zustand befindet, da es durch die Harnstauung zu Elektrolytverschiebungen und einer Azidose kommen kann. Nach Beseitigung der Harnstauung kann eine **postobstruktive Polyurie** eintreten, sodass eine exakte Bilanzierung und Elektrolytüberwachung dringend erforderlich sind.

In Kürze

Harnverhalt
Unvermögen, die volle Harnblase zu entleeren.
Ursache: Mechanische infravesikale oder vesikale Obstruktionen oder funktionelle Blasenentleerungsstörungen, häufigste Ursache ist das Prostataadenom.
Symptomatik: Rasch zunehmender Blasendruck, im Vordergrund häufig starke Schmerzen.
Diagnostik: Palpation der vollen Blase, suprapubische Sonographie.
Therapie: Behebung der akuten Symptomatik durch transurethrale Katheterisierung oder suprapubische Blasenpunktion, definitive Therapie erfolgt in der Regel durch die Beseitigung des obstruktiven Hindernisses.

Anurie
Fehlende oder auf maximal 100 ml/24 Stunden verminderte Urinausscheidung.
Ursache: Prärenale, renale oder postrenale Funktions- bzw. Abflussstörung.
▼

Symptomatik: Allmähliches Versiegen der Urinausscheidung häufig ohne wesentliche Beschwerden bei anfänglichem völligen Wohlbefinden.
Diagnostik: Nachweis einer leeren Blase mittels Blasensonographie, Katheter. Differenzialdiagnostische Abklärung der prärenalen, renalen oder postrenalen Ursache. Bei postrenaler Anurie sonographische Lokalisation der Obstruktion.
Therapie: Entlastung der Harnstauung durch perkutane Nierenfistel oder Harnleiterkatheter zur Behandlung der akuten Symptomatik.

17.3 Steinkolik

❯ Eine Steinkolik ist eine krampfhafte Kontraktion des Ureters, die mit wehenartigen Schmerzen, eventuell auch Übelkeit, Erbrechen, Schweißausbruch und Schocksituation einhergehen kann.

17.3.1 Symptomatik

Uretersteinkoliken entstehen nicht durch einen Spasmus und eine Hyperperistaltik der glatten Muskulatur des Ureters. Vielmehr verursacht ein vollständiger oder unvollständiger Verschluss des Ureterlumens durch ein Konkrement, dass der intraureterale Basaldruck sich erhöht und die Frequenz der peristaltischen Wellen bei sinkender Amplitude zunimmt.

❯ Durch die Überdehnung von Ureter und Nierenbeckenwand bei nicht erfolgter Peristaltik wird der Schmerz ausgelöst.

Der entstehende heftige **wehenartige Schmerz** kann Minuten bis Stunden dauern (▶ Kap. 10.3). Die Kolik kann mit Übelkeit, **Erbrechen,** einem geblähten Abdomen, in seltenen Fällen mit einem reflektorischen Subileus und einer Bradykardie einhergehen. Häufig ist die Kolik mit einer **Mikro- und Makrohämaturie** vergesellschaftet, bei einer Infektion mit einer Pyurie. Führt das Konkrement zu einer deutlichen Abflussbehinderung, kommt es zu einem zunehmenden **Druck im Nierenlager.** Bei Infektion oberhalb der Abflussbehinderung kann eine **Urosepsis** mit hohen Temperaturen und Schüttelfrost auftreten.

Schmerzausstrahlung. Die Schmerzlokalisation ist von der Lage des Konkrementes abhängig (❏ Abb. 17.1). Hochsitzende Konkremente haben ihr Schmerzmaximum in der Flankenregion und dem kostovertebralen

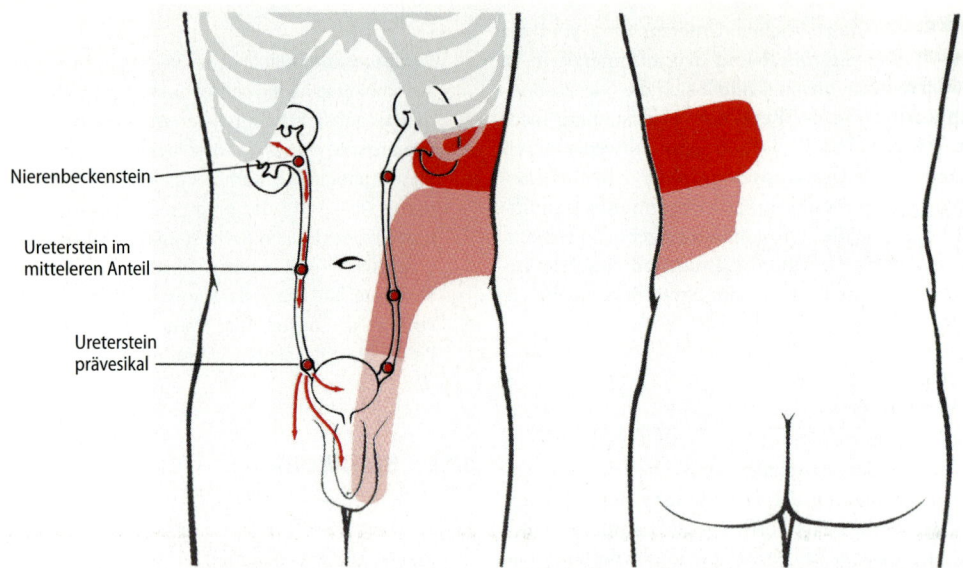

□ Abb. 17.1. Typische Schmerzlokalisation bei Nephrolithiasis bei verschiedenen Lokalisationen (nach Alken u. Walz 1992)

Winkel. Bei tiefersitzenden Konkrementen ziehen die Schmerzen zum äußeren Leistenring, beim Mann bis zu Penis, Damm und Skrotum, bei der Frau in das kleine Becken, die Labien und häufig in die Oberschenkel.

17.3.2 Diagnostik

Neben der üblichen Anamnese, dem Blutstatus sowie der Urinanalyse stehen bei der Verdachtsdiagnose einer Nephrolithiasis die körperliche Untersuchung sowie die bildgebenden Verfahren im Vordergrund (► Kap. 10.4).

Untersuchung. Die körperliche Untersuchung sollte im Liegen oder Sitzen erfolgen. Bei Koliken findet man neben der oben dargestellten Symptomatologie ein **klopf- und druckdolentes Nierenlager,** im Bereich des Ureterverlaufes findet sich eine **Druckschmerzhaftigkeit.** Die Darmperistaltik ist häufig eingeschränkt. Bei distalen Ureterkonkrementen ist trotz der Schmerzprojektion ins Skrotum bzw. die Labien der klinische Befund unauffällig.

Sonographie. Bei der radiologischen Diagnostik sind das i.v.-Urogramm und die Sonographie ergänzende Untersuchungsverfahren. Häufig stellt die Sonographie als nicht strahlenbelastendes bildgebendes Verfahren das **Konkrement** direkt oder indirekt anhand der vom Konkrement verursachten **Harnstauung** dar.

I.v.-Urogramm. Eine exakte Lokalisationsdiagnostik, insbesondere im Bereich der Harnleiter, wird durch ein intravenöses Urogramm ermöglicht. Dabei kann der Steinnachweis bei **röntgenpositiven,** d. h. **kalkdichten Konkrementen** durch eine Abdomenübersichtsaufnahme geführt werden. Der Beweis, ob das kalkdichte Konkrement dann im Nierenbecken bzw. Ureter liegt, gelingt durch die anschließende Gabe von Kontrastmittel (□ Abb. 17.2). Dabei wird das Kontrastmittel häufig verzögert ausgeschieden, vor allen Dingen wenn das Konkrement zu einer hochgradigen Okklusion des Ureters führt. Der erweiterte Ureter ist dann bis zur Abflussbehinderung erst auf den Spätaufnahmen sichtbar. Ein Problem stellen häufig prävesikale kalkdichte Konkremente dar, da Phlebolithen (Venensteine) im kleinen Becken eine exakte Lokalisation häufig erschweren. Eine Identifizierung ist dann in der Regel nur durch Schrägaufnahmen zu führen, die die Lokalisation des kalkdichten Konkrementes innerhalb des Ureters nachweisen.

Nicht schattengebende, d. h. **röntgennegative Konkremente** imponieren im Infusionsurogramm durch eine Kontrastmittelaussparung und durch eine Dilatation des Ureters bzw. des Nierenbeckens. Gelingt eine exakte Lokalisation des Konkrementes nicht, sollte in Zweifelsfällen ein retrogrades Pyelogramm zur Steindiagnose und Lokalisation durchgeführt werden.

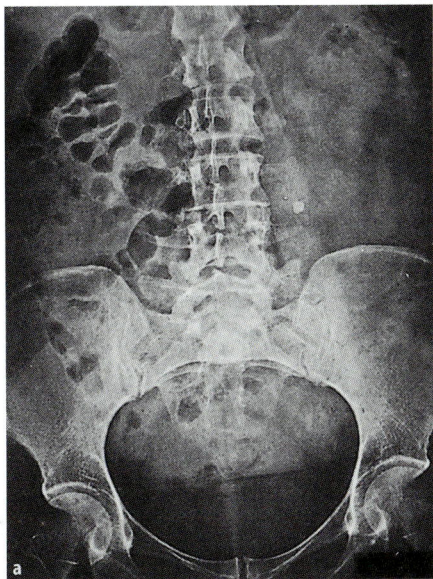 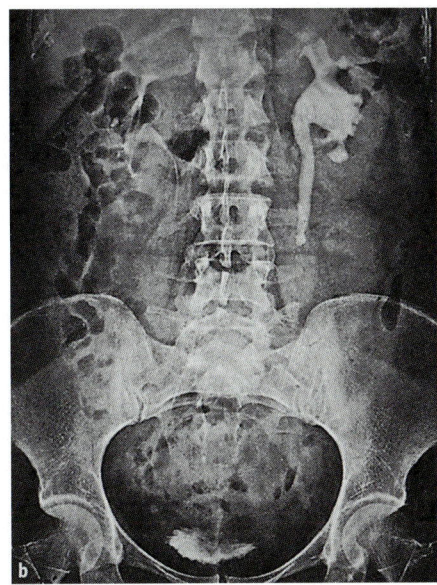

Abb. 17.2a, b. Infusionsurogramm bei hochsitzendem Harnleiterstein. **a** Leeraufnahme. **b** Kontrastmittelaufnahme

17.3.3 Differenzialdiagnose der Steinkolik

Nichturologische Erkrankungen. Es müssen urologische Erkrankungen, die mit Koliken einhergehen, von abdominellen Schmerzzuständen mit kolikähnlichem Charakter differenziert werden (■ Tabelle 17.3, ■ Abb. 17.3). Schmerzzustände im rechten und linken Hypogastrium sowie der rechten und linken Fossa iliaca können durch nicht urologische Erkrankungen bedingt sein. In der Regel ist bei derartigen Erkrankungen das Infusionsurogramm unauffällig. Das Urinsediment ist jedoch nicht immer ohne pathologischen Befund. So geht die akute Appendizitis gelegentlich mit einer Erythrozyturie einher.

> **Urologische Erkrankungen**, die mit Koliken oder kolikartigen Schmerzen einhergehen können:
> — Komplette oder partielle interne Okklusion des Hohlsystems durch Koagel, z. B. bei Blutungen aus Nieren, Nierenbecken, Harnleitertumoren, nach Traumen oder durch nekrotisches Material, z. B. aus Tumoren oder Papillennekrosen (wie bei Diabetes mellitus).
> — Stenosierende Prozesse mit abflussbehindernder Kompression des Hohlsystems von außen, z. B. Tumoren, Briden, Gefäßschlingen.
> — Vaskuläre Ereignisse wie Nierenarterienembolien, Nierenvenenthrombosen.

17.3.4 Therapie der Steinkolik

Die erste therapeutische Maßnahme bei der Steinkolik besteht in der intravenösen Verabreichung von Analgetika und Spasmolytika. Als Analgetikum der ersten Wahl wird Metamizol eingesetzt, da es zusätzlich eine schwach spasmolytische Wirkung auf die glatte Muskulatur ausübt. Als Spasmolytika werden neurotop wirkende Substanzen, wie z. B. Butylscopolaminiumbromid gegeben. Beide Substanzen sollten bei der akuten Steinkolik **intravenös** appliziert werden. Da diese intravenös applizierten Substanzen bei schweren Koliken nur eine zeitlich begrenzte Wirkungsdauer aufweisen, sollten Patienten entweder mit einer Dauerinfusion, die Analgetika enthält, behandelt werden oder zusätzlich Schmerzmittel mit Langzeiteffekten in Form von Suppositorien oder in Tablettenform erhalten.

Gelingt es nicht, mit Hilfe von Spasmolytika und Analgetika die akute Steinkolik zu durchbrechen, so müssen stärkere Analgetika wie Pentazocin oder Pethidin verabreicht werden.

Führen all diese Maßnahmen nicht dazu, die rezidivierenden Koliken zu beherrschen, muss die Harnstauung bzw. das Konkrement mit Hilfe moderner minimal invasiver Verfahren, wie Nephrostomie, Steinschlinge, Doppel-J-Schiene oder Ureterkatheter, beseitigt werden.

Die definitive Therapie der Nephrolithiasis richtet sich nach der Größe, der Form und der Lokalisation der Konkremente.

☐ **Tabelle 17.3.** Differenzialdiagnostik abdomineller Schmerzzustände

Krankheit	Schmerzcharakter	Laborwerte	Diagnostik
Linkes Hypogastrium			
Ulcus ventriculi mit gedeckter Perforation	scharf umschriebener Schmerz im Epigastrium, bohrend, stechend, stumpf, Spontan- und Entlastungsschmerz	Blut im Stuhl, Hämatemesis	Gastroskopie, KM-Röntgendarstellung
Akute Pankreatitis	Schwerer Vernichtungsschmerz, gürtelförmig zum Rücken ausstrahlend	Leukozytose, Amylase und Lipase erhöht	Sonographie, CT
Herzinfarkt	schwerer Angina-pectoris-Anfall oft mit Todesangst und Vernichtungsgefühl	Enzyme erhöht	EKG
Rechte Fossa iliaca			
Appendizitis	anfangs diffuser Schmerz, später Punktum maximum rechts, über dem McBurney-Punkt rechts, Loslassschmerz	evtl. Leukozytose	Temperaturdifferenz axillär-rektal größer 1°C
Ileitis terminalis Crohn	krampfartiger, schubweiser Schmerz, langanhaltende Diarrhoen	BSG erhöht	typischer Dünndarm-Röntgenbefund
gynäkologische Erkrankung, z. B. Extrauterinschwangerschaft	anfallsartig, Crescendoschmerz	positiver Schwangerschaftstest	
Linke Fossa iliaca			
akute Divertikulitis	Druckschmerz im linken Unterbauch	Schleim- und Blutabgang, BSG erhöht	
gyn. Erkrankung, z. B. Ovarialzyste oder Adnexitis	kontinuierlicher Schmerz in das Sakrum ausstrahlend, Abwehrspannung		

Bei kleinen Harnleiterkonkrementen ist eine konservative, abwartende Behandlung gerechtfertigt, da 80% der Konkremente spontan abgangsfähig sind. Neben der heute kaum noch durchgeführten operativen Therapie stehen als neue technische Verfahren die ureterorenoskopische Steinentfernung, die perkutane Litholapaxie und allen voran die extrakorporale Stoßwellenlithotripsie (ESWL) zur Verfügung (▶ Kap. 10.5).

In Kürze

Steinkolik
Symptome: Vehemente, krampfartige, anfallsweise auftretende Schmerzen im Bereich der Niere oder der Harnleiter. Daneben Übelkeit oder Erbrechen, selten reflektorischer Subileus, Bradykardie.
▼

Diagnostik: Anamnese, körperliche Untersuchung, Blut- und Urinstatus, im Urinsediment massenhaft Erythrozyten, nicht selten Makrohämaturie. Sonographie und Infusionsurogramm.
Differenzialdiagnose: Cholelithiasis, akute Appendizitis, akute Pankreatitis, Ulcus duodeni oder ventriculi, Divertikulitis, Leistenhernie, bei Frauen Tubargravidität und stielgedrehte Ovarialzyste.

Therapie:
– Akuttherapie mit Analgetika und Spasmolytika.
– Definitive Therapie der Konkremente hängt von Größe und Lokalisation im Hohlsystem ab.

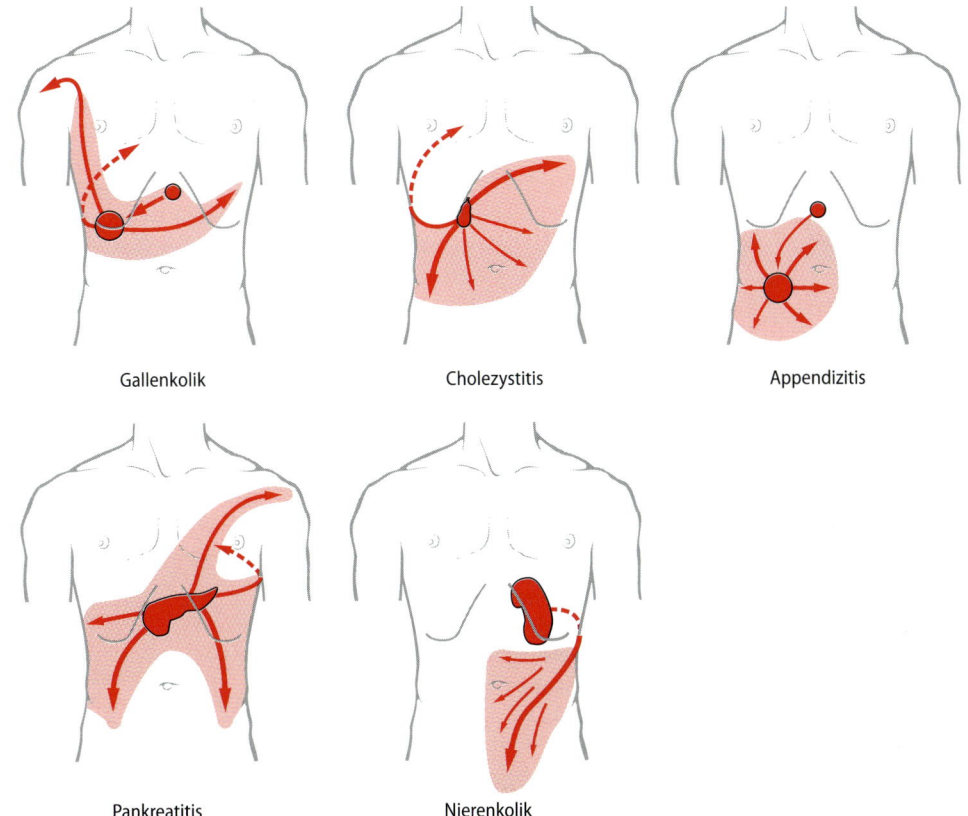

Gallenkolik   Cholezystitis   Appendizitis

Pankreatitis   Nierenkolik

⬛ **Abb. 17.3.** Schmerzausstrahlung im Bereich des Abdomens bei abdominellen Erkrankungen (nach Altwein 1979)

17.4 Hodenschwellung

17.4.1 Hodentorsion

> Unter einer Hodentorsion versteht man eine meist mehrfache Stieldrehung eines Hodens einschließlich des Samenstranges um seine Längsachse, die zu einer Strangulierung der Gefäße und einem Stauungsinfarkt und klinisch zu einem plötzlich auftretenden, manchmal vernichtenden Schmerz im Skrotum, häufig mit begleitender **Peritonitis**, führt.

Die Hodentorsion (▶ Kap. 14.10) kann in jedem Lebensalter auftreten, es besteht jedoch ein Altergipfel zwischen dem 13. und 17. Lebensjahr. Auch kryptorche Hoden können davon betroffen sein.

Dabei dreht sich bei kaudo-kranialer Blickrichtung der rechte Hoden im Uhrzeigersinn, der linke Hoden im Gegenuhrzeigersinn. Man unterscheidet die häufige intravaginale Torsion von der supravaginalen Torsion; bei der intravaginalen dreht sich der Hoden innerhalb der Tunica vaginalis communis (⬛ Abb.17.4). Bei der selteneren supravaginalen drehen sich Hoden und Tunica vaginalis communis um den Samenstrang. Ursache ist eine zu weite Tunica vaginalis mit abnorm hoher Insertion am Samenstrang. Entwicklungsanomalien wie eine abnorme Beweglichkeit des Nebenhodens, ein zu lang oder nicht angelegtes Gubernaculum sowie die Tatsache, daß der Aufhängeapparat des Hodens an der Tunica dartos nicht straff genug ist, sind Anomalien, die als Ursache diskutiert werden.

Durch die Torsion des Samenstranges kommt es zu einer Strangulation der Blutversorgung des Hodens. Es kommt anfangs zu einer Verlegung der Venen mit nachfolgendem Ödem und später zu einem hämorrhagischen Infarkt.

❗ **Cave**

Wird keine rechtzeitige Behandlung eingeleitet, führt dies zu einer irreversiblen Schädigung der Spermiogenese und später zur Hodenatrophie.

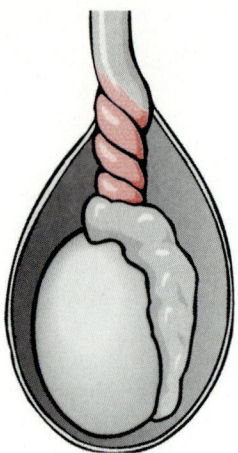

◘ Abb. 17.4. Intravaginale Hodentorsion (nach Feustel 1976)

Symptome. Klinisch imponiert die Hodentorsion durch **plötzliches Auftreten starker Schmerzen mit Ausstrahlung in die Inguinalregion.** 50% der Hodentorsionen treten nachts auf. Durch peritoneale Reizung sind Brechreiz sowie Erbrechen möglich, selten kann es sogar zu einem schockähnlichen Zustand kommen. Bei einer partiellen Torsion können die Beschwerden des Patienten gering sein.

> Da die größte Inzidenz der Hodentorsion zwischen dem 13. und 17. aber auch **vor dem 1. Lebensjahr** zu beobachten ist, sollte bei einem neugeborenen, schreienden und nicht zu beruhigenden Säugling auch differenzialdiagnostisch an eine Hodentorsion gedacht werden.

Diagnostik. Wichtig für die Diagnose ist die typische **Anamnese** von plötzlich einsetzenden starken Schmerzen. Ein überwiegender Anteil der Patienten berichtet über ähnliche Episoden in der Vergangenheit. Bei der **Inspektion** fällt ein hochstehender, achsengedrehter, harter und druckdolenter Hoden auf. Beim Anheben des Hodens wird der Schmerz verstärkt (Prehnsches Zeichen). Zunächst ist eine Abgrenzung von Hoden und Nebenhoden möglich. Im weiteren Verlauf kommt es zu einer Schwellung der Skrotalhaut und des Skrotalinhaltes. Eine Abgrenzung gegenüber der Epididymitis oder Orchitis wird dann erschwert. Nach 12–24 Stunden kann ein allgemeines Krankheitsgefühl mit erhöhten Temperaturen auftreten. Das **Urinsediment** ist unauffällig. Im Frühstadium ist der Blutstatus unauffällig, später kommt es zu einer Leukozytose. Temperaturen treten in den ersten 12 Stunden nicht auf. Die **Dopplersonographie** kann in der Diagnostik der Hodentorsion hilfreich sein.

Differenzialdiagnose. Differenzialdiagnostisch ist die Hodentorsion gegen die Epididymitis, die Orchitis, die Torsion einer Hydatide, die traumatische Hämatozele und die inkarzerierte Hernie abzugrenzen (◘ Tabelle 17.4).

Therapie. Therapeutisch ist eine sofortige **Detorquierung** anzustreben. Eine manuelle Detorquierung kann vor allen Dingen bei der partiellen Torsion nach Infiltration des Samenstranges mit einem Lokalanästhetikum versucht werden. Ansonsten ist eine umgehende operative Revision und Detorquierung des Hodens erforderlich. Im gleicher Sitzung sollte eine prophylaktische Orchidopexie der Gegenseite durchgeführt werden, damit eine zukünftige Torsion der Gegenseite verhindert wird.

> Die Diagnose Hodentorsion muss umgehend gestellt und therapiert werden, da es sonst zu einem irreversiblen Schaden des Organs Hoden kommt.

> ❶ **Cave**
> Bereits nach wenigen Stunden ist mit einer irreversiblen Schädigung der Spermiogenese und nach 6 Stunden mit dem Organverlust bzw. einer Hodenatrophie durch hämorrhagische Infarzierung zu rechnen.

Intraoperativ muss nach Detorquierung des Hodens entschieden werden, ob dieser erhalten werden kann. Parameter für die Erhaltungswürdigkeit ist die livide Verfärbung, die 10–15 Minuten nach Detorquierung in die hellrosa Farbe des Hodens umschlagen muss.

> Das Problem in der effektiven Behandlung der Hodentorsion besteht darin, dass der Patient häufig zu spät in die Klinik eingewiesen wird und der Anteil der Fehldiagnose hoch ist (nur bei ca. 25% erfolgt die richtige Einweisungsdiagnose).

Es gilt daher der Grundsatz, bei einem unklaren Fall eher eine operative Freilegung anzustreben, d. h. lieber eine Epididymitis zuviel operativ freizulegen als eine Hodentorsion zu wenig.

17.4.2 Hydatidentorsion

> Unter einer Hydatidentorsion (► Kap. 14.10) versteht man eine Stieldrehung eines kleinen rudimentären Anhängsels beider Hoden oder Nebenhoden an den oberen Polen, die gestielt aufsitzen.

Dies führt zu einer hämorrhagischen Infarzierung und nachfolgend zu einer Nekrose des Anhangsgebildes.

Tabelle 17.4 Differenzialdiagnose der häufigsten Hodenerkrankungen

	Alter	Befund	AZ	Fieber	Schmerz	Leukozytose	Urin	Sonographie
Hodentorsion	Altersgipfel zwischen dem 13. u. 17. Lebensalter u. vor dem 1. Lebensjahr	Hodenhochstand, Nebenhoden an atypischer Stelle, Prehnzeichen pos.	reduziert bis Schocksymptomatik	initial –	++	initial –	–	homogene Struktur
akute bakterielle Epididymitis	bei Jugendlichen selten, Altersgipfel im 20.–30. u. 40.–50. Lebensjahr	Nebenhoden vergrößert, induriert, druckdolent, überwärmt, NH nur anfangs v. Hoden abgrenzbar, Prehnzeichen neg.	reduziert	+	+	+	Leukos, Erys, Bakter. +	Nebenhoden in homogen, Hoden homogen u. abgrenzbar
Hodentumor	Altersgipfel 20.–35. Lebensjahr	häufig schmerzlos, langsam zunehmender derber Tumor tastbar	unbeeinflusst	–	–	–	–	echoarme oder echoreiche Parenchymveränderung
Orchitis	ab Kleinkind	im Verl. ausgeprägte Schwellung v. Hoden u. NH, heftige Berührungsempfindlichkeit, Rötung u. Verdickung d. überwärmten Skrotalhaut	Reduziert	+	+	(+)	–	
chronisch rezidivierende Epididymitis	häufig nach der Pubertät	derbe, lokale Induration evtl. mit Begleithydrozele	unbeeinflusst	–	lokal begrenzter Schmerz	–	(+)	
Hydrozele	ab Kleinkind	prall-elast. Skrotaltumor zu tasten, Hoden nicht abgrenzbar, Diaphanoskopie +	unbeeinflusst	–	(+)	–	–	erhöhte Schalltransparenz der Flüssigkeitsansammlung, Hoden gut abgrenzbar

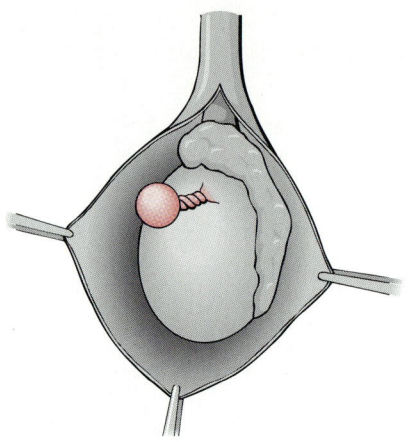

Die Hydatide der Appendix testis nennt man Morgagnihydatide (■ Abb. 17.5).

Vorwiegend treten die Torsionen der Appendix von Hoden und Nebenhoden bis zu einem Alter von 16 Jahren auf, man kann sie jedoch in allen Altersgruppen finden.

Im Gegensatz zur Hodentorsion sind die Schmerzen nur von kurzer Dauer, die Intensität der Schmerzen im Vergleich zur Hodentorsion ist deutlich geringer. Neben der Hodentorsion kommen differenzialdiagnostisch inkarzerierte Leistenhernien, Hämatozelen, Traumata und Hodentumoren in Betracht. In unklaren Fällen ist eine Hodenfreilegung erforderlich. Findet man eine Torsion der Hydatide vor, wird diese nach Ligatur ihres Stieles abgetragen.

17.4.3 Hämatozele

> Die Hämatozele ist eine Blutansammlung innerhalb der Tunica vaginalis oder des Hodenparenchyms nach einem schweren, direkten Trauma.

Diagnostik. Bei der Inspektion und Palpation zeigt sich, ob es sich lediglich um ein Hämatom in der Skrotalhaut oder innerhalb der verschiedenen Hodenhüllen handelt. Nicht selten sind Verletzungen im Bereich des Skrotums und des Hodens mit Verletzungen des Beckens und der Harnröhre vergesellschaftet. Dann ist eine Harnröhrenverletzung durch ein Urethrogram auszuschließen.

Therapie. Bei Hämatomen der Skrotalhaut erfolgt eine symptomatische Therapie mit Hodenhochlagerung

und kalten Umschlägen. Bei schweren Verletzungen bzw. nicht abgrenzbaren Hoden im Ultraschall empfiehlt sich eine reparative Operation mit der Zielsetzung, den Hoden zu erhalten. Dies gelingt jedoch nur, wenn eine derartige Operation frühzeitig erfolgt.

17.4.4 Hodeninfarkt

Ätiologie. Hodeninfarkte entstehen in der Regel durch **Gefäßerkrankungen** wie Arteriitis obliterans Bürger, Purpura Schönlein Hennoch, Panarteriitis nodosa oder durch die Thrombose der Arteria testicularis oder des Plexus pampiniformis.

Therapie. Ähnlich wie bei der Hodentorsion kommt es zu akut einsetzenden Schmerzen, sodass häufig die Diagnose nur durch eine operative Freilegung zu sichern ist. Ziel der operativen Freilegung ist neben der Diagnosesicherung die Entfernung bzw. Resektion des infarzierten Areals. Darüber hinaus sollte die Grundkrankheit behandelt werden (▶ Kap. 14.10).

17.4.5 Epididymitis

> Die Epididymitis ist eine Entzündung des Nebenhodens.

Man unterscheidet die akute Epididymitis von der chronischen. Im Rahmen des Kapitels »Urologische Notfälle« soll lediglich die akute Epididymitis abgehandelt werden. Sie stellt die häufigste Erkrankung des Nebenhodens dar. Selten wird eine Epididymitis vor der Pubertät festgestellt. Sollte jedoch vor der Pubertät eine Epididymitis auftreten, muss an eine Fehlbildung des Urogenitaltraktes gedacht werden.

Pathogenese. Die Epididymitis entsteht kanalikulär. Es wird auch diskutiert, ob sie hämatogen entstehen kann. Kanalikulär wird die Epididymitis hervorgerufen durch akute oder chronische Prostatitis, Urethritis nach transurethralen Eingriffen oder Manipulationen, bei Dauerkatheterträgern sowie bei einem Urinreflux in ein Vas deferens. Fehlt ein Keimnachweis, wird die Epididymitis als idiopathisch bezeichnet. Viren, Chlamydien und Mykoplasmen werden als Ursache diskutiert. Bei Patienten bis zum 35. Lebensjahr stellen die Chlamydien die häufigsten Erreger dar. Oberhalb des 35. Lebensjahres sind vorwiegend gramnegative Keime für die Epididymitis verantwortlich wie z. B. E. coli, Proteus, Klebsiella, Pseudomonas aeruginosa sowie Staphylokokken.

Symptome. Klinisch kommt es bei der akuten Epididymitis zu einem plötzlichen Beginn mit **Schmerzen** im Bereich des betroffenen Skrotalfaches, die entlang des Funiculus nach inguinal ausstrahlen. Diese Symptome sind gepaart mit hohem Fieber bis zu 40°C, verbunden mit einem ausgesprochenen Krankheitsgefühl. Anfänglich ist der Nebenhoden stark geschwollen. Zunächst sind Nebenhoden und Hoden voneinander abgrenzbar, dies gelingt später nicht mehr. Palpatorisch tastet man einen sehr **stark druckdolenten Nebenhoden,** später sieht man über dem befallenen Bezirk eine deutliche Rötung sowie eine Schwellung der darüber liegenden Skrotalhaut. Häufig finden sich Zeichen einer zystitischen Symptomatik mit **Pollakisurie und Dysurie.**

Diagnostik. Bei der Diagnostik der akuten Epididymitis wird in der **Anamnese** deshalb nicht selten die Symptomatik eines Harnwegsinfektes beschrieben. Die Epididymitis wird selten vor dem 14. Lebensjahr gefunden.

> **Tipp**
>
> Beim Hochheben des Hodens gegen den Inguinalkanal berichtet der Patient über eine Reduzierung der allgemeinen Schmerzen.

Im **Urinsediment** sind fast immer Leukozyten vorhanden, eine Bakteriurie ist jedoch selten. Die **Urinkultur** und Resistenzbestimmung ist zur Festlegung der definitiven antibiotischen Therapie erforderlich. Nach Diagnosestellung beginnt jedoch eine sofortige antibiotische Therapie mit einem Antibiotikum, das am wahrscheinlichsten einen Effekt zeigt. Zum Ausschluss einer Tuberkulose sollte der Morgenurin auf TBC untersucht werden. Laborchemisch findet man im akuten Stadium eine Leukozytose sowie eine hohe BSG.

> ❯ Die **Hodensonographie** ist der wichtigste Baustein in der Diagnostik und dient auch der Verlaufskontrolle, um z. B. eine Einschmelzung frühzeitig zu diagnostizieren.

Das i.v.-Urogramm zum Beweis bzw. Ausschluss einer Urogenitaltuberkulose sowie einer Anomalie oder einer supravesikalen Infektion ist selten indiziert. Eine Urethrographie sollte dann durchgeführt werden, wenn ein schwacher Harnstrahl angegeben wird und eine Urethrastriktur verantwortlich sein könnte.

Differenzialdiagnose. Differenzialdiagnostisch müssen u. a. eine Nebenhodentuberkulose und eine Orchitis acuta ausgeschlossen werden. Schwierig kann die Abgrenzung zur Hodentorsion und stielgedrehten Hydatide sein. Hier werden in einem hohen Prozentsatz Fehldiagnosen gestellt.

> ❯ Es gilt der Grundsatz, den Hoden im Zweifelsfall freizulegen und bei einer unsicheren Diagnose nicht abzuwarten.

Therapie. Therapiert wird die akute Epididymitis antibiotisch je nach Resistenzlage. Da das Ergebnis der Kultur und Resistenzbestimmung erst nach einigen Tagen vorliegt, sollten zunächst Antibiotika, die gegen gramnegative Keime wirksam sind, Verwendung finden. Im Frühstadium, d. h. innerhalb der ersten 24–48 Stunden, können durch eine Infiltration des Funiculus mit einem Lokalanästhetikum Schmerzen und Schwellungen kupiert werden. Neben einer antiphlogistischen Therapie sollten lokal kalte Umschläge verwendet werden, darüber hinaus sollte der Hoden hochgelagert werden. Bis zum Abklingen der akuten Symptomatik ist strenge Bettruhe indiziert, später kann der Patient mit einem Suspensorium versorgt werden.

> ❯ Nach der Beherrschung der akuten Symptomatik muss die Ursache der Epididymitis evaluiert werden, um eventuell eine gezielte Therapie einleiten zu können.

Kommt es zu einer Abszedierung oder zu einem fehlenden Ansprechen auf die antibiotische Therapie oder ist die Diagnose im weiteren Verlauf nicht eindeutig, ist eine operative Freilegung anzustreben, wobei eventuell eine Abszessspaltung, eine breite Wunddrainage oder gar eine Semikastration erforderlich ist.

Bei chronisch rezidivierenden Epididymiden muss gelegentlich eine Vasektomie oder eine Epididymektomie vorgenommen werden.

17.4.6 Orchitis

Ätiologie. Die Orchitis ist eine entzündliche Erkrankung des Hodens, die durch Übergreifen einer Infektion des Nebenhodens auf den Hoden (Epididymo-Orchitis) auftritt. In seltenen Fällen tritt eine primär eitrige Orchitis nach hämatogener bakterieller Streuung oder eine Virus-Orchitis als Komplikation bei Parotitis epidemica, infektiöser Mononukleose, Infektionen durch Coxsackieviren oder Varizellen auf.

Symptome. Da es sich bei der Orchitis in der Regel um das Fortschreiten einer Grunderkrankung durch hämatogene Streuung oder das Übergreifen einer Epididymitis handelt, treten die Beschwerden im Hoden typischerweise erst einige Tage nach Beginn der Grundkrankheit auf. Bezeichnend dabei ist, dass es plötzlich zu heftigen Hodenschmerzen mit Schwellung und Rötung kommt. Bei der Inspektion findet man eine Rötung der Skrotalhaut mit deutlicher Vergrößerung des Hodens, verbunden mit einer ausgeprägten Berührungsempfindlichkeit. Die Skrotalhaut ist überwärmt, es besteht Fieber und ein ausgeprägtes allgemeines Krankheitsgefühl. In 10–15% findet man einen beidseitigen Befall. Im weiteren Verlauf sind Nebenhoden und Hoden nicht voneinander abgrenzbar.

Diagnostik. Die Diagnostik erfolgt durch Anamnese, Inspektion und vorsichtige Palpation. In der Regel gibt es keinen Hinweis für einen Harnwegsinfekt. Bei Verdacht auf eine Virus-Orchitis sind der Nachweis erhöhter spezifischer Antikörper, allen voran gegen Mumps und Coxsackieviren im Serum hilfreich.

Therapie. Die **konservative** Therapie der Orchitis besteht in Bettruhe, Hodenhochlagerung, kalten Umschlägen und Antipyretika. Bei bakteriellen Erkrankungen sind Antibiotika, bei einer gesicherten Virus-Orchitis Antiphlogistika, Kortikoide, eventuell Gamma-Globulin oder Alpha-Interferon indiziert. Bei gesichertem Abszess erfolgt eine **operative Freilegung** mit Inzision und Drainage. Bei älteren Patienten und Diabetikern kann in diesem fortgeschrittenen Stadium durch eine Semikastratio der Krankheitsverlauf abgekürzt werden.

Differenzialdiagnose. Differenzialdiagnostisch muss die Orchitis gegen eine Hodentorsion abgegrenzt werden, wobei letztere plötzlich nach abrupten Bewegungen beginnt, verbunden mit Brechreiz und anfänglich fehlenden Temperaturen.

17.4.7 Hodenabszess

Hodenabszesse können nach bakteriellen Entzündungen, die vom Nebenhoden ausgehen, durch bakterielle hämatogene Streuung oder iatrogen kanalikulär, z. B. bei Harnröhrenverletzungen, entstehen. Man tastet ein Konglomerat aus Hoden und Nebenhoden, die Skrotalhaut ist gerötet und im Bereich des Abszesses papierdünn mit glänzender Oberfläche. Man tastet eine Fluktuation über der Einschmelzung. Die Sonographie kann den Abszess nachweisen.

Therapie. Im Anfangstadium kann eine Inzision und Drainage erfolgen, später ist häufig nur noch die Orchiektomie möglich. Bei unbehandelten Abszessen brechen diese nach außen durch.

17.4.8 Tumoren

Hodentumor

Der Hodentumor (▶ Kap. 9) soll im Rahmen dieses Kapitels nur insoweit abgehandelt werden, als es für die Differenzialdiagnostik anderer Erkrankungen wichtig ist.

 Bei jedem Verdacht auf das Vorliegen eines malignen Hodentumors ist die sofortige Krankenhauseinweisung und operative Hodenfreilegung indiziert.

Vorausgehen sollten Palpation, Hodensonographie und evtl. Bestimmung der Hodentumormarker AFP, β-HCG, PLAP.

Paratestikuläre Tumoren

Allen paratestikulären Tumoren ist gemeinsam, dass man in der Regel symptomlose Knoten im Bereich des paratestikulären Gewebes tastet und häufig eine Begleithydrozele besteht. Deshalb ist die differenzialdiagnostische Abklärung gegenüber anderen intraskrotalen Erkrankungen wie Hodentumoren, Spermatozelen, Leistenhernien schwierig. Häufig ist zur histologischen Diagnosesicherung eine operative Freilegung erforderlich.

Die häufigste paratestikuläre Neubildung stellen mit ca. 30% die **Adenomatoidtumoren** dar. Diese Tumoren treten vorwiegend im 3. und 4. Dezenium auf, bei der körperlichen Inspektion tastet man kleine solide asymptomatische Tumoren. Es handelt sich um benigne Tumoren, Rezidive oder Metastasen treten nicht auf. Die Therapie besteht in der chirurgischen Entfernung.

Die zweithäufigste Gruppe der paratestikulären Tumoren sind die **fibrösen Pseudotumoren** (Synomym: **Pseudofibromatöse Periorchitis**). Sie können in jedem Lebensalter auftreten, bevorzugen jedoch das 3.–6. Lebensjahrzehnt. Fibröse Pseudotumoren entstehen in den Hodenhüllen, seltener in Nebenhoden und Samenstrang. Sie haben solitäre, aber auch multiple Knoten. Diese reaktiven, fibrös proliferativen Veränderungen der testikulären Adnexe sind keine Neoplasie im eigentlichen Sinne.

Bei Kindern und Jugendlichen stellen die **Rhabdomyosarkome** den häufigsten Samenstrangtumor dar. Da der Tumor rasch an Größe zunimmt und ein infiltratives Wachstum aufweist, ist der genaue Ursprungsort häufig schlecht zu evaluieren. Neben dem infiltrativen Wachstum kommt es rasch zu einer lymphatischen und hämatogenen Absiedlung.

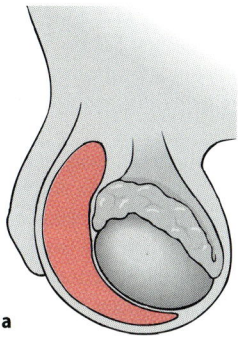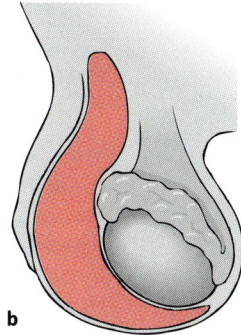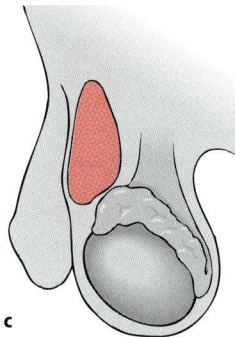

Abb. 17.6a–c. Hydrozele **a** der Tunica vaginalis testis, **b** der Tunica vaginalis communis, **c** der Tunica funicularis (nach Tanagho u. Aninch 1992)

17.4.9   Hydrozele

> Die **Hydrozele ist eine Ansammlung von Flüssigkeit innerhalb der Tunica vaginalis testis oder im Processus vaginalis peritonei (■ Abb. 17.6).**
> **Kommt es durch ein Trauma oder eine Koagulopathie zu einer Einblutung in eine vorbestehende Hydrozele, so spricht man von einer Hämatozele.**

Die Hydrozele entsteht kongenital (► Kap. 14.10) oder idiopathisch. Im Rahmen dieses Kapitels sollten nur die sekundären Hydrozelen abgehandelt werden, die nach Traumata oder abgelaufenen Epididymitiden entstehen und nicht selten zu sogenannten »akuten Hydrozelen« führen können.

Symptome. Die typische Symptomatik einer Hydrozele ist eine langsam entstehende prall-elastische, gleichmäßige, indolente Hodenvergrößerung. Dabei ist das Skrotum reizlos. Es fehlt ein Berührungsschmerz. **Kommunizierende Hydrozelen** (Kommunikation zwischen den gebildeten Hohlräumen in der Tunica vaginalis testis und im Processus vaginalis peritonei) füllen sich im Stehen und entleeren sich im Liegen. Bei der **Hydrocele funiculi** tastet man einen rundlichen zystischen Tumor entlang des Samenstranges. Schmerzen treten selten und nur dann auf, wenn es zu einer raschen Größenzunahme infolge der Überdehnung der Tunica vaginalis kommt. Dadurch kann eine Kompression der Blutversorgung des Hodens mit nachfolgender Atrophie entstehen.

Diagnostik. Diagnostiziert wird die Hydrozele durch die **Palpation,** die positive **Diaphanoskopie** sowie die **Sonographie.** Differenzialdiagnostisch muss die Hydrozele gegenüber der Inguinal- sowie der Inguinoskrotalhernie abgegrenzt werden. Nicht selten können Hodentumoren, Entzündungen, Traumata und Torsion durch eine sekundäre Hydrozele maskiert werden, sodass diese Erkrankungen in die differenzialdiagnostische Betrachtungsweise einbezogen werden müssen (■ Tabelle 17.4). Bei unklaren symptomatischen Hydrozelen, bei der auch die Sonographie keine definitive Diagnose erbringt, sollte deshalb eine inguinale **Hodenfreilegung** erfolgen.

17.4.10   Inkarzerierte Hernie

Symptome. Die inkarzerierte Hernie kann zu Schmerzen bzw. einer klinischen Symptomatik führen, die eine akute Hodenschwellung vortäuscht. Die inkarzerierte Hernie führt zu plötzlich einsetzenden Schmerzen, Übelkeit, Erbrechen und einer peritonitischen Reizung, so wie bei einer Hodentorsion, einer Hydatidentorsion sowie einer akuten Hydrozele. Eine genauere differenzialdiagnostische Abklärung ist deshalb erforderlich.

In Kürze		

Hodenschwellung
Ätiologie: Bedingt durch entzündliche, mechanische, traumatische oder tumorale Prozesse, in seltenen Fällen Gefäßveränderungen. Neben akuten, primären oder begleitenden Hodenschwellungen, auch sogenannte vorgetäuschte Hodenschwellungen, wie z. B. bei inkarzerierter Hernie, akuter Hydrozele. Krankheitsbilder, wie z. B. prävesikaler Harnleiterstein projizieren Schmerzen in die Hodenregion.
Differenzialdiagnostik: Schwierig wegen häufiger Mitbeteiligung benachbarter Strukturen. Gelegentlich Projektion des plötzlich einsetzenden
▼

Schmerzes bei Hodenerkrankung in Unterbauch, über Peritonealreizung Auftreten von Begleitsymptomen wie Übelkeit, Erbrechen, Tachykardie, Schweißausbrüche oder sogar Schock, sodass Fehldiagnosen wie z. B. akute Appendizitis gestellt werden können.

Diagnostik: Wichtig sind beidhändige Palpation, Ultraschalluntersuchung und Dopplersonographie.

Therapie: Oft schnelle Einleitung der Therapie wichtig, wie z. B. bei Hodentorsion, wegen Gefahr der irreversiblen Schädigung und dem Organverlust.

17.5 Priapismus

 Beim Priapismus handelt es sich um eine krankhafte, in der Regel schmerzhafte Dauererektion bei fehlender Libido, Ejakulation und fehlendem Orgasmus. Dabei sind die Glans penis und das Corpus spongiosum urethrae definitionsgemäß nicht betroffen.

Ätiologie. Der Priapismus tritt in 60% der Fälle idiopatisch auf, bei den übrigen 40% kommen ursächlich Erkrankungen wie Sichelzellanämie, Trauma, Peniskarzinom, Querschnittslähmung (höher als S 2), neurologische Grunderkrankungen (Multiple Sklerose, Tabes dorsalis), Gerinnungsstörungen im Besonderen während der Dialyse, iatrogene Verletzungen der Schwellkörper während der Urethrotomie und medikamentöse Nebenwirkungen in Frage. Mit zunehmender Häufigkeit wird eine prolongierte Erektion durch die Schwellkörperautoinjektionstherapie (SKAT) zur Behandlung der erektilen Dysfunktion induziert.

Pathophysiologie. Pathophysiologisch unterscheidet man beim Priapismus einen Low-Flow-Typ, der sich bei 90% der Patienten findet und einen High-Flow-Typ, der bei 10% für den Priapismus verantwortlich ist. Beim **Low-Flow-Typ** findet sich eine venöse Stase mit einem kompletten oder fast kompletten Abstromstop aus den Schwellkörpern. In der Blutgasanalyse zeigen sich venöse oder subvenöse Werte. Beim **High-Flow-Typ** findet man eine hohe arterielle Perfusion und eine kavernöse Relaxation ohne vollständige venöse Restriktion; die Blutgasanalyse zeigt arterielle Werte. Während beim Low-Flow-Typ der Penis von derber Konsistenz ist und meist schmerzhaft ist, ist er beim High-Flow-Typ prallelastisch und nur selten schmerzhaft. Es wird zur Zeit diskutiert, dass der Priapismus mit fortschreitender

Dauer vom High-Flow-Typ in den Low-Flow-Typ übergeht. Für den idiopathischen Priapismus werden zur Zeit autonome Regulationsstörungen im Sinne einer Fehlfunktion des Sympathikus vermutet.

Symptome. Klinisch imponiert der Priapismus durch eine in der Regel plötzlich auftretende, schmerzhafte Dauererektion ohne Libido und ohne Ejakulation. Im Gegensatz zur normalen Erektion sind Glans penis und Corpus spongiosum urethrae nicht betroffen. Im weiteren Gefolge verfärben sich die Glans penis und gelegentlich auch das Präputium livide bis dunkelviolett, später tritt eine livide Verfärbung des ganzen Penis auf sowie ein Penisödem.

Diagnose. Neben der **Anamnese,** die besonders die Ursachen, die zum Priapismus führen können, berücksichtigt, wird die Diagnostik durch Inspektion und **Palpation** des Penis gestellt. Dabei zeigen sich derbe, steife Corpora cavernosa; Corpus spongiosum, Urethra und Glans penis sind weich und auspressbar. Eine Spontanmiktion ist deshalb möglich. Auf der Suche nach der Ursache des Priapismus sollten ein **Laborstatus** (Infektionskrankheiten, Stoffwechselerkrankungen), ein **neurologischer Status** sowie **radiologische Untersuchungen** bei Verdacht auf entzündliche oder tumoröse Urogenitalerkrankungen sowie bei Verdacht auf Beckenvenenthrombose erfolgen.

Differenzialdiagnose. Differenzialdiagnostisch muss der Priapismus vom Penisödem, Penishämatom bzw. von der Kavernitis abgegrenzt werden.

Therapie.

> ❗ **Cave**
> Wichtig in der Behandlung des Priapismus ist, dass die Diagnose umgehend gestellt wird, sodass eine fachgerechte Therapie innerhalb von **12 Stunden** erfolgt, da sonst die Gefahr einer erektilen Dysfunktion besteht.

Bei der Therapie stehen zwei Ziele im Vordergrund: Eine unverzügliche Linderung der häufig unerträglichen Schmerzen und langfristig die Erhaltung der gefährdeten erektilen Funktion.

Punktion. Das Herbeiführen einer Detumeszenz kann zunächst durch peniswurzelnahe **Punktion der Corpora cavernosa** von lateral mit großlumigen Butterfly-Kanülen versucht werden. Über diese erfolgt eine Aspiration und eventuell eine Spülung mit physiologischer Kochsalzlösung. Führt diese Behandlung nicht zum Erfolg, sollte die fraktionierte Applikation eines Sympathomimetikums sowie eine zusätzliche Heparinspülung

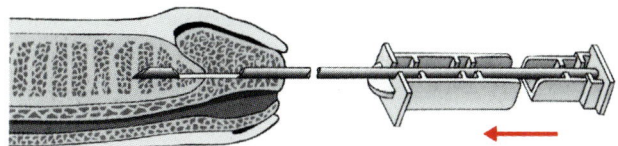

■ **Abb. 17.7.** Anlage eines Ebbehoy-Winter-Shunts mit einer Troikart-Biopsie-Nadel (nach Alken u. Walz 1992)

der Corpora cavernosa erfolgen. Ein derartiges Vorgehen bedarf einer intensiv-medizinischen Überwachung, da sie zur Herz-Kreislaufdekompensation führen kann. Sollte auch diese Maßnahme ohne Erfolg bleiben, ist beim High-Flow-Priapismus eine Embolisation nach supraselektiver Angiographie anzustreben. Beim Low-Flow-Priapismus muss eine schnelle operative Behandlung eingeleitet werden.

Operation. Ziel der operativen Behandlung ist es, einen venösen Abfluss aus dem Corpus cavernosum herbeizuführen. 3 Shunt-Operationen werden mit Erfolg eingesetzt:
- Der sogenannte **Ebbehoy-Winter-Shunt:** Dabei wird ein Shunt zwischen Glans penis und Corpora cavernosa durch die Punktion der Glans penis mit einer Troikart-Biopsie-Nadel hergestellt. Da dieses Verfahren in Lokalanästhesie durchgeführt werden kann, ist ihm zunächst der Vorzug zu geben (■ Abb. 17.7).
- Der kavernoso-spongiöse **Shunt nach Quackels:** Dabei wird der Abfluss des Blutes über einen Shunt zwischen Corpora cavernosa und Harnröhrenschwellkörper hergestellt, wobei 2 Zugangswege, ein perinealer und ein basisnaher am Penisschaft ventral benutzt werden.
- Ein sapheno-kavernöser **Shunt nach Grayhack:** Bei diesem Shunt wird eine Anastomose zwischen der freipräparierten Vena saphena magna und dem Corpus cavernosum hergestellt.

In Kürze

Priapismus
Krankhafte, in der Regel schmerzhafte Dauererektion.
Ätiologie: In 60% idiopathisch, deutliche Zunahme in den letzten Jahren vor allem durch Schwellkörperinjektions- und Autoinjektionstherapie zur Behandlung der erektilen Dysfunktion.
Diagnostik: Inspektion, Palpation des Penis, Anamnese.
Therapie: Unverzügliche Schmerzbehandlung, Versuch, den venösen Abfluss wiederherzustellen, ohne eine erektile Dysfunktion zu bewirken.

17.6 Paraphimose

🔰 *Der klinische Fall.* Ein 19-jähriger Patient stellt sich nachts gegen 4.00 Uhr in der Notaufnahme vor. Nachdem er am Abend mit Freunden gefeiert und Alkohol genossen sowie Geschlechtsverkehr gehabt habe, sei er bedingt durch Schmerzen im Bereich des Penis aus dem Schlaf gerissen worden. Der Penis sei im Bereich der nicht mehr zu bewegenden Vorhaut massiv geschwollen. Anamnestisch gibt er an, das die Vorhaut nach sexuellen Kontakten wiederholt eingerissen sei und sich zunehmend verengt habe.

❯ Eine Paraphimose ist eine Einklemmung des Präputiums des Penis hinter der Glans im Sulcus coronarius, wodurch es zunächst zu einer Schwellung des inneren Präputialblattes kommt.

Früher bezeichnete man die Paraphimose auch als »Spanischen Kragen«. Sie entsteht bei einer reponierten Vorhaut, die zu einer zirkulären Einengung führt.

Pathogenese. Durch die Kompression, zunächst von Venen und Lymphgefäßen, kommt es durch die Inkarzeration distal vom Einschnürring zu einer schmerzhaften, ödematösen Schwellung.

❗ **Cave**
Bei weiterer Zunahme des Ödems besteht die Gefahr, dass es auch zu einem arteriellen Verschluss und damit zur Gangrän der Glans kommt.

Prädisponierende Faktoren sind relative oder echte Phimosen.

Diagnose. Für die Paraphimose typisch ist ein hochgradiges Präputialödem mit Anschwellung der Glans und einem zirkulären Schnürring hinter dem Sulcus coronarius. Anamnestisch wird eine latente Vorhautenge oder eine Phimose angegeben. Vom Patienten wird häufig angegeben, dass es bei zurückgestreifter Vorhaut im Rahmen einer Erektion zur Ausbildung dieses Krankheitsbildes kam.

Therapie. Therapeutisch ist eine schnelle Reposition anzustreben, da ansonsten die Gefahr der Ausbildung einer Gangrän besteht. Zunächst sollte ein konservati-

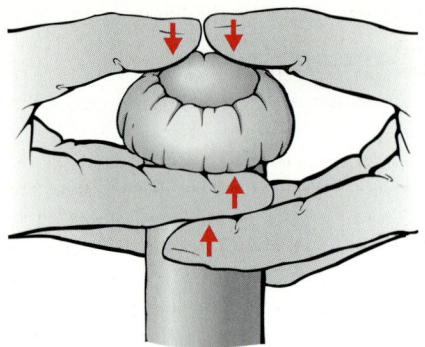

🔲 **Abb. 17.8.** Manuelle Reposition einer Paraphimose (nach Hofstetter u. Eisenberger 1986)

ver Versuch unternommen werden, die Paraphimose durch **manuelle Reposition** zu beseitigen. Da dieser Eingriff sehr schmerzhaft ist, sollte er zumindest in Lokalanästhesie ohne Zusatz von Adrenalin an der Peniswurzel erfolgen. Bei der manuellen Reposition wird der Penis mit Zeige- und Mittelfinger beider Hände angefasst, die Handflächen zeigen dabei nach oben, beide Daumen drücken dann die Glans unter gleichzeitiger Vorziehung der Vorhaut stempelartig nach unten (🔲 Abb. 17.8). Erleichtert wird diese Maßnahme durch Einfettung der Glans penis und des Präputiums sowie die Stichelung des Ödems am Strangulationsring mit einer feinen Kanüle unter sehr vorsichtiger Auspressung der Flüssigkeit. Die digitale Kompression sollte über einen Zeitraum von 5 Minuten durchgeführt werden.

❯ Gelingt trotz mehrfacher kurzfristiger Versuche eine manuelle Reposition nicht, so muss die Paraphimose **operativ** beseitigt werden.

Dabei inzidiert man den dorsalen äußeren Schnürring longitudinal und vernäht den entstandenen Defekt quer (🔲 Abb. 17.9). Als definitive Therapie sollte nach

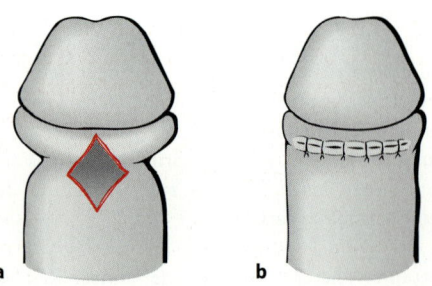

🔲 **Abb. 17.9.** **a** Dorsale Inzision des Präputiums. **b** Quere Vernähung (nach Altwein 1979)

Abklingen der akuten Phase bzw. der Wundheilung eine Zirkumzision erfolgen, um somit ein Rezidiv zu vermeiden.

In Kürze		

Paraphimose
Strangulierende Abschnürung der Glans penis durch die in den Sulcus coronarius zurückgestreifte, zu enge und dadurch irreponible und ödematös anschwellende Vorhaut. In Folge Zirkulationsstörung mit nachfolgendem Ödem, Zyanose und eventueller Nekrose der Glans.
Therapie: Schnelle, manuelle Reposition, falls nicht möglich, Inzision des Schnürringes.

17.7 Hämaturie

❯ Unter Hämaturie versteht man die über das physiologische Maß hinausgehende Ausscheidung roter Blutkörperchen im Harn.

Man unterscheidet die **Makrohämaturie,** d. h. die Blutung, die bereits mit dem bloßen Auge erkennbar ist, von der **Mikrohämaturie,** bei der die Erythrozyten nur mikroskopisch oder durch chemische Untersuchungen nachweisbar sind (▶ Kap. 3.3.1).

Im Rahmen dieses Kapitels soll nur die Makrohämaturie abgehandelt werden. Neben echten Hämaturien, die durch die vermehrte Ausscheidung von Erythrozyten verursacht werden, unterscheidet man falsche Hämaturien, die durch Rotfärbung des Harns durch Medikamente, Nahrungsmittel oder bei der Hämoglobin-, Myoglobinurie und bei Porphyrie gefunden werden.

Diagnostische Abklärung der Makrohämaturie

Anamnese. Die diagnostische Abklärung einer Makrohämaturie beginnt mit der Anamnese. Die Anamnese berücksichtigt Vorerkrankungen, erbliche Belastungen, Tropenaufenthalte, Medikamenteneinnahme sowie vorangegangene Operationen im Bereich des Urogenitaltraktes. Abhängig vom Alter sollten zunächst Krankheiten erfragt werden, die häufig in den einzelnen Altersgruppen mit einer Makrohämaturie einhergehen.

In einem zweiten Schritt sollte der Patient gezielt über die Makrohämaturie befragt werden, da dadurch die Lokalisation, die Ursache und das Ausmaß der Makrohämaturie evaluiert werden können.

> **Tipp**
>
> Tritt eine Hämaturie bei der Miktion initial auf, so ist die Blutungsquelle in der Harnröhre bzw. am Blasenhals zu vermuten. Tritt sie terminal auf, muss eine Blutung aus der Blase vermutet werden.

Geht eine Makrohämaturie mit der Ausscheidung von Koageln einher, können aufgrund der Form der Koagel Rückschlüsse auf den Entstehungsort gezogen werden. Wurm- und spaghettiförmige Koagel stammen in der Regel von der Niere oder dem Ureter, während klumpen- und kuchenförmige Koagel zumeist in der Blase entstanden sind.

Geht die Blutung mit Schmerzen oder Dysurien einher, werden weitere differenzialdiagnostische Weichen gestellt.

> Während schmerzlose Makrohämaturien immer malignomverdächtig sind, sich dahinter aber auch internistische Erkrankungen wie Nephritiden, toxisch-allergische Nierenschädigungen und Blutgerinnungsstörungen verbergen können, werden bei schmerzhaften Makrohämaturien häufig Steinerkrankungen gefunden (Abb. 17.10).

Makrohämaturien mit Koliken deuten auf ein Geschehen in den oberen Harnwegen hin, Makrohämaturien mit Blasentenesmen oder zystitischen Symptomen sind meist Begleiterscheinungen von Blasentumoren oder ausgeprägten Zystitiden.

Untersuchung. Bei der körperlichen Untersuchung sollte neben den wichtigsten Basisparametern wie Blutdruck, Puls, Temperatur, Hautkolorit, Lymphknotenschwellung und Ödemen ein exakter urologischer Status erhoben werden. Dieser soll äußere Verletzungen im Bereich des Urogenitaltraktes, Schmerzareale, den Stand des Blasenfundus sowie die Größe und Konsistenz der Prostata berücksichtigen.

Diagnostik. Die Laboruntersuchungen beinhalten neben einer makroskopischen Harnbetrachtung das **Urinsediment** und eine **Urinkultur** sowie **Blutbild** und **Gerinnungsstatus**. Allein diese Untersuchungen können schon wegweisend für die Differenzialdiagnostik sein. Eine Makrohämaturie, bei der im Urinsediment keine Erythrozyten zu finden sind und/oder der Überstand nach dem Zentrifugieren rot gefärbt bleibt, lässt an Erkrankungen wie Hämoglobinurie, Myoglobinurie, Porphyrie oder an die Einnahme bestimmter Medikamente, z. B. Phenazopyridin oder Nahrungsmittel (z. B. rote Beete) denken.

Orientierend wird bei den bildgebenden Verfahren zunächst die **Sonographie** von Nieren und Blase eingesetzt. Ist der Befund unauffällig, schließt sich bei normalen Kreatininwerten ein **Ausscheidungsurogramm** an. Die spezielle urologische Diagnostik besteht in der **Urethrozystoskopie**. Mit ihrer Hilfe lässt sich die Blutungsquelle in der Harnröhre oder der Blase bzw. bei einer Blutung aus den Nieren bzw. Harnleitern die betroffene Seite feststellen. Mit diesen Untersuchungsgängen ist die Notfalldiagnostik bei der schmerzlosen Hämaturie zunächst abgeschlossen. Nach Beherrschung der akuten Notfallsituation erfolgt dann eine weitere Diagnostik mit speziellen bildgebenden Untersuchungsverfahren sowie anderen speziellen Untersuchungsmodalitäten.

Differenzialdiagnose. Nach Erhebung dieser Basisparameter hat es sich als sinnvoll erwiesen, in der weiteren diagnostischen Abklärung der Makrohämaturie diese in schmerzlose und schmerzhafte Hämaturien zu unterteilen. **Schmerzlose Makrohämaturien** sind immer verdächtig auf das Vorliegen eines Malignoms der Niere, des Nierenbeckens, des Ureters, der Blase oder der Prostata. Weitere Ursachen können bei älteren Patienten Blutungen aus der Prostata beim Vorliegen einer benignen Prostatahyperplasie sein.

Bei den **schmerzhaften Makrohämaturien** liefert die Schmerzqualität und Lokalisation wichtige Hinweise auf die zugrunde liegende Erkrankung. Beim kolikartigen Schmerz ist primär an eine Nephrolithiasis zu denken, aber auch an den Abgang von Papillennekrosen. Auch Blutkoagel nach Traumen oder bei Tumoren können die Ursache bilden. Der dumpfe ziehende, tiefe Lendenschmerz ist verdächtig auf das Vorliegen von Nierentraumata, Nierenbeckenausgusssteinen, Nierentumoren, Niereninfarkten oder Venenverschlüssen. Schmerzhafte Hämaturien, die mit Blasentenesmen einhergehen, lassen an Zystitis, Strahlenblase und Fremdkörper in der Blase denken.

Diagnostik und Therapie der Blasentamponade

> Bei einer Blasentamponade handelt es sich um die massive Auffüllung der Harnblase mit Blutkoageln bei einer Blasenblutung. Dabei ist die Makrohämaturie so massiv, dass die vorhandene Urinmenge weder zur Blutverdünnung noch zur Fibrinolyse über die Urokinase ausreicht und sich so Koagel bilden.

Ätiologie. Häufigste Ursache derartiger Blasentamponaden stellen Blutungen nach transurethralen Resektionen von Prostata und Blasentumoren sowie Spontanblutungen von Blasentumoren und die Strahlenzystitis dar. Eine zunehmende Blasentamponade führt

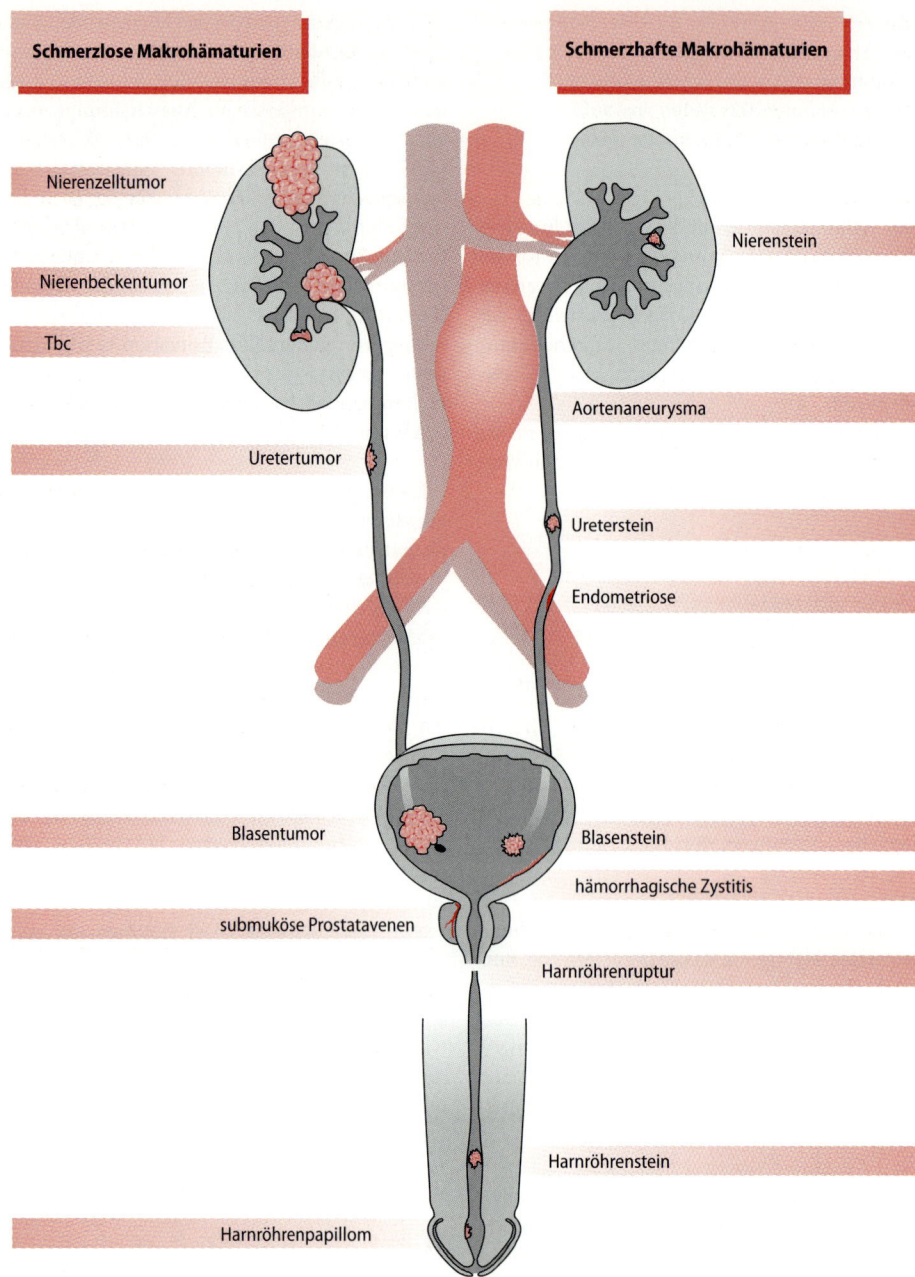

Schmerzlose Makrohämaturien

Schmerzhafte Makrohämaturien

Nierenzelltumor

Nierenstein

Nierenbeckentumor

Tbc

Aortenaneurysma

Uretertumor

Ureterstein

Endometriose

Blasentumor

Blasenstein

hämorrhagische Zystitis

submuköse Prostatavenen

Harnröhrenruptur

Harnröhrenstein

Harnröhrenpapillom

17

◘ **Abb. 17.10.** Häufigste Ursachen und Lokalisationen schmerzloser und schmerzhafter Makrohämaturien (nach Alken u. Walz 1992)

zur Blasenatonie mit einer anhaltenden Sickerblutung.

Symptomatik. Das klinische Bild gleicht dem des akuten Harnverhalts. Die Blasenregion ist äußerst druckdolent, man tastet einen palpablen Tumor im Unterbauch. Durch die massive Blutung ist der Allgemeinzustand des Patienten deutlich reduziert. Die Diagnose ergibt sich aus der klinischen Symptomatologie und dem Untersuchungsbefund sowie der Anamnese. Anamnestisch werden Dysurien, Pollakisurien und Algurien sowie Operationen an der Prostata und der Blase oder Bestrahlungen in der Blasenregion angegeben.

Therapie. Therapeutisch steht die Stabilisierung der Kreislaufverhältnisse sowie die sofortige Freispülung der Blase im Vordergrund. Durch die häufig extremen Beschwerden der Blasentamponade gelingt eine Freispülung der Blase häufig nur unter Regional- oder Allgemeinanästhesie. Die Freispülung der Blase erfolgt entweder über einen großlumigen Spülkatheter oder den Schaft eines Resektoskopes. Voraussetzung für den Erfolg ist eine leere Blase, da sich nur so die Blasengefäße – ähnlich dem Uterus post partum – kontrahieren können.

Gelingt es, die Blase freizuspülen, so ist es erforderlich, durch eine vorübergehende Dauerspülung der Blase mit physiologischer Kochsalzlösung oder anderen Spülflüssigkeiten eine erneute Blasentamponade zu verhindern. Oft muss die Blutungsquelle endoskopisch koaguliert werden.

Gelingt dies nicht, wie z. B. bei der hämorrhagischen Strahlenzystitis, ist eine Instillationsbehandlung mit z. B. 5%iger Formalinlösung in Narkose erforderlich. Vorher sollte mittels Miktionszystourethrogramm ein Reflux ausgeschlossen werden.

Bei postoperativen Blutungen aus dem Prostataresektionsgebiet ist nach frustranem Versuch der Tamponierung des Resektionsgebietes mit einem Ballonkatheter eine endoskopische Blutstillung erforderlich.

In der Regel sind durch die genannten Maßnahmen Blasentamponaden gut beherrschbar. Nur in sehr seltenen Fällen ist eine Sectio alta zur Stillung der Blutung erforderlich.

In Kürze

Hämaturie
Ursache muss immer bis zu einer Diagnose abgeklärt werden, Hämaturie ist ein Symptom, kein Krankheitsbild. Jede Hämaturie ist solange als tumorverdächtiges Symptom zu betrachten, bis ein Tumor ausgeschlossen werden kann.

Mikrohämaturie: ▶ Kap. 3.3.1
Makrohämaturie: Mit bloßem Auge sichtbar. Diagnostisch wegweisend gründliche Anamnese, Urinsediment, Urinkultur, Zytologie, Sonographie, Ausscheidungsurogramm, Zystoskopie. Stufenweise Diagnostik sinnvoll, wobei zunächst die nicht invasiven Verfahren wie Ultraschall, Zytologie, Urinkultur, i.v.-Urogramm und Computertomogramm durchgeführt werden und eventuell später sich die invasiven Verfahren wie Zystoskopie und das retrograde Ureteropyelogramm anschließen.
Erythrozyten-Morphologie: Bei Passage durch Glomerula und Tubuli werden Erythrozyten stark verformt. Finden sich mehr als 30% dysmorphe, ist eine glomeruläre Erkrankung wahrscheinlich Ursache der Hämaturie. Frische unverformte, sog. epitheliale Erythrozyten findet man bei Tumoren, Steinen, Verletzungen etc.

Blasentamponade
Massive Blasenfüllung mit Blut, nach Prostata- oder Blasentumorresektion oder spontan bei Blasentumor, Strahlenzystitis. Symptomatik des akuten Harnverhalts.
Therapie: Stabilisierung des Kreislaufs, Freispülung der Blase.

17.8 Uroseptischer Schock

❯ Die **Urosepsis** ist eine von den Organen des Urogenitalsystem ausgehende Septikämie bzw. ein septischer Schock, der hauptsächlich durch endotoxinbildende gramnegative Stäbchen verursacht wird.

Sie geht mit einer hohen Mortalitätsrate einher. Die 4 häufigsten Keime, die eine gramnegative Bakteriämie verursachen, sind E. coli, Proteus mirabilis, Klebsiella und Pseudomonas aeruginosa.

Ätiologie. Ursache der Urosepsis sind entweder Harnwegserkrankungen, die häufig vergesellschaftet sind mit Obstruktionen im Urogenitaltrakt, also **obstruktiven Harnwegserkrankungen** (z. B. bei Urolithiasis und Nierenbeckenabgangsstenosen) oder **entzündliche Erkrankungen** der Organe des Urogenitalsystems (z. B. Nierenabszess, Karbunkel, paranephritische Abszesse, Pyelonephritis, Epididymitis, Prostatitis und Prostataabszess).

Pathogenese. Die Keime können iatrogen im Rahmen von diagnostischen und therapeutischen Eingriffen in den Urogenitalbereich eingebracht worden sein. Prädestiniert für derartige Infektionen sind Patienten mit einer reduzierten Abwehrkraft, z. B. durch Immunsuppression, Diabetes mellitus, zytostatische Therapie usw. Wird die Septikämie durch gramnegative Keime induziert, so kann als schwerste Komplikation ein **Endotoxinschock** auftreten. Es kommt dadurch zu einer Störung der Mikrozirkulation und des Gerinnungssystems. Primär führt der Endotoxinschock zu einer peripheren Vasokonstriktion, die letztlich zu einer Hypoxie vor allem der Leber führt. Nahezu regelmäßig ist der Endotoxinschock vergesellschaftet mit einer **Verbrauchskoagulopathie.** Dies ist Folge einer Endotoxin bedingten Freisetzung thromboplastischer Substanzen mit Aktivierung des Gerinnungssystems, Bildung von Mikrothromben, Verbrauch von Gerinnungsfaktoren und Thrombozyten sowie einer reaktiven Fibrinolyse.

Symptomatik und Diagnostik. Bei den Symptomen der Urosepsis unterscheidet man Früh- und Spätzeichen. Klinisch treten zunächst **Fieber** und **septische Temperaturen** auf, gepaart mit einer auffälligen Ruhelosigkeit des Patienten. Es kommt zu einem Blutdruckabfall und einer **Tachykardie.** Augenscheinlich ist die rasche Verschlechterung des Allgemeinzustandes des Patienten.

Bei den Laborparametern zeigt sich zunächst eine Leukozytose, die dann in eine Leukopenie übergeht. Ein weiteres charakteristisches Zeichen ist ein **Thrombozytenabfall,** der nicht selten Werte unter 50 000/mm^3 aufweist. Weiterhin kommt es zu einer Hypokoa-

gulabilität, einer respiratorischen Alkalose und einer Hypophosphataemie.

Die **Röntgen-Thoraxaufnahme** zeigt zunächst eine spindelförmige Auftreibung der Gefäßschatten und eine milchglasähnliche Trübung, die später in eine streifig, netzige Zeichnung übergeht. Während sich zirkulatorisch zunächst Zeichen einer Zunahme des pulmonalen Widerstandes zeigen, kommt es später zu einer Zunahme des totalen systemischen (peripheren) Widerstandes mit einem niedrigen Herzindex.

Klinisch tritt im Verlauf eine Bewusstseinstrübung ein, die Laborparameter zeigen das Bild einer metabolischen Azidose, einen Laktatanstieg, die Blutkultur ist positiv.

Therapie. Entscheidend für die Prognose ist die frühzeitige Diagnostik und die umgehende Therapie.

> Die wichtigste therapeutische Maßnahme besteht in der schnellstmöglichsten Beseitigung des septischen Herdes.

Der septische Herd sollte entweder operativ beseitigt werden, oder bei Vorliegen einer infizierten Harnstauungsniere bzw. Pyonephrose eine sofortige Entlastung durch eine Nierenfistelung mit ausreichender Drainage durchgeführt werden.

Darüber hinaus muss eine intensiv-medizinische Behandlung eingeleitet werden, die eine Infusionstherapie mit Überwachung des zentralen Venendruckes, EKG und laufende Blutdrucküberwachung, Dauerkatheterisierung mit Flüssigkeitsbilanzierung, antibiotische Therapie und Ausgleich der Azidose beinhaltet. Sollte die Diureseanregung durch Flüssigkeitszufuhr erfolglos sein, ist eine Dialysebehandlung erforderlich.

In Kürze

Urosepsis

Vom Urogenitalsystem ausgehende Septikämie. Unbehandelt entwickelt sich ein lebensbedrohlicher septischer Schock durch endotoxinbildende gramnegative Bakterien mit Störung der Mikro-, später Makrozirkulation, der Gerinnung mit Ausbildung einer Verbrauchskoagulopathie mit Thrombozytenabfall.
Ursache: Meist Obstruktion in den Harnwegen kombiniert mit bakterieller Entzündung des Urogenitalsystems.
Risikofaktoren: Urologische Eingriffe, besonders an den unteren Harnwegen, Urolithiasis mit Harnstauung, höheres Lebensalter, reduzierter Allgemeinzustand,

Diabetes mellitus, Leberinsuffizienz, Immunsuppression oder -schwäche.
Symptomatik: In Frühphase Schüttelfrost, septische Temperaturen, Ruhelosigkeit des Patienten, Tachykardie. Später Bewusstseinseintrübung, Abfall des Blutdruckes, Anstieg der Pulsfrequenz.
Therapie: Sofortige Beseitigung des Sepsisherdes, umfangreiche intensiv-medizinische Behandlung. Nur durch intensive Schockbekämpfung ist Letalität der Urosepsis von ursprünglich 56% auf heute 15% gesunken. Entscheidend für Prognose ist frühzeitige Diagnostik und Therapie.

17

TNM und andere Prognose-Systeme

K. Miller, S. Hinz

18.1 TNM-System

> Zur Beurteilung der Prognose einer spezifischen Tumorerkrankung sind Parameter (Untersuchungsergebnisse) wünschenswert, die eine möglichst genaue Vorhersage für den individuellen Patienten ermöglichen. Von dieser Idealforderung sind wir derzeit weit entfernt.

Das (grobe) Grundgerüst zur Beurteilung der Prognose einer Tumorerkrankung ist das TNM-System.

Es teilt den Tumor in folgende Kategorien ein:
- organbegrenzt, organüberschreitend, Nachbarorgane infiltrierend (**T-Kategorie**)
- ohne/mit Lymphknotenmetastasen (**N-Kategorie**)
- ohne/mit Fernmetastasen (**M-Kategorie**)

Die Festlegung der klinischen TNM-Kategorien (**Staging**) erfolgt prätherapeutisch mit klinischen und bildgebenden Untersuchungsverfahren (siehe unten). Nach der Festlegung bleibt sie dem Patienten dauerhaft zugeordnet.

> Die klinische Kategorisierung ist für die Therapiewahl von ausschlaggebender Bedeutung.

Die Festlegung der patho-histologischen TN-Kategorie erfolgt nach Entfernung des tumortragenden Organs bzw. der regionalen Lymphknoten. Sie wird durch das Präfix »p« gekennzeichnet.

> Die patho-histologische Klassifizierung ist für die Prognose der Tumorerkrankung wesentlich.

Organbegrenzte Tumoren haben eine bessere Prognose als organüberschreitende, lymphknotennegative eine bessere Prognose als solche mit Lymphknotenmetastasen.

> Die Übereinstimmung zwischen klinischem und pathologischem Staging ist für die urologischen Tumoren des kleinen Beckens (Blase, Prostata) schlecht (**Staging error**).

Weitere Angaben nach Entfernung des Tumors betreffen die **Entfernung/Nichtentfernung im Gesunden** (R-Status: R0 = Resektion im Gesunden, R1 = mikroskopische Tumorreste, R2 = makroskopische Tumorreste) sowie das **Tumorgrading** (G1 = hochdifferenziert, G2 = mäßig differenziert, G3 = schlecht differenziert).

Durch die weltweite Verbreitung und Akzeptanz des TNM-Systems ist eine Vergleichbarkeit von Therapieergebnissen bei Zuordnung zu TNM-Kategorien möglich.

Die Definition der verschiedenen Kategorien wird in regelmäßigen Abständen durch die UICC überarbeitet. Seit 1. Januar 2003 ist die 6. Auflage von 2002 gültig.

Prostata

T-Primärtumor
- **TX** Primärtumor kann nicht beurteilt werden
- **T0** Kein Anhalt für Primärtumor
- **T1** Klinisch inapparenter Tumor, nicht palpabel, in bildgebenden Verfahren nicht darstellbar
  - **T1a** inzidenteller Tumor in 5% oder weniger des histologischen Resektionspräparates
  - **T1b** inzidenteller Tumor in mehr als 5% des histologischen Resektionspräparates
  - **T1c** durch Nadelbiopsie identifizierter Tumor (durchgeführt z. B. wegen PSA-Erhöhung)
- **T2** Tumor auf die Prostata begrenzt
  - **T2a** Tumor infiltriert die Hälfte oder weniger eines Lappens
  - **T2b** Tumor infiltriert mehr als die Hälfte eines Lappens
  - **T2c** Tumor infiltriert beide Lappen
- **T3** Tumor breitet sich über die Prostatakapsel hinaus aus
  - **T3a** extrakapsuläre Ausbreitung (ein- und/oder beidseitig)
  - **T3b** Tumor infiltriert Samenblase(n)
- **T4** Tumor infiltriert benachbarte Strukturen (Blasenhals, Sphincter externus, Rektum, Levator-Muskulatur, Beckenwand)

N-Regionäre Lymphknoten
- **NX** Regionäre LK`s können nicht beurteilt werden
- **N0** Kein Anhalt für regionäre Lymphknotenmetastasen
- **N1** Regionärer Lymphknotenbefall

M-Fernmetastasen
- **MX** Fernmetastasen können nicht beurteilt werden
- **M0** Kein Anhalt für Fernmetastasen
- **M1** Fernmetastasen
  - **M1a** extraregionärer Lymphknotenbefall
  - **M1b** Knochenmetastasen
  - **M1c** andere Manifestation

Untersuchungsverfahren T-Kategorie.

18

> Die Festlegung der T-Kategorie basiert auf der digital-rektalen Untersuchung. Die Übereinstimmung mit der pT-Kategorie beträgt nur 50–60%.

Der transrektale Ultraschall liefert keine genaueren Informationen und korreliert nicht besser mit der pT-Kategorie. Die **Kernspintomographie** speziell **mit transrektaler Spule** kann die Sensitivität des T-Stagings zur Frage der Organbegrenztheit verbessern. Die Höhe des PSA-Wertes sowie der prozentuale Anteil des Karzinoms in den Biopsien korrelieren mit der T-Kategorie, eine genaue Zuordnung ist jedoch aufgrund der großen Streubreite nicht möglich.

Untersuchungsverfahren N-Kategorie. Konventionelle Computertomographie und Kernspintomographie liefern keine zuverlässigen Informationen über das Lymphknotenstaging des Prostatakarzinoms, da nur erheblich vergrößerte (> 1,5 cm bzw. 2 cm) Lymphknoten als metastasenverdächtig eingestuft werden können. Die **Kernspintomographie** nach intravenöser Anwendung **paramagnetischer Nanopartikel** zeigt in ersten Untersuchungen vielversprechende Ergebnisse zur Erfassung auch mikroskopischer Lymphknotenmetastasen (Sensitivität und Spezifität >90%), ist aber noch nicht multizentrisch validiert. Die letztliche Beurteilung erfolgt derzeit weiterhin durch die regionäre Lymphadenektomie.

Untersuchungsverfahren M-Kategorie. Hämatogene Metastasen werden durch Skelettszintigraphie bzw. Röntgen-Thorax nachgewiesen oder ausgeschlossen.

Blase

> **T-Primärtumor**
> Der Zusatz (m) soll bei der entsprechenden T-Klassifizierung zusätzlich angegeben werden, um multiple Läsionen anzuzeigen.
> - **TX** Primärtumor kann nicht beurteilt werden
> - **T0** Kein Anhalt für Primärtumor
> - **Ta** Nichtinvasiver papillärer Tumor
> - **Tis** Carcinoma in situ: »flacher Tumor«
> - **T1** Tumor infiltriert subepitheliales Bindegewebe
> - **T2** Tumor infiltriert Muskulatur
>   - **T2a** Tumor infiltriert oberflächliche Muskulatur (innere Hälfte)
>   - **T2b** Tumor infiltriert tiefe Muskulatur (äußere Hälfte)
> ▼

> - **T3** Tumor infiltriert perivesikales Gewebe
>   - **T3a** mikroskopisch
>   - **T3b** makroskopisch (extravesikale Masse)
> - **T4** Tumor infiltriert eines der folgenden Organe: Prostata, Uterus, Vagina, Beckenwand, Bauchwand
>   - **T4a** Tumor infiltriert Prostata oder Uterus oder Vagina
>   - **T4b** Tumor infiltriert Beckenwand oder Bauchwand
>
> **N-Regionäre Lymphknoten**
> - **NX** Regionäre LK können nicht beurteilt werden
> - **N0** Kein Anhalt für regionäre Lymphknotenmetastasen
> - **N1** Metastase in solitärem LK ≤2 cm in größter Ausdehnung
> - **N2** Metastasen in solitärem LK >2 cm, aber ≤5 cm in größter Ausdehnung oder in mutliplen LK`s, keiner mehr als 5 cm in größter Ausdehnung
> - **N3** Metastasen in LK`s >5 cm in größter Ausdehnung
>
> **M-Fernmetastasen**
> - **MX** Fernmetastasen können nicht beurteilt werden
> - **M0** Kein Anhalt für Fernmetastasen
> - **M1** Fernmetastasen

Untersuchungsverfahren T-Kategorie. Die Beurteilung der T-Kategorie erfolgt durch die histologische Untersuchung **nach** transurethraler Resektion.

> **Tipp**
> Bildgebende Verfahren ermöglichen keine suffiziente Beurteilung.

Bei sehr großen Tumoren kann fakultativ die Computertomographie des kleinen Beckens bzw. die bimanuelle Untersuchung Aufschluss über den Befall von Nachbarorganen bzw. eine Fixation des Tumors an der Beckenwand geben.

Untersuchungsverfahren N-Kategorie. Wie beim Prostatakarzinom ist eine Beurteilung der Beckenlymphknoten durch die Computertomographie nicht suffizient möglich. Die Beurteilung des Lymphknotenstatus erfolgt nach pelviner Lymphadenektomie.

Untersuchungsverfahren M-Kategorie. Röntgen-Thorax und Sonographie bzw. CT der Leber erfolgen zum Ausschluss von hämatogenen Metastasen eine Skelettszintigraphie erfolgt zum Ausschluss von Knochenmetastasen. Hämatogene Metastasen müssen nur bei muskelinvasiven Tumoren (≥ T2) ausgeschlossen bzw. nachgewiesen werden.

Niere

T-Primärtumor
- **TX** Primärtumor kann nicht beurteilt werden
- **T0** Kein Anhalt für Primärtumor
- **T1** Tumor ≤7 cm in seiner größten Ausdehnung, begrenzt auf die Niere
  - **T1a** Tumor = 4 cm in größter Ausdehnung
  - **T1b** Tumor > 4 cm und = 7 cm in größter Ausdehnung
- **T2** Tumor >7 cm in größter Ausdehnung, begrenzt auf die Niere
- **T3** Tumor breitet sich aus bis in Hauptvenen oder infiltriert Nebenniere oder perirenales Fettgewebe, aber nicht außerhalb der Gerota'schen Faszie
  - **T3a** Tumor infiltriert Nebenniere oder perirenale Fettkapsel, aber nicht über die Gerota'sche Faszie hinaus
  - **T3b** Ausgeprägte Tumorausdehnung in Nierenvenen oder V. cava unterhalb des Zwerchfells
  - **T3c** Tumorausdehnung in V. cava oberhalb des Zwerchfells
- **T4** Tumorausdehnung über Gerota'sche Faszie hinaus

N-Regionäre Lymphknoten
Regionäre Lymphknoten sind die hilären, para-aortalen und parakavalen Lymphknoten. Kontralateraler Befall hat keinen Einfluss auf N-Kategorie (z. B. parakavale Lymphknotenmetastasen bei linksseitigem Tumor)
- **NX** Regionäre LK können nicht beurteilt werden
- **N0** Kein Anhalt für regionäre Lymphknotenmetastasen
- **N1** Metastase in einem regionären LK
- **N2** Metastase in mehr als einem regionären LK

▼

M-Fernmetastasen
- **MX** Fernmetastasen können nicht beurteilt werden
- **M0** Kein Anhalt für Fernmetastasen
- **M1** Fernmetastasen

Untersuchungsverfahren T-Kategorie. Die Computertomographie als wesentliches Verfahren zur Diagnose des Primärtumors ermöglicht auch eine Unterscheidung zwischen organbegrenzten (T1–T2) und organüberschreitenden (T3–T4) Tumoren. Die Übereinstimmung mit der pT-Kategorie beträgt 80–90%. Die Tumorausdehnung in die Vena cava (in der früheren Klassifikation V-Kategorie) wird in der Computertomographie in der Regel erkannt, im Zweifelsfall gibt die Ultraschalluntersuchung bzw. die Kernspintomographie weitere Informationen.

Untersuchungsverfahren N-Kategorie. Paraaortale und parakavale Lymphknoten ab einem Durchmesser von >1 cm sind metastasensuspekt, Lymphknoten mit einem Durchmesser von >2 cm sind in der Regel tumorbefallen. Wie im kleinen Becken können auch im Retroperitoneum Mikrometastasen in nicht vergrößerten Lymphknoten im CT nicht erkannt werden.

Untersuchungsverfahren M-Kategorie. Die Beurteilung der Lunge erfolgt durch einen Röntgen-Thorax in 2 Ebenen. Leber, kontralaterale Niere und Nebenniere werden durch die ohnehin durchgeführte Computertomographie erfasst.

Hoden

T-Primärtumor
- **pTX** Primärtumor kann nicht beurteilt werden
- **pT0** Kein Anhalt für Primärtumor bzw. histologische Narbe
- **pTis** Intratubulärer Tumor (Carcinoma in situ)
- **pT1** Tumor begrenzt auf Hoden und Nebenhoden ohne Blut- oder Lymphgefäßinfiltration oder durch die Tunica albuginea, nicht aber in die Tunica vaginalis
- **pT2** Tumor begrenzt auf Hoden und Nebenhoden mit Blut- oder Lymphgefäßinfiltration oder durch die Tunica albuginea mit Befall der Tunica vaginalis
- **pT3** Tumor infiltriert Samenstrang mit oder ohne Blut-/Lymphgefäßinfiltration

▼

- **pT4** Tumor infiltriert Skrotum mit oder ohne Blut-/Lymphgefäßinfiltration

N-Regionäre Lymphknoten
- **NX** Regionäre LK's können nicht beurteilt werden
- **N0** Kein Anhalt für regionäre Lymphknotenmetastasen
- **N1** Metastasen in solitärem LK ≤2 cm in größter Ausdehnung oder multiple LK's, keiner >2 cm in größter Ausdehnung
- **N2** Metastasen in solitärem LK >2 cm aber ≤5 cm in größter Ausdehnung oder in multiplen LK's, jeder >2 cm aber ≤5 cm
- **N3** Lymphknotenmetastasen >5 cm in größter Ausdehnung

M-Fernmetastasen
- **MX** Fernmetastasen können nicht beurteilt werden
- **M0** Kein Anhalt für Fernmetastasen
- **M1** Fernmetastasen
  - **M1a** Fernmetastasen in nichtregionären LK's oder pulmonal
  - **M1b** andere Fernmetastasen

- **hCG (miU/ml)**
- **S1** <5.000
- **S2** 5.000–50 000
- **S3** >50 000

- **AFP (ng/ml)**
- **S1** <1000
- **S2** 1000–10 000
- **S3** >10 000

N = oberer Grenzwert

Während die neue TNM-Klassifikation die Serummarker beim Hodentumor nicht mehr beinhaltet, spielen sie in der Prognoseeinteilung der IGCCCG (International Germ Cell Cancer Colloboration Group) weiterhin eine wesentliche Rolle. Die fortgeschrittenen Keimzelltumorenwerden in drei prognostische Gruppen (gute, intermediäre und schlechte Prognose) eingeteilt. Die Einteilung wird wesentlich durch die Höhe der Serummarker mitbestimmt und ist durch die Klassifikation S1 (gute Prognose), S2 (intermediäre Prognose) und S3 (schlechte Prognose) abgebildet.

S-Serum Tumormarker
- **SX** Serummarker nicht verfügbar oder nicht bestimmt
- **S0** Serummarker im Normbereich

- **LDH**
- **S1** <1,5 × N und
- **S2** 1,5–10 × N oder
- **S3** >10 × N oder

▼

Untersuchungsverfahren T-Kategorie. Ausgenommen bei pTis und pT4, bei denen eine Orchiektomie nicht notwendig für die Klassifikation ist, wird die T-Klassifikation **nach** inguinaler Semikastratio bestimmt (= pT), eine klinische T-Klassifikation wird nicht vorgenommen.

Untersuchungsverfahren N-Kategorie. Zur Beurteilung der retroperitonealen, retrokruralen bzw. mediastinalen Lymphknoten ist die Computertomographie obligat. Mit dem Ultraschall können orientierend Lymphknotenvergrößerungen über 2 cm im Retroperitoneum erkannt werden.

Untersuchungsverfahren M-Kategorie. Wegen der höheren Sensitivität zur Erkennung kleiner Lungenmetastasen ist die Computertomographie des Thorax obligat. Schädel-CT und Skelettszintigraphie sind nur bei entsprechender Symptomatik erforderlich.

> Für die Therapieentscheidung nach Entfernung des betroffenen Hodens ist die klinische Stadieneinteilung nach der Lugano-Klassifikation wesentlich (siehe Kap. 9.6).

Diese Klassifikation berücksichtigt den N- und M-Status des Patienten. Bei metastasierter Erkrankung erfolgt die Einteilung nach der IGCCCG (International Germ Cell Cancer Collaboration Group), die die gesamte Tumorlast und die Tumormarker (β-HCG, AFP, LDH) berücksichtigt.

Penis

T-Primärtumor
- **TX** Primärtumor kann nicht beurteilt werden
- **T0** Kein Anhalt für Primärtumor
- **Tis** Carcinoma in situ

▼

- **Ta** Nichtinvasives verruköses Karzinom
- **T1** Tumor infiltriert subepitheliales Binde-
gewebe
- **T2** Tumor infiltriert Corpus spongiosum oder
cavernosum
- **T3** Tumor infiltriert Urethra oder Prostata
- **T4** Tumor infiltriert andere Nachbarstrukturen

N-Regionäre Lyymphknoten

- **NX** Regionäre LK`s können nicht beurteilt
werden
- **N0** Kein Anhalt für regionäre Lymphknoten-
metastasen
- **N1** Metastase in einem einzelnen oberfläch-
lichen Leisten-LK
- **N2** Metastase in multiplen oder beidseitigen
oberflächlichen Leisten-LK's
- **N3** Metastasen in tiefen Leisten- oder Becken-
LK's, einseitig oder beidseitig

M-Fernmetastasen

- **MX** Fernmetastasen können nicht beurteilt
werden
- **M0** Kein Anhalt für Fernmetastasen
- **M1** Fernmetastasen

Untersuchungsverfahren T-Kategorie. Die klinische Untersuchung ermöglicht eine grobe Abschätzung ob der Tumor das Corpus spongiosum/cavernosum bzw. die Urethra infiltriert (Verschieblichkeit?). Aussage-kräftige Daten zu bildgebenden Untersuchungsverfahren liegen nicht vor.

Untersuchungsverfahren N-Kategorie. Die Beurteilung der Leistenlymphknoten erfolgt klinisch durch Palpation. Beurteilt werden die Größe, die Konsistenz und die Verschieblichkeit. Zu bedenken ist, dass auch bei den das Peniskarzinom oft begleitenden entzündlichen Veränderungen Schwellungen der Leistenlymphknoten auftreten können. Die Beurteilung der iliakalen Lymphknoten erfolgt durch Computertomographie. Eine Aussage zum Metastasenverdacht ist nur bei Vergrößerung der Lymphknoten (>1,5 bzw. 2 cm) möglich.

Untersuchungsverfahren M-Kategorie. Zum Ausschluss von Lungenmetastasen wird ein Röntgen-Thorax durchgeführt.

Harnröhre

T-Primärtumor

- **TX** Primärtumor kann nicht beurteilt werden
- **T0** Kein Anhalt für Primärtumor

Harnröhre (Mann und Frau)

- **Ta** Nichtinvasiver papillärer Tumor oder
verruköses Karzinom
- **Tis** Carcinoma in situ
- **T1** Tumor infiltriert subepitheliales Binde-
gewebe
- **T2** Tumor infiltriert eines der folgenden
Organe: Corpus spongiosum, Prostata,
periurethrale Muskulatur
- **T3** Tumor infiltriert eines der folgenden
Organe: Corpus cavernosum, außerhalb
der Prostatakapsel, vordere Vagina, Blasen-
hals
- **T4** Tumor infiltriert irgendein anderes
Nachbarorgan

Urothelkarzinom der Prostata (prostatischen Harnröhre)

- **Tis pu** Carcinoma in situ, prostatische Urethra
betroffen
- **Tis pd** Carcinoma in situ, prostatische Drüsen-
eingänge betroffen
- **T1** Tumor infiltriert subepitheliales Binde-
gewebe
- **T2** Tumor infiltriert eines der folgenden
Organe: Prostatastroma, Corpus
spongiosum, periurethrale Muskulatur
- **T3** Tumor infiltriert eines der folgenden
Organe: Corpus cavernosum, über
Prostatakapsel hinaus, Blasenhals
(extraprostatisches Wachstum)
- **T4** Tumor infiltriert andere Nachbarorgane
(Infiltration der Blase)

N-Regionäre Lymphknoten

- **NX** Regionäre LK´s können nicht beurteilt
werden
- **N0** Kein Anhalt für regionäre Lymphknoten-
metastasen
- **N1** Metastase in solitärem LK ≤2 cm in größter
Ausdehnung
- **N2** Metastase in solitärem LK >2 cm, oder in
multiplen LK's

▼

M-Fernmetastasen

- **MX** Fernmetastasen können nicht beurteilt werden
- **M0** Kein Anhalt für Fernmetastasen
- **M1** Fernmetastasen

Untersuchungsverfahren T-Kategorie. Die Urethrozystoskopie ergibt nach Größenbeurteilung einen Anhalt für die mögliche Ausdehnung des Primärtumors. Weitere Hinweise kann die Sonographie mit einem hochauflösenden Schallkopf geben.

Untersuchungsverfahren N-Kategorie. Wie beim Urethrakarzinom erfolgt die Beurteilung der Leistenlymphknoten klinisch. Die Beurteilung der Beckenlymphknoten ist durch Computertomographie wie bei Blasen- und Prostatakarzinom nur grob möglich.

Untersuchungsverfahren M-Kategorie. Röntgen-Thorax wird zum Ausschluss von Fernmetastasen durchgeführt.

Nierenbecken und Ureter

T-Primärtumor

- **TX** Primärtumor kann nicht beurteilt werden
- **T0** Kein Anhalt für Primärtumor
- **Ta** Nichtinvasives papilläres Karzinom
- **Tis** Carcinoma in situ
- **T1** Tumor infiltriert subepitheliales Bindegewebe
- **T2** Tumor infiltriert Muskularis
- **T3** Tumor infiltriert jenseits der Muskularis in peripelvines/periureterales Fett oder Nierenparenchym
- **T4** Tumor infiltriert Nachbarorgane oder durch die Niere in das perirenale Fett

N-Regionäre Lymphknoten

- **NX** Regionäre LK´s können nicht beurteilt werden
- **N0** Kein Anhalt für regionäre Lymphknotenmetastasen
- **N1** Metastase in solitärem LK ≤2 cm in größter Ausdehnung
- **N2** Metastasen in solitärem LK >2 cm, aber ≤5 cm in größter Ausdehnung oder in multiplen LK's
- **N3** Metastasen in LK's >5 cm in größter Ausdehnung

▼

M-Fernmetastasen

- **MX** Fernmetastasen können nicht beurteilt werden
- **M0** Kein Anhalt für Fernmetastasen
- **M1** Fernmetastasen

Untersuchungsverfahren T-Kategorie. Eine grobe Beurteilung (organüberschreitendes Wachstum) ist durch die Computertomographie möglich. Bei kleineren im Ausscheidungsurogramm bzw. bei der Ureteropyeloskopie erkannten Tumoren ist ein CT nicht erforderlich.

Untersuchungsverfahren N-Kategorie. Die Beurteilung der retroperitonealen Lymphknoten durch die Computertomographie analog wie beim Hodentumor.

Untersuchungsverfahren M-Kategorie. Röntgen-Thorax zum Ausschluss bzw. Nachweis von Lungenmetastasen.

18.2   Nomogramme

❯ Patienten, die durch das TNM-System in dieselbe Kategorie eingeteilt werden, können eine völlig unterschiedliche Prognose haben.

Der Versuch durch genetische Untersuchungen des Tumors (Überexpression, Mutation von Genen) hat bisher nicht zu klinisch verwertbaren Verbesserungen der Vorhersage des Krankheitsverlaufes geführt.

Mit den sogenannten Nomogrammen wurde in den 90er-Jahren begonnen, beim Prostatakarzinom durch die Anwendung mehrerer Prognoseparameter (T-Kategorie, prätherapeutisches PSA, Gleason-Score) das pathologische Stadium und die Progressionswahrscheinlichkeit nach einer bestimmten Therapie genauer vorherzusagen. Der Gleason-Score ist eine differenzierte Malignitätswertung (Grading), welcher die zwei dominierenden histopathologischen Muster des Tumors beschreibt. Dabei wird jeder Tumoranteil mit einem Score von 1 bis 5 bewertet, sodass die Gleason Punktsumme zwischen 2 und 10 betragen kann. Die Prognose ist günstig bei einem Score bis 6 und ungünstig bei einem Score ab 7.

Die genannten Parameter werden mit dem bekannten klinischen Verlauf eines großen Patientenkollektivs in Korrelation gesetzt und mit diesen Daten ein Algorithmus konstruiert, der für einen »neuen« Patienten nun eine recht genaue Vorhersage ermöglicht. (Abwei-

◙ **Tabelle 18.1.** Kattan Nomogramm (Kattan 1998). Die Parameter »Clinical stage«, »Gleason-Score« und »PSA« werden an entsprechenden horizontalen Linealen bestimmt, durch vertikale Verbindung mit dem obersten Lineal wird die Punktzahl festgelegt. Die Summe der Punkte wird im 2. Lineal von unten eingetragen und direkt darunter die Rezidivfreiheit nach 5 Jahren abgelesen.

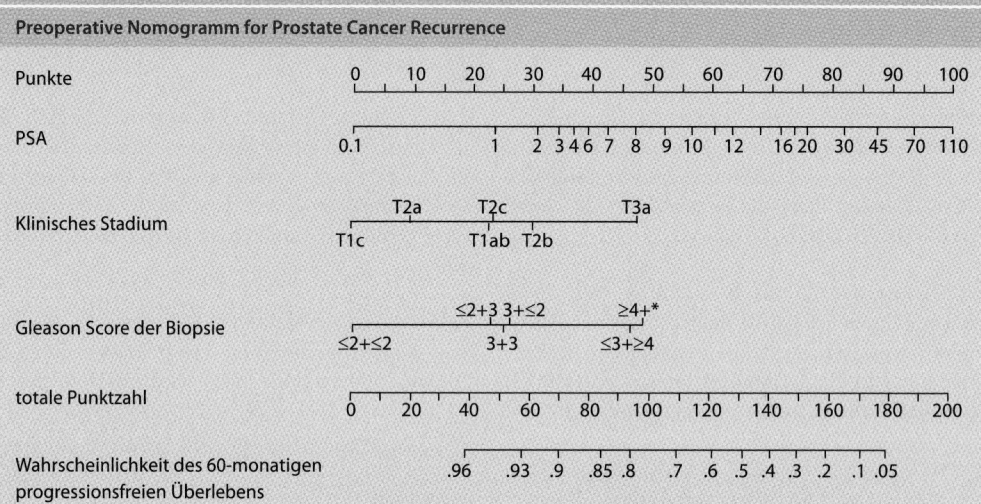

chung bei den meisten Nomogrammen ± 10%). Die bekanntesten Nomogramme sind die **Partin Tables** und die **Kattan Nomogramme** (◙ Tabelle 18.1 und Tabelle 18.2).

❯ Die Nomogramme finden heute breite Anwendung bei der Beratung von Prostatakarzinom-Patienten.

In Kürze

TNM- System. Grobes Grundgerüst zur Prognosebeurteilung einer spezifischen Tumorerkrankung:
— organbegrenzt, organüberschreitend, Nachbarorgane infiltrierend (**T-Kategorie**)
— ohne/mit Lymphknotenmetastasen (**N-Kategorie**)
— ohne/mit Fernmetastasen (**M-Kategorie**)

Festlegung der klinischen TNM-Kategorien (Staging). Prätherapeutisch mit klinischen und bildgebenden Untersuchungsverfahren, für die Therapiewahl von ausschlaggebender Bedeutung.

Pathohistologische Klassifizierung. Wesentlich für Prognose der Tumorerkrankung. Organbegrenzte Tumoren haben bessere Prognose als organüberschreitende, lymphknotennegative haben bessere Prognose als solche mit Lymphknotenmetastasen. R-Status: Entfernung/Nichtentfernung im Gesunden, Tumorgrading: Differenzierungsgrad.

Nomogramme. Vorhersage der Prognose beim Prostatakarzinom mittels Einschätzung mehrere Parameter (T-Kategorie, prätherapeutisches PSA, Gleason-Score), am bekanntesten **Partin Tables**, **Kattan Nomogramme**, finden inzwischen breite Anwendung bei der Patientenberatung.

18

▣ **Tabelle 18.2.** Partin Tables (Partin 2001). Mit den Parametern »Clinical stage«, »Gleason-Score« und »PSA« können die Wahrscheinlichkeit von organüberschreitendem Wachstum, Samenblasen- und Lymphknotenbefall abgelesen werden

Klinisches Stadium T1c (nicht tastbar, PSA erhöht)

PSA (Wert) Bereich (ng/mL)	pathologisches Stadium	Gleason Score				
		2–4	5–6	3+4=7	4+3=7	8–10
0–2,5	organbegrenzte Erkrankung	95 (89–99)	90 (88–93)	79 (74–85)	71 (62–79)	66 (54–76)
	extraprostatisches Wachstum	5 (1–11)	9 (7–12)	17 (13–23)	25 (18–34)	28 (20–38)
	Samenblasen (+) bzw. Infiltration	–	0 (0–1)	2 (1–5)	2 (1–5)	4 (1–10)
	Lymphknoten (+) bzw. Infiltration	–	–	1 (0–2)	1 (0–4)	1 (0–4)
2,6–4,0	organbegrenzte Erkrankung	92 (82–98)	84 (81–86)	68 (62–74)	58 (48–67)	52 (41–63)
	extraprostatisches Wachstum	8 (2–18)	15 (13–18)	27 (22–33)	37 (29–46)	40 (31–50)
	Samenblasen (+) bzw. Infiltration	–	1 (0–1)	4 (2–7)	4 (1–7)	6 (3–12)
	Lymphknoten (+) bzw. Infiltration	–	–	1 (0–2)	1 (0–3)	1 (0–4)
4,1–6,0	organbegrenzte Erkrankung	90 (78–98)	80 (78–83)	63 (58–68)	52 (43–60)	46 (36–56)
	extraprostatisches Wachstum	10 (2–22)	19 (16–21)	32 (27–36)	42 (35–50)	45 (36–54)
	Samenblasen (+) bzw. Infiltration	–	1 (0–1)	3 (2–5)	3 (1–6)	5 (3–9)
	Lymphknoten (+) bzw. Infiltration	–	0 (0–1)	2 (1–3)	3 (1-5)	3 (1-6)
6,1–10,0	organbegrenzte Erkrankung	87 (73–97)	74 (72–77)	54 (49–59)	43 (35–51)	37 (28–46)
	extraprostatisches Wachstum	13 (3–27)	23 (21–25)	36 (32–40)	47 (40–54)	48 (39-57)
	Samenblasen (+) bzw. Infiltration	–	2 (2–3)	8 (6–11)	8 (4–12)	13 (8–19)
	Lymphknoten (+) bzw. Infiltration	–	0 (0–1)	2 (1–3)	2 (1–4)	3 (1–5)
> 10,0	organbegrenzte Erkrankung	80 (61–95)	62 (58–64)	37 (32–42)	27 (21–34)	22 (16–30)
	extraprostatisches Wachstum	20 (5–39)	33 (30–36)	43 (38–48)	51 (44–59)	50 (42–59)
	Samenblasen (+) bzw. Infiltration	–	4 (3–5)	12 (9–17)	11 (6–17)	17 (10–25)
	Lymphknoten (+) bzw. Infiltration	–	2 (1–3)	8 (5–11)	10 (5–17)	11 (5–18)

Prostataspezifisches Antigen

Begutachtung im Fach Urologie

K.-H. Bichler, W. Mattauch

19.1 Gesetzliche Grundlagen

❯ Die Begutachtung im Fach Urologie beschäftigt sich mit Erkrankungen, Verletzungen und deren Folgeerscheinungen der Nieren, der ableitenden Harnwege sowie der männlichen Geschlechtsorgane.

Auftraggeber für gutachterliche Äußerungen sind, entsprechend den Gegebenheiten unseres Sozial- bzw. Gesellschaftssystems, die Träger der gesetzlichen Unfallversicherung (in der Regel Berufsgenossenschaften) sowie die Institutionen des Versorgungswesens (Versorgungsämter, Sozialgerichte). Einen weiteren wichtigen Anteil der Gutachtenauftraggeber stellen die Rentenversicherungsträger (Landesversicherungsanstalten, Bundesversicherungsanstalt bzw. auch hier im Streitfalle die Sozialgerichte) dar. Dazu kommen Begutachtungen in Fragen des Arztrechtes, einmal durch die bei den Landesärztekammern eingerichteten Gutachterkommissionen, sowie für die Gerichte. Schließlich sind Versicherungen (Kranken- und Lebensversicherer) und staatliche Institutionen wie Gesundheitsämter (z. B. im Rahmen der Beamtung) und Wehrbereichsverwaltungen (z. B. zur Frage der Wehrdienstfähigkeit) wichtige Auftraggeber für den begutachtenden Arzt.

Je nach Auftraggeber unterscheiden sich die Begutachtungen im Rahmen der jeweiligen Verfahren und Regularien. Wichtig ist in diesem Zusammenhang die Verwendung verschiedener Grundbegriffe, die bei der Begutachtung immer wieder auftauchen.

❯ An erster Stelle sei der Begriff der **»Krankheit«** genannt. Dieser Begriff drückt eine Störung des körperlichen, seelischen, geistigen oder sozialen Befindens eines Menschen aus und wird den verschiedenen Verfahren entsprechend verwandt. So bezieht sich beispielsweise im Rahmen der Krankenversicherung der Krankheitsbegriff nicht nur auf körperliche und geistige Funktionsstörungen sondern umfasst auch psychische Störungen. Bei der Definition von »Krankheit« ist jeweils das Alter und die daraus folgende Veränderung der körperlichen und geistigen Leistungsfähigkeit zu berücksichtigen.

Ein weiterer wichtiger Begriff ist die **»Schädigungsfolge«**, der sich z. B. bei der Unfallversicherung nur auf Erkrankungen, die auf das Unfallereignis zurückzuführen sind, bezieht. Diese müssen von Gesundheitsstörungen mit anderen Genesen abgegrenzt werden. Im Sinne der Rentenversicherung werden neben Erkrankungen auch anders geartete Leiden, die die Wiedereingliederung in den Arbeitsmarkt erschweren bzw. unmöglich machen, hinzugefügt. Beispiele hierfür sind Salmonellenausscheider bzw. aufgrund ihres Alters deutlich leistungsgeminderte Menschen.

Unter **»Behinderung«** ist zunächst jeder für das jeweilige Lebensalter untypische körperliche, geistige oder seelische Zustand zu verstehen, der nicht nur vorübergehend (d. h. länger als 6 Monate) zu einer Funktionsbeeinträchtigung führt und einen **Grad der Behinderung (GdB)** von wenigstens 10% bedingt. Personen, deren GdB dauerhaft mindestens 50% beträgt, gelten als schwerbehindert. Der Begriff »Grad der Behinderung« wird im Schwerbehindertengesetz verwandt und bezieht sich auf alle Gesundheitsstörungen unabhängig von ihrer Ursache.

»Minderung der Erwerbsfähigkeit« (**MdE**) bezeichnet im sozialen Entschädigungsrecht die Schwere eines Gesundheitsschadens (Grundrente). Im gesetzlichen Unfallversicherungsrecht wird dagegen mit der MdE der durch die gesundheitlichen Folgen des Unfalls hervorgerufene Verlust an Erwerbsmöglichkeit bemessen.

»Grad der Behinderung« (**GdB**) gilt im Schwerbehindertenrecht, unter Verwendung der für die MdE gültigen Bewertungskriterien.

»Berufsunfähigkeit« tritt dann ein, wenn aus gesundheitlichen Gründen die Fähigkeit, durch Arbeit Lohn zu erzielen, nicht mehr gegeben ist. Es wird hier zwischen Berufsunfähigkeit und Erwerbsunfähigkeit getrennt. Ein Versicherter ist berufsunfähig, wenn die Erwerbsfähigkeit infolge von Krankheit oder anderen Gebrechen bzw. Schwäche seiner körperlichen oder geistigen Kräfte auf weniger als die Hälfte derjenigen eines körperlichen und geistig gesunden Versicherten mit ähnlicher Ausbildung und gleichwertigen Kenntnissen und Fähigkeiten herabgesunken ist.

Dagegen bedeutet **»Erwerbsunfähigkeit«**, dass der Versicherte (infolge Krankheit, anderen Gebrechen oder Schwäche seiner körperlichen oder geistigen Kräfte) auf unabsehbare Zeit keine Erwerbstätigkeit mehr regelmäßig ausüben bzw. nicht mehr als nur geringfügige Einkünfte durch Erwerbstätigkeit erzielen kann.

»Arbeitsunfähig« ist ein Versicherter, der seiner bisher ausgeübten Erwerbstätigkeit aus Krankheitsgründen überhaupt nicht oder nur auf die Gefahr hin nachgehen kann, seinen Gesundheitszustand zu verschlimmern. Dieser Zustand wird durch entsprechende Maßnahmen wiederhergestellt und ist zeitlich begrenzt.

Die genannten Begriffe werden im Rahmen der jeweiligen Verfahren verwendet.

19

19.1.1 Begutachtung in der gesetzlichen Unfallversicherung

❯ Im Rahmen der gesetzlichen Unfallversicherung werden Berufskrankheiten sowie Erkrankungen in Folge von beschäftigungsbedingten Unfällen betreut.

Träger sind die verschiedenen Berufsgenossenschaften. Wichtige BG's sind z. B. die Bauberufsgenossenschaft, die landwirtschaftliche Berufsgenossenschaft, die Metallberufsgenossenschaft und die Berufsgenossenschaft für Fahrzeughaltungen. Die Berufsgenossenschaften unterhalten Kliniken (z. B. Berufsgenossenschaftliche Unfallklinik Tübingen), die die entsprechende Diagnostik und Therapie (vornehmlich unfallchirurgisch) durchführen. Durch die Unfallversicherung wird die **Rente** anhand der MdE auf der Basis des letzten Arbeitsentgeltes gewährt.

🔴 *Der Fall.* Erleidet ein Arbeitnehmer auf dem Wege zur Arbeit oder bei der Arbeit einen Unfall, wird er nach Versorgung an der Arbeitsstelle dem sogenannten **Durchgangs-Arzt** (**D-Arzt**) vorgestellt. Dieser erstellt einen D-Arztbericht, in dem die weitere Behandlung festgelegt wird. Es kann nun eine stationäre oder ambulante Behandlung erfolgen, im weiteren Verlauf können Rehabilitationsmaßnahmen notwendig werden. Es wird ein erstes Rentengutachten abgefasst, das Geldleistungen für unbestimmte Dauer als Folge des Arbeitsunfalls nach der zu entschädigenden MdE (Verletztenrente, Pflegegeld) oder Hinterbliebenenrente gewährt. Nach Ablauf einer gewissen Zeit (1 Jahr) wird das zweite Rentengutachten erstellt. Oft sind jedoch nach Ablauf von 2–3 Jahren jeweils weitere Begutachtungen notwendig. Dazwischen können Heilmaßnahmen (Rehabilitation, operative Eingriffe) notwendig sein.

Die Aufgaben der gesetzlichen Unfallversicherungen beziehen sich jedoch nicht nur auf diese Maßnahmen, sondern umfassen auch **Arbeitsverhütungsmaßnahmen** und **Unfallverhütungsmaßnahmen**.

Entschädigungen für Berufskrankheiten werden gewährt.

Wichtig ist die Unterscheidung von Arbeitsunfällen und Berufskrankheiten.

▬ **Arbeitsunfälle** sind plötzlich eintretende Ereignisse, die einen Körperschaden zur Folge haben.

▬ **Berufskrankheiten** hingegen können auch Jahre nach der Arbeitsexposition auftreten, was am Beispiel des Blasenkarzinoms deutlich wird. Es handelt sich hier um durch die Berufstätigkeit verursachte

Erkrankungen, die als entschädigungspflichtig anerkannt sind. Grundlage der Rechtsprechung ist § 9 SGB VII sowie daneben die von der Bundesregierung verabschiedete Berufskrankheitenverordnung (BKV, aktuelle Fassung 31.10.1997). Die BKV enthält eine Liste mit allen anerkannten Berufskrankheiten.

Folgende Berufskrankheiten sind im Fach Urologie von Bedeutung:
— **1.** Durch chemische Einwirkung verursachte Krankheiten.
— **13** Lösemittel, Schädlingsbekämpfungsmittel, Pestizide und sonstige chemische Stoffe: Hier kann der Umgang mit Lösungsmitteln zu erektiler Impotenz führen.
— **1301** Schleimhautveränderungen, Krebs oder andere Neubildungen der Harnwege durch aromatische Amine: Hierzu gehört die Entwicklung von Harnblasenkarzinomen bei Arbeitern, z. B. aus der chemischen Industrie. (Das klassische Beispiel ist der Harnblasenkrebs bei jahrelangem Umgang mit Anilin).
— **3** Durch Infektionserreger oder Parasiten verursachte Krankheiten sowie Tropenkrankheiten.
— **3102** Von Tieren auf Menschen übertragbare Krankheiten wie Urogenitaltuberkulose, z. B. bei Fleischern.

❯ In der **privaten Unfallversicherung** werden die Dauerfolgen eines Unfalles nicht nach dem Grad der MdE, sondern nach dem **Invaliditätsgrad** (in Prozent) entschädigt.

Der Bemessung des Invaliditätsgrades liegen die allgemeinen Unfallversicherungsbedingungen (AUB 95) zugrunde. Danach wird als Invalidität die dauernde Beeinträchtigung der körperlichen oder geistigen Leistungsfähigkeit benannt.

19.1.2 Begutachtung in der gesetzlichen Rentenversicherung

❯ Die Rentenversicherung ist grundsätzlich eine Pflichtversicherung für alle Arbeitnehmer. Ihre Leistungen sind auch auf Nichtversicherte (z. B. Hausfrauen) ausgedehnt worden.

Träger der Rentenversicherung sind die jeweilige Landes- und Bundesversicherungsanstalten. Ausgenommen von der gesetzlichen Rentenversicherungspflicht sind Beamte, Soldaten, Studenten und Angehörige von selbstständigen Versorgungswerken (z. B. Ärzte, Rechtsanwälte). Neben der gesetzlichen Rentenversicherung besteht die Möglichkeit zur freiwilligen Versicherung.

Wesentliche Aufgaben der gesetzlichen Rentenversicherung sind:
- Rentengewährung wegen Berufs- oder Erwerbsunfähigkeit, Altersruhegeld und
- Rehabilitationsmaßnahmen.

❯ Die Renten wegen Berufsunfähigkeit (BU) bzw. Erwerbsunfähigkeit (EU) werden neuerdings (2001) ersetzt durch eine »**Rente wegen Erwerbsminderung**«, als Bewertungskriterium dafür dient das gesundheitliche Leistungsvermögen auf dem allgemeinen Arbeitsmarkt.

Die Begutachtung in der Rentenversicherung untersucht die Leistungsfähigkeit im Erwerbsleben und hier insbesondere, in welchem zeitlichen Umfang der Versicherte mit den festgestellten Funktionsstörungen und qualitativen Einschränkungen noch in der Lage ist, seine letzte versicherungspflichtige berufliche Tätigkeit auszuüben oder in welchem Umfang eine anders geartete Arbeit möglich wäre.

Tipp

Werden vom Gutacher Rehabilitationsleistungen für erforderlich bzw. erfolgversprechend gehalten, wird vom Versicherungsträger eine entsprechende Begründung erwartet.

19.1.3 Begutachtung im Versorgungswesen

❯ Das Versorgungswesen unseres Landes ist mit der Betreuung von Beschädigten beauftragt, denen Leistungen nach dem Sozialen Entschädigungsrecht bzw. dem Schwerbehindertengesetz zustehen.

Auftraggeber für Gutachten sind die Versorgungsämter bzw. bei gerichtlichen Auseinandersetzungen die Sozialgerichte. Entsprechend den betroffenen Gruppen wird juristisch unterschieden in:

Soziales Entschädigungsrecht (Bundesversorgungsgesetz für Kriegsopfer, Soldatenversorgungsgesetz, Zivildienstgesetz, Häftlingsgesetz, Bundesseuchengesetz und Gesetz über die Entschädigung für Opfer von Gewalttaten). Im sozialen Entschädigungsrecht gilt die MdE für die Bestimmung der Grundrente. Entscheidend für die Begutachtung ist im sozialen Entschädigungsrecht die Klärung des ursächlichen Zusammenhanges.

Schwerbehindertengesetz (SchwbG). In diesem Gesetz wird der Grad der Behinderung (GdB) zugrunde gelegt. Schwerbehinderte sind Personen mit einem GdB von mindestens 50%.

❯ Nach SGB IX sind Menschen behindert, wenn ihre körperliche Funktion, geistige Fähigkeit oder seelische Gesundheit mit hoher Wahrscheinlichkeit länger als sechs Monate von dem für das Lebensalter typischen Zustand abweichen und daher ihre Teilhabe am Leben in der Gesellschaft beeinträchtigt ist.

Im Rahmen des SchwbGs lassen die zuständigen Behörden durch den Begutachter und auf Antrag des Behinderten die Behinderung, die GdB und weitere gesundheitliche Schäden im Hinblick auf Wiedereingliederungshilfen feststellen. Bei Vorliegen mehrerer Behinderungen ist nach § 3 SchwbG eine Beurteilung des Behinderungsgrades in seiner Gesamtheit festzustellen. Dabei ist der Leidenszustand des Behinderten zu beurteilen. Die Ursache der Behinderung ist bedeutungslos. Vom Bundesministerium für Arbeit und Sozialordnung werden regelmäßig Anhaltspunkte für die ärztliche Gutachtertätigkeit herausgegeben, die die Grundlage zur Begutachtung im Bereich des sozialen Entschädigungsrechts und des Behindertengesetzes darstellen.

19.1.4 Begutachtungen im Bereich des Arztrechtes

Gutachten in diesem Bereich stehen in Zusammenhang mit Vorwürfen von Patienten gegenüber ihrem behandelnden Arzt (Behandlungsfehler, ungenügende Aufklärung).

Fühlt sich ein Patient in unserem Lande falsch behandelt, so steht es ihm frei, eine Rechtfertigung vom Arzt zu verlangen. Zwei Wege führen dahin:
- Die sofortige gerichtliche Auseinandersetzung oder, wie sich in den letzten 15 Jahren herausgebildet hat,
- die Einschaltung einer Gutachterkommission für Fragen ärztlicher Haftpflicht (bei den jeweiligen Landesärztekammern eingerichtet).

19

Fachärztliche Gutachten werden dann von diesen Institutionen veranlasst.

❯ Ein **Behandlungsfehler** liegt dann vor, wenn der Arzt bei der medizinischen Behandlung die nach den jeweiligen Erkenntnissen der medizinischen Wissenschaft unter den gegebenen Umständen objektiv erforderliche Sorgfalt außer acht gelassen hat.

Als Maßstab gilt dabei diejenige Sorgfalt, die von einem Durchschnittsarzt bzw. der in Betracht kommenden ärztlichen Fachgruppe in der konkreten Situation erwartet werden kann.

> **Tipp**
>
> Ein Behandlungsfehler kann auch in einem Unterlassen bestehen und umfasst auch Versäumnisse außerhalb des eigentlichen ärztlichen Behandlungsgeschehens, wie z. B. das Unterlassen der Weitergabe wichtiger Daten für die Weiterbehandlung.

❯ In zunehmenden Maße führen auch **Aufklärungsfehler** zu gerichtlichen Auseinandersetzungen.

Obwohl sich die Gerichte seit Jahren mit wachsendem Verständnis und zunehmender Sachkenntnis um das rechte Maß bemühen, gehen die forensischen und literarischen Kontroversen hier weiter. Nicht nur die immer neu hinzukommenden alternativen Behandlungsmethoden erschweren eine sachgerechte Aufklärung, sondern auch die kritische Haltung, die Patienten Ärzten gegenüber einnehmen.

Allgemein besteht bei einer Standardbehandlung keine Aufklärungspflicht bezüglich **alternativer Behandlungsmöglichkeiten**. Andererseits ist der Arzt (Operateur) aber gehalten, auch auf Alternativen hinzuweisen (z. B. in der Onkologie: Strahlenbehandlung neben der Operation oder kontrolliertes Abwarten bei einem Prostatakarzinom).

Ziel der Aufklärung ist, dass der informierte Patient bewusst der vorgeschlagenen ärztlichen Maßnahme zustimmt. Im Aufklärungsgespräch sollte daher der Arzt auf eine **verständliche Wortwahl** achten.

> **Tipp**
>
> Vor der oberflächlichen Verwendung sogenannter »Aufklärungsformulare« muss gewarnt werden, da die bloße Unterschrift des Patienten nicht beweisend für dessen korrekte Aufklärung ist.

Vielmehr ist die **mündliche Aufklärung** durch den Arzt entscheidend. Sie sollte auf dem Aufklärungsbo-

gen durch handschriftliche Eintragungen bzw. Zeichnungen dokumentiert werden.

19.2 Erstellung und Abfassung eines Gutachtens

Die Erstellung und Abfassung eines Gutachtens setzt eine genaue Kenntnis der vorhandenen Unterlagen (D-Arztbericht, Akten der Sozialgerichte oder Rentenverfahren) voraus. Nicht in allen Fällen, aber meistens ist es sinnvoll und geboten, den betroffenen Patienten selbst zu sprechen und zu untersuchen.

Die **Anamneseerhebung** sollte nach einem bestimmten Schema ablaufen. Neben der Vorgeschichte (z. B. Ablauf des Arbeitsunfalles) sind die Beschwerden des Patienten zum Zeitpunkt der Untersuchung eingehend zu erfragen und genau zu dokumentieren.

Die durchzuführenden **diagnostischen Maßnahmen** sind auf ein Minimum zu begrenzen, jedoch aufgrund der Vorkenntnisse des Arztes so auszuweiten, dass eine genaue Diagnose gestellt werden kann. Laborparameter, Röntgenuntersuchungen und Sonographie dienen hierzu. Es könnten jedoch auch weitergehende Eingriffe, wie urodynamische Abklärung mittels Miktionsvideozystographie oder eine Blasenspiegelung notwendig sein, wobei der zu Begutachtende über invasive Maßnahmen aufgeklärt werden muss.

> **Tipp**
>
> Untersuchungen, die eine erhebliche Schmerzbelastung oder ein erhöhtes Risiko bezüglich Komplikationen mit sich bringen, sind »nicht duldungspflichtig« und können vom Patienten abgelehnt werden.

Alle Untersuchungsergebnisse sind eindeutig und genau zu protokollieren. Sind weitergehende Maßnahmen notwendig, die das urologische Fachgebiet überschreiten, so sind diese als **Zusatzbegutachtung** zu deklarieren (z. B. Isotopennephrogramm bzw. Computertomogramm).

Die **gutachterliche Beurteilung** soll als Zusammenfassung wiedergegeben sein

❯ Die Schädigungsfolgen müssen dabei als solche benannt und von nichtschädigungsbedingten Erkrankungen getrennt werden. Die MdE ist genau zu deklarieren, etwaig notwendig werdende Maßnahmen sind zu benennen.

Ist nach Durchführung einer Behandlung eine erneute Begutachtung notwendig, so sollte ein Begutachtungstermin festgesetzt werden.

Insgesamt ist bei der Gutachtenerhebung an die **Abfassung in verständlicher Sprache** zu erinnern, um Verständigungsprobleme (z. B. vor Gericht) zu vermeiden. Im Allgemeinen sind die Leser medizinische Laien, hieran muss sich die Terminologie orientieren.

Von verschiedenen Auftraggebern werden sogenannte »**Formulargutachten**« angefordert, so z. B. von den Berufsgenossenschaften und Versicherungsgesellschaften. Das erste bzw. zweite Rentengutachten in der Unfallversicherung sind als Formulargutachten abgefasst und entsprechend zu beantworten.

19.3   Spezielle Begutachtung im urologischen Fachgebiet

Niere

Begutachtet werden:
- Verletzungen der Niere und des harnableitenden Systems,
- entzündliche und tumoröse Erkrankungen des Parenchyms und der ableitenden Harnwege,
- Missbildungen,
- Folgeerscheinungen von Nierenerkrankungen wie Hypertonus,
- Harnsteinbildung.

Die im Gutachten notwendige **Diagnostik** berücksichtigt:
- Sonographie,
- Ausscheidungsurographie,
- Isotopennephrogramm
- sowie Bestimmung von Laborparametern (Kreatinin, Elektrolyte, Natrium, Kalium, Kalzium, Harnsäure, Urinstatus).

In der gutachterlichen Beurteilung (Schätzung der MdE) ist die **Einnierigkeit** zu erwähnen, die bei dem paarig angelegten Organ eine Minderung der Arbeitsfähigkeit von 25% bedingt

Der Gesetzgeber nimmt hier Rücksicht auf die Leistungsfähigkeit und den Mangel an funktioneller Intaktheit. Die Einschränkung der Funktion auch der Restniere bedeutet dann eine sich rasch steigernde MdE. Ursache der Einnierigkeit können Verletzungen, Entzündungen bzw. Aplasie sein.

Nierenverletzungen. Hier sind stumpfe von offenen (wie Stich- und Schussverletzungen bzw. Perforationen) zu unterscheiden. Folgen der Nierenverletzung können

sein: Einnierigkeit, Hohlraumdestruktionen, Harnstauungsnieren, Entzündungen, Harnsteinbildung, Hochdruckentwicklung und Fistelbildung.

Entzündliche Erkrankungen der Niere.
- **Pyelonephritis** (häufigste entzündliche Erkrankung der Niere) sowie Glomerulonephritis und in besonderem Falle die Tuberkulose-Erkrankung machen eine Einschätzung entsprechend der Funktionseinschränkung notwendig. Für die Begutachtung der Pyelonephritis ist die Anerkennung abhängig von einer kausalen Beziehung zu beispielsweise Kälte- und Nässeexposition, Verletzungsfolgen, aber auch der Zusammenhang mit dem Harnsteinleiden kann gutachterlich eine Rolle spielen. Folgeerscheinungen entzündlicher Nierenerkrankungen können erhebliche Einschränkung der Nierenfunktion (Schrumpfniere), Entstehung von Hochdruck und Harnsteinen (letzteres insbesondere durch Beteiligung der tubulären Abschnitte) sein.
- **Glomerulonephritis** hat ihre Ursache z. B. in einer Infektion der oberen Luftwege oder der Haut mit bestimmten β-hämolytischen Streptokokken der Gruppe A. Zu ihren Symptomen gehört Hämaturie und Proteinurie. Bei der gutachterlichen Beurteilung der chronischen Glomerulonephritis ist die Frage nach der Vorgeschichte, d. h. Nachweis von Infekten im Zeichen einer akuten Glomerulonephritis erforderlich. Der Zusammenhang zwischen einer chronischen Glomerulonephritis und entsprechenden Kälte- und Nässeexpositionen bzw. erschwerten Umweltbedingungen (Kriegsdienst oder Gefangenschaft) ist zu betonen. Der ursächliche Zusammenhang zwischen einem Unfallereignis und einer akuten Glomerulonephritis ist nur indirekt denkbar über die Entwicklung eines Infektes. Der zeitliche Zusammenhang ist hier von großer Bedeutung. Im Versorgungswesen spielt noch bei einzelnen zu Begutachtenden die sogenannte **Feldnephritis** eine Rolle. Es handelt sich hierbei um eine Glomerulonephritis, die epidemisch oder endemisch während der Kriege aufgetreten ist. Im Zusammenhang mit entzündlichen glomerulären Erkrankungen kann es zur Entwicklung eines **nephrotischen Syndroms** (Proteinurie von mehr als 3 g/Tag und Dysproteinämie) kommen. Voraussetzung für die Anerkennung des Syndroms ist die Anerkennung der Glomerulonephritis.
- Gutachterlich findet die sogenannte **Analgetika-Nephropathie,** eine chronisch-interstitielle Pyelonephritis, Erwähnung. Die Erkrankung kann zu einer chronischen Niereninsuffizienz mit Papillen-

nekrosen führen. Ursächlich ist eine jahrelange Anwendung von phenacetinhaltigen Medikamenten.

▬ Folgeerscheinung einer entzündlichen, parenchymatösen Nierenerkrankung ist der **Hypertonus**. Pyelonephritis, Glomerulonephritis, Tuberkulose, tumorösen Veränderungen bzw. zystische Degeneration der Niere und Arterienstenosen können ursächlich sein. Die gutachterliche Bewertung des Hypertonus wird daher nach diesen Erkrankungen zu forschen haben. Festzuhalten ist aber, dass die renalen Ursachen des arteriellen Hochdrucks im Vergleich zur essentiellen Hypertonie deutlich geringer sind.

Dialyse und Nierentransplantation. Bei der Begutachtung von degenerativen bzw. entzündlich-degenerativen Nierenerkrankungen ist das Problem der Dialyse und Nierentransplantation anzusprechen.

> **Tipp**
>
> Patienten mit chronischem Nierenversagen sollten keine schwere körperliche Arbeit mehr leisten. Leichtere Arbeiten können ausgeführt werden.

Eine Einschätzung der MdE, unabhängig von der Niereninsuffizienz von 30% ist anzunehmen. Die Einschätzung der MdE bei der Niereninsuffizienz ist abhängig von der endogenen Kreatinin-Clearance. Bei einer Einschränkung auf nicht mehr als 50% der Norm liegt eine 30%ige MdE vor, bei einem Absinken auf beispielsweise 10–30 ml/min. muss eine weit höhere MdE von 60–80% angenommen werden.

Bei der **Nierentransplantation** wird entsprechend den Anhaltspunkten im sozialen Entschädigungsrecht, sowie nach dem Schwerbehindertengesetz eine Heilungsbewährung (2 Jahre) abgewartet. Für diesen Zeitraum ist eine MdE von 100% anzunehmen. Wenn die Niere 1,5 bis 2 Jahre ohne Abstoßungszeichen funktioniert, kann von einer normalen Nierenfunktion entsprechend Einnierigkeit ausgegangen werden. Der weitere Verlauf der Begutachtung hängt dann von eventuell noch verbliebenen Funktionsstörungen ab.

Auch unter Einbeziehung der notwendigen Immunsuppression ist aber von einer MdE von 50% als Dauer auszugehen.

Nierentumoren. Gutachterlich wird entsprechend den Anhaltspunkten des Bundesministers für Arbeit und Sozialordnung die Minderung der Erwerbsfähigkeit durch einen Nierentumor, während einer Heilungsbewährung (2–5 Jahre), bei Entfernung im Frühstadium mit 60%, in fortgeschrittenen Stadien mit 80–100% angenommen. Danach bei Wegfall der Rezidivgefahr 25%. Die Entwicklung eines Nierentumors infolge eines Traumas wird kontrovers diskutiert.

Missbildungen der Niere. Zystennieren, Aplasie oder Hypoplasie, Malrotation und anderes werden gutachterlich entsprechend ihren Folgeerscheinungen bezüglich Funktion oder z. B. Hypertonusentwicklung eingeschätzt.

Harnsteinbildung. Die Pathogenese ist komplex und in ihrem Kern unklar. Bekannt sind verschiedene Faktoren (z. B. Infekte, erhöhte Ausscheidung von Kalzium, Oxalsäure und Harnsäure, ▶ Kap. 10). Gutachterlich spielen deshalb v. a. derartige Faktoren eine Rolle, z. B. Hyperkalzurie durch Immobilisation bei Knochenfrakturen oder Querschnittslähmung oder die Entstehung von Infekten nach Verletzungen. Bei der Begutachtung des Harnsteinleidens sind Anamnese und sachgerechte Diagnostik mit Harnsteinanalyse, Bestimmung von Elektrolyten in Serum und Urin sowie pH-Messung von Bedeutung.

Während das Nierensteinleiden ohne Funktionsstörung eine MdE um 20% bedingt, liegt diese bei ausgedehnter Harnsteinbildung in beiden Nieren und Funktionseinschränkung bei 50–100%.

Harnleiter

Gutachterlich spielen Verletzungen und Entzündungen bzw. deren Folgezustände eine Rolle, z. B. entweder die Entwicklung einer Harnstauungsniere durch Harnleiterobstruktion nach Verletzung des Harnleiters oder Obstruktion z. B. durch eine Tuberkulose. Die aus diesen Folgeerscheinungen entstehenden Funktionseinschränkungen werden dann entsprechend gutachterlich bewertet.

Harnblase

Hier sind neben Verletzungen entzündliche Veränderungen, Tumoren und Entleerungsstörungen, z. B. nach Querschnittslähmung von Bedeutung bzw. Fehlbildungen (z. B. Divertikel).

Harnblasenverletzungen. Verletzungen der Harnblase kommen häufig kombiniert mit solchen der Leibeshöhle bzw. des knöchernen Beckens vor.

❯ Arztrechtlich ist darauf hinzuweisen, dass Harnblasenverletzungen auch als Mitverletzungen bei gynäkologischen Operationen auftreten können. Auch Wandschäden der Harnblase nach Strahlentherapie sind möglich.

Folgezustände können hier Enzündungen, Fisteln und Inkontinenz sein. Entzündliche Veränderungen können nach Kälte- und Nässeexposition (Wehrdienst, Straßenbau) auftreten.

Harnblasentumoren. Pathogenetisch können berufliche Expositionen von Bedeutung sein (chemische Industrie bzw. Reifenherstellung). Anerkennung als Berufskrankheit (▶ Kap. 19.1.1) kann in Frage kommen. Chronische Entzündungen (bakterielle) werden angeschuldigt. Die Zusammenhänge sind im Einzelnen zu prüfen.

Harnblasenentleerungsstörungen. Sie können Folge von traumatischen Veränderungen an Harnblase und Harnröhre, aber auch neurogenen Ursprungs sein. Gutachterlich von besonderem Interesse sind die zentralnervös bedingten Harnblasenentleerungsstörungen.

Verletzungen des Rückenmarks durch Arbeits, Verkehrs- und Sportunfälle und ihre Folgezustände im Harnblasenbereich bedingen urologische Begutachtungen. Derartige Verletzungen führen zu Urinretention bzw. unwillkürlicher Entleerung der Harnblase (Inkontinenz). Das Ausmaß der Störung wird bestimmt durch Folgeerscheinungen wie Infektionen, Harnsteinbildung bzw. Nierenfunktionseinschränkung.

Für die Begutachtung der **neurogenen Harnblasenentleerungsstörung** ist eine systematische Einteilung von großer Bedeutung (▶ Kap. 6.4). Hier soll das **Klassifikationschema von Bors und Comarr** skizziert werden. Man unterscheidet:

- supranukleäre Läsionen (Reflexblase),
- infranukleäre Läsionen (autonome Blase),
- gemischte Läsionen,
- sensorische Läsionen.

Für die Begutachtung sind folgende Leitsymptome interessant:

- Restharnmenge als Ausdruck des Lähmungseffektes auf die Harnblasenentleerung,
- Schädigung des oberen Harntraktes infolge der Läsion,
- Inkontinenz.

Bei letzterer unterscheidet man eine Stress- von der Urge- bzw. Reflexinkontinenz sowie eine Überlaufinkontinenz.

Zur Diagnostik der neurogenen Harnblasenentleerungsstörung gehört eine gründliche Anamnese, die auch die Miktionsfrequenz, das Harndranggefühl, die Entleerung der Harnblase sowie Sexualfunktion und Darmfunktion berücksichtigen muss. Zur Untersu-

chung gehören der Urinstatus, Restharnbestimmung, Sonographie und Ausscheidungsurogramm, sowie Isotopennephrogramm und Laborparameter (Serumkreatinin, Elektrolyte u. a.). Vor allem spielt für die Begutachtung der neurogenen Harnblasenentleerungsstörung die urodynamische Untersuchung mit Bestimmung der Urinflussrate und der Druckverhältnisse in Harnblase und Harnröhre eine Rolle.

Nicht zu vergessen ist bei der Begutachtung von Harnblasenentleerungsstörungen die Erhebung eines neurologischen Status. Die gutachterliche **Einschätzung von Querschnittsgelähmten** hat eine Rehabilitationsphase, die im allgemeinen 2 Jahre beträgt, zu berücksichtigen.

Zusammenfassend ist darauf hinzuweisen, dass man bei leichteren Harnblasenentleerungsstörungen eine Minderung der Erwerbsfähigkeit zwischen 10% und 40% gewähren wird, während kombinierte neurogene Harnblasen und Mastdarmentleerungsstörungen mit Inkontinenz und erheblichen Veränderungen der oberen Harnröhre zwischen 70% und 100% anzusiedeln sind.

Harnröhre

Verletzungen treten häufig nach **Beckenbrüchen** auf, wegen der Länge bei Männern mehr als bei Frauen. Auch Verletzungen durch **Katheterisierung** oder anderen Manipulationen an der Harnröhre können gutachterlich Berücksichtigung finden. Insbesondere die Folgezustände der Verletzungen wie Strikturen, Fisteln, Divertikel und entzündliche Veränderungen spielen eine Rolle.

Männliches Genitale

Hoden, Nebenhoden. Verletzungen entstehen durch stumpfe oder scharfe Gewalt. Bei Tumoren ist die Entstehung durch Traumen nicht gesichert. Ihre gutachterliche Bewertung, insbesondere im Schwerbehindertengesetz fordert eine Heilungsbewährung von 5 Jahren. Hier wird je nach Ausdehnung des Tumors zum Zeitpunkt der Entfernung ein MdE von 50–80% angenommen. Bei den Entzündungen ist die Orchitis seltener als die Epididymitis. Orchitis tritt im Zusammenhang mit Tuberkulose und Filariasis-Erkrankungen auf. Traumatische Ursachen der Nebenhodenentzündung sind eher mittelbar, z. B. ausgehend von Entzündungen nach Harnröhrenstriktur, die Verletzungsfolge sind.

Veränderungen an den Gefäßen bzw. Hodenhüllen:

- Varikozele (keine traumatische Genese),
- Hydrozele (traumatische Genese möglich, eine vorbestehende entzündliche Veränderung ist aber auszuschließen),

— Hodentorsion (eventuell durch Trauma mitverursacht).

Störungen der männlichen Fertilität. Hoden- und Nebenhodenschäden können zu Störungen der männlichen Fertilität führen (Samenbildung und Samenleitung). Neben endokrinologischen Störungen des Hypothalamus/Hypophysen/Gonadensystem können thermische Schäden, Infektionen aber auch der Umgang mit toxischen Substanzen am Arbeitsplatz (z. B. Chlorkohlenwasserstoffe) und im Rahmen von Behandlungen (Zytostatika, Radiatio) infrage kommen.

Die Diagnose von Fertilitätsstörungen umfasst daher neben einer ausführlichen Allgemeinanamnese auch Spermauntersuchungen, Hormonstatus, Untersuchung der ableitenden Samenwege, Sonographie, Urethro- und Urogramm und darüber hinaus unter Umständen die Erfassung von Umwelteinflüssen (Arbeitsplatzanamnese).

Rechtlich ist in einem **Zeugungsfähigkeitsgutachten** der Nachweis der Zeugungsfähigkeit zu führen und nicht der Zeugungseinschränkung. Das Untersuchungsergebnis ist weniger prognostisch als eher auf einen zurückliegenden Zeitpunkt zu beziehen.

Tipp

Als weiterer wichtiger Punkt muss der Gutachter vor Täuschungsmanövern sicher sein.

Neben der Samenqualität ist auch zu prüfen, ob der Geschlechtsverkehr ausgeführt werden kann (Größe und Erektionsfähigkeit des Gliedes).

Penis. Hier spielen gutachterlich Verletzungen und Tumoren eine Rolle. Weiterhin sind zu nennen Induratio penis plastica und Priapismus. In diesem Zusammenhang sind auch Folgen von Verletzungen des Beckens, die z. B. zu Erektionsstörungen führen, relevant.

Geschlechtsumwandlungen. Begutachtungen sind im Rahmen des Transsexuellengesetzes erforderlich.

Prostata

Von Bedeutung sind **Verletzungen** selbst, z. B. im Gefolge von Beckenfrakturen, aber v. a. die Folgezustände der Verletzungen, wie Entzündungen.

Das **Prostatakarzinom** spielt im Rahmen von Begutachtungen für das Schwerbehindertengesetz eine Rolle und wird ähnlich wie andere Malignome eingeschätzt (50–100% entsprechend Tumorstadium).

Die **benigne Prostatahyperplasie** ist ein unfallunabhängiges Leiden, das bei Begutachtungen, z. B. von neurogenen Blasenentleerungstörungen als Mitverursacher von Entleerungstörungen in Frage kommt.

Die **Prostatitis** kann gutachterlich eine Rolle spielen, z. B. als Folgezustand von Verletzungen bzw. Nässe- und Kälteexposition.

Die **Urogenitaltuberkulose** ist dann Schädigungsfolge, wenn die primäre Tuberkulose als solche anzuerkennen ist. Die Tuberkulose kann direkte Traumafolge sein, z. B. bei der männlichen Genitaltuberkulose. Ein Zusammenhang ist jedoch nur selten anzunehmen, z. B. traumabedingte Resistenzschwäche. Hier ist aber der Nachweis eines zeitlichen Zusammenhanges zu führen. Tuberkulose muss bei entsprechender beruflicher Exposition (z. B. Fleischer) auch als Berufskrankheit anerkannt werden (Nr. 3102 der Berufskrankheiten-Liste).

In ◘ Tabelle 19.1 sind die Prozentsätze der MdE bei den verschiedenen Organerkrankungen des urologischen Fachgebiets aufgeführt.

◘ **Tabelle 19.1.** Minderung der Erwerbsfähigkeit bei einzelnen Erkrankungen	
Niere	
Niereninfarkt	10–30%
Einnierigkeit	25%
Einnierigkeit mit Minderung der Funktion der Restniere	bis zu 100%
Pyelonephritis mit Hypertonie	20%
Pyelonephritische Schrumpfniere, einseitig mit Hypertonus	40–80%
Pyelonephritische Schrumpfniere, doppelseitig mit röntgenologischen Veränderungen	50%
Pyelonephritis doppelseitig, mit Funktionseinschränkungen und Hypertonie	70–100%
Schrumpfniere doppelseitig mit Hypertonie	100%
Nierenfehlbildung ohne wesentliche Beschwerden und Funktionseinschränkung	0–10%

▣ Tabelle 19.1 (Fortsetzung)

Nierenfehlbildung mit mäßiggradiger Funktionseinschränkung	30–40%
Zystennieren mit Nierenfunktionseinschränkung	70–100%
Aplasie der Niere bei Funktionseinschränkung der kontralateralen Niere	50–100%
Harnsteinleiden ohne Funktionsstörung	0–20%
Harnstein (Spontanabgang o. Steinentfernung) m. Funktionsstörung d. Niere, Harnwegsinfekt	30–50%
Rezidivierende Harnsteinbildung mit Funktionsstörung und Harnwegsinfekt	50–70%
Nierentumor	60–100%
Harnleiter	
Harnstauung, einseitig ohne wesentliche Funktionseinschränkung	10–20%
Harnstauung, mit Funktionseinschränkung	20–40%
Doppelseitige Harnleiterschädigung mit konsekutiver Nierenveränderung	20–80%
Harnblase	
Harnblasenverletzung mit anhaltend entzündlichen Veränderungen der Harnblase bzw. der Harnwege (Pyelonephritis)	40%
Inkontinenz verschiedenen Grades mit und ohne Harnwegsinfekt	30–80%
Harnblasenscheidenfistel mit absoluter Harninkontinenz	100%
Chronische Zystitis mit eingeschränkter Blasenkapazität	30–40%
Schrumpfblase	70%
Reizblase	10–20%
Harnblasenstein	30–50%
Harnblasenstein mit schwerwiegenden Komplikationen (vesikoureteraler Reflux mit Pyelonephritis)	80–100%
Harnblasentumor nach Entfernung im Frühstadium	60%
Harnblasentumor m. Zystektomie einschl. künstl. Harnableitung (je nach Stadium d. ersten 5 Jahre)	80–100%
Harnblasenentleerungsstörungen	
Isolierte neurogene Harnblasenentleerungsstörung leichten bis mittleren Grades	20–40%
Kombinierte Harnblasen- und Darmentleerungsstörung	70–80%
Kombinierte Harnblasen- und Darmentleerungsstörung in Kombination mit anderen urologischen Leiden	80–100%
Leichte Harninkontinenz	0–10%
Schwere Harninkontinenz (Stressinkontinenz Grad II–III, tags und nachts)	20–40%
Absolute vollständige Harninkontinenz	50%
Künstliche Harnableitung	30–50%
Harnröhre	
Harnröhrenstriktur ohne wesentlichen Beschwerden	10%
Harnröhrenstriktur mit Dauerbehandlung und Komplikation (je nach Schwere)	30–80%
Hoden	
Hydrozele	10%
Varikozele	0–20%
Nebenhodenentzündung, beidseits (je nach Schwere)	0–10%

19

◘ Tabelle 19.1 (Fortsetzung)	
Hodenverlust, beider (je nach Lebensalter)	30–60%
Hodentumor	50–80%
Prostata	
Prostatitis mit entsprechender Veränderung der Harnwege	20–40%
Benigne Prostatahyperplasie mit Miktionseinschränkung	10–30%
Prostatakarzinom	50–100%
Penis	
Teilverlust	10–40%
Vollständiger Penisverlust (altersabhängig)	40–50%
Tuberkulose	
Tbc, Ansteckungsgefahr, aktiv und behandlungsbedürftig	100%
Einnierigkeit nach Tbc bei gesunder Restniere	25%
Einnierigkeit bei erkrankter Restniere nach Tbc mit Funktionseinschränkung	60–80%
Schrumpfblase nach Tbc (je nach Schwere)	40–60%

In Kürze

Begutachtung

- Die von verschiedenen Auftraggebern angeforderten Begutachtungen betreffen Erkrankungen und Verletzungen von Organen des urologischen Fachgebietes, z. B. Niere, Harnblase u. a.
- Abhängig vom Auftraggeber sind unterschiedliche Verfahren notwendig, z. B. gesetzliche und private Unfallversicherung, Rentenversicherung u. a.
- Für die Begutachtung gelten Grundbegriffe wie Schädigungsfolge, Arbeits- bzw. Erwerbsunfähigkeit, Minderung der Erwerbsfähigkeit (MdE), Grad der Behinderung (GdB) u. a..
- Gegenstand des Arztrechtes (Haftpflicht) sind der Behandlungsfehler sowie die ärztliche Aufklärungs- bzw. Beratungspflicht. Auftraggeber von Gutachten sind hier die Gerichte und Gutachterkommissionen der Landesärztekammern.

Abrechnungssysteme im Krankenhaus

B. G. Volkmer

20.1 Einleitung

Warum ein Kapitel »Abrechnungssystem im Kranken-haus« in einem Lehrbuch für Urologie?

Das Studium vermittelt den Eindruck, die klinische Medizin sei eine Wissenschaft frei jeglicher ökonomi-scher Zwänge. Aus diesem Elfenbeinturm kommend, stellen junge Ärzte nach Beginn ihrer Tätigkeit im Krankenhaus sehr schnell fest, dass 30–40% ihrer tägli-chen Arbeitszeit aus Dokumentation besteht, die direkt oder indirekt ökonomischen Zielen dient. Eine syste-matische Einführung in diese Thematik erfolgt aber auch am Arbeitsplatz meist nicht. Da dieses Lehrbuch nicht nur der Ausbildung der Studenten dienen, son-dern auch junge Ärzte während ihrer Ausbildung im Krankenhaus begleiten soll, ist eine Einführung in die »Abrechnungssysteme im Krankenhaus« angemessen und erforderlich.

Seit Beginn der 90er-Jahre ist das Abrechnungssys-tem stationärer Leistungen in Deutschland grundle-gend verändert worden.

> Aus einem System der Tagespflegesätze ist ein System der **Fallpauschalen** und **Zusatzentgelte** geworden.

Die politischen Ziele, die hinter dieser Entwicklung ste-hen, sollen in diesem Rahmen nicht diskutiert werden. Die Folgen dieser Veränderung sind aber klar zu erken-nen: Eine zunehmende Verschiebung stationärer Leis-tungen in den ambulanten Bereich, eine deutliche Ver-kürzung von Liegedauern und dadurch bedingt ein Abbau von Krankenhausbetten, schließlich die Schlie-ßung von Fachabteilungen und ganzen Kranken-häusern.

Das gegenwärtige Abrechnungssystem der Fallpau-schalen befindet sich in einem ständigen Überarbei-tungsprozess mit dem Ziel, Leistungen möglichst ge-recht abzubilden. Deshalb soll hier nicht das Abrech-nungssystem 2005 in all seinen Details dargestellt werden, vielmehr sollen die Grundbegriffe dieses Sys-tems, die auch langfristig unverändert bleiben werden, erklärt werden.

20.2 Das G-DRG-System

Als Basis der Vergütungssysteme für stationäre Kran-kenhausleistungen hat man sich für ein Fallpauschalen-System entschieden: Die German Diagnosis Related Groups (G-DRGs). Dieses System soll langfristig dafür sorgen, dass gleichartig gelagerte Fälle landesweit auch gleich vergütet werden. Dabei ist allen Beteiligten klar, dass eine derartige Gleichbehandlung aller Kranken-häuser nicht den realen Gegebenheiten entspricht. Da-

her soll die Anpassung von einem individuellen Bud-getsystem für jedes Krankenhaus auf ein für alle ein-heitliches System in mehreren Schritten bis 2009 erfolgen.

 Die DRGs wurden für alle Akutkrankenhäuser einge-führt. Ausgenommen sind die Rehabilitationskliniken und alle psychiatrischen Abteilungen. Für diese gelten gesonderte Modalitäten.

Ziel der DRGs war es zunächst, alle Fälle über Fallpau-schalen abzubilden. Inzwischen werden jedoch zuneh-mend **Zusatzentgelte** und **Sondervereinbarungen** eingeführt, um Ungerechtigkeiten auszugleichen. In der Medizin existieren unzählig viele Fallkonstellatio-nen aus Diagnosen und Leistungen, die erbracht wer-den können. Um diese in eine begrenzte Zahl von Fall-pauschalen zusammenfassen zu können, war es erfor-derlich, Gruppen aus ökonomisch ähnlich gelagerten Fällen zu bilden – auch wenn es nicht unbedingt eine inhaltliche Ähnlichkeit zwischen ihnen geben muss.

Ein derartiges System benötigt ein umfassendes, für jedermann verbindliches und zugängliches Regel-werk. Dies besteht aus folgenden Komponenten, die jedes Jahr vollständig überarbeitet werden:

- **Der Fallpauschalenkatalog.** In ihm sind die Fall-pauschalen mit ihren Grenzen (obere, untere und mittlere Verweildauer), ihren Gewichtungen (Rela-tivgewicht) und ihren Zu- und Abschlägen aufge-führt. Sie enthalten außerdem die bundeseinheit-lich festgelegten Zusatzentgelte.
- **Die Kodierrichtlinien.** In ihnen sind genaue Fest-legungen zur Kodierung von Diagnosen und Pro-zeduren festgelegt.
- **Der ICD-10-Schlüssel.** (ICD = **I**nternational **S**ta-tistical **C**lassification of **D**iseases and Related Health Problems, 10. überarbeitete Fassung) Dieser wird vom DIMDI (Deutsches Institut für medizi-nische Dokumentation und Information) jährlich neu herausgegeben und stellt einen Katalog aller Diagnose-Kodes dar. Er besteht aus einem systema-tischen Verzeichnis und einem Thesaurus (alpha-betisches Verzeichnis).
- **Der OPS-Schlüssel.** (OPS = **O**perationen- und **P**rozeduren-**S**chlüssel) Dieser wird ebenfalls vom DIMDI jährlich überarbeitet. Es handelt sich dabei um einen Katalog aller Prozeduren. Auch hier gibt es ein systematisches und ein alphabetisches Ver-zeichnis.
- **Das DRG-Definitionshandbuch.** Dieses fünfbän-dige Werk enthält aufgelistet die klaren Definitio-nen, welche Fälle, d. h. welche Konstellationen aus Diagnosen, Prozeduren und weiteren Einflussfak-toren in welche DRG münden.

- **Der InEK-(Institut für das Entgeltsystem im Krankenhaus)-Abschlussbericht.** In diesem zweibändigen Werk sind einerseits Anmerkungen zur Erstellung der DRGs für das laufende Jahr dargestellt, andererseits die mittleren Kosten für die einzelnen DRGs aufgeschlüsselt. Es findet sich für jede einzelne DRG eine Auflistung der häufigsten kodierten Haupt- und Nebendiagnosen und Prozeduren.
- **Das DRG-Kalkulationshandbuch.** Hier werden Richtlinien vorgegeben, nach denen die an der Kalkulation beteiligten Krankenhäuser ihre Daten ermitteln und einreichen müssen, damit diese für künftige DRG-Anpassungen zur Verfügung stehen.

Diese Regelwerke können über das Internet unter **www.g-drg.de**, bzw. **www.dimdi.de** abgerufen werden.

20.2.1 Prozeduren

Alle Leistungen, die im Krankenhaus an Patienten erbracht werden, müssen kodiert werden. Es sollte jeweils die Kodierung gewählt werden, die am genauesten dem durchgeführten Eingriff entspricht. Grundlage ist hierfür der jeweils gültige OPS-Kode. Es handelt sich um eine 4–6-stellige Ziffernkombination.

Anwendung der Ziffern

Die erste Ziffer gliedert die Prozeduren in 4 Gruppen:

1 – Diagnostische Maßnahmen (z. B. 1-661 Urethrozystoskopie)
3 – Bildgebende Diagnostik (z. B. 3-207 native Computertomographie des Abdomens)
5 – Operationen (z. B. 5-604.02 radikale Prostatektomie ohne Nerverhaltung mit pelviner Lymphadenektomie)
8 - Nichtoperative therapeutische Maßnahmen (z. B. 8-543 komplexe Chemotherapie)
9 – Ergänzende Maßnahmen (z. B. 9-500.0 Patientenschulung)

Bei Operationen wird durch die letzte Ziffer oft der Zugang (offen chirurgisch, laparoskopisch) gekennzeichnet. Dabei kann ein Eingriff durchaus mehrere Prozeduren umfassen.
Beispiel: Radikale Zystektomie beim Mann mit Anlage einer Ileum-Neoblase, extended-field-Lymphadenektomie, simultaner Appendektomie und Einlage von Harnleiterschienen:

5-576.20	Radikale Zystektomie, Mann, ohne Urethrektomie, offen chirurgisch
5-577.00	Bildung einer Ileum-Neoblase, offen chirurgisch

▼

5-471.0	Simultane Appendektomie bei Laparotomie aus anderen Gründen
5-590.61	Paraaortale Lymphadenektomie, offen chirurgisch , abdominal, in Kombination mit anderen Operationen
8-136.0 B	Einlage von Ureterschienen beidseits

Neben dem amtlichen OPS-Katalog existiert ein nichtamtlicher Erweiterungskatalog, der z. B. diagnostische Prozeduren weiter aufschlüsselt. Die so kodierten Daten dürfen jedoch nicht in das DRG-System eingehen. Sie können jedoch für kalkulatorische Zwecke sinnvoll sein.

20.2.2 Diagnosen

Diagnosen werden im Krankenhaus vereinbarungsgemäß unter Verwendung des jeweils aktuellen ICD-10-Katalogs kodiert.

Systematik

Der Kode besteht aus einer Buchstaben-Zahlen-Kombination: Der Buchstabe steht dabei für eine Erkrankung oder ein Organsystem (Beispiele: A und B: Infektionen, C und D: Neubildungen, N: Krankheiten des Urogenitalsystems, R: Symptome, S und T: Verletzungen). Die Erkrankung wird dann durch 2 Ziffern, bei weiterer Spezifizierung durch weitere 1–2 Ziffern nach einem Punkt definiert.

Beispiele:		
	C61	Maligner Tumor der Prostata
	C62.0	Maligner Tumor eines dystopen Hodens
	C62.1	Maligner Tumor eines deszendierten Hodens
	C62.9	Maligner Tumor des Hodens, nicht näher bezeichnet

Es gilt die Regel, dass jede Erkrankung, so spezifisch kodiert werden muss, wie möglich. Im o. g. Beispiel dürfte also die Kodierung C62.9 nur verwendet werden, wenn für den Behandler nicht zu klären ist, in welcher Lokalisation sich der Hoden befindet, bzw. befunden hat.

Im DRG-System wird im Wesentlichen unterschieden zwischen **Aufnahmediagnosen, Fachabteilungshauptdiagnosen** und **Krankenhaus-Hauptdiagnosen:**

- Die **Aufnahmediagnose(n)** müssen von der aufnehmenden Fachabteilung kodiert werden. Diese Diagnosen müssen innerhalb von 3 Tagen an die Krankenkassen weitergeleitet werden. Allen Beteiligten ist bewusst, dass zu diesem Zeitpunkt noch nicht in allen Fällen die korrekte Diagnose bekannt ist. Daher sollte die Aufnahmediagnose im Zweifelsfall so unspezifisch wie nötig gehalten sein.

- Die **Fachabteilungshauptdiagnose** spielt eine Rolle im Rahmen der internen Leistungsverrechnung bei Verlegung von Patienten zwischen verschiedenen Fachabteilungen. Hier muss jede einzelne Fachabteilung diejenige Diagnose als Fachabteilungshauptdiagnose kennzeichnen, die den jeweils höchsten Aufwand während dieses Teils des stationären Aufenthalts verursacht hat.
- Die entscheidende Basis zur Zuordnung eines Falles in eine Fallpauschale (DRG) liegt in der (DRG-) **Krankenhaus-Hauptdiagnose**. Für jeden Fall kann es nur eine einzige Krankenhaus-Hauptdiagnose geben. Sie ist definiert als die **Diagnose, die bei abschließender Begutachtung des Falles zur stationären Aufnahme geführt hat**. Das heißt, dass Hinweise auf diese Diagnose bereits bei Aufnahme des Patienten bestanden haben müssen, auch wenn die definitive Diagnose selbst erst später gestellt wurde. Andererseits kann eine Diagnose, die erst während des stationären Aufenthaltes neu auftritt, nicht als Hauptdiagnose kodiert werden, auch wenn sie den größten Aufwand verursacht.

Beispiele

Aufnahme mit dem Symptom »Hämaturie«. Im Rahmen des stationären Aufenthaltes wird als Ursache ein Harnblasenkarzinom entdeckt und behandelt. Damit ist das Harnblasenkarzinom als Krankenhaus-Hauptdiagnose zu kodieren.
Aufnahme mit der Diagnose Harnblasenkarzinom. Im Anschluss an eine transurethrale Resektion des Blasentumors kommt es zum Myokardinfarkt. Es wird eine Koronarbypass-Operation erforderlich. Obwohl die Diagnose Myokardinfarkt den weitaus größten Aufwand erfordert hat, ist die Krankenhaus-Hauptdiagnose das Harnblasenkarzinom.

Ein Symptom (z. B. Hämaturie) darf nur als Krankenhaus-Hauptdiagnose kodiert werden, wenn keine zugrunde liegende Diagnose gestellt werden kann.

Weitere Besonderheiten in der Kodierung von Hauptdiagnosen sind in den jeweils aktuellen Kodierrichtlinien aufgeführt.

20.2.3 Fallpauschalen (DRGs)

Die Fallpauschalen werden bezeichnet durch eine Kombination aus einem Buchstaben, zwei Ziffern und einem weiteren Buchstaben (Beispiel: M02Z: transurethrale Resektion der Prostata).

Systematik

Der erste Buchstabe steht dabei für das jeweilige Organsystem:

- L: Harntrakt
- M: männliche Genitalorgane
- N: weibliche Genitalorgane

Die Ziffernkombination nummeriert die Fallpauschalen. Dabei gilt die Unterscheidung in drei Gruppen:

- 01 – 39: Operative Partition
- 40 – 59: Intermediäre Partition
- 60 – 99: Medizinische Partition.

Die operative Partition enthält stationäre Aufenthalte mit Eingriffen, die als Operating-Room-Prozeduren (OR-Prozeduren) definiert sind. In die intermediäre Partition fallen beispielsweise diagnostische Eingriffe, wie die Urethrozystoskopie oder die Ureterorenoskopie, oder die extrakorporale Stosswellenlithotrypsie. Ist kein derartiger Eingriff erfolgt, fällt der Fall in eine medizinische Partition.

Der abschließende Buchstabe signalisiert einen sogenannten **Fallsplit**, d. h. eine Unterscheidung nach Schweregrad innerhalb einer DRG:

- Z: kein Fallsplit
- A – D: Schweregrad in absteigender Reihenfolge.

Der Schweregrad wird nach Aufwand ermittelt. Hierfür können je nach DRG verschiedene Faktoren entscheidend sein: das Alter, die Liegedauer, die Schwere der Nebendiagnosen, aber auch die Durchführung einer Strahlentherapie.

20.2.4 Grouper

Unter einem Grouper versteht man ein Computerprogramm, das aus allen relevanten Patientendaten die jeweilige Fallpauschale ermittelt. Der zugrunde liegende Algorithmus ist zum großen Teil in den Definitionshandbüchern abgebildet. Es sind mehrere Grouper zertifiziert und kommerziell erhältlich. Eine aktuelle Liste der zertifizierten Grouper findet sich unter **www.g-drg.de**.

Die entscheidenden Daten, die in den Grouper eingegeben werden müssen, um eine korrekte DRG zu ermitteln, sind:

- Krankenhaus-Hauptdiagnose
- Alle Nebendiagnosen
- Alle Prozeduren (auch vor- und nachstationär)
- Alter des Patienten
- Geschlecht des Patienten
- Verweildauer

- Aufnahmedatum (entscheidet über die jeweilige Version des Groupers)
- Beatmungsdauer
- Gewicht (bei Neugeborenen)

20.2.5 Nebendiagnosen und Komorbiditätslevel

Die meisten Fallsplitts erfolgen nach Schweregrad der Nebendiagnosen.

> Als Nebendiagnose eines Falles darf jede **Diagnose** kodiert werden, die einen **diagnostischen, therapeutischen, pflegerischen oder Überwachungs-Aufwand im Verlauf des stationären Aufenthaltes** verursacht hat. Dieser Mehraufwand muss in der Patientenakte belegt sein.

Es gilt, dass Nebendiagnosen, die typischerweise zu einer bestimmten Hauptdiagnose gehören, nicht gesondert kodiert werden dürfen, sofern sie nicht einen außergewöhnlichen Aufwand verursacht haben (Beispiel: Hämaturie bei Harnblasentumor mit TUR-Blasentumor).

Alle Nebendiagnosen weisen einen **Komorbiditätslevel** (**CCL**) als Maß für den Schweregrad auf. Dieser kann zwischen 0 und 4 (höchste Komorbidität) liegen. Aus den einzelnen CCL-Werten der Nebendiagnosen kann der **Gesamt-Komorbiditätslevel** (**PCCL**) des jeweiligen Falles ermittelt werden.

Auch dieser PCC-Level kann zwischen 0 und 4 liegen:
- 4: höchste Komorbidität
- 3: hohe Komorbidität
- 2: mittlere Komorbidität
- 1: niedrige Komorbidität
- 0: ohne Komorbidität.

Es gilt dabei allerdings nicht die einfache Addition der Punktwerte (◨ Tabelle 20.1).

Ein PCC-Level kann für jeden Fall ermittelt werden. Es hängt aber von der Definition der jeweiligen DRG ab, ob er für einen möglichen Fallsplit relevant ist.

In allen Fällen, bei denen durch die Kodierung von Nebendiagnosen eine Gruppierung in einem besser bewerteten Fallsplit erfolgt, muss die Relevanz dieser Nebendiagnosen in der Patientenakte gut belegt sein, da in diesen Fällen mit hoher Wahrscheinlichkeit eine Anfrage durch die Krankenkassen erfolgt.

Zu beachten ist, dass sich mit den jährlichen Änderungen des DRG-Systems auch die Fallsplitts ändern können. Deshalb ist es nicht sinnvoll, die Kodierung von Nebendiagnosen nur auf die Fälle zu beschränken, bei denen ein Fallsplit existiert. Denn da alle abgegebe-

◨ **Tabelle 20.1.** Umrechnung von CCL und PCCL

CC-Level	PCC-Level
0	0
2	2
2+2	2
2+2+2	3
3	2
3+2	3
3+2+2	3
4	3
4+2	4
4+3	4
3+3	4
3+2+2+2	4
2+2+2+2	4

nen Daten Berechnungsgrundlage für die DRGs der Folgejahre darstellen, sollte die Kodierung der Nebendiagnosen so korrekt wie möglich sein.

20.2.6 Zusatzentgelte

Alle Fallpauschalen im DRG-System stellen Mischkalkulationen dar. Dabei werden ökonomisch ähnlich gelagerte Fälle zusammengefasst. Dies bedeutet, dass der Einzelfall durch die DRG-Vergütung deutlich über- oder unterfinanziert sein kann. Um hier eine höhere Gerechtigkeit zu erzielen, sind besonders teure Leistungen aus der Fallpauschale ausgegliedert worden. Sie können nun als Zusatzentgelt gesondert abgerechnet werden können. Diese Zusatzentgelte sind direkt an Prozeduren-Codes gekoppelt. Im DRG-System 2005 gehört zu diesen Zusatzentgelten z. B. die Verabreichung von mehr als 15 Erythrozytenkonzentraten, die Gabe von Gemcitabin, Methotrexat, die Hämodialyse oder der artefizielle Sphinkter.

> In allen Fällen ist eine detaillierte Dokumentation aller zusatzentgeltpflichtigen Leistungen in der Patientenakte zwingend erforderlich.

Sonderfall: Beatmung

Im Rahmen der intensivmedizinischen Behandlung entstehen die höchsten Kosten. Deshalb sind Sonder-DRGs für Fälle mit Langzeitbeatmung eingerichtet. Hier wird gestaffelt nach der Beatmungsdauer (gemessen in Stunden) und nach der Komplexizität der Prozeduren bewertet.

Derzeit wird getestet, ob zusätzliche Systeme hilfreich sind, die eine intensivmedizinische Komplexbehandlung messbar machen. Verwendet werden dazu zwei intensivmedizinische Score-Systeme: der **SAPS II** (**S**implified **a**cute **p**hysiology **s**core) und der **TISS-Katalog** (**T**herapeutic **i**ntervention **s**coring **s**ystem). Die Details dieser Systeme finden sich im jeweiligen OPS-301-Katalog.

20.3 Vergütung der DRGs

> Grundsätzlich umfasst eine DRG den jeweiligen stationären Aufenthalt, alle vorstationären Leistungen (ambulant bis zu dreimal innerhalb von 5 Tagen vor stationärer Aufnahme) und alle nachstationären Leistungen (ambulant bis zu elfmal innerhalb von 14 Tagen nach Entlassung).

Alle Nebendiagnosen, die während der vor- oder nachstationären Behandlungen eine Relevanz erlangt haben, dürfen in den Fall eingebunden werden.

Um die Fallpauschalen in ihrem ökonomischen Aufwand zu gewichten, wurden die sogenannten **Relativgewichte** eingeführt. Sie stellen ein bundeseinheitliches Bewertungssystem dar. So ist 2005 beispielsweise für eine Zystektomie mit Anlage einer Ersatzblase beim Harnblasenkarzinom ein Relativgewicht von 5,392 (DRG L10Z), für die ESWL beim Nierenstein dagegen ein Relativgewicht von 0,508 (DRG L43Z) definiert worden. Diese Relativgewichte sind im Fallpauschalenkatalog festgelegt.

Diese Vergütung stationärer Fälle durch Fallpauschalen führt zum Bestreben der Kliniken, die stationären Aufenthalte so kurz wie möglich zu halten. Dabei stellen aber sehr kurze und sehr lange stationäre Aufenthalte ein Problem dar. Während sehr kurze Aufenthalte durch die Fallpauschale stark überfinanziert wären, besteht bei sehr langen Aufenthalten dagegen eine Unterfinanzierung. Um dem Rechnung zu tragen, wurden **obere und untere Grenzverweildauern** für jede DRG festgelegt. Für jeden Fall, dessen stationäre Verweildauer zwischen der oberen und der unteren Grenzverweildauer liegt, wird das vollständige Relativgewicht vergütet. Für Fälle, deren Verweildauer bei der unteren Grenzverweildauer oder darunter liegt, erfolgt pro Tag der Unterschreitung ein Abschlag. Analog dazu gibt es einen Zuschlag für jeden Tag ab Erreichen der oberen Grenzverweildauer. Die Zuschläge sind dabei wesentlich geringer als die Abschläge, da die zugrunde liegenden Daten gezeigt haben, dass durchschnittlich die höchsten Kosten in einem Fall in den ersten Tagen des stationären Aufenthaltes anfallen (◘ Abb. 20.1).

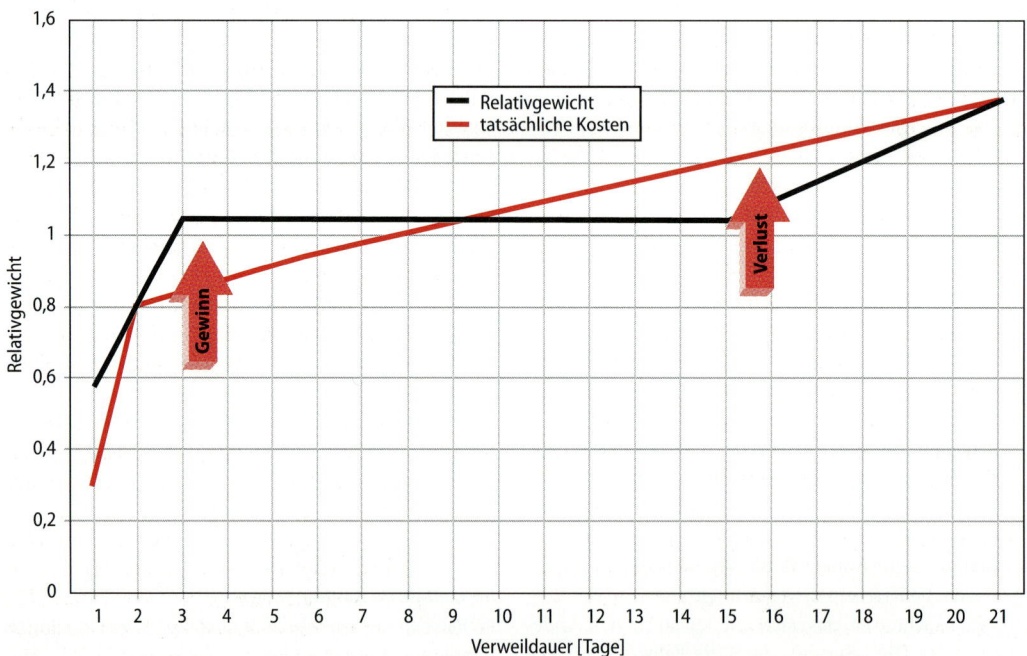

◘ **Abb. 20.1.** Beispiel einer virtuellen DRG mit gleichzeitiger Kostenanalyse pro Tag. Bei einer Entlassung bis zum 9. Tag ist die Behandlung kostendeckend. Durch die Zuschläge ab dem 16. Tag des stationären Aufenthaltes wird einer Eskalation des Verlustes entgegengewirkt

Um aus diesem einheitlichen Bewertungssystem zu einer individuellen Vergütung unter Berücksichtigung des Budgets des jeweiligen Krankenhauses zu gelangen, wird ein sogenannter **Basisfallwert** festgelegt. Dieser Basisfallwert ist der Euro-Betrag, mit dem ein Relativgewicht von 1,000 vergütet wird. Da die historisch gewachsenen Budgets der Krankenhäuser sehr unterschiedlich sind, wurde zunächst für jedes Krankenhaus mit dem ihm eigenen DRG-Spektrum ein eigener Basisfallwert festgelegt. Dieser ist für Universitätskliniken und Krankenhäuser der Maximalversorgung wesentlich höher als beispielsweise für Fachkliniken mit relativ kleinem Leistungsspektrum. Im März 2005 wurden erstmals für jedes Bundesland Basisfallwerte vereinbart. Diese Werte sollen schrittweise bis 2009 für alle Krankenhäuser verbindlich werden. Langfristig ist geplant die Klinikbudgets weitgehend aufzuheben und nur die DRGs zu vergüten.

Um das ökonomische Spektrum einer Abteilung zu definieren, sind im DRG-System drei Parameter von wesentlicher Bedeutung: Die Fallzahl, der individuelle Basisfallwert und der **Case-Mix-Index** (CMI). Dieser gibt das durchschnittliche Relativgewicht aller Fälle dieser Abteilung wieder und berechnet sich aus der Summe aller Relativgewichte dividiert durch die Fallzahl.

20.3.1 Verlegung

Ähnliche Überlegungen wie bei den Abschlägen bei kurzer Verweildauer betreffen die Verlegung zwischen verschiedenen Krankenhäusern. Als potentielle Verlegung gelten alle Fälle, bei denen ein Patient aus einer Klinik entlassen und am gleichen Tag in einer anderen Klinik aufgenommen wird. Sollte die Aufnahme in der zweiten Klinik aufgrund einer Krankheit erfolgen, die nichts mit dem stationären Aufenthalt in der ersten Klinik zu tun hat, so muss dies im Zweifelsfalle bewiesen werden. Sicher keine Verlegung ist dagegen eine stationäre Behandlung in zwei verschiedenen Kliniken, wenn der Patient zwischendurch mindestens eine Nacht nicht stationär behandelt wurde. Dies muss bei nicht notfallmäßigen Verlegungen berücksichtigt werden.

Es wird bei der Vergütung unter DRG-Bedingungen davon ausgegangen, dass die verlegende Klinik bereits einen Teil der Leistungen erbracht hat, sodass die übernehmende Klinik geringere Aufwände hat. Daher gilt folgende Regelung:

Es ist im Fallpauschalenkatalog ein **Verlegungsabschlag** definiert. Sowohl die verlegende, als auch die übernehmende Klinik erhalten für jeden Tag, den der Patient kürzer als die mittlere Verweildauer (ist ebenfalls im Fallpauschalenkatalog definiert) stationär behandelt wurde, diesen Abschlag vom Relativgewicht. Das volle Relativgewicht gilt also für eine der beiden Kliniken nur dann, wenn der Patient in dieser Klinik mindestens bis zur mittleren Verweildauer stationär behandelt wurde.

Die einzige Ausnahme von dieser Regel gilt, wenn der Patient innerhalb von 24 Stunden nach stationärer Aufnahme verlegt wurde. In diesem Fall gilt für die übernehmende Abteilung kein Verlegungsabschlag.

20.3.2 Fallzusammenführung

Die Einführung von Fallpauschalen hat zu der nicht unberechtigten Befürchtung geführt, dass Patienten möglicherweise extrem frühzeitig entlassen werden und eventuelle Komplikationen bewusst in Kauf genommen werden. Man spricht in diesem Zusammenhang von der »blutigen Entlassung«. Eine derartig frühe Entlassung ist in Ländern mit anderen Gesundheitssystemen durchaus üblich (z. B. in den USA), im deutschen Gesundheitswesen aber ausdrücklich nicht erwünscht.

Eine zweite Befürchtung war, dass Fälle bewusst gesplittet werden könnten, d. h. dass zunächst ein stationärer Aufenthalt zur Diagnostik, wenige Tage später ein erneuter stationärer Aufenthalt zur operativen Therapie erfolgen könnte.

Aus diesem Grund wurde eine **Fallzusammenführungsregelung** eingeführt, die allerdings recht komplex ist (Abb. 20.2). Sie besteht aus klar definierten formalen Regeln einerseits und aus der »Komplikationsregel« andererseits. Letztere besagt, dass zwei Fälle zusammengeführt werden müssen, wenn die Wiederaufnahme innerhalb der oberen Grenzverweildauer des ersten Falles erfolgte und durch eine Komplikation des ersten Aufenthalts begründet war. Ein regelmäßig strittiger Punkt in der Auseinandersetzung mit den Krankenkassen ist hier die Definition der Komplikation.

Eine Ausnahme für die Fallzusammenführung gilt für im Fallpauschalenkatalog entsprechend gekennzeichnete DRGs. Fällt einer der stationären Aufenthalte in eine solche DRG, so muss eine formale Zusammenführung nicht erfolgen. Zu den gekennzeichneten DRGs gehören beispielsweise alle DRGs im Zusammenhang mit der Behandlung von Neubildungen. Die Fallzusammenführung aufgrund von Komplikationen ist hiervon nicht betroffen.

🔲 **Abb. 20.2.** Ablaufschema zur Wiederauf-
nahmeregelung nach §2 KFPV 2004

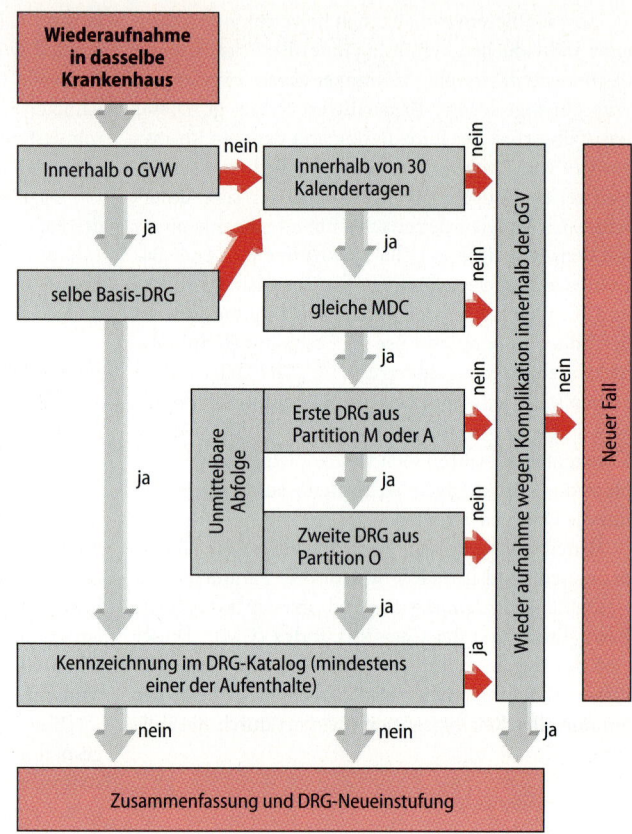

20.3.3 Fehlbelegung

Die Tatsache, dass eine Fallkonstellation aus Diagnose und Prozedur im DRG-System durch eine DRG abbildbar ist, bedeutet noch lange nicht, dass sie auch automatisch vergütet wird. Die gesetzliche Vorgabe für die Krankenkassen lautet, dass nur die Leistungen stationär vergütet werden müssen, die nicht ambulant erbracht werden können. Wird ein Patient stationär aufgenommen, obwohl keine zwingende Notwendigkeit zu einer stationären Behandlung besteht, so spricht man von einer **primären Fehlbelegung**. Die Krankenkasse ist berechtigt, diese Fälle bis zu 6 Monate rückwirkend zu überprüfen und gegebenenfalls die Vergütung als stationäre Leistung zu verweigern.

Entscheidend für die Beurteilung ist allerdings immer die Situation bei Aufnahme des Patienten, nicht die retrospektive Beurteilung in Kenntnis des Behandlungsverlaufes. Es empfiehlt sich daher dringend, die Gründe für eine stationäre Aufnahme in der Akte zu dokumentieren. Als Hilfestellung existiert ein Katalog von Begründungen für eine stationäre Aufnahme, der

sogenannte **G-AEP-Katalog** (🔲 Tabelle 20.2, **G-AEP** = German Appropiateness Evaluation Protocoll). Es genügt aber nicht, einfach nur die jeweilig zutreffenden Punkte dieses Katalogs anzukreuzen und der Akte beizulegen. Es muss sich auf jeden Fall eine detaillierte und individuelle Begründung aus der Akte herauslesen lassen.

Mit einer Überprüfung durch die Krankenkassen ist besonders bei extrem kurzen stationären Aufenthalten (Eintages-Fälle) zu rechnen, aber auch bei Fällen ohne Nachweis von Prozeduren oder nur mit Prozeduren, die im Katalog der stationsersetzenden Maßnahmen enthalten sind.

Von einer **sekundären Fehlbelegung** spricht man dann, wenn zwar die stationäre Aufnahme gerechtfertigt war, wenn aber schon vor der eigentlichen Entlassung die Notwendigkeit einer stationären Behandlung im Krankenhaus nicht mehr gegeben war. Überprüfungen auf sekundäre Fehlbelegung durch die Krankenkassen finden vor allem statt, wenn die untere Grenzverweildauer gerade erreicht oder aber die obere Grenzverweildauer überschritten wurde.

20

◘ **Tabelle 20.2.** Katalog der G-AEP-Kriterien, nach dem G-AEP Entwicklungsbericht 2003

G-AEP-Kriterien

A Schwere der Erkrankung

Nr.	Kriterium	In Verbindung mit Zusatzkriterium + B (Intensität der Behandlung)
A1	Plötzliche Bewusstlosigkeit oder akuter Verwirrtheitszustand (Koma oder Nichtansprechbarkeit)	nein
A2	Pulsfrequenz: <50/min oder > 140/min.	ja
A3	Blutdruck: systolisch < 90 oder > 200 mmHg diastolisch <60 oder >120 mmHg	ja
A4	Akuter Verlust der Seh- oder Hörfähigkeit oder des Gleichgewichtssinnes	ja
A5	Akute Lähmung oder andere akute neurologische Symptomatik	ja
A6	lebensbedrohliche Infektion oder anhaltendes oder intermittierendes Fieber (> 38,0 °C Kerntemperatur)	ja
A7	Akute/ Subakute Blutung mit interventionsbedürftigem Hämoglobinabfall	ja
A8	Schwere Elektrolytstörung oder Blutgasentgleisung oder aktuelle Entgleisung harnpflichtiger Substanzen	ja
A9	Akute oder progrediente Störung mit erkennbarer vitaler Gefährdung	ja
A10	Dringender Verdacht oder Nachweis einer myokardialen Ischämie	nein
A11	Krankheit, die eine Behandlung mit onkologischen Chemotherapeutika oder anderen potenziell lebensbedrohlichen Substanzen erfordert	ja

B Intensität der Behandlung

Nr.	Kriterium	In Verbindung mit Zusatzkriterium + A (Schwere der Erkrankung)
B1	Kontinuierliche bzw. intermittiernde intravenöse Medikation/Infusion (schließt Sondenernährung nicht ein)	ja
B2	Operation, Intervention oder spezielle diagnostische Maßnahme innerhalb der nächsten 24 Stunden, die die besonderen Mittel und Einrichtungen eines Krankenhauses erfordert	nein
B3	Mehrfache Kontrolle der Vitalzeichen, alle 2 Stunden oder häufiger	ja
B4	Behandlung auf einer Intensivstation	ja
B5	Intermittierende, mehrmals tägliche oder kontinuierliche, assistierte oder kontrollierte Beatmung	ja

◘ Tabelle 20.2 (Fortsetzung)

C Operation/Invasive Maßnahme (außer Notfallmaßnahmen)

Nr.	Kriterium	In Verbindung mit Zusatzkriterium A, D, E oder F
C1	Operation/Prozedur, die unstrittig nicht ambulant erbracht werden kann	ja
C2	Operation/Prozedur aus dem aktuellen Katalog ambulanter Operationen nach §115b SGB V	ja

D Komorbiditäten in Verbindung mit Operationen oder krankenhausspezifischen Maßnahmen

Nr.	Kriterium
D1	Signifikant pathologische Lungenparameter
D2	Schlafapnoe-Syndrom: Anamnestisch bekanntes mittelschweres oder schweres Schlafapnoe-Syndrom
D3	Blutkrankheiten: Operationsrelevante Gerinnungsstörung Operationsrelevante, therapiepflichtige Blutkrankheit
D4	Manifeste Herzerkrankungen: Angina pectoris Grad III oder IV (NYHA) Manifeste Herzinsuffizienz Gead III oder IV (NYHA)
D5	Maligne Hyperthermie in der Eigen-oder Familienanamnese
D6	Patienten, bei denen eine besonders überwachungspflichtige Behandlung der folgenden Erkrankungen dokumentiert ist: – endokrine Erkrankungen (z.B. Diabetes) – Bronchospastische Lungenerkrankungen – Schlaganfall und/oder Herzinfarkt – Behandlungsrelevante Nieren-/Leberfunktionsstörung

E Notwendigkeit intensiver postoperativer Betreuung in Verbindung mit Operationen oder krankenhausspezifischen Maßnahmen

Nr.	Kriterium
E1	Voraussichtliche postoperative Überwachungspflicht über 12 Stunden nach Narkoseende
E2	Amputationen
E3	Gefäßchirurgische Operationen (arteriell und/oder zentral)
E4	Einsatz und Entfernung von stammnahen stabilisierenden Impantaten
E5	Einsatz von Drainageschläuchen mit kontinuierloicher Funktionskontrolle

F Soziale Faktoren, aufgrund derer eine sofortige medizinische Versorgung des Patienten im Falle postoperativer Komplikationen nicht möglich wäre, in Verbindung mit Operationen oder krankenhausspezifischen Maßnahmen, – geprüft und dokumentiert –

Nr.	Kriterium
F1	Fehlende Kommunikationsmöglichkeit, da der Patient allein lebt und kein Telefon erreichen kann
F2	Keine Transportmöglichkeit; große Entfernung von Stellen, die Notfallhilfe leisten könnten
F3	Mangelnde Einsichtsfähigkeit des Patienten
F4	Fehlende Versorgungsmöglichkeiten

20.3.4 Katalog stationsersetzender Maßnahmen

Niedergelassene Urologen sind grundsätzlich berechtigt, jeden Eingriff auf urologischem Gebiet ambulant durchzuführen und dies entsprechend abzurechnen. Für Krankenhäuser gilt dagegen eine andere Regelung: Als ambulante Operation abrechenbar sind nur Eingriffe, die im Katalog stationsersetzender Maßnahmen enthalten sind. Mit der EBM-Novelle 2005 ist dabei erstmals ein nicht nur im Freitext definierter Katalog, sondern zusätzlich auch eine Überleitungstabelle mit den entsprechenden Prozeduren im OPS-Katalog geliefert worden. Prozeduren, die in diesem Katalog nicht enthalten sind, können vom Krankenhaus nicht als ambulante Operation abgerechnet werden. Die Prozeduren, die im Katalog stationsersetzender Maßnahmen aufgeführt sind, sind gekennzeichnet als Eingriffe, die »in der Regel ambulant erbracht werden«, und solche, die im Einzelfall ambulant erbracht werden können. Erfolgt ein Eingriff dieses Katalogs unter stationären Bedingungen, ist dringend geraten, die Begründung, warum er nicht ambulant durchgeführt werden konnte, schriftlich in der Akte zu fixieren (◘ Tabelle 20.2).

Einzelne Prozeduren werden regelmäßig von niedergelassenen Urologen ambulant erbracht, sind aber nicht im Katalog der stationsersetzenden Maßnahmen enthalten. Wichtigstes Beispiel 2005 ist die **extrakorporale Stosswellenlithotrypsie**. Da sie ambulant erbringbar ist, hinterfragen die Krankenkassen in allen Fällen mit stationärer Durchführung deren Notwendigkeit. Gleichzeitig sieht das Vergütungssystem aber keine automatische ambulante Vergütung vor. In diesem Fall muss der Krankenhausträger im Rahmen seiner Budgetverhandlungen Sondervereinbarungen für die Abrechnung einer ambulant durchgeführten ESWL treffen.

20.3.5 Entwicklung des DRG-Systems

Das ursprünglich angedachte DRG-System basierte im Wesentlichen auf einer Hauptdiagnose und einer Hauptprozedur, die für die Gruppierung verantwortlich waren, und zusätzlichen Faktoren, die den Fallsplit bestimmten, wie PCC-Level, Alter oder Geburtsgewicht.

In den überarbeiteten Versionen des DRG-Systems finden sich zunehmende Verschiebungen: Viele PCCL-gesteuerte Fallsplits haben sich als nicht praktikabel erwiesen und sind abgeschafft worden. Im Bereich der Urologie sind nur noch etwa die Hälfte aller Fälle durch den PCCL beeinflusst, mit abnehmender Tendenz.

Erstmals ist 2005 auch der **Kombinationstherapie** Rechnung getragen worden. So führt nun bei Urolithiasis die alleinige ESWL zu einer anderen DRG als die ESWL mit auxiliären Maßnahmen.

Die Entwicklung von Zusatzentgelten, die an bestimmte Leistungen geknüpft sind, versucht zusätzlich zu einer verbesserten Gerechtigkeit in der Vergütung zu gelangen: Teure Implantate, Medikamente und Blutprodukte werden nun gesondert vergütet, unabhängig von der ansonsten abgerechneten DRG. Es bleibt abzuwarten, in welchem Umfang mittel- bis langfristig die Vergütung von Leistungen aus dem eigentlichen DRG-System ausgegliedert wird. Dies ist von besonderer Bedeutung, da die Erfassung der Medikamente, Implantate und Blutprodukte einen deutlich zunehmenden Aufwand in der korrekten Dokumentation und Erfassung darstellt.

Das DRG-System muss sich den Vorwurf gefallen lassen, dass Innovationen nicht schnell genug umgesetzt werden können. Ein für 2005 erstmals eingeführtes Hilfsmittel sind die sogenannten »**Neuen Untersuchungs- und Behandlungsmethoden**«, für die ein Zusatzentgelt vereinbart wurden. Dieses Zusatzentgelt gilt aber nur dann, wenn die jeweilige Klinik zum Ende des vorangegangenen Jahres dieses beantragt hat. Eine bundeseinheitliche Vergütung stellt dieses System also nicht dar. Außerdem beschränkt sich dieses Zusatzentgelt auf Untersuchungs- und Behandlungsmethoden die allenfalls 5 Jahre zuvor erstmals beschrieben wurden (gegenwärtige Begutachtungspraxis des InEK). Dabei ist die Frage, ob eine derartige Behandlung überhaupt von der Krankenkasse übernommen wird, noch vollständig offen, da sich grundsätzlich die Krankenkasse vorbehält, nur die Leistungen zu vergüten, die durch entsprechende publizierte Behandlungsergebnisse belegt sind. Bei Medikamenten lässt sich dies am besten an der Diskussion um den »Off-Label-Use«, also die Anwendung eines Medikamentes außerhalb der Indikationen, für das es zugelassen ist, aufzeigen. Insbesondere bei innovativen Behandlungsformen ist die Anwendung solcher Medikamente anders als durch einen »Off-Label-Use« gar nicht denkbar.

Konsequenzen

Für die strategische Ausrichtung einer Fachabteilung ist es entscheidend, zunächst die limitierenden Faktoren im DRG-System in der eigenen Abteilung zu identifizieren: Sind es OP-Kapazitäten, die Bettenzahl, die personellen Kapazitäten im ärztlichen oder pflegerischen Bereich oder aber das Patientenaufkommen. In einer urologischen Abteilung, deren Schwerpunkt ja im Wesentlichen auf operativen Maßnahmen liegt, dürfte die Bettenkapazität angesichts zunehmender

▼

Verkürzung der Liegedauern eher von untergeordneter Bedeutung sein, während OP- und Personalkapazitäten (insbesondere ärztlicher Dienst und Pflegedienst in den Funktionsbereichen, also in OP, Ambulanz, Diagnostik- und Therapieeinheiten) eine deutlich höhere Relevanz aufweisen. Bei Spezialisierung einer Abteilung auf einzelne Therapieformen

wird dringend empfohlen, diese zunächst im Rahmen von Behandlungspfaden, also standardisierten Abläufen auf ihre möglichen Kosten zu überprüfen, da im DRG-System zwar jeweils bekannt ist, welchen Erlös eine Behandlung erbringt, nicht jedoch, wie hoch die jeweiligen Kosten anzusetzen sind.

In Kürze

DRG-System
- Abrechnungssystem für stationäre Krankenhausleistungen in Deutschland, wird jährlich überarbeitet.
- Jeder Krankenhausarzt muss die Grundbegriffe des Systems kennen und sich über die jährlichen Veränderungen informieren.
- Mangelhafte Kodierung kann sich auch bei optimaler medizinischer Behandlungsqualität mittelfristig derart defizitär auswirken, dass dies den Fortbestand einer Abteilung gefährdet.
- Alle Fachabteilungen müssen frühzeitig, wenn möglich die Möglichkeit der ambulanten Behandlungen, ambulanten Operationen in Erwägung zu ziehen, um Fehlbelegungsprüfung zu vermeiden.
- G-AEP-Katalog muss jedem aufnehmenden Arzt vertraut sein, damit Begründung für stationäre Aufnahme bestmöglich dokumentiert werden kann.
- Jeder Befund, jede Diagnose und jede Maßnahme ist in der Akte zu dokumentieren, da nur dies von den Krankenkassen als Begründung einer DRG-Abrechnung akzeptiert wird.

Quellenverzeichnis

Abuzallouf S, Dayes I, Lukka H (2004). Baseline staging of newly diagnosed prostate cancer: a summary of the literature. J Urol Jun; 171(6Pt1):2122–7

Alken P, Sökeland J (1982) Leitfaden der Urologie, 9. Aufl. Georg Thieme, Stuttgart, S. 100, 101, 146, 147, 149, 297

Alken P, Walz PH (1992) Urologie. VCH Verlagsgesellschaft, Weinheim, S. 11, 20, 53, 59, 336, 341, 348, 463

Altwein JE (1979) Urologie. Ferdinand Enke, Stuttgart, S. 43, 455, 461

Altwein JE, Rübben H (1993) Urologie, 4. Aufl. Ferdinand Enke, Stuttgart, S. 86, 92, 296

Bandhauer K, Frohmüller H (1986) Urologie in der Praxis. VCH Verlagsgesellschaft, Weinheim, S. 430–431

Bichler KH (2004) Das urologische Gutachten, 2. Aufl. Springer-Verlag, Berlin Heidelberg New York Tokyo

Brodeur GM, Pritchard J, Berthold F et al. (1993) Revision of the international criteria for neuroblastoma diagnosis, staging, and response to treatment. J C Oncol 11: 1466–1477

Bürger RA, Stein R, Witzsch U, Engelmann U Vasovasostomie in mikrochirurgischer Technik. Aktuelle Urologie 5: Tafel VII und Tafel VIII

Campbell MF (1951) Clinical pediatric urology. Saunders, Philadelphia, PA

Derouet H (1992) Erektile Funktionsstörungen. Springer-Verlag, Berlin Heidelberg New York Tokyo, S. 65

Derouet H, Braedel H, Brill G, Hinkeldey K, Steffens J, Ziegler M (1993) Kernspintomographie zur Verbesserung der Differentialdiagnose pathologischer Veränderungen des Skrotalinhalts. Urologe A 32: 327–333

Dorschner W, Stolzenburg J-U (1994) A new theory of micturition and urinary continence based on histomorphological studies. 3. The two parts of the musculus sphincter urethrae: Physiological importance for continence in rest and stress. Urol. int. 52: 185–188

Eichenauer RH, Vanherpe H (1992) Klinikleitfaden Urologie. Jungjohann, Neckarsulm Stuttgart, S. 417

Eisenberger F, Miller K (Hrsg) (1987) Urologische Schnitttherapie – ESWL und Endourologie. Georg Thieme, Stuttgart, S. 27, 36, 78

Feustel A (1976) Vademecum der Urologie. G. Fischer, Stuttgart, S. 262

Frick H, Leonhardt H, Starck D (1987) Spezielle Anatomie II, Georg Thieme, Stuttgart, S. 151

Frohneberg D, Thüroff JW, Riedmiller H (1981) Embryologie der Hypospadie – formale und kausale Genese. Akt. Urol. 12 Suppl. 7–9

Glassberg KI, Laurgarni G, Wasnick RJ, Williams L, Wilkins (1985) Clinical pediatric urology. J Urol 134: 304

Global Tuberculosis Programme. Treatment of tuberculosis: guidelines for national programmes. 2nd ed. Publication no. WHO/TB/97.220 Geneva: World Health Organization 1997, pp 1–66

Hadziselimovic F, Herzof B (1990) Hodenerkrankungen im Kindesalter. Hippokrates, Stuttgart, S. 61

Hansis M. (2003) G-AEP Entwicklungsbericht. Im Auftrag der Spitzenverbände der Krankenkassen

Harisinghani MG, Barentsz J, Hahn PF et al. (2003) Noninvasive detection of clinically occult lymph-node metastases in prostate cancer. N Engl J Med, Jun 19, 348(25): 2491–9

Hauck EW, Schroeder-Printzen I, Weidner I (1998) Rationelle Diagnostik der erektilen Dysfunktion. Urologe A 37: 495–502

Hautmann R (1985) Urolithiasis: Epidemiologie und Pathogenese, 82. Jahrgang Sonderdruck Heft 1/2. DÄV: 2–4

Hautmann R, Lutzeyer W (1986) Harnsteinfibel, 2. Aufl. DÄV, Köln, S. 111, 113, 143

Hermanek P, Scheibe O, Spiessl B, Wagner G (Hrsg) (1993) TNM. Klassifikation maligner Tumoren. 4. Aufl. Springer-Verlag Berlin Heidelberg New York Tokyo, S. 142–149

Hesse A, Jocham A, Klocke K, Nolde A, Schavel O (1994) Nachsorge bei Harnsteinpatienten. G. Fischer, Jena Stuttgart, S. 39

Hofstetter AG, Eisenberger F (1986) Urologie für die Praxis. JF Bergmann, München, S. 180

Hohenfellner R, Klippel KF (1982) Urologische Kinderonkologie. Ferdinand Enke, Stuttgart, S. 146

Hohenfellner R, Steinbach F, Stein R (1994) Ausgewählte urologische OP-Techniken. Georg Thieme, Stuttgart, S. 4129–4130, 5104, 5105, 5112–5114

Hohenfellner R, Thüroff JW, Schulte-Wissermann (1986) Kinderurolgie in Klinik und Praxis. Georg Thieme, Stuttgart: S. 242, 246, 476

Hohenfellner R, Zingg EJ (1983) Urologie in Klinik und Praxis. Bd 2. Springer-Verlag Berlin Heidelberg New York Tokyo, S. 1376, 1380, 1384, 1399, 1403

Jocham D, Miller K. (1994) Praxis der Urologie. Bd I. Georg Thieme, Stuttgart, S. 311

Jocham D, Miller K. (1994) Praxis der Urologie. Bd II. Georg Thieme, Stuttgart, S. 329, 505

Jünemann KP (1998) Erektionsstörungen. Urologie, 2. Aufl Chapman; Hall-Verlag, Stuttgart, S. 370, 382

Kattan MW, Eastham JA, Stapleton AM et al. (1998) A preoperative nomogram for disease recurrence following radical prostatectomy for prostate cancer. J Natl Cancer Inst. May 20; 90(10):766–71.

Kelalis P, King, Belman (1992) Clinical pediatric urology, 3rd edn. WB Saunders, Philadelphia, PA, pp 472, 466, 448, 449, 480, 501, 622, 711, 807, 988

Kirby R, Holmes S, Culley C Erectile Dysfunction. 2nd edition Health Press, Oxford, S. 42, 45, 48

Levey AS et al. (1999) A more accurate method to estimate glomerular filtration rate from serum creatinine: a new prediction equation. Modification of Diet in Renal Disease Study Group. Ann Intern Med. Mar 16; 130(6): 461–70

Lowsley O (1952) Surgery of the prostate gland. Rocky Mt Med J Jul 49 (7):590–3

McNeal J (1972) The prostate and prostatic urethra: a morphologic synthesis. J Urol. Jun 107 (6):1008–16

Mauermayer W (1981) Transurethrale Operationen, 3. Aufl. Springer-Verlag Berlin Heidelberg New York, S. 29

Maurer HM, Beltangady M, Gehan EA et al. (1988): The Intergroup Rhabdomyosarcoma Study I. A final report. Cancer 61: 209–220

Meschede D, Horst J (2000) Männliche Infertilität im Rahmen genetischer Syndrome. Reproduktionsmedizin 16 Springer-Verlag Berlin, Heidelberg, New York, S. 152

Moore KL, Persaud TVN (1993) The developing human: clinical oriented embryology. W.B. Saunders, Philadelphia, PA

Mutschler W, Haas NP (2003) Praxis der Unfallchirurgie. 2. Aufl. Thieme, Stuttgart

Partin AW, Mangold LA, Lamm DM et al. (2001) Contemporary update of prostate cancer staging nomograms (Partin Tables) for the new millennium. Urology Dec;58(6): 843–8

Petri E (Hrsg) (1996) Gynäkologische Urologie, 2. Aufl. Georg Thieme, Stuttgart, New York, S. 289

Popken G, Wetterauer U, Schultze-Seemann W (1998) Obstruktive Azoospermie. Reproduktionsmedizin 14 Springer-Verlag Berlin, Heidelberg, New York, S. 68, 71

Robertson WB, Hayes JA (1969) Br J Urol 41:592

Schreiber G, Wilmer A (1998) Varikozele und testikuläre Funktionsstörungen. Reproduktionsmedizin 14 Springer-Verlag Berlin, Heidelberg, New York, S. 253

Schaberg T et al. (2001) Guidelines for Drug Treatment of Tuberculosis in Adults and Childhood. Deutsches Zentralkomitee zur Bekämpfung der Tuberkulose (DZK). Pneumologie 55: 494–511

Schumpelick V, Bleese NM, Mommsen U (1994) Chirurgie, 3. Aufl. Ferdinand Enke, Stuttgart, S. 221, 219

Schuppe HC, Köhn FM, Haidl G, Schill WB (1998) Umwelteinflüsse auf die männliche Fertilität. Reproduktionsmedizin 15 Springer-Verlag Berlin, Heidelberg, New York, S. 91

Sigel A (1993) Kinderurologie. Springer-Verlag Berlin Heidelberg New York Tokyo, S. 266, 276, 277, 284, 290

Sobin LH, Wittekind C (2002) TNM Classification of Malignant Tumours, 6th edition John Wiley & Sons, Inc. New York.

Sperling H und die Mitglieder der MESA/TESE-Arbeitsgruppe der Sektion Mikrochirurgie des Arbeitskreises Operative Techniken der Deutschen Urologen (1999) Operative Spermienentnahme aus urologischer Sicht. Urologe A 38 Springer-Verlag Berlin, Heidelberg, New York, S. 564

Spiessl B, Beahrs OH, Hermanek P et al. (Hrsg) (1990) TNM Atlas Illustrierter Leitfaden zur TNM/pTNM-Klassifikation maligner Tumoren, 2. Aufl, Springer, Berlin Heidelberg New York Tokyo, S. 222

Tanagho EA, Mc Aninch JW (Hrsg) (1992) Smiths Urologie. Springer-Verlag, Berlin Heidelberg New York Tokyo, S. 730

Walsh, Retik, Stanly, Vaughan (1992) Campbell's urology, 6th edn, vol 2, W.B Saunders, Philadelphia, PA, pp 1719, 1774, 1775, 1816, 1817

Sachverzeichnis

G

I

N

O

P

U

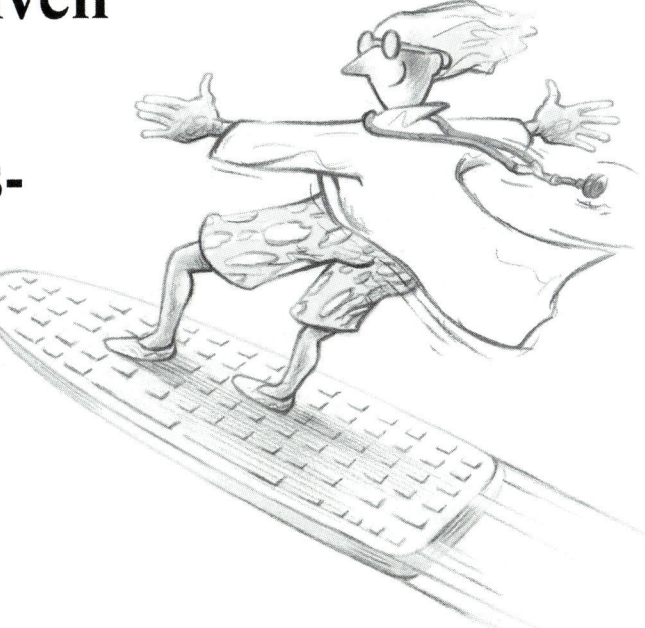
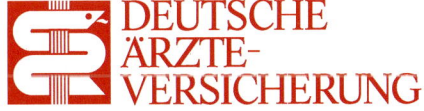